CLINICAL THINKING OF
CRITICAL CARE MEDICINE

重症医学临床思维

主　编　刘大为

副主编　王小亭　严　静

秘　书　杜　微

人民卫生出版社
·北　京·

图书在版编目（CIP）数据

重症医学临床思维 / 刘大为主编 . —北京：人民
卫生出版社，2023.5（2025.1 重印）
ISBN 978-7-117-34067-0

Ⅰ.①重…　Ⅱ.①刘…　Ⅲ.①险症－诊疗　Ⅳ.
①R459.7

中国版本图书馆 CIP 数据核字（2022）第 219023 号

人卫智网	www.ipmph.com	医学教育、学术、考试、健康， 购书智慧智能综合服务平台
人卫官网	www.pmph.com	人卫官方资讯发布平台

重症医学临床思维

Zhongzheng Yixue Linchuang Siwei

主　　编：刘大为
出版发行：人民卫生出版社（中继线 010-59780011）
地　　址：北京市朝阳区潘家园南里 19 号
邮　　编：100021
E - mail：pmph @ pmph.com
购书热线：010-59787592　010-59787584　010-65264830
印　　刷：廊坊一二〇六印刷厂
经　　销：新华书店
开　　本：889 × 1194　1/16　　印张：35.5
字　　数：977 千字
版　　次：2023 年 5 月第 1 版
印　　次：2025 年 1 月第 3 次印刷
标准书号：ISBN 978-7-117-34067-0
定　　价：198.00 元

打击盗版举报电话：**010-59787491**　E-mail：WQ @ pmph.com
质量问题联系电话：**010-59787234**　E-mail：zhiliang @ pmph.com
数字融合服务电话：**4001118166**　　E-mail：zengzhi @ pmph.com

编 委 名 单

（以姓氏笔画为序）

丁　欣（中国医学科学院北京协和医院）

于荣国（福建省立医院）

万献尧（大连医科大学附属第一医院）

王　郝（北京积水潭医院）

王小亭（中国医学科学院北京协和医院）

王迪芬（贵州医科大学附属医院）

尹万红（四川大学华西医院）

刘　健（兰州大学第一医院）

刘大为（中国医学科学院北京协和医院）

汤　铂（中国医学科学院北京协和医院）

许　媛（首都医科大学附属北京同仁医院）

芮　曦（中国医学科学院北京协和医院）

严　静（浙江医院）

苏龙翔（中国医学科学院北京协和医院）

杜　微（中国医学科学院北京协和医院）

李素玮（大连医科大学附属第一医院）

杨　毅（东南大学附属中大医院）

杨荣利（大连市中心医院）

何怀武（中国医学科学院北京协和医院）

张丽娜（中南大学湘雅医院）

张宏民（中国医学科学院北京协和医院）

陈　焕（中国医学科学院北京协和医院）

陈秀凯（首都医科大学附属北京朝阳医院）

林洪远（中国人民解放军总医院第四医学中心）

尚秀玲（福建省立医院）

周　翔（中国医学科学院北京协和医院）

周元凯（中国医学科学院北京协和医院）

赵　华（中国医学科学院北京协和医院）

胡振杰（河北医科大学第四医院）

侯晓彤（首都医科大学附属北京安贞医院）

柴文昭（中国医学科学院北京协和医院）

崔　娜（中国医学科学院北京协和医院）

康　焰（四川大学华西医院）

隆　云（中国医学科学院北京协和医院）

程　卫（中国医学科学院北京协和医院）

管向东（中山大学附属第一医院）

潘　盼（中国人民解放军总医院第一医学中心）

编 者 名 单

（以姓氏笔画为序）

马小军（中国医学科学院北京协和医院）

王　洁（中国医学科学院北京协和医院）

王　翠（中国医学科学院北京协和医院）

王欣晨（中国医学科学院北京协和医院）

毛佳玉（中国医学科学院北京协和医院）

白广旭（中国医学科学院北京协和医院）

司　向（中山大学附属第一医院）

邢志群（山东省立医院）

刘　玲（东南大学附属中大医院）

刘　洋（中国医学科学院北京协和医院）

刘丽霞（河北医科大学第四医院）

刘旺林（中国医学科学院北京协和医院）

池　熠（中国医学科学院北京协和医院）

李　莉（浙江医院）

李冬凯（中国医学科学院北京协和医院）

张佳慧（中国医学科学院北京协和医院）

陈　凯（福建省立医院）

陈　莹（大连医科大学附属第一医院）

陈　晗（福建省立医院）

陈上仲（浙江医院）

胡伟航（浙江医院）

袁思怡（中国医学科学院北京协和医院）

黄　薇（中国医学科学院北京协和医院）

蔡国龙（浙江医院）

颜默磊（浙江医院）

CLINICAL THINKING OF
CRITICAL CARE MEDICINE

将知识积累划分为知识点；

相关联的知识点构成知识体系。

临床思维体系和知识体系，

共同构成临床学科。

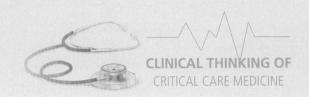
主 编 简 介

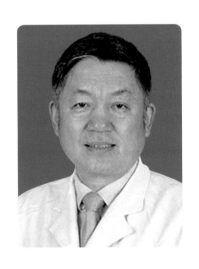

　　刘大为，主任医师、教授、博士生导师，中国医学科学院北京协和医学院重症医学系主任（1997—2018），国家卫生健康委员会全国重症医学质量控制中心主任；享受国务院政府特殊津贴；是中华医学会重症医学分会第一届、第二届主任委员，获重症医学终身成就奖，是重症医学作为二级学科的重要奠基人，为重症医学的学科建设做出极大贡献，在国内外享有很高声誉。2005年被美国重症医学院授予荣誉教授（FCCM）称号。曾获得国家科技进步奖二等奖，三次获得北京市科技进步奖二等奖，中华医学科技奖二、三等奖等多项科研奖项。主编《实用重症医学》《临床血流动力学》《重症超声》《重症血液净化》等多部著作。目前担任国际杂志 *Annals of intensive care* 副总编，《中华内科杂志》副主编，《中华危重病急救医学》副主编，《中华重症医学电子杂志》名誉主编等。作为第一作者或通讯作者在国内外专业期刊发表学术文章数百篇。

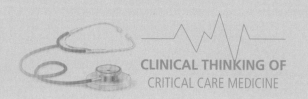
自　序

临床医师的位置

医师,在临床医疗过程中占有什么位置?

——医师,首先是临床思维的载体。

这样回答,似乎缺少一些温度。对于这个问题,实际上,每个人心中一定会有自己的答案,但对答案的表述一定会有所不同。可以肯定的是,通常不会是这么直接,更不会是这样带有一些极致性的回答。医师,或者说医务人员作为一个整体,是每一位个体的组合。整体的责任与荣誉来自每一位个体;而每一位个体也应该有能力来承受这份荣誉。医师的专业能力来自学术水平,水平来自知识,而知识的积累和应用却取决于思维方式。由此,临床思维决定了医师个人能力的差别。

或许,是因为临床思维太过通俗,我等生来就有;或许,是因为思维本身太过哲学,与我等无关,临床思维在不同个体身上,有着质和量不同程度的承载。思维参与的质量与程度不同,医师的临床行为也不同。尤其是重症临床治疗,可以是针对病情的深层机制位点,精准实施的定量干预方法,形成治疗引导病程走向的趋势;也可以事先将每项临床表现、监测指标与治疗方法直接捆绑在一起,医师主动后退,而静观其变;还可以将所有的监测方法、干预方法一股脑儿叠加于临床,医师主动前行,而展示责任与决心。

可见,同在一个整体,个人所承载的临床思维却不同;临床行为不同,结果也会不同。载体,或许在这里更为贴切。

传统上,药铺堂前明显位置,一张桌子一位先生。患者进来,先生问询,开出方子。患者照方柜台取药,牢记先生的嘱托,回家静等痊愈。或者,被请出诊,先生来到患者的床旁,其他步骤则相同。这个过程虽然简单,但却是一个经典的临床医疗过程,"麻雀虽小,五脏俱全"。不妨看看先生的位置在哪里:药铺是别人的,患者是刚认识的,甚至连桌子都不是先生的,唯一关键的,只有脑子是先生自己的。先生带来的是脑子,载有临床思维的脑子。正是临床思维将药铺、患者、桌子、病床等连接在一起。如果将先生的问询、查看、触摸、书写药方,还有病家遵嘱的行为当成临床操作,那么,这些操作也一定是从属于先生的脑子。

随着医学的发展,临床医学的组成也逐渐丰富起来,以致今天常被描述为一个复杂的过程。这个过程之所以复杂,是因为药品的数量规模已远不是当年的药铺可比;病情的信息量正在明显增加;操作方法不但数量增多,而且已经具有明确的特殊性和专业性。只是,医师还必须用自己的脑子,装载这些爆炸性增长的知识,形成自己的知识积累。由于知识积累的来源不同、时间不同,被接受时的环境条件也不同,所以,通常是散乱地分布在大脑中。如果不进行重新调整,知识积累将至少不是按照某个特定系统而有序地排列和组合。对于医师而言,只有在合适的临床思维方式作用下,知识积累形成不同的知识点,才能够用于临床实践,才能体现出知识的价值,知识的积累也才有意义。当然,在这个过程中,人脑的功能得到深层的开发,或许也有一些生物学进展。但不容否认的是,今天的临床思维方法,已经远不是当年可比。从知识的吸收、储备,到应用,若要控制如此众多的位点,临床思维方法也必须相应地庞大起来。

逐渐地,某一些病情相近的临床过程会更多涉及某一类知识点。这些知识点,由于其内在的相互联系,形成了特有的知识体系。同时,这些发展规律相近的临床医疗过程,常用到某些相互关联的思维方式。这些思维方式相互制约,形成相应的思维体系。医师运用这种思维体系,对自己知识进行管理,才形成了属于自己的、完整的临床行为框架和内涵。医学的临床专业学科,就是这些具有共同思维体系和掌握相应知识体系的医务人员的组合。可见,临床医学、专业学科本质上是人的组合,临床医疗是人的行为。人的行为来自思维的管理,而人脑,是思维存在的唯一载体。正是脑子中承载着的思维方法,使知识储备更为丰富,知识应用更为合理。

临床医疗是一个由多种元素组成的行为过程,是一个由医师主导的过程。若是说,医师在临床医疗过程中占有主导的位置,似乎是一个顺理成章的答案,而且听起来心情会舒服了许多,至少不像"载体"那么冰冷。

然而,若要做一名真正能起到主导作用的临床医师,就一定先要知道自己在临床医疗过程中的位置。主导的位置不是一来就有的。临床医疗中的药物、设备、治疗方法,甚至那些医学知识、理论,几乎都不是自己的。只有脑子是自己的。学生时代,思维方式管理着知识的吸收,使知识按部就班地在脑子里进行着积累。进入临床后,思维方式控制着知识的应用,将脑子中的积累划分成一个又一个的知识点,按照新的规则重新排列起来,决定着临床行为。同时,知识的吸收仍然在继续,只是面对更为广阔的知识海洋,思维对吸收知识的种类、顺序,以及在积累过程中的秩序,提出了更为苛刻的要求。医师脑子的承载逐渐地丰满起来;临床医疗的能力逐渐增强。

临床思维为医疗行为带来了温度,带来了来自学术专业的温度,而不仅仅是嘘寒问暖。医师只有将学术的思维方式先与自己的脑子融为一体,与自身的临床行为融为一体,才会真正地,让患者的心、患者的身体逐渐温暖起来。

主导的位置就应该有主导的样子,像指挥若定、运筹帷幄的将军。主导应该把周围的一切都看成是自己的,是由自己统领的。医师,用自己脑子中的思维,管理着自己的知识,管理着身边的药物、设备,管理着治疗方法的具体实施,让周围的一切,形成一个由思维体系连接在一起的整体,共同面对失败、面对成功。当然,也面对那属于整体和自己的荣誉——主导的位置!

载体,或许是冰冷的;只有脑子中的思维,才能带来真正的温暖。

努力做一名有温度、有能力起主导作用的临床医师。

刘大为

2022 年 9 月于北京

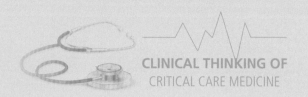

前　言

这本《重症医学临床思维》是《实用重症医学》的姊妹篇。一本讲的是重症医学的思维体系,包括了临床、科研和教学中主要的思维方式;另一本讲的是重症医学的知识体系,把医学知识归纳为重症医学的知识点。

对于医务人员来讲,尤其是从事重症临床治疗的医务人员,临床思维从来就不是虚无缥缈的,而是实实在在地关系到每一个临床行为,决定着临床疗效。习惯上,衡量一个人的工作能力或办事水平,都会以他知识的广博度来评估。实际上,思维和知识都只是发生和存储在人脑里,看不见,也摸不着。思维管理着知识的获取、储存和应用。思维会告诉机体,应该将哪些感觉化为知识进行收藏;应该如何将泛泛的知识化为相互关联的知识点;应该如何在机体需要作出反应时按照已经储存的知识点管理自己的行为。

思维是需要学习的。理论上,思维是生命的一种表现形式,只要有生命存在,就一定有思维。但是,在发展的不同阶段,需要不一样的思维方式。如果坚持童年的思维方式,婴幼儿不会进入心智成熟的成年;医学生可能有丰富的知识储备,仍然需要越过宽大的鸿沟才能进入临床。医学知识,灿若繁星,广袤无际;医学专业学科将适合自身发展特点的思维方式组合在一起,形成思维体系,进而在身边的知识星空中建立了自己的知识体系。学科由思维体系和知识体系组成,其本质上,还是那些头脑中承载着这样的思维和知识的人。

重症医学作为临床医学专业学科,已经形成了自己的思维体系和知识体系。由于重症发生发展的特点,临床治疗也有着近乎苛刻的要求。在短时间内从自己的知识储备中找出最必需的知识点;在脆弱的生命指标之间、剧烈的干预方法之间,发现千丝万缕中那根最重要的连线,是对重症医学专业人员的基本要求。

本书以重症医学临床思维为主线,通过理论的表述,系统讲解重症医学思维体系中常用的思维方式。同时,以重症临床最为常见的场景,再现思维方式在临床实践中的关键作用位点,以及不同思维方式导致的不同临床行为。临床实践的举例中,尽量避免采用那些孤僻、偏冷和模糊不清的知识,但不失重症临床治疗的前沿位点。细心的读者可能会发现,虽然具有同样的知识储备,但由于采用思维方式的不同,导致了不同的临床行为,出现了不一样的治疗结果。

本书的作者包括了重症医学的著名教授,更包括了一批重症医学的中青年专家。这些作者常年工作在临床第一线,不但有着非常丰富的知识积累,而且多已形成了自己熟悉的思维方式。书中的病例和大多数的知识点,多是为了展现、讲解临床思维的孕育过程和对知识及临床行为的管理。由于临床环境条件不同,个人认识水平不同,尤其是关于具体的指标、剂量和操作方法,只希望被作为对临床思维的考量,不建议直接照搬使用。

希望本书对重症医学专业人员,以及所有从事与重症临床治疗相关工作的医务人员都能够有所帮助。由于作者的水平有限,书中一定存在不少的不足或谬误,恳请读者朋友热心指正,不胜感激。

刘大为

2022 年 9 月于北京

CLINICAL THINKING OF
CRITICAL CARE MEDICINE

致　谢

　　在本书截稿之际，谨对各位编委、编者的努力表示衷心的感谢，同时也对蔺国英、付建全、程莉、桂喜盈、蔡鑫、旦增曲珍、李茁玮、普布卓玛、次央医师在此书编辑过程中的辛苦付出表示感谢！

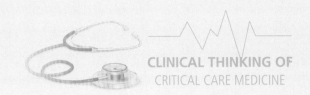
CLINICAL THINKING OF
CRITICAL CARE MEDICINE

目　录

第三篇　连续与动态

第四篇　目标与目的

第五篇　治疗与再损伤

第六篇　血流与器官

第七篇　器官与器官

第八篇　重症治疗策略的形成与内涵

第九篇　团队协作

第一篇
概　述

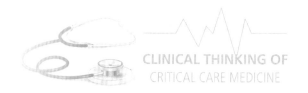
第一章　临床思维的起源与发展

临床上用于疾病诊断和治疗的仪器设备、药物，包括所有的监测和治疗方法，像是项链上的颗颗珍珠，而临床思维方法是穿起这些珍珠的丝线。

临床思维，作为人类思维浩瀚、奔腾江河中的一个分支，听起来似乎有些虚无缥缈之感，既在身边，不能回避，又无处把握，不着边际。实际上，临床思维一直贯穿于医学的发展历程之中，同样有着经典、古朴的起源，也有着灿烂的今天。

身体有了不适的感觉，意识到需要找方法改变这种感觉，从而有了"神农尝百草"的典故。当发现不同的药草改变了相应的感觉，意识到其间的相关联系，继而出现了新的感觉。新的感觉催促新的意识，在新的意识驱使下去寻找新药草。由此，逐渐成就了"百草"，而尝百草的人也就成了"神农"。之所以为"神"，是因为这种感觉与意识的螺旋，在他的脑海里像江河一样流淌，无息无止，迅猛向前，不停地改变着自己，也改变着周围的世界。这个"神"，正是人类的思维，是临床思维。

思维是与人类进化并存的产物。大脑通过多种方式感知客观存在，形成不同的感觉。感觉在大脑中留下印记，并进一步形成意识。当新的感觉出现时，大脑会以飞快的速度与原有的意识进行比较、分析、整合，形成新的意识，寻求新的感觉。这种感觉与意识的螺旋形成一个流动的过程，而且是一个只要生命不停，就永不停息的流动过程，这个过程就是人类的思维活动。随着这个过程的不断发展，信息量的不断增多，思维像江河一样向前流淌的同时，不断地使自己变得宽阔、变得深邃。但其中，仍然是一个个感觉与意识的简单碰撞，不断螺旋的变化、重组、提升和积累。只是因为这些碰撞发展之迅速，无论脑海中已经有了多么深的积淀，思维的过程都可以一闪而过，迅速完成，貌似一下子就有了结果，走到了尽头。从而才给人以浩渺如烟、无从下手的感觉。当然，思维的江流也会形成分支。新的分支或许是开拓新的疆土，或者流进"死胡同"，钻进"牛角尖"。但是，不可以想象没有这个"神"。如果没有思维，即便是有感觉的存在，无法形成"尝"的反应，"百草"就更无从谈起，临床医学也就无从谈起，甚至，也就没有生命。

如此看来，应该是先有了临床思维，之后，才出现的"神农尝百草"。

第一节　临床医学思维形成的基础

医学生进入学校，实际上一直围绕着一件事情进行学习和锻炼，就是临床思维。思维包括2个方面，即思维方式和思维内容。临床思维的内容是医学的知识体系，而临床思维方式则表现在驾驭这些知识的方式和能力上。

虽然与其他自然科学有着一定的相似之处，但医学有着自身的特点和规律。人们可能常会听到医学生们说"我们的学习方法和理工科的不同"。这些不同正是由于思维方式的不同,或者说是不同思维方法的表现形式不同。医学思维形成的早期意识来源于对自然科学的感觉。这就是为什么医学院校的初级课程都是从具有自然科学普遍性、又与医学相关的课程开始。在接触解剖学、生理学之初,或许以为靠中学时期的思维习惯就可驾驭今后的学习。通常是怀着极大的好奇心、颇有兴趣地去寻找每一个人体器官,发现不同细胞的功能。这种出于好奇或兴趣可以是低年级医学生思维的主要方式。有人将这种思维方式称为好奇思维。"初生牛犊不怕虎",就是具有好奇思维方式代表性的表现形式。这种好奇思维所产生的能量,推动着高等生物去掌握生存技巧,是初始学习的主要动力来源。

随着掌握的医学知识越来越多,出现了更多的器官,更多的细胞,正常的和不正常的,就像空间里飘浮着许多大小不同的彩球。每个彩球之间由不同的丝线连接。球体的大小不同,颜色不同,丝线的长短各异。初看,饶有兴趣;细看,错综复杂。随着学习的不断深入,再加上之后出现的外界干预,也就是治疗方法,这些不同位点之间的连线变得更为错综复杂,其中的相互联系也越来越多,理解也越来越难。这时,好奇思维就明显地不够用了。无论是学习还是解决临床问题,都需要找出关键的位点所在,需要迅速地让下一个位点接住上一个位点抛出连接的线头。同一个班级的学生,以相同的速度面对这种知识的增加。不难看出,那些仍然停留在好奇思维,或是那些思维方式转变不够快的学生往往无法取得好成绩,甚至不能继续学业。

如何透过这些眼花缭乱的现象看到事物的本质,必须采用新的思维方法。好奇思维在整体思维发展到一定阶段后,重要性变得越来越小。在众多的位点和繁杂的相互链接中,要解决一个具体问题,就要找出与其最直接的联系或相关性,才能确定解决这个问题的具体方案。这个过程,不仅有成败的要求,而且还有时间的要求。这时就需要从现象到本质的思维方式。通过对表象的感觉,形成记忆,经过逻辑推理,逐渐成为意识,意识再回答新的感觉。这个过程就是思维方式的基本组成,是一个动态的、不断发展的过程。

思维方式的转变和发展不仅仅发生在人类,而是所有高级生命存在的必要发展过程。仍然以"初生牛犊不怕虎"为例,如果所有牛犊不能学会从对表象的感觉中,形成危险意识,不能通过学习进行推断,仍然持续依赖好奇思维控制自己的行为,恐怕天下的小牛都不会长大到成年。人类更是需要这种思维方式的转变。就医学生而言,这种思维方式转变的快慢程度,至关重要。

思维方式的变化可以根据自身感觉,通过逻辑推论而来,也可以通过向其他个体学习、传承而获得。正确的思维方式可以帮助某个个体或群体对客观事物有更清晰的认识,提高控制周围事态发展变化的能力,也就是解决问题的能力、生存的能力。医学生通过课本,学习到生命存在、变化的规律性。前人已经将一些规律性的事物发展现象进行总结,并进行了证实,从而形成医学定律,或者是理论。这些定律和理论一方面告诉学生这种客观现象的存在,另一方面承载着获得这种理论所需要的思维方式。如果说第一方面是跃然纸上,影响本学期的考试成绩,那么,第二方面则是隐含在字里行间,影响着今后的考试,影响着学习能力和发展前途。

当医学生走出课堂。带着对教科书的膜拜进入临床,呈现在眼前的却是另外一番景象。临床上见到人体所带的信息量比书本上要大得多,也复杂得多。由此就会感觉,临床上所采用的诊断、检查和治疗措施杂乱无章。之所以如此,是因为医学生们从课堂中形成的思维方式尚不足以驾驭如此众多的客观现实产生的信息量。实际上,医学教育对思维的培养具有明确的连续性和渐进性。从基础课到临床课,医学生们对临床上存在客观事实的感知越来越多,思维也从好奇思维为主转向可以进行推论的逻辑思维方式。现实中,学校的老师们一直努力拉近书本信息的和临床信息所能承载思维阶段之间的距离。但即便如此,大量信息的出现,仍然不免使刚进入临床的医学生们有突如其来之感。

这种突如其来、杂乱无章的感觉,不仅发生在刚出茅庐的医学生身上,在临床工作多年的医务人员也会有如此感觉。思维虽然是无形的,但可以通过客观存在表达出来。比如医学上除了定理、定律之外,临床上还会出现许多指南、共识或专家建议,等等。从获取的直接途径上,定理来自教科书,而共识多来自临床。很容易就可以发现,这是一个循序渐进的发展过程,是定理形成的过程。定理实际上是一种被证明的对客观存在的描述,通常有一定的限定条件。临床常用的定理定律多从建议或共识逐步被证明发展而来。一部分临床医师面对新出现的共识,汲取别人总结出的规律,分析自己正反两个方面的感知,推导出自己正在面对着的这位患者的更深层次的客观存在和对治疗的反应;另一部分医师可能坚持某位患者的情况与共识的不同而置共识或专家建议而不顾,仅凭自己的所谓"自身经验"盲目自信,不仅导致了犯错误可能性极大增加,而且严重地影响了自己临床能力的提升。殊不知,经验和定理一样,也来自对客观存在的感知。即使我们内心所崇拜的教科书上的定理,当去掉或修改了限定条件之后,也同样面临着需要被再证实的挑战。

第二节　临床思维推动重症医学发展

重症医学的发展更是具有这个思维过程的典型特征。为什么说重症医学是现代医学发展的产物?那是因为医学发展到现代才有了足够的感觉能力,形成新的意识,由此带来的临床干预,得到正向反馈。从而,促进了这个专业的整体发展。现代医学知识和技术的发展为重症医学思维体系的出现提供了必要的思维内容基础。

休克是重症患者的主要致死原因之一,也是重症医学研究和治疗的重要内容。从对休克认识和治疗的发展过程不难看出临床思维所起的关键作用。当机体受到"打击"(shock)后,由于可以导致死亡,提高了临床医师感觉的敏感程度。大量出血,是当时可以观察到的主要表现,形成早期的具体感觉。继而意识到,如果不出血,就可能不出现死亡,不成为休克。进而联想到输血是可能的治疗方法。这种思维方式推动了对休克患者的输血治疗,而且获得了明显的效果,形成新的感觉,同时也强化了这个意识的心理位置和重量,并且在临床思维的知识内容中固化下来。客观上可见,在思维的作用下,临床医学上升了一个新的台阶。这个新的平台,不仅展示了医学的进步,而且使临床思维有机会产生新的感觉。新的感觉又告知:即便输血,仍然有一部分休克患者死亡。虽然在临床思维的这个阶段没有信息足以对这个新感觉作出治疗性反应,但还是意识到问题的严重性和持续性。思维的感觉与意识的螺旋不断发展。随着思维的这种"惯性"发展规律,人们继而推测出"沼泽与溪流"学说,为新的临床行为提供必要的基础。也

就是,输血不但要补充已经丢失的血量,而且要补充滞留在体内沼泽中的血容量。这个思维过程不但意识到下一步应该做出的反应,而且推测出希望被感觉到的新现象。如果新出现的感觉与希望相同,证明思维形成的假设的合理性;如果与希望出现的现象不同,则思维的流动应该转到新的、由新感觉提示的方向。这时,实际上休克发生发展的规律性被逐渐证实。人们将这种之前被证实的规律性描述为定律或理论,不但为思维的下一步发展提供了先决条件,而且为思维的惯性提供了极大的动力。这个动力,就是思维所具有的能量。

临床思维是以多种形式、多个角度、多个层面同时展开,而且带有巨大能量。随着思维的江河不断扩大,同样会出现不同层面的暗流涌动。感觉和意识的螺旋可以在不同深度发展,也不一定都朝向同一方向。同样以休克为例,"沼泽与溪流"学说的出现虽然听起来简单、古朴,却较早地意识到血流在体内的异常分布。即使在救治过程中通过调整输血的剂量,可以收到正向的反馈,但因为缺少对深层面机制的了解,仍然不足以形成完全精准的理论。当然,通常不是因为必须形成理论才去做当初的探索,而是在感觉的作用下,形成新的意识,在思维的推动下,形成下一个行为。

正是在这种临床思维的推动下,人们对血液循环的认识逐步走向深入。当年,英国学者 William Harvey 发现,每次心脏搏动会射出 1~2 打兰(古希腊计量单位,1 打兰 =1.771 845 2g)的血液。这个发现,或者称为感觉,让他无法理解。

因为这样计算下来,心脏在短时间内射血量就会超过机体可以含有的血液总量。机体是如何在这么短的时间内产生如此大量的血液?这个发现,在一定程度上是对原有思路方向的一种否定,促使作者意识到必须做方向的调整,寻找新的感觉。由此,他发现了血液循环的存在,并提出血液的功能是作为载体,在全身组织器官之间运送营养物质。

准确地说,发现血液循环这件事情的本身是一个客观存在的现实,并不能认为是一种思维方法。但它作为一种载体,承载着思维的前行;或者是一种思维方式的表达形式,传递着思维自身的特殊能量。一种思维方式,一旦形成,不仅可以成为推动个体行为改变的能量,而且可以传递给其他个体或群体。在这个传递过程中,这种能量被逐渐放大,甚至可以是无限制地放大。

当血液循环的概念被提出之后,这种思维方式被更多的人所接受,所产生的能量加速了人类对血液循环机制的理解。英国生理学家 Stephen Hales 将 1 根铜管插入马的颈总动脉,发现动脉的压力可以将与之连接的玻璃管内的水柱推到 9 英尺(1 英尺 =30.48cm)之高。同时发现不同内径血管内的压力不同,血流的特点也不同。从而提出血管阻力的产生位置和不同血管内的阻力特点。另有学者也是利用水柱,发现胸腔压力的周期性变化。结合静脉和心脏的瓣膜,揭开了静脉血液回流的面纱。还有学者通过在马的不同血管内的温度测量,试图发现导致血流运动的能量来自什么器官。更能够体现思维能量的是,一位德国医师 Werner Forssmann 冒着生命危险,甚至将导管从自己的肘前静脉插入心脏,而且通过 X 线进行了验证。他不仅将血流循环运动的理论推向一个新的高度,而且打开了将这个理论用于临床医疗的大门。因此,他获得了 1956 年诺贝尔生理学或医学奖。

从这个过程中不难看出,临床思维一直贯穿于医学发展,乃至社会发展、人类发展的过程中。同一种思维方式的能量在人群中传递着,带来科学的进步。而这种进步的实现,或者说是改变,又吸引或影响着更多的人去接受这种思维方式。有人说教育体系的完善,不仅是让更多的人了解客观存在的事实,更重要的是让大家建立一种优秀的思维方法。实际上,教育系统本质可以被认为是普及某一种,或某一类思维方式,增进思维的能量,并试图形成由众人形成的合力,推进社会的发展。

也许在自然世界里,大家更容易看到客观存在的现实,而不容易发现思维的能量。即使能够感受到能量,通常也不认为是来自于思维方式。临床上只愿意重复前人发现的结果,知道什么情况用什么药就行了。当然,这种现象也承载着另外一种思维方式。从而导致一旦涉及重症或病情复杂的患者,就要把可以用到的尽可能多的方法叠加起来应用。其原因或许是因为构成这些方法的物品是先进的设备或稀缺的药物,更容易引起关注。不难看出,这种现象正像是散落一地的珍珠,即使个个都是宝贝,但缺了隐藏其中的丝线,或只有一条非常不合体的绳子。

这就是为什么,世上的苹果天天掉,只有砸到牛顿的那个不一样。

第三节　重症医学临床思维的形成

一、根植于临床医学

与其他自然科学门类相比,医学有着自己特有的临床思维方式。随着自身逐渐发展向博大精深,医学从存在形式上分出不同学科。这些学科发展之初,可以是因为经常面对的客观存在不同,得到的信息不同,自身的知识体系不同。实际工作中,就是面对的病情不同,临床治疗方法也有区别。随着不断的临床验证,经验逐渐上升为共识,共识再成为理论。这个过程也是一种具有自身特点,甚至是形成新的临床思维方式并逐渐成熟的过程。而这个思维方式的形成是这个学科发展的重要内在能量,也是成为一个完整的医学专业所必不可少的动力来源。就像外科与内科的区别,不仅在于他们采用的主要治疗方法不同,而且在于他们的思维方式不同。临床上对于同一个患者，外科医师与内科医师相比，不仅首先关注病情的角度不同，而且思考问题的先后次序也有所不同。

今天的重症医学，作为临床医学的一个专业学科，已经形成了自己完整的理论知识体系，而且仍然在不断完善过程中。重症医学的形成，有赖于临床思维所赋予的能量，从起源到发展，逐渐形成了具有重症医学特点的思维方式，也就是重症医学的临床思维。重症医学的思维根植于医学的沃土，通过吸吮医学丰富的营养，逐渐地形成自身的规律性和特征性。同时，引起接受这种思维的人的临床行为和能力改变。这些新的临床行为被广泛认可和普及的事实又赋予这种思维方式巨大的新的能量，更加有力地通过越来越多的临床表现形式证实自己的存在。在这种思维方式的能量作用下，临床上一个又一个监测、治疗方法出现，被提炼、被精华，以致一个新学科的出现。这个学科——重症医学，又以自己特有的方式反哺着医学的母体。

客观上讲，重症医学是现代医学发展的产物；从思维模式上看，重症医学的出现是因为临床思维的延伸，并逐渐形成自身的特点。重症医学的服务对象是重症患者，所谓重症是指那些已经或有潜在可能发生器官功能损伤并危及生命的临床情况。早年，对重症的理解非常有限，甚至没有"重症"的明确概念。临床上仅依赖非常有限的信息去理解器官功能损伤和死亡，干预性治疗的手段也非常有限，器官功能支持并不构成临床治疗的主体，对所谓重症的治疗也多局限于诱因的祛除或病因的治疗。从早年把休克按照病因分为13类之多不难看出，休克的治疗经历了漫长的诱因治疗阶段。之后，血流动力学分类将休克分为低容量性、心源性、分布性和梗阻性休克4类，包括了绝大多数诱因或病因导致的休克。这种分类明确地提示了不同诱因导致休克的发生发展机制可以相同，治疗方法可以相同。这种进步，不仅得益于临床信息的大量增加，更得益于思维方式从常规临床思维向重症临床思维转变所带来的巨大动力。从而带来了治疗休克主战场的前移，而不是停留在曾经的历史阶段。

重症医学的临床思维为医学的发展带来巨大的能量，也成就了重症医学专业学科的形成。

二、重症的病因

病因治疗一直被认为是临床医学之大家。相比之下，对症治疗就显得不那么大气。甚至，"头痛医头，脚痛医脚"的描述常被用于对所谓庸医的蔑视。同时也不难看出，发现重症的真正病因，才能做到病因导向的治疗，才能真正实现根治重症的最终目的。人们对疾病的认识是发展的，所以重症的病因也是发展的。这种思维方式给医学发展注入的能量，很大程度上影响了医学的发展。能量的加入可以是正能量，也可以是负能量。如何把控能量对学科发展所起作用的方向性，依赖思维方式的形成、改变或调整。

现在看来，休克的病因分类虽然繁杂，导致治疗上的大量重复，但在当时的历史阶段，病因的分类把对休克的理解从"沼泽与溪流"学说带入了临床，使之有了明显的可预见性和临床可操作性。当临床可获得信息量和可实施的治疗手段明显增多后，临床知识的积累为思维方式提供了活动的空间。休克的血流动力学分类的出现，使人们对休克机制的理解上升了一个新的台阶，治疗也出现了新的起点。之所以说是新的起点，是因为这时死亡的主要原因已经从导致休克的初始原因转变到休克时组织灌注受损的程度和器官功能改变。具体地讲，就是休克患者不再是死于初始的打击，而是死于之后的器官功能衰竭。若要进一步降低休克的病死率就要从这个起点开始。从发展过程上看，这个起点是一个高于原有病因治疗的位点。并不是说原有的病因治疗不重要，而是从主要治疗方面变为基础治疗。这时，主要的病因也已经开始逐渐脱颖而出。

就临床思维来讲，这个过程仍然是一个靠思维的能量推动的过程。休克的血流动力学分类仍然沿袭了病因治疗为上的核心理念。原有的病因已经远远不能解释为什么不同的原因引起相同的血流动力学改变；又为什么原有的病因已经被纠正，休克还在继续发展。休克的治疗应该面对更深层次的病因，临床需要在新的信息指导下采取治疗措施。而这时原有的病因已经转化为诱因，或更外围的因素。而导致休克直接的病因隐藏在更深的层面，需要更多的临床信息才能被发现。针对这个层面病因的治疗可以导致临床行为方向性的改变。不难看出，这时的临床思维仍然按照原有的发展趋势，不断地推动着接受这种思维方式的人去发现新的病因，改进休克的治疗。

思维方式也可能带来极大的负能量。有人会把重症治疗描述成"先救命，再治病"，甚至总结出"先开枪，后瞄准"。初听起来似乎有一定的合理性，是因为思维方式的差异或因为思维发展阶段的不同，即使已经接受了相同的思维方式，但由于忽略了对新出现客观存在的感觉而导致思维能量在实施方向上的偏移。从而，不免导致临床实际工作的倾向会出现忽视病因，盲目干预的发展趋势。

三、重症的治疗

临床治疗实际上是干预，是对机体实施的外在影响。强调干预，是因为任何干预不仅带来希望的作用，也会带来不希望的作用。从思维方式上，或者说从心理承受能力上，人们接受"治疗"的程度要远高于"干预"。治疗给痊愈带来希望，而干预带来的更多的是未知。治疗是由药物、机械、手术等措施组成。这些措施不仅可以产生治疗作用，而且会具有副作用。所谓副作用是指治疗作用之外的作用，常常可以通过选择不同的药物或方法来减弱或避免副作用。副作用的存在似乎仍然不影响治疗作用的完整性。

但更为严重的是，所谓的临床治疗还可以导致再损伤。再损伤是指在治疗作用方向上对机体产生的损伤。即，不是"副"作用产生的损伤，而是"主"作用产生的损伤。呼吸机相关性肺损伤就是再损伤作用的典型实例。再损伤概念的提出，强化了治疗的干预性，也警示了这种损伤的隐匿性和容易被忽视的特征。由于重症的致命性特点，临床所采用的措施通常带有强效、迅速的特点，但同时，任何损伤作用都可导致万劫不复的后果。从而，从思维方式上，首先应该认为重症治疗带有强烈的干预性，作用强度和方向上的任何微小改变都可能影响患者的生命轨迹。任何针对重症的干预措施都应该是在明确目标导向的基础上完成。

重症治疗，首先要在思维层面上必须具有足够的高度，仅仅在感觉、直觉的反应是远远不够的。重症治疗需要的思维方式，至少应该是在连贯的、严密的逻辑思维的层面之上，甚至需要体现出一定的创造性思维。每位医务人员的知识积累可以不同，但形成共同的重症医学临床思维，有助于最大可能有效地利用自己的知识储备，形成精准的判断，实施合理的治疗。

判断，是重症治疗的起点。实际上，这个起始位点的确立已经是根据前期的思维过程而确立的，是对重症的发现、理解，甚至是初步干预之后的结果。当这个起点确定之后，真正意义上的重症治疗才刚刚开始。重症病情变化与临床干预方法相互交织在一起，就如同感觉与意识的螺旋，构成思维的主体，不停地发展。也正是因为重症自身显著的特点，使得作为能够驾驭临床行为的思维方式，不断完善，逐步形成自己的特点。相反，盲目按照千篇一律的公式化方式进行的"先救命"，或者是没有瞄准的"先开枪"，则反映出另外一种意识状态的存在，由此形成的临床思维方式会将重症治疗的临床行为推向所谓"头痛医头，脚痛医脚"的无序方向，乃至影响学科体系完整性的发展。

时间，是影响重症治疗的重要因素之一。或许谁都能喊出"时间就是生命"的口号，以表示一种积极的心态。但是，在有限的时间里应该做什么，则是一个非常具有专业特点的问题。在有限的时间内不仅要知道做什么，还要知道怎么做，是对重症治疗的基本要求。这里说的怎么做是指如何将自己已经掌握的技能和方法及时、正确地应用于重症患者，而仅仅是有能力完成这些操作只是重症治疗的入门水平。面对重症患者，一个有备而来的重症医学专业的从业人员，不仅要具有基本操作技能，而且，更重要的是已经具有可推动病程正向发展的临床思维方式。这种思维方式所推动的临床行为不仅是"先救命"的口号，而且是先怎么做才能救命；不是"先开枪"，而是先向哪里开枪，并且还要选用恰当的武器！

以时间为切入点，也能够展现出临床思维对重症治疗临床过程的推动作用；展示不同的临床思维方式相互纠缠、撕脱，新的临床思维方式逐渐形成的过程。多年来，传统的医学教育是以演绎型思维为主要模板进行基础和临床的授课，从而形成了医学生思维方式的主要特点。

演绎型思维（deductive thinking）是从事物

的一般规律,推断出个别现象的思维方式,是根据已有的理论或定律而产生的一种必然性推理。教科书讲解某种疾病,通常是根据这个疾病的一般规律,先从定义、发病机制开始,之后再介绍疾病的临床表现、实验室检查结果等。这些现象的出现,是因为与其发生机制相关,某种程度上讲,是由机制推导而成的。诊断之后再进行鉴别诊断,再进一步推导出相应的治疗方法。例如,心力衰竭导致低血压和肺水肿的临床表现,符合心力衰竭机制发展的一般规律。继续沿着这个思路发展,则脱水治疗就成为必然性推断。

临床的实际诊疗过程常常与此相反,通常是先看到低血压或肺水肿,之后才能推断或诊断出心力衰竭。由于时间因素的存在,使重症治疗的行为在启动之前,无法得到足够的信息以确定干预的目标。从而,这个思维方式所必需的信息不足,推断的必然性大大降低,甚至根本就不存在。如果继续按照演绎型思维方式从不多的临床表现,推断出心力衰竭,再直接确定脱水治疗的实施,则可能导致严重的治疗错误。有研究显示,临床上有将近一半的低血压和肺水肿同时存在的情况不是由于心力衰竭。

归纳型思维(inductive thinking)是指从事物的个别现象推导出一般规律的思维方式,是根据已有的理论或定律对事物的存在或发展的可能性进行推定。临床医生最先接触到患者的临床表现,通常先发现低血压或肺水肿,然后推断有多少可能性是源于心力衰竭。这个过程似乎更接近临床实际的工作流程。在归纳型为主导的思维方式推动下,重症治疗的过程中会不断出现一系列意义不同的现象,提示治疗应用的不同发展方向。例如,诊断指标通常被要求更为苛刻的监测指标所替代。因为监测的定义限定了时间性,同时,监测指标必须具有迅速的反馈性。由于重症的紧迫性通常无法承受治疗决策的错误,获得及时的、反馈性的指标可以大大降低发生错误的可能性。继续在这种思维方式的推动下,重症治疗形成了对监测指标较强的依赖性,不仅表现在对新指标的探索和发现上,而且包括了对原有指标的重新理解和应用。

功能性指标的出现,应该被认为是对重症病因推断准确性提高的重要事件。诊断性治疗虽然已经存在多年,但是,仅用微量干预或无任何

外界干预情况下,预测机体对计划进行的干预措施的反应性,极大程度上提高了治疗决策推断的准确性。靠这种思维能量的推动,液体负荷试验需要的液体量越来越少;下腔静脉宽度和变异度的测量不需要任何液体的输入。由此获得的机体对液体的反应性为液体复苏的实施提供了强有力的证据,也同样在极大程度上避免了对肺水肿的盲目脱水治疗。这些指标的获得已经或正在成为重症治疗相关方法实施前的规范性决策步骤。

同时,也应该看到,每一种思维方式都有自己的存在价值。不能简单地评价演绎型和归纳型思维的正确与否,而应该去主动发现哪一种思维方式更适合自己对所处环境中事物本质的发现和发展规律的认识。共同的思维方式,在一群人中形成,会完善一个学科;在一个人中出现,会加速这个人在这个学科中的发展。更进一步讲,人们通常会采用多种思维方式,成为自己的思考习惯,指导个人行为表现。演绎型思维与归纳型思维在更多的情况下是一种互补,两者会在人的脑海里交织出现,推动个人的推理判断,形成个人的行为准则。

这里,只是举例讨论了的思维方式对临床决策所产生的不同影响,可以直接影响到干预方法的正确与否。在医学发展过程中,知识的积累总有一定的局限性,可能导致诊断与治疗的偏颇,但是对于重症,这种治疗的偏差则是性命攸关。从而,如何驾驭自己已有的知识积累,在重症治疗中就有了与众不同的意义。

四、重症的预警

一个完整思维体系的形成,可以包括许多不同的思维方式。这些具体的思维方式虽然可以有各自的特点、各自的能量,但经过反复的感觉与意识的磨合后,会形成一种具有自身特点的合力。这种合力成就了一种思维体系的逐步完整。完整的思维体系,不但可以成就一群"志同道合"的人,而且会通过这群人对同一类事物发展而做出的共同努力,促进客观事物的发展。如果这一群人共同推动一个学科知识体系的发展,那么,共同思维体系会使这个学科的发展更加迅速,更加趋于完美。

重症医学,从基本初衷上讲,是研究任何疾

病或损伤导致机体向死亡发展过程的特点和规律性，并对重症进行治疗的临床学科。其中的"规律性"，不仅表示了学科的发展性，也显示了思维体系能量的作用位点所在。同样，这个定义中"任何疾病或损伤导致机体向死亡方向发展过程"的定位，既为重症的定位确定了位点，也指出了重症出现的周围环境。按照这样的一种思维方式，需要推断的问题导向则包括：什么样的疾病或损伤才会导致重症？什么情况才会出现重症？

重症医学以治疗重症为特点，或者说是要"消灭"重症。所谓消灭，就是要让人们不得重症，得了重症也会被治愈。所以，重症医学包括了对重症的预警和在出现重症之前的早期干预。这个位点正是定义中"规律性"的组成部分，是重症发生发展规律性研究和提高临床治疗决策判定能力所必须面对的问题。在医学思维的整体框架中，这个位点也是所谓"大医治未病"的范畴。

从预警的角度出发，重症医学不仅包括了重症的早期发现，而且还包括对那些可能发生重症的高危患者的筛查。一方面从理论上疏通一些普通常见疾病或损伤与重症之间转变机制的路径；另一方面从实际工作中建立临床可操作的方法或流程。快速序贯器官衰竭评估（qSOFA）评分就是这方面的一个实例。qSOFA 仅用 3 个常用的临床信息对怀疑有感染的患者进行评估。由于选用指标的可普及性，使这个评估方法对于普通病房的住院患者有非常高的可操作性，也容易直接通过医院信息系统进行筛查。若其中 2 个或 2 个以上的指标达到标准，病情的发展则会有非常大的可能性成为脓毒症（sepsis）。众所周知，脓毒症是一种典型的重症，具有非常高的病死率，而且起病过程也有一定程度的不一致性。qSOFA 不是用于脓毒症的诊断，而是用于对普通患者的筛查，从而起到对重症的预警作用。医院里的所有医师，哪怕未掌握脓毒症诊疗救治的专业医务人员也可以通过这种筛查，早期发现患者高危因素的存在。这种方法大大提高了重症医学专业医务人员早期参与诊疗救治的可能性，更有效地阻止潜在的患者向脓毒症发展。

在重症医学专业所涉及的临床工作中，不仅仅是脓毒症，实际上对于任何重症都有类似于 qSOFA 的早期预警方法。休克、急性呼吸窘迫综合征（acute respiratory distress syndrome，ARDS）、急性肾损伤（acute kidney injury，AKI）等重症的诊疗方面都已经形成了自己的预警措施和早期干预方法，只是由于学术知识积累和进展的特点，针对每一种重症的预期时间不同，干预的程度也不同。这些学术发展动态和临床关注位点，无不显示了重症医学临床思维方式所具有的推动作用和学科发展的系列知识落脚点。

五、重症的预后

对患者的预后判断，似乎从来都围绕着生死存亡的核心在发展。虽然可以出现多种评判的中间标准，但生存率或病死率作为最终评价指标在整个评价体系中，或者说是在人们的思维方式中一直有着牢不可破的地位。应该看到，这是一个有着强烈科学性的评价体系，显示了医学救死扶伤的核心价值观。但即便如此，对于这样的一个体系，从学科专业上看，应该是承载了不同的思维方式。不同的思维方式又可以导致这个体系向不同的方向发生。思维方式所产生能量的作用可以改变一个学科的发展，重症医学尤为如此。

若从预后的角度，用一句简单明了又通俗易懂的话去描述重症医学要做什么，那么应该是：重症医学就是要让患者活。重症医学的临床基地是重症医学科病房（ICU）。病房里不仅具有现代化的监测治疗设备和方法，而且还有一群接受过重症医学理论培训和具有专业技能的人员。这些人会用尽自己所能与死神抢夺患者的生命。尽管如此，作为共同的行为准则，对于具有不同思维方式的个体，仍然会产生不同的反应，甚至会引起不同的行为。

一种想法认为，不应该抢救那些将死的人，因为既花费金钱，又带来痛苦。这种想法甚至引起一些社会名人的反响——誓死不进 ICU。针对这种想法，首先应该看到，这种想法代表着当人们对自己原来不熟悉的事物有了新的感觉，这种感觉再与脑子里原有的意识进行碰撞之后，而出现思维方式的一种自然流露。然而，重症医学作为临床医学的一个专业学科，首先应该承载的是救死扶伤的核心理念。如果说临床医学需要有一个保住生命最后关口的学科，那么这个学科就是重症医学。这个学术位点和专业方向与患者首先作为社会人的选择并不矛盾，而且更体现了一种尊重，提供了生命存在的更大可能性和选择性。

减少患者的痛苦，同样是重症医学临床行为的重要组成部分。在 ICU 中应用于减少痛苦的治疗也是以"让患者活"为目的，而不是仅以获得简单的舒适为宗旨。例如，应用镇痛镇静药物，通常是为了减少对机体的过度刺激，保证必要的机械辅助治疗和其他生命救治方法的有效实施。在无价的生命面前，必要的有创操作、适当的行动约束，并不妨碍尽量减少痛苦的理念的完整实施。如果不把保护生命作为行为目的，那么，这一切都没有选择的必要。仅通过初步的感觉，就形成对立性的思维判断，主观上将重症医学与舒缓医疗或姑息治疗对立起来，则可能导致严重的后果。殊不知，重症医学作为一个专业学科，无法承担整个临床医学的全部使命。同时，也正是因为有重症医学的存在，才彰显了临床医学的完整性。重症医学正在显示出与其他兄弟学科相得益彰的强劲发展趋势。

另一种想法似乎更为普遍，认为重症医学就是让患者活的说法还不够彻底，应该加上"有质量的活"。初听起来，这种想法似乎更接近重症医学目前的发展趋势，也更容易被人们所接受。但仔细地分析，其中仍然存有思维方式的显著不同。强调有质量的活，在一定程度上是从首先接受了机体功能障碍、严重后遗问题的存留，甚至是植物状态也是"活"的一种方式开始的。作为非专业人员，这种理解应该是一种通常的思维方式和认识水准，甚至引起公众对重症医学临床工作的种种误解。但是，作为专业团队不应该轻易地延续这种习惯性思维方式。对"活"的专业定位，决定了临床可操作性的空间，和由此而产生思维推动力的作用位点。

重症医学以挽救生命为目的，强调器官功能的恢复与协调。器官又是由一组功能相同或相关的细胞组成，继而又可以将组成细胞的不同细胞器的功能继续划分。这一系列的功能组成，构成了器官，构成了人体，形成了生命。这种功能组成划分，不仅展示了重症医学临床、科研和教学的学术位点，也展示对生命构成的定量考量。重症医学所关注的患者预后不仅是病死率或生存率，更重要的是关注这些功能的正常恢复。从重症医学日常的科研和临床工作中不难看出，撤离血管活性药物时间、撤离呼吸机时间、器官功能定量评分系统等方法对"活"的存在形式进行细致的评价。同时，对慢性重症的关注显示了重症医学对"活"的概念不同寻常的思维方式。

慢性重症的概念的提出，不仅仅是出于要对重症导致的后遗症进行治疗，而更重要的是如何改进在重症急性期的治疗方法，以减少之后慢性问题发生的可能性或严重程度。研究发现，有 46%~80% 的 ARDS 患者在出院 1 年时仍然存有认知功能障碍，从而影响到生活的质量。由此，重症医学推出了一系列相关的研究和临床工作，发现 ARDS 急性期治疗时的呼吸机条件设置、血氧分压水平、液体管理和机械通气时间等因素都与后期的认知功能障碍有关，治疗的目标应该进行相应的调整。

从这些日常工作的事例中就很容易看出，"重症医学就是要让患者活"这句话对"活"的定义和基本理解。明确的思维方式，也有助于信心的形成，更有助于对事物进一步的理解。如果一定要加上"有质量的活"，从思维方式上不仅反映了对一些误解的承认，还表达了自己对"活"的定义的彷徨，或者至少是画蛇添足。

针对每一位具体患者都是如此。若是再提升一个层面，重症医学的这种思维方式对医学的发展有着更进一步的推动意义。人类作为一个群体，寿命的延长一直是医学思维的一个核心内容。重症医学站在生命存亡的最前线，即使对于那些仅仅是延长了几天或者几周生命的治疗来讲，也是展现了之前不曾有过的生命过程。应该认为，这段时间的临床过程对于整个人类的认知、医学的进步弥足珍贵。正如当年休克的治疗，如果不是关注到经过输血后仍然有伤员死亡，今天的休克治疗可能仍然停留在"沼泽与溪流"学说时代。无论是医务人员还是患者都应该首先进入这个框架之内，其间服务与被服务的关系才有专业价值。那些在初始医学判断就无法存活的患者，如某些慢性疾病终末期就不应在这个框架之内。这些患者若进入这个框架，就要先否定"终末期"的认知。如何去否定，就要去发现新的理论和新治疗方法。可见，思维的推动力仍在继续。

临床思维可以有多种的存在方式。虽然难以仅就存在形式评价对错，但不同的思维方式可以对个人，乃至学科的发展带来不同方向、不同程度的推动力。今天之所以说重症医学已经形成自己完整的理论和临床治疗体系，是因为重症医学的思维体系已经形成，并且正在促进重症医学的知识体系不断发展。在学科的知识体系方面，重症医学已经包括了对重症的预警和预防、诱因到病因、监测与治疗、功能性预后等全方位的科研与临床管理内涵的组成。正是在这样的一种思维体系的作用下，重症医学可持续发展的特性也是学科完整的具体表现。重症医学临床思维体系的不断完善，正在赋予学科以更大的发展动力。

重症医学的持续发展，不仅要靠我们的手，而且要靠我们的脑。而思维方式是在脑和手之间的最为有效的连接。

（刘大为）

主要参考文献

[1] FONTENOT C, O'LEARY J P. Dr. Werner Forssman's self experimentation [J]. Am Surg, 1996, 62 (6): 514-515.

[2] SINGER M, DEUTSCHMAN C S, SEYMOUR C W, et al. The third international consensus definitions for sepsis and septic shock (sepsis-3)[J]. JAMA, 2016, 315 (8): 801-810.

[3] SEYMOUR C W, LIU V X, IWASHYNA T J, et al. Assessment of clinical criteria for sepsis: for the third international consensus definitions for sepsis and septic shock (sepsis-3)[J]. JAMA, 2016, 315 (8): 762-774.

[4] VINCENT J L, MARTIN G S, LEVY M M. qSOFA dose not replace SIRS in the definition of sepsis [J]. Crit Care, 2016, 20 (1): 210-213.

[5] HERRIDGE M S, MOSS M, HOUGH C L, et al. Recovery and outcomes after the acute respiratory distress syndrome (ARDS) in patients and their family caregivers [J]. Intensive Care Med, 2016, 42 (5): 725-738.

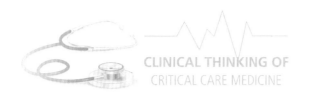

第二章　重症医学的学科发展

学科,作为相对独立的知识体系,不仅拥有自身的知识积累,而且这些知识一直处在运动、发展的状态。驾驭这些知识,并为其发展提供动力的就是这个学科的思维体系。学科,可以被定义为在完整思维体系作用下的知识体系。思维体系的完整性体现在其作用下的知识体系的不断壮大、发展。由于这个发展过程只能在人脑中发生,所以学科的实际组成是具有共同思维体系和掌握相应知识体系的人群。

思维,是人们通过对客观事物的感觉,在脑中形成印记,再形成意识;意识与感觉螺旋式的发展过程是思维的基本方式。思维方式可以通过直觉、归纳、演绎、抽象等多种形式,推动人们对客观存在的感觉进行反复认识,经过总结,验证,提升为知识,并逐渐形成知识积累。知识积累的过程本身就是一种思维的过程。掌握知识的人会逐渐形成一种思维的惯性,形成有一定特点的思维方式。那些针对某一类客观事物并具有共同特征的知识,构成某个学科的知识体系。同时,驾驭这些知识,并赋予这些知识生命力的,有着共同特点的思维方式,构成这个学科的思维体系。

重症医学(critical care medicine)是研究任何损伤或疾病导致机体向死亡发展过程的特点和规律性,并根据这些特点和规律性对重症患者进行治疗的学科。重症患者通常是指那些已经出现或潜在出现生命体征不稳定,累及一个或多个器官或系统功能,已经或潜在危及生命的患者。今天的重症医学已经成为一个体系完整的学科,是临床医学的重要组成部分。之所以说具有完整体系,是因为重症医学在临床、科研和教学方面已经可以包括了重症的预警与筛查、病因和预防、监测与治疗、功能性预后等多个方面的内容。随着医学科技的进步,临床上可以获得更深层面的机体信息,对重症发生发展的机制也更为了解,而带来更为精准的临床管理。应该看到,重症医学一直站在临床医学面对生死的最前沿。经历了不平凡的历史发展过程,重症医学思维体系的形成也是在这个过程中不断得到完整的体现。

疾病的严重程度在人们认识发展的过程中首先是一个相对性的概念。病情的重与不重决定于人们对这种疾病的理解和治疗水平。在医学发展之初,比较容易进入人们视野的是疾病所累及的器官和对疾病的治疗方法。由此,临床上逐渐出现了根据机体的器官或系统进行划分的专业学科,如心脏科、肾脏科、血液科等;也出现了根据常用治疗方法特点的不同而区分的专业学科,如内科、外科等。重症患者被混在其中而分散到不同的医学专业。随着医学理论的发展,科技水平的进步,医学对重症发生发展机制的理解和临床管理能力已经出现飞跃式的提升,显示出对重症医学专业学科的迫切需求。今天的重症医学已经在世界范围内已经走过了从无到有的历程,正在显示着越来越活跃的生命力。

我国的重症医学事业正在蓬勃发展。重症医学的人才梯队已经形成,在医疗卫生体系中起到了不可替代的重要作用。2008年7月,经国家标准委员会批准正式将重症医学确立为国家临床医学二级学科。2009年2月,卫生部在《医疗机构诊疗科目名录》中正式设立了重症医学科的诊疗科目,并颁布了《重症医学科建设与管理指南(试行)》,标志着我国重症医学事业的发展进入了一个规范化、系统化发展的新阶段,是我国医疗卫生事业发展过程中的又一个里程碑。

一、学科发展的基础

重症医学是现代医学发展的产物。随着认识水平的提高和技术手段的改善,医学研究所面临的主要矛盾方面也在不断地转换。即使从人们对疾病的认识过程中也不难看出这种转变的存在,也能够看到人们的思维活动对学术的发展所起的推动作用。

回顾对休克的认识过程可以发现,对休克的理解起源于战伤的救治。当时,伤员的大量失血是非常直观的病因,所以止血和补充血容量是对休克的根本治疗。这种情况显然是外科处理的范畴。经治疗后,一部分伤员得以存活,但仍然有一大批伤员死亡。这就使临床工作者们不得不考虑其死亡原因所在,寻求对休克的诊断监测指标。"沼泽与溪流"学说的出现,第一次从理论上涉及休克时体液分布的规律性。将这种理论用于治疗后,有更多的伤员得以存活。但在高兴之余,人们却又发现这些伤员的大部分发生了肾衰竭,从而使新的课题摆在了临床工作者的面前。

这个过程的每一步都有两方面的意义:一方面是提高了生存率,这是临床上实际所追求的目标;另一方面是延长了病程,也许患者最后仍然死亡,但疾病的全貌可以更完整地展现于临床,人们可以更完整地认识理解疾病的发展过程,治疗水平才有可能得以最终提高。当人们对急性肾衰竭可以进行有效的治疗后,休克又继续展示了当时被称为"休克肺"的一面。之后,人们发现,所谓"休克肺"的病理学或生理学的改变不仅是出现在休克患者,所以才有了急性呼吸窘迫综合征(acute respiratory distress syndrome, ARDS)概念的提出。不难看出,这已经是"远隔器官损伤"的潜台词。

发展至今日,对多器官功能障碍综合征(multiple organ dysfunction syndrome, MODS)的研究正热衷于应激状态下的机体反应,以及对种种细胞因子的研究,已经远远地超出了失血性休克的范围,也超出了某一传统专科所研究的范围。这个思维的过程和学术发展的过程不仅仅

发生在休克的诊断与治疗,对每一种疾病的理解和认识都有类似的发展史,从而构成了医学的整体发展。

随着医学发展中的这种主要矛盾的转换,对重症研究的必要性也越来越突出。同时,科学技术的发展又为这种研究提供了必要的手段,使之具有可行性。从而,医学上需要这样一个研究重症的专业,需要这样一批以研究和治疗重症为己任的专业人员。1970年,美国在28位医师的倡导下创立了重症医学会(Society of Critical Care Medicine, SCCM),旨在建立一个有自己的临床实践方法、人员培训计划、教育系统和科学研究的、独立的临床和科研的学科。与传统学科不同,重症医学主要研究的是器官与器官之间、器官与组织之间,以及组织与组织之间的相互关系,而传统的学科大多是以器官或系统为出发点的。

重症医学在医疗机构中的表现形式是其重症医学科病房(intensive care unit, ICU)的出现。ICU的雏形可追溯到20世纪50年代初期的哥本哈根。当时脊髓灰质炎流行,当将患者集中管理并应用人工呼吸支持治疗后,病死率从原来的87%下降到40%。今天,重症医学科在医院中所发挥的最基本功能是对重症进行研究和治疗重症患者。在这种情况下,已经不能简单地说成"外科患者"发生了"内科问题"或是"内科疾病"合并了"外科情况"等等。患者之所以被收入ICU是因为器官功能的稳定性治疗已经成为疾病的主要矛盾方面,原发疾病或原来在专科所治疗的疾病已经转变成为导致重症的原因。这时在治疗上应该强调器官与器官之间的关系。患者是个整体,疾病也是个整体,所以治疗也应该具有整体性。就如同MODS是一个综合征,而不是多个独立器官功能损害的叠加一样,治疗也不能是对每个器官进行治疗的总和。ICU是重症医学的临床基地,是医院重症患者集中管理的单位。ICU注重疾病的病理生理演变过程和治疗的整体性,应用先进的诊断和监测技术,对病情进行连续、动态和定量的观察,通过有效地干预措施,对重症患者进行积极的治疗。

ICU应该有3个基本的组成部分:①训练有素的医生和护士,这是ICU的人员梯队,这个梯队应掌握重症医学的理论,有高度的应变能力,

善于配合;②先进的监测技术和治疗手段;借助于这些设备和技术可进行动态、定量的监测,捕捉瞬间的变化,并可反馈于强有力的治疗措施;③可以应用先进的理论和技术对重症患者进行有效的治疗和护理。从这3个部分中可以看出,人是最重要的组成部分,先进的设备是人的视听功能、双手功能的延伸和加强,为大脑提供更多的信息,帮助人们观察和解决过去无法得到的信息和难以解决的问题。只有这样才能体现出ICU的治疗性、监测性和科研性的三大特性。重症医学是ICU工作的理论基础,医师是ICU的主体。那些非重症医学专业,应用其他专业理论对患者进行治疗的类似单位应称之为"专科监护室",而不是ICU。

重症患者可分为4类:①急性可逆行疾病,对于这类患者,ICU可以明确有效地降低病死率,效益肯定;②高危患者,这类患者以患有潜在危险的基础疾病,但又因其他原因需要进行创伤性治疗为代表,ICU可以有效地预防和治疗并发症,减少医疗费用,有一定效益;③慢性疾病的急性加重期,ICU可以帮助这类患者度过急性期,以期望患者回到原来慢性疾病状态,对于这类患者,ICU可能有一定的效益;④急慢性疾病的不可逆性恶化,如大出血但无法有效止血、恶性肿瘤患者的临终状态等等,ICU无法给予这类患者有效的帮助,这类患者不是ICU的收治对象。

重症患者的治疗要与原发病的控制相结合。ICU的医疗工作要与相应的专科治疗相互配合。ICU对重症患者的治疗为原发病的治疗创造了时机和可能性,使原来一些不可能治疗或不可能根治的疾病得到了彻底的治疗。与此同时,其他专业对原发疾病的治疗又是重症患者根本好转的基础。这种有机的结合所表现的是重症医学专业与其他专业的相得益彰。这一点也是ICU在综合医院中得以发展的关键之一。

二、学科发展的进程

我国的重症医学发展有着自身明确的特点。20世纪60年代,一些站在医学发展前沿的学科带头人提出相应的建议。20世纪70年代,北京、天津的一些医院创建了"三衰病房""集中观察室"等单元,已经开始实现了将重症患者集中在专门设立的区域或病房内集中管理的发展

模式。从20世纪70年代末到80年代初,随着重症医学整体模式的出现和理念的逐步完善,一些医疗单位开始了ICU的人员培训及硬件设施的准备工作,强化了重症医学的基础建设。在此基础上,一些大型的医院开始建立了具有初步规模的ICU。重症医学的发展开始成为现代化医院建设的总趋势。

(一) 20世纪80年代

20世纪80年代可以说是ICU创业的年代,主要表现为重症医学专业人员的出现和ICU基础工作的展开。ICU逐步展现出自己的活力及在专业领域中的重要性。血流动力学监测技术应用于临床,使得对重症患者循环功能的改变有了更深入的认识,尤其是对外科休克的认识更具体地涉及了休克的内涵因素。循环功能支持性治疗不但可以依据血压、心率等常规指标,而且可以直接面对心排血量、前负荷、后负荷等基本因素,并将这些原本孤立的参数变成连续动态的、定量的指标。从而使得"血压下降是休克较晚期表现"的观点更具有临床可行性。同时,由于反馈性监测指标的应用,使"滴定式"治疗真正地成为"临床可能",大大提高了治疗的准确性。对低容量性休克的监测从中心静脉压走向肺动脉楔压,从整体心脏的认识转向左右心室的不同。对感染性休克的认识在归纳其血流动力学特点为体循环阻力下降、心排血量升高、肺循环阻力增加和心率改变的基础上,进一步认识到在休克早期即出现的心脏功能的损伤。根据血流动力学对休克进行分类,即低容量性休克、心源性休克、分布性休克和梗阻性休克,更显示出临床的先进性和可行性。机械通气的普遍应用使临床医师对呼吸机的恐惧心理逐渐消失。呼气末正压(PEEP)、压力支持通气(PSV)等通气模式从书本走进临床,增加了机械通气的实用性。新的通气模式被广泛接受使创伤性肺损伤、急性呼吸窘迫综合征(ARDS)等形式的呼吸功能衰竭不再成为影响外科手术的主要障碍。连续性动脉-静脉血液滤过(CAVH)、连续性静脉-静脉血液滤过(CVVH)的临床应用一改以往血液透析间断性和对血流动力学影响显著的不足,对肾脏以外器官的功能改变更具有针对性,促使血液净化治疗走出肾脏替代性治疗的局限而向多器官功能治疗发展。其他诸如对重症患者营

养支持的临床应用、抗生素的合理应用等的认识水平提高和临床技能改善构成了ICU工作的基础，为ICU的进一步发展创造了必要的条件。

(二) 20世纪90年代

20世纪90年代是ICU发展的年代，主要表现在临床医学和基础研究的共同发展。临床医疗方面开始摆脱单一器官概念的束缚，患者的整体性和器官之间的相关性在实际工作中更为具体化。氧输送概念的提出及临床应用使对重症患者多器官或系统功能的治疗成为统一，为不同器官的功能改变的相互影响及不同治疗的相互作用制定了临床可行的标准。同时，也为休克的定义又增加了新的内涵，改善血流动力学的标准转变为提高氧输送的概念。继而在提高整体氧输送的基础上又进一步将组织细胞缺氧引入临床问题进行探讨。对胃肠道黏膜pH值(pHi)的监测虽然尚存有一些不足，但可以被认为是将组织缺氧概念具体应用于临床实践的先导，是一个概念的更新，促进了氧输送概念从"高于正常"到"最佳水平"的转变。20世纪90年代对ARDS的认识更加具体、更具有临床实用性，临床医师对ARDS不再闻而生畏。ARDS实际上不是一种单一的疾病，而是一个综合征，是一个常伴随在大手术创伤或感染之后的临床表现过程。ARDS的肺是"小肺"而不是"硬肺"，以及肺内不均匀性实变的发现导致了对呼吸机相关性肺损伤认识的深入，也改变了机械通气的应用策略。感染是外科重症患者中常见的，也是影响预后的主要问题。大量广谱抗生素的临床应用促使医院获得性感染更具有复杂性和难治性。临床医师在充分引流病灶的基础上更注重抗生素的合理应用。从经验性应用抗生素到目标性应用，从依赖细菌的药物敏感检验到根据致病菌的耐药特性应用抗生素是对专业技能提出的新挑战。

对损伤后机体反应的重新认识可以说是20世纪90年代基础医学发展的特点。当机体受到诸如大手术、多发性创伤、感染等一定程度的损伤(insult)侵袭后，在一定条件下这些损伤因素通过刺激炎性细胞，释放出过多的细胞因子，使机体出现过度反应，形成一种自身损伤性的全身炎症反应综合征(systematic inflammatory response syndrome, SIRS)。与此同时，机体也可产生抗炎性介质，形成代偿性抗炎反应综合征(compensatory anti-inflammatory response syndrome, CARS)。这时，SIRS和CARS之间的平衡决定了机体内环境的稳定性。如果这种平衡不能被维持，如果抗炎介质相对过多，那么这些介质相互作用，使反应过程进行性发展，形成一个呈失控状态并逐级放大的连锁反应过程，并通过直接损伤细胞膜，影响细胞代谢及造成器官功能的损害。可见机体在损伤过程中已经不仅仅是受害者，而是积极的参加者。这种理论上的发展明显地更新了原有的创伤及感染等损伤因素对手术后患者机体影响的理解，也明显影响到所谓"手术后并发症"的内涵。急性重症胰腺炎通常是以典型的SIRS开始，并在病程的早期导致多个器官的功能损害。以往的早期手术引流不仅使炎症发生的局部更易于感染的发展，更为重要的是手术也给机体带来严重的创伤，加剧了SIRS的发展过程，可能使器官功能的损伤更为恶化。将器官功能支持及控制炎性反应作为急性胰腺炎早期治疗的基本原则，不难看出基础研究与临床医疗的统一性和重症医学与其相关学科的相互的促进。

MODS是在1991年8月美国胸科医师学会(ACCP)和重症医学会(SCCM)举行的联席会议上正式提出的。应该认为，MODS的提出是对重症患者理解的进一步深入，是对多器官功能衰竭(multiple organ failure, MOF)概念的进一步完善。MODS是指急性疾病时出现器官功能的改变，机体的内环境必须靠临床干预才能够维持。从这个定义中可以看出MODS强调了重症患者的主要致死原因不再是原发疾病或某个单一的并发症，而是因为发生了多个远隔器官进行性地从功能损害到衰竭的过程。器官功能不全一词是指器官功能发生改变不能维持机体内环境的稳定，从而更加突出了这个损伤过程的连续性。器官功能的改变实际上是一个生理功能紊乱进行性发展演变的过程。在这个过程中器官功能的不全可以是绝对的，也可以是相对的，而MODS则应当是表达整个过程随时间演变的连续体(continuum)。这是一个"线"的概念。以往习惯于把这个过程称为MOF。然而，"衰竭"的本身却强调了病情的终末状态，是一个回顾性的定义。所谓"衰竭"要么存在，要么不存在，这是一个"点"的概念。为了确定这个点的位置近年来不同的研究者为"衰竭"制定了不同的,甚至是武断的诊断标准,试图回答"衰竭"的是与否。这实际上忽略了其本意所要表达的连续性的、进行性发展的病理生理演变过程。所以,应用 MODS 更为合适。MODS 的提出是对机体受损伤过程更加深入理解的结果。近些年来,对机体炎症反应的认识及 SIRS 概念的提出,在极大程度上促进了对 MODS 的理解和认识。可以将对 MODS 的认识进展过程归纳如下。

20 世纪 70 年代:损伤→感染→全身性感染→MOF

20 世纪 90 年代:损伤→机体应激反应→SIRS → MODS → MOF

MODS 是重症患者的主要致死原因,也是重症医学研究的热点。在对血浆中多种炎症介质的作用进行了研究之后,基础研究正在向纵深发展。如损伤的信息是如何传递到基因水平?核转录因子如何影响了炎症介质生成的调节?对基因的相同刺激为什么会产生不同类型的炎症介质?这些分子水平的挑战正在激励着一批研究者去开拓,去探索。

(三)进入 21 世纪

进入 21 世纪后,重症医学的思维体系已经逐渐形成,学术内涵已经包括重症的筛查与预警、病因与预防、监测与治疗、功能性预后评估等多个方面。重症医学已经成为具有完整理论体系和临床管理范畴的医学专业学科。

重症的早期预警和筛查,对于降低重症的病死率有着非常重要的作用。严格地讲,筛查与预警的时间点应该是在重症发生之前,甚至不是在重症的早期。从重症医学的定义中可以看出,任何损伤或疾病都有可能导致重症。一部分患者遭遇的损伤因素过于强烈,使疾病一开始就进入重症状态。因为临床表现特点明显,这部分重症通常容易被识别,可以马上进入重症救治流程。另一部分重症是由普通疾病转化而来,经历了一个临床变化的发生发展过程,表现具有一定的隐匿性。这部分经过原发疾病逐渐发展而来的重症构成了重症患者的主要来源。重症医学已经开始并实施了针对重症发生之前患者的筛查及临床干预工作。例如,感染性疾病,可以有多种临床表现形式。从创口感染、上呼吸道感染、

甚至一定程度的肺部感染都应该属于普通疾病范畴,通常并不致命,也不是重症。但感染可以导致脓毒症,哪怕起始于一个小创口也可导致很高的病死率。重症医学的专家们在大量临床证据总结的基础上,推出快速序贯器官衰竭评估(qSOFA)方法,对在医院普通病房内的怀疑有感染的患者进行筛查,以发现并治疗那些还没有发展成为重症的患者。

重症与普通疾病不同,不是所有的普通疾病都会发展为重症。那么,重症就有着自己特有的发生发展机制。也就是说,重症有自己的病因。虽然重症多从普通疾病发展而来,但通常表现为当发展到某个节点上或者有某个特殊因素参与时,普通疾病才会向重症发展。重症病因的发现与相关研究一直都是重症医学的热点问题,并且研究的结果已经产生了非常明确的临床指导价值。机体对损伤性刺激的反应性方面的研究,也已经从较为单一的模式转向了多个维度和深度。炎症反应不仅是曾经的 SIRS 或 CARS,机体反应的走向也不仅是"促炎"或"抗炎"。对机体反应的理解已经涉及分子水平,建立的机制通路从细胞到器官功能,提供了不同的临床治疗位点;非感染因素也可促发机体反应,导致器官功能改变,而有悖于常规原则的治疗方法得到有效的结果(如应激性心肌病、大块肺实变等),甚至发现一些重症的形成直接与治疗方法有关。肺保护性通气策略已经明显地超出压力损伤或容积损伤的因素,能量因素的证实正在进一步提高急性呼吸窘迫综合征治疗水平。这些导致重症的病因显然不是原来普通疾病的病因。重症病因的发现和确定为预防和治疗重症创造了极大的理论和实践的空间。重症的预防是与病因直接相关的临床策略和行为。在掌握了重症患者的基础上,从某种角度上讲,重症由普通疾病发展而来的特点反而给重症的预防提供了临床极大的可操作性。

重症的监测与治疗一直是重症医学研究和临床工作的核心内容。随着重症医学向多个维度和深度的发展,重症的监测治疗水平已经出现日新月异的提高。对重症病因的发现和证实,改变了曾经对重症机制的理解;新的监测指标的出现不仅将机体更隐藏的变化展现在临床,而且改变了原有指标的临床意义。重症的目标

导向治疗更加趋于精准。治疗方法的拓展也加速了对重症机制的理解和认知范围，同时也成为重症临床治疗水平的展现。例如体外膜氧合（extracorporeal membrane oxygenation，ECMO）方法虽然在其他学科已经应用多年，但在重症治疗中被推广和应用后，可以说是显示了意想不到的价值提升。ECMO 由于延长了患者的生存，给临床治疗策略的实施提供了宝贵的时间。更重要的是，ECMO 从理论突破了重症常用治疗方法与机体器官功能之间的纠结，如血管活性药物、正性肌力药物、机械通气等，甚至在实施上极大程度上纠正了导致重症的病因，如呼吸机相关性肺损伤、儿茶酚胺应激等，很大程度上使 MODS治疗原则中的"允许衰竭"有了临床实际可操作空间。

重症医学对于患者预后的认识，不仅通过生存率和病死率表示简单的生与死，而重点一直是通过对器官功能的定量评估表述重症的预后，从而体现生命的质量。实际上，之前临床上通常应用的机械通气撤离时间、血管活性药物停止时间、ICU 住院时间等指标已经是器官或系统功能恢复程度的一种表述。近年来随着对慢性重症研究的逐渐深入，更进一步展示了重症医学对自己努力目标的严格要求。慢性重症通常是指患者在经过急性重症治疗后，仍然有部分损伤转变为慢性疾病，或留有器官功能的后遗损害。重要的是，重症医学不仅关注这些慢性损伤本身的诊治，而且是将慢性重症作为预后指标，研究急性期的重症变化规律和治疗的作用机制，以实现重症治疗效果在更高水平的定量评估。研究发现，一部分 ARDS 患者出院 1 年后仍然存有认知功能障碍，而通过调整急性期机械通气时的动脉血氧分压目标水平，可以降低这种认知功能障碍的发病率。

三、学科发展的内涵

学科的发展一定是以充实、完整的学术内涵为基础。重症医学的发展恰恰如此，有着完整的学术内涵基础。例如，血流动力学是重症医学临床实践中的重要核心理念，并由此产生血流动力学治疗理论和方法，就是通过定量的、动态的、连续的测量与分析，掌握血液在循环系统中运动的规律性，并据此采用滴定式的方式进行临床治疗。不难看出，这种方法所带来的是对病情更加深入、更加直接的发现和理解。首先，对病情的直接了解使得在统一治疗理念基础上的个体化治疗成为可能。这种可以根据病情的不断变化，在定量监测指标指导下对治疗方法和程度进行动态调整的方式，才能更好地体现出个体化的优势。其次，对病情深层次的了解使得临床医师必须面对新的问题，必须不断寻找新的解决方法。这个不断发现问题、解决问题的过程导致了认识的延伸，导致了新理论体系的逐渐完善、成熟。

休克，作为典型的急性循环功能衰竭，可以由多种原因引起。在对病因控制的理论和实践达到一定程度之后，人们发现，其循环功能的改变可以被归纳为 4 个方面：心源性休克、低容量性休克、分布性休克和梗阻性休克。休克可以导致其他器官的功能受损，如肺部的 ARDS。由此，机械通气又逐渐成为休克治疗的组成部分。其实反之亦然，对 ARDS 的研究和治疗也一定要包括休克。认识的进步推动了临床实践的发展，将氧输送概念确实地应用到临床是对休克治疗和研究的一个突破性进展。氧输送包括了循环功能、呼吸功能、红细胞的携氧状态等因素，距休克的本质——组织灌注急剧减少又靠近了一步。但是，仍然有距离的存在。在重症医学思维方式的作用下，这个距离正是努力的作用点，是学科发展的空间。今天在临床上已经常规应用的血乳酸，作为组织灌注指标已经可以指导那些原来被认为"生命体征平稳"患者的休克复苏；来自血气测量的静动脉二氧化碳分压差的临床应用，使那些已经实现心排血量达到所谓正常值范围的患者，仍然需要进行正性肌力药物的调整。不难看出，重症医学的学术内涵一直掌控着临床治疗方法的实施，也对重症不断进行新的诠释，推动着临床治疗面对新的调整。

可见，休克已经不仅是循环系统的问题，ARDS 也不仅是呼吸系统的问题。在对单一器官或系统损伤认识的基础上，随着病情的加重，问题的重点正在发生转移。器官或系统之间的内在关系，以及对机体的共同作用，正在成为影响进一步提高重症患者生存率的主要因素。这种转变正在引起医学临床行为的改变，甚至医学模式的改变。

学术理论和实践方法的不断完善是学科发

展的基础,但学科的进步更依赖于学术内涵的可持续发展。在这个过程中,重症医学思维体系的形成为学术内涵的可持续性发展赋予了极大的推动力。一个人的思维方式可以影响个人的发展,一群人如果形成具有共同特点的思维方式,又致力于同一个知识领域,则形成了一个共同的思维体系,不但促进了一个学科的形成,也加速了一个学科的发展。重症医学的发展恰恰是以学术理念的更新、方法学的改变为依托或是为先导的。所谓可持续发展,应该不仅表现在方法学应用上,更表现在理论上的创新性和突破性。方法学的进步与理念的发展互为因果,形成相互促进的体系。

学科的发展还表现在这个学科的从业人员的专业化不断成熟。每个人都会因为经历不同、受教育的维度不同、面对挑战的态度不同等众多因素,形成自己的思维方式。当不同的人进入同一个知识体系,面对同一类的客观挑战,形成共同的经历,接受共同的教育,会逐渐形成具有共同特点的思维方式。发展在不同阶段,具有共同特点的思维方式构成思维体系。虽然思维方式看不到也摸不到,但却影响着一个人的行为轨迹。或者说,一个人的行为轨迹是这个人思维方式的体现。同样,一个学科的发展也承载了从事这个学科的专业人员所共有的思维体系。正是因为有这样的一个思维体系的存在,成就了重症医学的知识体系的不断完善和新的实践方法的出现。更应该看到的是,重症医学新理论和新方法的出现标志着学术知识体系发展阶段性的升华,预示着新阶段的开始,更是思维体系的完整体现。

四、学科发展的挑战

首先,面对挑战是一个专业学科存在的必要条件。不断迎接挑战,也是重症医学思维方式的特点之一。按照已经形成的专业发展轨迹前行,根据新发现,研究新理论,产生新对策和方法。同时,根据新的认知不断重新审视以往的经验,调整行为轨迹。重症医学正是以这种思维方式,不断从挑战中汲取营养,丰富自身所具有的学术内涵。

曾经,循证医学的悄然兴起,为医学模式的转变提供了新的契机。重症医学较早地就关注到仅从疾病的机制研究,再到治疗方法的思维方式的单一性和局限性。在实验室检查对机制的发现和由此产生的推理尚不完整的同时,从临床实践中寻求证据,发现机制,对于重症医学有着重要的意义。循证方法为重症医学面临的方法学困境开辟了一条新的途径。一些设计良好的多中心研究的出现,在一定程度上影响着学术发展的方向。如:早期目标指导治疗的研究,使对严重感染和感染性休克的治疗走向组织灌注;应激剂量糖皮质激素的应用,使对重症患者应激反应程度的指标也向反馈性指导治疗的方向发展;肺保护和肺复张的通气策略,使机械通气的应用和讨论发展得异常活跃;强化胰岛素治疗突破了原有代谢支持的基础,走向重症患者的治疗手段;对全身炎症反应的研究引起了对治疗策略的反思,凝血功能的改变被认为与炎症反应息息相关,改变了临床治疗的理念。血液净化、液体复苏等,这些工作,不仅引起广泛的关注,而且正在改变着临床治疗的规范。这些循证医学的证据被作为可以改善重症患者预后的有效方法被写入相关指南,成为临床工作的指导性文件。

新的方法也带来新的问题。大规模多中心研究的难以重复性、不同的患者群体、不同的预设标准、个体病情的特点等,多种因素又对新的方法提出进一步挑战。而且,挑战可能是非常尖锐的——你仍然相信强化胰岛素治疗有效吗?血液净化治疗的不同方法对预后的影响真的有区别吗?不同种类的液体对复苏效果有何影响?这些问题似乎都带有不同程度地否定前者的颠覆性意义。虽然不同的人对这些问题会有不同的反应,或许还是有些不适应。但重要的是,在这些问题的背后,已经不再是个人的经验和想象,而是来自患者群体的证据。循证的方法为这个群体的病情提供了可能是最佳化的治疗策略和措施。

这种可持续发展也表现在学科的管理上。学科指南和规范性文件是学科管理的重要标志,具体实施也一定要符合这个发展的系统。指南作为学术内涵发展的一种表现形式,同样也在一定程度上作为学科管理的基础或是导向。指南是建立在循证医学证据的基础上,来自临床,为群体患者的治疗提供一个最佳的管理平台,也为重症医学的临床治疗提供一个标准。任何一个团队或个人应该首先达到这个标准，才能提高对病情判断和治疗的准确性。在指南的规范下，将这些有效的方法广泛普及，使医疗行为在新的水平上达成一致。众人一起站在新的平台上，才有更大的可能性去攀登新的高度。

站在群体化治疗的平台上如何面对个体化治疗，是重症医学所必须面对更深层面的问题，更进一步的挑战。常识告诉我们，不是所有的重症患者都需要一模一样的治疗方法。而指南所提供的群体化治疗流程作为个体患者的标准，不免将重症治疗带入误区。可见，新挑战仍然在继续。也正是由于指南的局限性，引来了新挑战的出现。按照这种思维方式，指南是用来被服从的，也是用来被批评的。

对当时已经成熟的理论和方法进行修改，甚至否定，补充新的理论和方法，承载了重症医学的思维方式。正是在由具有这种特点的思维方式所共同组成思维体系的作用下，重症医学的发展不断继续，形成一个发展的系统。这个系统所联系起来的理论和方法形成了一个可持续发展的学科。这种有发展内涵的学科是脚踏实地的，从临床实践中表现出来的则是重症患者存活时间的延长和病死率的下降。

学科的存在与发展，作为客观表现承载了一种思维体系的能量；有着共同思维体系的人群，成就了这个学科的存在与发展。

（刘大为）

主要参考文献

[1] Society of Critical Care Medicine Consensus Conference Committee. American college of chest physicians/society of critical care medicine consensus conference: definitions for sepsis and organ failure and guidelines for the use of innovative therapies in sepsis [J]. Crit Care Med, 1992, 20 (6): 864-874.

[2] RHODES A, EVANS L, ALHAZZANI W, et al. Surviving sepsis campaign: international guidelines for management of sepsis and septic shock: 2016 [J]. Intensive Care Med 2017, 43 (3): 304-377.

[3] AMATO M B P, BARBAS C S V, MEDEIROS D M, et al. Effect of a protective-ventilation strategy on mortality in the acute respiratory distress syndrome [J]. New Engl J Med, 1998, 338 (6): 347-354.

[4] The Acute Respiratory Distress Syndrome Network. Ventilation with lower tidal volumes as compared with traditional tidal volumes for acute lung injury and the acute respiratory distress syndrome [J]. New Engl J Med, 2000, 342 (18): 1301-1308.

[5] READER T P, FLIN R, MEARNS K, et al. Developing a team performance framework for the intensive care unit [J]. Crit Care Med, 2009, 37 (5): 1787-1793.

[6] VINCENT J L, MARTIN G S, LEVY M M. qSOFA dose not replace SIRS in the definition of sepsis [J]. Crit Care, 2016, 20: 210-213.

[7] HERRIDGE M S, MOSS M, HOUGH C L, et al. Recovery and outcomes after the acute respiratory distress syndrome (ARDS) in patients and their family caregivers [J]. Intensive Care Med, 2016, 42 (5): 725-738.

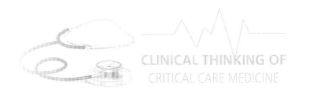

CLINICAL THINKING OF
CRITICAL CARE MEDICINE

第三章　重症医学临床思维的特点

思维,是任何一个人都会具有的一种生命活动,但每个人的思维方式可以不同;思维虽然强调的是人脑的活动过程,但却是以个人的实际行为、生活与工作状态为表现形式。思维方式可以根据自身特点分为不同的种类,每个人也可以具有不同的思维方式。但是,每个人会按照自己的熟悉程度和应用习惯,形成自己的思维特点。从而表现出不同的经历、能力和知识水平。思维方式决定了这个人的行为能力,行为能力又决定了这个人的前程与发展。当具有共同特点的思维方式被一个群体所接受、所掌握,成为思维体系;有着共同思维体系的人可以表现出具有一致性的行为方式,且容易形成合力;当这群人致力于一个共同的知识范畴,这种合力得到放大,成为推动一个学科的形成和发展的持续创造力。

可见,一个人的行为能力和前途取决于他的思维方式,一个学科的成功和发展决定于这个学科所具有的思维体系。重症医学的临床思维是指,在重症医学临床实践过程中所形成的,适合学科发展的,由具有共同特点、相互关联的思维方式所组成的思维体系。严格地讲,思维是人脑的信号活动,是由新感觉的信息和已经在记忆中储存的信息相互作用形成意识;意识与感觉相互交织碰撞,并且不断螺旋式发展的过程。重症医学思维体系是作用于重症医学知识范畴,通过感性认识向理性知识的转化,导致行为改变,产生创造力,从而表现出促进学科发展的思维体系。

思维体系可以由多种思维方式组成,思维方式又可以因为印象、演绎、归纳、分析、综合、抽象、概括等特点的不同分为多个种类,如直觉思维、形象思维和逻辑思维等。但是,从某个人或团队的角度出发,思维方式与具体行为和知识范畴的客观发展紧密地联系在一起。重症医学的学科知识体系的发展离不开重症医学思维体系的逐渐成熟。

第一节　指南或共识中的审辩思维

重症医学,由于一直站在生死决战的最前沿,身后是脆弱的生命,面前是教科书上没有解决办法的困难。所以,重症管理相关的指南、共识,甚至是专家意见在临床医疗工作中就有了非常重要的地位。一部分人认为,这些指南或共识是来自于循证医学证据或权威专家建议,就理所当然地应该被服从和应用。而另一部分人却认为,指南里的推荐意见与我的经验不相符合,尤其是面前的这个具体患者,就不应该按照指南推荐的方法进行治疗。或者还有一部分人持有模棱两可的态度,把指南当成自己经验的补充条款,根据自己的心情或理解的程度选择应用。在从业人员熟悉指南或共识产生的学术基础的前提下,仍然有如此分歧之大的认识。显然,不同的思维方式严重影响了临床行为。

一、指南是用来服从的,指南是用来批评的

标准的临床指南或共识只能是在循证医学证据或按照国际惯例结合专家建议的基础上形成的。这样,就为原来几乎没有规范诊疗方法,而且病死率极高的重症提供了仅有的治疗建议或临床管理标准。重症相关的临床指南通常是以预后作为证据对所采用的方法进行评价,推测出其中可能的机制,而不能像教科书那样对机制进行完整的分析,针对机制中的某些关键位点提出治疗方法。应该看到,这种方法与之前那种,根据医师自己的个体经验,又说不清缘由且难以普及的所谓"模糊医学"相比,是一个巨大的进步。按标准方法形成的临床指南、提出的推荐意见是基于提高生存率的基础。个体的经验,无论自己认为有多伟大,在指南中应该有着自己应有的位置,或许非常重要,或许微不足道,还可能被直接否定。这是因为指南是按照大家公认的方法采纳证据。所以,服从指南可以提高医务人员临床行为的正确性,极大程度上降低发生错误的可能性。

服从的同时,指南又是用来被质疑、被批评的。首先,指南中的推荐意见通常不是基于对作用机制的准确把握,推测出的疾病机制也带有极大的不确定性。再者,有循证医学证据支持的临床指南,从随机对照试验的设计实施,形成证据,到证据的收集、分析,再到成文、颁布需要一定时间。人们实际看到的指南已经是出于"之前"的证据。所以,从一定程度上讲,指南一旦发布就已经落后。因为,重症医学目前发展迅速,在这段时间里对疾病机制的理解可能已经发生了变化,临床干预也可能出现了新方法。还有,临床医师通常要治疗的是面前的某个具体患者,而指南是基于某个患者群体治疗的总结。所以,临床医师在应用指南之前应该先判断这个患者在指南中的位置,在指南所采用证据的那个群体中的占有比例。仅从这几个方面已经可以看出,指南不是菜谱。指南是可以被质疑、被批评的。服从指南的前提是执行者对指南的全面理解和思考。

指南,既应该被服从,也需要被批评。这种既接受客观的证据,又有合理的质疑是审辩思维的重要特征之一。也只有具备这种思维方式的临床医师,才有可能真正应用好指南。

二、指南执行中的分析,提出新问题

对指南既要执行,又要批评,看起来非常矛盾,其实并不然。这种对指南的服从,是出于对指南更全面的理解,是更高层面的服从。这种对待指南的态度,与指南本身的发展趋势具有极大的一致性。就像是孩子长到一定的年龄会产生逆反心理一样。孩子的行为一直是按照父母给予的指南而生活、成长的。逆反心理导致的逆反行为,也是在父母多年按照自己的行为准则的教导下产生的。没有父母的教导,也就没有逆反行为。这是思维培养的一个重要阶段,也是形成审辩思维的重要关键位点。形成审辩思维,不仅能提高孩子的基本素质,提高理性判断的能力,而且可以避免由于逆反心理导致孩子向某个极端的倾向发展。

所以,批评指南应该是在服从指南的基础上进行的。指南是有强大证据支持的,为什么和自己的认识不同,甚至截然相反?能够提出这个问题,单向性对指南的批评已经转变为双向性对指南和对自我经验的批评。这时就已经不再仅仅是批评,而是在向分析的方向发展,提示自己正在进入一种新思维方式的状态。

应用任何临床指南之前,一定要对指南进行全面的分析,了解指南出现的背景和基础,对每一条推荐意见的证据来源和推荐强度认真地掌握。临床指南不是菜谱,只凭自己一时口味,照单点来就行。要了解指南,还要了解自己。要敢于站在指南提供的、新的基础上对自己以往的经验重新审视,提出批评;同时,根据面前患者的具体情况,重新审视指南。可见,指南是给临床医师的分析能力提供了一个展示的平台。分析是将一个事物的各个组成部分分散开来,区别对待,从不同的角度进行观察,辨别真伪,并由此提出新的问题。

科学,具有自我否定的特点。重症医学的思维体系也具有明显的这个特征,表现在对每一个细节的自我审视,在新知识点提供的平台上对以往的经验进行批评和调整,同时,具有提出新问题的能力。

三、指南与实际情况的综合,生成决策

当对指南有了全面了解,在指南的基础上重新审视自我,提出新问题之后,就需要临床医师应用自己的综合能力从不同角度对临床问题

进行评价,找出关键的问题所在。综合能力是指在分析和论证的基础上,进行系统整合与重构的能力。综合能力是形成观点,生成决策的必要前提。这种综合能力和生产决策的能力不是生来具有,而是思维作用的结果。不同的思维方式,可以将医生对同一指南导致的临床行为引向不同方向,产生不同的临床后果。

《国际脓毒症和感染性休克管理指南2021》建议,如果高度怀疑脓毒症,理想状态下,应该在1小时之内静脉应用抗生素。粗看起来,这条推荐意见中含有很大程度的不确定性。例如,患者可以在符合诊断条件超过1小时才到医院;或者由于种种原因而没有得到及时诊断;或者医疗机构无法在1小时之内完成整个应用抗生素的流程。由此,可以简单地总结为这条推荐意见无法执行。从而导致实际发生的临床行为是将这条建议束之高阁、不予理睬、敬而远之。但是,当查阅了这条建议的推荐理由和循证医学证据之后,不难发现尽早应用抗生素与病死率下降的相关性。如果接受这些理由,站在这条建议的基础上,重新审视自己不能执行的原因,就不难发现问题所在。机构的操作流程是否可以调整?诊断标准是否可以普及?可否将脓毒症筛查方法普及到重症医学专业之外的其他工作人员?对这些问题进行分析综合后,就可以直面与自己所处环境直接相关问题的解决办法,生成决策。按照这个思维方式,临床行为甚至可能发展到:你所在的梯队可以在更短的时间内给脓毒症的患者静脉应用抗生素,比如制定出半小时内静脉应用抗生素的行为规范。

关于治疗脓毒症应用抗生素的时间的推荐意见看似容易理解,但却隐含着对临床医师思维能力的要求。实际上,指南中所有的推荐意见,无论多么复杂,多么一时难以理解,都具有同样的性质和特点,只不过是与自己的思维能力和所处知识环境的距离不同罢了。

四、指南引起的反思评估,产生推动力

经过上述三个步骤,指南或共识已经对临床具体问题形成了决策,落实于临床行为,但推进这个过程的思维并没有结束。审辩思维方式还包括对决策的行为进行监控、评估,并根据评估中产生的新信息对整个流程进行反思。反思是一种自我调整的过程,已经突破了对自己曾经的想法或认识的批评、否定,而是向新的认识平台迈进,产生推动力的过程。

指南或共识的应用价值有着明显的时间性。这就是为什么经常能够听到临床医师在说"我的经验很好,为什么不能写进指南"。这种现象虽然只是一个简单且常见的问题,但背后却有着不同的思维方式,残酷地影响着个人的行为和发展。试想,如果指南将每个人的经验不加限制地作为推荐意见,那么,医学又回到了循证医学之前,以医师个体经验为主导的"模糊医学"状态。循证医学对指南或共识的形成确定了采纳证据的要求,建立了国际通用产生指南的规范。若按照这个规范要求,对自己的经验和行为进行反思,就不难发现自己的经验没有被写入指南的原因。继而,可以将这个原因作为自己下一步开展工作的位点。按照这个思维方式,将自己的经验变为高强度等级的证据。那么,设计良好的指南或共识一定不会忽视你的存在。当然,同样的思维方式并不妨碍你对循证医学的规范提出质疑,形成反思。这样,或许将成就你在另一个知识范畴内的事业发展。

综上所述,从刚接触指南或共识之初的直觉和理解,到临床的执行,再到自身行为规范的改变,较为完整地体现了审辩思维方式四个方面的特点,即质疑与批评、分析与评估、综合与决策和反思与发展。不仅是面对指南或共识,审辩思维是重症医学的科研与临床实践中常用的重要思维方式。

第二节　诊断与监测中的演绎思维与归纳思维

重症治疗中,监测占有非常重要的地位。以至于,有人会用"监护"描述整个重症治疗过程。但是,重症患者为什么需要监测?监测与诊断有

何关系?监测能改变临床治疗行为吗?或许,回答并不困难,但答案可能是大相径庭。这里面体现了不同的思维方式,导致对相同指标的不同理

解,带来不同的行为决策和治疗方案,直接影响重症患者的临床治疗。

一、诊断导向的治疗模式

诊断是治疗的前提。所以,实施治疗前应该对疾病进行明确的诊断。临床医师通常会按照这种思维路径考虑问题。在医学生受教育的过程中,首先接触到的是机体正常的结构和功能。在作为病因的损伤因素作用下,机体发生改变,成为疾病形成的机制。这些机制会导致相应的临床表现和实验室检查指标的异常。临床上根据损伤机制导致的结果作出诊断,继而,根据诊断进行治疗。例如,心功能衰竭的主要机制是心肌受到损害,收缩舒张能力下降,并达到一定程度。这个程度通常用损伤的后果进行表述,如心排血量不能满足组织灌注的需求,即可以作出诊断。诊断实际是对心力衰竭机制共性的总结。在共同机制的作用下,机体必然会出现相应的临床表现,即便有个体差异,也是损伤程度或临床观察敏感性的问题。因为导致这些临床表现的机制是一定存在,而且是有理论基础的。在诊断的框架内,治疗方法就会顺理成章。从而很容易形成治疗方案,即强心、吸氧、利尿脱水等治疗方法可以逐一进行实施。

可以说,医学教育是一个经典的演绎思维的培养过程。演绎思维是从事物的共性发现事物的个性的思维方式,推理途径是从一般属性到个别特性的思维过程。元素周期表的出现就是演绎思维方式的经典例证。门捷列夫根据元素周期的整体规律,不但说明了已发现的元素的特性,而且还预先确定了尚未发现的元素的存在,并且阐述了这些可能存在的元素特点和在元素周期表中的位置。这些被预先推测出的新元素后来都得到了科学的证实。同理,心肌受到损伤后一定会影响其运动功能,继而心排血量就会开始减少,出现静脉系统血流淤滞,动脉系统血流减少,组织灌注不足。在这个基础上,如果再掌握临床干预方法的作用机制,治疗方案就应运而生。演绎思维方式是一种重要的逻辑推理方法。

演绎思维是基于事物的一般规律,以公理、定律为出发点,是一个必然性推理过程。这就使思维推理的准确程度极大地依赖公理或定律的正确性,或者说,是依赖于选用公理或定律的共性与推断出的个别事物特性的一致性或包容性。应该认为,公理或定律通常需要在一定条件下才会存在。现实世界中,物质的共性不一定能够包括所有的个性;个性也不一定全部进入共性。就像心肌梗死可以导致心力衰竭,心力衰竭可以导致低血压。但不能说低血压就一定是心肌梗死,也不能说心力衰竭就是心肌梗死所致。演绎思维需要有前提的正确和共性与个性的统一。

二、监测导向的治疗模式

监测是重症治疗的重要组成部分。监,代表着监督、监理,是一个行为动作;测,则是测量,为了获取新的信息,为了诊断。可以说,监测不是诊断,但监测包括了诊断。

首先,监测具有诊断的特性。医师遇到患者,通常不是因为已经知道了疾病名称的诊断,而是因为患者有了某些表现。尤其是重症医学专业的医师,通常要首先面对的是诸如低血压、低氧血症等临床表现或指标。即使患者已经有了之前在普通病房或其他专业的诊断,也不一定就是重症的病因,如急性阑尾炎、肺炎等等。这些原有的疾病也不能作为重症的诊断。临床医师的处境则是只有个体患者的特征性信息,而缺少重症的共性诊断。从而需要临床医师根据当时仅有的信息进行思考、判断。

这个过程,与教科书上的演绎思维方式不同,是一个典型的归纳思维的演进过程。归纳思维是一种从事物的个别属性到一般属性,从特性到共性的思维过程。归纳思维是一个或然性推理,或者说是一个从事物本质的可能性推理,一步步接近真相的思维过程。事物的个性可以被共性所包括,就像低血压是由于阑尾炎引起机体炎症反应而导致分布性休克。所以,分布性休克就成为低血压的诊断。但是,个性并不是总被共性所包括,低血压的出现可以和阑尾炎并不相关,而是由其他与分布性休克无关的因素所致。这时如果仍然将分布性休克作为低血压的诊断,则将导致严重的临床错误。监测则是根据归纳思维方式,不断有新信息的加入,对诊断连续更新的判断过程。

其次,监测具有时间的特性。人们认识客观事物,通常都是从个性开始,再逐步发展到对共性的理解。临床上先接触到疾病的个别表现或部分指标,需要医师推断出共性,也就是作出诊断。重症医学专业医师首先接触到的临床表现或指标常常是致命性的，必须马上作出判断，形成诊断，进行干预。处在生命不容等待的局面，监测就必须具备迅速反馈的时间性。这就是为什么重症超声可以作为监测手段，而 CT、核磁等影像学检查不能用于监测的原因所在。归纳思维方式促使临床医师通过监测，进入一个逐步接近正确诊断的过程。应该看到，构成这个过程每一步都是一个初步诊断，都是在创造出一个个有诊断根据的平台。虽然依靠这个初步诊断或许不正确，但是，这是一个根据仅有的信息，最可能接近正确诊断，由此实施干预性治疗的错误率最小的平台。尤其是在生命不断流失的过程中，这个平台会稍纵即逝。可见，这个由监测创造出的时间平台，因此就更显得弥足珍贵。

再者，监测具有干预的特性。按照归纳思维的方式，监测实际上是建立了通向正确诊断的一条通路，创造了一个接一个初步诊断的平台，给临床治疗提供了依据和可行性的窗口。充分利用这个窗口提供的时机，实施干预性治疗，是其中一个方面的重要意义。另一方面，作为归纳思维方式的组成部分，这个窗口又成为下一个诊断形成的新起点。监测指标的迅速反馈，可以提供初步干预后的新信息。新信息若与之前判断的趋势一致，则提示初步诊断和干预性治疗的正确性。若新的信息与判断方向不同，则提示初步诊断与正确的诊断之间存在偏差，提示目前观察到的指标有部分或者全部的特征与重症发生的机制不相符合。应该注意的是，在这个新平台上，归纳思维方式进行推断的依据已经有了新指标的加入，并且有了部分干预方法效果。从而，可以有效地调整推理的方向，判断出下一个更准确的初步诊断。即使初步诊断的偏差可以导致治疗的错误，但由于监测的迅速反馈性，也可以在尽可能大的程度上限制错误的严重程度，保证了治疗方向上的正确性。从而以最小的代价，换取最接近正确的治疗方法，保证治疗过程一直走向精准的道路上。

即便如此，重症医学也不愿意停留在付出这些小代价的条件下。思维会沿着归纳的方式向周围拓展，希望避免这些过程中似乎必然出现的问题。试验性治疗方法的出现即是这种思维方式的客观表现。在正式治疗之前，采用小剂量的干预手段，从初步治疗的结果，判断治疗的准确性，如液体负荷试验就是液体复苏的试验性治疗。在正确的思维方式不断地推动作用下，液体负荷试验需要的液体剂量越来越少，付出的错误代价也越来越小。

三、重症治疗的定量管理

如果说，诊断过程体现了演绎思维的作用，那么，监测的应用更需要归纳思维的指导。诊断与监测的联合就是演绎与归纳思维结合的共同结果。理论上讲，一方面，演绎是归纳的前导，为归纳思维提供了客观的理论思路，没有演绎也就没有归纳。另一方面，归纳是演绎的基础，为演绎提供了知识的来源，没有归纳也就没有演绎。人们的实践活动往往是从对客观事物个性的认识开始，归纳成为共性的理论。人们的理论学习通常是根据公理或定律开始，再据此对事物的个性进行判断。演绎与归纳是一对相互对立，起点与终点方向相反，相互联系和补充的思维方式。重症治疗属于临床实践范畴，所以，重症治疗应该是在以归纳思维为主导，以演绎思维为基础的思维方式的框架内进行。

演绎与归纳思维方式的有机结合是重症医学思维体系的重要的思维方式。如若不能很好将两者结合，则容易导致诊断和治疗的错误。思维方式的缺陷带来的问题是比临床知识不足导致的错误更为严重的问题。思维方式导致的错误，通常是在临床医师自以为是的情况下，主动地、积极地进行错误的行为，而且不断地、甚至无限制地放大错误的后果。

感染患者出现低血压，临床医师根据机体炎症反应的理论，认为是发生了分布性休克；如果再出现肺水肿则马上会联想到合并心力衰竭。这个过程是一个典型的按照演绎思维方式，根据自己已有的理论基础的临床思维过程。但如果有新指标的加入，如心排血量或射血分数的正常，仍然认定应该继续治疗心力衰竭，则多是因为思维方式出了问题。这种现象通常集中于 2 种表现形式：第一种是因为自己心里已经有了倾向性的诊断，所以对新指标选择性地接受。通过种种借口排斥与自己内心不符的指标。第二种是将监测停止于初步诊断。虽然进行了测量，如发现循环系统的体循环阻力下降，符合分布性休克特征，就不再继续进行监测，因为新出现的指标已经支持了自己原有的诊断。这2种情况都是由于不掌握归纳思维，使得在实际工作中从未真正地用好过监测方法。

监测是归纳思维的主要临床表现形式，实现了临床治疗的定量管理。重症医学强调：重症患者的监测指标是临床表现的组成部分，是临床观察的延伸。上述的第一种情况，是无视了监测指标的存在。有人可以轻易地说某个指标是错误的指标，而不予正视。实际上是忽略了患者重要的临床表现。临床监测的指标，只要测量准确，就有其客观存在的意义，就有可应用的价值。如果只是测量方法的错误，则更不应该把一个技术问题转嫁于认识的障碍，认真测量，获得准确的数据，问题就解决了。但思维方式的问题，可以导致问题向无解方向发展。第二种情况的问题实际与第一种情况同出一辙。区别是新出现的信息与自我的内心相符合，把新信息只作为诊断的依据，测量的指标只是用于鉴别诊断，而不是作为监测指标。正确的临床监测会带来，掌握比诊断更为细致的病情变化，实现对治疗的定量管理。如前所述，监测可以引出一个又一个连续的初步诊断，从而可以降低可能出现的错误治疗的严重程度。

即便如此，在重症医学思维推动下的临床监测并未就此为止。将液体负荷试验用于决定液体复苏，仍然需要液体的输入。但是，今天临床上可以广泛应用不用增加液体输入量的判断方法，如下腔静脉宽度和变异度、被动抬腿试验，等等。这些方法的出现，无不体现了重症医学的思维方式，正在将重症监测和治疗推向精准，推向完美。

监测不是诊断，监测包含诊断。正如归纳思维与演绎思维方向相反，又以演绎思维为基础一样。

第三节　重症医学的临床治疗不是方法学的叠加

重症治疗有着自身强烈的特点。重症医学在整个医学系统中所处的位置是救治生命的最后一道防线。这个位点明确地表明了重症的严重性、复杂性、时间性和未知性。由此，也为重症的临床治疗带来相应的困难。解决这样类型的困难，临床医生需要更加理性地面对挑战。同时，医学技术的发展，使新的监测、治疗方法层出不穷，不断为临床医师提供新的临床武器。从而，出现了一个非常特殊的局面：方法学的直接效果和新鲜程度过于强大，以至等同于或超过对重症的理性认识，导致重症治疗在感性认识的基础上进行。

众所周知，武器一定要靠人才能发挥作用。人是决定战争胜利的首要因素。年轻的医师们也常常受到这样的教育："不能一看到患者没尿，就应用速尿"。从而，逐渐地培养出医学专业人员应该有的思维方式。但是，在极端的情况下，在应有的思维方式尚未形成并根植于内心的情况下，人就有可能失去控制能力，容易出现武器主宰战场的局面。重症治疗恰恰就是这样的一种极端的局面。

一、重症治疗的严重性和复杂性

重症通常是指那些由任何疾病或损伤引起，已经或潜在导致器官或系统功能受损，并威胁生命的临床情况。重症的严重性不言而喻，容易引起临床警惕和关注。但是，重症的复杂性常被方法学简单或直接地跨越，或被重症的严重性所掩盖。临床思维方式对临床判断的正确与否一直起着决定性的作用。这时，若是因此出现判断错误，不仅引起临床治疗的错误，更为严重的是在决策者自以为是的前提下出现的错误。因为不适合的思维方式可以让决策者产生足够的自信，无视自己错误的判断，而使治疗一直走向绝路。

肺部感染的患者，出现休克，合并肾衰竭，是重症治疗常常需要面对的临床问题。临床医师对这种情况可能已经习以为常，或许马上就能作出决策：同时治疗感染、纠正休克，并进行连续性肾脏替代治疗（continuous renal replacement therapy，CRRT）。当然，还需要看一下实验室检查，从几十个或上百个数据中进行选择。在思维方式指导下选择出与刚才的决定不冲突的指标，更增加了实施治疗方法的自信心。可见，思维可以在这时飞快地闪过，但不会缺失，只是每个人思维飞过的路径可以不同。不同的思维方式会导致不同的判断，产生不同的结果。抗感染、治疗休克和 CRRT 三项治疗一起进行，貌似积极，尽了全力。如果效果仍然不好，还可以用上体外膜氧合（ECMO）治疗，用尽了所有的方法。这种情况通常被描述为"我们尽力了"！？

但是，换一种思维方式，如果考虑一下感染可能不是重症的直接病因，还可以推出另外一种治疗决策。即重点纠正休克，无需调整抗生素，仅取标本留培养，不用进行肾脏替代治疗。若休克治疗达标后，肾脏功能仍不改善，则改用肾脏灌注指标作为休克治疗的进一步标准。在如此思路推动下，治疗行为会将重点更加集中在休克，从针对休克的原因开始。如果是低容量休克，匆忙进行的肾脏替代治疗反而有非常大的概率引起循环功能更加严重的波动，加重休克。若首先纠正休克后，肾脏功能可能得到恢复。休克被纠正、肾功能恢复，重症被纠正。肺部感染的治疗需要更长的时间，可以转入普通病房继续完成。当然，临床上还会出现其他情况，休克的治疗也会有多种选择。应该看到的是，这些选择都是在思维的控制下进行的。严谨的逻辑思维方式会促使临床医师认识病情、看清自己，并作出正确的选择，而不是只偏重手中的武器。

重症治疗包括对重症的理解和对治疗方法的认识。重症的复杂性也带来了人们对治疗方法认识的困难。有人说 CRRT 是治疗肾衰竭的重要方法。另一些人即便自己没这么说，也觉得有道理。这种现象本身就是同一种思维方式在不同人的共同体现。其实，这个问题所涉及的学术知识内容并不复杂。可以试想，让自己静下心来，反问自己："CRRT 能治疗肾衰竭吗？"仅利用自己并不太深奥的知识就可以发现，答案是否定的。目前，甚至缺少纠正氮质血症、降低血中代谢废物含量可以有效治疗肾衰竭的足够证据。即便理论上可行，其作用结果也应该不是肾脏特异性的。由此不难发现，将这种治疗方法称之为 CRRT，还是连续性血液净化治疗（continuous blood purification，CBP）不只是称谓的不同，而是思维方式的不同。而 CBP 的临床应用是以血液组成成分或血流运动的改变为指征，应该是在血流动力学指导下进行的。

重症不仅是肾衰竭这样一种情况，治疗方法也不只是 CRRT 或 CBP，重症医学专业的临床医师平时遇到的重症情况要严重得多，也复杂

得多。同时，治疗方法的不断增多，也带来重症治疗的更加复杂的特性。建立良好、适合重症治疗的临床思维方式，是控制这种复杂局面的最好利器。

当自己面对重症患者时，一旦从心底里觉得治疗如此简单，那么，一定要提醒自己，是否应该调整一下思路。或许，不但可以挽救患者，也可以挽救自己。

二、重症治疗的时间性

"时间就是生命"，对于站在患者生死关头最前沿的重症医学来说，这句话其实是再普通不过了。面对重症，马上启动手边有效措施，抢救生命，体现了重症的时间性。在有限的时间内，正确的思维方式可以促使临床医师选择最有效的、必要的治疗方法，而不是将时间性当作借口，去实施那些耽误时间的方法选择。

对时间性的误解可能导致对治疗方法的错误选择。重症的来临，就像机体遇到强大的敌人，医务人员需要马上进入战斗状态。患者发生了休克，生命垂危，医师马上将自己所知道的十种治疗方法全部使用，就像面对强敌的出现马上不假思索地万炮齐轰。这个决定，重点强调了方法学的威力，而对于应用这些方法的人，则更多的是一种态度，显示了"亮剑"的勇气，缺少了"用剑"的武功。其实，不能说是"不假思索"，这里面仍然有思维的存在，是基于自己已经知道炮弹的威力的认识基础。就像认为 CRRT 可用于治疗肾衰竭，只要没尿就应该使用；或者是没有办法的办法，只能依靠武器的力量拼死一搏。无论因为什么，这种过于强调方法学的作用，是把人的决策作用至于了从属位置。实际上，休克的治疗通常只需要在已知的方法中首先选择其中一两种，后面的方法就不必再应用，或病程的发展转向其他方向。错误的治疗方法常会导致病情的恶化，病程走向不可逆。如，CRRT 导致的循环波动可使休克恶化，使急性肾衰竭走向不可恢复；因为休克顽固存在，而单一增加去甲肾上腺素的剂量，甚至将"找人排队掰安瓿"作为一种成绩，反而可能加速病情的恶化。由此可见，重症治疗中对时间性的错误的思考，可以导致致命的结果。

体现重症治疗时间性的最好方法是在有限

的时间内,首先对重要的治疗做出最接近正确的诊断,之后根据诊断确定治疗方法;方法一经决定,马上安排实施。治疗应该首先强调的是,需要有思维能力的人。人在治疗中起到首要的、无可替代的、决定性的作用。这个过程中,之所以说"最接近正确的诊断",是因为重症的时间性,通常使临床医师在作出决定之前得不到足够的信息,而治疗行动又必须开始。从哪里开始,用什么武器,则是首先必须要面对的、不能被忽略的问题,从而更显示出治疗思路的重要性。有能力的医师会根据仅有的资料,判断病程的发展趋势和病情对初步治疗的反应,建立前后呼应的治疗流程。从而,在提高治疗的精准度同时,真正有效地节省时间。

对时间性的误解可能失去治疗的主动权。所有的医学治疗方法,都应该在人的决策、控制下进行,重症治疗更是如此。重症的时间性不能作为盲目选择治疗方法,或让方法主导治疗决策的借口。应该看到,时间的紧迫更加强调了对治疗精准实施的要求,强调了对人的思维能力、判断能力的要求。患者的血压下降,通常的治疗方法是尽快应用升压药物。看上去是方法学起了决定性的作用。但应用之后效果不好怎么办,继续增加剂量,或合并应用其他可以升高血压的药物,如果还不行,再加用其他治疗方法,比如ECMO 等。显然,方法学一直起着主导作用,这不是可取的治疗思路。

休克的治疗通常是以改善组织灌注为治疗目的。在治疗的一开始,重症的时间性要求尽快作出反应,而临床上只有血压可被用作治疗目标(注意:目标不是目的)。首先选择应用升压药物也是因为迅速对所有类型休克机制的判断,而且会引出对不同种类升压药物的选择。即使是低容量性休克,血管收缩药物也可以在短时间内增加静脉回心血量。作出这样决定的客观条件是,低血压是当时仅有的影响治疗目的的因素,甚至是唯一可以作为治疗目标的指标。应用升压药物后,无论病情的发展如何,治疗的反应性提供了新的指标,再根据新的目标选择治疗方法。治疗目的不变,新的治疗目标不断出现,病情的信息也逐渐完整。按照这个思路,治疗流程也一步步接近重症的本质。与之前不同的是,治疗过程中可以出现,即便升压药物效果明显,也不再继续增加剂量,而

是选用其他更接近治疗目的的方法。

可见,重症治疗的时间性特点,不能成为失去主动权而盲目治疗的借口。先"瞄准",还是先"开枪",体现了重症医学两种截然不同的思维方式。

三、重症治疗的未知性

重症医学的前沿位置,使得临床治疗经常遇到没有前人经验可以遵循的困境。身后是生命受到威胁的重症患者,面前是没有成熟应对方法的挑战。目前的这种困境,是成为依赖方法学治疗的理由,还是更应该强调人的决策作用,是两种不同的思维方式。

从某个角度出发,循证医学不可否认地强调了治疗方法的重要性。针对一个患者群体,按照公认的方法,确定某个或某些治疗方法的有效性。由于重症机制尚未被完全梳理清晰,甚至治疗方法的作用机制也不一定与之吻合,但可以证明这是有着最高治愈率的方法。由此,临床医师的实际应用,也就顺理成章。由于治疗方法数量的有限性,某种方法的迅速推广,也就势在必行。不同的循证医学研究,还可以提供对同一个群体患者的不同治疗方法的有效性。从而,临床治疗依赖于方法学的叠加就自然形成。应该承认,这种现象是某种思维方式的自然结果。临床上,不跟踪血气改变,只要是病毒性肺炎就用 ECMO;感染性休克治疗都需要早期大量液体复苏;甚至在过度输液后再论证限制性和开放性输液哪一个效果更好,等等,都是这种思维方式的具体表现。

真的应该以这种思维方式理解和应用循证医学的证据吗?以循证医学为基础的指南或共识的出现,为重症的临床治疗提供了非常重要的依据。但同时,学术上对指南推荐意见的热烈讨论和争议,不仅体现了人们的知识层面不同,也展示了思维方式的不同。

指南提供了有效的治疗方法,但证据来源却是针对患者的群体。严格地讲,指南所推荐的治疗方法多是来自于对群体患者的最佳平均治疗方法。而临床上面对具体患者,即使有指南的强烈推荐,医师的自主思维和决策仍然应该是第一位的。个体患者与指南所指的患者群体的相似度、病情的发展过程和严重程度、合并症的存在与否等诸多因素都影响着治疗的决策,都需要通过适当的思维方式作出合理的判断。退一万步

讲,就算把指南的推荐意见当作经典治疗方法,将指南看成教科书,那么,教科书上的方法也不能直接推进到临床,更不是采用的方法越多,成功率就越高。

重症治疗的未知性还表现在重症的病因方面。病因涉及重症发生发展的机制,是治疗的关键作用位点。如果没有明确的病因,对症治疗则成为临床治疗决策的主要依据,方法学的依赖性明显增强。目前,一些人愿意将作为诱因的原发病当成重症的病因。但是,越来越多的临床发现,证实原发病和重症转归不平行的发展过程。病毒性肺炎导致的急性呼吸窘迫综合征(acute respiratory distress syndrome,ARDS)可以在感染控制、病毒清除后,ARDS 仍然进行性加重。其实,从机制研究方面,很早之前就已经提出感染可以是导致全身炎症反应综合征(systematic inflammatory response syndrome,SIRS)的触发因素,而 SIRS 才是引起脓毒症或 ARDS 的病因。遗憾的是,多年的研究并未能够在 SIRS 的过程中发现明确有效的治疗位点。从而,思维方式的表达缺少了坚实知识基础的依托。

病因和发病机制的未知性还可以产生对治疗方法选择的误导。有人将 ARDS 按照病因划分为肺内源性和肺外源性,并由此产生不同的治疗原则和方法。所依据的理由是,有研究发现肺内感染首先引起肺泡上皮细胞损伤,之后再累及血管;而肺外感染首先导致血管内皮细胞损伤,继而发展到肺泡。这个分类方法对治疗的影响更多的是突出了对肺部感染和其他部位感染治疗方法的不同,而忽略了对 ARDS 本质的治疗。如果同样认为这种方法涉及 ARDS 形成的关键部位,即肺泡—血管屏障,也就是肺泡上皮与血管内皮之间的部分。针对这个屏障的损伤是从哪个方向开始,或两个方向损伤开始的时间差对 ARDS 影响的差别,以及对治疗方案的影响,还仍然是未知状态。实际上,这种分类方法是将治疗推向感染的控制,而不是 ARDS 本身,似乎用千篇一律的方法即可,如吸氧、机械通气等。众所周知,呼吸机相关性肺损伤作为 ARDS 的病因,已经被广泛证实,并被认为在病因中占有重要地位。如果只将感染作为病因,则很有可能造成,感染已经控制,但 ARDS 持续存在并且进行性恶化的病情发展。

可见,知识体系为思维方式确立了活动的平台。知识积累的不足影响思维方式的形成和表达。但是,恰当的思维方式可以促进知识薄弱环节的发现,从而加速知识的积累,促进知识体系走向完整。

第四节　重症医学思维能力的形成

从思维的起源可以知道,思维是伴随着生命出现。但思维的发展和能力的提升需要对外界不断地感觉并形成意识,是一个持续发展的过程。这个过程是因人而异的。这就是为什么处在相同环境的人可以有不同的发展轨迹;而不同境遇中的人也可能经过相似的思维历程,形成相似的思维方式,有着相同的发展前景。思维方式与思维的内容是相辅相成地发展。学科知识通常作为思维的内容而得到发展。从发展的角度上讲,重症医学的学科包括两个方面的内容,重症医学的知识体系和思维体系。若要成为重症医学的专业人员,必须具备这两个方面的能力。

思维能力是指人们对外界的感觉与意识交互作用与发展的能力。思维体系包括多种思维方式,思维能力也包括多个方面的内容。但影响思维能力培养和发展的关键因素,主要体现在,注意力、记忆力、直觉力、分析与综合力、想象和创造力等 5 个方面的能力,还必须有丰富的知识积累作为基础。

一、注意力

注意力是指人对客观事物感受的指向和集中在某种具体事物的能力。有人把注意比作心灵与外界沟通的唯一通道,意识中的一切都必然通过它才能进来。那么,注意力也就是管理这个通道的能力。重症医学思维体系的注意力,指向和集中在重症医学的知识体系。重症医学专业人员的个人能力可以不同,但思维方式首先应是基于自己注意力的指向和集中在重症医学的知识范围。

注意力有着自己的特点。首先,注意力需要一定的稳定性,指在一段时间内稳定地专注某个问题的能力。每天是否有能遇到让自己废寝忘食的问题,或者是因为思考问题而"发呆"。选择性地将心理活动稳定地指向某个事物,而忽视其他事物;其次,注意力具有转移性。转移性是指主动地将心理活动从一个事物转向另一个事物的能力。这种转移通常具有目的性,后面注意的事物与前面的事物可以相关或不相关;再者,注意力具有分配性。分配性是指人同时关注多种事情,将心理活动分配在多项事物的能力。通常,可被用来同时关注的事物多是自己所熟悉的,曾经遇到过的事情。就像常有人说,一边干这个,一边干那个。还有,注意力具有一定的分布广度,是指在同一时间内或极短的时间内,心理活动能够集中的范围,或者说是能够清楚地观察和认识事物的数量。这些特点共同构成了注意力,而每个人的注意力也通过这几个特点表现出来。

走进医学的宏伟殿堂,你会发现重症医学或许只是能够引起注意力的一扇门。当推开这扇门,又发现一个广阔的空间。这个空间里是否有自己的关注点。进入这个关注点后又有了新的天地。这种现象就是注意力的具体表现。有时候,在某个关注点面前,自己没有打开门的办法。那就把其他的事情暂时放一放。自己需要"发呆"一会儿。这种现象就是注意力的通常表现。当自己打开并穿过一扇又一扇门,重症医学的思维方式也在这个过程中形成。同时,从一个知识位点深入到下一个位点,重症医学的知识积累也逐渐丰满。

二、记忆力

记忆力是指人对外界客观事物关注后形成的感觉,作为印记保留在大脑中的能力。可以认为,记忆力是注意力的结果,注意力是记忆力的来源。

记忆成就了思维的形成,记忆力是学习和工作的基础。记忆力可分为概念记忆和行为记忆。概念记忆是指对事物的具体记忆,例如记住定理、相貌等等。或许,通常说的所谓"死记硬背",可能更接近于概念记忆。概念记忆随时间的久远或使用频率的减少可以被遗忘。行为记忆是指对某种活动、操作或技能的记忆。这种记忆一旦形成,很少被忘记。如某些临床操作技术,虽然大家的理解程度相同,但其中的一些人操作的成功率经常会很高。生活中如开车、打字等也主要出于这方面的记忆形式。

进入重症医学的大门后,注意力为自己提供了一个又一个的知识位点。这些知识点会在脑海中留下印记,包括当年医学基础学习留下的印记,甚至当年儿时留下的成长印记。这些印记逐渐形成了立体化的空间。不同的印记在脑海中有序排列,有深有浅,由近及远。从而形成了思维空间所必需的基础。随着这些印记的不断增加,思维的空间也逐渐增大,也为思维的其他特点的出现创造了条件。

三、直觉力

直觉力是指,依据已有的记忆和仅有的感觉,对事物本质和规律性进行迅速判断的能力。直觉力的形成依赖潜意识。潜意识是指在思维过程中,已经出现了感觉但尚未达到意识状态的一种心理活动,也被称为前意识。对将来的事情产生"预感"、工作中遇到百思不解的问题突然出现"顿悟",都是直觉力的典型表现。

潜意识,通常依赖对某种事物作为一个整体的观察和自己记忆的积累,有着明显的偶然性和灵活性,由此而来的直觉也有一定的不可靠性。但是,直觉力带来的敏锐、迅速的反应,省略了一步一步的推理过程,直接进入对结论的断定。这个过程是思维过程中的火花,是长期经验积累的一种升华。当苹果砸在牛顿头上时,首先起作用的是直觉力。根据自己的积累,牛顿马上觉得这是一个大问题。这种直觉,实际上对之后发现万有引力,形成了强大的推动力,加快了牛顿从潜意识状态进入逻辑思维的进程。潜意识的创造力还可以表现在对已经存在的记忆进行重新排列组合,提升智慧功能,提高解决问题的能力。临床上面对重症患者,首先想到要救活这个患者,或许会有无所适从,无处下手之感。但这时的直觉可以缩小这个想法的目标范围,如:救活这个患者的第一步要做什么?则更容易形成思路,在自己的知识积累中找出可操作的方法。

敏锐的感觉和丰富的记忆积累,可以产生强烈的自信心。自信,则是直觉力的必要基础和动力的来源。虽然,直觉力缺少有意识的逐步逻辑分析,但却在思维的过程中占有重要地位。

四、分析与综合力

分析与综合力,是重症医学思维所必须具备的能力,是逻辑思维的典型特征。分析与综合方法是临床工作中常用的方法。作为核心方法,分析与综合方法与其外延而形成的方法,如比较、概括、抽象、归纳和演绎等方法共同构成逻辑思维的表现形式。逻辑思维,是指根据概念、推理、判断所形成的,严谨的、前后一致的、能够反应客观存在的理性思维过程。

分析,是指把某种事物的整体分解为不同的部分,分别进行研究的过程,是认识整体事物的必要阶段。分析可以将事物不同的侧面、属性、特点分割开来,使这些原来相互交织在一起的特点分别独立出现,从而有助于接触到事物的本质,发现解决问题的方法。休克作为一种危及生命的综合征,治疗策略包括许多方法。即使仅着眼于时间第一位的复苏治疗,也包括多种监测和治疗方法。再将休克的复苏分解开来,则首先应该进行液体复苏。如果对液体复苏进行定量管理,又可以将液体控制方法和监测指标继续分解。即使仅针对中心静脉压一个指标,也可以将对其作压力、容积、流量、液体反应性、右心功能等的不同特点进行分析,直至将定量液体管理落实在具体的可操作层面。

综合,是指将事物具有不同特点的组成部分,按照其内在的机制有机地联结成为整体进行研究的过程。综合力可以分为两个等级,第一等级是与分析的逆向过程,可以从整体的统一特性角度对事物进行研究、观察;第二等级的综合力是将事物的某种特定综合到另外一种事物或事物的某种特性上,从而产生创造力。休克治疗的液体复苏开始后,液体输入的定量管理指标受到心脏、肺脏、肾脏等多个器官或系统功能的影响。血乳酸作为代表组织灌注的监测指标,反映了全身平均灌注的状态,是一个综合管理的指标。同时,液体复苏时乳酸的变化程度和趋势,又可以将循环容量增加的特点与不同的器官功能相结合,以血乳酸为整体指标,去发现引起组织灌注

不良的其他原因,把临床治疗的思路引向其他方向。

分析与综合是逻辑思维的核心方法。进入这个阶段的思维,已经不是停留在对事物直观的感觉阶段,而是根据概念、推理的一个严谨的理性思维过程。"分析—综合—分析"的过程周而复始循环的思维方式,将思维内容,即重症医学的知识体系不断推向扩大、前行。

五、想象与创造力

想象力和创造力是人类区别于其他生物的关键能力,也是思维的最高表现形式。想象力是指在已经存在的意识基础上,在头脑中构建一个从未经历过的事物形象的能力。创造力则包括了产生新思想、发现新事物和制造新事物的能力。在思维的发展过程中,直觉力对想象和创造力可产生促成作用,但逻辑思维更直接地导致了想象和创造力的完整形成。

想象力主要来自认知或意识,需要经过理性思维的过程。想象力推导出来的形象可以是虚拟的,但轮廓结构却是清晰的;虽然在当时不可能实现,但却与现实有着连续的逻辑关系。虚拟的形象可带来令人向往的魅力。现实与虚拟之间的逻辑关系为创造力铺开了道路。在对休克认识过程的早期,"沼泽与溪流"学说的提出,经典地展示了一个立体的形象。虽然体内的血液分布不可能完全等同于沼泽或溪流,但这个形象是鲜活的,是与体内真正的血流在逻辑上一脉相承的,为以后的研究指明了方向。甚至,可以认为,今天对休克血流的病理生理认定,仍然在这个学说提出的框架之内。

重症医学几乎每时每刻都离不开想象和创造性思维方式。从宏观的学科的发展、学术前沿位点的更新、新策略和方法的创建,再到具体的个体患者的治疗,都离不开想象和创造性的思维能力。每天走到患者床旁,脑子里带着从教科书、指南或共识中得到的概念、原理和方法,还有自己的经验。但是,当认真正视这个患者后发现,病情与原有的理论都不完全一致,曾有的治疗经验在这个患者身上也不能完全复制。重症的这种特点甚至表现在同一种疾病的不同程度,或同一位患者的不同时间阶段。这时,需要医务人员"创造"出一个适合这个具体病情的治疗方

案,而且还要有实施的良好能力。这就是为什么要提倡:把遇到的每一位重症患者,都当作自己的第一位患者看待。这是重症医学思维方式应有的临床体现。

想象和创造不是武断决定,更不是凭空的想象,而是在已有知识积累的基础上,以思维的形式逐步发展而来。思维方式与知识内容形成了一个共同发展的连续体。作为一种高级的思维方式,创造性思维强化了解决问题的主动性,是一种以新的方式解决问题的思维方式。个人的想象和创造力是区别人才的关键标志,而在群体的共同思维体系中的想象和创造力,则影响一个学科的生存和发展。

六、知识积累

思维由思维方式和思维内容两部分组成,既不存在没有内容的思维方式,也不存在没有方式的思维内容。在重症医学,学科的专业知识就是思维体系的思维主体内容。严格地讲,思维内容不属于思维方式的范畴,思维方式和思维内容有着相对的独立性。但是,思维方式要有思维内容作为思维的作用位点。重症医学的思维方式要靠知识体系来表达;重症医学知识体系的存在与发展也要靠思维方式的推动和影响。

人的成长过程是一个知识积累的过程。知识通常是指人们对客观世界认识的结果。医学生主要从书本上获得医学知识,进入临床后获取知识的途径陡然增加,知识的范围也明显扩张。进入医学的专业分支后,这个专科的知识逐渐成为自己脑海中知识的主要组成部分。知识不仅包括对医学概念、定理、机制等内容的掌握,也包括临床的操作技能,还包括对医学范围以外世界的了解。大量的知识进入脑海,如果无序地排列,不但影响新知识的接受和储存,而且原有的知识也会很快被丢失。

思维方式是知识的管理者和使用者。可以设想,在自己脑海的巨大空间里,不同位置上分布着不同的知识点。当感觉带入新的信息后,思维就像闪电一样在这些知识点中寻找相关信息,制定对应方案,并且对处理办法的实施进行管理。积累知识点的不断增多,有着两个方面的意义:一方面是思维在知识点之间的联系更加紧密,逻辑关系更加顺畅,从而,找到捷径的可能性增加,形成判断和落实的准确性和可靠性也相应增强;另一方面,知识点的增加为思维方式的提升或更新提供了物质基础。新的思维方式可以有助于知识点的重新排列组合,不但增加了储存空间,而且提高了利用效率,从而产生更强大的执行力和创造力。

这种思维方式与知识积累之间的反馈性相互影响,决定了个体的前途,也决定了学科的发展。

第五节　重症医学思维的系统性与连贯性

重症医学的思维的形成,不仅因为它包含了有着明确自身特点的思维方法,而且由这些思维方法所构成的思维体系有着明确的系统性和连贯性。思维的系统性是指立足于全局观念,不局限于就事论事,是对事物进行全面的思考。思维的连贯性是指思维发展过程中的必然联系,包括个体思维发展的连续性和群体思维的同一性。

重症医学思维的系统性主要表现在整体性、结构性、立体性和动态性等特点。

整体性强调,考虑任何问题都应该放在整体的框架之内。多器官功能障碍综合征(multiple organ dysfunction syndrome,MODS)治疗的"允许衰竭,但不允许出现冠军"的原则,就体现了这种整体性的原则。整体的思考将治疗的注意力集中到功能受损最严重的所谓"冠军器官"。解决了主要问题,其他的问题就可能迎刃而解,或者,至少是为解决其他问题创造的必要的条件。血乳酸所谓反映组织灌注的指标,将休克的治疗带入整体化,成为临床常用的监测指标。

结构性是指在要素前提不变的情况下,通过改变结构而获得最佳的系统功能。分布性休克必须液体复苏,同时 ARDS 的炎症反应导致肺血管通透性增加,肺水肿严重存在。这时,液体复苏直接影响心、肺及其他器官之间的相互作用关系。从结构出发,以不同器官的最佳功能组合为目标,定量的液体管理为治疗提供了出路;药物对不同器官的不同影响、治疗与再损伤效果的同时考虑等,这些都需要治疗思路具有结构性的特点。治疗决策的形成,从器官之间的结构性入手,才有可能改善整个机体系统。

立体性是指,从事物不同的角度,不同的侧面进行思考。某个器官的功能改变可能不是因为这个器官本身的原因,甚至治疗方法也不需要直接针对这个器官。临床上不难听到:血压低、肺水肿,就要按心力衰竭治疗。这种思维方式明显地反映了立体性思维的缺失。另外,多个不同学科共同会诊讨论,确定治疗方案的形式,也是思维立体性的一种体现。

动态性是指,系统的内外之间、内部各种组成和之间的关系具有不断改变的特点。重症的病情具有明显变化性,以致相应的治疗也必须具有动态性。动态治疗不是治疗方法的随意改变,而是变化前后带有明确的连续性;重症状态下器官之间的相互影响,甚至具体到常用的临床监测指标,如下腔静脉变异度或每搏量变异度等指标,都显示了重症治疗的动态性特点,体现了思维方式有着动态运动轨迹的系统性特点。

重症医学思维体系的连贯性,表述了思维方式可导致知识体系的必然性发展的特点。首先,一个人的思维方式通常是连续的,患者的治疗从早到晚应该是连续的,今天和昨天也应该是连续的。虽然病情变化,选择的具体治疗方法可以改变,但治疗的思路是一致的。不能想象"头痛医头,脚痛医脚",甚至随意改变治疗方案的后果,这也就是为什么要强调"重症医学的临床治疗不是方法学的叠加"的思维特点所在。连贯性的特点还表现在梯队中不同个体思维方式的一致性。夜班采用的治疗具体方法可以不同,但治疗的思路必须与白班的治疗具有一致性。思维方式的连贯性,不仅保证了治疗过程的递进性发展,而且可以对可能出现的问题进行预判,从而保证了对治疗进行及时、连续地调整的可能性。这就是重症医学为什么要强调"没有病情的突然变化,只有病情变化被突然发现"。

其次,重症医学思维的连贯性还表现在群体思维的同一性。不同个体的思维方式可以不同,知识的积累也不同,要共同做好一件事情,首先应该在同一思维方式下才可能最好地完成。多学科的专家们共同会诊一个患者,讨论首先应该是一个统一思维方式的过程,至少,应该在这个具体的患者上达到统一,才能形成统一的治疗思路。在同一思维方式的框架内,每个专家根据自己的知识积累可以有不同的诊断和治疗方法。但是,无论哪个学科采用的方法得到讨论的肯定,都应该连贯地存在,并被执行。

还有,思维体系的连贯性还表现在思维过程内部的连续性。根据思维的特点可以看出,注意力通过感觉将外部客观事物摄入大脑,形成记忆的印记;新的感觉与原有的记忆相互作用,或者以直觉力导致跳跃式判断,或是通过分析与综合等方式进入逻辑思考模式,进而形成意识。意识与感觉不断碰撞,又有新感觉的不断加入,使思维持续前行,知识也不断被更新、积累。这个过程又受到想象力和创造力的连续刺激,加快了思维发展速度,也提高了知识积累和应用的效率。创造性思维引出的知识创新,也不可能是偶然发生,而是有着明确的思维发展的连贯性。

这种循环往复的发展,使思维形成具有自己特点的思维方式,乃至成为思维体系。在思维体系的控制下,作为思维内容的知识体系不断发展,带来了学科的发展、人类的进步。

(刘大为)

主要参考文献

[1] RHODES A, EVANS L, ALHAZZANI W, et al. Surviving sepsis campaign: international guidelines for management of sepsis and septic shock: 2016 [J]. Intensive Care Med, 2017, 43 (3): 304-377.

[2] 刘大为, 王小亭, 张宏民, 等. 重症血流动力学治疗—北京共识 [J]. 中华内科杂志, 2015, 54 (3): 248-271.

[3] POST E H, VINCENT J L. Renal autoregulation and blood pressure management in circulatory shock [J]. J Crit Care, 2018, 22 (1): 81-90.

[4] 刘大为. 重症治疗:"目标"与"目的" [J]. 中华危重病急救医学, 2015, 27 (1): 1-2.

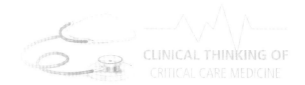
第四章　重症医学临床思维的培养和训练

临床思维是实践和理论相结合的过程。"临床"就是临近病床,掌握患者第一手资料,发现问题,此过程即"实践";而"思维"则是利用医学理论知识对临床资料进行归纳和鉴别,得出"诊断",制订"诊疗方案";再应用到"临床"进行检验,循环往复,直至得出正确的诊断和治疗。医师的思维和决策能力,始终是医疗行为的中心环节,是决定医疗质量的核心要素。重症患者具有起病急、病情危重、多器官受累等特点,客观上不容许进行如此的"循环往复",这要求重症医师必须具备快速识别危及生命的临床情况,并掌握其发生、发展规律,迅速从复杂危重的病情中理清思路,抓住关键点,迅速确定个体化、精准化的决策。因此,重症临床思维有别于传统临床思维。要想成为合格的重症医师,必须全面了解、探索和熟练掌握重症临床思维。

思维是感觉与意识的螺旋发展。临床的感觉来源于临床实践,临床过程中的每一个可以被感受到的位点,都可以作为信息而被接收到大脑里。这些信息与脑子里原有的知识点,相互作用、相互影响,形成意识,再由意识形成了临床行为。这个过程就是临床思维的过程。从这个过程中不难发现,正是临床思维管理着知识的积累和知识的应用。这个过程中,临床思维只能发生在医务人员的脑子中,是属于医务人员自己的。知识的积累和知识的应用可以被认为是医务人员的全部临床行为。知识本身并不属于医务人员自身,而是外界原本就存在的。医生要通过学习,通过对外界的感受,才能将知识储存在自己的脑海中。同时,已经储存了知识,并不意味着能够正确应用,必须形成意识才能够决定自身的

行为。可见,临床思维能力是需要不断提高,不断改进,是需要学习和训练的。

一、重症医学临床思维的主要模式

在传统的临床思维发展的基础上,医学的进步为认识重症和临床管理重症提供了更多的知识点,需要临床医师去感受、去归纳,重新思考带来具有重症医学特点的临床思维方式。这些思维方式在重症医学的临床过程中可以有非常具体的体现。这些临床要点也是重症医学临床思维的学习和训练中应该被关注的。

(一)"理论结合实践"的思维

理论与实践是人们耳熟能详的表述方式,本质上是对感觉与意识的相互作用,再到产生实际行为过程的总结描述。临床过程中应该关注的要点主要包括:①每个临床问题和干预措施都存在背后的病理生理机制的支持,需以理论为切入点去发现、分析和解决相关临床问题;②当理论和临床实践出现矛盾时,需重新检视所用的理论是否符合病理生理状态,是否把临床的每一个细节都进行了综合分析。

(二)"目标导向"思维

重症患者的临床干预措施通常需要很强的目标导向性。目标导向思维其核心内容包括:根据临床问题确定治疗目的,根据治疗目的和机体的状态去选择合适导向目标和干预方法,选择合适目标对临床干预措施进行引导和把控。

(三)"治疗和再损伤"的思维

重症患者常处于多系统损害的危重状态,干预措施所带来的治疗作用和再损伤作用的矛盾更为突出。再损伤不仅包括干预措施所致的不

良反应,更多强调的是干预措施作用机制本身对机体的不同效应。"治疗和再损伤"思维的理念主要包括:①临床干预措施抉择与实施中需要评价潜在的再损伤效应,并结合机体状态针对性采取相应的干预措施拮抗或弥补;②评价再损伤的发生和发展有助于认识当前干预措施的强度和有效性,更好地实现治疗目标。

(四)"标准化和个体化"的思维

主要包括:①应针对每一重症患者的机体状态和反应制定和实施"个体化"治疗策略;②重症患者的每一个干预措施都是在"标准化"重症理论基础和原则指导下实施的。重症患者常同时合并多种合并症和并发症,即使对于同一疾病,个体差异性也很大,所以"标准化治疗"并不意味着同一个治疗目标,"个体化治疗"也不是脱离标准的一句空话。在临床实践中,首先要根据个体化目标在标准化框架内进行干预。当临床干预措施必须要维持个体化目标超出标准化范围时,超出的部分的差距又为临床思维提供了新的信息,产生另外一个临床治疗行为。这正是"标准化和个体化"思维辩证的临床体现。

(五)"归纳和演绎"的思维

主要包括:①演绎逻辑推理主要通过单一指标快速地进行点对点的推理,对病情作出诊断,有助于筛选出主要的临床信息作为诊断依据,从而窄化指标,开放诊断,更能体现出病情定位过程的简洁、迅速;②重症临床治疗的整体性则更多地体现在以强调归纳推理为主,结合每个相关联信息和指标进行综合归纳分析,避免单一的演绎推理的误导。从而形成开放指标,窄化诊断,更加体现病情定位的精准。

(六)"连续和动态"的思维

重症病情虽然瞬息万变,但一直是一个有自身规律的、连续的过程。重症的临床管理也必须遵守这个自然的过程,才能实现通过临床干预对病情动态引导的治疗过程。治疗过程可划分为多个时间段,多个时间段的治疗连续分阶段进行,最终形成整体治疗策略,实现最终治疗目的。"连续和动态"的思维理念中,连续主要是一个时间的概念,而动态是一个干预的概念,是一个引导病情向哪个方向发展的临床干预策略。临床中应该关注:①应结合干预措施的自身时效性来实施和评价干预;②结合机体连续的状态和反应,动态评价和调整干预措施。

(七)"器官和器官相互作用"的思维

器官间的相互作用是指由于某个器官功能变化或同时多个器官受累而导致的器官与器官间功能匹配发生变化的关系。功能相同和相关的细胞在一起组成了器官,多个器官按照功能的相关性连接在一起形成了整个机体。可以这样认为,机体是一个大器官,每个器官是一个小器官,每个细胞是一个具体的功能单位。重症的临床治疗就是面对这样的一个整体,干预的方法实际上是在不同的层面进行。其思维理念主要包括:①识别主要目标器官,把控机体的主要病理生理效应机制,采取针对性治疗;②权衡治疗干预措施在器官和器官的利弊效应,必要时通过增加新的干预措施来积极协调器官之间的交互作用。在临床干预措施对目标器官产生影响的同时,对其他器官的作用效果也已成为重症治疗的重要组成部分。

(八)"重症血流动力学治疗"思维

血流动力学在重症临床治疗中无处不在。重症血流动力学从监测推进到治疗的层面。监测指标具有与治疗方法的捆绑性,与临床干预浑然一体。血流动力学治疗已深入到重症治疗的各个方面,包括对血流动力学指标及其相互关系连续与动态的判定、治疗开始与目标的评估、治疗措施的定量控制、器官之间相互影响的平衡、干预的治疗作用与不良反应的程度调节,以及对局部治疗目标和整体治疗方案目标的把控等多个方面。"重症血流动力学"的思维理念主要包括:①在重症患者病因的治疗、治疗目标的判定、治疗方法的选择、治疗程度的控制等方面均可以血流动力学为切入点展开;②根据血流动力学的理论,通过对生理指标的连续监测,发现机体的实时状态,确定治疗目标,选择干预措施;根据干预措施对机体影响的特点和规律性,对治疗进行滴定式动态调整并逐步引入新的干预措施,直至完成全部治疗方案,实现最终治疗目的。

二、重症医学临床思维的培养

临床思维由思维方法和思维内容组成。重症医学临床思维以重症医学知识体系作为思维的内容。专业知识理论和临床技能是重症医学知识体系的两大组成部分。临床思维对知识进行管理,将这些理论和技能划分成不同的知识点进行排列组合,积累并应用。不同思维方式下的知识点积累的方式不同,应用也不同,从而表现出个体临床能力的差别。

扎实的重症医学理论是基础,严格规范的临床工作是方法,将点滴的发现不断汇入系统的理论体系方能增加自己的知识积累。同时,思维方法的学习也这个过程中逐渐养成并得到不断提升。重症医生临床思维的培养包含以下3个方面的内容:①牢固的重症医学理论基础。重症医学的专业特殊性决定了我们必须要有丰富的全面的理论基础作为指导,从理论上真正理解及掌握重症医学的特点及发生发展规律,并且能够将理论知识融会贯通、付诸实践。只有在此基础上,才能真正从专业上实现重症患者的集中救治。②扎实的临床操作技能。临床操作技能严重影响着临床治疗思路的形成。正确分析重症患者的临床信息很大程度上依赖于监测指标在一定时间轴上的系统呈现。每一次的判断反馈过程都是对临床思路形成的促进。③充分的临床实践工作历练。一名优秀临床医师的培养一定是建立在足够的临床工作实践基础之上,而对于重症专业医师来说,临床实践尤为重要。重症医师工作初期常常会发现将实际临床工作与所学理论结合而做出正确的临床决定很困难,说明临床思维的培养需要在足够的训练与实践中才能缓慢形成。

三、重症医学临床思维的提高

依托科学、严谨的临床思维,锻炼在复杂病情演变中敏锐的洞察力和判断力,提高临床决策能力,是提高重症临床思维能力的核心。思维过程只是发生在脑海中,但影响着自己的一言一行。要学会从临床实践中学习临床思维方法,养成多问几个为什么的良好习惯,才能不断改进临床行为能力。临床能力的提升又能反哺思维的方式,形成良性循环。重症医学临床思维的培养首先应重点关注五大方面的内容。

(一) 培养准确获取临床数据的能力

①数据是患者最客观语言:重症患者的身体是最诚实的,监测数据即是其语言,就是在表达其最真切的感受。准确获得并真正读懂这些信息,是正确做出临床判断的基础,更是治疗过程

中评估疗效的标尺。②细致准确的床旁观察是获得准确重症数据的前提:一切医疗活动中,最真切最重要的信息来自患者。③掌握准确获得患者参数的技术条件:错误的数据比没有数据更可怕,若医护人员不能正确掌握临床数据获取的正确技术条件,必然大大增加数据的不准确性,进而对临床诊疗造成重大误导。

(二) 培养基于数据准确诊断的能力

①深刻理解数据的时间属性:同一时间点测量多个参数或相关的一组参数反映的是患者在这个时间点上的病理生理状态,而不同时点信息一旦混在一起会导致信息的极大偏差,进而导致错误的临床判断。不同时点参数的变化常揭示患者病情的变化趋势。这不仅是制定正确临床策略的基础,也是评价临床干预措施效果的重要信息;②正确理解数据的意义:在准确获取重症患者海量监测数据的基础上,还要正确理解这些数据的含义,这样才能形成科学客观的判断;③快速整合数据,形成科学诊断:获取数据是为了形成诊断,重症诊断有着不同于其他专业的鲜明特点。首先,除了疾病诊断,在重症医学中,还需涉及器官功能的病理生理诊断。其次,重症打击下,常表现为多脏器功能受损,因此重症诊断要求应建立在全面翔实数据收集基础上的全面而系统的诊断。还有,按照对于挽救生命的急迫顺序,迅速抓住多脏器损伤中最为关键的诊断,以此为治疗的切入点。

(三) 培养目标导向的核心治疗理念

①目标导向治疗是重症医学中统驭全局的核心要素。目标导向治疗的核心是治疗终极目的与每项具体治疗目标。治疗终极目的的确定有利于治疗方向的确定和治疗措施的选择,更为重要的是明确了治疗强度,从而避免过度治疗。而目的或目标一旦达成,相应的治疗即应停止,这一点对于把握重症治疗的准确性、避免过度治疗尤为重要。在目标导向治疗下,重症医师要能预见并把握治疗的方向与节奏,并能带领患者往医师预判的方向发展;而失败的治疗则是医师总在被动地应对一个又一个所谓的"突发"情况,被病情变化牵着走。②理解并掌握个体化精准重症治疗的意义:所谓个体化精准治疗,是基于指南和循证医学证据,通过指标和数据的准确获取与解读,根据患者在某个时刻的病情,制定出科

学的治疗策略。③如何正确判断治疗的起点：准确确定治疗的起点，首先要基于对患者病情的准确掌握，其次还要有对这项治疗可能产生的临床结果（包括疗效与再损伤）有准确理解。重症的其他治疗莫不如此，准确治疗起点的把握是正确治疗的开始。④如何准确把握治疗过程的精准性：要准确把握治疗过程，对治疗过程进行严密的监测、评价与反馈。即选择恰当的指标，以恰当的频度进行监测、评估与反馈。选择恰当的指标，时时用指标这把尺子来测度治疗到哪里了，病情到哪里了，从而实现对治疗的精准把握。这里需要强调的是选择与所采取的治疗最直接相关指标，指标的相关性越直接，越紧密，测量就越准确。一些指标虽然和该治疗相关，但相关性较远，并受到其他很多因素的影响，若选择这个指标来精准测度该治疗，出错的机会就很大。选择了恰当指标，还要以合适的频度进行监测与反馈，就是"一步一动，一动一评价"。即一次干预，只采取一个具体的治疗，而努力固定住其他因素，干预一结束，应当马上进行评价。⑤如何精准把握重症治疗的终点：治疗终点首先服从于治疗目标，治疗目标一旦达成，则该方向的治疗应立即停止。其次，还决定于所采取的治疗手段的潜能。当一种治疗措施已穷尽其潜能时，若最终治疗目标仍未达成，应及时采取其他治疗措施。准确的治疗终点的把握，既有助于达到治疗的预设目标，又避免了过度治疗，这也是目标导向重症治疗的核心之一。

（四）明确病因治疗是重症医学中不可或缺的重要部分

若不能迅速祛除或有效控制导致患者重症状态的病因，则患者的重症状态是无法仅通过器官功能支持而得到纠正。而同时重症治疗过程中，从患者重症状态出发，对数据进行正确解读与分析，为寻求患者重症的核心病因提供至关重要的方向和信息，形成以重症为核心和导向的病因治疗，重症治疗才能获得最终成功。

（五）培养重症医学专业医师的人文素质

精神和情绪首先是生命的组成部分，关注人文关怀也是挽救生命，是重症临床治疗的重要内容。研究表明作为社会的人，重症患者在疾病打击下，常出现精神和情绪障碍。帮助重症患者建立战胜疾病的信心，预防和减少精神情绪障碍的发生，以及及时发现和干预其精神情绪的改变是临床治疗的重要内容。对重症患者进行成功的心理干预，能明显改善其预后。做到这一点，需要医患及护患之间建立良好的沟通和信任。这就需要重症医护人员，有高度的耐心和良好的沟通技巧，善于倾听和理解患者的诉求，尊重患者人格，并经常鼓励和肯定患者，以取得患者的信任，并帮助患者建立信心。

总之，在重症临床思维的培养上，重症医学理论是基础，严谨规范的临床技能是方法；思维能力的提高离不开个人持之以恒的学习和实践。我们相信，重症临床思维的模式也将会随着技术和理念的更新而刷新。

（胡伟航　蔡国龙　严　静）

主要参考文献

［1］高占成. 临床医生如何培养合理的临床思维 [J]. 中国临床医生, 2013, 41 (9): 1-3, 19.

［2］SAGY I, FUCHS L, MIZRAKLI Y, et al. Characteristics and outcomes of critically-ill medical patients admitted to a tertiary medical center with restricted ICU bed capacity [J]. J Crit Care, 2018, 43: 281-287.

［3］王锦权. 重症患者救治的临床思维特征 [J/CD]. 中华诊断学电子杂志, 2017, 5 (1): 42-45.

［4］何怀武, 刘大为, 隆云. 重症医学的十种临床思维 [J]. 中华医学杂志, 2018, 98 (15): 1121-1124.

［5］刘大为. 血流动力学从监测走向治疗 [J]. 中国危重病急救医学, 2012, 24 (1): 1-3.

［6］张宏民, 刘大为. 重症医学临床思路的培养 [J/CD]. 中华重症医学电子杂志, 2015, 1 (1): 26-27.

［7］周翔. 如何培养重症医学临床思维能力 [J]. 中华医学杂志, 2019, 99 (25): 1934-1937.

［8］WADE D F, MOON Z, WINDGASSEN S S, et al. Non-pharmacological interventions to reduce ICU-related psychological distress: a systematic review [J]. Minerva Anestesiol, 2016, 82 (4): 465-478.

［9］KARNATOVSKAIA L V, PHILBRICK K L, PARKER A M, et al. Early psychological therapy in critical illness [J]. Semin Respir Crit Care Med, 2016, 37 (1): 136-142.

第二篇
基本原则与理论

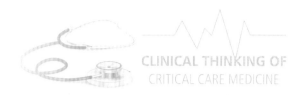

第一章　时间性与优先性

"时间就是生命",是被用来作为盲从的借口,还是缜密思维后的行动,是非专业与专业的分水岭。

时间性与优先性,虽然貌似相对独立,但却有着深层面的相互联系、相互依赖的共生关系。时间性和优先性互为因果、相互制约、共存共生,这些特点在重症治疗中有着非常具体的体现。作为重症医学临床思维的一种典型特征,时间性与优先性具有不可替代的重要意义。在面对重症患者复杂的情况下,是否能够主动运用这种思维方式去制定临床决策,甚至可以成为区分专业和非专业的一个分水岭。

重症治疗,实则是一个完整的医疗行为过程。之所以强调过程的完整性,是因为重症治疗有着明显的、生死攸关的自身特征。仅就针对一位具体患者的治疗而言,从病情的第一个信息出现,到形成初步诊断,选择干预措施,再到实施治疗行为,似乎治疗过程已经完整,或至少是大部分已经完成。但是,在重症治疗过程中上述步骤通常必须要在几分钟内完成,而且这些也只是整个治疗开始的最初部分。接下来,监测信息像流水一样涌入,病情剧烈地变化,再加上刚才进行干预的效果又飘忽不定,使病程发展显得更不容易控制。

患者的原发病可以相同,但重症却千差万别,机体反应不同,治疗干预的效果也不同。这时,需要对治疗方法应用的程度、目标、目的等进行重新评估,是根据新指标、新反应、新信息,更加直面重症的进一步判断,并由此确定并实施新的治疗方法。重要的是,这部分过程也有明确的时间限制。之后,还有再接下来的病程,对医务人员、对思维判断能力都形成巨大挑战。

重症治疗的这个过程,在有限的时间内还需要面对诸如,诊断指标不足、病情变化迅速、干预措施效果剧烈等问题。这些问题可能导致临床医师出现手足无措的现象,或走向另一个极端,将所知道的监测、治疗方法一哄而上。应该看到,强调病程的发展和治疗过程的完整性,可以在治疗核心思路得到体现。每一次从判断到调整的治疗周期,都是一次接近精准的过程,都会使治疗效果更加清晰;每一次对干预方法的良好控制,都为下一个判断提供了准确的信息。这时,只有完整的临床思路,才能够有效地收集必要的信息,掌握病情变化,使治疗过程的核心内容具有稳定性,才有重症治疗过程的完整性。若反之,则局面会越来越混乱,医务人员也越来越陷入不能自拔的局面。

如何把握重症治疗真正的主动权,而不是使治疗过程陷于一种混乱的局面。建立良好的思维方式,才能在复杂的环境中产生正确的临床思路。正确的临床思路可以将这个复杂的过程梳理成一条清晰可见的直线。

第一节　重症治疗的时间性

时间性是重症医学临床思维必须要考虑的　　关键要素之一。不仅表现在病程的一开始,时间对重症医学临床思维的要求，还涉及治疗过程每一步的判断和操作，乃至对每一个环节的发现和认识程度。重症医学临床思维的时间性特点，在很大程度上影响了临床治疗思路的走向。

一、重症发生之前

提到重症治疗的时间性，通常都会使人想到重症发生时的紧急状态。但是，完整的临床思维方式应该是从重症真正形成之前开始。简单地讲，已经知道遭遇战时的手忙脚乱，为什么不提前想想应该做些什么。站在历史发展的角度，重症医学科病房（ICU）的出现已经体现了时间的理念。当年，将重症伤员集中管理，虽然条件有限，治疗方法也无区别，但可及时发现病情的变化，为抢救节省时间。今天，医学理论和方法有了极大改变，但这种时间的概念仍然延续其中。ICU 现在收治的患者中包括一些高危患者。所谓高危患者是指那些生命体征平稳，但具有在一定时间内发展成为重症危险因素的患者。时间性的思维对这部分患者的作用，不仅在于避免重症遭遇战的手忙脚乱，而且督促医务人员关注自己在患者重症出现之前的专业工作位点。这就是为什么在 ICU 的高危患者中，真正出现重症的比例会非常低的原因所在。

把关注的时间放在重症出现之前，实际上是重症医学必须面对的、无法避免的巨大挑战。从理论上讲，任何疾病或损伤都可以导致重症，但不是所有的疾病和损伤都是重症。那么，重症从什么时间开始，哪些患者会成为重症，重症的病因又是什么？这些迎面而来的问题，在时间轴上逐一展开，形成思维的线索，催促重症医学的知识体系不断发展。脓毒症是一种有着高病死率的重症，但不是所有感染的患者都会出现脓毒症。哪些感染的患者会出现脓毒症？脓毒症的真正病因又是什么？重症医学的专家们推出对可疑感染的非重症患者进行筛查的快速序贯器官衰竭评估（qSOFA）方法，以及对机体炎症反应的多年研究，正是对这些挑战的具体面对。虽然，其中一些工作还是阶段性、有局限的，但却是重症医学思维方式中时间性特点的具体表现。

重症临床思考的时间位点前移，还可以带来更深层面的知识拓展。大家都知道，监测指标在重症治疗中起着重要的作用。如何用好监测指标，何时测量这些指标，一直都是临床治疗的重要问题。通常临床监测指标的测量有一定的时间性，如有创性导管置入的操作需要时间，而且有创性操作受到病情严重程度的影响。不难看到这样类似的建议——病情严重时不宜进行某项有创操作。但是，这些监测指标的关键价值就在病情严重的阶段，而病情平稳之后就无法起到应有的意义。有学者讨论时曾讲，给严重创伤患者置入导管的最佳时间是在创伤发生之前，以便创伤发生后即刻测量，才能最好体现这些指标对治疗的指导意义。听上去，从临床可操作性上，似乎是一句玩笑话。但是，从临床思维方式上，却体现着严谨的思考过程。沿着这种思维方式，设法尽一切可能，更早获得这些指标，就成了专业人员应有的临床行为。这种思维方式，甚至可以产生强大的动力，促使临床医师不断提高对这些指标的熟悉程度，提高操作能力，减少有创损伤程度，甚至在没有导管的情况下，推断这些指标，提升自我对重症进行准确判断的能力。

二、重症发生之初

重症发生的最初阶段，经常是临床工作最为紧张的阶段。患者生命垂危，病情资料尚不完整，临床诊断尚未确立，治疗思路尚未形成。部分人所说的"时间就是生命"，通常是指的这个阶段。

在重症发展的这个阶段，无论是在思维方式，还是在临床行为方面，时间性的特征都是显而易见的。这时临床思维的重点考虑，不仅是整体的时间需求，而且应具体到对任何一个操作的时间要求。重症治疗的顺利展开，需要这样的一种思维方式的引导——作出判断需要哪些基本指标？获得这些指标需要多少时间？哪些治疗措施应该马上进行？由谁来执行操作会最节省时间？等等一系列的思考，作为重症治疗的整体思路的核心，沿时间轴展开。同时，这些问题带来的临床思路，也强调了专业知识的扎实程度。回答这些问题，必须依赖平时的知识积累。只有这样通过思维方式的梳理，专业知识和技能才真正得以及时体现和有效落实。这个过程体现了重症医学临床治疗思维体系与知识体系的不可分割性。

重症的发生可以有两种不同的形式，即突然

出现和逐渐发生。虽然两种的表现形式不同，但在思维方式中的时间特点是相同的。

突然出现的重症有着明确的时间起始点，如突然受到外伤，或未经提前告知而突然转入ICU的重症患者。这时的临床信息严重缺乏，仅仅来自陪同者断续的表述和对患者主要生命体征的迅速检查。从看到患者的那个时刻开始，时间因素就成为无论临床医师作出任何判断或行动，在思维方式上都需要考虑的重要部分。临床上所说的复苏，通常就是指的这个过程。若以思维方式的时间特点阐述重症的临床治疗，可以是将自己的知识积累在时间轴上排列起来，并付诸行动。复苏是这个过程的起始阶段，或者是病情恶化最迅速的阶段。

逐渐发生的重症的起始时间可以表现得不容易被发现，但并不是不存在。重症的起始时间可以是个时间点，也可以表现为一个时间阶段。这个阶段的时间越长，说明自己对这种重症机制的知识积累越少，尤其对其病因、诊断等知之甚少。因此，才需要一个较长的时间判断重症的发生。重症医学提倡：没有病情的突然变化，只有病情变化被突然发现。这种理念首先是一种思维方式。以这种思维方式进行临床判断，对病情变化可以带来两个方面的思考：一个是对病情的观察不够细致；另一个是知识积累仍然不足。从而，导致不同的临床行为。设想，心肌梗死导致心搏骤停，冠状动脉斑块并不是今天刚刚形成。即使是由于冠状动脉痉挛，其产生机制和诱因敏感性也不是今天才突然存在。这两种情况都符合上述两个方面的思考。一方面是观察给大脑带来新的感觉，另一方面是从意识形成的知识积累，这两者的交互作用恰恰是思维形成的核心所在。

若在治疗的过程中，听到有人讲"病情突然发生变化"，这通常是因为患者不在专业的医疗条件下，或说话的人不是专业人员，至少不是重症医学的专业人员。

三、重症治疗过程中

"时间就是生命"所强调的时间重要性，并不仅仅表现在病情变化最急剧的阶段，而是在整个重症治疗过程中，都对临床判断和行为起着重要影响。时间就像是脑子里的一根轴线，自己必须将相关的知识积累排列起来，并付诸行动，才是专业性的医疗行为。

首先，监测就具有非常强烈的时间概念。理论上，疾病需要诊断，重症更需要诊断。但是，为什么重症治疗更强调监测，是因为监测仍然是诊断，监测比诊断更具有时间性。可以认为，监测是对病情进行一系列的初步诊断。监测依赖床旁可快速获得的指标，帮助医务人员迅速作出初步诊断，形成对治疗的反馈性指导。调整后治疗方法的起效时间，就是下一次监测开始测量的时间，以确定治疗的反应性，形成新的初步诊断，调整下一步治疗。这就是为什么监测方法有连续性和间断性测量，除了是因为监测技术的局限性之外，主要是根据干预措施的起效时间和作用强度。

其次，治疗方法的实施具有明显的时间性。每一种治疗方法的开始使用和强度调整都必须遵守严格的时间。肺部感染的患者，低氧血症，给予面罩吸氧后，动脉血气指标明显改善。这时的吸氧，通常不是针对低氧本质的治疗措施，应抓紧时间处理导致低氧的直接原因；患者继而出现呼吸困难，出现吸氧条件下的组织缺氧。检查气道，内有大量分泌物，立即予以清除并检查原因；若呼吸困难并未缓解，有指征进行镇痛镇静治疗，减弱呼吸力度，降低氧耗，决定进行气管插管，进行机械通气治疗。这时，插管就必须马上进行，与镇痛镇静就有了明确的时间关系。这个过程的每一步，都对时间有非常明确的要求。患者可能合并休克或其他合并症，若低氧血症是由于肺栓塞、肺不张或心脏因素等，更多的干预措施参与进来。时间因素就更为复杂，但同时也更加重要。

重症治疗是一个监测与治疗连接在一起的过程，更加完整地体现了时间的意义。每一次通过监测而形成的初步诊断，都可以被认为是下一个治疗阶段的开始；在新调整的治疗起效时间进行下一次监测，再形成新的诊断。随着时间的引导，治疗方法以最小的错误代价向最接近病情本质的精准方向发展。

四、重症的预后

重症的预后是评价治疗的标准，是重症治疗目的所在。"时间就是生命"在重症的预后评价中也具有重要的价值。重症的预后可被分为近期预后和远期预后。

重症的近期预后是指重症急性期的预后，常用诸如 28 天病死率、住 ICU 时间、住院时间、气管插管时间、接受血管活性药物或机械通气治疗时间等作为评价指标。从这些指标中可以明显地体会出强烈的时间效应。绝大多数的指标都具有对重症恢复时间，或者说是治疗到自主生命体征正常稳定所需时间的对比评估。病死率是一个极端的评价指标，是一个对绝大多数医疗行为评价不可缺少的指标，是预后时间轴上的终末指标，而其他指标分布在时间轴不同的位点。这样，临床医师面临的挑战就包括：为什么不早一天拔除气管插管？为什么还不能撤离呼吸机？等等。从而为临床治疗的实施提供了更严格，甚至苛刻的衡量标准。

重症的远期预后是指经过急性期的治疗之后，仍然留有慢性器官功能损伤的预后。慢性重症就是围绕着重症的远期预后指标展开的。所谓慢性重症的概念，是通过拉长时间界限，以数年后的器官功能指标对重症急性期治疗效果进行评价。从而，充分利用时间的特点，将治疗对患者生活质量的影响，实实在在地带进了重症急性期的 ICU 临床具体工作。有研究发现，部分急性呼吸窘迫综合征（acute respiratory distress syndrome，ARDS）患者在治愈出院后 1 年，甚至 5 年仍然存有认知功能障碍。这种认知功能障碍可能与 ARDS 急性期时动脉氧分压的下降程度有关。进而提示，ARDS 的治疗应该注意维持动脉氧分压的基本水平。可见，时间因素对于预后的影响，不仅使预后指标通过生存率对治疗方法进行定性评价，而且可以通过器官功能、生活质量对重症的治疗方法进行定量管理。

第二节　重症治疗的优先性

提到"时间就是生命"，大家都会想到应该尽快行动起来。但是，专业人员首先想到的是应该先做什么。在有限的时间内，做对的事情，少走弯路，才是对时间的最大节省。而错误的选择，不仅浪费了时间，而且还可能导致万劫不复的后果。所以，恰当的思维方式，正确的判断，永远是第一位的。

重症治疗的优先性主要表现在，判断、行动、监测、调整等几个方面。每个方面的优先性又可表现在定性优先性和定量优先性。

一、判断

判断不是主观臆断，更不是凭空想象，而是根据临床的客观信息，以重症医学应有的思维方式进行思考，并作出决定的过程。如果把重症治疗的判断、行动、监测和调整作为一个完整的周期，判断是重症治疗周期最起始的环节，也是决定优先性最重要的环节。判断，不仅包括定性的判断，也包括定量的判断。但是，在这个部分，更强调的是定性的判断，是要确定治疗的方向。判断的重要性不仅表现在重症出现的开始阶段，还表现在重症治疗过程的每一步。

在病程的开始阶段，判断所依赖的客观信息明显不足，但重症发展的紧迫性又对治疗的行动提出近乎苛刻的时间性要求。根据已有的临床信息，在有限的时间内对重症作出最大可能的、接近实际情况的判断，确定优先进行的治疗行动，是争取宝贵时间的最好方法。判断是一个临床思维过程，是要推出临床诊断。而诊断才是治疗行动开始的基础。诊断越接近重症的本质，越有助于形成对治疗方法的优先选择，治疗行动才会越具有针对性。但是，应该强调，诊断必须依赖临床客观信息的支撑，即便是头疼、发热，也是重要的临床客观信息。所以，专业人员应该从不认为仅凭自己的经验就可以作出诊断。

显然，由于自身的特点，重症的诊断不仅依赖通过普通观察即可得到的临床信息，而且依赖能够反映机体更深层次变化的指标。这些指标的获得，有助于判断，但需要更多时间。所以，在病程开始时，是根据已有的信息马上作出判断，还是要在获取新的指标后再次进行判断。这种选择的本身就是一种判断。

在重症的治疗过程中，判断仍然是决定治疗优先性的重要因素。根据初始的判断，采取了相应的治疗行动。这时不但随着时间的延长，临床可获得的信息在增加，而且还可以得到与初步治疗反应的相关指标。根据这些新加入的指标，对病情进行新的判断，重新考虑治疗方法，或是改变已经采用治疗方法的强度，调整剂量，则成为每一个治疗周期的新起点。可以认为，重症的治疗过程就是一个由判断、行动、监测和调整组成的治疗周期，循环往复的过程。每一个周期都是诊断的优化过程，也就是在几个类似诊断中进行优先选择的过程。同样，每个重症治疗周期也是治疗方法的不断优化过程。

判断，是重症医学临床医师所必须具备，并且需要不断提高的临床技能。同样，判断准确度的高低，是衡量专业水平的重要标准。判断是一个临床思维过程，直接影响到接下来治疗行动的实施。若只是随机地选择作用效果相应的方法进行治疗，跳过重症治疗周期的第一步，直接进入行动，不经过思考，无法形成判断。错误判断或不判断，不仅耽误了大量的时间，而且由于治疗行动得不到优化，患者得不到有效的治疗，导致病情走向恶化。

因此，是否进行判断，是区分专业与非专业人员的分水岭。

二、行动

行动，是指治疗行为；是在判断的基础上，具体治疗方法的临床实施。关于重症治疗，应当确认的一个思维要点是：在某一个时间点上，只有一种干预方法需要最先实施或调整。找出这个方法，并进行有效落实，就是重症治疗行动的优先性。

首先，在定性优先选择方面，优先选择哪种方法是重症治疗行动的首要问题。经过临床判断，初步确定病因和机制，但随之而来的是存在几种，甚至十几种的治疗方法与其相对应。若再包括检查、监测方法（也需要时间和人力），那么要做的事情通常就不下几十种。这是重症治疗常见的临床特点，如多器官功能障碍综合征（multiple organ dysfunction syndrome，MODS）、休克、ARDS 等都具有这样的特点。MODS 患者的多个器官或系统功能受损，需要进行干预，应该首先采取哪种方法是治疗行动的关键位点所在。即使需要多种治疗方法，也要首先对所有的方法

进行排队。这种排队，是根据重症病因和治疗方法的作用机制之间的相关性进行的排队。这种按照方法重要性的排列实施，不仅争取了时间，而且前面的方法起效后，还可以降低后面方法实施的必要性。在争取更多时间的同时，还提高了治疗的效率。正如脓毒症和感染性休克时要把留取血培养标本排在应用抗生素之前，就是这样的一个方法选择优先性的过程。

其次，在定量优先选择方面，重症治疗行动的优先性体现在对干预方法的强度和剂量的优先选择，以及在多种干预方法中对核心行动作用效果的保证。治疗方法的定性选择一经确定，马上就需要明确干预的强度。在药物治疗方面是药物的剂量，在机械治疗方面是治疗的模式和设备的其他功能设置条件。同样可以认为：在某一时间点，任何一种治疗方法只有一个强度最适合病情的需求。重症治疗的临床思维方式要求尽最大努力地找到这个强度位点，达到这个位点，并一直保持在这个位点，直至下一次判断。

达到和保持这个强度的位点，是重症治疗临床实施的两个最基本要求，也是非常具有挑战性的两个方面。达到这个位点的治疗强度，不是指人为预先设定的治疗剂量，而是患者对治疗的反应达到最佳效果的治疗强度。或者说是，根据某种治疗方法的作用机制，可能实现机体功能的最佳改善的治疗位点。同时，某种治疗强度是可以通过反映这种改善的指标表示，并根据指标的最佳值进行反馈性调整。同样，维持这个强度，也不是仅维持治疗剂量。而是维持这个方法所能够实现的生理指标，并保持在最佳值的范围。不难看出，实现这个位点的达到和维持，都需要重症医学的思维方式和知识的积累。

相比之下，达到这个最优强度的位点，常常和复苏有关，容易引起临床医师从思想上关注。而维持这个位点，则非常容易发生临床管理上的疏漏。如临床上对循环容量负荷的上下波动，可以有许多看似合理的借口。不顾循环容量最佳位点指标的维持，而组织讨论少尿的患者为什么会肺水肿，最终认定是由于肾衰竭导致肺水肿，可能还合并心功能不全。若仔细回顾治疗过程，患者实际上发生的是，一会儿肺水肿，一会儿尿少。低容量导致了少尿，而容量过负荷引起肺水肿。简单的治疗，可以有明显的效果。如果按照

肾衰竭进行血液净化,再加上强心治疗,形式上表现出一种积极的状态。但关键的是,这样的治疗行动不仅没有将重心落到维持容量最佳状态的位点上,增加的干预措施反而增加了维持容量的困难程度,其后果可想而知。

这种场景或许在临床上不难看到,其中所需的知识积累应该已经不再新奇,但是为什么现实中仍然时有发生?只是因为在这些现象中缺少了优先性的判断,更没有优先性的行动。可见,缺少知识固然可怕,但更为可怕的是缺少适当的思维方式,使已经具有的知识积累无法合理地排列组合。知识的错误排列,可严重地误导临床行动和病程的走向,导致医师自以为是、理直气壮地带着患者一起走向深渊。

还有在操作选择方面,可以有操作方法的优先性选择和操作者的优先性选择。哪怕是给口服药物也是操作,也需要时间,何况更为复杂的临床操作已经是重症治疗的日常工作内容。达到同一个目的,可以有不同的方法。虽然效果可能不同,时间也不一样,但现实工作中仍然具有利弊的选择性。建立外周静脉通路,还是中心静脉通路,是常见的临床优先性选择。虽然看似简单,但对于具有不同思维方式的人,关注的问题不同,作出的决定也会不同。监测指标的获得会带来临床操作,有创治疗方法的操作不仅影响效果,而且引起的并发症可能致命。采用什么操作,由谁来操作,都是临床上需要在认真的优先性思考之后的选择。

在重症治疗的某些特定环境下,临床治疗行动的可操作程度和效果的可靠程度,往往是影响优先性选择的关键因素。重症患者突然发生高热、寒战,伴有或尚不伴有器官或系统功能改变时,是首先选择所谓不明原因的"炎症风暴",还是首选感染加重,或直接开始针对血流感染的治疗行动,可以严重影响病程的下一步走向。在这个过程中,不同的知识点、环境因素、个人能力和其他干扰因素,在每个人心里的权重可以不同,但最佳思维方式是唯一的。如果把患者生命放在第一位,则这个时间点上的治疗行动也是唯一的。

三、监测

监测,通常发生在首次判断之后,是指对机体的生理指标进行的持续或间断的测量,以跟踪发现病情变化和机体对治疗的反应。通过监测,专业医务人员可以及时发现指标的细小变化,并反馈性地用于对治疗行动的调整。监测在重症医学的临床工作中已经成为一种标志性的存在,也有众多的方法可供选择。监测的优先性主要体现在对病情变化、治疗方法和准确程度等几个方面临床管理的实际要求。

首先,病情变化通常是临床医师首先想到需要监测的原因。通过对一定间隔时间前后的测量指标进行对比,及时地发现病情的动态变化。监测指标可以反映病情变化,但同一病情可以引起多个或多种指标的改变。确定需要监测的指标,取决于医师对病情的理解,取决于对进一步诊断的倾向性,也取决于对指标的翻译能力。所以,对指标的优先性选择,是在监测的具体实施之前必须要完成的工作。

指标不是病情,指标更不是诊断。指标可以从某一局部或某一角度反映病情变化,特点相同并达到一定程度的病情变化构成诊断。重要的是,指标与病情不能相互替代。监测指标与病情、与诊断之间,一定要有专业人员的位置,一定不能缺少专业的思维和判断。如果缺少了人的思考,则容易导致灾难性改变。休克患者的循环容量负荷不稳定时,临床常用每日液体出入平衡作为监测指标。应该认为,液体平衡是反映循环容量负荷的相关指标。但是,把液体平衡与循环容量负荷等同起来,则大错特错。这需要的知识积累并不太复杂,但在临床上却是一种常见的错误思维方式。从生理基础知识中很容易发现,全身的液体可分为细胞内液和细胞外液,循环容量只占细胞外液的很少部分。所以,每日液体出入平衡可以和循环容量有关,但之间关联的距离却十分遥远,而且受多种因素的影响。可见,把液体出入量的负平衡与血容量的变化直接联系在一起,有可能误导临床的治疗行为。

监测的优先性选择还取决于对指标的解读,或者说是翻译指标的能力。指标本身不是病情,但需要临床医生将指标翻译成病情。如果对某个指标不甚理解,或无法将指标翻译成病情,就不要给病人进行这个指标的监测。非常可怕的现象是,一些难于翻译的,又在临床被极端应用的指标,通常却是容易获得的、似乎非常熟悉的指标。中心静脉压（central venous pressure，CVP）正是这样的一个指标。CVP是可以通过直接测量而获得，且测量干扰因素少的临床常用监测指标。当临床上不能进行容积监测时，CVP常常被当作代表心脏前负荷的指标。在容积监测可以成为临床常规后，发现容积与压力之间不确定的平衡关系，临床上又出现了"CVP无用论"的热潮。实际上，中心静脉内的压力，一直就在那里。用直接测量的手段，可以准确地将这个压力作为监测指标用数字表示出来。这是机体客观存在的直接表达方式。对其视而不见，还是深入掌握，显然是两种截然不同的思维方式。可见，掌握基础知识不难，困难的是主动提升自己面对问题的思维方式，提高自己解决问题的能力。否则，将严重影响自己获取新知识的速度和对已有知识积累的应用。

其次，治疗方法是监测的最终意义所在。如果监测不能用于反馈性指导治疗，不能参与治疗方法的定性选择和定量调整，则将失去监测的意义。监测的本身不影响预后，所以监测指标和方法不是越多越好。精准的治疗才会改善预后，而精准的干预措施一定需要监测指标。重要的是，临床治疗是针对病情，针对诊断，而不是针对监测指标。从监测到治疗的相互关联中，存在着递进性的优先选择关系。根据监测指标判断病情，再根据病情选择治疗方法；不同的治疗方法需要不同的指标进行监测，治疗方法改变了病情，病情又需要指标推进对病情的判断和对治疗的调整。临床医师需要有这样的一个思维的路径，才有可能做到在关键的时间获得必要的监测指标。

监测对治疗方法的管理还体现在重症治疗过程中。干预性治疗方法一定要在定量模式的管理下才能真正体现出重症的治疗特点。定量管理一定需要量化的指标进行调整、校正。如果监测指标与治疗方法之间的定性选择在病程之初已经确定，接下来就进入定量管理的状态。如何应用持续监测的指标，何时重复进行指标的测量，这些问题似乎并不复杂，但是，绝不能出现遗漏或忽视。根据治疗方法起效的半衰期，确定达到稳定疗效的最初时间，那么这个时间点应该是进行至少一次相应指标的测量时间，而且是最后的时间。否则，就应该认为是耽误了对治疗方法进行定量调整的时间，延误了治疗，影响了预后。

如果认为之后的治疗效果稳定，不必要继续进行测量，则应该马上停止对这个指标的监测，去除相应的设备。可能会有人觉得这样要求过于强硬。但是，更为重要的是，这种思维方式不应该是别人强加给自己，而应该是自我主动思考的过程。缜密的思维方式，是减少失误的基础，也是重症精准治疗，乃至个人知识积累、专业发展的基本保证。

此外，监测方法本身的准确程度体现出明显的优先性。对监测指标的正确理解是应用指标的基础，所以，应该首先采用自己掌握的指标。监测方法的逐渐增加，监测指标也相应增多。这些指标将对病情的理解引向更深的层面，或是增强了原有指标之间的相互联系，甚至改变了原有指标的临床意义。这种情况，在重症医学似乎每天都在发生。比如，有了对容积的监测方法，临床对压力指标的应用就发生了改变。若说对CVP的理解和应用发生了翻天覆地的变化，其实并不为过。这些指标对治疗的定量反馈作用，将干预的重点直接推向病情的最核心位置。这个位置是比临床诊断更为深刻的位置，是比指南和共识更为个体化的位置。也正是因为监测指标持续或周期性地对治疗方法反馈性管理，才使得重症治疗行动一开始就进入了一个逐渐优化的过程，让每一步都在走向更加精准。

重症医学认为，如果一个指标测量不准确，还不如没有这个指标。这句话也是重症医学思维方式的一个重要基础。监测一个指标，首先要保证测量的准确。也就是说临床上可以读到的数值，与机体客观存在的这个指标的数值的一致性。这是选择监测指标最为重要和首先要确定的事宜。评价一个监测指标的准确与否，仅仅是指测量方法的准确程度。千万不要将指标的准确程度与这个指标是否反映某项病情变化混为一谈。这是一种非常危险的思维方式，因为这里面打破了一个基本的相互关系，即医务人员需要指标去判断病情，而不是指标自己判断病情。如果一个指标测量准确，它首先就是一个"准确"的指标。若是仍然不能根据这个指标判断出病情，那么是因为医务人员错误地选择了对这个指标的监测，或者自己缺乏应用这个指标的能力。

临床上时而遇到这样的讨论：有创指标好，还是无创指标好？这是一种典型的、极具误导性的思维方式的表现形式。因为，如果是用不同的方法测量同一个指标，那么首先应该是比较测量方法的准确程度，之后才是副作用的比较。如果不是同一个指标，也应先按照前述的要求对指标进行定性的选择。绝对不应该因为自己不熟悉有创的测量方法，就一味地说有创的测量方法不好。应该看到，任何监测本身都不能改变预后。如果测量不准确，无论有创还是无创，患者所付出的任何代价都是不必要的。

指标的准确性还受到医务人员对指标翻译能力的影响。翻译能力的高低，当然受知识积累的影响，但正常思维方式的缺失会带来更为严重的后果，甚至知识积累得越多，后果越严重。丰富的知识积累会带来盲目的自信，比如动脉压力和静脉压力的正常值区间，应该是人所共知的常识。这个区间不仅是一个正常值范围，而是表示了机体对每个刻度的反应强度。临床上出现动脉收缩压从 120mmHg（1mmHg=0.133kPa）升高到 220mmHg，通常会引起临床医师的高度警惕。如果 CVP 从 6mmHg 升高到 12mmHg，也提示发生了严重的病情或治疗的变化，也绝对不能置若罔闻。但是，临床上时常发生对重要监测指标变化的忽视，而将监测更多地作为一种形式，无法提及监测的时间性和优先性选择。

更为严重的由思维方式导致的错误还表现在，当某个指标的数值不符合自己倾向性的判断时，首先认定是由于测量不准确，而不进行核对测量，只是置之不理。重症医学应有的思维方式是，任何直接测量的指标，只要测量准确，都反映客观存在，都有可利用的价值。在许多情况下，正是因为重视了这个曾经被轻易抛弃的指标，才能作出对原有判断的关键性调整。

四、调整

调整，是根据治疗过程中获得的新信息，通过对病情的再次评估和患者对治疗的反应性，而对治疗方法进行修改的过程。调整包括对治疗策略的定性调整，也包括对治疗方法的定量调整。但是在调整部分更强调的是定量调整。

调整时进行的评估与病程之初的判断有所不同。判断常处于临床信息有限、但又必须迅速作出决定的状态，主要的信息来自病情的基本表现。调整时进行的评估，首先具有判断的基本特

征，但所依赖的信息除了病情自身的发展变化之外，更重要的是病情对初步治疗措施的反应性。虽然同样是病情变化相关指标，治疗反应性指标是在决策者思路上的、反映对已经实施的干预方法作用效果的指标，是决策者计划之内的、具有目标性的指标。无论这些监测指标带来的信息与决策者当初的判断相符、相反、或部分相关，都是整体临床思路和治疗策略的重要组成部分。所以，调整首先是医务人员治疗思路的延伸，从而带来对治疗方法的调整。

调整是整个重症治疗过程中的升华部分。根据监测指标对治疗方法进行调整，是对初步判断的修正和对治疗行动精细化改动。随着临床信息的逐渐增多，对病情的理解更进一步走向精准，尤其是治疗反应性指标对整体治疗策略的解读，也使治疗方法的针对性更加指向病情的本质。就像感染性休克的最初判断是进行液体复苏，大量液体快速输入是由此而来的行动。这时要进行的调整是，根据在扩容治疗起效的第一时间点的监测指标，确定需要的液体输入剂量，或者确定继而是否需要增加正性肌力药物等治疗。

重症治疗的 4 个阶段，判断、行动、监测和调整是一个连续的过程。4 个阶段作为一个治疗循环周期，螺旋前进，形成治疗过程的整体动态发展。每个周期，都是在当时条件下，根据仅有的信息，对病情可能进行的、最为精准的诊断和干预。每个周期的时间依赖于所选治疗方法的起效时间和获得监测指标所需要的时间，当然，更决定于决策者的思维方式。这个周期的不断重复，通过一系列从诊断到治疗的优先性选择，使临床治疗一直走向对重症本质的直接干预。

重症治疗过程，充分体现出时间性和优先性特点，是一个诊断最接近病因，治疗最接近病情本质的精准化治疗过程。

（刘大为）

主要参考文献

[1] SINGER M, DEUTSCHMAN C S, SEYMOUR C W, et al. The third international consensus definitions for sepsis and septic shock (sepsis-3)[J]. JAMA, 2016, 315 (8): 801-810.

[2] BEIN T, WEBER-CARSTENS S, APFELBACHER

C. Long-term outcome after the acute respiratory distress syndrome: Different from general critical illness? [J]. Curr Opin Crit Care, 2018, 24 (1): 35-40.

[3] RHODES A, EVANS L E, ALHAZZANI W, et al. Surviving sepsis campaign: international guidelines for management of sepsis and septic shock: 2016 [J]. Crit Care Med, 2017, 45 (3): 486-552.

[4] 刘大为, 王小亭, 张宏民, 等. 重症血流动力学治疗——北京共识 [J]. 中华内科杂志, 2015, 54 (3): 248-271.

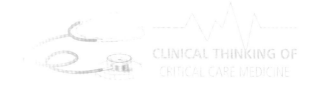

第二章　细节与过程

重症医学的临床治疗首先是一个过程。这个过程的进展是按照治疗目标导向,还是由着病情任意发展,决定了生命的存在,是一个生死攸关的临床过程。同时,这个过程由一系列的细节构成,表现在病情的机制、监测指标、治疗方法等方面。如果认为第一个细节的出现代表重症病因启动的话,那么,众多细节排列在一起则成为临床过程。临床治疗是在这个过程中加入了医疗干预因素,引导病程按照治疗策略的所指目的方向发展。由于医务人员的参与,疾病的发展过程才成为临床治疗过程。这个过程虽然称之为临床治疗,但实际上,无论是病情相关因素,还是医疗干预方法都是原有的客观存在。监测指标、治疗药物、设备等等原本就在那里,只是不一定被患者所用,与患者保持着不同的距离,杂乱无章地分布在周围。医师参与临床治疗的意义,在于将这些因素作为细节,有序地排列起来,以不同时间、不同程度用于临床,由此才形成重症临床治疗过程。

医务人员所拥有的是临床思维方式和知识积累。重症的病因、病情机制、指标的意义、治疗作用等,都可以作为知识积累。医师头脑里的知识可以堆积如山,但站在患者床旁却仍然可能毫无头绪。这是因为缺少合理的临床思维方法。临床思维起着对知识的管理和应用的作用。不同的临床思维方法,会将大脑中的知识划分为不同的知识点。同时,按照思维方式的要求,将这些知识点排列起来,形成对知识的细节管理。这样由知识细节组成的序列进入临床,成为临床治疗思路,才有了临床治疗过程。这就是为什么虽然可以背会同样的知识,但是,不同人的理解能力却不同;应用同样的药物和方法,治疗的效果却千差万别。

重症医学有着自身明确的特点和规律性,由此也形成了一系列适合于重症治疗的思维方式。这些思维方式共同形成的重症医学思维体系,与重症医学的知识体系一起推动着临床治疗的进步和学科的发展。临床上,重症医学的思维方式,从知识点的细节入手,对治疗的整体过程管理,展示着临床医务人员的能力和水平。

第一节　过程牵系结果,细节决定成败

重症临床治疗过程中,监测指标与治疗目标的细节管理扮演着重要的角色。从对指标的认识、测量、选择,到治疗的策略、方法、药物选择,再到治疗方法之间的相互影响,都是细节的体现。细节无处不在,细节不可穷尽,对细节的追求形成了重症医学临床管理的品质追求,是治疗者水平的体现。在容量治疗方面,细节从基础理论和临床操作等方面实现了临床上根据不同角度的多个指标进行综合判断,提高了容量治疗的准确性。细节决定成败,同时过程牵系结果。

容量治疗可以被分成通过增加容量来增加心排血量,改善组织灌注,以及通过减低容量,

减少容量过负荷带来的损伤两个方面。但不管是朝着哪种治疗方向，都需要对目前是否需要进行容量治疗，是否能够在容量治疗中获益及容量治疗是否会产生损伤作用等几个方面进行评估。首先，需要明确是否存在组织灌注不足；如果存在，则需评估是否存在容量反应性，以及提高心排血量是否可以改善组织灌注，即是否能够从容量治疗中获益；同时，也需要了解扩容治疗是否存在风险。因此，在容量复苏治疗开始前，临床需要有反映组织灌注不足的指标如乳酸，还有判断容量反应性的指标，比如每搏量变异度（stroke volume variation，SVV）、脉搏压力变化（pulse pressure variation，PPV）等，还有提示右心压力和静脉回流能力的中心静脉压（central venous pressure，CVP）、下腔静脉增宽和变异度等。只有根据不同角度的多个指标进行综合判断，容量治疗才能安全准确地进行。

临床治疗中细节往往是从监测指标开始。每个监测指标有各自的内涵，不同指标可互补，但不可相互替代。血流动力学指标有很多，每个指标产生的生理过程不同，适用范围有严格的限定，不可能存在一个从各个角度、各个层面都能反映机体病理生理过程的完美指标。比如混合静脉血氧饱和度（SvO_2）、乳酸、乳酸清除率，以及静动脉二氧化碳分压差（$Pv\text{-}aCO_2$）都是常用于反映组织灌注的指标，但是每个指标都只是从各自的角度，描述休克复苏中的某一个阶段。SvO_2有助于评估氧输送是否能够满足氧消耗的需要。GAP是可以代表血流清除组织产生的总二氧化碳能力的指标，而乳酸则是反映细胞缺氧导致代谢功能异常的指标。由此可见，不同的指标反映了休克复苏的不同的角度和层面，相互之间不可互相替代，阶梯性地应用这些指标，可以更有效地指导休克的复苏。

准确获得监测数据是重症临床治疗有效实施的基本保证。血流动力学的治疗是建立在对不同的血流动力学监测数据进行分析，并动态监测其变化规律及对干预的反应的基础上的。如果获得数据不准确，可能会对疾病发展趋势的评估，血流动力学治疗干预措施效应甚至血流动力学治疗方向的判断都会得出错误的结论。临床中的很多细节会影响获得数据的准确性。比如，使用脉搏指示连续心排血量（pulse indicator continous cadiac output，PICCO）监测时，注射液体的位置与温度、定标的时间间隔、主动脉内气囊反搏是否存在等等，都会对测得的心排血量和容量相关指标造成影响。而不准确的心排血量和容量相关指标的值必然会对临床治疗造成难以估量的后果。因此，在获得血流动力学治疗的每一个数据时，都应该严格遵守操作流程和测量方法，保证获得数据的准确性。

作为临床工作细节，只要测量准确，临床监测指标，尤其是通过直接测量获得的指标都反映了客观存在，都有可应用的价值。监测指标是临床表现的组成部分，代表着病情深层机制带来的临床信息，只要测量准确，所有血流动力学监测指标都是客观存在的真实数据。以这样的认知为基础，就很容易处理诸如自己的临床经验与某些监测指标的导向之间存在的冲突。这是一个更全面、更精确了解重症病情的过程，而不是去否定数据存在的意义。比如，SVV和PPV作为评价容量反应性的指标，临床上有时也会出现SVV、PPV增大，但实际上并不能进行液体复苏。这并不能说明这些指标没有意义。如果仔细寻找背后的生理机制，而可能是因为病情另有其他方面限制了扩容治疗的进行。病情的其他方面也会有另外的指标反映在临床，应该尽量寻找这些指标，发现这些病情的存在。因此，只有深入地理解血流动力学测量指标的内在病理生理机制，才能更加准确的解释和应用这些指标，才能正确地指导血流动力学治疗。

细节之重症指标选择要求：应根据病情的实际状态，针对性地选择监测指标；根据指标选择适当的监测方法。血流动力学监测指标多种多样，反映了血流动力学治疗过程中各个阶段的状态。在应用这些指标时，需要首先明确患者所处的临床实际状态，根据疾病发生发展的病理生理学过程确定针对性的监测指标，以实时反映患者所处的病理生理状态，以前的干预措施的效果，以及对新的干预措施可能的反应。对于同一指标可能存在多种不同的监测方法，比如心排血量可以通过肺动脉漂浮导管、PICCO、经胸心脏超声、经食道超声等多种方法测量。在监测方法的选择上需要综合考虑患者的特异性、病情变化的速度、操作的可行性等多个方面，选择最适当的方法，尽可能保证监测的可行性和准确性。

在讲细节要求时,当认为指标的临床意义出现矛盾时,应分析产生矛盾的原因,必要时增加新的指标。如判断容量反应性有很多指标,每个指标都反映不同的生理过程、从不同角度提示心脏对容量负荷的反应。基于这些生理过程与心脏容量反应性之间的相关性,将指标分为容量指标、压力指标、流量指标,以及功能性指标等。中心静脉压(CVP)和肺动脉楔压(PAWP)是过去十几年间应用最多的用来判断容量反应性的指标,SVV、PPV等功能性指标则是目前使用最广泛的预测容量反应性的指标。功能性治疗通常是指那些由于器官之间的相互作用关系而形成的指标,如基于随呼吸周期而变化的每搏量(SV)变化的指标,以及被动肢体抬高试验等。

第二节　临床血流动力学的发展体现重症治疗的细节与过程

临床血流动力学的发展,是一个典型的由点到线,再由线到面的过程,从开始的只有少量几个指标监测、单个指标的分别应用,发展到多个指标的出现。临床血流动力学实现监测指标的系统性应用,需要开发每个指标更为深层的细节,才能找出不同指标之间的相关性。这种对细节的深层开发,导致了细节之间的有机连接,由此才出现了过程。由不同的监测指标连接起的线,形成了重症血流动力学监测,而将这条由监测指标组成线的细节与干预方法的细节的连接成为重症血流动力学治疗。从而形成了血流动力学治疗与重症病情机制的有机的相关性。

重症血流动力学治疗是重症临床治疗的重要组成部分,在重症治疗中无处不在,起到了对重症医学发展的全面推动作用。从重症血流动力学治疗的细节和过程管理的一些特点中,可以明确体现重症医学专业人员应有的临床思维能力,体现对知识点的临床合理应用。从以下的几个细节的位点上,不难看出重症血流动力学治疗从细节到过程的管理内涵。

(一) 第一个细节

进行容量负荷试验时,输液速度越快,需要的液体量越少,晶胶体差别越小。容量负荷试验的理论基础是 Starling 定律,需要判断的是增加心脏前负荷是否能够增加心排血量,而心脏的前负荷能否增加取决于输入的液体存留在血管内的量。无论是晶体还是胶体,输入体内后都会进行再分布,晶体仅有 20% 能在血管内停留,剩余的很快分布到组织间隙中,胶体虽然在血管内停留的时间较长,但仍会有分布效应。因此,当输入液体的速度越快,液体分布的量就越少,达到同样前负荷目标所需的液体量就越少。而同样因为液体分布的量少,输入的液体绝大多数存留在了血管内,所以晶体和胶体几乎不存在差别。近年来提出的在 1 分钟内使用不多于 100ml 液体进行容量负荷试验一样可以判断容量反应性,对于液体的性质并无特殊规定,就是这一理念最直接的体现。

(二) 第二个细节

在血流动力学治疗过程中,建议结合不同指标早期评估心功能状态。心功能的评估是血流动力学治疗的重要组成部分,许多指标从不同层次、不同方面反映了心脏的功能,有各自的意义。较高的中心静脉压力、较低的中心静脉血氧饱和度($ScvO_2$)常提示心脏收缩功能可能受损,此时应进一步寻找心肌损害的证据。cTnI 和 NT-proBNP 被认为是心肌受损的敏感指标,可以发现心脏的早期损害。心电图可以提示心脏病变的范围及性质,心脏超声在定性以及定量评估心脏功能方面有着不可替代的优势。所以,结合不同角度指标进行综合判断,做到早期、定性、定量评估心功能,有助于实现血流动力学治疗目的。

(三) 第三个细节

应用血管活性药物时,应根据药物特点尤其是血流动力学作用位点进行选择。在临床血流动力学不稳定,特别是处于低血压休克状态患者的治疗中,血管活性药物起着举足轻重的作用。血管活性药物对心血管系统的影响主要体现在 3 个方面:①对血管紧张度的影响;②对心肌收缩力的影响(心脏变力效应);③心脏变时效应。每种血管活性药物通过不同的生理机制起作用,比如在临床治疗时,所需的血流动力学作用位点的不同决定了使用血管活性药物所期望达到的效果也各不相同。因此,在使用血管活性药物时,应根据血管活性药物的作用位点是否符合临床的需求来进行选择。

(四)第四个细节

重视不同治疗措施的血流动力学效应及相互作用。不同的治疗措施本身都存在着血流动力学效应,从而对血流动力学治疗产生影响。这些治疗措施的血流动力学效应有时候是有用的,比如对烦躁、血压高、心率快的患者使用镇静药物在降低氧耗的同时,可以降低外周血管阻力同时降血压;而有时这种效应可能会带来损伤,比如 ARDS 机械通气时的高呼气末正压(PEEP),在改善肺呼吸功能的同时,可能会加重右心后负荷,引起急性肺心病。不同的治疗措施之间可能存在着相互作用,比如心肌梗死时可能会同时应用静脉-动脉体外膜氧合(V-A ECMO)和主动脉内球囊反搏(intra-aortic balloon pump,IABP)。IABP 在改善冠脉供血的同时也可以在 ECMO 的基础上制造搏动血流。因此,重视不同治疗措施的血流动力学效应以及不同治疗措施之间的相互作用,对合理选择血流动力学的治疗措施有着非常重要的意义。

(五)第五个细节

器官特异性是设定血流动力学治疗目标的重要依据。在休克的复苏过程中,临床常用的 ScvO$_2$、乳酸、乳酸清除率,以及 Pv-aCO$_2$ 等,都是反映整体机体组织灌注及氧代谢的指标。但是各个器官的血流动力学治疗存在特异性,所需要的灌注压力,流量等可能与整体机体存在差异,这就提示在设定血流动力学治疗的目标时,应重视各个器官本身的灌注与代谢特点,针对性地设定特异性的血流动力学治疗目标,比如严重颅脑损伤时可增加颅内压(intracranial pressure,ICP)、颈静脉球血氧饱和度(SjvO$_2$)等指标,急性肾损伤时,可增加肾血流指数等指标,对各个器官进行特异性的监测。

(六)第六个细节

重视重症超声与临床治疗细节的融合和过程管理。重症超声与重症临床治疗的深度融合,已经形成互为动因和动力发展趋势,带来的是重症临床治疗概念的变革与创新。融合,可以认为是细节的增加、深化,融合了多种指标,更多的疾病因素参与,如肺部 B 线成为肺部渗漏的临床先知者;整合,形成多种不同因素的聚集,共同运动、变化,成为连续的临床治疗过程。

重症超声首先是融合的指标。一个简单的动态的心脏四腔像,竟然是心脏各个腔室功能的融合评估。重症超声之融合指标的再融合,有性质相同的,也有不同性质共同协同的。剑下下腔静脉(inferior vena cava,IVC)、剑下四腔、肺部超声仅仅 3 个定性评估的融合,治疗的方向与重点已经凸显出来;若继续增加定性的图像,再增加几个关键的测量,连续与动态的使用,则进一步强化了对重症的认识与诊治的精准。重症超声,再者是重症超声与其他监测设备相关指标的融会贯通。刘大为教授说过,重症超声是重症监测交响曲中谱写的新乐章。重症超声带给临床的特殊意义恰恰源于重症超声与重症思维的高度契合。重症超声重在重症,重症超声是基于心肺超声的全身超声,重症经常是基于心肺损伤的全身多器官损伤,两者高度契合,深度融合。互为动力动因,互相促进发展。重症超声,融合出新的诊疗思路与方法,衍生出超声血流动力学的概念。

血流动力学治疗发展中的细节,将重症临床治疗带入较病情更深入的机制层面。随着知识点的不断增加,这些细节又被划分为更多的细节,干预作用的针对性更加明确,方法的实施也更为精准,带来了更为有效的重症临床治疗过程。

可见,思维方式不同,临床关注点就不同,知识点的管理和应用也不同,带来的临床行为不同,导致了重症治疗的不同效果。重症医学的临床管理,过程牵系结果,细节决定成败。

第三节　重症医学细节的点与过程的线之间的关系

重症病情机制特点决定了重症干预性治疗的关键位点。关键位点的出现成为了治疗过程的开始点。随着临床思路的延伸,出现后续的关键位点,并且关键位点也随着时间的位移而发生变化,这些位点连接成线,构成临床过程。这个过程本质上是点与线的因果逻辑关系,具有明确的系统性,由重症医学临床思维主导。

以脓毒症(sepsis)和感染性休克(septic shock)为例,可以清晰地发现重症临床治疗中细节的关键位点作用。仅就感染控制的细节与过程的相互作用、相互影响的关系,不难发现临床思维方式的重要作用。

感染诊断的确定一直是脓毒症临床管理的关键位点。从"脓毒症1.0"时认识到感染导致的SIRS,到"脓毒症3.0"的机体对感染反应失调引起的危及生命的器官功能不全,感染对于脏器功能的影响和后果越来越被大家所重视。序贯器官衰竭评估(Sequential Organ Failure Assessment,SOFA)评分被定义了脓毒症相关器官功能损伤的标准,当SOFA评分或其急性改变≥2分可提示器官功能不全或脏器功能障碍的加重,且感染越重对于脏器功能的损伤越大。当严重感染时,即便是经过充分液体复苏,持续的低血压的情况很难被纠正,血乳酸进行性上升,休克发生。这一病理生理学的改变,会进一步加重细胞水平的氧代谢障碍,导致细胞及组织器官功能受损。有研究表明早期识别感染并给予充分的抗生素应用可以明显减少患者的病死率。因此,对于脓毒症及感染性休克,应该第一时间判断患者的器官功能水平,努力做到感染灶的控制和清除。早期经验性抗生素的使用及目标性抗生素的调整,辅助以组织灌注导向的血流动力学治疗,对于重症感染的患者具有重要的临床意义。

首先,感染作为关键位点引出一系列临床诊断和治疗行为,包括感染灶的快速筛查,寻找明确的影像学和病原学证据,以及由感染导致的后果等等。临床上第一时间明确感染灶,并留取相关的微生物病原学证据是必要的。但重症患者往往病情危重、病因复杂、多部位感染并存使得早期快速锁定感染灶变得更加困难。重症超声可以快速识别胸部(肺部感染、感染性心内膜炎、胸腔积液)、腹盆腔(胆道系统感染、胃肠道积液积气、腹腔积液、实质脏器液性病变)和中枢神经系统(颅内高压)的感染。对于不同肺部感染所

对应的CT表现在超声上都有一定的提示作用。例如以肺实变和或局灶渗出为基础的大叶性肺炎、小叶性肺炎、支气管肺炎,在超声上表现为碎片征、空气支气管征;以双肺弥漫渗出病变为基础的间质性肺炎,则以B线为表现。有研究表明对于肺部感染的诊断重症超声优于床旁X线。但是血行感染和泌尿系统感染很难有超声的表现,临床上经常采用排除诊断。

其次,理解重症感染形成的本质原因是入路开放与屏障的破坏,有助于重症感染灶的筛查与管理。重症患者由于治疗的需要进行气管插管,留置中心静脉导管、尿管、胃管、各种引流管屡见不鲜。这些情况造成细菌入侵的新入路,破坏了机体原有的黏膜和血管的屏障功能,增加了院内获得性感染的可能。与此同时,一切的手术与创伤造成的屏障功能破坏加重,进一步增加了感染的风险。一旦细菌通过任意一个途径侵入机体,血流便会成为感染扩散的通道,并造成全身多部位的感染,致使感染加重或迁延不愈。因此,认识重症感染关键位点的内涵是解决重症感染和感染控制的关键所在。治疗过程中要及时准确区分感染与定植,减少抗生素使用和耐药性产生。细菌定植是各种细菌从不同环境移居至人体,并在一定部位定居和生长繁殖的过程。也就是说临床标本中可以分离出该种细菌,但患者没有感染的相应临床症状及体征,一般不需要抗菌药物治疗。

再者,细菌感染是指细菌侵入人体后,进行生长繁殖释放毒性物质并引起机体病理反应的过程,也即从临床标本中分离出致病菌,患者同时有感染的相应临床症状和体征,需要抗菌药物治疗。有些微生物的定植在一定的条件下会发展成细菌感染,这些微生物称为条件致病菌。ICU是一个复杂的环境,分布了各种条件致病微生物,重症患者身上检测出致病微生物非常常见,但并不是引发感染的唯一原因。例如鲍曼不动杆菌的分离和检出在ICU患者中十分常见,其定植率高于感染率。如果不能清楚地区分两者的关系,很可能导致临床上抗生素的滥用,诱导抗生素耐药性产生。在区分感染和定植方面需要考虑如下3个方面因素:①合格的涂片和培养结果;②临床症状体征,包括患者是否有发热、心率快、呼吸频率快、血压低、白细胞高等;③宿

主因素,如基础疾病、免疫状态、先期抗菌药物治疗、其他与发病相关的危险因素如机械通气与否等。要注意,ICU 中对于判断为定植的细菌,就没有必要使用抗生素,减少细菌耐药性的产生。

认知发酵菌与非发酵菌及其治疗,耐甲氧西林金黄色葡萄球菌(MRSA)与非 MRSA 及其治疗,念珠菌与非念珠菌及其治疗有助于感染病原的快速判断与管理。革兰氏阴性菌在 ICU 分离率较高。按照其能否利用葡萄糖分为发酵菌和非发酵菌。最重要的 ICU 发酵菌主要是产超广谱 β- 内酰胺酶(extended spectrum β lactamase, ESBL)的肠杆菌科,包括大肠埃希菌、克雷伯菌、奇异变形菌和阴沟肠杆菌。碳青霉烯类对产 ESBL 的菌株具有高度的抗菌活性,是重症感染的首选。对于轻中度感染(包括尿路感染、肝脓肿、胆道感染、腹膜炎、医院获得性肺炎等局部感染)可结合药敏结果选择 β- 内酰胺酶抑制剂合剂。碳青霉烯的暴露对于医院生态和个体生态均有不同程度的影响,容易导致二重感染,筛选和诱导出多重耐药菌,导致难治性感染。目前,耐碳青霉烯的肠杆菌感染是导致 ICU 重症感染高病死率的原因,对于此类患者,替加环素或者多黏菌素为基础联合碳青霉烯可作为临床选择,但更重要的是医院感染的防控。非发酵菌是指一群不能利用葡萄糖或仅能以氧化形式利用葡萄糖的需氧或者兼性厌氧、革兰氏阴性无芽孢杆菌,主要包括铜绿假单胞菌、不动杆菌属、产碱杆菌、伯克霍尔德菌、黄杆菌、嗜麦芽窄食单胞菌等。近年来,非发酵菌在革兰氏阴性杆菌感染中所占的比例明显增加。其多重耐药、泛耐药和全耐药菌株呈现不断增多趋势,可考虑替加环素或者多黏菌素为基础的联合抗感染治疗。

还有,革兰氏阳性菌主要是金黄色葡萄球菌和肠球菌。耐甲氧西林金黄色葡萄球菌(methicillin resistant staphylococcus aureus, MRSA)和耐万古霉素的肠球菌(VRE),成为 ICU 难治性感染和导致患者预后不良的主要致病菌。MRSA 主要的危险因素为老年、入住 ICU 和护理院、人工机械通气、留置导管、广谱抗生素和激素应用、肠外营养、透析、手术后伤口感染、毒品注射等。糖肽类药物万古霉素是 MRSA 的首选。血流感染与感染性心内膜炎中金黄色葡萄球菌所致者占 30%,MRSA 所致者病死率达

30%~37%,此类人群应引起临床重视。

肠球菌广泛分布在自然界,常栖居人与动物的肠道及女性的泌尿生殖系统,是人类的正常菌群之一。近年来,由于抗菌药物的广泛应用,使原本就对头孢菌素类、部分氟喹诺酮类、氨基糖苷类抗菌药物具有天然耐药的肠球菌耐药性进一步扩大,逐渐形成了多重耐药菌。耐万古霉素肠球菌(VRE)感染的发病率呈逐年上升趋势。VRE 可通过患者之间传播,也可通过医护人员将耐药菌传给其他患者,污染的环境、医疗器械等均可传播 VRE。目前常见的 VRE 感染发生相关的危险因素包括严重疾病、长期住 ICU 病房的患者;严重免疫抑制,如肿瘤患者;外科胸腹腔大手术后的患者;侵袭性操作,留置中心静脉导管的患者;长期住院患者、有 VRE 定植的患者;接受广谱抗菌药物治疗,曾口服、静脉接受万古霉素治疗的患者。尤其是对于肺部感染的患者,痰培养出 VRE 应区分定植还是感染,要综合考虑细菌的致病力和宿主的免疫状态。抗感染原则是检测细菌对所有可能获得的抗菌药物的敏感度,根据药敏结果选择敏感的抗菌药物予以治疗。

在医学上能够感染致病的真菌包括两大类:酵母菌和霉菌。念珠菌遍布全身,白色念珠菌是最常见的病原菌,非白色念珠菌,如光滑念珠菌、热带念珠菌、近平滑念珠菌、克柔念珠菌的感染比例在逐渐增加。在 2016 年美国感染病协会侵袭性念珠菌指南中提到念珠菌血症仍是美国卫生保健相关血流感染中常见种类之一,念珠菌血症死亡率可达 47%,发生感染性休克时更高,治疗时机把握和 / 或感染源控制与死亡率密切相关。侵袭性念珠菌病中分离病原体,非白色念珠菌菌株占大约 50%。非白色念珠菌感染的增加已成为全球性问题。念珠菌的来源可分为内源性因素(胃肠道与皮肤黏膜的定植)和外源性因素(手卫生与污染输液)。迄今为止,全球最大规模的念珠菌血症流行病学调查证实近平滑念珠菌位居全球念珠菌血流感染第 2 位。究其原因在于,近平滑念珠菌易于在全胃肠营养液中生长,在导管和其他装置中形成生物被膜,易通过手部在院内传播,容易累及病情危重的新生儿。念珠菌血流感染最重要的危险因素是多部位的念珠菌定植,另外一个危险因素就是腹腔大手

术。对于有念珠菌血症危险因素的患者需考虑是否有念珠菌感染。另外需要注意的是当怀疑有念珠菌血症时,可能合并念珠菌性眼内炎,需要常规行眼底检查。对于念珠菌的治疗首选三唑类药物,同时棘白菌素类药物也可选择。对于曲霉菌的感染,常有发病的危险因素,比如持续的中性粒细胞减少状态、进展期人类免疫缺陷病毒(HIV)感染、原发免疫缺陷、异体造血干细胞移植和肺移植。伏立康唑是首选的治疗药物。

另外,认知免疫低下与非免疫低下的病毒感染与抗病毒治疗,认识特别类型感染与抗感染特点,有助于早期判别感染病原和及时管理。免疫低下患者容易受到巨细胞病毒感染,非免疫缺陷的患者容易受到流行性感冒病毒、疱疹病毒等感染,具有季节性。临床症状和体征表现为发热、咳嗽、肌肉酸痛、胸痛、粒细胞减少、淋巴细胞减少等特点。影像上双侧斑片或毛玻璃影和实变影,往往双肺受累。病毒的病原学诊断困难,临床上应该对怀疑病毒感染的患者进行病毒抗体和 DNA 检测,进行积极呼吸支持管理,辅助以抗病毒治疗。激素和免疫球蛋白的作用值得商榷。特别类型的感染定义为非典型病原体的感染,包括支原体、衣原体和军团菌。这部分患者多来自社区。支原体和衣原体感染患者往往年龄<60岁,基础病少,持续咳嗽,无痰或痰涂片检查未发现细菌,肺部体征少,外周血白细胞<10×10⁹/L,影像学可表现为上肺野和双肺病灶、小叶中心性结节、树芽征、磨玻璃影及支气管壁增厚,病情进展可呈实变。军团菌病则可能发生于老年人群,以全身肺外症状为主,影像学可表现为磨玻璃影中混杂着边界相对清晰的实变影。我国肺炎支原体对大环内酯类药物耐药率高,但仍对多西环素或米诺环素、喹诺酮类抗菌药物敏感。而对于衣原体和军团菌,喹诺酮和大环内酯类药物是首选。

最终,关键位点形成点线与网络关系,进而形成基于医院感染防控的重症感染管理策略。重症感染的本质是入路的开放和屏障的破坏。对于重症患者进行各种有创性操作是不可避免的,除了抗生素早期快速合理应用外,更需要预防感染,降低感染的发生。当下由于免疫抑制人群和器官移植患者的增多,抗生素的滥用,导致 ICU 重症感染病原菌独特的细菌谱的产生,非发酵菌逐渐增加,多重耐药的肠球菌出现,非白色念珠菌和曲霉感染越来越多。正因如此,要想办法控制相关病原菌的传播。在这一背景下,笔者提出基于医院感染防控的重症感染管理策略:①封闭入路,降低菌负荷,避免感染;②接触隔离,环境清洁,避免交叉传播;③清除感染灶,区分感染与定植,避免不必要的抗生素使用,减少耐药。对于具体的实施方法,需要结合致病菌生物学特性、ICU 环境,以及重症感染患者宿主因素,重视人体、环境、空气和口咽定植的常见病原菌,注重医院感染的防控,从而降低医院感染的发生。

关键点就是细节,就是细节要点。从重症感染的第一个关键点出现,到之后的关键点序贯出现,看似同时存在,散在发生,但实际上充满系统性与因果性的相互关联,组成了临床治疗过程的连线。医务人员的临床思维方式不同,对这些细节知识点的发现能力不同,排列的方法也不同,而形成不同的临床行为。

第四节　细节与过程管理导致重症临床治疗的精准选择

重症医学通过监测指标,发掘病情深层机制,确定干预位点,使临床治疗无限趋于精准。重症医学的临床思维方式具有严格的逻辑推导和因果链接,从而形成系统性的思维过程,引导出相应的临床治疗过程。通常认为,重症经常是死亡前的暂停时刻。所以,无论是细节还是过程,关键节点的判断与干预,治疗流程的导向,时刻需要最接近正确的选择。这里说选择最接近于正确,是因为病情在一个时间点上,只有一个干预方法,一种治疗剂量是最为需要,也是最为重要的。正确的标准在患者那里,临床医师的选择应该是无限接近这个标准才能成为正确。因此,重症临床治疗从病因到预后整个过程具有天然的完整性。

重症医学是研究任何损伤或疾病导致机体向死亡发展过程的特点和规律,并根据这些特点和规律对重症患者进行治疗的学科。而任何疾病与损伤均可以发生发展为重症。在重要器官功能,如循环、呼吸、肾脏等的监测评估和支持方面,重症医学具有自己明确的专业特点。目前,重症超声技术已涉及心脏、血管、肺、神经系统、肾脏、消化系统、肌肉组织、躯体腔隙等几乎全身各个部位,根据重症医学对多器官功能障碍监测与治疗的思路,应用超声技术对病情进行阶梯性判断,对治疗进行定量管理,是重症超声对重症医学理念的重要实践与体现。

作为重症的前导疾病,传统疾病中各种病理生理的发生发展均可能影响循环和呼吸功能,从而诱发重症状态,最终导致血流动力学不稳定或呼吸衰竭。重症往往是在重症病因的基础上,在治疗干预的影响下,多个器官或系统功能同时或先后发生改变,或互为因果,或共同进退,其中的相互关联影响着重症治疗的实施与结果。因此,病因鉴别与管理对重症治疗的指导具有重要意义,而重症超声在其中发挥了不可替代的作用。

一、重症病因的早期识别

对于重症发生的病因,应该有比普通疾病更为深刻的理解。任何疾病都可以发展成为重症,当普通疾病转变为重症,就具有了重症发生发展的规律性,临床过程也具有了自身的特点。因此,不能说任何疾病的病因都是重症的病因。重症的发生应该经历这样几个阶段:基于个体的基础状态,从前导疾病作为诱发因素,促发重症病因,再由重症病因引发重症。

重症事件一般指已经或潜在危及生命的器官功能异常,如呼吸衰竭、休克和脑功能异常,而所谓心肺以外的多器官功能不全,经常也需出现呼吸和/或循环受累,包括脑功能异常的意识障碍,才被认为是真正的重症。其中,脓毒症(sepsis)是非常具有代表性的重症,是机体对感染的异常失调反应引起的致命性器官功能不全,心血管功能与呼吸功能不全经常是并发的基础表现,再合并或继发出现心肺以外的多器官功能异常。不同病原菌,从细菌到真菌,再到病毒,不同的侵入机体路径,不同基础的宿主或机体,如性别、年龄、基础病等,产生的感染,具有不同的

特点,机体的反应不同。一般肺部感染的脓毒症肺损伤的原发损伤,起始于肺泡上皮细胞与肺毛细血管的内皮细胞损伤,之后继发损伤加重,肺泡的上皮细胞与肺间质毛细血管内皮细胞同步受累,肺内皮损伤成为全身血管内皮损伤的重要组成部分;病毒性肺炎的原发损伤主要为肺泡上皮细胞受损,并与病毒的毒力与毒量,以及机体状态有关,经常持续加重较长时间,之后继发/并发肺间质毛细血管内皮细胞受累。再之后可发生心肺以外的多器官功能障碍。其中,氧输送器官中,肺受侵袭后,呼吸受累的表现尤为突出。由此可见,病毒性肺炎并不一定是重症,但作为前导疾病,诱发了肺泡上皮细胞与肺毛细血管的内皮细胞损伤。这个位点的机体损伤,达到一定程度,触发引起重症的连锁反应。这个位点,才是直接导致重症的病因。

若更进一步探讨重症病因形成的基础,基于以上所述,笔者提出了宿主机体失调反应的概念——以应激为代表的神经反应和神经内分泌反应,还涵盖了炎症、免疫、凝血、代谢等反应。在非失调范畴内,是宿主机体对疾病与损伤的合理反应。反应过度、不足或失调均促使心血管和肺的失调反应,再到组织器官灌注的异常反应。最终,导致重症发生发展。HOUR是重症发生发展的趋同因素,或称为重症的趋同病因。这个位点已经受到重症专业人员的持续关注,也是未来重症医学研究的核心内容。

从重症医学对休克认识的发展和临床治疗水平的提高,可以看出病情作为临床细节的关键位点在治疗过程中的作用和影响。随着对重症循环功能改变的认识越来越深入,重症医学愈发揭示了休克的血流动力学内涵,循环支持性治疗已从依据血压、心率等常规指标,发展至可直接面对心排血量、前后负荷等重要基本参数乃至氧输送的精确指导,并将这些原本孤立的参数变成连续动态、定量的指标,与治疗紧密联系。而重症超声能够充分体现上述血流动力学内涵的每一个环节,迅速剖析导致循环不稳定的主要位点,即重症病因。在此过程中,心脏超声能够通过下腔静脉内径和变异度评估容量反应性,通过腔静脉相关参数及心室舒张末面积作为心脏前负荷的有效替代指标,通过室壁运动及瓣膜血流情况评估心脏收缩舒张功能,通过流出道相关参

数评估心排血量,更能够及时准确地判断如心脏压塞、肺动脉梗阻、张力性气胸等梗阻性休克的病因。呼吸困难和氧合下降可以是重症患者呼吸循环受累的共同表现,是影响重症患者预后的独立危险因素。重症患者常见的肺部病变包括肺水肿、ARDS、肺部感染、肺栓塞、气胸,以及慢性阻塞性肺疾病(chronic obstructive pulmonary diseases,COPD)急性恶化等。肺部超声是近年来评估监测肺部改变、指导滴定治疗的有效工具,基于解剖、生理、病理生理、临床表现、传统影像学和呼吸困难的生物学特征,通过肺部超声的十大征象可对 90.5% 的急性呼吸衰竭作出快速、准确的诊断。而心脏超声观察到新出现的心功能弥漫抑制则提示临床需警惕脓毒症或药物等影响因素,进而及时为治疗指明方向。

重症患者的呼吸、循环,以及病理、生理变化还可相互作用,心功能不全可进展至心源性肺水肿,肺栓塞也可通过影响右心功能进展至梗阻性休克。重症超声不仅可在同一时间评估循环与呼吸改变,同时能够监测器官灌注改变,并可动态反复进行,进而准确指导滴定治疗。

二、前导疾病的及时评估和判断

重症多是由不同的疾病或机体损伤所致。这些疾病或损伤不一定导致重症,也同样不一定是重症本身。但任何疾病或损伤都可以成为重症的前导因素。所以,对前导疾病的评估和判断仍然是重症医学临床治疗的思维范畴。

(一) 循环系统

循环功能波动可由重症超声监测迅速判断其原发病情况,即前导疾病,从而揭示进展至重症状态的诱因。例如,心脏超声能够通过观察室壁节段性运动发现冠状动脉事件并评估冠状动脉罪犯血管,能够观察腱索断裂、室壁瘤形成并评估相关并发症,能够通过评估心脏功能如收缩、舒张功能及心排血量鉴别休克类型(是否为心源性休克),从而环环相扣,完善了从前导疾病进展至循环受累的监测及评估,而肺部超声同心脏超声的结合还能够评估是否为心源性肺水肿,最终指导实施血管再通、容量管理、血管活性药物干预等治疗方案。此外,除了常见的冠状动脉事件或感染相关进展所致的循环衰竭,还需警惕肺高血压、心肌相关疾病,以及血管炎相关疾病

等罕见病。

世界卫生组织分型时,根据肺高血压的病因将其定义为动脉性、左心疾病相关性、肺部疾病相关性、慢性血栓栓塞性及不明原因引起的肺高血压。对此,肺部超声联合心脏超声能够协助判断其病因,充分评估肺动脉压力、内径、血管阻力及右心功能,通过右心大小、室壁厚度等判断病程的急慢性,充分评估病情及预后。心脏超声可通过观察室壁运动、薄厚、对称性、异常强化、收缩功能等,早期发现心肌相关疾病,如限制型、扩张型、肥厚型或梗阻型心肌病,也可评估流出道梗阻,作为调节血管活性药物的参考,实现从病因到治疗的转化。血管炎类疾病根据受累血管类型可分为大血管炎(如大动脉炎、巨细胞动脉炎),中等血管炎(如结节性多动脉炎、川崎病)和小血管炎(如肉芽肿性多血管炎、嗜酸性肉芽肿性多血管炎),大中小动静脉均可受累(如白塞病)。其中大动脉内膜增生,颞动脉"晕征",心脏瓣膜、肺、肾等受累均可充分利用超声影像早期诊断,前导疾病的早期干预在此类疾病中同样起到至关重要的作用。

(二) 呼吸系统

低氧甚或呼吸衰竭的机制纷繁复杂,不同病因的治疗方向可能截然相反。其中最为常见的病因包括 COPD 和 ARDS,肺部超声有利于早期鉴别胸腔积液、气胸、肺部感染及静水压升高所致心源性肺水肿,有利于指导肺复张及呼吸机参数滴定,从而影响治疗的原则及方向。在感染性疾病方面,肺部超声、胆系超声、泌尿系超声均能够协助早期定位感染灶,心脏超声能够及时判断分布性休克患者的容量管理及血管张力评估,从而对治疗起到决定性影响。

呼吸衰竭除了常见的 COPD、ARDS 等,还需警惕弥漫性肺间质病变、呼吸肌相关病等一系列疾病。肺部超声能够判断疾病以局灶病变或以弥漫渗出为主,因此对于此类以间质病变表现为主的肺部疾病的诊断及鉴别诊断优势明显。在肺间质病变的病程进展过程中,从以细胞成分为主到以纤维化成分为主,从慢性进展到急性发作,均能够在超声影像上充分展现。此外,对于神经肌肉疾病所导致的限制性通气功能异常,也能够通过对膈肌运动的评估起到辅助判断的作用。

三、重症临床干预方法的精准调控

重症临床治疗方法通常具有明确的干预性。干预本身不仅具有预期的治疗作用,也有对机体产生再损伤的作用。再损伤是指在临床干预过程中,在治疗作用机制的方向上,对机体产生的损害。治疗和再损伤是伴随存在的,再损伤已成为临床干预的一部分。再损伤的程度与治疗强度、治疗时间、病程所处的阶段存在相关性。再损伤严重可影响预后,在临床决策时需权衡治疗和再损伤的利弊,结合病情所处的阶段,给予适当治疗强度和合适治疗时程,尽量减少或避免再损伤的发生和发展。在临床工作中,正确地认识和理解再损伤的病理生理内涵,会起到促进临床治疗的作用。对于某一具体临床干预手段,在不同的情况下,再损伤和治疗作用是可以相互转换的。

首先,应该强调,重症干预的治疗和再损伤伴随存在,对再损伤评估有助于促进精准治疗的实施。治疗作用和再损伤作用都是血流动力学干预的结果。两者的区别在于我们的治疗目标是什么? 为了提高心排血量,我们需要增加前负荷和心肌收缩力,此时心脏做功增加是干预手段的治疗作用。而在治疗目标为保护心脏,降低心肌氧耗时,上述的治疗作用就转换为再损伤作用了。治疗和再损伤在血流动力学干预过程中始终伴随存在,并在一定条件下可以相互转换。另外,无论是定位于治疗作用还是再损伤,所有干预后的结果都是机体的反应,再损伤帮助我们评估当前干预的强度和有效性,帮助我们更好地获得治疗目标。如在扩容过程中,CVP 的升高,对于心脏压力负荷指标和静脉回流指标应归于再损伤范畴,但 CVP 的升高可以帮助我们更好评估扩容治疗的安全性。

其次,不适当的治疗目标加重再损伤。确定和维持适当的治疗目标始终是血流动力学治疗的重要任务,因为过高的指标和过低的指标都会对机体造成损害。如果不能达到适当的血压和心排血量,组织灌注不足,将会导致器官功能损伤。另一方面,过度的灌注不能进一步保护组织和器官功能,反而增加容量过负荷和心脏做功。确定适当的治疗目标是减少再损伤的重要前提。

重症干预的液体与容量治疗最能体现治疗与再损伤。在休克容量复苏时,应评估提高氧输送的必要性和有效性,避免过度容量复苏导致的器官功能损害。根据血流动力学"ABC 理论",容量复苏是休克复苏的第一步,是提高氧输送的重要手段,但不是唯一手段,也不是始终有效的手段。在心功能曲线的上升阶段,通过增加心脏容量负荷可以提高心排血量,从而提高氧输送。此时容量复苏具有有效性。但达到平台期,再提高容量负荷,心排血量改善极为有限,此时继续容量复苏是无效的,反倒造成了容量过负荷导致一系列后果。另一方面,休克复苏过程中,单一容量复苏往往不能完全纠正休克。当心功能受损时,即使已经进行了充分的容量复苏,心脏可能也不足以达到目标心排血量,此时需要针对心脏的正性肌力药物来进一步提高心排血量。当外周动脉血管存在麻痹时,即使心排血量足够的情况下,因形不成有效的灌注压,也不能使组织获得有效的灌注。此时再提高心排血量已无必要。

此外,在血流动力学治疗过程除了实现治疗措施需要达到的治疗目标以外,还可能造成治疗目标以外机体的改变,这些改变均应归于再损伤范畴。严重时甚至对相应治疗造成严重影响。针对这些再损伤应该进行充分评估。如何避免、减少或采取相应措施弥补再损伤的后果都需要纳入血流动力学治疗的整体策略中。如根据对容量状态的定量评估进行液体治疗,有助于减少液体过负荷所致的再损伤。随着病情改变,组织灌注对容量的要求会发生明显改变。同时,随着液体的再分布,容量状态自身也在动态改变。反复评估当前容量状态是液体治疗的基础。在此基础上进行液体治疗,以满足最适心排血量前提下的最低 CVP 为标准,可以有效避免或减少液体过负荷导致的再损伤。所以,管理再损伤是血流动力学治疗的重要组成部分。

可见,重症的临床过程由不同的细节组成。对这些细节的认知和管理取决于重症医学专业人员的临床思维方式和已有的知识点积累。细节是临床治疗的关键位点,目的决定临床治疗的方向。重症医学的临床思维将这些细节连接为过程,为这个由细节组成的临床治疗过程确定方向。

(王小亭)

主要参考文献

［1］刘大为, 王小亭, 张宏民, 等. 重症血流动力学治疗——北京共识 [J]. 中华内科杂志, 2015, 54 (3): 248-271.

［2］毛佳玉, 王小亭, 刘大为. 重症超声赋予重症无处不在的病因管理 [J]. 协和医学杂志, 2018, 9 (5): 404-406.

［3］SU L X, WANG X T, PAN P, et al. Infection management strategy based on prevention and control of nosocomial infections in intensive care units [J]. Chin Med J (Engl), 2019, 132 (1): 115-119.

第二章

细节与过程

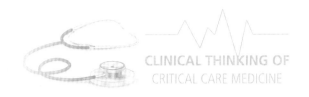

第三章 疾病的信号表达方式

疾病,广义上讲是指机体功能由正常到异常的过程。中华文化中,"疾"字中的"矢"是指箭,而"病"字中的"丙",则属火,寓意是外部的箭引起内在的火。这两层含义同在病字框架之下才形成疾病。这样的表述虽然朴素,但其中传递出的信息却非常明确地表达了疾病的属性和内涵。时至今日,无论是公众的理解,还是专业的定义,对疾病的解读和相应的临床行为仍然是以这个平台为基础。

医学的发展使人们对疾病的理解不断走向机制的更深层面,每一步的进展都依赖于疾病信号的表达。从医学的整体上,疾病仍然是指机体在一定的条件下,由病因损害引起机体自身稳定调节功能紊乱而发生的异常生命活动过程。疾病的自然过程以细胞的结构功能障碍为基础,逐渐演变发展出现脏器功能障碍,最终以死亡为终止。当医学发展出不同的专业学科,疾病则因为不同的病因、累及相应的器官、需要不同的治疗方式而被划分为更加深入、更加专业化的定义范畴,如感染性疾病、外伤、心肌梗死、肺水肿、内科疾病、外科疾病、临床综合征等等。人们对重症的认识和理解就产生于医学的这个发展过程中。

重症,可以由任何疾病或损伤导致机体的损害引起,是一个或多个器官或系统功能受累,已经或潜在危及生命的临床综合征。虽然可以由多种疾病和损伤因素引起,但不同重症的发生发展机制有着共同的病理生理发展通路。与起到诱发作用的前驱疾病不同,重症的临床过程有着明确的自身特点和规律性。临床上,疾病如果持续向重症发展,会经历不同的病程阶段,如疾病的发生阶段、全身性失衡及异常反应阶段、多器官功能障碍(死亡前暂停时刻)等。当疾病发展到一定程度,或者病因损害过强,或者特殊病因的作用下,机体的代偿调节系统往往不能胜任消灭疾病的角色,反而因复杂的相互作用而加重紊乱程度,加剧病情的进展,使原有的疾病成为重症。像是"疾"和"病"的传统内涵,外面的"箭",引起内在的"火"。可见,疾病发展的阶段虽然不能截然分开,但每一个阶段都有不同致病因素的加入,病情机制的改变,疾病的性质也发生了重要的变化。

重症医学是研究机体向死亡发展过程的特点和规律性,并对重症进行临床治疗的学科。因此,识别疾病的发生和进展、掌握疾病的演进规律,对于重症的临床治疗尤为关键。人体在结构、功能、内在环境发生异常变化的过程中会表现出一系列症状、体征和生化改变的外在表象,这是机体因疾病发送给外界的信号。通过信号提示和引导,诊断和临床治疗重症的过程,也是疾病相应的信号发展变化的过程。所以信号是疾病的构成,是医师认识疾病的唯一方式。

第一节 信号的本质与特征

信号是疾病的外在表达,是疾病的基本元素   之一。信号可以是疾病对机体损伤造成的后果,例如皮损、肢端坏死、伤口、意识障碍等，也可以是机体代偿和反击的外在表现，例如在休克状态下心率增快、心脏动力增强等，也可以是失代偿的表现，如乳酸升高、尿量减少、肌酐升高等。信号具有两个特征，一个是属性，反映了信号的代表性；另一个是程度，反映了疾病的状态和趋势。例如，乳酸、中心静脉血氧饱和度等作为氧代谢的指标，反映的是细胞和全身氧代谢这一属性，它们的值反映了氧代谢平衡的程度水平；中心静脉压反映的是中心静脉压力这一属性，它的值反映了压力的状态，值的变化反映了变化趋势。基于信号的属性，我们可以将信号分类，同一属性的信号可能有多种，它们组合在一起相互印证或者更全面地反映疾病的特征。例如，外周静脉压、中心静脉压、右房压、肺动脉楔压、左房压、外周动脉压等均属于压力性信号，它们反映了血流径路不同位点的压力情况，组合在一起可以揭示血流异常的产生位点或原因。

信号是客观存在的。作为疾病的构成元素，信号具有客观存在性，只伴随疾病的进展和机体的反应而改变。不同的监测手段评价同一信号

的值和状态可能不同，但是信号本身的价值和内涵并没有发生变化。这也反映了一个重要的问题，那就是信号的提示和引导作用取决于我们对信号的测量、评价和解读。所以，信号的准确性是基础。获取信号的方式或手段是影响准确性的第一要素，如果采用仪器来获取信号，则仪器的工作原理影响着信号的准确性；如果通过医务人员的主观评判来获取信号，则主观评判的能力决定了信号是否准确。这也是临床医师要通过严格的技能培训的原因。

对于重症患者而言，因为疾病已经进入重症阶段，机体的紊乱程度更重，代偿和应激机制复杂，脏器障碍相互关联，因此信号量更大，信号种类要求更多，反映的情况更加深入。在此情况下，信号获取手段常常需要借助特定的仪器和设备，例如中心静脉导管、肺动脉漂浮导管等；而为了提升信号的维度，反映更多的临床信息，可视化技术应运而生。重症超声能够在床旁即时、动态地采集关于重症患者脏器结构、形态、功能、血流、运动、压力等多方面信号，为临床分析疾病特征和演进提供关键信息，提升诊疗决策质量。

第二节　信号集与信号链

疾病在同一时间点可能表现出众多不同的信号，而随着疾病的进展，同一信号也会发生变化。因此，临床医生往往接收到的都是不同类别的信号，其中一些信号存在机制层面的相互关联，往往相互补充，共同反映了某种疾病状态的特征，因此它们的集合成为"信号集"，包括症状、体征、病理生理状态、生化指标、血流动力学指标等；例如，血压、心率、血管活性药物用量、心脏动力、毛细血管再充盈时间、乳酸等是血流动力学状态的信号集；氧合指数、二氧化碳分压、呼吸频率、潮气量、气道力学等是肺通气换气能力的信号集。疾病过程中有关联信号的动态变化反映了疾病的进展和脏器功能的变化情况，可称为"信号链"。例如，呼吸力学变化、氧合指数变化、肺部超声充气评分等都是肺部病情演变的信号链。

信号集是客观存在的，识别和辨别、提炼信

号集所反映的疾病特征，将直接决定临床医师的临床行为及其造成的后果。例如，乳酸升高、毛细血管再充盈时间（capillary refill time，CRT）延长、静动脉二氧化碳分压差升高、重症超声评估全心高动力状态、下腔静脉纤细短轴水滴样改变这一信号集，引导液体复苏的临床行为，并追寻容量不足的原因；信号链的动态分析则有助于反映疾病的演进和治疗的效果，有助于把握治疗时机、治疗分寸、平衡治疗与伤害效果，校正临床行为，使之更符合治疗的目的。例如，前述信号集的动态监测，2 小时后乳酸下降、CRT 恢复、GAP回归正常，提示治疗目标和目的的达成，液体复苏终止。又例如每小时尿量、肌酐清除率的变化这一信号链，在 AKI 诊断明确下有助于权衡 CRRT的上机及撤离；当然此时对信号集的分析对诊断AKI 病因和血液净化的决策也很重要。信号链的分析要注意辨别出符合病情预期的合理波动，

比如体温的波动、治疗过程中氧合指数的波动等,并非一定是病情加重或者减轻造成的,避免因为这种合理波动而造成误判,频繁调整治疗方案而使治疗愈加复杂化。

第三节　信号的识别与获取

信号客观存在,但是却需要临床医师通过技能或者设备来识别和辨别。基本的"望、闻、问、切"其实就是识别和辨别信号的技能,只不过需要头脑和经验进行转化。各种实验室检查、影像学及临床设备监测也是采集信号的方式,这些信号是客观存在的。信号的准确性是认识疾病的基础,因此信号的来源决定了其可靠程度。客观监测设备提供的指标取决于设备的质量和原理,往往通过验证和质控就能反映客观存在,其可靠性相对容易把控;而技能依赖型信号包括查体、影像学判读等则依赖于医师技能、经验、思考能力和判读复杂度。在准确的基础上,信号的内涵就能体现出来,即其代表了疾病的发生及演进过程、器官功能及储备情况。通过信号分析,临床医师能掌握疾病状态、脏器受损情况和进展趋势,推进合理的干预和治疗,并且评判效果与副作用、动态校正治疗方案。

所以,临床医师既要善于识别和收集信号,提升技能来增加信号的准确性,更需要善于总结分析信号间的内在联系和逻辑关系,提炼出相对更加准确、导向性强的信号集,突出疾病的特征以便更准确和高效地发现和诊断疾病。

在众多信号获取手段中,可视化技术具有巨大的优势。其能直接获取包括结构、功能及运动信息在内的多维信号,这些信号往往又能内部验证,有质控的内涵。同时,其他数据型信号其价值和解读往往又依赖于脏器的结构与功能,所以可视化技术经常是信号获取的基础。重症超声作为能够在床旁反复进行、无创而无害的可视化技术,得以在重症中广泛使用。

第四节　信号的统一性和疾病的特异性

疾病具有特异性,不同种类的疾病具有不同的演进特征。疾病作用于不同的机体又会产生不同的损害。但是由于信号都是通过机体对疾病的反应而表现出来的,所以信号又具有普遍代表性,不同的疾病可能产生同一类信号。例如发热是感染的常见信号,但是也可能是其他多种疾病的信号,例如肿瘤、应激反应、中枢性疾病等等。因此从单一信号上溯疾病就显得比较困难。但是因为信号集的关联性,能更准确地突出疾病的特征,所以提炼出一个个信号集,就更能达到高效而准确的疾病诊断。例如发热加上白细胞升高,这一信号集突出了炎症反应的特征;再加上降钙素原(procalcitonin,PCT)升高、细菌学异常等形成的针对性更强的信号集,则突出了细菌感染性炎症的特征;再加上痰液性状异常、肺部影像学异常等,形成更好的信号集,则突出了肺炎的特征。

另一方面,有一类信号作为脏器损伤和全身紊乱状态后果的标记,也能客观反映疾病的作用状态。下腔静脉变异度、左室流出道速度时间积分、热稀释法测量的 SV/CO、GAP 等信号反映机体不同部位的流量情况;CVP、PAWP、血压等反映机体不同部位的压力情况;乳酸、SvO_2 反映机体氧代谢情况,这些都是客观存在的现状,与疾病的类别没有直接关联。从脏器的支持和保护角度,信号的统一性为血流动力学治疗提供了非常好的铺垫,使得我们能够在重症统一的思维体系下在信号的动态变化引导下推进目标导向的血流动力学治疗。同时,在对信号的监测和分析中诊断特定的先导疾病,从源头着手进行血流动力学治疗。

第五节　解读信号的临床思维方式

对于新出现的信号,可以先通过归纳性思维拟定可能的潜在有关联的信号,然后以此为线索发散开来,通过问诊查体甚至追加其他检查手段来挖掘,深入到脏器功能、血流状态等层面,形成明确的信号集,引导对疾病的更深认识,完成诊断,产生治疗方案。产生方案的过程中,重点梳理治疗的目标和目的,然后动态地以一个个的目标为主线,再获取信号形成信号链,调整治疗方案直到效果显现,达到治疗目的。比如,在治疗过程中患者出现人机对抗,呼吸频率增加,不能只满足于调整呼吸机及加深镇痛镇静来促进人机配合,而要通过呼吸力学测量、肺部超声、床旁胸片、生化检查、痰液分析等挖掘出新的信号集,通过痰液性状变化、肺实变增加、顺应性下降、炎症指标上涨等确定新发感染的存在,及时治疗,避免延误病情。然后以呼吸频率为首先治疗目标,以炎性指标、痰液性状变化等为下一治疗目标,动态监测形成信号链,判断当前方案抗感染的效果,及时调整方案。对于表现为休克信号集的患者,需要通过重症超声心脏结构功能的基础监测,再结合结构、压力、血流、氧代谢等信号掌握目前的血流动力学状态,找到进一步的治疗目标,同时深入分析休克的本质和演进特点,确定达到该目标的切入点,推进治疗直到达到目的。

分清"疾病"与"信号",有助于在临床诊治过程中把握行为本质,避免思维误区。要牢记治疗的过程是治疗"疾病",而不是治疗"信号",但对疾病的治疗效果则是通过"信号"链的变化来反映的。了解了信号的内涵,也了解了如何避免被信号误导,更深入地认识疾病。把握了信号的变化,就掌握了疾病的演变规律,更好地治疗疾病。

(康　焰)

主要参考文献

[1] 刘大为. 重症治疗: "目标"与"目的"[J]. 中华危重病急救医学, 2015, 27 (1): 1-2.

[2] 尹万红, 张中伟, 康焰, 等. 重症超声核心技术与可视化诊疗核心技能 [J]. 四川大学学报 (医学版), 2019, 50 (6): 787-791.

[3] VINCENT J L, RHODES A, PEREL A, et al. Clinical review: update on hemodynamic monitoring-a consensus of 16 [J]. Crit Care, 2011, 15 (4): 229.

[4] BROCHARD L, MARTIN G S, BLANCH L, et al. Clinical review: respiratory monitoring in the ICU-a consensus of 16 [J]. Crit Care, 2012, 16 (2): 219.

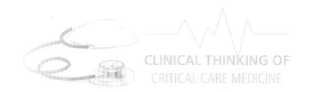

第四章 监测与治疗的形成

　　监测与治疗,是重症医学临床工作的基本组成部分,几乎是每日临床上必须面对的工作内容。同时,监测与治疗又是展现重症医学专业人员临床能力的最终表达形式。实际上,监测与治疗有着各自的内容与方法,但在重症临床管理中却是彼此依赖,缺一不可。监测若离开了治疗,则失去了存在的意义;治疗离开了监测,就没有了方向和强度。正是重症医学临床思维将监测与治疗紧紧地捆绑在了一起。

　　思维是感觉与意识的螺旋。临床思维是从感受临床信息,到将这些信息与知识积累结合而产生意识,再到由意识决定临床行为的过程。临床工作看似复杂,但临床思维仅仅发生在医务人员的脑海中,是医务人员的临床核心位置所在。如果独立于临床思维之外,监测与治疗就成了两个独立的客观个体,医师也失去了自己的临床位置。如果失去了临床思维的捆绑,监测与治疗则无法成为一个整体,也就没有继续存在于重症临床的必要性。重症医学的临床思维成就了监测与治疗的形成与存在。

　　重症临床医疗有着自身明确的特点。调整监测与治疗,是重症临床工作时刻思考的内容。比如,1例45岁的男性患者,因二尖瓣狭窄伴关闭不全,肺动脉高压行二尖瓣成形术后收入ICU,尿量逐日减少,肌酐上升,不能脱离呼吸机,CVP是20mmHg;考虑容量过负荷是患者的主要矛盾,应该通过血液净化进行脱水治疗。但是,行血液净化后还没有开始脱水血压就迅速下降,从而被迫扩容和增加去甲肾上腺素的剂量,未能达到脱水的目的。此刻进入大家脑海的首要的几个问题一定是:①患者目前的主要问题是什么?②需要调整哪些治疗和监测?第一个问题不难回答,大家容易形成共识,即容量过负荷和脱水之间出现矛盾,下一步如何管理容量。第二个问题似乎也很容易给出答案,但是不同的思路给出的答案或许不同,不同的答案又走出不同的诊疗途径,有的走得通,有的走不通;可能一边是力挽狂澜,另一边却是力不从心。因此,有必要从总的原则上讨论一下治疗与监测的形成思路。

　　监测与治疗的形成,是重症医学专业人员为患者建立与实施特定的管理方案的具体过程,是重症医学先进理念和技术在临床实践中接受综合检验的具体过程;它既是一个方案的拟定过程,又环环相扣地包含着方案的一步步实施和调整。如果展开成具体的工作,就是我们每天或是每时每刻都在思考和解决的这些紧密地连在一起的问题:我们治疗的目的是什么?实现这些目的需要以什么为目标?而这样的目标需要实施什么监测来获得相关的参数?现有的参数能告诉我们什么?通过什么样的治疗手段才能达到既定的目标?达到了或是达不到时下一步怎么办?这好似站在路口时,首先得知道要到哪里去;当看到了一些路标,有了大致的方向,还需要走走看,根据具体的情况决定采用继续目测路标和景观与建筑物特征,还是使用导航仪,或是手机里的导航软件,来肯定或是否定刚刚走过的这一小段路,然后再决定后面的路是否需要调整方向,应该采用什么样的交通工具。路可以重复走,然而,一个重症患者的关键治疗往往只能给你一次机会;因此形成一个正确的监测与治疗思路十分重要。

第一节　监测与治疗的概念与内容

在讨论如何形成监测与治疗的思路之前,我们先看看什么是监测,什么是治疗,它们都包括哪些内容。

一、监测

监测,是发现已经存在于机体的生理过程和病理变化,包括症状、体征和参数等都可作为监测指标。由监测的概念可以看出,监测不是贵重仪器的专利。虽然 ICU 内有种类繁多的先进设备用于监测重症患者的病理生理改变,但是不需要特殊设备便可获得的症状和体征仍然是不能忽视的内容。患者是否病情出现了变化、有没有必要做机械通气的准备、补液是否有效等问题,常常可以通过急性病容、皮肤湿冷、脉搏、血压、呼吸频率、体温、尿量、水肿和体重等常规的临床参数获得答案。当然,重症时机体变化的复杂性常常对治疗提出更为苛刻的要求,而精确的治疗依赖于在传统临床观察的基础上更进一步对病情实际状态的跟踪和把握。中心静脉压、心排血量、颅内压、腹腔内压、动脉和 / 或静脉血气分析、肝肾功能的化验等除了可以进一步验证初步的想法,更是滴定式治疗的得力助手。

监测有定量与定性之分。其中定性监测与诊断有相似之处,但监测更强调连续性。当连续性的定性指标加入了时间的概念后,就又有了定量的成分。如关于尿量监测,少尿和无尿是定性监测;但是少尿或无尿多少小时、单位时间内的尿量就属于定量的范畴;单次无尿可以是用于急性肾损伤的诊断,而反复监测到的多次无尿则是在针对急性肾损伤进行的干预中的重要的监测数据,但无尿 6 小时就不再是单纯的定性指标。

在监测的价值层面,可能有人会把指标分为好的监测指标和坏的监测指标,或是热门的指标和过时的指标。一些临床常用的指标已被人为地附加了种种光环,一旦发现光环不在,甚至可能不在时,其价值就会受到怀疑。实际上,除非测量错误,绝大多数监测指标都能反映机体某个部位当时的具体情况。指标没有好坏,但是使用者把它翻译成临床语言的能力有高低。以中心静脉压等压力指标代替容量,是 ICU 医师临床工作中的多年习惯。当临床上可以应用更贴切的容量指标时,对 CVP 的质疑也就油然而生。但是,当我们将压力指标回归到压力时,就会发现压力本身可带来更为重要的临床信息,对干预方法的实施有着更明确的指导作用。可以客观地讲,坏的监测指标是不存在的,而所谓过时的指标却常常使我们对之有了更深的理解,从而可以从中获得更多的信息。

在监测手段上,从创伤大小的角度看,有无创、微创和有创之分。比如心排血量就可以通过无创的超声方法,微创的脉搏轮廓分析法和有创的肺动脉导管进行监测。根据监测的频率,又可分成间断法和连续法。早期的肺动脉导管需要通过注射冰水得到间断的心排血量数据,后来加热导丝的出现便可通过新型的肺动脉导管获得间隔只有几分钟的连续的数据,而脉搏轮廓分析法则是更高频率(20 秒)的连续监测。而从费用的角度上看,有费用高低的区别。生命体征、中心静脉压和有创动脉压等都属于低花费的监测项目,而有创的心排血量、颅内压监测等因为耗材价格与技术要求都高,属于比较昂贵的监测项目。

从数据的处理方式看,有人工与人工智能(AI)之分。随着人工智能技术的发展,监测的手段也在从传统的人工监测,向计算机辅助的人工智能的方向发展,有望整合更多的同步信息,从而更及时地、可靠地发现患者的病情变化,甚至给出下一步的治疗建议。

监测最重要的价值是为评估病情实施治疗提供重要的依据,因此,解读这些定量或定性的参数比通过各种方法获得这些参数更重要。监测指标所反映的病情,既包括疾病本身的病理变化,也包括患者对治疗的反应。比如监测休克患者的动脉血乳酸变化,一方面看到的是休克的发生发展过程,另一方面体现的患者对容量复苏、血管活性药物的使用等治疗反应。在解读监测参数时,一定要兼顾到这 2 个方面。

二、治疗

治疗,是根据已有的理论,按照已经发生的或是预测将要发生的变化,应用针对性方法进行干预的过程。重症治疗通常表现为不同的临床问题和众多的治疗方法在同一时间点集中出现,体现出重症的复杂性。在这种复杂中理出治疗思路的头绪,排列出治疗方法的实施顺序已经成为对临床工作的基本要求。要达到这种基本要求,不但要对病情进行实时的判断,而且要做到切实掌握治疗方法。只有对治疗方法的干预性真正理解并且把控,才有可能使治疗方案更接近病情的实际需求。可以看出,这包含了两个层面的内容:首先是确定治疗策略,进而是在策略的框架内规定治疗的方法。策略决定了治疗的方向,决定了治疗的必要性;方法则决定了某个具体的临床行为,需要接受具体指标对其实施的限定和对结果的判断。同时,重症医学更强调患者各个器官和系统组成一个整体,不管如何对治疗方法排序,都必须整合患者所有的治疗。

治疗包含着再损伤。再损伤不可避免地存在于治疗之中,与治疗不仅只有针锋相对的一面,还有着相辅相成的另一面。由于再损伤的出现,干预的过程才能够向治疗的方向发展,不同的干预措施才能够更为有机地联系在一起,促进完整治疗方案的形成。呼吸机相关性肺损伤是典型的再损伤。即使有这种再损伤的存在,在呼吸机应用之初,这种干预方法也大大提高了当时的治疗水平。正是由于再损伤的存在,在之后的机械通气发展过程中,对干预目标、监测指标、定量管理等方面的研究及发展一直围绕着再损伤进行。肺保护性通气策略的出现为这种干预措施的治疗与再损伤规定了更为明确的临界值,更为准确地规范了临床行为,治疗的效果也大大提高。目前,这个发展过程仍然在继续进行中,机械通气与急性肾损伤、急性循环功能障碍的相关机制正在被逐步理解和发现。在个体患者的干预过程中,对再损伤的认识也可增加治疗的完整性。首先,临床治疗方案通常由多种干预方法组成。某一种干预方法的再损伤为另一种方法提供了被选择的基础。机械通气在增加血氧含量的同时增加了胸腔内压,减少了静脉回心血量,导致血压下降。针对这种再损伤的出现,应用呼吸机时的静脉补液,增加静脉回心血量,就成为应该与呼吸机同时应用的另外一种干预方法。这种干预方法应用于临床后,大大减少了由机械通气导致的低血压状态。新方法的加入带来新的治疗与再损伤,新的再损伤又可能带出新的干预方法,从而使治疗方案趋于完整。其次,某个具体干预措施会因为再损伤的可能出现而实施得更加精确。再有,讨论再损伤,前提是我们给予的是治疗,当我们思路和方向发生根本错误的时候,给予的"治疗"就可能不是患者必需的治疗,那么"治疗"就不是治疗,也就没有谈及再损伤的基础。可见,治疗与再损伤共同构成了临床干预过程。再损伤在干预的开始就与治疗同时存在。再损伤已经不再仅仅是"副作用"的概念范畴,"避免副作用"也不再是像以往那么有可操作性的具体临床行为。所谓"作用"与"副作用"通常可融为一体,共存共长,甚至互为因果。这个问题之所以重要,除了上述自身的重要性之外,它几乎还是每位临床工作者触手可及、每天都必须面对、必须回答的问题。

治疗是患者需要的治疗,不是医师需要的治疗,在这样正确的理念下的治疗才是以患者为中心的治疗。重症医学科如何治疗,而专科会要采取另外的策略是并不少见、本不该出现的争执。因为患者作为一个整体,不管谁来治其具体存在的问题都实实在在地在那里,任何从某个学科的角度出发提出的治疗方案,都是违背以患者为中心的原则的。在重症治疗中涉及不同学科和专业的问题时,或是有不同领域医务人员参与时,重症医师只有对整体进行了正确的把握,才能在多学科合作中给予患者合适的治疗。

根据治疗的目的,治疗可分为对症治疗和病因治疗。认为重症医学主要是对症治疗的观点是不正确的。重症医学从来都不忽视病因治疗,比如感染性休克的病灶引流和抗生素的使用,就是针对原发病进行病因治疗的典型例子;擅长重症血液净化的专家也往往精通急性肾损伤、多器官功能不全和中毒等病症的病理生理机制,懂得如何通过病因治疗避免患者不必要的使用血液净化。

根据治疗的方法,治疗可分为药物和非药物治疗两个部分。在重症医学中,非药物治疗常常占有更大的比重,比如呼吸机支持、呼吸治疗、体外膜氧合治疗、血液净化治疗等。在部分非药物治疗中，根据治疗所起作用的不同，有支持、替代和治疗的区分，但两者之间常常难以清晰界定。比如急性肾损伤(acute kidney injury，AKI)时进行血液净化治疗，如果肾功能完全丧失，起到的就是替代作用，但这种替代又是不完全的，比如肾脏的内分泌作用就不能被血液净化所替代；从另一角度看，血液净化为部分患者肾脏功能恢复提供了时间，也是有支持治疗的成分。如果肾功能只是部分丧失，血液净化就可以与患者的肾脏同时发挥作用，因而支持的比例可以更大。至于血液净化是否有明确的针对肾脏本身的治疗作用，大家仍没有统一的共识，但从某些病理生理学角度讲，不能排除这种治疗的成分，比如说容量过负荷是 AKI 的致病机制之一，清除了部分容量就是对肾脏的病因治疗；而有关损伤因子的

清除的相关研究，更是给血液净化作为病因治疗手段的前景带来希望。可见，某种治疗手段能起到什么样的作用，还取决于我们对疾病的认知和对治疗手段的把握。

正确的临床思维是监测与治疗的基础。虽然拥有昂贵和精密的监护与治疗设备是 ICU 的特征之一，但是我们必须时刻牢记，与设备相比，具备重症医学理念的医务人员才是监测与治疗的主体，治疗理念的核心是重症思维。在正确的思维之下，没有昂贵的设备，也能完成一部分监测；而有了精密的监护仪但不能准确地获得所需要的参数，或是不能对参数进行正确的解读，再高端的监护设备都只是摆设，甚至会误导治疗的方向。同样，即使在技术层面能熟练使用各种治疗设备，如果思路是错的，患者也只能是在死亡之路上走得更快。

第二节　监测与治疗的统一与分离

监测与治疗，是重症医学日常工作的两大主题，从字面上讲，是两个内容。如果我们回顾重症医学的英文表达，intensive care 或是 critical care，可以看到，这两件事原本就可以融合在一起。想想在临床的真实场景，这两大主题也的确是难舍难分，每天讨论的话题不是根据现有的监测所得如何开展治疗，就是下一步的治疗需要什么样的监测。当然，有的时候是增加监测与治疗，有的时候是减少。

首先，从二者的依赖关系看，二者是统一的：监测是为了治疗，不为治疗的监测都可以认为是不需要的，或是过度的；治疗离不开监测，没有恰当的监测，治疗常常不够精准甚至是迷失方向，不需要监测就可以完成的治疗是不需要在 ICU 进行的。从它们的内容上看，两者又是互相包容的。

从监测的角度看治疗，治疗基于监测提供的数据，是经过整合后形成的方案。另外，患者对治疗的反应也是监测的重要组成部分。容量反应性、血管活性药物反应性、呋塞米反应性、手法肺复张的效果等都是对治疗的反映，它们是监测的重要组成部分。监测的数据本身，尤其是

一个看似正常的数据，常常不能告诉我们病情是轻还是重，是在减轻还是加重，下一步往哪个方向走，当这些数据附加了治疗的信息，就可以给出更明确的答案。比如说监测到患者的血压125/80mmHg，和他的基础血压也很接近，如果这个血压是在经过容量复苏并正在使用大量血管活性药物的情况下才得以维持的，就说明患者病情仍然很重，但对治疗有反应，下一步就需要在治疗中不断监测和评估容量是否补充得足够了和血管活性药物的剂量是否合适；如果减慢输液速度，血压仍然是好的，就提示病情在好转，就要避免过度输液以防容量过多带来的再损伤。此外，呼吸机、血液净化设备等治疗机器，也配备了精密的监测系统，对治疗的顺利进行提供着丰富的信息。

从治疗的角度看监测，监测不仅为治疗提供了必要的信息，监测中还常常蕴含了治疗。比如要进行容量负荷试验等监测就必须给予一定量液体的治疗；而在方向不明确时进行的严密观察下诊断性治疗的出发点是监测，也同时是一种经验性治疗。

其次，监测与治疗又常常是分离的。治疗是

给予患者某种干预,而监测是以从患者身上获取信息为主。一个主要是给予,一个主要是索取。患者的病情改善直接源于治疗,而不是监测。辩证地讲,患者从来都不需要监测,而只需要治疗,需要监测的是医护人员。换句话说,一个是患者需要的,一个是医护人员需要的。监测的非治疗特征决定了,监测越少越好、越简单越好、越便宜越好;选择监测的基础就是治疗的方向,所有无助于治疗的监测都是不必要的或者过度的。早些年开始讨论肺动脉漂浮导管不能改善病死率时,大家还有些疑惑,加强了监测,为什么会是这样的结果呢? 转念一想其实为什么不会呢? 因为这类监测不是治疗,它本身是肯定不能改善病死率的,它潜在的并发症风险却可能直接增加病死率;如果不能正确解读由它获得的数据,就可能使治疗走向偏离应有的方向,从另一个方面增加病死率。因此某种监测如果可以不选择,或是如果选择了也不能正确解读,都是实施该监测的反指征。从这个角度看,治疗与监测是分离的管理内容,但是如果治疗失去了监测的信息或是偏离了监测的目标,治疗就可能走向更多的再损伤,甚至是相反的方向。

第三节　治疗启动监测,监测控制治疗

理解了监测与治疗之间既统一又分离的关系,就不难理解:监测什么不能是你想监测什么就监测什么,也不是你的上级医师让你做的监测就是患者最应该接受的监测;而治疗就更是既不能随心所欲,也不能听风是雨。

一、治疗启动监测

首先要时刻牢记治疗是收治重症患者的首要目的,而不是监测。让患者活下来,让功能障碍的器官数量减少、程度减轻,甚至完全恢复,让有发生功能障碍风险的器官不出现所担心的问题,是收治重症患者的初衷,而实现这些初衷都是通过恰当的治疗实现的。所以,讨论重症患者的监测与治疗,需要首先讨论治疗,包括给予什么方式的治疗和给予什么强度的治疗。如果知道这两个问题的答案,我们就不需要监测或是不需要进一步的监测。当然,因为病情的原因,常常是需要进行监测的,但是要强调监测是由治疗启动的。

既然治疗是收治重症患者的初衷,那么所有的监测都应该是为治疗服务的。如果患者不需要进行某种治疗,那么从该治疗的角度讲,就没有必要进行与其相关的监测。比如说患者没有感染的问题需要干预,就没有必要监测白细胞和降钙素原;如果患者没有任何可能性给予抗凝或是止血相关的预防性或是治疗性措施,动态监测凝血功能就没有必要。此外,如果某些监测对治疗没有任何帮助,或是不论监测指标如何变化,都不会调整相关的治疗,那么这些监测就不应该进行。比如,以前我们认为炎症反应是感染性休克中重要的机制,清除和对抗炎症因子曾经被认为是热点治疗目标,炎症因子的监测曾经也成了监测的重点。但是,到目前为止,越来越多的证据表明无论是血液净化还是炎症因子抗体,以清除炎症介质治疗为目标,很难看到明确的益处,那么无论白细胞介素-6和肿瘤坏死因子等炎症因子的指标高还是低,都不是考虑采用高容量血液滤过或是英夫利昔单抗等抗炎症因子抗体的依据,或是说都不会据此对治疗方案做任何改变,那么也就没有必要对没有相关治疗计划的患者监测炎症因子。而如果我们在炎症因子调控方面有了新的可靠的办法,也能看到某些细胞因子伴随这些新办法的实施强度不同而变化,那么这些因子就可能被考虑作为必要的监测指标。还有一些监测在一定时间内不能反映病情变化和治疗干预的有效性,那么在这段时间内就没有必要监测。比如肌钙蛋白是心肌坏死的敏感指标,常常用来做心肌梗死的早期诊断,但是其升高后恢复正常的时间可长达72小时,如果在肌钙蛋白升高后到72小时这段时间内患者再发心肌梗死,也难以看到肌钙蛋白的变化,那么这段时间继续对其监测就没有太大的价值,相反,此时监测肌酸激酶的活性意义更大。

本章开头举例的那例45岁男性患者,需要

更精准地管理患者的血流动力学状态,那么就需要进一步的血流动力学监测手段。血流动力学监测的手段很多,选择哪一种呢? 我们继续下面的思考。

二、综合考虑选择监测手段

相同的目标参数常常可以通过不同的监测手段获得。比如心排血量、肺动脉漂浮导管、PICCO、不同原理的无创血流动力学监测仪和超声等多种监测设备都可以获得。这时我们就需要根据患者、医师和设备3个方面的因素综合考虑选择哪种方式实施监测。从患者角度讲,一方面是病情越重越复杂、越不稳定,越可能需要功能强大的监测手段,而另一方面越难以耐受可能因创伤带来的并发症对身体的二次伤害,还有可能因为疾病本身的原因,存在某种监测手段的禁忌证。从医师的角度讲,一定要选择自己能熟练操作、善于解读的监测手段。从监测方式来说,要考虑其准确性和连续性是否符合病情的需要、并发症的发生概率和费用等。没有哪一种方法是完美的,但应用得合适就能给医护人员带来方便,让患者受益。如果一位休克患者需要监测血压和心排血量,微创的微截流技术就能解决问题,同时也为抽取动脉血提供了途径;但是如果患者桡动脉穿刺有禁忌证或是有困难,PICCO就是个很好的备选方案,同时,动脉导管方面做血气分析监测,而中心静脉作为其必要组成部分也提供了快速输液和抽取中心静脉血的途径;如果需要同时获得肺动脉压的数据,肺动脉漂浮导管作为功能开发早、技术成熟并且兼具间断和连续地获得心排血量等多项参数的监测,就是个不错的选择,但是有放置失败、出血、肺栓塞、导管心室内打折等多种并发症的可能;如果需要兼具心肺的监测要求,无创的重症超声技术则有更多的优势,可提供更多更全面的信息,甚至包括气胸、肺栓塞、心包积液等病因的诊断能力,但是对操作者的熟练程度有一定要求。在必要的情况下,不同的监测手段结合使用可提高监测的能力和准确性。

本章开头举例的那例45岁男性患者的原发病是肺动脉高压和二尖瓣病变,手术后的高CVP除了容量问题,是否仍然有肺动脉高压的影响? 如果有肺动脉的压力高的问题,是否又与心功能恢复得不理想有关? 脱水后血压下降是容量的问题吗? 厘清了这些问题,我们就可能容易想到患者需要获得的参数都有哪些;而回答了这些问题,也就找到了治疗的方向。最直接获得这例患者所需要全部数据的监测方式应该是肺动脉漂浮导管,同时肺动脉漂浮导管也能很好地适应患者血流动力学连续和动态的变化,尤其是在血液净化上机、下机那段时间短暂而关键的时间点。此外,该患者也没有实施漂浮导管的禁忌证。

三、监测控制治疗

重症患者的初始治疗常常开始于基线的数据,从监测的连续性来讲,这些数据的监测特征尚不显著,仍属于检测或是诊断的范畴。此时的治疗在强度或是剂量上也往往不是精确的。当这些基线指标以时间长轴进行延展,监测的特征就逐步体现了出来,也为评估初步的治疗提供了基础。此后的治疗应该是给予现有的或是进一步的监测指导下的治疗,从而精确地调整治疗强度。比如ICU收治1例呼吸困难的患者,脉搏氧饱和度80%,很快给了经口气管插管和机械通气,设定了呼吸频率16次/min,潮气量500ml,PEEP 10cmH$_2$O;患者的氧饱和度升到了95%,抢救首战告捷,但是这只是开始,因为治疗的强度还没有滴定。下一步就需要根据气道压力、血气的监测数据等调整呼吸机的控制参数。再比如看到一例休克患者,迅速给予容量复苏是常规进行的第一步操作,而输多快、输多少、何时减速、何时停止、需不需要加用血管活性药物、如果需要加用应该给予什么样的剂量等问题,往往需要根据血流动力学监测获得的数据进行细致调控。同时,为了让监测正确地控制治疗,首先要深刻理解患者生理和参数的内涵,这是我们调整治疗的基础。否则我们会对所获得的参数作出错误的解释,而使治疗走向相反的方向。因此,还要回到对患者生理机制的理解和对参数内涵的理解上,这是基本功。此外,使用监测控制治疗时,设定正确的目标还需要善于获得和使用证据。

这例患者在放置漂浮导管后,看到肺动脉压力仍然在40mmHg左右,心排血量处在相对满意的水平,血液净化上机后10分钟内就可以看到的血压下降主要是外周血管阻力的降低。由此推断：患者上机血压下降与滤器的生物性相关的外周阻力下降有关，不是容量的迅速减少；脱水方向是对的，但是高 CVP 受高肺动脉压的部分影响，最终仍需要维持高于普通人的 CVP，还要避免脱水过度。于是我们根据监测获得的数据，精细调整血管活性药物的剂量，同时积极地寻找最低的 CVP，患者的病情渐趋稳定。

根据治疗的要求调整监测。监测是为治疗服务的，那么监测的强度就取决于治疗的强度和难度。在病情加重和难以控制的阶段，治疗干预多且复杂，对再损伤的防范要求也更高，监测的手段和频率就可能都需要增加；而经过监测对患者的病理生理有了更好的理解，或是病情稳定

和恢复阶段则可以考虑减少监测。但有时候病情加速好转，监测也仍然有一定的需求。比如，感染性休克患者的感染被控制住后的一段时间，之前容量复苏时大量转移到组织间的液体开始迅速回到血管内，可导致容量过负荷，从而出现临床可见的充血性心力衰竭和不那么显而易见但却真实存在的瘀血性的急性肾损伤；这种情况下，如果能监测中心静脉压或是超声监测下腔静脉充盈度和变异度，就有助于迅速但又不至于过度地清除多余的液体。

该例患者在明确了上血液净化机治疗后血压下降的原因和处理途径，以及病情逐步稳定之后，临床上对获得肺动脉压力的需求逐渐降低，也就很快可以考虑撤除肺动脉漂浮导管了。

第四节　原则与个体化的统一

重症患者病情决定了在每一个阶段很小的偏差都可能造成无法挽回的后果。制定管理重症患者的监测与治疗方案，既需要有对患者病理生理学机制的理解，也必须要掌握拟采取的治疗与监测措施的循证医学证据。医学已经进入讲证据的时代，我们在制订治疗方案时，要认真想想我的方案是否有证据支持，还是只根据个人所谓的"专家经验"；如果有证据，还要看证据的级别如何。当我们有了证据，有了指南或共识，我们是否就可以把患者治好了呢？当然不是，就像我们有了导航仪如果你不会开车或是开不好车，也到不了你的目的地，尤其是路太弯、太陡、太窄的时候。正确地选择证据，并根据患者的病情，把证据中的群体化原则和治疗的个体化做到完美的统一，是重症管理的理想境界。

一、基于证据制定和调整监测与治疗的方案和措施

重症医学的工作范畴几乎包括了各类疾病的重症阶段，因此也面临着各种纷杂的挑战和未知，需要在工作中不断探索其机制和解决办法。但是，经过全球重症人的不懈努力，针对各种临床需求，开展了大量的研究工作。我们在临床工作中应该参考这些研究工作提供的证据，制定共

性的工作流程和针对个体的具体措施。从临床对照试验，真实世界研究，再到在大数据和人工智能的应用，我们获得证据的速度越来越快，证据的可靠性也越来越高，如果我们再居于个人经验或是某位"有名气的专家"的想法来指标，出现错误的概率就有可能高。比如当患者低血压、少尿时，20 多年前的教科书告诉我们"肾脏剂量"的多巴胺是首选的，因为可以有肾脏保护作用；而去甲基肾上腺素应该避免，因为会造成肾血管收缩而加重病情。但是，如今大量的证据告诉我们，"肾脏剂量"的多巴胺没有肾脏保护作用，去甲基肾上腺素用对了时机和剂量也不是"毒药"。有了这些证据，我们就要参考这些证据，否则我们的治疗水平就可能停留在 20 世纪。

随着研究的进展，常规的监测与治疗的理念不断更新，强调的内容就也可能会发生变化。这些变化的突出表现就是指南或共识的更新。从表面上看之前指南推荐的现在不推荐了，似乎是对的变成了错的，需要我们深刻理解和辨别。以胰岛素强化治疗为例，最初由于大家对管理血糖的重要性认识不够，发现强化胰岛素治疗能改善患者的预后；当重症患者血糖管理指南中的强化胰岛素治疗的方案被推荐并实施一段时间后，发现强化胰岛素治疗组发生低血糖和与其相关并

发症的比例增高了,于是新指南被推荐的血糖控制水平得以提高,这并不意味着精细管理血糖不那么重要了,而只是平衡方便性和可操作性,以及为减少胰岛素治疗相关的再损伤,提高胰岛素强化治疗的可操作性。

二、针对个体的管理中理智地使用群体性研究的证据

临床研究的对象往往是一群人,所以其研究的结果体现的是某些措施对某个群体有价值的概率。而我们面对的是某个个体,这个个体放在群体里面,他的病情被改善是某个概率,但是对于他自己可能就是百分之百的成功或是百分之百的失败。比如说 PROCESS 研究告诉我们,使用中心静脉氧饱和度监测指导感染性休克复苏与常规治疗相比不具有优势,也就是说对于大多重症患者不需要常规进行中心静脉氧饱和度监测;但同时这个研究也并没有反对对某一特定的小部分患者进行监测。那么在你眼前的这例患者,你是否就不需要给他监测呢?那要看你在没有这个监测的情况下是否能够对患者的病情做到清晰的了解和掌握,也要看有了这个监测是否能让你的治疗思路更清晰一些。

比如对于本章开头提到的那例 45 岁男性患者,我们并不反对"漂浮导管不能改变预后"那些研究的结论,但对于这位特定的患者,漂浮导管在理论上和事实上都改变了该个体的预后。然而,此后的临床实践中,我们并未因为这个个例的成功而增加漂浮导管的使用频率,因为群体的研究已经给了我们指导性的原则,同时在技术层面,我们也已经有了更多的选择。

三、制定具体的管理方案

原则与个体化的统一体现在针对特定的患者制定具体的管理方案。目的是治疗的总体方向,目标是治疗的直接干预靶点。比如,急性呼吸窘迫综合征的患者脱离呼吸机,肾功能不全的患者脱离血液净化等都是我们的大方向,但回到床边的工作,是一个个具体的问题,尤其是在患者尚未稳定还需要增加治疗和监测的阶段。这些问题有一些共性,也会因患者所处的疾病不同阶段和我们对疾病已经采取的措施的不同而不同。而我们理想中的个体化是否真的是适合这个个体的,常常需要我们看看在这个目标之下,患者对治疗的反应,然后滴定出接近真实的个体化目标,而不是指南或共识中某个固定的平均值。

(陈秀凯)

主要参考文献

[1] 刘大为. 血流动力学从监测走向治疗 [J]. 中国危重病急救医学, 2012, 24 (1): 1-3.

[2] 刘大为. 重症治疗:"目标"与"目的"[J]. 中华危重病急救学, 2015, 27 (1): 1-2.

[3] 刘大为. 重症的病因治疗:"先瞄准, 后开枪"[J]. 中华内科杂志, 2018, 57 (9): 617-620.

[4] 刘大为. 血流动力学治疗: 新理念新目标 [J]. 中华医学信息导报, 2016, 31 (10): 11.

[5] 刘大为. 临床血流动力学: 治疗的诠释 [J]. 中华内科杂志, 2015, 54 (3): 179-180.

[6] 刘大为. 重症的治疗与再损伤 [J]. 中华危重病急救医学, 2014, 26 (1): 1-2.

[7] DE BACKER D, VINCENT J L. The pulmonary artery catheter: Is it still alive? [J]. Curr Opin Crit Care, 2018, 24 (3): 204-208.

[8] ProCESS Investigators,, YEALY D M, KELLUM J A, et al. A randomized trial of protocol-based care for early septic shock [J]. N Engl J Med, 2014, 370 (18): 1683-1693.

[9] 刘大为. 个体化治疗: 重症医学发展的基石 [J]. 中华危重病急救医学, 2019, 31 (1): 1-4.

[10] 刘大为. 重症治疗: 群体化、个体化、器官化 [J]. 中华内科杂志, 2019, 58 (5): 337-341.

[11] GUNST J, DE BRUYN A, VAN DEN BERGHE G. Glucose control in the ICU [J]. Curr Opin in Anaesthesiol, 2019, 32 (2): 156-162.

[12] CHEN X, WANG X, HONORE P M, et al. Renal failure in critically ill patients, beware of applying (central venous) pressure on the kidney [J]. Ann Intensive Care, 2018, 8 (1): 91.

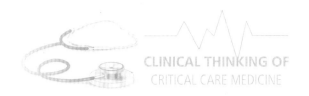

第五章　第一性原理思维与类比思维

　　重症医学是在医学整体发展基础上出现的专业学科,对医学的发展有着象征性的代表意义。医学的整体发展,实际上是人类自我认识过程的进步和发展。人类对自身机体认识的过程是与对自然界的认识同步发展,并且相互依赖。一些认识世界的重要方法对医学的发展起到了非常重要的促进作用。在这些方法当中,第一性原理思维与类比思维方式对医学的发展,尤其是对重症医学的发展,有着至关重要的作用。

　　世界是物质的,是客观存在的。人类要发展,要改善生存条件,提高生活质量,健康长寿,就必须了解世界,认识世界。这里的认识,是指客观事物在人脑中的反映。具体地讲,认识是将对客观事物的理解,作为知识点在头脑中储存起来的过程。设想,有人第一次看到一块石头,黑颜色,表面平坦,上去坐一坐,感觉又凉又硬,从而在头脑中形成了一个知识点:即黑颜色的表面平坦的东西又凉又硬。下一次遇见了一个沙发,也是黑颜色、表面平坦,这个人会首先根据已有的知识点,把这个沙发当作石头。但走近感觉一下,发现这个"石头"既柔软又舒适,与原有储备的知识点相比较有着明显的不同。这时新的认识过程出现,或者说是原来认识过程继续延伸。在原来对石头的认识中,增加了新的条件,形成了对沙发的知识点储备。同时,原来对石头的认识也进行了知识点的补充。这个过程就是一个认识过程,下一次又遇到一个黑颜色且平坦的东西,认识的过程又继续发展、进步,人脑中储备的知识点不但增加,而且原有知识点的条件也在进行着相应的调整。在这个过程中。"黑颜色且平坦"是认识事物的源头,具有概念的唯一性。而每一次的认识进步,主要是通过类比的方法形成了新的知识点。

　　医学的发展经历了类似且漫长的过程,已经形成了大量的知识点储备,并且形成相对固有的思维定式。随着这些储备的增多,逐渐形成了不同的知识体系,并形成了与某个知识体系相应的思维体系,从而建立了不同学科。每个学科的知识体系又在朝着自己特有的方向发展,知识点不断增多。从认识过程上看,这些知识点排列在与事物源头的不同距离位置上,就像"石头"和"沙发"。重症医学在医学发展过程中出现,坐落于多个医学专业的知识边缘。换句话说,就是重症医学在其他学科发展的基础上诞生,一出生就被医学已有的知识点所包围,而且是其他学科不常更新的那些知识点。发展伊始,重症医学就面临2个方面的重要任务,一方面是充分利用医学丰厚的知识基础;另一方面是必须建立自己的知识体系和思维体系,在众多医学专业中体现自身的价值和特点。

　　思维是感觉与意识的相互作用,是人脑对外界事物认识、形成意识,并对知识点的储备和应用的管理过程。思维包括了不同的方式方法,学科的发展,随着知识点的增多,形成知识体系,相应的思维方式也在这个过程中逐渐成熟,而成为适合这个学科知识体系的思维体系。重症医学在发展之初就获得医学已有的大量知识积累,迅速找到并形成适合自身学术发展的思维体系就显得极为重要。在这些思维方式中,第一性原理思维方式和类比思维方式在重症医学发展中有着重要的意义。

第一节　第一性原理思维

重症医学的出现和发展，得益于医学的整体发展以及其他兄弟学科的进步。这些发展和进步为重症医学的发展奠定了必要的基础。但同时，也造成重症医学知识积累和思维方式建立于其他学科已经具有的认识基础之上。人类的认识是一个从无知到对事物理解并进行论述的过程，这个过程中形成的种种观念，是认识发展的阶段性标准，也是认识过程继续进步要突破的障碍。医学对疾病的认识也经历了同样的过程，并已经形成具有自身特点的思维方式。

重症医学在出现之初，就受到了不同思维方式的直接挑战。临床医学多年来一直强调床旁查体的重要性，重症医学临床管理中大量应用的监测指标，在某种意义上是冲淡了直接查体在原有诊疗过程中所占有重要性的比例组成。因此，不禁出现类似的问题：到底是治疗指标，还是治疗患者？如果转变一下思维方式，可以简单地发现，监测指标是临床表现的组成部分，是临床观察的延伸。无论是临床直接查体还是临床监测，都是获得疾病信息的不同方法，并没有本质区别。而且，进一步讲，医学的发展也必须应用更多的临床信息对疾病和治疗反应进行更为深刻地了解和掌握。

同样，临床休克治疗中，由于长期应用压力指标代替容积或流量指标，当临床上可以直接监测流量或容积指标后，发现压力指标原来并不具有这种直接的替代作用。从而，临床上似乎顺理成章的出现了一种声音——压力指标无用论。如果换一种思维方式，就会发现这种错误认识形成的原因似乎简单到不能再简单：压力原本就是压力，赋予压力指标的种种内涵只是人们认识过程所形成的自我观念，认识的继续发展有赖于这个观念。但是，当认识过程继续发展向前，这种观念成为陈旧的固有观念，就会阻碍认识过程的发展，甚至改变认识的发展方向，而这种影响可以在无形之中产生巨大作用。如此简单的问题，却细思极恐，因为这种现象在重症临床治疗中可谓比比皆是，涉及重症临床管理的方方面面。

第一性原理是这样表述的：在系统性的探索中，都存在一个最基本的命题或假设，既不能被省略或删除，也不能被违反。不断寻找这个最基本命题或假设，发现问题并解决问题的过程，就是第一性原理思维方式在具体实践中的体现。按照第一性原理思维方式解决问题，就是要摒弃任何影响因素，发现事物的唯一源头。这个唯一源头不应该是孤立、空洞的，甚至不一定是真理，应该是特定系统中最基本、最深层次的、具有稳定性的本质所在。改变这个源头，整个系统就会发生实质性变化。第一性原理思维方式与类比思维方式不同，不是以类推的方式去解决问题，更不是在已经存在的观念或方法的基础上通过比较去发现新方法，而是要打破一切固有观念和方法的束缚，在不参照经验和其他影响因素的情况下，直接回到事物的本源去思考问题，发现解决问题的根本方法。

第一性原理思维方式对重症患者的临床管理，在监测指标的临床价值和干预性治疗的临床定位中，都有非常重要的实际意义。

一、监测指标的临床应用价值

重症临床的治疗中，监测指标占有举足轻重的作用。如果把每位患者的病情作为一个系统考虑，监测指标是这个系统链接中的一个又一个节点。作为临床表现的组成部分，监测指标指出了重症的病因所在，而且既可以指导治疗的方向，又可以定量地管理治疗方法的具体实施。但是，也正是因为临床治疗对监测指标的依赖性，在临床应用的过程中，才使大多数指标被赋予了一定程度的固有观念。这些固有观念将指标与相应的病情或治疗方法捆绑在一起，当临床医师获得指标之后，首先面对的是固有观念带来的病情或治疗方法，而不是指标的本身。

由此，临床上经常会出现这样的疑问：哪一个指标出现时应该进行液体复苏？哪个指标说明要用血管活性药物？两个指标对一项治疗方法同时出现相反的指征怎么办？这样的问题还有许多。类似问题的出现，主要不是知识点的问题，而是临床医生的思维方式停留在固有观念上，而主观上放弃了指标本身性质的知识点，而让自己的认知和临床行为任由固有观念摆布。从而，不仅限制了自身专业水平的提高，而且可能对临床治疗产生误导。

监测指标本身没有缺陷

只要测量准确，监测指标本身并没有缺陷，尤其是对于直接测量的指标。有缺陷的只能是我们自己。

第一性原理思维方式要我们站在系统的源头，去除一切可以被删除或违反的固有观念来思考问题，发现解决问题的答案。每个监测指标有着本质的基础，压力指标只是某个位点上的压力，容积指标是特定体腔内的容积，流量指标是经过某个管腔截面的时间计量，等等。站在这个位置上，甚至可以寻找更为上游的本质所在。这样就不难发现，监测指标有着自己的明显特点。临床上通常认为的指标缺陷，实际上是指某个指标不能完全代表自己心里已经存在的固有目标——某种病情或治疗方法。用第一性原理思维方式，排除人为强加在指标上的固有观念，每个指标从本质上表现出来的特点，恰恰针对临床医师的具体需求，指出了指标本身的有所能、有所不能。而正是这些有所不能，指出了需要增加测量的新指标，并与之结合分析的关键位点。可见，指标的"有所不能"，不是指标本身的缺陷。

1. 动脉压力指标 压力指标是临床应用较早的指标，也承载了人们赋予的众多固有观念。自从 1733 年英国生理学家 Stephen Hales 将 1 根铜管插入马的颈总动脉，测量到动脉的压力后，动脉压就被赋予了血流量的观念，甚至是生命的光环。压力指标的发现对人们理解生理、疾病起到了重大的推进作用。动脉的血流必须有足够的压力，才能够有足够的动力进入组织器官，形成血液循环，对于休克的研究和临床管理也主要从压力开始。动脉压力作为监测指标也在临床广泛开展，不仅出现了简单易行的测量方法，而且出现了以血压为导向的临床治疗策略和方法。临床对休克的管理也形成了系统性发展。

随着临床经验的不断增加，新的问题随之出现。一些血压可以被维持在指定正常范围的患者仍然存在有休克的相关表现，病情并没有出现相应的好转。从而强烈地提醒，在休克的形成机制中，仍然有比血压更为深层的原因，仍然有更为第一性的原理存在。由此，组织灌注的概念就被作为对休克研究的热点问题，被提到了议事日程。逐渐地，可以直接或间接反映大动脉血流量，甚至组织器官血流量的指标出现在临床，并开始作为休克临床治疗的导向指标。但是，这些新指标的临床应用，受到了巨大的挑战。由于长期的对血压指标的依赖，临床医师已经形成了血压与休克相关性的固有观念，几乎把低血压与休克等同起来。以至于临床学者们喊出"血压不是诊断休克的唯一指标"的口号，仍然难以让临床医师将这些指标有机地用于休克的具体治疗，甚至将一些药物跳过对机制的理解而直接定位于"升压药物"。如果仅靠大剂量"升压药物"不能使血压升高，就诊断是顽固性休克，而主观上就开始放弃对其他机制导致休克的思考，也就没有更积极的临床治疗。

这些问题是极为严重的。但是，只要测量准确，血压一定还是动脉内的压力。治疗中发生的误解和错误，不是血压指标本身的问题。

2. 静脉压力指标 对静脉压力的认识和临床应用，更是一个曲折的过程。与动脉随着血液的流动而压力递减相似，静脉从微循环部位接近于体循环，评价充盈压力到中心静脉压，也是一个压力递减的系统。在这个系统当中，中心静脉压是临床应用最多，也是受固有观念影响较为严重的临床监测指标。

中心静脉压由于产生部位的特殊性，在心脏搏动的舒张末期与右心室压力呈正相关。所以，中心静脉压最初就被用于反映心脏功能的指标。根据 Starling 定律，心肌收缩的初长度与收缩力呈正相关，基于中心静脉压与右心室舒张末压的相关性，当初认为，中心静脉压越高，右心室舒张末容积就越大，右心室的心肌收缩初长度也就越大，收缩力也就越强。当时由于缺乏可以反映右心室容积的监测指标，中心静脉压一直被用作代表右心室前负荷的指标用于临床。由此就形成了，休克治疗时应该将中心静脉压提高到足够的高度，以保证心室有足够的心肌收缩力。尤其是在心功能不全时，虽然心脏对合适的前负荷要求苛刻，但维持一定程度的中心静脉压也就相应成为临床治疗的规范性动作。而且，中心静脉压足够高度的数值,被作为临床治疗指南,用作对临床医疗行为的限定。

当心排血量或心室容积等可以作为监测指标用于临床治疗后,人们很快就发现中心静脉压与右心室容积并不是直线相关,而且由于心室顺应性受到多种因素的影响,对右心室压力容积的曲线相关性的观察也难以达成共识性标准,甚至在同一位患者的不同病情阶段都有明显的区别。再次回到 Starling 定律,心肌收缩的初长度,理论上应该与心室容积更为相关。由此,应该将心室容积作为心脏前负荷的监测指标,而不是中心静脉压。如果中心静脉压不能反映右心室舒张末容积,就不能代表右心室前负荷,所以,临床出现了强烈的声音——中心静脉压无用论。

这是一个典型的假设基于固有观念的不断发展过程,一个接着另一个,一直走到极端的状态,即中心静脉部位的压力虽然临床上可以常规获得,但确实无用。这个过程的推理,似乎每一步都有道理,都有相应的证据支持,但固有观念将这些证据定位在人们原有认识的位点上,一次次因固有观念导致的偏差叠加,终于导致了最后的结果,进入了不能自拔的地步。

用第一性原理的思维方式考虑这个问题,实际上并不复杂。摒弃掉对中心静脉压的种种固有观念,回到能够追溯到的本质源头,即作为中心静脉部位的压力,中心静脉压这个指标有何临床意义。

站在这个系统的源头,仅仅将中心静脉压看作压力,按照第一性原理思维方式,不难发现眼前出现了另外一片天地。中心静脉压的作用可以分为两个方面的临床意义。一方面对于上游的静脉回流,中心静脉位于静脉回流系统的最末端,首先应该是压力越低,越利于静脉血的回流。更为准确地说,体循环平均充盈压与中心静脉压之差越大,静脉回流的血流量也就越大。也就是说,如果体循环平均充盈压不变,中心静脉压越低,心排血量就越高。因为静脉回流量等于心排血量,降低中心静脉压也就达到了提高心排血量的治疗作用。另一方面,位于中心静脉下游的右心功能越强,中心静脉压就越低。这个假设似乎与之前依照的关于心室前负荷的 Starling 定律有所不同。这里,一定是出现了新问题,遇到了新的知识点。正是第一性原理思维方式带我们走

到了这里,去关注原来被忽略的知识点。

针对这个新的知识点进行研究发现,右心室与左心室原来大不相同。虽然右心室与左心室都是由心肌构成,但由于右心室的心肌较薄,以及右心室的特殊形状和位置,使右心室的顺应性不但明显高于左心室,而且在功能正常的情况下,不依赖腔内的压力升高。像一个"布口袋"一样,容量的充盈,不导致压力的增加,而一旦出现压力升高,则右心室的功能已经处于受损害的状态,至少也在代偿阶段,而且通过 Starling 定律所起到的代偿作用也只有非常小的程度,有报道认为最大不超过 30%。基于重症医学不接受将代偿机制的作用下维持正常功能视为机体的正常状态,而将代偿也认为是疾病的表现形式,那么,中心静脉压升高就已经是一种疾病或损伤的存在。

由此,站在认识过程的源头很容易就可发现,不仅血流的上游要求中心静脉内保持较低的压力,而且血流的下游的功能正常也体现出中心静脉内压力不能增高,那么,临床上将提高中心静脉压作为一种治疗策略就成为没有依据的事情。而且,如果临床上发现中心静脉压升高,则明确提示机体发生了需要进行治疗的问题,应该尽快予以纠正。这就是为什么临床血流动力学治疗共识告诉大家:作为压力指标,中心静脉压越低越好。

不仅是压力指标,对所有临床信息的认识和理解都有类似的过程。回到认识系统的源头不难发现,指标本身并没有缺陷,无论认识的过程发展到哪里,形成指标的源头机制都是一样的。固有观念带来了认识的缺陷,而指标自己也不会给自己附加上固有观念,需要纠正缺陷的应该是使用指标的人们。

二、治疗干预方法的准确定位

重症临床治疗方法,通常都具有明显的干预性。较强的干预性可以带来强烈的治疗效果,也可导致明显的再损伤作用。与治疗相对应,重症有着明确的复杂性,临床表现与病因机制之间有着一定的距离。由此,重症临床治疗方法的准确定位就成为至关重要的问题。而且,由于重症的严重性和对治疗苛刻的时间性要求,以及对治疗作用位点的更为精准确定,又更进一步增加了难度。

应该认为,治疗方法与病因机制的吻合是

对医学任何专业学科临床行为的基本要求。所谓对症下药,已经成为医者和公众的一种常规信念。但是,在长期的医疗活动中,人们对"症"的理解已经发生了巨大的变化,甚至导致严重的分歧。比如发热,用退热药是对症;用抗生素是对症;进行看似与发热更有距离的检查和另外一些治疗方法也可以是对症的。这就是临床表现与病因机制之间的距离,而且随着医学的发展,这种距离在不断增大。重症医学出现在医学现代化发展的过程中,出生伊始就面临着这种距离产生的巨大空间。同时,重症临床治疗的特点也对缩小这个距离提出迫切需要。尽快定位重症的发生机制,实施针对性干预措施,以缓解临床症状,就成为重症医学面临的重要挑战。这种从临床表现到致病机制的过程,不仅依赖知识点的积累,更重要的是应用第一性原理思维方式,永远不满足于对"症"的简单解释,而一直追寻重症的"因",才能真正触及重症的本质。

按照第一性原理思维方式,重症临床治疗方法的准确定位可按照 4 个步骤进行。顺序回答 4 个问题:病情在哪里、我们在哪里、目的在哪里和目标在哪里,有助于治疗方法的确定和对方法实施的管理。

1. 病情在哪里 "病情在哪里",是确定重症临床治疗方法的第一个问题,是回答治疗方法实施的必要性问题。医务人员通过患者临床表现了解病情,临床表现包括了病史病程、症状体征、化验检查、监测指标等等,这些信息共同构成了病情的整体。由此,对于医务人员来讲,首先应该肯定,病情在临床表现里。站在重症患者的床前,医务人员面对这种扑面而来的临床信息,不但数量大,而且变数多。这时,应该首先将这些信息分为:病情的主次、信息指标与主要病情相关性排序,并从这两个层面进行思考。

确定病情的主次是重症临床治疗中最首先遇到的问题,也就是要明确最为关键、最致命的病情所在。重症患者通常会出现多个系统或器官功能受损,医务人员似乎不太可能在有限的时间内将所有监测治疗方法都用到位。更为重要的是,即使有这样的可能,也没有这样做的必要性。因为按照不满足于对重症简单解释的原则,重症的出现,一定存在一个涉及本质的第一性原理的存在。找到并抓住这个本质位点进行干预,

其他的问题可以迎刃而解,不需要应用过多的治疗方法。这就是为什么说:重症治疗不是治疗方法的叠加。

严重创伤患者手术止血后,尚未完全清醒,血乳酸明显增高,血红蛋白只有 21g/L,血压 90/60mmHg,需要较大剂量的去甲肾上腺素,呼吸机设置条件较高,但动脉血气显示,除严重代谢性酸中毒外其他指标在基本正常范围,术中约 3 小时无尿。这个病例,按照第一性思维方式思考,可以很清楚地看到病情主次,立即对相关指标重要性排序。

在病情主次方面,创伤、失血、休克、呼吸衰竭、肾衰竭,包括之后可能出现的感染等等,都应该在考虑范围,都有治疗的指征。在当前的时间位点上,创伤和失血虽然是导致重症的最初病因,但经过刚才的手术已经得到相应的解决,目前只需要观察手术的效果即可,所以创伤和止血显然不应是主要病情。在几个器官和系统的衰竭中,休克显然是最危及生命的问题。呼吸功能由于机械通气的作用尚可维持,而肾脏虽然无尿但目前没有需要直接干预的指征,可以先假设肾脏功能的损伤来自休克。这样,休克就成为主要的病情。但是,只是认识到休克的病情仍然过于简单,远远达不到治疗的位点。所以应该继续对休克的病情进行继续思考。

在已经获得的指标中,血红蛋白过低,血压需要药物维持仍在较低水平。将这两个因素摆在一起,显而易见,血红蛋白严重过低是休克病情的主要问题所在。相对于低血压而言,血红蛋白降低的程度更为严重,尤其是对于急性失血导致的贫血,如此过低的血红蛋白难以得到机体的有效代偿,具有明显的致死性。同时,纠正贫血的治疗与针对低血压的治疗并不矛盾。所以,在目前的时间点上,贫血是主要病情,低血压其次。

在信息指标的重要性排序方面,应先针对主要病情展开。纠正贫血,需要进行输血。输血会带来几个方面的问题。首先,补充血红蛋白,已经有明确的指征,但同时,输血的扩容作用,以及其他与血液成分输入相关的指标,就排列在需要立即获得的信息指标的前列。扩容作用与位于主要病情之后的低血压病情明确相关。重要的是,不能简单地认为创伤失血性休克的患者血容量一定不足。这位患者经过手术治疗和早期复

苏,循环容量状态已经有过很大的调整,所以在进行输血之前,获得这位患者的容量相关指标,了解心脏前负荷状态就成了至关重要的问题,而且容量的调整也同时对低血压进行了治疗。由此,需要获得信息指标的功能定位排序就有了基本原则。

患者容量状态严重地影响着输血方法的具体实施。目前临床上已经有较为丰富的反映心脏前负荷的指标,包括容积、压力、功能性指标等等。虽然可以根据自己当时的情况对具体应用的指标进行选择,但每一个指标的形成机制和生理意义,是重症医学专业人员应该具有的知识点。如果指标显示循环容量不足,心脏前负荷处于较低状态,则输血提高血红蛋白与纠正低血压的扩容效应,在治疗作用方向上是一致的,临床输血应该按照休克液体复苏的定量管理进行。但是,如果循环容量过多,心脏前负荷过高,比如通过选择相关指标发现中心静脉压增高、右心扩大、下腔静脉增宽且变异度消失,这些指标强烈地提示不能扩容,必须进行降低心脏前负荷治疗。所以,提高血红蛋白和脱水治疗需要同时进行。这些指标将临床治疗带入了一个似乎非常规的治疗。但是,确定这个治疗位点对临床治疗影响的关键性效果也显而易见。这时的输血,可以选用浓缩红细胞,或同时严格限制其他液体的输入,或者立即进行血液净化减少循环容量,保证输血和其他液体治疗正常进行。

由此,"病情在哪里"的答案已经出现,不仅知道了主要的病情,而且也通过对主要病情相关信息指标的获得,掌握了与针对主要病情进行治疗的可选择方法相关的病情位点。

2. 我们在哪里 "我们在哪里"的问题针对的是我们实施治疗方法的能力问题,是治疗方法的可行性问题。问题需要的答案是——针对主要病情的定位,我们有什么程度的治疗能力和有什么数量的治疗方法可供选择,以及在这个时间点上可采用的具体治疗方法的可行性。也就是说,我们即刻的临床行为是什么。

进行临床治疗,必须在主要病情明确定位之后,这是重症临床治疗的基本要求。重症临床治疗方法的可操作性,代表了一个团队临床工作能力的一个方面,受到主观能力的影响,也受到客观条件的限制;对于医务人员个人,则体现

了个人知识点的储备情况,反映了个人的临床操作能力。每个重症医学团队或个人都是在掌握了一定程度和数量的临床治疗或操作方法之后,才走到重症患者的床旁。也就是说,掌握治疗方法对于重症临床治疗只是有了一定程度的可行性。同时,也造成了一定程度的限制性,因为自己已经掌握的方法不一定适合面前的这位患者。重症病情的定位,确定了治疗方法的必要性。而且,病情的定位越是在更深层次的病情机制,对治疗方法选择的提示就越为具体。

仍然以上述严重创伤患者为例,病情位点确定了补充血红蛋白的最高层次的重要性,如果伴随心脏前负荷过高的病情位点,则明确地提示了输血和脱水治疗的必要性。那么,我们在哪里?我们是可以进行成分输血,或者只有全血,还是全血也需要长时间等待?需要进行脱水治疗可作为选择的方法有哪些?限制液体入量,药物利尿,还是可以马上进行血液净化治疗来脱水?由于脱水治疗严重地影响着血红蛋白的补充,应该首先为输血创造出容量空间,因此,治疗方法实施的时间顺序应该是先进行脱水,之后才开始输血。在这个场景的条件下,回答我们在哪里的问题,不仅是面对具体治疗方法的可行性问题,而且也明确地发掘出团队或个体应该提升的工作能力空间。问题的答案可以是这样:立即进行血液净化治疗的床旁操作,在准备输血的时间段内,完成血液净化设备及管路的安置,开始脱水治疗。

可见,我们在哪里的问题答案出现,在自我能力的基础上,明确了治疗方法的可行性。这时,已经具备了治疗的必要性和可行性,但是对于重症临床治疗方法的具体实施要求,仍然并不完整,必须继续回答之后的问题。

3. 目的在哪里 重症治疗应该有明确的治疗目的,即整体治疗策略最终要实现的结果,而且这个结果可以用定量的指标作为标志。治疗策略中可以包括多种治疗方法,每一种治疗方法的作用机制不同,通常只是作为整体治疗策略的一部分,根据病情位点和临床可操作性,按照先后顺序,引导病情向治疗目的方向发展。因此,目的指标对于某一项具体的治疗方法与整体治疗策略的一致性进行管理,起到对治疗方向的把控作用。

继续上述严重创伤患者的治疗,目前的治疗策略的整体目的是改善组织灌注,可以用乳酸作为目的指标。也就是说,这个治疗策略中所采用的任何方法都应该是有利于乳酸下降至正常范围的。根据对前2个问题的答案,目前决定实施的治疗方法是通过血液净化脱水,以及进行输血治疗。通过输血提高血红蛋白含量是整体治疗策略的主线方法,而脱水首先是为输血创造循环容量空间,其次才是通过调整心脏前负荷而回到治疗休克的主线。这种思维方式,看似有些繁琐,但却摒弃了对每一种治疗方法的简单解释和作用混淆,将每种治疗方法锁定在治疗策略的主线上,或者确定其作用机制与治疗策略主线的关系,使临床对治疗方法作用的管理成为可能。

血液净化的治疗方法可以包括多方面的作用效果,理论上讲,血液中的任何成分都可以作为被净化的对象。目前临床上常用的血液净化方法多是针对血浆成分的净化,尤其是非蛋白成分的清除。针对这位严重创伤患者,血液净化的治疗目的只是要清除血液中过多的水分,减少容量,以实现第一步保证输血,第二步降低过高的心脏前负荷。此时应该清晰地认识到,只有这个目的,才是血液净化在这个时间点上的唯一目的。而血液净化的其他作用,都可以被认为是副作用,在具体实施的过程中,都应该作为副作用进行管理。当然,血液净化治疗的其他作用,也可能对病情恢复有益,但在目前的时间点上,应首先保证所实施方法与治疗策略的一致性,其他的作用不应该占用有限的时间和策略功效的提升空间。

输血治疗是为了提高血红蛋白含量,位于治疗策略的主线上,治疗目的是纠正组织缺氧。这是在这个时间点上进行输血的唯一目的,可用反映组织灌注的指标作为目的指标,如乳酸、pH值等。同样,输血的其他作用(如扩容等)都应该被认定为副作用。这种管理的思维方式与对血液净化管理一样,回归到干预方法作用机制的本质位点,区分出同一治疗方法对病情的不同作用效果,以对一个治疗方法进行多方位管理。

随着血液净化的脱水,快速输血使血红蛋白含量升高,组织灌注得到相应改善,治疗目的指标可以指示病情的好转,提示输血治疗有效。但如果脱水的剂量不足以为输血提供足够的空间,或者脱水尚未开始而输血的扩容副作用已经明显出现。临床可以观察到动脉血红蛋白含量升高,但反映组织灌注的目的指标并不改善或改善不明显,这直接提示输血不改善组织灌注。临床的这种提示与这个位点可追溯到的第一性原理不相符合,也就是严重急性贫血时,提高血红蛋白含量可以改善组织的氧灌注。那么,一定是其他位点发生了问题。沿着这种思维方式,应该不难发现诸如肺水肿、静脉淤血、右心扩大等临床表现。

临床思维引导,新的指标出现,病情也出现新的治疗位点。

4. 目标在哪里 治疗目标是指某项具体治疗方法要实现的目标。治疗目标由临床可获得的定量指标表示。重症临床治疗中所应用的任何治疗方法都应该设有目标指标,并根据目标指标定量管理治疗方法的干预强度。目标指标没有事先设定的正常值,而是根据目的指标的数值和变化趋势,在治疗过程中寻找个体化治疗的最佳目标值。这个思维过程仍然是一个不满足于对治疗目标简单的解释,而更进一步追踪到作为整个治疗策略的目的指标,从而,真正实现重症治疗的个体化。

经过对前3个方面问题的思考,确定立即进行的治疗是以脱水为目的的血液净化。脱水的第一目的是为输血创造容量空间,必须首先为这个目的指定脱水目标。重症管理的临床思路走到了这个位点,就到了按照第一性原理思维方式马上拷问自己的知识点的积累,不仅包括了知识点的数量,而且包括了对每个知识点的理解程度。不容乐观的是,换一种其他临床思维方式,或许没有"拷问"的必要,因为这些关于脱水的知识点早已被大家所熟悉,相关的临床指标也已经是临床应用的常规指标。或许有人以为,这些已经是"妇孺皆知"的问题,随便找一个自己熟悉的指标作为脱水值的目标也就可以了。这里,没有包括临床上时常发生的,那些只是实施了自己认为的脱水治疗,而不顾脱水目标的盲目行为,因为这样的行为应该被认为不在重症医学可以接受的认知范围内。

作为重症医学的专业工作者,应该清醒地认识到,每个监测指标的意义具有明显的差异,反映的是临床不同层面的问题。轻率、盲目的选择,会导致临床治疗的灾难性后果。根据第一性原理的思维方式,临床医师不能满足于简单的解释,而需要针对面前患者的具体情况,对自己看似熟悉的知识点进行拷问,找出反映不同层面病情和治疗作用位点的指标作为治疗目标。

(1)第一层——脱水量作为目标:若问脱多少水,才能为输入 800ml 血提供足够的空间,似乎是医务人员都能够回答的简单问题:可以顺理成章地认为脱出等量的水就是治疗的定量目标。输入 800ml 的血,需要脱出 800ml 的水;输入 2 000ml 的血,就脱出 2 000ml 的水。不容否认的是,脱水的剂量确实可以作为脱水治疗的可选择目标。但不容忽略的是,血液净化方法脱水的剂量,不一定就是机体的液体负平衡量。这是临床实际工作中经常被忽视的简单概念,应该包括机体在单位时间内所有液体的出入量,才能得到真正的液体负平衡量。液体负平衡量经常被用于临床重症治疗的目标,是比脱水量更进一步的目标指标。

(2)第二层——液体负平衡量作为目标:液体负平衡量与脱水量相比已经有了明显的准确性提升。但是,针对这位患者的具体情况,脱水治疗目的是减少循环容量,显而易见的是,液体的负平衡量不等于循环容量实际减少的量,这一点在重症患者尤为重要。虽然患者这时的液体摄入都首先直接进入循环系统,血液净化脱水也直接减少血容量,几乎不用考虑胃肠道液体的短时间的摄入量。但随着脱水的进行,血管内压力和渗透压的改变,机体内可出现液体在不同腔隙、部位之间的移动,尤其是在经过液体复苏后的重症患者。这种体内液体运动对血容量的影响可以是迅速而巨大的。所以,测量循环容量应该是比液体负平衡量更好的目标指标。

(3)第三层——循环容量作为目标:循环容量作为一种强大的理论存在,对重症临床治疗有着重要的指导意义,但作为监测指标一直受到临床应用可行性的限制。只是近年来由于重症超声等技术的出现,对某些器官或局部容积的监测,如心室或下腔静脉的容积或内径等指标的监测,才得以应用于临床。另外,循环容量指标也缺少临床应用的实际可操作性。循环容量包括了应激容量和非应激容量,重症发生时由于病情和血管活性药物等因素的影响,这两种不同性质

的容量可以直接迅速发生转变。同时,临床上可获得的指标多是与静脉回心血量、心脏前负荷相关的指标。这位患者输血需要的容量空间与心脏前负荷更为相关。所以,选用反映右心前负荷的指标更有实际临床意义。

(4)第四层——心脏前负荷作为目标:按照第一性思维方式逐层剥掉外衣,走到了直接用反映心脏前负荷的指标作为脱水的目标。当然,还可以继续按照这样的思维走向病情、脱水、输血之间关系更深层的本质。即使就采用心脏前负荷的指标作为治疗目标,也需要对可采用的临床指标作出选择,而选择指标的基础,仍然是按照第一性原理对每一个指标的生理学本质的区别进行选择。从目前临床实际操作的意义上讲,心脏前负荷是一个较为综合的概念。根据 Starling 定律不难看出,心室收缩的前负荷与心室舒张末压力、容积,同时用流量指标作为标准,所以心脏前负荷实际上与压力、容积和流量指标都具有不同方面的相关性。近年来出现的功能性指标,如下腔静脉变异度等,又将前负荷与流量指标更加紧密地联系在了一起,从另一个角度反映了心脏前负荷的作用效果。临床医师应根据自己的理解程度和临床应用能力,对这些指标进行选择。

(5)第五层——目标对治疗方法实施的时间性管理和定量应用:确定了作为治疗目标的指标后,还应该更进一步思考,在治疗方法实施过程中,应用这个或这些指标时的一致性。对于重症治疗,时间因素通常都是作为对治疗实施的重要影响因素。根据前述的病情分析,补充血红蛋白才是位于治疗策略主线上的第一位治疗方法,而脱水治疗又必须要排在更前面的位置。这就更加要求脱水启动要快,脱水的速度与输血治疗的实施直接相关。如果血液净化装置已经就绪,输血治疗尚未到位,那么,也可以先按照脱水的第二个目的,开始进行脱水治疗。脱水的速度应根据治疗目标的定量变化而设定,尽快实现为输血创造容量空间的目的。这样,通过目标指标,将脱水与输血定量地联系在一起。

输血,作为另外一种治疗方法,同样需要这样的思维方式,一层层地确定治疗目标,根据最本质的原理,通过目标指标将治疗方法与病情直接地联系在一起。具体到这位严重创伤患者的输血治疗,通常会用到输血量、血红蛋白监测、乳

酸等指标之间的相关性进行定量管理。同理,脱水按照第二步调整心脏前负荷的治疗目的而实施,也应该根据同样的思维方式确定目标指标。即使是采用同样的治疗方法,但由于治疗目的不同,选用的治疗目标也不同,治疗方法的实施也有所区别。这时的脱水,应该是通过心排血量增加,减少器官淤血,增加静脉血回流,而起到改善组织灌注的作用。将这几个治疗方法与病情本质的相关性,通过选取的目标指标联系在一起,进而对血液净化的脱水治疗进行定量管理。

当然,重症临床治疗的实际情况通常要更为复杂。如输血治疗的效果观察会受到脱水治疗的影响,输血导致的容量过负荷、肺水肿,可以加重组织缺氧;不合适的脱水治疗也可以影响血红蛋白含量升高与组织灌注的相关性。重要的是应该看到,无论临床多么复杂的情况,都是由一个又一个的简单问题组合而成,只是这些问题同时表现出来,形成了错综复杂的相关性。而每一个单纯的问题虽然需要用到的知识点可以不同,但所需要的思维方式是一致的。

第一性原理思维方式对于重症的临床治疗有着重要的指导意义,有助于临床医务工作者逐层发掘病情的本质,掌握治疗方法的本质作用位点,将临床治疗带入更精准的可操作层面。以这种思维方式,可以引起对同样临床信息的不同思考,主动追踪新的监测指标,并运用新的知识点,从而可以产生更接近病情本质和治疗根本机制的临床行为。

在有助于重症临床治疗的同时,第一性原理思维方式还可以让我们更清楚地看清自己。

第二节　类　比　思　维

类比思维方式,是指根据两个事物相同或相似的特点进行比较的思维活动方式,是一种人们在实践活动中常用的思维方式。应用类比思维方式,通常会将一种事物首先认定为已知的条件,通过比较的方法去发现另一个事物的相同或不同的特点。用作比较的两个事物,可以看似相同,也可以完全不同。这是因为每个事物都会以不同的表现形式被人们所感觉和接受,如事物的存在方式、形状、温度、硬度、位置,功能等。类比思维方式是以其中的一些表现形式作为已知条件,通过直接类比、间接类比、因果类比,甚至幻想类比等方法,推测新事物的可能性。例如,根据鸟类的飞行特点推测出飞机应该有翅膀,继而又根据机翼产生类似的震动,发明了减震装置。

与第一性原理思维方式不同,类比思维方式可以仅仅是建立在对事物一般规律认识的基础之上,甚至仅根据事物的表面现象进行类比。尤其是在人们对某种事物知之甚少,知识点的积累非常有限的情况下,其他的思维方式又无法完整形成的情况下,类比思维方式可以起到独特的推测作用,例如"刻舟求剑"就是类比思维方式的一种典型应用。这时,由于对事物的内在因素并不了解,人们无法通过事物发展的内部机制认识事物之间的相互联系,却有着探究的渴望和要求,所以,最浅表的感觉就成为联想的仅有依据。通过类比思维方式推测出的结果并不一定可靠,更无所谓精准,但却具有创造力,可以将人们的认知带入一个完全陌生的世界,打开对新领域认识的大门。

一、类比思维的优势

类比思维方式在医学的发展过程中也起到了非常重要的作用。人们曾经根据对河水的浮力、压力、流动阻力等指标的发现,认识到河流运输货物的内在机制,并逐步形成了流体力学理论和计算方法。类比之下,循环系统内的血流运动也有相似之处,所以人们开始将流体力学的理论和方法直接用于对血流运动的计算和管理。但很快发现了血流运动与一般的流体力学的不同之处,比如血管不是刚性管路,血流的组成也是在不同的生理情况下不断变化的,还有众多的因素不断影响着血流的运动。虽然在这个位点上遇到了困难,但这种类比思维方式将血流运动更深层面的问题推到了台前,成为临床医师必须直面的问题。

问题一旦提出,解决这样的问题,对于生理

学家或医务人员似乎并不困难，当把生理学指标用于流体力学的计算方法，按照同样的理论基础计算出的数据变化，恰恰反映了相应的生理状态改变。随着这些数据指标的不断丰富，人们开始通过这些指标定义机体的生理正常状态，确定疾病或其他有害因素造成机体损伤的性质和程度，也开始将其用于对治疗作用效果的判断和管理，从而形成了今天的血流动力学。

听诊器的出现也与类比思维方式有关。一次偶然的机会一位医师将耳朵贴近木板，当有人敲击木板较远的另一端时，可以听到震耳欲聋的声音。联想到检查患者时经常将耳朵直接贴在患病的部位，既不方便，也不卫生。采用类似的方法，先用纸筒听诊，较大的一端贴近患者，较小的一端更容易贴近医师的耳朵，不仅方便，而且听诊的效果也明显提升。以后逐渐发展为木质听诊器、双耳听诊器，再到今天临床常用的听诊器。从这个发展过程的每一步都不难发现类比思维的身影。

类比思维开启了人们创造性的灵感。当人们对认识因为缺少足够的论证而无法继续发展，类比思维可以形成联想，有了联系才形成了类比，通过同中求异、异中求同的方法，引导着认识不断前行，发现新事物，形成创造和发明。

二、类比思维可能带来的问题

如果把类比思维方式看作打开创造力大门的钥匙，大门打开之后，你可能看到的是代表目的地的满天繁星。在这之中，只有一颗是真实存在。走到那里，不仅需要思考、确认，而且还需要进一步的征程。

显而易见，"刻舟求剑"的典故是通过一个极端的事例，显示了类比思维过程可能导致的严重弊端。应该认为，"刻舟求剑"的思维方式带有明确的创造性，将当时唯一可以确定的事物作为参照进行类比思考，去推测出另外一件事物发生的可能性。同时，又将思考者已有的认知水平置于极端状态，即，对类比联想的事物内在相关性的知识和理解几乎为零，或者被完全忽略。就像虽然开启了创造力的大门，但却面对着万丈深渊。因此，这个简单的典故给人们留下了深刻的印象。但不幸的是，像"刻舟求剑"这样类似的故事，今天仍然以不同的形式继续发生着。

对于心脏功能的研究与认识，无论处在发展的哪个阶段，医学都赋予了极大程度的关注，尤其是重症医学更是把反映器官功能的监测指标，直接用于重症的临床治疗。反映心脏前负荷的指标，一直都是临床进行心脏功能相关治疗时首先要用到的指标。但是，到底应该用什么指标才能代表心脏前负荷的知识点的形成，经历了一个非常曲折的过程。

从理论上讲，理解心脏前负荷的定义并不困难。当年 Starling 已经为心脏的前负荷指出了明确的理论基础并涉及相应的指标：心肌收缩的初长度与收缩力呈正相关。这里，心肌收缩的初长度就是心脏前负荷的理论指标。但这个指标显而易见地无法直接用于临床实践，甚至针对整体心脏的实验研究也几乎无法测量心肌收缩的初长度。通过类比联想，很容易就发现压力指标可以用于反映心肌的长度，因为心肌纤维只有在压力增加的情况下，才会被拉长。所以，追溯到 Starling 当年的实验研究过程，是在增加心房灌注流量的前提下，以监测右房压作为心脏前负荷，发现其与心脏做功的相关性。从此，也因为临床的可操作性原因，中心静脉压就被临床用于反映心脏前负荷的监测指标。

用压力指标代表心肌被拉长的长度，客观上有着明确的相关性，临床应用也具有一定的合理性。临床上也为中心静脉压表示心脏前负荷设定了明确的正常值范围。但经过较长时间的临床应用后，人们逐渐发现，中心静脉压会受到多种因素的影响。这些因素不仅包括了心脏本身的原因，而且也包括了心脏之外的因素。这些因素为中心静脉压的临床应用造成了困难，设定的正常值也无法应用到大多数患者。面对这样的问题，人们的思路又回到心肌收缩的初长度。在活体心脏中，与这个长度更为相关的应该是心室的舒张末容积。心室容积的测量虽然应用已久，但由于方法学的复杂，无法用于床旁的临床监测。正是由于压力和容积指标代表心肌收缩初长度的共性，同时又有用压力指标代替容积所产生的种种问题，在同中求异的类比思维方式的推动下，更加激起了临床医务人员将容积指标用于床旁监测的渴望，以致在重症治疗中形成对容积指标监测趋之若鹜的态势。这是类比思维方式促成的积极一步。

随着科学技术的发展，心室容积的监测可以用于临床，尤其是当超声技术被赋予重症医学的理念后，重症超声可以直观地，实时地进行心室容积的测量，临床上可以用容积指标作为重症患者心脏前负荷的监测。多年的努力终于达到了目的，临床医务人员开始通过研究和临床经验证实容积指标的有益价值，以及与压力指标相比的明显优势所在。这种类比性的研究和观察不断地重复，发现压力指标在许多情况下都不如容积指标，终于，似乎顺理成章地在人们思想中出现了中心静脉压无用论。这是由类比思维方式促成的消极一步。

显而易见的是，中心静脉的压力作为客观存在，反映了循环系统这个部位的具体压力，如果测量准确，就如同临床表现一样具有对临床治疗的参考意义。那么，根据类比思维方式形成的"中心静脉压无用论"的原因何在？追溯到这个认识过程的初期，临床上只是用压力指标代替容积指标。当可以直接应用容积指标进行临床监测后，类比之下，压力指标本来也不是容积指标，所以中心静脉压也就无用了。这种思维方式，离开了问题的初衷，只是站在容积的基础上看待压力，形成类比的结果也似乎合情合理。就像是"刻舟求剑"的翻版，因为剑没找到，就连刻刀也扔了，船板也拆了。

问题出现，困难也接踵而至。当人们开始满心欢喜地用心室容积代表心脏前负荷后，很快就发现，心室容积指标仍然有着明显的不足。首先，由于受损的程度和个体的差异使心室容积的正常值范围过于宽泛，临床依从困难；其次，已经扩张心室的非张力容积，使容积监测与心肌收缩力的监测的直接相关性定量分析无所适从；再者，重症心脏在强大药物干预下，心肌顺应性严重异常，调整前负荷的治疗措施使压力明显改变，而容积却几乎不变，等等。如果继续根据类比的思维方式，容积指标在表示心脏前负荷时并没有比压力指标强多少，甚至在某些情况时还不如压力指标准确。甚至不妨假设，若是最初测量容积的方法比测量压力更有临床可操作性，容积指标广泛地应用于临床之后，人们或许也会产生对压力指标的渴望。以容积指标作为基础对压力指标进行类比，可能会出现"容积无用论"。

当然，也不妨试试将容积指标与其他指标进行类比，寻找新的发展方向。但这种尝试对人们的知识积累已经构成了更大的挑战。而对于完整的心室功能，压力和容积共同代表了心室的顺应性，已经成为与功能相关、不可分割的共同体。也就是说，即使用类比思维的方法，将容积指标与其他指标相比，去寻找新的代表前负荷的监测指标，也必须对压力指标有所解释。这时，类比思维方式的严重局限性被表现得淋漓尽致。

换用第一性原理思维方式，可以为压力和容积指标之间的相互掣肘带来矛盾的化解、合力的形成。追溯到这个认识过程的起点，寻找这个问题的第一性原理的位置所在，突然发现，这个问题实际上并不复杂。仅仅依靠已经具有的、与类比思维方式所应用的同样知识积累，就可以形成新的思路，达到焕然一新的境地。让思维方式反向地追踪上去，压力和容积指标的测量是为了反映心脏前负荷，而心脏前负荷若定义为心肌收缩的初长度，那么这个初长度应该是心肌收缩之前被拉大的长度，这本身就包含了压力的作用。如果必须选用容积指标，那么，也应该是采用具有压力的张力性容积。同时，中心静脉压不仅反映了右心室对中心静脉血流的清空能力，而且也严重地影响着静脉回流阻力，也就是影响着心排血量。根据这个原理，不难看出，心脏前负荷实际上与心室的容积和压力都有着直接的、明确的相关性。

至此，对心脏前负荷临床监测的认识，出现了新的方向。在原有知识积累的基础上，确定压力与容积指标结合应用的具体方法。如果更进一步将流量指标作为压力、容积指标变化的反应性标准，则可以反映出临床个体化的心脏前负荷的功能状态，就会实现重症临床治疗新的突破。

通过这些举例，可以明显地看出第一性原理思维方式与类比思维方式的区别所在。这些举例实际上只是生活中最有代表性、临床工作中最为简单的实例。而在日常的重症临床治疗过程中，常常要面对更为复杂的问题和矛盾。如果冷静地思考一下，就很容易发现这些看似复杂的问题和矛盾，都是由一个又一个简单的问题组成，只是由于出现的时间和地点等干扰因素，使自身的特点隐藏在内部。思维方式的不适当，甚至混乱，会使临床问题更加复杂，错误的解决方式也会导致更多问题的堆积；反之，则很容易找到复杂问题的解决方法。

每个人都会拥有自己所熟悉的多种思维方式。不同的思维方式,有着各自的不同特点和适用条件。当遇到问题或需要思考时,人们会根据自己的经验和习惯选择不同的思维方式进行分析、思考。久而久之,形成了具有自己特点的思维体系。这种思维方式的发展,思维体系的形成,需要经过主观和客观的学习过程。这个过程,也是自身成长、成熟的过程。

(刘大为)

主要参考文献

[1] 刘大为, 王小亭, 张宏民, 等. 重症血流动力学治疗——北京共识 [J]. 中华内科杂志, 2015, 54(3): 248-271.

[2] PINSKY M R, DESMET J M, VINCENT J L. Effect of positive end-expiratory pressure on right ventricular function in humans [J]. Am Rev Respir Dis, 1992, 146(3): 681-687.

[3] BERLIN D A, BAKKER J. Starling curve and central venous pressure [J]. Crit Care, 2015, 19(1): 55.

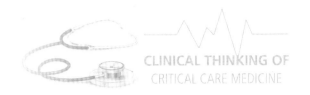

第六章　归纳思维与演绎思维

重症医学有着非常明确的专业特点,多年来不仅形成了重症医学的知识体系,而且重症医学的思维体系也日臻完善。临床思维看不到也摸不到,但却无时无刻不在管理着医务人员的知识积累和应用。清晰、明确的临床思维是引导专业人员提高自身临床工作能力,乃至推动重症医学的学科整体发展的必要条件。

思维,原本是指感觉与意识的螺旋。临床思维是医务人员从感受临床信息,到这些信息与自己的知识积累相互作用而形成意识,再到由意识决定临床行为的过程。思维可表现为不同的思维方式,每个人的思维方式有所不同。不同的思维方式会导致对感受到的信息不一样的关注程度和储备方式,形成不同的意识,从而导致不同的行为;也就是人们常说的看问题的不同方法。当同一类的问题集中出现时,在解决这类问题的过程中会自然地筛选出更具有优势的思维方式。同时,根据问题解决的程度和效果,对不同思维方式的自身特点和相互关系进行了重新组合,从而形成了有效解决此类问题的思维体系。

重症医学的临床思维体系,正是根据重症临床问题的解决程度和效果,有效地对重症医学知识体系进行管理和应用的思维方式的组合。归纳思维和演绎思维是重症医学思维体系的组成部分,是重症临床治疗过程中最常用的思维方式,也是重症医学专业人员进行临床思维培养的基本思维方式。

一、临床思维的含义与意义

思维是指大脑的活动,是客观世界的反映与已经反映在大脑中的认识重组与衍生,是一个感觉与意识相互作用的过程。思维有3个要素:①思维对象,是指思维活动的原材料;②思维主体,是指具有认识能力及相应思维结构的人;③思维方式,是指思维主体对思维对象进行加工制作的方式、工具和手段。思维方式则是思维主体和思维对象发生联系的中介和桥梁。

临床思维指运用医学科学、自然科学、人文社会科学和行为科学的知识,以患者为中心,通过充分的沟通交流,进行病史采集、体格检查和实验室检查,结合其他可利用的最佳证据和信息进行批判性的分析、综合、类比、判断和鉴别诊断,形成诊断、治疗、康复和预防的个性化方案,并予以执行和修正的思维过程和思维活动。临床思维是指临床医师由医学生成长为一个合格医师所具备的理论联系临床工作实际、根据患者情况进行正确决策的能力。需要注意的是,临床思维不是先天就有的,而是在临床实践中通过不断积累得来的。归纳与演绎是重要的逻辑思维方式,在临床思维中具有重要的地位。

临床工作实际上是一个从理论到实践,再由实践到理论到过程。临床实践的每一项工作都涉及医学理论到某种个别特性。医务人员在从事临床具体工作的过程中获得经验,根据经验的归纳、总结形成概念。作为对病情一般特性的总结,这些概念就成为临床诊断。形成诊断不是为了炫耀知识,而是为了指导实践。从同异论的角度,命名只能从同异变化中抽取规律,概念将这种变化规律固化、简化,方便人们记忆与传承。人们传承这些概念自然是为了指导实践,比如历法概念体系对古人从事农业生产的指导。又比如临床实践中根据经验确定某种疾病的诊断标准,临床的诊断可以通过已经获取的相关信息,按照这个标准进行诊断,从而有效地提升这种疾病的诊断效率。

但是,概念是一个经验总结的结果,有一个最大的弊端就是完全依赖人的主观性。由于人的主观思维能力差别巨大,导致概念的产生与应用严重受限。诊断作为对某种病情一般特性的总结,不一定能够包括病情构成中每一项个别特性。这就是为什么诊断通常只是提示治疗的策略,而对具体治疗方法的实施明显缺少具体控制作用;即使临床指南推荐了某项治疗实施的具体强度或剂量,仍然只是确定了治疗的方向,并不一定符合个体患者的实际需要。因此,在临床实践中,需要不同思维方式的相互作用、有机结合,不断对临床行为进行校正、调整,从而完善整个临床诊疗过程。

在现代科学体系中,医学属于应用科学,它以自然科学为基础,但又涉及许多社会人文科学的知识。所以要说基础理论,现代医学比古代中医学涉及的方面要更为广泛。除了医学本身的各学科知识之外,还包括数学、物理学、化学、生物学、遗传学、哲学、心理学、社会学及其他社会科学等方面的大量知识。但单纯的知识积累储备还不够,还需要相应的思维方式将知识进行整理升华。

二、归纳与演绎在临床思维中的应用

归纳与演绎是思考过程中逻辑思维的两种方式。人类认识活动,总是先接触到个别事物,然后推及一般,又从一般推及个别,如此循环往复,使认识不断深化。归纳就是从个别到一般,演绎则是从一般到个别。

(一) 归纳思维方式

最早提出"归纳法"的是英国人培根。归纳法是对观察、实验和调查所得出的个别事实,加以抽丝剥茧地分析,概括出一般原理的一种思维方式和推理形式,其主要环节是归纳推理,这是一种由个别到一般的论证方法。归纳是概念在垂直方向的层层叠加与覆盖。

归纳思维方式产生的是概念。概念就是人们对客观世界相对性变化的抽象认识和总结。不同概念之间相互联系,相互影响,可以形成集合关系,也就是重叠与覆盖的关系,形成了概念

的不同种类、不同层次。比如,人类的概念从性别的纬度覆盖了男人和女人,从肤色的纬度覆盖了黑种人、白种人、黄种人等概念。再比如,根据对《道德经》中"道"的理解,道是所有概念和非概念的总成,也就是所有的概念都被"道"所覆盖。

以具体的临床工作为例,既往并没有"肺炎诊断标准"这一概念,但临床发现很多的肺炎患者具有以下表现:咳嗽咳痰,或原有呼吸道症状加重;发热;肺实变和/或湿啰音;血常规检查提示白细胞 $>10 \times 10^9/L$ 或 $<4 \times 10^9/L$,伴或不伴核左移;胸部 X 线示片状、斑片状浸润阴影。因此有学者将肺炎患者共同具有的临床表现加以总结概括,总结归纳出肺炎的诊断标准:①新出现的咳嗽咳痰,或原有呼吸道症状加重;②发热 $\geq 38℃$;③肺实变和/或湿啰音;④白细胞 $>10 \times 10^9/L$ 或 $<4 \times 10^9/L$,伴或不伴核左移;⑤胸部 X 线示片状、斑片状浸润阴影。进而将"肺炎诊断标准"在临床工作中推广实施,同时,"肺炎"因为有了明确的诊断标准,使原本在大脑中储存的抽象概念更加具体,而且具有了实际可操作性。从临床表现的具体信息,到形成概念性的诊断,这就是归纳思维方式在临床思维中应用的典型实例。

在临床实践中,医务人员首先面对的是病情的个别信息,包括了临床症状、体征、实验室检查结果和监测指标等等。这些信息共同构成完整的疾病,构成了完整的重症。这其中的每一个信息只是表示了病情的一个方面,甚至仅仅是一个位点。医师首先遇到的通常仅是非常少量的信息,而不是全部。医师要有能力根据对这些信息进行归纳分析,而形成对病情的判断。如果已有的信息不足以进行判断,则需要确定必须增加的信息,并设法获得这些信息,完成对病情的判断。

不难看出,归纳思维方式具有与医务人员的临床工作流程相一致的特点,是临床工作中常用的思维方式。归纳思维方式是一个从病情的个别信息,到病情一般概念的思维过程。医师接触患者的最初时刻,并不知道病情是什么,只是感受到可以反映病情个别特性的症状和体征等信息。医师要做的事情是根据这些个别信息推导出病情的一般概念,也就是作出诊断。在这个思维过程中,临床信息是开放的,医师可以根据自

身对病情的理解和工作能力增加必要的临床信息,以提高诊断的准确性。这个过程也是一个窄化诊断的过程。由于每种临床表现只是病情个别特点的反映,这些信息可以提示多种病情诊断的可能性。医师可以通过归纳思维方式,将多种可能的诊断逐渐窄化,集中到一个诊断或者是病情的某个具体机制的位点。

(二)演绎思维方式

演绎思维方式最早可追溯到法国哲学家笛卡尔提出的演绎法,与归纳思维方式相反,演绎法从既有的普遍性结论或一般性概念,推导出事物的个别性结论的方法。演绎法是由一个较大范围,逐步缩小到所需的特定范围,也就是从一般的原理为前提去论证个别事物,从而推导出一个新的结论。

演绎也叫推演,比较著名的有亚里士多德的形式逻辑和康德的先验逻辑,所以演绎的核心是逻辑判断,其中最为根本的是亚里士多德关于形式逻辑的三段式。什么是三段式呢?先举个最为著名的三段式的例子。

(1)人是有理性的。

(2)苏格拉底是人。

(3)所以苏格拉底是有理性的。

这个三段式分别由 3 个概念和 3 个判断语句构成,其中 2 个概念构成 1 个判断语句,2 个判断语句推出 1 个判断结论。从形式上看概念和判断在水平方向上形成关联与拓展。这种方式除了大前提与经验有关联之外,判断与结论的推演在纯思维中进行,这就是演绎的过程。

在临床工作中,也有许多实例体现了演绎法的运用。例如在判断患者是否存在休克时,可以通过收缩压是否降低来进行推演。

(1)收缩压低于 90mmHg 说明存在休克。

(2)患者 A 收缩压 86mmHg,低于 90mmHg。

(3)所以患者 A 存在休克。

在休克患者的救治过程中,临床上可根据中心静脉压(CVP)的"2-5 原则"来指导补液,当快速补液前后 $\Delta CVP \leq 2mmHg$,提示可继续快速补液;当 $\Delta CVP > 5mmHg$ 时建议停止补液。那么当 1 例休克患者初始 CVP 3mmHg,10 分钟内给予静脉快速补液 200ml 后,复测 CVP 为 3~4mmHg,则根据 CVP 的"2-5 原则"提示该患者仍可继续快速补液。这就是既往结论用于

个体患者的实例,也是演绎法在临床思维中的体现。

临床思维过程完全是在人脑中进行的。面对具体病情时,演绎的思维方式根据疾病的普遍规律,在脑海中对病情概念性总结的基础上,形成了像完整链条一样的、构架严密的知识体系。这套知识体系中概念的关系有着稳定的基础。以往的经验总结和知识积累中形成的概念,为演绎思维方式提供了更为严谨、更为稳固的推演基础。

演绎的思维方式经常存在于医学院校的临床教学的课程当中。医学教材可以被认为是经验的总结,以概念为教学基础。进入临床课程通常是以某个具体的疾病名称为开始,首先给出疾病的定义作为概念,从已知的发生发展机制推演出临床表现,再从临床表现引出诊断标准,最后是在诊断的框架内进行治疗。不难看出,这是一个严谨的推理过程,以有助于学生对疾病的理解和对临床表现的认知。学生在接受相关知识的同时,也学到了演绎思维方式。在临床具体的工作中,演绎思维方式也有助于临床医师迅速发现诊断与临床表现之间的相互关联,判断哪些临床指标必须尽快获得。

同样,也正是演绎思维方式,给刚刚进入临床实际工作的医学生们带来很大程度上的不适应。主要因为临床上遇到患者时,首先面对的不是具有普遍规律的概念,不是疾病的诊断,而是仅仅反映疾病个别特性的临床具体表现。这些临床表现可能是来自不同的疾病诊断。这个位点,恰恰位于演绎思维方式的末端。临床上实际需要的流程却是将这些临床表现反映出的疾病特点,归纳出疾病的诊断和病情的机制。这个流程的发展方向与在学校中已经熟悉的演绎思维方式的发展方向完全相反。学生们头脑中的知识储备已经是按照演绎推理的思路划分成不同知识点进行排列。如果这些知识点之间缺少按照其他思路的连接方式,则难以找出与临床表现相应的知识点,更无法形成统一的认识。从而表现出虽然所有相关的知识都已经储备,但临床行为仍然是漫无头绪。

三、归纳与演绎思维方法的作用互补

归纳思维方法与演绎思维方法虽然思维的

方向相反,分析问题的切入点也不同,但却有着相辅相成的作用,是实际工作中两种常用的思维方式。

1. 归纳和演绎两种思维方式在应用上并不矛盾,有些问题可采用前者,有些则采用后者。而更多情况,将两者结合着应用,则能获得更好的效果。①演绎必须以归纳为基础,归纳是演绎的前提。归纳将个别事物概括出一般原理,演绎才能从这个一般原理出发。演绎是以归纳所得出的结论为前提的,没有归纳就没有演绎;②归纳必须以演绎为指导。人们在为归纳作准备而搜集经验材料时,必须以一定的理论原则为指导,才能按照确定的方向,有目的地进行搜集,否则会迷失方向。

2. 归纳和演绎两种思维方式各有特点,归纳的思维方式不局限于某些特点的前提条件,是运用逻辑推理,以求普遍适用的理论;而演绎思维方式则是基于假设,运用科学方法验证假设的正确与否。

3. 演绎推理的一般性知识,来自归纳推理的概括和总结,从这个意义上说,没有归纳推理也就没有演绎推理。归纳推理也离不开演绎推理。归纳过程的分析、综合过程所利用的工具,是归纳过程本身所不能解决和提供的,这只有借助理论思维,依靠人们先前积累的一般性理论知识的指导,而这本身就是一种演绎活动。另外,在归纳推理的过程中,人们常常需要应用演绎推理对某些归纳的前提或者结论加以论证。从这个意义上也可以说,没有演绎推理也就不可能有归纳推理。归纳与演绎二者可以互相补充,互相渗透,在一定条件下可以相互转化。演绎是从一般到个别的思维方式;归纳则是对个别事务、现象进行观察研究,而概括出一般性的知识。作为演绎的一般性知识,来源于经验,来源于归纳的结果,归纳则必须有演绎的补充研究。

四、归纳与演绎思维方法的临床应用

重症医学面对的是重症、病情复杂多变的患者,因此重症医学临床思维具有其特殊性和专业性,在一定程度上有别于传统的临床医学思维。在遵循传统的医学临床思维方式的同时,重症医学临床思维的特征和方式值得重新思考和归纳总结。归纳与演绎是重要的逻辑思维方式,在重

症医学临床思维中占据重要地位。在对重症患者的诊断、鉴别诊断和治疗中,时时体现了"归纳"与"演绎"两种临床思维方式既独立存在,又互有交叉、互为反馈。

从整体医疗工作上讲,日常临床医疗工作是面对一个又一个患者,每位患者的病情都有自身的特点,需要监测和治疗的方法也有所不同。可以这样认为,每一位重症患者的病情变化特点都是重症的个别规律。重症医学专业人员要根据这些个别的特点进行归纳,总结出重症的一般规律,形成重症医学的理论。同时,重症医学总结出来的这些一般规律,作为临床概念,又有助于对每一位患者病情的判断和治疗。医学临床指南就是通过对病情个别规律的广泛归纳而总结出的一般规律。医学指南的临床应用则主要是根据演绎思维的方式,在病情的一般规律的基础上,有助于迅速建立个别临床表现与病情一般概念的联系,发现促使重症发生发展的机制。从而,迅速确定可以进行干预的治疗位点,或确定必须马上获得的监测指标。可见,归纳思维方式与演绎思维方式的反复、交织的出现,不断提升了重症医学基本理论的概括性,而且强化了临床具体行为的迅速、精准性。

从个体医疗工作上讲,每一项监测指标,如果测量准确,都是临床表现的组成部分,都从一个侧面反映了重症的个别特性。临床医生要从这些个别特性中发现重症的一般规律,形成病情机制诊断,确定治疗位点。这是一个非常典型的归纳思维过程。同时,头脑中已有的理论和临床指南等知识,作为重症的一般特性,又可以帮助医师在监测指标与基本概念之间建立联系,使临床性有章可循,更为合理、精准。

《严重感染和感染性休克治疗指南》中,根据循证医学的证据,形成强烈推荐意见:在最初的3小时液体复苏中,至少应该静脉输入30ml/kg的晶体液。这是按照归纳思维方式对众多个别特点总结出的一般规律。临床医师面对具体患者时,当根据临床表现归纳出感染性休克的诊断,并且又处于初始治疗的位点时,这条推荐意见明确地提示了在这个时间进行复苏的一般规律。按照演绎思维方式,应该立即根据这个一般规律对面前的患者进行相应的临床治疗。如果这位患者实际需要输入45ml/kg的液体量才达到液

体复苏的最佳值,这个临床行为与指南的推荐意见并不矛盾。因为临床指南不能因为这1位患者的个别特点就改变一般规律,同时,临床医师也不能因此就否定指南对临床实际工作的指导意义。如果具备了归纳思维和演绎思维方式,临床医师不但可以更好地应用指南,而且还可以根据指南推荐的一般规律与具体病人治疗需求之间的差别,发现病情的特殊性,更为合理地、有机地进行个体化治疗。

归纳思维与演绎思维在重症临床治疗中经常扮演着重要的角色,不仅帮助临床医师正确地应用已有的知识积累,采用正确的干预措施,而且可以将对病情的分析和治疗的位点推向病情机制的更深层次。CVP 是临床上常用的监测指标。通过对以往大量病例的总结发现,CVP 较高往往与容量过负荷和心功能不全相关,因此通过归纳思维方式可得出明确的结论:CVP 高时不能补液,从而形成对 CVP 理解和应用的一般规律。那么当接诊 1 例 65 岁的休克患者时,其 CVP 为 15mmHg,则应该认为此时不能补液,这是 "CVP 高时不能补液" 这一原则在具体患者救治过程中的演绎推理过程的体现。但是,当时发生的实际情况则是:病情的治疗处于复苏阶段,而且液体负荷试验提示可以增加心排血量;或者下腔静脉宽度和变异度提升存在液体反应性。临床治疗采用的方法是快速液体输入,而且液体复苏起到了有效的治疗作用。

那么,这位患者的临床治疗不符合一般规律吗?其实不然!在思维的路径上,临床治疗进行到这里,只是到达了思维过程中一个阶段的节点。"CVP 高时不能补液" 作为一个知识点仍然存在。临床医师在液体复苏的起始位点上增加了新的、必要的、其他的监测指标,而这些指标提示了液体复苏的合理性。这时的临床医生,实际上是根据患者个体化的指标,也就是病情的个别规律,按照归纳思维方式,寻找病情机制,发现治疗位点。在这个思维过程中,"CVP 高时不能补液的" 知识点也在考虑的范围之内。也就是说,即使是在有明确液体反应性的情况下,"CVP 高时不能补液" 仍然符合病情的一般规律。

这时,如果临床思维可以继续向前进行,而不是被人为地强行停止在这个看似自我矛盾的位点,临床医师则可以将治疗推向新的阶段。临床医师若是能够主动地问自己几个为什么,就不难发现,CVP 作为中心静脉内的压力指标,升高的原因有许多,包括液体过负荷、右心衰竭、心脏压塞、肺动脉高压、正压通气、胸腔内压升高、体位等等。而且,作为循环回流的末端压力,任何原因导致 CVP 的升高,都会在不同程度上阻碍静脉回流,引起循环上游器官的淤血、血流灌注不良。同时,淤血的程度与 CVP 升高的程度呈正相关。无论下一步采取任何临床行为,这个一般规律一直存在,仍然是对这个具体病情进行归纳分析过程中需要采纳的重要因素。

这样的思维流程,推动着临床治疗的继续进行。临床医生会主动寻找这位患者病情的个别特点不符合病情一般规律的原因所在。目前,应用机械通气,呼气末正压 12cmH_2O,可能是导致胸腔内压增加,继而 CVP 升高的原因所在。由此,这个新的知识点被提到临床思维的核心路径上来,提示了临床治疗需要面对的新的问题——是否应该改变呼吸机的设置? 即使因为病情需要,呼吸机的设置不能调整,那么无论接下来液体复苏如何进行,都应该一直关注 CVP 的变化,监测补液后 CVP 变化的程度。因为 "CVP 高时不能补液" 是病情的一般规律,一直存在,并没有因为其他指标的另外提示而失去自己的合理性。

按照这样的临床思维方法,这个流程仍然可继续发展,临床监测与治疗也进一步深入,直到临床医师知识积累的尽头。因为没有知识点的承载,思维方式难以表达,无法出现在具体的临床工作当中。但即使如此,思维的流程在医师的头脑中并未停止。合理的思维方式,不但将原有的知识积累进行重新排列,形成可以合理应用的知识点,指导更为精准的临床行为,而且,当自己的知识积累用尽时,思维方式会明确地提示哪个知识点是自己不可缺少的,提升对新知识的关注程度及提高自我知识积累的迫切性、有效性。

总之,重症医学的前进与发展需要重症医学临床思维的主导,而重症医学专业人员临床能力的提高也离不开临床思维的培养。在个人的成长过程中,既要掌握重症医学的知识,形成自己的知识积累;又要主动靠近重症医学的思维体系,按照重症医学临床思维方法将知识积累形成临床实际工作中可以直接应用的知识点。严谨、合理的思维方式可以有效地发掘自己的知识潜能,提升在复杂环境中的敏锐洞察力和判断力。

在重症医学临床思维中,归纳与演绎具有重要地位,贯穿重症患者诊疗救治的整个过程。深入理解并刻意培训归纳与演绎这两种逻辑思维方式,对提升每一位重症医学专业人员的理论水平和临床工作能力,乃至重症医学的学科整体发展,具有重要意义。

(杨　毅)

主要参考文献

RHODES A, EVANS L E, ALHAZZANI W, et al. Surviving sepsis campaign: international guidelines for management of sepsis and septic shock: 2016 [J]. Crit Care Med, 2017, 45 (3): 486-552.

第六章

归纳思维与演绎思维

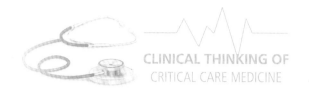
第七章　本质与突破

重症医学作为一个完整的专业临床学科，已经形成了具有自身特点的思维体系和知识体系。从临床治疗每 1 例重症患者，到学科整体发展的每一步，都离不开本质与突破的相互作用、互为因果，交替引领临床治疗思路的前行，引领学科的发展。专业学科的完整性，不仅体现在有自己的知识体系，更重要的是具有自身特点思维体系的建立。医学知识是所有临床专业所共同具有的财富，不是因为某一个学科的存在而出现。每一个医学专业学科可以根据自身的思维体系，将知识积累划分为不同的知识点，形成具有学科特点的知识体系，对头脑中的知识进行管理和临床应用。同时，在自身领域中形成的知识点突破和发展又反哺着医学的母体。不容否认的是，在重症医学的思维体系中，本质与突破已经成为重要的一种思维方式。

本质与突破，通常用于描述科学发现、重大进步。重症医学本质与突破思维方式不仅体现学科的整体发展，而且管理着每一位重症患者的临床治疗过程，可用于每一个监测指标的选择、每一项干预方法的应用。在这里，本质是指重症的发生发展机制、临床指标的形成原理、治疗方法的作用位点等等；突破则重点表现在重症临床治疗过程冲出原有的禁锢，监测治疗的细节被再次进一步细化，重症病程的延伸越过死亡的疆界。

本质与突破，一个回首，一个向前；一个是溯本清源，一个是冲出屏障。对本质的理解需要突破，而突破必须立足于本质。两者在一起，相辅相成，形成了思维的循回通路，推动着重症的临床治疗和重症医学的学科发展。

第一节　重症医学是本质与突破的发展史

回顾重症医学的发展史，每一步都可以看到本质与突破的作用。今天提到重症临床治疗，往往让人想起一系列复杂的仪器设备。通过这些仪器，可以得到常规临床检查无法得到的监测指标。临床可监测的指标所涉及的方面越多，对重症发生发展机制的理解也就越完整，实施治疗方法的针对性也就越强。几乎每个监测指标的发现和测量都标志着本质与突破。

当年，人们发现了血流的存在是生命的基本保证，而心脏的射血功能是保证血流的基础。从这个本质位点出发，人们无法理解机体如何会在短时间内产生如此大量的血液以供心脏泵入动脉系统。因为计算下来，最多在半小时内心脏的射血量就会超过整个机体可以含有血液的总量。在这个思路的作用下，开始发现机体血液循环的秘密。对血液循环功能认知的这个突破，成为了当时最接近事物本质的知识水平。从这个本质再次出发，人们逐渐认识到，血液的主要功能是作为载体，循环于组织器官之间，运送机体所需要的营养物质。这样，对血液循环机制细节的再认识就成为当时的迫切需求。众多渴望突破的研究也由此展开。有学者将一节铜管作为穿刺导管置入马的颈总动脉,用鹅的气管将铜管与1根较长的玻璃管相连。结果发现动脉的血液可以将玻璃管内的水柱推升至9英尺以上。还有学者发现吸气时胸腔内的负压状态,导致心脏及周围大血管产生对外的抽吸作用。还有,心脏瓣膜和静脉瓣膜的功能也逐渐被认识。这些瓣膜不仅保证了静脉回流血液的单方向运动,而且协助心脏各腔室内的压力随着心脏搏动发生周期性变化。这些发现使人们对动脉灌注和静脉回流机制的理解逐渐完整。

本质的基础促进了突破,突破形成新的认知本质。新的基础为下一个突破造就了更高的平台。对循环功能的这种本质的认知水平仍然不能满足医学的需求。当年,福斯曼医师经左肘前静脉将导管插入自己的右心房,并在助手的帮助下,走到放射科,通过X线证实导管在心脏内的位置。这项工作为之后心脏导管的开展奠定了基础。心脏导管临床应用至今,仍然延续着本质与突破。

对疾病的认识过程中的每一步也是本质与突破的转换。对休克的认识过程可以发现,休克的概念起源于战伤的救治。当时,伤员的大量失血是非常直观的病因,止血和补充血容量是针对休克本质的治疗,而且,治疗效果获得了令人惊喜的突破。但在为一部分伤员的存活而高兴之后,仍然有一大批伤员死亡。对休克理解和治疗的突破又一次反作用于对本质的认知,使临床工作者们不得不去寻求休克更深层的本质。"沼泽与溪流"学说的出现,第一次从理论上涉及休克时体液分布的规律性。站在这个本质的基础上进行临床治疗,又有更多的伤员得以存活。之后,随之而来的是"休克肾""休克肺",直到"远隔器官损伤"的多器官功能障碍综合征(multiple organ dysfunction syndrome,MODS);时至今日,对应激状态下的机体反应的研究,乃至对脓毒症和炎症反应中种种炎症介质的研究,已经远远地超出当初失血性休克的范围,也超出了医学系列当中的任何传统专科所属的范围。这种本质与突破的发展过程不仅体现在对于休克的认识过程,对每一种疾病的理解和认识都有类似的发展史,从而构成了医学的整体发展。

随着这种本质与突破的发展,临床治疗中的这种主要矛盾的转换,重症研究的必要性也越来越突出。从学术发展出发,医学上需要这样一个研究重症的专业,需要这样一批以研究和治疗重症为己任的专业人员。这些具有重症医学思维方式,有着重症医学体系知识点的人,共同组成了重症医学专业学科。

第二节 对重症本质的认知推动临床治疗的突破

重症是一种全身性的机体损害,可以来自任何疾病或损伤因素,也可以起始于任何器官。从普通疾病到重症的发展过程,就是一个本质与突破的相互转换过程。对于重症医学专业人员,不仅需要认清病情机制的本质,而且需要对监测指标本质的理解,对干预方法作用位点的掌握,才能以本质与突破的思维方式,精准地实施重症的临床治疗。其中,重症超声已经成为理解病情本质,指导临床治疗的有力武器。

一、重症超声直指重症肺部感染的本质

肺部感染是临床常见诱发重症的因素。感染通过肺脏局部的反应和对全身氧输送的影响等机制,构成重症的病因。同时,由于重症的出现,肺部感染才成为重症肺部感染。重症超声监测评估是基于心肺评估的全身多器官评估,而重症肺部感染患者的特点是:病原体侵袭后,肺部损害持续加重,引发呼吸衰竭,并发或继发循环改变与多器官功能障碍。本质上,肺脏拥有人体最大的直接与外界气体接触的上皮细胞量与面积,与之匹配的最大的肺间质毛细血管网络之内皮细胞系统,同时它是器官中心脏外最大的血流器官。任何病原体进入肺,不可避免侵害肺泡上皮细胞及肺间质微血管内皮细胞为主的肺组织,产生病理改变,继发病理生理反应,乃至危及生命。重症超声具有动态、实时、无创、可重复的特点,几乎可以随时随地连续地观察监测以肺为中

心的重症肺部感染患者，判读评估相应的病变与病理生理状态，尤其在特殊的病房，特殊的环境，更具有独特的优势，与其他监测手段共同获得重要信息，为诊断与治疗提供及时、精准的指导。

深刻解读重症肺部感染病理、认识病理生理，再到直观的临床影像——重症超声。从重症肺部感染病理特点看，疾病早期主要累及肺泡上皮细胞，肺泡腔内有颗粒蛋白样渗出，肺间质中有单核细胞浸润；进展后出现肺泡上皮细胞脱落、透明膜形成，以淋巴细胞为主的间质炎细胞浸润，间质增厚；可见肺部纤维化改变；有些患者出现弥漫性肺泡内出血，伴纤维黏液样渗出物，提示肺间质微血管内皮细胞受损。同一患者可同时呈现上述不同的病理改变。值得关注的病理特点中实变和实变的重力依赖越重，提示在肺泡上皮细胞受损基础上，内皮损伤越严重，液体的渗漏更明显。

基于肺部病理改变特征和肺部 CT 影像学特征，肺部超声胸膜线通常最早受累，表现为增厚和不规则，累及间质和 / 或肺泡后出现不同表现的 B 线，例如 B7/B3、融合 B 线；根据时期和病变特征不同，同一患者不同部位可呈现出形态各异的 B 线；肺小叶受累时出现碎片征表现，进一步累及多个肺小叶或肺段甚至肺叶时，可表现为动态支气管充气征等大块肺实变影像。以肺部解剖到病理改变，促发对肺部超声征象机制的认识与深刻理解。

而病理生理的提示，呼吸方面，表现为逐步加重的低氧，和逐渐出现的二氧化碳（CO_2）潴留；循环方面，早期表现为与低氧和呼吸困难相匹配的心脏活动增强及血压心率的相应改变，甚至应激性心肌病，还包括早期的左室流出道梗阻可能；随着肺部病变加重，缺氧、CO_2 潴留严重，结合机体的异常高的机械通气条件等，右心后负荷加重，出现急性肺心病改变；而左心可以因为长期缺氧或合并脓毒症，出现收缩功能的下降。值得关注的是，经常出现心功能的复杂情况，如急性肺心病合并左室的应激表现等。当然，也可能出现相应的心肺以外多器官受累。

重症超声可以及时连续观察重症肺部感染的病理 - 病理生理变化，从肺 - 心，到器官，促进重症肺部感染病理 - 病理生理认识的提升，同时对重症超声的认识更加深刻。

二、原发性与继发性肺损伤区别的本质

深刻认识重症肺部感染的肺损伤之原发损伤和继发损伤，引导临床深层次诊断和精准施治。重症肺部感染的肺损伤源于原发损伤和继发损伤两部分。与一般脓毒症相关性肺损伤相比，脓毒症相关性肺损伤的原发损伤起始于肺毛细血管的内皮损伤，为全身血管的内皮损伤的重要组成部分，之后继发损伤加重，肺泡的上皮细胞与肺间质毛细血管内皮细胞受累同步加重。肺泡上皮细胞受损、脱落、凋亡等，促进肺成纤维细胞增殖、一定程度增加肺血管通透性，在诱导重症形成的过程中发挥重要作用。继发性损伤主要与机体不恰当的应激反应、异常驱动的自主呼吸和高循环动力学、机械通气的干预相关损伤相关，经常是跨肺压与跨血管压同步升高，而肺血流量也伴随升高，导致在肺泡上皮细胞损伤继续的基础上，出现明显肺间质微血管内皮细胞损伤，液体渗出与漏出均增加。发生重力依赖性病变分布后，继发损伤恶性循环，表现更明显。所以继发损伤的重点经常是肺泡的上皮细胞与肺间质的毛细血管内皮共同损伤，可以有轻重程度与过程的不同，表现为渗出与漏出或渗漏出情况的加重。肺部病变表现为从毛玻璃影到渗出浸润，乃至实变，再到重力依赖的严重渗出浸润与实变。

不同的病变特点与重症超声征象，结合病史病情，是区别原发肺损伤和继发肺损伤的基础关键因素。从 B7 线—B3 线，再到重力依赖的融合 B 线和实变的 C 表现，代表从原发损害到继发损害的进展，及时准确判断，指导救治的方向与措施。原发性损伤的治疗关键在于早期诊断、早期抗病毒、及时恢复免疫功能等治疗，甚至在没有特效抗病毒药物出现情况下，维持生命，期待患者自身免疫功能抵御病毒是重要治疗选项。继发性损伤在于积极保护下的预防与避免。尤其是在镇痛镇静减低不当应激基础上，实施保护性通气策略及循环管理策略，减低异常驱动呼吸，稳定血流动力学状态。

三、肺血流对重症的本质影响

深刻理解血流与肺损伤关系，认识贯通重症

的肺 - 心与其他器官功能损伤内涵。重症肺部感染患者肺部损伤经常起始于肺泡的上皮细胞，之后病变逐步深入及保护不当，在肺泡上皮继续损伤情况下，间质毛细血管与内皮也出现受损，所以影像经常表现为磨玻璃影到严重渗出，再到实变，且经常表现为重力依赖，因此肺部从原发损伤到继发损伤，均体现了血流动力学改变的内涵。

重症超声不仅可以观察评估肺部病变与渗出的实时动态变化，也就是血流与肺脏的后果表现，而且可以评估肺循环的血流情况，右心的血流量，右心的后负荷，右心与肺动脉的耦联，肺循环的后向阻力，指导精准的滴定治疗；与呼吸衰竭相比，重症肺部感染患者出现循环受累经常被认为发生较晚，甚至不被重视。一般认为病变进展快、出现大面积实变和为解决致死性低氧血症而采取的有创机械通气治疗是造成急性肺心病和后续循环波动的主要原因。实际上，在重症的早期阶段，只要出现低氧与呼吸困难，机体就会出现循环反应，包括心率增快，心肌收缩力增强，甚至应激后异常，经常会同时合并容量问题，尤其存在基础疾病，例如高血压、缺血性心脏病、慢性阻塞性肺疾病、老年性心血管改变时，循环波动更易表现出来，只是阶段性与程度不同而已，基于重症超声的血流动力学监测至关重要。值得关注的是，因为 ICU 资源有限，很多患者在院期间（包括住 ICU 期间）感染管控不足造成的院内获得脓毒症或感染性休克，导致心肺与多器官同时损伤。所以说，循环受累由血流与肺开始，重症超声看血流，监测肺，让重症管理更精准；心脏是循环受累的一面镜子。

随着血流动力学的大力发展，在充分认识血流与心脏、血流与肺脏、血流与器官基础上，重症超声的出现，基于血流，重症认识的过程变得及时与深入。所以，尽管重症肺部感染的发生发展有一定的特殊性，但也是经典的重症：存在氧输送器官受损为典型的多器官功能不全。总之，深刻理解血流，从重症核心环节贯通原发与继发器

官功能损伤。

四、肺部感染到脓毒症的本质与突破

认识重症肺部感染之脓毒症的特殊性，深刻理解重症。重症事件一般指已经或潜在危及生命的器官功能异常，如呼吸衰竭、休克和脑功能异常，而所谓心肺以外的多器官功能不全，经常也需出现呼吸和 / 或循环受累，包括脑功能异常的意识障碍，才被认为是真正的重症。其中，脓毒症（sepsis）是非常具有代表性的重症，是机体对感染的异常失调反应引起的致命性器官功能不全，心血管功能与呼吸功能不全经常是并发的基础表现，再合并或继发出现心肺以外的多器官功能异常。

不同病原菌，从细菌到真菌，再到病毒，不同的侵入机体路径，产生的感染，具有相应的特点，机体的反应不同。一般脓毒症相关性肺损伤的原发损伤起始于肺毛细血管的内皮损伤，为全身血管的内皮损伤的重要组成部分，之后继发损伤加重，肺泡的上皮细胞与肺间质毛细血管内皮细胞同步受累；而重症肺部感染之新型冠状病毒感染的原发损伤主要为肺泡上皮细胞受损，并与病毒的毒力与量、机体状态有关，经常持续加重较长时间，之后继发 / 并发肺间质毛细血管内皮细胞受累。所以重症肺部感染特点是：病毒侵袭肺泡后，肺部损害持续加重，引发呼吸衰竭，发展为 ARDS，并发或继发循环改变，之后可发生心肺以外的多器官功能障碍，其中，氧输送器官中，肺受侵袭后，呼吸受累的表现尤为突出。通过对重症肺部感染认识的深入，病毒感染引发的机体异常失调反应导致的器官功能不全具有一定的特殊性。

总之，运用重症超声，获得心肺与器官相关的各种指标，促进对重症肺部感染肺泡上皮细胞损伤与肺间质微血管内皮细胞损伤的认识；促进对重症肺部感染的认知，深化对相关重症的理解，强化了针对重症肺部感染乃至其他重症的精准诊治。

第三节 对干预作用本质的掌握导致临床治疗突破

在 ICU 有许多重症干预存在，液体管理、血管活性药物、机械通气、主动脉内球囊反搏（intra-aortic balloon pump，IABP）、体外膜氧合（extracorporeal membrane oxygenation，ECMO）等，执行着救治重症的许多任务。其中一些重症干预，随着重症医学的发展，逐渐成为常规，是每个 ICU 人的常备技能。有了庸俗化的倾向，不就是气管插管后进行机械通气吗？不就是深静脉穿刺，用药维持血压吗？从而失去了对本质与内涵的主动理解，失去了对学术的基本思维要求。当然，对 ICU 的某些干预，也经常有神奇化倾向，ECMO 作为强大的体外生命支持设备，成了保证重症患者"不死"的神器。缺少了本质的理解，反而制约了正确、准确地应用，也就失去了真正治疗、突破发展的机会。其中，连续性肾脏替代治疗（continuous renal replacement therapy，CRRT）的临床认知和应用，就是一个典型的实例。

CRRT 源于血液透析，是一种床旁连续进行的血液净化方法。是 ICU 最常见的干预手段。与血液透析相比，CRRT 具有更好的血流动力学耐受性，尤其适合血流动力学不稳定的重症患者。故在重症医学领域起着举足轻重的作用。随着技术与方法的进步，目前已广泛应用于急性肾损伤（AKI）、液体管理、代谢溶质管理、外源性溶质管理以及清除过多的炎症介质等方面。

然而，CRRT 作为一种体外血液循环操作，其本身也会引起一定的循环波动。理解 CRRT 本质，理解 CRRT 与血流动力学之本质关系，以利更好地进行重症患者的管理，治疗出现突破。

一、理解 CRRT 的本质，为治疗的突破奠定基础

众所周知，重症患者发生 AKI 可显著增加死亡风险，然而 AKI 在 ICU 中的发生率居高不下，依然形势严峻，在一项针对重症患者 AKI 发生因素的研究中显示，由直接循环因素（包括低血容量和心源性休克）导致 AKI 占 47.3%。肾脏

损伤与血流动力学波动密切相关，Poukkanen 等研究发现严重感染患者入住 ICU 第一个 24 小时使用多巴酚丁胺、静脉使用呋塞米的日剂量、24 小时乳酸最高值及平均动脉压（mean arterial pressure，MAP）低于 73mmHg 的持续时间均会加速 AKI 的进展。作为人体的一个非常重要的器官，肾脏同样需要适当的前负荷（即流量和压力）和后负荷（即 CVP 和静脉充血）来维持正常的功能。

首先，CVP 是器官保护的后向压力目标，我们常用"MAP-CVP"代表肾脏的灌注压，事实上，肾脏内的灌注压随血液的流经途径逐级下降，正常情况下肾小球毛细血管的平均压和肾小管旁毛细血管内压分别在 50mmHg、10mmHg 左右，因此 CVP 作为肾脏的后负荷其值越高，肾脏的阻力也越大，高的 CVP 并未能增加肾脏灌注流量却增加了其后负荷，从而降低了肾脏灌注。有文献显示低 CVP 感染性休克患者组 AKI 的发生率明显低于高 CVP 组，当 CVP 接近 10mmHg，要保持高度警惕，需及时避免进一步增加容量。另一项研究也发现严重脓毒症患者的 CVP 与 AKI 的发生呈线性相关，即随着 CVP 的升高，其发生 AKI 的危险性增大。王小亭等关于 105 例感染性休克患者的研究也显示 CVP 与肾脏功能关系密切，高 CVP 患者的血清肌酐越高；入住 ICU 5~7 天内将 CVP 控制在 8mmHg 以下的患者，其死亡率明显低于 CVP ≥ 8mmHg 的患者，明显提高感染性休克患者 28 天生存率，同时可见早期尽可能降低并维持 CVP<8mmHg 可改善肾脏功能，提高重症患者的生存率（应该有肌酐下降的结果）。

其次，当液体过负荷或右心功能不全时，下腔静脉扩张，静脉系统淤血、回流障碍，肾静脉压力升高，肾小球滤过率下降，也可以导致 AKI 的发生。Guinot 等利用 TTE 监测心脏外科术后 AKI 患者的右心功能时发现，心脏外科术后早期患者出现右心功能不全与血清肌酐的升高明显相关，其导致 AKI 的原因并不在于心排血量的

下降,而是静脉充血。

还有,液体过负荷(定义为一段时间内液体积聚超过基础体重的 10%)会导致肾静脉压力升高,肾间质水肿,肾血流灌注下降,并可使肾小球球囊腔内压力增高,因而导致持续 AKI。而液体过负荷是液体治疗或疾病发展过程中的常见现象。刘大为等在《重症血流动力学治疗 - 北京共识》中提出容量(液体)过负荷可以导致肾脏灌注受损,加重急性肾损伤。多项研究也提示液体过负荷程度越重,需要肾脏替代治疗时间越长,肾脏功能恢复的可能性则越小。针对 ARDS 患者的研究中同样提示液体正平衡与 AKI 的发生率息息相关。反之,AKI 患者行 CRRT 治疗时液体负平衡量越多,肾功能则越可能得以恢复。因此当我们利用 CRRT 对 AKI 重症患者进行容量管理时,实行液体负平衡量,减轻肾间质水肿,将明显提高此类患者的肾功能恢复率及患者的生存率。

由此可见,重症 AKI 患者对液体管理要求很高,而利用 CRRT 进行容量管理可及时改善肾脏灌注。尤其对于血流动力学不稳定的重症 AKI 患者,提倡应用 CRRT 治疗,通过维持血流动力学稳定,减少肾脏功能进一步恶化,从而降低透析依赖。CRRT 既可降低 CVP,改善静脉充血,又能减轻液体过负荷,纠正肾脏灌注;同时可在血流动力学不稳定时应用,并能够维持血流动力学稳定,换言之,CRRT 可以通过血流动力学治疗来救治 AKI。

二、理解 CRRT 本质,强调血流动力学治疗作用机制位点

我们常说的容量代表循环系统内的容量,包括心脏的前负荷,而体内还有相当一部分水存在于组织间隙中。而对于重症患者,我们需要管理的液体范围不仅是循环系统内的容量,还包含组织间隙内的水分。既往的研究已表明 ICU 中有高达 70% 的重症患者处于液体过负荷状态,而液体过负荷状态经常存在于经过容量复苏和急性失代偿性心力衰竭的患者。

既然需要进行液体管理,首先要清楚目前患者处于液体治疗中的哪一期(复苏期、最佳化期、稳定期、撤退期),然后选择正确的液体治疗方向与措施。其次需准确评估机体液体分布情况。

有研究提出利用生物阻抗矢量分析技术(BIVA)或许可以进行容量平衡的临床评估;另一项研究也指出利用 BIVA 分析人体体液分布状态预测 ICU 患者的预后优于传统的记录液体平衡方法,可以精确指导 CRRT 进行液体治疗。

基于每一位重症患者均有其最佳的液体状态及循环内容量状态,故对液体及容量过负荷患者需及时进行反向复苏。那么当需要紧急并快速移除液体或者利尿药物治疗无效时需选择机械性液体去除方法。CRRT 的优势就在于可随时控制液体去除的速度。如对于充血性心力衰竭和心包剥脱术后患者,循环内容量快速增加的后果或导致右室快速增大、左心舒张急性充盈受限,心排血量减低,此时自主尿量和应用呋塞米后效果不佳,均提示需紧急机械性通过 CRRT 排除体内的液体。

引起液体过负荷的病因不同,CRRT 脱水速度应不同。对于心肾综合征患者,初始应以最快的速度进行负平衡,当肺水肿得到改善后则需减慢脱水速度;单纯肾脏损害患者的脱水速度可快于严重脓毒症或感染性休克患者。对于感染性休克患者需待临床稳定后进行缓慢的脱水以限制体内液体进一步的积聚。

综上所述,CRRT 可维持液体平衡,当需纠正液体过负荷时,其是不可或缺的重要手段,尤其对于合并心功能不全的重症患者的液体管理至关重要;还可利用 CRRT 进行容量复苏,能预防液体过负荷的发生。总之,CRRT 不单单是为治疗 AKI、替代器官功能,其更重要的作用是血流动力学治疗的重要手段。总之,以液体过负荷管理为中心、稳定血流动力学贯穿重症患者容量管理的全程。

三、理解 CRRT 本质,临床血流动力学管理更稳定

CRRT 时难免出现血压下降甚至导致肾功能进一步恶化,研究显示有 43% 的重症患者在 CRRT 初始治疗的 1 小时内发生低血压。前文也提到 MAP 低于 73mmHg 的持续时间会加速 AKI 的进展。因此如何在 CRRT 时维持循环稳定显得尤为重要。

1. 进行严密的血流动力学监测 在行 CRRT 时一些患者的血流动力学变化无法预测,

故建议进行密切的血流动力学监测,尽最大可能减少血流动力学波动。如何监测:有研究显示CRRT期间利用超声心动图、经食道超声等监测手段可更好地对液体治疗、病因及速度等进行管理。另一项研究也发现利用超声测量的下腔静脉直径及其变异度判断CRRT过程中的液体反应性,差异有显著统计学意义,可用于CRRT的循环管理监测。

2. CRRT相关的平衡监测 CRRT时需对设置置换与脱水速度进行定期重新评估,通过监测心排血量和反应容积的指标,及时发现有效循环血量减少的迹象,并根据相应的临床变化及时调整。

3. 有效的预防措施 作为一种体外循环装置,CRRT期间出现血流动力学不稳定与血液流量、循环血容量变化等密不可分。那么我们可以在CRRT治疗初始适当减低血泵速度(泵速)的加量时间,或许可以避免循环波动。Glenn ME等比较了2种CRRT初始调节血泵速度的方法(1~4分钟增加血泵速度50ml/min、3~10分钟增加血泵速度20~50ml/min)对于循环的影响,结果发现CRRT初始给予慢泵速调节比常规泵速调节方法更有利于循环的稳定,减少低血压的发生,避免肾脏功能的再损伤。

四、理解CRRT本质,血流动力学的目标导向使治疗更为精准

血液净化清除了血液中的某些成分,均会对血流动力学产生不同程度的影响,需要动态监测循环状态,那么进行血液净化时应确立相应的血流动力学治疗目标。CVP是评价前负荷的一项简易指标,虽然它也不是一个完美的指标,但它的数值极易获得,总是最早被提及,总能最早被干预,其动态变化能够比较准确地反映CRRT时血容量的相对变化,有利于指导脱水速率的调整。因此CVP可作为CRRT治疗期间首选的血流动力学治疗目标。另外利用超声测量下腔静脉内径、容量治疗前后下腔静脉内径的变化及其随呼吸变异度,可及时发现静脉充血的程度,调整脱水速率。

既往研究发现心力衰竭是发生AKI的主要危险因素,有30%的心力衰竭患者合并肾功能

不全,因此心功能不全的患者进行CRRT时的液体管理需要给予更多关注。尤其对于右心功能不全者,当右心舒张末压超过左室舒张末压时,室间隔将在舒张期凸向左心室,左室充盈随之降低,心排血量下降,导致循环波动,此时经积极脱水、降低右房压等治疗后,可见心排血量上升。在这个过程中,实时超声心动图将及时发现右心及室间隔等的变化,迅速进行反向液体复苏,维持血流动力学稳定。对于一些特殊的心脏情况如瓣膜赘生物等,反向液体复苏同样可起到至关重要的作用,而这些病因的发现经常离不开及时应用心脏超声。

另外肺部超声在容量监测方面也有其特殊作用。当肺组织中的液体量增多时,肺部超声表现为垂直于胸膜的彗星尾征,即B线。B线的条数、密度及分布区域与血管外肺水程度密切相关;不同B线特点代表肺部不同的含水量。一项针对肺部超声预测肺动脉楔压(pulmonary artery wedge pressure,PAWP)的研究中显示,若患者的肺部超声是以A线为优势,则其具有较低的PAWP,而B线优势型提示间质水肿,PAWP较高。所以在肺水肿治疗过程中,肺部超声显示的B线随液体负平衡出现变化,连续评估其变化有助于判断治疗效果,指导治疗速度及力度。反之,在液体治疗过程中,连续评价肺部B线情况,可早期发现血管外肺水增多,避免液体复苏过度,已有相关研究正在进行中。

因容量过负荷可引起腹腔脏器水肿,腹壁顺应性减低,导致腹腔高压的发生,影响肾静脉回流,进而引起AKI或加重已经出现的AKI,而CRRT可以脱水减轻水肿,从而改善腹腔内高压。此刻,腹腔压力就是血流动力学治疗目标!因此,在应用CRRT时应建立相应的血流动力学治疗目标。

总之,CRRT与血流动力学之间关系密切,其不仅是为了替代器官功能,更是血流动力学治疗的重要手段,甚至可以救治AKI。在CRRT期间,维持循环的稳定并建立明确的血流动力学治疗目标,更有利于重症患者的血流动力学管理。而关注肾脏血流动力学将为CRRT血流动力学治疗提供更广阔的空间。

理解干预的本质,治疗才有突破。

第四节 本质与突破构成理论与实践交替发展

充分理解并实践血流动力学治疗，是重症临床治疗的重要组成部分。无论是在循环功能支持、机械通气、肾脏替代治疗、严重感染的控制及镇静镇痛等方面，甚至在临床工作中的每一个环节，都少不了血流动力学的身影。血流动力学指标与重症患者的病理生理改变和临床过程的进展息息相关，血流动力学理论贯穿始终。血流动力学治疗应该从理解基础血流动力学理论出发，掌握相关病理生理学概念和基本技术，制订相应的治疗策略并应用到临床诊治当中。

一、基础本质理论是血流动力学治疗的基础

血流动力学理论是重症医学理论体系中的重要组成部分，同时，又与呼吸力学或血液净化等理论互相影响、互为支撑，形成重症医学理论体系，理论的必由之路是指导实践，而实践一定反馈结果、参与理论确立与更新，血流动力学理论与实践互相影响、互为依赖的结果是形成血流动力学治疗。血流动力学治疗已成为重症医学中所必不可少的内容。

重症早期，在出现明显灌注不足之前，机体就已经开始出现病理生理学改变，从而产生血流动力学参数的改变，早期识别对于控制病因、启动治疗极为重要。根据基本的病理生理学理论对参数进行程序化计算，根据既往患者的生理学和病理生理学参数评估目前疾病的严重程度，并对参数发展的趋势进行预判，进而将一系列连续的结果进行整合和总结，得出一定的结论。再根据不同参数所反映的机制和阶段性效果进行动态反馈，参考设定的治疗目的，确定下一步治疗的目标。

只有在血流动力学理论的指导下，才能精确把握每一个参数、每一项干预、每一份反馈和每一次评估，才能把血流动力学治疗的每一次调整往正确的方向引导，从而在临床诊治中做出更有利于重症的治疗决策。所以，没有理论的指导，任何治疗都会被引到经验科学的误区，关乎即刻生死的血流动力学治疗就更是如此。血流动力学理论是血流动力学治疗的必需条件，是决定治疗效果的根基。

二、重症超声是推动临床理论与实践交替发展的利器

重症超声的出现，可以被认为是本质与突破的产物，临床是理论与实践的交替发展的代表。重症超声在重症医学中应用越来越广泛，既作为一种监测工具，又作为一种全面可视化信息采集手段，使得重症专业医师能够全面深入掌握重症患者，获得高效而准确的临床决策依据，全程助力规范治疗的实施，呼应并潜在促进重症医学快速发展。

重症医学与重症超声互相促进发展，重症超声解决重症医学发展瓶颈。近年来，重症医学取得长足进步，重症的病理生理学认识逐步深刻，新时期重症救治要求诊断更精准、管理更精细，更具备高效性。重症救治更加提倡多模态、精细化床旁监测手段的发展。而超声技术，作为能够全身性显示脏器结构形态、并借助多普勒技术显示血流、测量指标的良好手段，正是因为适应了这些需求而在ICU中被广泛应用。

笔者提出了超声"临床化"的概念，推进重症可视化、流程化规范诊治。超声技术本身能够全面细致地掌握患者脏器结构、功能、形态等重要信息。随着重症医学的进展和对救治高效性的要求，超声检查也应临床需求走到床旁，直接实时地辅助临床决策或者引导操作及治疗。与之呼应的是近年来实时临床超声（point-of-care ultrasound），即超声"临床化"概念的成熟，临床超声能够实现"发现即是治疗"，拓展了传统超声的优势。作为一种临床超声，重症超声的本质是紧密结合全面的临床信息而进行的，并贯穿诊断治疗的全过程。因此推进了方案化检查、流程化应用。

重症超声已成为重症临床治疗的核心技能。重症的损伤特点经常是基于心肺氧输送器官损

伤的多种耗氧器官损伤。因此重症发展过程中凝练出了必备的亚专业,其中重症血流动力学、基于机械通气的体外生命支持、重症镇痛镇静治疗成为重中之重,而重症超声从心肺到全身的发展,大大切合了重症的需求,成为重症亚专业之一,也是重症医师的必备核心技能。

因重症理念和血流动力学理念,在重症超声实践中提出了血流动力学指标的结构依赖性。传统的监测设备通过测量血流动力学的数据指标,推导出循环系统的病理生理变化,而同样的CVP,在有无慢性肺心病的情况下反映的临床意义并不一样。血流动力学指标具有结构依赖性,在做血流动力学监测时,必须先有心血管结构评估。重症超声能够同时评估心脏结构改变、慢性基础疾病及功能障碍,推动跨维度的血流动力学监测,数据与结构互动,并指导精细化治疗。重症超声的发展推进了血流动力学治疗的器官化时代。血流动力学治疗在传统的全身组织灌注改善的基础上,再到器官层面,重症医师行重症超声检查对受损脏器进行专项评估。重症超声是器官血流评估的利器,直接利用彩色多普勒进行血流评估,还可以通过超高频及造影技术观察微循环状态;并通过其无创测量能力测量阻力指数等,分析受损器官功能障碍的原因和自调节能力,指导脏器目标导向的精细治疗;推进了血流动力学治疗器官化时代的到来。

重症超声预警作用,指导脏器保护治疗。重症超声兼顾结构形态和病理生理评估,具有很大的预警价值。第一,基础结构形态评估有助于预判风险,增加诊疗决策的前瞻性。例如,左室肥厚或者二尖瓣狭窄、左心房增大的患者,左心房压基础处于增高状态,在接受液体复苏时更容易出现高静水压性肺水肿,在撤离呼吸机时更容易出现心源性撤机失败。第二,新出现的异常发现有助于预警风险。例如,发现静脉内飘带血栓,有助于预警患者肺栓塞风险。第三,动态监测病理生理变化有助于预警。例如,动态监测肺水及左房压,可以确定液体治疗是否应该中止或者终止。

重症超声在预警方面的价值,是重症超声对重症的非常重要的贡献,在合理的利用下有助于增加诊疗决策的前瞻性,减少不良事件、阻击病情进展及更好地保护脏器。

强调质控是重症超声广泛实践应用的前提。重症超声获取信息不像其他监测手段,要么检查方式固定,要么同质化直接测量指标。重症超声的评估结果受到多个环节的影响。质控是重症超声广泛使用的前提。质控包括了多个层面,如操作技能达标确保图像质量、流程化应用确保图像及信息的相互印证、基于临床情况的适宜方案、人员等级配置等。虽然操作者依赖的缺陷被诟病,但是比起重症超声的巨大价值,这个缺陷更应被克服。长期的临床实践表明,只要做好培训和质控,重症超声就能很好地服务于临床。

重症医学与重症超声技术的发展互相促进,合理解决了当前重症医学发展的重大难题。超声在重症理念的指导下,在临床实践中打造出重症超声,重症超声提出血流动力学指标的结构依赖性内涵,推进血流动力学治疗器官化与预警时代的到来,尤其强调了重症超声发展对质控的要求。重症超声的发生发展合乎时宜,实现理念与实践的交替发展。

作为具有重症医学特点的思维方式,本质与突破为临床行为添加了动力,设定了标尺,促进了重症医学专业人员个体知识水平的提升,推动了学科的整体发展。

(王小亭)

主要参考文献

[1] 刘大为, 王小亭, 张宏民, 等. 重症血流动力学治疗——北京共识 [J]. 中华内科杂志, 2015, 54(3): 248-271.

[2] 康焰, 尹万红. 整合器官信息 掌控重症治疗——重视重症超声的流程化管理 [J]. 中华医学信息导报, 2015, 30(12): 20.

[3] 王小亭, 晁彦公. 重症中的重症超声: 发生发展合乎适宜 [R/OL]. 成都: 四川大学学报(医学版), (2019-12-10)[2021-11-1]. https://ykxb. scu. edu. cn/news/shendudianping/a75644cb-336c-4cbd-a781-deb39f3b9658. htm.

[4] WANG X T, WANG C, ZHANG H M, et al. Clarifications on continuous renal replacement therapy and hemodynamics.[J]. Chin Med J(Engl), 2017, 130(10): 1244-1248.

[5] 王小亭, 张丽娜, 刘大为. 对重症新型冠状病毒肺炎的再认识: 从肺上皮细胞到内皮细胞损伤 [J]. 中华内科杂志, 2020, 59(9): 660-661.

第三篇

连续与动态

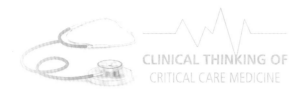
第一章 连续性与动态性的定义与内涵

　　重症是一个连续的过程,这个过程的走向是由病情引导,还是由治疗引导,是一个生死攸关的问题。

　　重症医学经过长期的知识积累,已经形成自己的知识体系。这个知识体系由众多知识点组成,而各个知识点之间按照一定规律,建立了广泛、有序的联系,成为具有重症医学特色的知识体系。当这个知识体系在一种外力的作用下,内在知识点之间的联系被连续调整、改变,外部新的知识点不断加入,形成这个知识体系的连续与动态的发展。这种作用力,就是人的思维。具有重症医学特点的思维方式共同组成重症医学的思维体系。思维体系和知识体系共同构成了学科。正是在思维的作用下,知识积累才能够按照重症医学的方式应用于临床,也正是在这个过程中,知识积累才会不断增加,从而形成整个学科的连续与动态发展。

　　连续性与动态性,看似有着相近的含义,但在重症治疗的临床思维上,却是2个不同的概念。连续性是一个时间概念,是指重症治疗是一个连续的时间过程。这个过程由一系列时间点组成,每个时间点的治疗方法、程度,甚至治疗目标可以相同,也可以不同,但一定具有连续的特征。动态性是一个干预的概念,是指重症治疗对病情发展的主动引导过程。动态性是指在重症治疗的时间过程中,无论采用了什么干预方法,病程的发展应该一直按照治疗最终目的走向,而形成治疗导向的病情发展过程。

　　如果将连续性治疗过程比喻为一个单方向无限增加的延长线,动态性则是要将这条射线分割为不同的线段,并控制延长的程度和方向。重症治疗的连续性与动态性是同时存在,不可分离的。如果失去一方,则另一方存在的价值也受到严重影响,甚至消失。这种既对立又统一的思维方式,不仅对重症治疗的每个周期,即判断、行动、监测和调整产生影响,而且对由多个周期组成的整个病程形成严格的管控。

第一节 重症治疗的连续性

　　连续性是指重症治疗是一个连续的时间过程,是一个时间的概念。治疗过程中的每个时间点一定是连续存在,不能留有间隔的。这里所说的时间点,强调的是在这个时间内的病情状态和所进行的任何医疗干预行为。也就是说,前一个时间点出现的临床信息和治疗方法,必须与下一个时间点所发生的临床行为相关,或者说,下一个时间点上出现的临床情况一定是上一个时间点发生情况的延续,而不是独立存在。

一、病情的连续性

　　任何疾病都有一个连续的演变发展过程,重症也是一样。若到此为止,那么,连续性仅仅是重症存在的一种方式。若将连续性作为一种思维方式的特点引入对重症患者的临床管理,就可能出现对临床信息的不同理解、判断,并由此带来不同的临床行为。

首先,连续性思维方式对病情的发展具有预测性。对病情的了解依赖于对临床信息的掌握能力。重症的临床信息不仅来源于病史的采集和常规临床或实验室检查,还依赖于具有针对性的监测方法。任何一个指标都在一个连续的变化过程中,而这个变化恰恰是病情的具体表现。当获得了某个监测指标,不仅要根据这个指标对病情进行判断,而且还需要根据这个指标所提示的信息,决定下一次获得这个指标的间隔时间和必要性。同时,还要决定是否需要测量与这个指标相关的其他指标。当再一次测量这个指标后,不仅需要延续之前的动作,而且应该将前一个时间点的指标与这次测量进行对比,从而在有助于对病情的目前情况掌握之外,还可以对上一次判断中出现的遗漏做出弥补,更进一步掌握病情的变化。

关于临床常用的液体复苏治疗,已有作为依据的一个知识点是,液体复苏是期望快速输入的液体增加静脉回心血量,而不是加重静脉淤血。另一个知识点是,中心静脉压(central venous pressure,CVP)虽然不被用来直接代表容积,但可以作为中心静脉内是否出现压力升高,导致血液淤滞的一个报警指标。面对情况复杂的休克患者,即使第一次测量的CVP高于正常值,临床医师仍然可以选择进行液体复苏。这种选择不仅来自对知识点深层次的掌握,还来自由思维方式产生的自信。在液体复苏过程中或者持续监测CVP,或在液体可能起效的最早时间点上再次测量CVP,是第一次判断之后应有的行动。若CVP明显升高,提示静脉血回流受到阻力增加的影响。反之,则提示刚才进行的快速输液,并未明显增加静脉血液回流的阻力。接下来继续进行液体复苏的同时,还需要对第一次测量的CVP进行重新判断,因为后一次的测量值给第一次带来了新的评判依据。

这样连续性判断的过程,不仅只是用于对CVP的测量和液体复苏的治疗行动中。不难看出,决定液体复苏的必要性通常还需要其他监测指标。按照同样的连续性的思维方式,其他指标的加入明显地弥补了CVP作为压力指标的不足,但仍然无法替代CVP作为重要监测指标的存在。液体复苏的进行不仅有赖于这些指标自己的连续性变化,也依赖于这些指标与CVP之间相关性的连续改变。

其次,连续性特点从思维方式上否定了病情"突然变化"的存在,或者至少是,降低了临床医师主观意识上对病情"突然变化"的接受程度。众所周知,除了机体之外的原因导致的机体突然损伤,任何疾病的发展都需要一定的时间过程。即便是那些名称上带有"急性"的疾病,发作之前也会有一个逐渐演变的过程。那为什么医务人员常常会有病情突然变化的感觉。主要的原因有两个方面,一方面是自己的知识积累不够,或者是自己专业的知识体系不包含相关的知识。这里,知识积累的不足,可以是因为自身的原因,也可以是因为科学发展的限制。前者是自身学习提高的问题,后者是与下一步开展科研工作立项相关的问题。另一方面的原因是对病情观察的认真程度问题。这方面的解决办法显而易见,关键的问题是思维方式是否引导我们走到积极寻找解决方法这一步。具有连续性特点的思维方式带来了对病情突然变化的不同理解,引导出具体的解决办法。重症医学的思维认为:没有病情的突然变化,只有病情变化被突然地发现。

重症治疗的连续性可以体现在治疗过程的周期性方面。一个治疗周期包括判断、行动、监测和调整4个部分。重症治疗周期的连续性包括,每个治疗周期内部各项组成之间的连续性和治疗周期之间的连续性。

二、治疗周期内部的连续性

治疗周期中4个组成部分之间的连续性是显而易见的。判断、行动、监测和调整,是同一治疗周期中不可分割的组成部分。在这种不可分割的基础上,重症治疗仍然要强调连续性,是因为连续性思维方式可促进对病情更深层次的发现和提升精准治疗的主观能动性,为真正实施目标导向治疗提供临床基础。

判断,是指根据已有的临床信息对病情进行判断。作为治疗周期的第一部分,每一次判断都面临着已有信息数量的不足和性质上的局限性。判断以发现更深层次的病情为导向,进而确定应作为治疗干预的作用位点。但同时,判断也包括对需要增加测量的新指标的判断,包括经过适当干预治疗后,对下一次需要测量指标的判断,从而起到承上启下的作用。这种连续性的思维方式,不仅将前后的判断联系在一起,而且,促使医务人员不仅要掌握指标的意义,而且要主动了解指标与机体反应的相互关系,回答适当干预治疗的应有程度。从而,将判断与之后的行动有机地联系在一起。

行动,是指具体进行的临床操作,是根据之前的判断,目标导向的监测和治疗的干预行为。对监测指标进行测量,无论是采用有创性还是无创性方法,都需要占用临床时间。尤其是需要间断测量的指标,每一次的测量可能都面临着与其他干预方法实施的协调。连续测量的指标,虽然可以一直存在,但如果之前的判断需要增加新的指标测量,仍然需要时间。当然,行动重要的方面通常被认为是治疗行为,无论是通过药物、机械、手术等方式,还是新增加治疗的开始,以及原有治疗的维持,都需要经过统一的安排,在连续的时间序列中进行。这些治疗行为的连续性进行,不仅表现在同一种治疗方法自身的连续性,如血管活性药物的连续静脉应用,而且也包括不同方法之间的连续性,例如应用体外膜氧合(extracorporeal membrane oxygenator,ECMO)治疗后应该重新设置呼吸机原来的设置条件,或调整原来血管活性药物的剂量等等。这些治疗行为都必须在严格的时间控制下连续地进行。

监测,是指主动地获得临床信息,并使这些信息可以用于反馈性指导临床行为的过程。与其他获得临床信息的方法相比,时间的连续性是监测的显著特征。主动获得信息,不但要求通过常规临床查体和检验,寻找那些需要进一步观察的信息,而且要求通过有创或无创的方法,主动发现那些通过常规手段无法获得的信息。主动对监测指标进行筛选、确定,是来自于连续的思考,即根据之前对病情的认定和所实施的治疗方法。在病情方面,监测指标应该是最有效跟踪病情发展变化的指标。在治疗方面,监测指标的选择应该是直接反映治疗位点变化,并与治疗调整直接相关的那些指标。可见,这些监测指标一定具有承前启后的连续性特点,而一旦不具有这个特点,则应该尽快停止对这个指标的监测。因为不存在连续的价值,所以应该停止,这本身也是

连续的一种要求。

调整,是指根据监测的结果,对临床行动进行修改的过程,更加强调的是定量的调整过程,是一个治疗周期的时间链中最后一个组成部分。调整所根据的原则,还应该在判断所选择的框架之内进行。由于判断之后对病情进行的干预行动,通过监测指标掌握了机体对干预性治疗反应,或因为新指标的出现提示了对病情的进一步理解,由此,对监测指标或治疗方法进行调整。这种调整一定不是孤立的,而必须是与之前的3个部分连续存在的。没有之前的步骤,就没有调整的存在。医务人员更不能仅根据自己的一厢情愿,甚至根据自己的好恶进行调整。

可见,治疗周期内的4个组成部分是连续的,之间不能存在间隔的。这种连续不仅是时间上的连续,而且是医务人员主观能动性具体落实的连续。只有医务人员具有了这种连续性的思维方式,才能真正把自己掌握的知识有效地用于重症的治疗。

三、治疗周期之间的连续性

如果把一个治疗周期看成是一个或一组治疗设想,或治疗位点,那么把不同的治疗周期联系在一起,就成为完整的治疗策略。

每一个治疗周期,起始于判断。判断对重症治疗所起的作用,在更大程度上是定性作用。在一般临床治疗过程中,人们通常都会感觉只有在第一次见到患者,才会遇到信息的不足,才需要进行判断。之后的治疗,可以是顺理成章地进行,或仅需要小幅度调整。重症治疗其实不然,每一个周期都面临信息的不足,都需要判断的过程。信息量的够与不够,其标准应该来源于临床医师对病情掌握程度和治疗效果的满足感。永远不满足自己已经获得的信息,和很快就不用再深挖病情本质的满足,是两种截然不同的临床思维方式。

重症治疗的一个周期结束于调整。调整是对监测和治疗行为的精细改动,强调的是定量的改变。调整根据之前的治疗行动导致的病情改变和监测指标带来新的临床信息,对正在实施的临床行为进行调节。从而,确定了调整与之前部分的连续性基础。同时,新的临床信息或治疗导致的病情变化,又为下一个治疗周期的第一组成

部分——判断,提供了基础。判断注重方向,调整利于精准。

重症的复杂性和对临床干预行为的时间要求,使每个治疗周期都会迅速发展。影响一个治疗周期时间长短的因素主要是,获取监测指标所需要的时间和治疗方法的起效时间。临床医师应该主动发现自己判断能力的不足,主动发现需要增加监测的新指标。只有依靠来自患者的实时信息,才能对病情的掌握更加准确。病情在变化,治疗也在变化,需要的监测指标也在发生变化。根据这些信息对临床行动进行调整,才能使治疗方法趋向于精准。同时,也应该看到,这种思维方式带来的主动行为,加速了自己知识积累的补充。甚至通过治疗结果对已有知识的反馈性影响,改变自己知识积累的结构。

第二节 重症治疗的动态性

动态性是指重症治疗的导向性,是治疗干预的概念。重症病情发展是一个动态的过程,治疗也应该是动态的过程,而重点在于这个过程是由谁来导向的问题。根据病情进行治疗可能是通常被接受的思路,而重症治疗思维方式强调的是,由动态治疗导向的病情发展。

如果说重症治疗的连续性是每个治疗周期内部和周期之间的时间不可分割性,那么,重症治疗的动态性就是要确定每个治疗周期的目标性,和多个周期相互连接而形成整体治疗策略的方向性。每个治疗周期的目标可以不同,但治疗方法的性质、方向必须与整体治疗策略一致。通过对干预性治疗方法的动态调整,实现病情跟随治疗所主动引导的方向发展,而不是任由病情发展,治疗紧随其后。这种思维方式对于处在生命边缘的重症患者,尤为重要,是一个生死抉择问题。

原发感染的患者出现血压下降、血乳酸升高、下腔静脉增宽、变异度消失。改善组织灌注应该是整体治疗策略的方向,指标可以用乳酸表示。若整体治疗策略已定,紧接下来就是选用哪种方法可以迅速使病情的发展转变方向。这几个仅有的临床指标提示了不同的治疗方法。当然,指标的具体数值变化的程度对判断也有着重要的作用。若按照感染性休克的治疗指南推荐,在原发病治疗的同时,首先应该进行液体复苏和应用去甲肾上腺素。由于指标反映出下腔静脉的表现不支持进行扩容治疗,应用去甲肾上腺素可以作为首先的选择。至此,治疗周期的第一个组成部分——判断完成,开始进入行动。

进入治疗周期,确定了具体的干预行动,就必须为干预方法制定管理的目标。具体到这位患者,就是用了去甲肾上腺素要达到什么结果?或者说,用去甲肾上腺素要把病情引向何方?从整体治疗策略上,是要改善组织灌注,以乳酸下降为代表。而在这个具体应用去甲肾上腺素的治疗周期中,乳酸并不是衡量干预方向和强度的最直接指标。这时,血压通常是最多被选择,用于确定药物效果和调整药物剂量的指标。那么,血压应该是被去甲肾上腺素维持的目标,就成了这个周期的治疗目标。临床上通常对血压目标有3种选择依据,根据书本上的正常值、根据医师自己的偏好、根据乳酸下降的程度。这3种目标之间的选择,或许更依赖于医师自己的知识积累。但是,对于是否要进行选择目标,甚至个别情况出现(用上药物就行,不在意是否有目标),则完全出于医师思维方式的不同。

或许有人会认为,用了去甲肾上腺素后一定会观察血压的变化。临床实际情况其实却不然,思维方式从另一个角度对已经积累知识进行了管理,影响了知识的应用。临床医师常会满足于仅仅根据自己已有的知识积累,就足以应付这样的治疗。临床上不乏出现因为肺水肿需要脱水而应用利尿药物,却不关心尿量是否增加,认为已经进行了正规脱水治疗的情况。第二天早查房时即使被告知,过去24小时的液体负平衡,但仍存有心脏前负荷过多的临床表现,马上就大惑不解地认为,已经用了利尿药,也脱水了,肺水肿太顽固了。其实细看起来,这个过程中并没有比医学教科书更多的知识点。肺水肿与利尿药物之间，从机制上讲，显然缺少了许多必要的连接位点。利尿这个干预行为也必须要根据相应的指标进行管理。液体平衡虽然可以作为液体管理的一个重要指标，但由于体液分布的原因，这个指标对于心脏前负荷却相隔甚远，在一个治疗周期中，也难以作为调整心脏前负荷的直接指标。应用去甲肾上腺素也是如此，只不过由于起效半衰期较短，容易引起临床医师的被动关注罢了。

这种情况，对于没有指标定量管理的临床治疗行为，显然是没有把握住病情的发展方向。无论所选择的治疗方法的方向是否正确，病情仍然按照自身的方向发展。另外一些治疗，虽然有指标作为目标导向，但所采用的指标与干预方法本身存在距离，不能直接反映治疗的效果。这种情况，等于没有抓住牵引病情发展的龙头，病情仍然有空间自由发展。应该看到，重症治疗从被动到主动，是一次思维的飞跃。

仍然回到这例患者的治疗，应用了去甲肾上腺素后血压开始回升。血压作为反映病情发展的指标做出了提示，去甲肾上腺素的疗效与医师预先设想的一致，扭转了病情的发展方向。下一步需要继续根据监测指标，通过调节药物的剂量，将血压稳定在目标状态。从目前的知识角度，血压提升的目标值应该是可以导致乳酸下降，并维持在 2mmol/L 以下的相应的血压数值。这里，思维方式并不排斥临床医师选用其他的目标值，但要求必须确定目标值，而且按照目标值对药物的剂量进行调整。按照这个思路，继续根据监测指标调整去甲肾上腺素的剂量。同时观察其他反映病情变化的指标，在保证治疗思路主线治疗的同时，关注其他方面的治疗。

如果，通过调整去甲肾上腺素的剂量，血压的升高达到事先设定的目标，但仍未实现整体策略所设定的治疗目的；或者是血压也无法被提升到设定的最佳目标值，治疗思路的主线中断，则治疗进入下一个周期，重新由判断开始。这时的判断基础，已经有了前一个周期的治疗结果，而且目前已经是在维持一定剂量的去甲肾上腺素应用。重新审视监测指标，下腔静脉增宽且变异度消失，提示不应进行液体复苏，甚至应该进行脱水治疗。

从已经有的知识积累中可以得知，由于动脉血压和静脉回流都受心脏功能的影响，这种情况下对心脏功能的评价非常关键。立即进行重症超声检查，发现心室射血分数减少，心排血量下降。与前一治疗周期应用去甲肾上腺素的方法相同，在心脏功能相关监测指标的指导下，增加应用正性肌力药物。继而出现心排血量增加，下腔静脉变异度增加。同理，如果通过药物剂量调整，心排血量仍然不能达到最佳值目标范围，则进入下一治疗周期。重新判断之后，开始进行液体复苏，因为这时的下腔静脉变异度增加，提示增加前负荷可以导致心排血量的增加，从而进一步提升血压，改善全身组织灌注，实现整体治疗策略。

这个过程中，有一个应该提起注意的位点，即从不能进行液体复苏，到靠液体复苏解决关键问题的转变。有人认为，因为受到右心功能的影响，所以对于液体复苏，下腔静脉变异度是一个不可靠的指标。但是，出于同样的知识积累，只是思维方式的不同，可以认为，正是因为下腔静脉变异度受到心脏功能的影响，所以恰恰提示了心脏的反应能力。虽然从知识点上受右心功能的影响，但对于液体复苏的判断思维方式上，甚至可以认为下腔静脉变异度与心功能无关，因为它已经包括了心脏功能的作用结果。这个患者的前一时间点下腔静脉变异度消失，明确提示不应进行扩容治疗。而后一时间点的下腔静脉变异度增大，进行液体复苏有效，也不提示在前一时间点上应该进行液体复苏。这是治疗方法导致的病情动态发展，治疗干预的作用位点发生了改变。

重症治疗始终应该强调，在复杂多变的病情中，在众多临床干预措施不断加入的过程中，一定要抓住主要治疗思路的可靠落实、治疗方法的有效实施，同时兼顾其他干预措施，从而使病情一直按照治疗策略所引导的方向发展。

重症治疗过程中，任何连续性的中断，都代表着治疗的延误；任何情况的病情变化不跟随治疗的动态引导，都是治疗的失控。

（刘大为）

主要参考文献

RHODES A, EVANS L E, ALHAZZANI W, et al. Surviving sepsis campaign: international guidelines for management of sepsis and septic shock: 2016 [J]. Crit Care Med, 2017, 45 (3): 486-552.

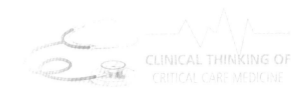

第二章 时间对复苏目标的影响

重症的特点决定了重症患者有其特定的病因,而且重症的病因与常规疾病的病因不完全一致。因此,在疾病的不同阶段,其病理生理的机制不同,则复苏的目标也不同。如肺炎患者,当感染不重时,病因就是致病菌,给予合适的抗生素治疗,治疗足够的疗程就达到了治疗的目的。而重症患者则不是这样,如上述患者肺部感染严重,导致了呼吸衰竭,发生急性呼吸窘迫综合征,则除感染的原因以外,还应该分析并治疗重症的病因,不同的病因都有其相应的指标,

可以用来作为我们的治疗目标。如肺部广泛渗出导致通气血流比变化导致的低氧,肺顺应性减低,潮气量和分钟通气量下降导致的二氧化碳升高,甚至肺血管阻力变化导致的循环受累等。只有找到了重症的病因,才能找准治疗的目标,而只有找准了治疗的目标才有可能使治疗得到快速的推进。在这个理念的指导下,时间就显得非常重要,如何在最短的时间内完成复苏,有利于最大限度地改善患者的器官功能,改善预后。

第一节 重症时间概念的临床体现

重症的发生发展有着明确的时间性,由于危及生命,所以容易引起关注。但是,重症医学的时间概念远不止如此。例如,重症发生发展的过程中,每个时间点的病情变化的机制主要位点不同,临床指标不同,需要的治疗方法也不同,乃至机体对治疗措施的反应不同,预后也不同。由此,重症医学强调:在一个时间点上,只有一个病情位点是关键点,只有一种治疗方法,一个剂量程度最为合适。如果将时间作为一个轴向发展的核心,那么,重症医学的思维体系将知识点有序地排列在这个时间轴上,形成治疗方案和策略。对于重症医学专业人员,时间紧急绝不应该成为临床行为盲从的理由。

一、连续与动态的时间概念

连续与动态是重症管理的重要临床思维方

式,其中"连续性"就是时间的概念,指按照时间顺序以一定频率或规则间断地出现或持续发生的现象。血流动力学治疗的最基本特征就是连续与动态。血流动力学治疗在连续的过程中可被不同的时间点分为多个时间段,每个时间点上的指标可以自成目标,对相应时间段中的治疗方法进行界定。多个时间段的治疗连续进行,形成整体治疗策略,实现最终治疗目的。因此,血流动力学治疗的时间性,是复苏时的重要指标。新近的 ARISE 研究结论提到 EGDT 组与常规治疗组预后无差异,其实两组间改变的只是部分复苏目标,而没有根本复苏流程的改变,这或许是两组预后无明显差异的主要原因。

二、目标与目的之时间概念

目标是某一具体干预措施或临床行为的直接

103

结果;目的,着眼于方向,是某个治疗策略的方向或一组治疗方法的最终结果。目标实际上是对于干预措施的具体把控,是完成治疗的基础。每一项干预措施是否达到治疗目标均会影响治疗目的的最终实现。同时,治疗目的的存在决定了实施干预措施的必要性,从而也就决定了目标存在的必要性与方向性。实现治疗目的通常需要多个治疗方法连续或同时进行,因此会相应出现一系列治疗目标。但是,如果时间间隔足够小,在某一特定时间点,最适的治疗目标只有一个,这时的治疗就更加准确。因此,对于时间或者说时机的把控是治疗目标选择的重要影响因素。

更重要地是,对于整个复苏过程而言,在每一个特定的时间点,只有一个最适的目标,所以在"连续与动态""目标与目的"的理念基础上,根据不同的复苏阶段,监测和治疗的强度、密度会有明显不同,这也是本节重点要讨论的时间对复苏目标的影响。

第二节　时间与目标的选择

时间对复苏目标的影响,体现在如何正确应用目标与目的理念。重症患者病情危重且可能处于持续进展的过程,因此早期就应确立可以得到的指标,并开始就现有目标积极推动重症患者的诊断和治疗。然后根据患者的治疗反应决定是否引入新的监测指标,或根据新得到的指标,对治疗策略作出相应调整。这时由于监测手段和方法需要时间,所得到的目标可能很有限,但即使是有限的指标也需要正确的临床思维指导才能发挥作用,甚至于下一个目标如何选择也是临床思维决定。目标与目的是血流动力学治疗的重要理念,其中涵盖了时间的概念。

还有,治疗的目标越精细,造成再损伤的概率也就越低。但是在治疗早期时,很多的指标无法得到,也就意味着对治疗的管控不够,再损伤的风险较高,应该注意每一治疗措施背后的再损伤机制,降低这些治疗措施的风险。比如休克患者复苏时,如果只有中心静脉的压力监测作为依据,出现再损伤的概率会比较大。有研究指出,对于感染性休克的患者,如果单纯以中心静脉压作为容量判断的指标,对于同样是中心静脉压为10mmHg左右的患者,存在容量反应性的只有50%左右,如果患者心脏功能正常,则对容量耐受性好一些。对于基础心功能差的患者出现严重再损伤的概率则会明显增加。而对于渡过抢救阶段的患者,再次进行容量评估和调整时,则可以有更多的指标,包括容积指标、基于心肺相

互作用的指标等。但是,随着患者病情的稳定,进入稳定期后,应该逐渐减少治疗指标的监测,以避免有创监测的副作用。所有这些防止再损伤的策略,其实都有助于减少治疗时间。Vincent等将休克的治疗分成了4个阶段:抢救阶段、优化阶段、稳定阶段和降阶梯阶段,其实也是在强调时间的重要性。前2个阶段,都处于复苏的时间段,而这2个阶段的复苏目标的选择非常关键。抢救阶段首先是保证最基本的生命体征,并迅速排查可去除的病因,明确治疗目的。而在优化阶段,则是对病因有了一定判断,设定并精细评估治疗的目标。例如,患者以感染性休克入住ICU,患者心率快,血压低,血乳酸升高。第一时间的治疗应该是通过输液和/或血管活性药物的应用维持血压,保证气道开放和血氧的维持。同时积极评估感染灶的去除,尽快应用合适的抗生素。而在优化阶段的治疗是放置中心静脉导管,监测中心静脉压力和中心静脉血氧饱和度。目标是保证足够的血管内容量,中心静脉压的目标可以设定为8~12mmHg,平均动脉压可以设定为65mmHg,中心静脉血氧饱和度的目标可以设定为70%。这时应根据患者不同的问题选择不同的治疗目标,如中心静脉压、全心舒张末容积指数、下腔静脉变异度等作为前负荷指标,可以通过心排血量的直接指标,或间接通过上腔静脉氧饱和度的指导来决定是否应用正性肌力药物,以及选择何种药物等。

第三节　时间与目标监测的频率

在复苏早期，除了根据不同的病因选择相应的治疗目标以外，目标监测的频率也会相对频繁，而在病情稳定的后期，监测的频率会有明显的下降，甚至有些目标不再需要。如在休克早期，尤其在容量复苏的过程中，间隔半小时就需要监测中心静脉压。甚至有时为了防止容量过负荷，扩容过程中持续监测中心静脉压，防止中心静脉压过高。而乳酸作为目的指标，则不需要过于频繁地测量，所以我们常说，不能以乳酸的变化作为扩容的监测指标。早期复苏后，如果病因控制，组织灌注指标满意，则很快过渡到稳定期。这些指标的特点是早期易于获得，对解读的要求相对较低。如果患者仍未好转，则需要引入更进一步的监测，如连续的心排血量监测等手段。如何确定复苏目标的时间间隔？应该根据患者的情况，确定干预手段，以及所选目标自身的特点决定下一次目标

的监测频率。如患者处于严重的休克状态，还处于或刚刚经历抢救阶段，则应尽可能选择能连续监测的方法，如有创动脉血压，甚至连续心排血量监测等。如果干预手段为加用了血管活性药物，则根据药物的半衰期决定，甚至 10 分钟左右就可评价效果，并进行相应的调整。即使患者趋于稳定，可以开始脱水治疗时，目标的选择仍然非常关键。如果患者出现明显容量过负荷的表现，对于容量的监测就要求有很强的时限性，此时如果以 24 小时的液体平衡作为目标就无法管控治疗。若患者已经出现肺水肿、低氧、呼吸困难，这时如果以中心静脉压为目标，虽然可以考虑，但是不如左房压更能反映病情，而如果以肺水为指标则更能反映患者的实际情况。所以越是紧急情况，越应该选择离患者发病机制更近的指标，以达到治疗的精准、迅速。

第四节　复苏目标的时间内涵

在复苏过程中，临床医师往往会面临多个治疗目标的选择。在重症患者管理的每一步，我们应该避免同时选择多个目标进行处理，而应该找出这些指标中最重要的一个，并根据患者的治疗反应，判断所做选择是否正确，也就是我们力争在每一步作出最优的治疗，以达到减少治疗时间的目的。同时，临床医师应该充分了解每一个目标的病理生理内涵，准确把握。例如，血压低的患者，通过判断考虑外周血管张力下降，需要应用血管活性药物，则必须了解药物的半衰期，在药物血药浓度稳态后迅速判断药物的效应是否与先前判断吻合。一旦超出这个时间，就应该被视为延误病情判断。复苏时，如果考虑患者为感染性休克，在复苏的早期，及时的标本留取虽然对当时的复苏没有帮助，但是从总的治疗时间上看，有利于感染的控制、缩短总的治疗时间，也应该高度重视。再者，在治疗过程中，如果面临诊

断价值相似的指标，选择操作者最为熟悉、最有把握的指标，也是节省治疗时间的策略。

虽然 Vincent 把复苏分成 4 个阶段，已经将休克的治疗往前做了推进，有了相对具体的治疗方向，但是具体到如何实施，可能还不足以指导精确的血流动力学治疗，所以可能会出现抢救时抓不住重点，恢复期治疗又跟不上休克好转的步伐等情况。如果我们有了重症的思维，在充分理解重症相关的知识点的基础上，就可以更好地实现复苏的目的。

首先，对于收入 ICU 的面临复苏的休克患者，一位合格的重症医师应该有非常清晰的治疗思路，首先是可以在头脑中呈现一条连续的时间线，线上排列着一系列的治疗目标，并且在每一个目标的时间点上都有很好的拓展模块。如果在一个时间点上出现了 2 个指标的重叠，则需要把时间点再拆分、细化，分清主次，使得治疗更

明确。

例如,1 例患者因低血压自普通病房收入,作为重症医师在床旁迅速观察患者的生命体征,了解基本病史,在第一个时间点上出现的指标一定是患者血氧能否维持,因为低氧会迅速导致患者因缺氧而死亡,同时还要观察患者的血压是否太低,有无因血压过低、心脏灌注不够出现心搏骤停的风险,而且这个血压低的标准也会因患者的年龄和基础疾病不同而要求不一样。如果这时患者呼吸极度困难,血氧难以维持,需要作出给予气管插管、机械通气的决定。但是,插管这个动作需要镇静镇痛,甚至肌松治疗,极有可能导致患者的血压进一步降低,虽然能完成插管,但是操作本身却导致患者的循环崩溃。在这个时间点上,面临的权衡是先用面罩维持基本氧合,如果可以,迅速应用超声和 / 或其他指标判断患者可能休克的原因,决定快速补液,同时放置中心静脉通路,以得到更多的监测指标,并作为血管活性药物的给药途径。当血压稳定后,在镇静满意的前提下,完成气管插管,给予呼吸机辅助。

解决了低氧的问题,下一个目标是什么?留取病原学标本,应用抗生素,进一步增加血管活性药物提升血压,应用强心药物,继续扩容、输血?重症临床思维告诉我们,永远考虑在这一个时间点上最重要的事情,那就是不做就可能导致患者恶化死亡的事情。如果这时患者血压仍未稳定,对于输液、增加血管活性药物反应不佳,找出原因并迅速处理就是最重要的事情,原因可能有容量仍然不足,存在失血、严重酸中毒、感染造成的心肌抑制,合并了冠脉事件、肺栓塞等各种原因,我们应该在结合病史的基础上,迅速应用床旁可以尽快得到的且自己熟悉的检查方法,找出病因,给予处理。如果病因找到,呼吸、循环相对稳定,这时可以尽快留取病原学标本,预约影像学检查,经验性应用抗生素等。监测患者灌注指标的变化,确定患者最合适的前负荷,心排血量和血压的目标。

在这个抢救过程中,我们可以看到各个治疗目标的时间是极为密集且有序的,可能是以分钟或秒为单位。一旦患者情况稳定,指标的监测时间就可逐渐延长,变成以 1 小时、2 小时、6 小时甚至更长的时间为单位了。走过优化阶段,患者

的呼吸、循环趋于稳定,且治疗目标也已明确,是否就可以等着患者恢复就可以了呢。这时还是要看患者目前最重要的事情,阻止患者进一步恢复的事情是什么。例如,患者的灌注指标好转,但是脏器功能在变差,例如尿量逐渐减少,血肌酐逐渐上升,这时的最重要的问题就是如何进行器官水平的监测和治疗。它可以是休克打击的后果,更不能除外在休克复苏过程中造成的再损伤,包括抗生素等药物的副作用,容量过多导致肾脏后负荷增加,甚至也有可能是患者长期高血压病史,目标血压满足全身组织灌注但是无法保证肾脏的前负荷等原因。这需要进一步精细地评价和治疗。当患者器官功能稳定,同样面临重要目标的选择和取舍问题。非常重要的是如何能尽快降低对患者的支持力度,减少这些支持手段的副作用。例如,减少一次中心静脉抽血化验,不仅仅是经济方面的减负,也可以起到减少导管感染的作用,尽早脱机锻炼,可以减少患者的带机时间和 ICU 住院时间,降低呼吸机相关肺炎的风险。

所以,在休克的复苏过程中,我们除了考虑在这一个时间点上还可以增加别的指标,使治疗更加细化,有时也需要考虑,这个指标真的还需要吗?对治疗的帮助是什么?在这个时间点上真的需要这种治疗或这个指标吗?所以,这种临床思维,除了有利于更快、更准确地复苏,从一个层面,也有助于更早地降低支持的力度,减少并发症的发生。

总之,重症患者都有其独特的重症病因,这些病因都对应着重症的发病机制,而重症患者不同的疾病阶段,有不同的发病机制,这些发病机制又对应着不同的重症临床表现,导致不同的时间段有其不同的治疗目标。为避免延误病情,重症医生应该根据病情的判断,找到合适的治疗目标,并且根据患者治疗的反应,作出相应调整,引导病情向好的方向进展。

(张宏民)

主要参考文献

[1] VINCENT J L, DE BACKER D. Circulatory shock [J]. New Engl J Med, 2013, 369(18): 1726-1734.

[2] MAGDER S. Understanding central venous pressure:

not a preload index？[J]. Curr Opin Crit Care, 2015, 21 (5): 369-375.

［3］CHEN K P, CAVENDER S, LEE J, et al. Peripheral edema, central venous pressure, and risk of AKI in critical illness [J]. Clin J Am Soc Nephrol, 2016, 11 (4): 602-608.

［4］刘大为, 王小亭, 张宏民, 等. 重症血流动力学治疗——北京共识 [J]. 中华内科杂志, 2015, 54 (3): 248-271.

［5］OSMAN D, RIDEL C, RAY P, et al. Cardiac filling pressures are not appropriate to predict hemodynamic response to volume challenge [J]. Crit Care Med, 2007, 35 (1): 64-68.

第二章

时间对复苏目标的影响

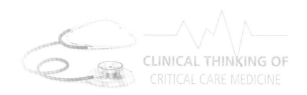

第三章 液体复苏的"金三角"

重症的临床治疗是一个连续与动态的过程。之所以说是连续,是因为每一个治疗策略都是由一系列治疗方法组成,而每一项治疗方法又由许多知识点构成。这些由病情、监测指标、干预措施等组成的知识点,在病程的时间轴上序贯排列的治疗方法,动态地引导着病程的发展方向。知识点的有序排列及应用控制着治疗方法实施的精准程度。只有每项治疗方法都达到预期目标,才能实现整体策略的治疗目的,才有可能实现病情在动态治疗的引导下的逐渐好转。不难看出,这个重症临床治疗过程中,从知识点的应用,到治疗方法的实施,再到整体策略的实现,每一步都必须按照严谨的治疗思路,也就是有临床思维的严格管理。重症临床治疗过程实际上是临床思维方式实施的具体体现。

重症医学临床思维方式体现在每一项重症临床治疗的工作中。液体复苏是重症临床治疗中经常应用的治疗措施。貌似简单易行,但其中一系列知识点对液体复苏的过程有着细致的要求。重症医学临床思维当中的连续与动态思维方式,对液体复苏相关知识点的管理和具体实施,有着重要的意义。

当患者出现血压下降,心率增快,灌注变差等急性循环衰竭或者组织灌注不足的临床表现时,临床医师一般都会从循环灌注流量的减少,想到可能存在绝对的或者相对的容量不足。因为,在低血容量性休克时,循环内的绝对容量不足是循环衰竭的主要原因。在以感染性休克为代表的分布性休克中,由于血管张力的下降,毛细血管床的开放,也会存在相对的容量不足;甚至在心源性休克或者梗阻性休克时,也有存在容量不足的可能性。所以,对于任何循环不稳定的患者,是否能够从液体复苏中获益,都是重症医学专业医师在临床治疗中需要首先考虑的因素。

液体复苏的本质是通过输入液体改变心脏的前负荷,希望通过增加心脏的前负荷来增加心排血量(cardiac output,CO),从而达到改善组织灌注的目的,而心脏前负荷与心排血量的关系符合 Frank-Starling 定律。在一定范围内,随着心脏前负荷增加,粗细心肌肌原纤维的重叠得到改善,心肌收缩力增强,每搏量(stroke volume,SV)随之呈上升趋势。当前负荷处于曲线上升支时,液体复苏会导致左室舒张末期容积显著增加,伴随着左室舒张末期跨壁压的轻微增加,使左心室每搏量和心排血量增加;而在平台支(前负荷非依赖区)扩容只会增加心脏充盈压,造成液体过量和中心静脉压(central venous pressure,CVP)的增加,从而引起肺水肿甚至全身水肿等一系列后果。

因此,液体复苏既是挽救生命的重要措施,同时也是导致病情恶化常见的原因。如何精准地进行液体复苏,管理好液体复苏相关的知识点,是经常困扰临床医师的实际问题。液体复苏三角,根据重症医学常用的临床思维方式,将相关不同方面具有代表性的知识点有序地排列在一起,不但解决了常见的临床问题,而且为临床液体复苏的有效实施,提供了具有可操作性的方法。

第一节　液体复苏三角的概念

液体复苏三角是指液体复苏的3个核心的概念,灌注指标,容量反应性和压力前负荷所形成的一种三角关系,并是根据这种三角关系指导液体复苏的一种血流动力学治疗的方法(图3-3-1-1)。三角的顶点为乳酸,作为组织灌注的指标;三角的左侧是CVP,即中心静脉内的压力,代表的不仅是心脏压力前负荷,也代表静脉回流的反向压力;三角的右侧为容量反应性指标,在这里代表的是心脏对容量增加作出反应的潜力。

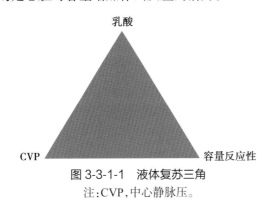

图3-3-1-1　液体复苏三角
注:CVP,中心静脉压。

一、乳酸——组织灌注指标

液体复苏的目的是改善组织灌注,所以,是否存在组织灌注不足是进行液体复苏的前提条件。

血乳酸水平是临床常用的代表组织灌注的指标之一。机体组织血流灌注不足、细胞缺氧、无氧代谢增强,导致乳酸产量增加,并且在血液中堆积。许多研究表明,血乳酸水平的升高与组织灌注、器官衰竭和最终预后有关,因此,这一生物标志物常用于临床指导治疗。然而,乳酸的升高会受到很多因素的影响。比如,肝功能受损时会因酸代谢功能障碍导致乳酸清除率下降;一些血液系统肿瘤如淋巴瘤本身也会导致乳酸水平升高等等。但是,血乳酸水平在短时间内迅速升高最为常见的原因是组织灌注不足,而组织灌注不足又是重症发生发展的重要启动因素。所以在液体复苏三角中,用乳酸作为顶点。

将组织灌注水平放在液体复苏三角的顶点,

目的是在强调一个概念,液体复苏的目的在于通过增加静脉回心血量,增加组织灌注血流,纠正组织缺氧。这里面包含2个层次的含义。首先,组织灌注不足是液体复苏的前提和启动因素。只有当明确出现了组织灌注不足的症状,才需要进行液体复苏,如果没有任何灌注不足的表现或者迹象,那么,即使通过补充液体可以提高心排血量,也没有必要进行液体复苏。另外,液体复苏能够改善组织灌注是基于这样一个假设,即输入液体后,心脏的前负荷增加。根据Starling定律,前负荷增加,心排血量增加,进入动脉系统的血流量增加,从而组织灌注得到改善。

由此可见,液体复苏的临床应用应遵守必要的条件,即心脏必须有容量反应性的存在,而且心排血量增加与组织灌注的改善之间有必然的联系。从而形成了液体复苏三角中,乳酸与其他2个指标结合应用的理论基础。这样要求,清晰地规范了对液体复苏临床行为的要求。分布性因素、心源性因素、梗阻性因素等都可以导致血流的下降,但液体复苏无法解决这些因素导致的组织灌注不足,甚至还可能是有害的。液体复苏三角不但避免其他影响因素的干扰,而且还可确定具体的结合位点,使液体复苏与针对组织灌注不足的其他治疗方法形成有机的连接和排序。

二、容量反应性指标

决定液体复苏效果的另一个关键因素是心脏的容量反应性。液体复苏是否有益,主要取决于给予液体以后是否能够增加心排血量。

容量反应性,通常是指心排血量随前负荷的增加而增加的特性。当心脏的前负荷不足或心脏做功仍然存在前负荷潜能时,给予液体扩容治疗后,心排血量或每搏量较治疗前能够明显增加。数十年来,人们一直在寻找简单可靠并且敏感快捷的指标或方法来准确评价和预测容量反应性,试图区分出那些通过扩容治疗可以显著提高心排血量的临床情况,通过输入液体使组织灌注明显获益,从而提高液体复苏的有效性,减少盲目性,同时降低容量过负荷的危险。

在这里,需要明确指出的是,容量状态和容量反应性是两个不同的概念,容量状态通常是指循环系统整体容量的情况,临床习惯用于对心脏前负荷的描述,可以通过反映心脏前负荷的压力和容量相关指标进行间接和直接评估。容量反应性是指扩容对心排血量影响的效果,体现的是心脏做功的储备能力,是前负荷和心脏做功的综合反映。

历史上,由于临床应用的可操作性,诸如CVP、肺动脉楔压(PAWP)等压力指标常用来代替容量指标,甚至作为容量反应性的指标指导液体治疗。但随着临床实践的增加,经验的不断总结,发现这些指标首先具有作为压力指标的明确特点和指导意义,而用于替代其他指标时则受到多种因素的影响,可能导致明显的临床行为误差。随着重症超声被广泛应用于重症临床治疗之后,心脏容积指标可在床旁直接获得,更进一步推进了对心脏前负荷的理解和临床监测。压力指标、容积指标虽然在各自的角度反映了心脏的前负荷,但与心脏的容量反应性仍然有一定距离。

传统上应用的液体负荷试验应该被认为是经典的心脏容量反应性的测量方法:在短时间内静脉输入一定剂量的液体后心排血量明显增加。这种方法的本质是对比心脏前负荷改变前后心排血量的变化。随后临床逐渐发现,呼吸运动导致的胸腔压力周期性变化、被动抬高下肢等方法甚至可以在不增加外来液体输入的条件下改变前负荷,获得可靠的心脏容量反应性指标。而随着重症超声等新的技术与治疗理念的兴起,下腔静脉宽度和变异度等容量反应性监测指标也逐渐在重症临床治疗中占有了越来越重要的位置。目前,临床上广泛应用的容量反应性的指标主要包括:下腔静脉宽度及变异度、每搏量变异度(stroke volume variation,SVV)、脉压变异度(pulse pressure variation,PPV)、收缩压变异度(systolic pressure variation,SPV)、被动抬腿试验(passive leg raising test,PLR)等等。临床上习惯上称这类指标为动态血流动力学指标。

目前临床上应用的大多数容量反应性指标是通过心肺相互作用机制来评价和测量,预测心脏做功与前负荷的关系。在正压机械通气时,吸气相胸腔内压增加,静脉回流减少,右心室前负荷减少,同时胸腔内压增加又引起右心室舒张受限,引起右室射血减少;在经过几次心搏后,左室充盈压随之下降,左室射血减少;另外吸气时,肺循环内血管受到挤压,引起左心室充盈一过性增加,心排血量增加;同时胸腔内压增加,降低左室后负荷,有利于左室射血。目前认为,左心室每搏量的周期性变化主要与吸气时右室充盈下降,射血减少相关。因此,机械通气引起的左心室每搏量变化幅度大则提示左右心室均处于心功能曲线的上升支,提示有容量反应性的存在。反之,如果左室SV的变化幅度小,则提示至少存在一个心室处于心功能曲线的平台支,容量反应性差。需要注意的是,动态前负荷指标的定量临床应用受到其他条件的制约,比如要求潮气量恒定(8~12ml/kg)、完全的控制通气、不应有心律失常等。

除根据呼吸运动时的胸腔内压周期变化监测容量反应性之外,临床上还有一些由此衍生的动态监测指标,也可以用于容量反应性的监测,如容量负荷试验、PLR、呼气末屏气试验等。其本质均是通过输液、被动体位变化,或者长按呼吸保持键以达到增加胸腔内压的效果,通过观察每搏量或心排血量及衍生指标的改变来进行判断。在能够对每搏量/心排血量进行直接监测之前,人们往往采用心率、血压或者CVP、PAWP等衍生指标来判断容量负荷试验的效果,准确性受到很大的影响。而PICCO技术及重症超声技术的发展使得在床旁每搏量/心排血量的直接监测成为可能,也使得容量反应性的判断变得更为准确。而被动抬腿试验更是通过将双腿被动从水平位置抬高后造成"自我输液"的效果,从而达到不用额外给予液体即可判断容量反应性的效果。

三、CVP——右心压力前负荷指标

影响液体复苏的另一个关键指标是CVP,反映右心室的压力前负荷。三角的这个顶点强调的是,在液体复苏的过程中CVP应该保持在尽可能低的水平,尤其不能迅速升高。

通常,临床上应用CVP对心脏前负荷进行评估。但是从形成机制上,CVP只是反映了右心室前负荷一部分的特性,或者说是压力前负荷。

回到心脏前负荷的定义：心肌收缩的强度与收缩的初长度呈正相关。那么，对于心肌细胞来讲，前负荷是一个长度概念，同时，需要有相应的压力将心肌细胞拉长。而对于整个心室来讲，这个长度的概念更接近于容积，而这个压力就是心室的充盈压力。

由于中心静脉与右心房直接相通，而在心脏的舒张末期，三尖瓣开放使右心房和右心室之间实现压力平衡，达到压力几乎完全相等。这是CVP可以代表右心室舒张末压，反映右心室前负荷的先决条件。但是本质上CVP指的是右心房或者胸腔段腔静脉内的压力，而右室充盈压却可被认为是CVP与心包腔压力的差值，即心室的跨壁压力，因此CVP并不完全等同于右室充盈压。任何影响心脏及大血管周围压力变化的因素如呼气末正压、张力性气胸、心脏压塞、纵隔压迫、缩窄性心包炎、腹腔高压等，均会影响心室舒张末压力与跨壁压力之间的关系，从而影响CVP反映右室充盈压的准确性。这里应该注意，这些影响因素均导致CVP单方向改变，也就是CVP异常升高。

CVP是一个压力指标，其本身就是体循环静脉回流的末端压力。因此，CVP是影响静脉回心血流的重要因素。在不存在解剖分流的情况下，静脉回心血流量与CO完全相等。静脉回心血量的驱动力来源于体循环平均充盈压。体循环平均充盈压不依赖于心脏的搏动，主要与循环容量和血管床张力相关。体循环平均充盈压与CVP之间的差值是决定静脉回流的主要驱动力，任何增加这个压力梯度的因素均可以增加静脉回心血量。反而言之，任何造成CVP升高的

因素都会使得静脉回流受阻。实际上，在进行液体复苏时监测CVP，并不希望通过提升CVP起到治疗作用。而恰恰相反，CVP越高，静脉回流量就越少，上游器官的淤血就会越加严重，继续输液导致的再损伤作用就越大。

中心静脉位于右心与静脉系统的连接之处，正好位于两者之间，也就形成了CVP同时受到右心功能和静脉回流血量的影响。静脉系统根据自身的容积、压力、阻力等因素，将血流运送到中心静脉，并在中心静脉内产生一定的压力。右心室通过自身的泵功能，将中心静脉内的血液移除，降低中心静脉内的压力，并维持CVP在一个较低的水平。可见，无论从静脉回流角度、心脏做功角度，还是从器官后向压力角度，CVP均是越低越好。

值得注意的是，高CVP增加了器官血流淤滞，导致包括肾脏、心脏和肝脏等重要器官的间质水肿，增加了器官内组织间质压力，进一步减少器官整体血流和器官内部微循环血流。越来越多的研究发现，过高的液体负荷会导致重症患者发病率和病死率升高。在急性肺损伤患者中，限制性输液，同时保持较低的CVP更有利于改善预后，其急性肾损伤的发生率也明显降低，同时并不增加休克发病率；当心力衰竭时，CVP作为反映静脉淤血的后向性压力指标，与肾功能的恶化程度相关；而当机械通气选择呼气末正压通气时，压力程度选择的不同，将导致CVP不同，进而造成肾脏等内脏器官功能的不同程度损伤。可见，维持最低水平的CVP，不但有利于恢复静脉回流及心脏做功，还可起到器官保护的作用。

第二节　液体复苏三角的应用

液体复苏三角，首先是一个临床治疗思维的过程。液体复苏三角不仅仅是为了将组织灌注、容量反应性及CVP这3个指标放在一起，而是通过3个指标与治疗方法的内在关联和互动，体现重症医学的临床治疗中的连续与动态的理念。连续，是一个时间上的概念，在序贯的时间点上指标的不同反映了病情的变化；而动态是一个干

预的概念，通过某个时间点上的干预措施，导致病情的指标改变，展现病情发展的动向，提示病情的发展方向或干预措施起到的导向作用。

一、存在组织灌注不足

组织灌注不足是进行液体复苏的决定因素，是液体复苏的前提。在液体复苏三角的顶端，首

先遇到的是乳酸。血乳酸水平代表了组织灌注状态。乳酸是临床目前常用的，不仅可以用于定性，而且可以用于定量的组织灌注相关指标，通常作为治疗目的指标用于重症临床治疗。当然，临床上也有一些其他可以用于反映组织灌注的指标，如神志、皮肤、尿量、血压等，也不是不可以作为治疗的目的指标。但必须注意的是，目的指标决定了治疗的不同层次，具有不同程度的临床可操作性，决定了治疗的整体水平。

如果乳酸水平升高，提示了目前具有进行液体复苏的前提，可以开始启动液体复苏。按照液体复苏三角逆时针旋转，走向下一步，遇到CVP。根据CVP的形成机制，这里的CVP主要提示进行液体复苏的安全性，或者说静脉内是否有接纳液体的空间。如果CVP很低，提示液体复苏有着必要的安全性，甚至可以预测同时可能具有容量反应性，可以开始液体复苏的行动。容量反应性提示随着液体的输入，心排血量开始增加，由此，增加动脉系统的血流量，改善组织灌注。回到液体复苏三角的顶端，乳酸开始下降。这个过程中应连续监测CVP和容量反应性的变化。若达到血乳酸水平下降至正常水平（通常是<2mmol/L）或乳酸清除率明显增加，可以暂停复苏液体的输入。按照液体复苏三角的顺序关系，继续从乳酸过渡到CVP。通过容量负荷的调节，观察CVP是否处于可以维持乳酸在正常范围的最低压力数值。继而将这个位点作为CVP的最佳值，纳入容量负荷稳定期的管理指标。

如果CVP已经处于较高状态，或者在液体输入的过程中迅速增加（如增加值>2mmHg），则必须进行严格的容量反应性测量。因为CVP的升高，已经开始超过安全的界限。如果继续进行液体复苏，则再损伤作用效果会明显增强。这是临床医师此时必须要面对、不能忽视的问题。如果必须继续进行液体复苏，医师必须明确知道，这时容量反应性的存在是仅有的能够支持继续进行液体复苏的证据，而CVP一直在警示着相反的建议。临床医生应该在认真权衡2个方面的利弊关系作出治疗决定。如果仍然决定进行液体复苏，则在监测乳酸是否下降至正常范围的同时，密切关注CVP的动态变化，连续评估液体复苏的速度和剂量。因为乳酸和CVP都可以定量获得，临床评估也有据可依。这时，无论液体

复苏后乳酸的变化如何，过高的CVP仍然是一个需要治疗的问题。首先，机体需要过高的CVP才可以维持心排血量在满足组织灌注的水平，这本身就是一个病态的存在。此时应寻找引起CVP升高的原因，开始下一步以降低CVP为目标的治疗。

如果没有容量反应性，或者，虽然心排血量随液体复苏继续增加，但乳酸不再随之下降，这时，即使乳酸仍然很高，也无论CVP在任何水平，都没有理由继续进行液体复苏。这时应该回到CVP，将CVP调整到可以作为维持治疗阶段的最佳水平。临床上应该采用液体复苏之外的治疗方法。

液体复苏三角提供了一个连续和动态的治疗过程，从代表液体复苏必要性的顶端开始，按照逆时针方向旋转，经过了容量负荷的压力安全警示，再经过了随容量增加而增加的心排血量，实现治疗最终目的——组织灌注的改善。乳酸下降达标之后，还要继续进行CVP的调整，以实现各项指标的最佳化状态。这个过程将临床3项监测指标连续地排列起来，并引导出相应的干预方法。由此产生的液体复苏治疗的实施，既有治疗方向的定性管理，也有依据指标的定量调控。从而实现，临床治疗针对病情机制，治疗策略引导病情发展的态势。

液体复苏三角体现了重症医学的连续与动态思维方式。实际上，组成液体复苏三角的指标是分别出现、分散存在于临床工作中。从临床思维的角度出发，这些指标和与其相对应的病情机制，以及针对病情机制的干预方法等，分别作为不同的知识点在医师大脑中形成知识积累。这些知识点可以无序地堆积如山，也可以按照重症医学临床思维方式有序排列。液体复苏三角按照连续与动态思维方式，将这些指标有机地连接在一起，引出符合病情发展规律、针对病因机制、定量的精准液体管理策略和实施方法。

在连续与动态思维方式的管理下，不难发现，每一次逆时针旋转仅仅是干预过程的开始，而不是结束。每一次液体复苏的干预，都会导致病情状态发生变化，因此，需要在每一次干预实施后都按照液体复苏三角对下一步治疗重新进行审视。扩容时，心排血量增加是液体复苏的效果，评价的目标；继续走向乳酸，是组织灌

注,是治疗的目的。这个过程中,医务人员一直清楚自己的干预行为是否有效,组织灌注是否已经得到改善。如果组织灌注仍未好转,容量复苏三角继续逆时针旋转,进入是否需要启动下一轮液体复苏的判断及实施过程中的定量调整,如此往复。

如果组织灌注已经改善,容量反应性的评估就可以停止。因为,即使存在着容量反应性,由于失去了必要性,液体复苏也不需要继续进行。如果没有容量反应性,也没有必要进行液体复苏。因为没有容量反应性,提示组织灌注不足的原因并不是由于低容量,而是可能存在着其他方面的原因。在这个位点,液体复苏三角强烈地提示临床医师:停止液体复苏,去发现其他病因,选择其他干预措施。这是临床思维过程中重要的转折点。因为液体复苏三角的旋转不能继续,知识点之间无法形成连接,从而,临床干预的关注重点也应该放在诸如,心脏的后负荷、心肌收缩力、微循环等其他影响组织灌注的其他指标,治疗措施也需要从液体复苏转向针对重症其他病因的干预方法。

每一次旋转后都需要回到CVP,因为压力指标提示液体复苏的安全性,涉及干预措施的最佳化调整。液体复苏最佳化位点可以作用于后续治疗相互连接的作用位点。CVP可以作为一个安全指标,时刻提醒压力过负荷的危险,而且提醒的强度与CVP升高的程度呈正相关。这就像是汽车油门的旁边还安装了一个刹车。压力过负荷的原因可以有多种,但是在液体复苏过程中的CVP相应升高,明确提示了与静脉容量相关的压力负荷增加。CVP升高的警示,既包括了容量过负荷的风险,也包括其他病因的存在。无论哪一种原因,CVP升高的警报响起,临床医师必须面对,决不能忽略。如果认为CVP升高的原因与病情变化相关,那么,从临床治疗思路上应该认定:CVP升高的本身就是一种病,一种需要治疗的疾病。

二、不存在组织灌注不足

如果一开始就不存在组织灌注不足,血乳酸水平在正常范围,液体复苏三角所带来的思维方式仍然可用于重症临床治疗,有助于临床医师对重症的容量管理。

经过临床谨慎的评估,如果没有组织灌注不足的证据或者组织灌注不足的问题已经得以解决,则不需要进行液体复苏,容量反应性的评估也失去其基础。但这并不意味着液体复苏三角的停滞,此时,液体复苏三角依然在发挥着作用。只是,液体复苏三角旋转的起点转移到CVP的位点,干预的方向仍然指向组织灌注,干预的方法变成了通过调整CVP至最佳值而起到治疗效果。如果这个最佳值高于医师心理预期值,也就是超过医师自己积累的知识点,那么,就应该回到CVP升高是一种病这个位点,继续下一步新的治疗方法。可见CVP的个体化最佳值是液体管理与其他治疗方法衔接的位点,体现了重症治疗过程中不同方法的连续性与动态性。

另外,如果CVP明显升高,尤其是不存在容量反应性,如下腔静脉宽度增大、变异度消失等,无论乳酸是否在正常范围,都有紧急实施反向液体复苏的指征。仍然可以按照液体复苏三角提供的思维方式进行重症治疗中的液体管理。同样,每次干预后,复苏三角的其他指标都需要经过再次评估,如果干预的措施不影响患者的灌注,提示这样的措施还可以继续;即使再次出现灌注不足的表现,那么可以回到三角的另一端,重新开始容量反应性的评估过程。

因此,我们可以看到,液体复苏的"金三角"的3个参数之间并不是孤立的,而是互相影响,互为补充。对指标的每一次评价,都代表着这个指标在当时所反映的病情状态,都可以形成每个时间点的目标,对这个时间段中的治疗方法进行界定。多个时间点的治疗连续进行,形成整体治疗策略,最终实现治疗目的。而在不同的目标引导下,治疗方法调整的干预手段,则体现了动态性的概念,引导了病程的发展。可以说,液体复苏的"金三角"的应用,是重症医学连续与动态思维方式的具体临床体现。

(丁 欣)

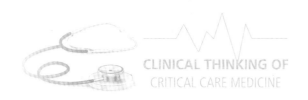

第四章 机械通气监测指标与治疗的动态结合

连续与动态是重症医学临床思维的一种方式,具有明显的重症治疗的特点。连续,是一个时间的概念,在序贯的时间点上,指标的变化体现了病情的变化。动态,是一个干预的概念,通过某个干预措施,能够引起监测指标的变化,从而展现病情的变化,或者体现治疗的效果。事实上,连续与动态的概念贯穿于整个临床医疗工作当中,而重症医学又将这一理念发挥到了极致。通过应用监测技术,尤其是连续监测技术,对重症患者进行连续、动态的病情观察,对疾病的病理生理状态及病情的严重性进行评估,进而实现对治疗措施的评估和调整。这是为 ICU 重症患者提供高质量的器官和生命支持,改善重症患者预后的前提,也是重症医学不同于传统临床学科的专业特点。

机械通气治疗的过程也是一个连续和动态的过程。连续性的特点在机械通气治疗过程中有着突出的体现:呼吸机每时每刻都在持续监测着患者的气道压力、流量、呼吸频率等指标,并以图形或数字的形式呈现给 ICU 医师。末梢血氧饱和度作为机械通气的重要监测指标,更能反映其连续动态监测的特点。而通过一些特殊的设备,我们甚至可以进行食道压、膈肌电位等指标的连续监测,以满足特定的临床需求。这些连续监测指标的改变,往往提示患者的病情发生了变化,需要关注、干预甚至紧急处置。例如,气道压力升高,甚至触发高压报警,就需要一整套流程化的分析和干预处理手段。动态也是机械通气过程中的重要特点。从最简单的例子说起,如果随着病情的变化,原有的机械通气设置不能够满足患者的需求(例如血氧无法维持、二氧化碳无法清除、呼吸急促),则必然需要干预。这可能是病情加重所导致的、被动的过程。而临床救治过程中,也可以主动实施干预,通过呼吸机设置、药物或其他治疗手段的调整来获得反馈和调整治疗方案,并达到治疗目标,最终实现治疗目的。例如,对于接受小潮气量通气的急性呼吸窘迫综合征(acute respiratory distress syndrome,ARDS)患者,在设置潮气量的过程中,可以通过监测驱动压(即目标)的改变,评估潮气量选择是否合理,实现肺保护目的。在本章中,我们将详细阐述连续与动态概念在机械通气过程中的应用。

第一节 机械通气过程中监测的连续性

一、呼吸机监测的指标

绝大多数现代呼吸机在本质上只监测 2 个指标:呼吸回路内的压力和流速。压力传感器一般在呼吸连接管路的近端,即"Y"型管附近。也有部分呼吸机位于连接管的吸气端或呼吸机内,还可以在连接管的呼气端,可以连续监测气路内的压力变化。流速传感器多连接在"Y"型管与人工气道之间或呼气端,对流速进行连续的监测。

压力与流速之间是相互影响的。现代呼吸机允许选择预设压力或流速目标,通常来说,选择其中之一,另一指标就成了被监测的指标。例如,在经典的容量控制模式中,吸气气流为恒定流速(方波),此时,气道压力不再是可控的指标,而是所设定的流速与当前呼吸系统的呼吸力学状态相互作用的结果,能够被呼吸机所监测并显示出来。类似地,如果选择了压力目标的模式(如压力控制、压力支持等),流速便无法再作限制,而成为被监测的指标。事实上,绝大多数的模式都遵从以上原则,包括那些宣称可以同时限制压力和容量的模式。以压力调节的容量控制通气(pressure regulated volume control,PRVC)模式为例,实际上该模式的工作原理在于通过测定呼吸系统的阻力和顺应性,呼吸机可以自动选择一个压力水平,以实现某个预设的容量目标。根本上,这还是一个压力目标的模式,只不过目标压力值的选择是以所监测得到的流量多少(并经积分得到容量)为指导。这恰恰体现了连续和动态的概念在机械通气过程中的应用。通过动态干预,并连续监测、分析通气过程中压力的变化,从而对机械通气设置进行调整。只不过这一过程是由机器自动,而非医师操作来实现的。通过压力的监测,可以反映出呼吸系统的力学特征,即呼吸力学。而对呼吸力学的连续监测,能够连续反映病情的变化。

二、呼吸力学

由于机械通气是运用器械,通过提供一定的驱动压力来克服呼吸系统及呼吸回路的阻力,把一定的潮气量按一定频率送入患者肺内,使患者恢复有效通气并改善氧合的方法。因此,呼吸力学分析的重点就在于阻力和为了抵抗阻力而由呼吸机施加的压力。

(一)阻力指标

现代呼吸机在运行"使用前检查"后可自动补偿呼吸回路的阻力,呼吸回路阻力可以忽略不计,故一般只考虑呼吸系统的阻力。而呼吸系统的阻力可按物理特性分为弹性阻力和非弹性阻力两种基本类型。弹性阻力是平静呼吸时的主要阻力,约占总阻力的70%;非弹性阻力包括黏滞阻力和惯性阻力,约占总阻力的30%,其中又以气道黏滞阻力为主。一般呼吸状况下,惯性阻力可忽略不计。

1. 弹性阻力(elastance,E)与呼吸系统顺应性(compliance,C) 呼吸机施加压力目的是克服弹性阻力,而临床较常使用的概念是顺应性,故依临床习惯,以顺应性进行讨论。弹性阻力是顺应性的倒数,即 E=1/C。顺应性表示单位压力改变引起的容积改变(即 C=ΔV/ΔP),可以分为静态顺应性(Cst)与动态顺应性(Cdyn)。静态顺应性指患者在吸气末屏气,无自主呼吸,无气体流动的状态下测算的顺应性,因无气体流动,故无气道黏滞阻力,即此时的压力变化只与呼吸系统的弹性有关。动态顺应性指呼吸周期中气流未阻断时呼吸机实时测算的顺应性,因为气流的存在,此时的顺应性不仅与呼吸系统弹性有关,还与气道黏滞阻力有关。另外,不同肺容积时患者的顺应性也不同,故顺应性还具有容积依赖性。

2. 黏滞阻力(resistive resistance,R) 包括气道黏滞阻力、肺黏滞阻力和气管内导管的阻力。

(1)气道黏滞阻力(Raw):简称气道阻力,指气体在气道内流动时气体与气道壁之间以及气体分子间的摩擦力。其计算公式为:$Raw=8\eta l/(\pi r^4)$。

其中 η 为黏滞系数,l 为气道长度,r 为气道半径。一般情况下 η 与 l 变化不大,所以气道阻力主要与气道半径相关。此外,气体流速越大,气道阻力越大。而肺容积不同,肺组织对气道的牵引力也不同,也可以使气道管径发生变化,从而影响气道阻力。所以临床测量呼吸力学时,应保证气体流速及肺容积在测量前后基本可比。

(2)肺黏滞阻力:指呼吸过程中,由于呼吸器官的移位,如肺叶间、腹腔脏器间移位所产生的黏滞阻力。因这部分阻力很小,一般可忽略不计。

(3)气管内导管阻力:气管内导管的直径大小对气道阻力影响很大。气道半径缩小一半,气道阻力可增大16倍。气道阻力监测是反映支气管扩张药物疗效的敏感指标。

3. 惯性阻力 指气流在发动、变速、转向时气体分子的惯性所产生的阻力。除了高频呼吸机外,一般对阻力占比很小,可忽略不计。

(二)压力指标

经典的定容模式使用的是恒定流速,即方

力可忽略不计。

波,也是在进行呼吸力学监测时应当选择的模式。其产生的经典压力 - 时间波形(图3-4-1-1)。吸气开始前,气道内的压力等于上一次呼吸结束后的呼气末压力。当吸气开始后,气道压力逐渐上升,在吸气末达到最高,为气道峰压(peak pressure,Ppeak)。随后,进入一个短暂的吸气末暂停(也称为吸气末屏气或平台时间),此时的气道压力等于平台压(plateau pressure,Pplat)。随后进入呼气相,气道压力逐渐下降,回到呼气末压力水平。

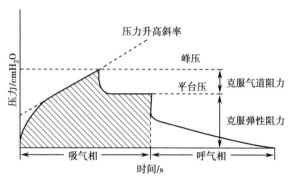

图3-4-1-1 容量控制模式下的压力 - 时间曲线

1. 气道峰压 是呼吸机送气过程中的最高压力,用于克服肺和胸廓的弹性阻力和黏滞阻力,与吸气流速、潮气量、气道阻力、呼吸系统顺应性和呼气末压力有关。过高时会增加气压伤的风险。

2. 平台压 吸气末暂停时的气道压力,用于克服呼吸系统的弹性阻力。与潮气量、呼吸系统顺应性和呼气末压力有关。由于此时吸气阀和呼气阀均关闭,呼吸回路内气流为零,故不受气道阻力的影响。

3. 呼气末压力 呼气即将结束时的压力。根据呼气末正压(positive end-expiratory pressure,PEEP)设置的水平,可以等于大气压(PEEP为0且无内源性PEEP时)、内源性PEEP或PEEP水平。

4. 驱动压(driving pressure,ΔP) 为平台压与呼气末压力(PEEP总)的差值。也等于潮气量(tidal volume,VT)与呼吸系统顺应性(Crs)的比值。利用驱动压,可以反映潮气量是否与患者呼吸系统顺应性相匹配。

5. 平均气道压 为单个呼吸周期中气道压的平均值。与影响气道峰压的因素及吸气时间长短有关,能预计平均肺泡压力的变化。

(三)运动方程连接指标的变化

呼吸过程中各种压力与容积之间的变化关系可从呼吸力学的角度进行描述,以运动方程形式可表达为:Paw=R×Flow+VT/Crs+PEEP总。

其中Paw为完成吸气过程所需的总压力;R为黏滞阻力,Flow为流速,R×Flow表示克服黏滞阻力所需的力;VT表示潮气量,Crs表示呼吸系统顺应性,VT/Crs表示克服弹性阻力所需的力;PEEP总为呼气末屏气测得的呼气末压力,也是吸气开始前肺内的初始压力。

运动方程是呼吸力学的基础,通过运动方程我们可计算出患者的呼吸系统顺应性及黏滞阻力的大小。

$$Crs=VT/(Pplat-PEEP总)=VT/\Delta P$$
$$R=(Ppeak-Pplat)/Flow$$

三、压力、流速、容积的呼吸波形分析

通过位于"Y"型管或呼气端的流速传感器,对流速进行连续的监测,并可由此衍生出一系列指标。对流量随时间的变化进行积分,就能得到容积的变化。对于每一次呼吸,容积的变化即为潮气量,并可随呼吸频率的改变衍生出分钟通气量等指标。

将压力、流速、容积三者随时间的变化趋势以图形的形式进行显示,即为最常见的压力 - 时间曲线、流速 - 时间曲线和容积 - 时间曲线。通过三者的两两组合,还可以显示压力 - 容积环和流速 - 容积环。通过对波形的观察,能够提供许多有用的临床信息。

(一)流速 - 时间曲线

流速 - 时间曲线是反映呼吸机气流的流速随时间而变化的图形。通过观察流速—时间曲线,可以有以下应用。

1. 评估压力控制模式下吸气时间的设置 压力控制模式的吸呼气切换为时间切换。若吸气时间设置较短,则在流速在未降至0的情况下呼吸机就会将吸气相切换至呼气相。相反,若吸气时间设置过长,则流速降至0后仍不会切换至呼气相。当然,上述情况并无不可,应当根据临床需要进行判断。

2. 监测压力支持通气时回路有无漏气 压力支持模式的吸呼气切换是根据呼气敏感度占吸气峰流速的比值进行。若回路存在泄漏,而预

设的呼气敏感度过低,可导致呼吸机持续送气,以致吸气时间过长。

3. 监测有无内源性PEEP 呼气相呼气流速不能回到基线,在呼气结束前开始下一次吸气,提示存在内源性PEEP。

4. 监测有无气道动态陷闭 呼气相中段气流速迅速降低,呼气相延长,整体呼气流速波形呈"勺子"形,提示存在动态气道陷闭。

5. 监测有无无效触发的自主呼吸 呼气过程中观察到呼气流速的一过性减少(呼气支"凹陷",图3-4-1-2),结合压力波形中可见压力一过性下降,提示患者有自主呼吸,但无法触发呼吸机送气,即无效触发。

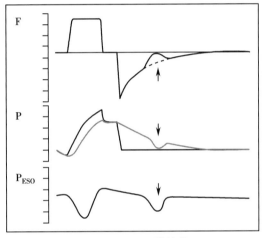

图3-4-1-2 无效触发

注:图中展示的是无效触发在各种呼吸波形中的表现。
F,流速波形;P,压力波形;P_{ESO},食道压力波形。

6. 监测回路内有无分泌物或积水 流速波形呈"锯齿"状,提示回路内存在积水或气道内存在分泌物。

(二) 压力-时间曲线构成连续过程

压力-时间曲线是反映气道压力随时间变化而变化的曲线。临床上主要有2种基本通气模式的压力-时间曲线,即定容型通气和定压型通气的压力-时间曲线。如前所述,定容通气的压力-时间曲线可用于呼吸力学监测。除此之外,压力-时间曲线还有以下用途。

1. 判断有无自主触发 如果存在自主触发,在压力波形上能够看到呼吸机送气波形前的负向压力变化。并且负向变化的大小能够间接反映患者吸气努力的大小及吸气触发阈值设置是否恰当。而触发波形的曲线下面积大小反映

了患者触发呼吸机所做的呼吸功的大小。

2. 调节峰流速/吸气上升时间 峰流速或吸气上升时间设置过低或患者吸气需求明显增强时,压力-时间曲线吸气相可观察到波形下陷("流速饥渴"),提示所给予的机械通气支持力度不足以满足患者需求,需要增加流速/压力水平或通过镇痛镇静降低患者需求。而流速过高时,在压力波形上可以观察到吸气早期压力超射("吸气过冲"),需要降低吸气流速或延长流速上升时间。

3. 监测内源性PEEP的大小 现代呼吸机都提供了呼气末阻断的功能。通过呼气末阻断获得足够的呼气时间,以保证阻断后的气道压力达到平台,可以测得内源性PEEP的大小。阻断期间,患者的呼吸努力会对数据的准确性造成干扰,应予以消除。

(三) 容积-时间曲线

是反映送气与呼气容积随时间而变化的曲线,能够实时反映潮气量的大小,还可以用于监测回路有无漏气/气体陷闭。曲线的呼气支不能回到基线提示存在漏气或气体陷闭。此外,呼气气量明显高于吸气量提示患者存在主动呼气。

(四) 其他参数的连续监测

除了呼吸机提供的参数,在机械通气过程中其他参数,如生命体征、血流动力学指标、氧合与二氧化碳水平的监测等也是非常重要的。简要介绍如下。

1. 血流动力学监测 机械通气可通过心肺交互作用影响心功能。正压通气压升高胸腔内压,导致右房压升高,静脉回流减少,使心排血量降低,血压下降。在血管容量相对不足的患者中尤为明显。另外,机械通气增加肺血管阻力,使右心后负荷增加,影响右心室功能,甚至导致急性肺心病。右心室高压导致室间隔左偏,又将损害左心室功能。因此,监测血流动力学很有必要。具体监测项目在此不再赘述。

2. 氧合监测 改善低氧血症,提高氧输送是机械通气最重要的生理目标。无论是脉搏氧饱和度还是通过血气分析获得动脉血氧饱和度,均可以实现监测的目的。为了保证氧输送,应使动脉血氧饱和度>90%或动脉氧分压>60mmHg。

3. 二氧化碳监测 机械通气的另一个

重要生理目标是排出二氧化碳。通过血气分析或呼气末二氧化碳监测，可以实现监测的目的。

4. 其他监测 食道压作为胸腔内压的替代指标，其变化幅度可以很好地反映胸腔内压的变化。通过监测食道压，能够进一步区分肺与胸廓的呼吸力学属性，还能够反映自主呼吸的频率和强度，有助于判断人机同步性。胸部电阻抗断层成像（electrical impedance tomography，EIT）能够反映肺部不同区域的通气情况，并且用图像的方式实时显示出来。能够反映肺通气的均一性，还能够监测PEEP的肺复张效果。

（五）连续监测的意义

回顾上述各项指标不难发现，机械通气过程中所监测的指标始终随时间的推移发生着变化——可以是正常呼吸交替引起的，也可能是病情变化所导致的。连续监测的过程中，要及时发现病情的变化，各种报警限值的设置起到了关键作用。通过合理的报警设置，及时发现病情变化，并根据原因给予处置，正是连续监测的意义

所在。可以说，连续监测体现了诊疗过程中对安全性的追求。

连续监测还体现了根据治疗目的设定具体目标的临床思维方式。机械通气的根本目标是改善低氧血症，提高氧输送，以及清除二氧化碳。因此，带来的目标是（结合患者的基础及当前疾病情况所设定的）某个具体的氧饱和度、二氧化碳分压等。而在这些目的之外，可能还需要实现肺保护（以ARDS为突出代表）、减少呼吸做功（以COPD为突出代表）的目的。为了实现某个具体的氧饱和度，可能又需要去滴定具体的PEEP、潮气量、驱动压、平台压、呼吸频率等目标。连续监测这些指标，滴定至并维持在目标水平，是实现治疗目的的保证。

连续监测还是动态干预的基础。在连续监测的基础上，实施某个具体的干预措施，观察其前后变化，可以展现病情的发展演变，评估治疗的反应和效果，指导治疗目标的修正。机械通气监测指标与治疗干预的动态结合，正是机械通气治疗过程中需要遵循的重症思维方式。

第二节　机械通气过程中的动态

一、根据驱动压的大小调整潮气量的设置

驱动压是整个呼吸系统扩张的直接动力。根据运动方程我们已经知道，驱动压等于潮气量（VT）与呼吸系统顺应性（Crs）的比值（$\Delta P = Vt/Crs$），也等于平台压与PEEP之间的差值（$\Delta P = Pplat - PEEP$）。肺保护性通气策略建议6ml/kg（理想体重）给予潮气量，但研究显示，对于肺脏可通气区域小的患者，即使潮气量限制于6ml/kg，这部分患者仍会发生呼吸机相关性肺损伤。对于ARDS患者，Crs与肺脏的可通气容积相关。因此，潮气量与Crs的比值，即ΔP，对评估机械通气潮气量是否合适是十分重要的。因ΔP可在床旁监测，容易获取，根据ΔP调节潮气量，使其与可通气肺容积相适应，不仅具有理论依据，而且具有临床可行性。

Amato等的研究指出，ARDS患者驱动压为

生存率的独立影响因素。驱动压越大，生存率越低；驱动压越低，生存率越高。驱动压<15cmH$_2$O时，患者死亡风险显著降低。目前推荐ARDS患者机械通气时应限制驱动压<15cmH$_2$O。我们在床旁对患者进行监测的过程中，尽可能要求$\Delta P<15$cmH$_2$O，如$\Delta P \geqslant 15$cmH$_2$O，应积极分析原因，寻找对策，对机械通气参数进行适当的调整，以期把驱动压降低至安全范围内。需要注意的是，驱动压的测量不能应用于保留自主呼吸的患者，该计算公式只适用于无自主呼吸的患者。因此，患者在测量驱动压前必须加深镇静镇痛，或者使用肌肉松弛药（肌松药）消除患者的自主呼吸。

当患者给予6ml/kg潮气量后，若$\Delta P>15$cmH$_2$O，在FiO$_2>60\%$情况下P/F<150mmHg，应给予患者俯卧位通气，俯卧位通气时间应$\geqslant 12$小时。此外，还应考虑肺可复张性评价，并根据评价结果实施肺复张。推荐使用Gattinoni等

提出的方法：将呼吸机的 PEEP 从基础值增加到 15cmH$_2$O，15 分钟后评价 P/F、肺顺应性是否改善，以及动脉血二氧化碳分压是否下降。上述 3 条中满足 2 条（任意幅度均认为有效）即可认为肺具有可复张性。肺具有可复张性的患者均应实施肺复张。可选择的方法包括控制性肺膨胀法、PEEP 递增法和压力控制法。

经过上述治疗，若患者仍存在 ΔP≥15cmH$_2$O，应考虑进一步降低潮气量，每次 1ml/kg，以降低 ΔP 使其<15cmH$_2$O，最低可降至 3~4ml/kg 的超保护性通气策略。实施上述治疗调整后，对于 ΔP<15cmH$_2$O，同时伴有二氧化碳蓄积的患者可以适当增加潮气量（但未达到 6ml/kg），尽量使 ΔP≤15cmH$_2$O。

由于潮气量下降，通气量减少，可能导致动脉血二氧化碳分压高于正常。此时应增加呼吸频率，每降低 1ml/kg 潮气量，应增加 5 次呼吸频率。而呼吸频率增加后应使流速 - 时间曲线的呼气流速在呼气末达到 0。若无法保证通气量，如果仅有呼吸性酸中毒，pH 值能够维持在 7.25 以上，可以不予特殊处理，即所谓"允许性高碳酸血症"。若 pH 值<7.25，应考虑体外膜氧合（extracorporeal membrane oxygenation，ECMO）等挽救性治疗手段。治疗的调整流程如图 3-4-2-1。

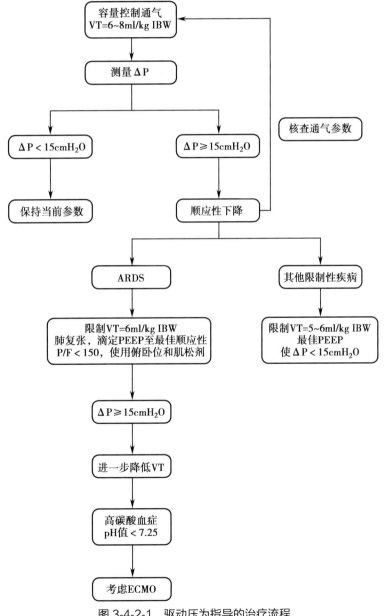

图 3-4-2-1　驱动压为指导的治疗流程
注：IBW，理想体重；PEEP，呼气末正压；ΔP，驱动压。

回顾整个流程,不难看出流程中体现出的连续监测与动态干预临床思维:初始设置潮气量后,即对驱动压进行评估,未达标时通过肺复张、俯卧位、PEEP滴定等进行调整,并再次评估驱动压,直到达成目标。而除了驱动压,对于其他连续监测的指标也需要观察其随动态干预的反应,如氧合情况和二氧化碳水平,以评估是否达到治疗目标。若无法达到,则考虑调整治疗目标(如容许性碳酸血症),或调整治疗策略。

二、气道高压的分析与处理

气道高压报警是临床常见的呼吸机报警之一。一般报警上限设置为患者吸气峰压以上10cmH$_2$O,最高一般不超过40cmH$_2$O。高压报警提示患者气道压异常升高,有气压伤、通气不足以及血流动力学紊乱的风险,应立即处理。造成患者高压报警的原因一般从以下4个方面进行分析。

(一)呼吸机因素

主要包括呼吸机故障及呼吸机参数设置不当2个方面。呼吸机故障常见原因为压力传感器故障及呼吸阀失灵等,若不能立即处理解决,应立刻更换呼吸机,并请工程师维修。呼吸机参数调节不当常见原因为报警线设置过低、设置潮气量过大、设置PEEP过高及设置吸气时间过短等。强调应根据患者病情变化个体化地设置及调整患者呼吸机参数。

(二)呼吸机回路因素

常见原因为呼吸机回路积水、扭曲、打折,人工鼻使用过久未更换,雾化颗粒堵塞过滤器等。为减少回路因素导致的高压报警,医护人员应定时巡视呼吸机,以及时发现并处理。

(三)人工气道因素

常见原因包括痰液堵塞、导管变形扭曲打折、导管末端贴壁及插管过深造成单肺通气等。纤维支气管镜(纤支镜)检查是明确此类情况的最佳方法,但从操作便捷度考虑,一般不作为第一选择。怀疑人工气道因素导致的高压报警,我们一般先通过吸痰管判断气道堵塞情况,然后从以下4个方面分析:①痰液堵塞。可通过肺部听诊(是否有痰鸣音或呼吸音减弱)或者呼吸机波形(如流速-时间曲线出现锯齿波)来辅助判断,给予吸痰管吸痰后即可明显缓解。②导管变形扭曲打折。常见于患者咬瘪金属导管或导管固定不佳所致。若因导管固定不佳所致只需妥善固定导管即可。若金属导管变形,情况允许应考虑更换导管。③导管末端贴壁。患者常会表现为频繁剧烈咳嗽,可通过旋转或摆正导管位置来纠正。④插管过深。通过插管深度、肺部听诊、影像学检查或纤支镜检查等方法来判断,只需退管到适当位置即可解决报警。若上述方法处理后仍然无法解决报警,需考虑更换人工气道。

(四)患者因素

主要与患者气道阻力增加和/或患者呼吸系统顺应性下降有关。气道阻力增加常见于患者气道痉挛、气道分泌物增多,气管异物等。呼吸系统顺应性下降常见于患者气胸、肺水肿、胸腔积液、腹腔压力增加等。可先通过运动方程算出患者的气道阻力及呼吸系统顺应性来辅助判断气道高压原因,并通过患者症状、体征及相关检查来明确。紧急时仅靠肉眼观察压力波形的变化也可以作出大致的判断。之后根据计算或判断的结果进行相应的处理,如雾化支气管扩张剂、吸痰、引流胸腔积液和积气等。

气道高压报警处理流程如图3-4-2-2所示。同样可以看到,一个连续监测的指标(气道峰压)发生异常时,提示病情出现了变化。这时候需要我们通过一些动态的评估,例如断开呼吸机给予呼吸球囊辅助通气、吸痰、测定呼吸力学等,并根据动态评估结果的反馈确定病因或诱因,给予相应处理,并评价处理的效果。

三、结束语

机械通气相关指标的连续监测,是机械通气过程中治疗目标的具体体现,也为机械通气的安全进行提供了保证。而通过动态的干预,能够指导监测指标目标的滴定与修正,从而不断调整治疗策略。通过连续监测和动态干预的有机结合,最终实现治疗目的。

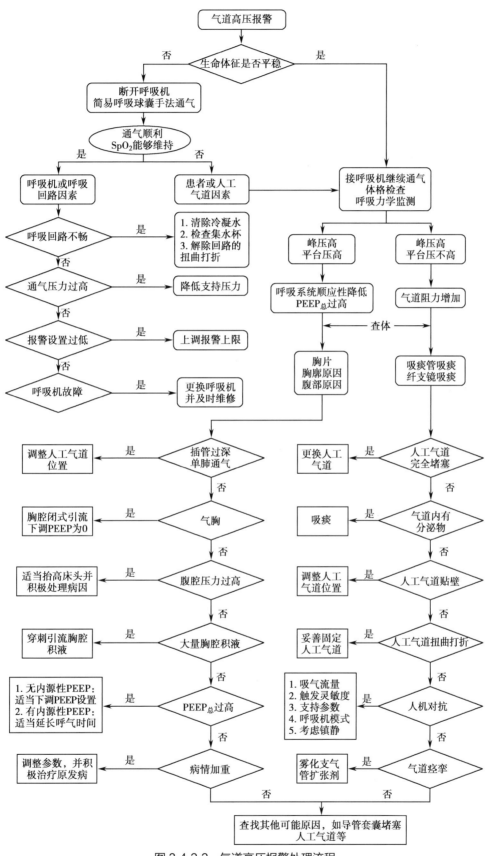

图 3-4-2-2 气道高压报警处理流程

注：SpO_2，脉搏血氧饱和度；PEEP，呼气末正压；ECMO，体外膜氧合。

（陈 晗 陈 凯 于荣国）

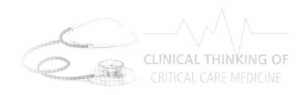

第五章　静脉氧饱和度与乳酸的动态应用

重症有着自身的临床特点和发生发展的规律性。重症医学根据重症的这些特点建立了符合重症临床治疗的思维体系，在医学浩渺的知识海洋里，形成了重症医学的临床知识点，组成了相应的知识体系。连续与动态，作为重症医学思维体系中的一种思维方式，明确体现了重症临床治疗的特点，以及应有的对知识点的管理方法。

连续，在这里是一个时间概念。重症的发生发展有着明显的时间性，时间对临床监测、治疗也提出了几近苛刻的要求。在重症临床治疗的过程中，每一个时间点的监测指标，反映着病情机制位点。这个位点为最应该在这个时间点进行的临床干预提供了可行性。动态，这里是一个干预的概念。每一个时间点上的干预措施会改变病情发展方向，连续时间点上干预措施的动态实施，引导了病情的动态发展。从而，实现治疗导向的重症病程发展。

重症血流动力学治疗就可以作为，根据连续与动态思维方式，管理临床监测与治疗方法，实现治疗导向病程发展的典范。

一、指标应用的核心是连续与动态

血流动力学从概念走向治疗是抽象变具体的飞跃，而自血流动力学监测到治疗最基本的特征就是连续与动态。连续指血流动力学的治疗具有连续性，指在一个连续的时间内，不同时间点均有着明确的治疗方法、治疗目标和治疗评估，保证临床中可以全面、及时地获取临床信息，在于治疗的序贯；动态指血流动力学的变化性，对病情发展具有主动引导性，根据治疗的反馈，在现有临床信息的基础上，由临床医师确定下一

步治疗方向，包括阶段性治疗目标和最终治疗终点。所有的参数、监测手段、与治疗效果评价必须连续与动态的去看待、评估才有意义。随着对疾病认识的不断深入，临床可应用的参数愈加增多，如何更好地应用与解读至关重要，而连续与动态恰恰是这些血流动力学治疗思路与流程化的体现。

休克是最常见的临床重症，其血流动力学治疗的核心在于以组织灌注为导向的治疗。具体而言是以组织灌注指标作为治疗目标与目的。但是，这些指标并不是在休克病程任何时间点上都具有同样的应用价值。以混合静脉氧饱和度（venous oxygen saturation，SvO_2）为例，静脉氧饱和度通常指混合静脉氧饱和度，代表着全身各部分组织代谢后循环血液中所剩余的氧构成的氧饱和度，在评估氧代谢中有着重要的意义。精确来说，混合静脉血应来自肺动脉，但因临床获得的便捷性，目前往往应用中心静脉（上腔静脉）氧饱和度替代混合静脉氧饱和度。在感染性休克治疗指南中，建议以中心静脉（上腔静脉）氧饱和度（$ScvO_2$）≥70%，混合静脉氧饱和度（SvO_2）≥65% 作为早期复苏最初 6 小时内的复苏目标，但从连续与动态的角度而言，以 $ScvO_2$/SvO_2 作为复苏终点存在缺陷。

二、全身氧代谢指标：静脉氧饱和度与乳酸

SvO_2 是反映全身氧代谢的指标，是评估全身组织氧输送与氧消耗平衡关系的指标，也是反映心排血量和全身氧供的指标。正常情况下，我们认为 $SvO_2 < 65\%$ 提示氧输送不足，并且与

器官缺氧、乳酸产生和酸中毒有关,提示患者氧输送不足,造成休克,并引起组织灌注不足。因此规定 SvO_2 的正常区间为 65%~75%。然而 $SvO_2 > 65\%$ 就一定提示氧输送充足吗?答案是否定的,当吸入氧浓度为 100% 时,会造成人为增加了混合静脉氧饱和度。此外,当休克进一步进展造成微循环障碍甚至细胞病时,SvO_2 可能正常甚至更高。这恰恰说明,正常的 SvO_2 数值在这个位点上并不具有实际应用的意义。因此,从连续与动态的角度来看,只有当 SvO_2 被连续监测、动态评估时,才能发现氧输送是缺乏,是充足,还是恶化。更重要的是,这种连续性、序贯性的监测才是能够快速反馈给临床医师有关治疗措施是否有效的重要方法。

在反映全身氧代谢的指标中,乳酸也是不可或缺的指标。如果说 SvO_2 是通过判断氧输送与氧消耗是否匹配而有临床价值;那么乳酸就是确定心排血量是否能够满足组织灌注的目的性指标。患者出现脓毒症或感染性休克时,由于组织细胞供氧不足,线粒体氧化磷酸化出现障碍,糖酵解增加使乳酸产生增多。当乳酸的生成速率超过清除速率时,乳酸水平增加,增加的幅度与组织缺氧的程度相匹配,因此乳酸可作为组织缺氧的标志。但由于乳酸在肝脏中代谢,当患者合并肝功能不全或处于肝脏术后状态时,肝脏对乳酸清除的能力下降,乳酸无法充分反映组织的氧合状态,它只是代表某个时间点组织氧合的情况,无法呈现整个病程的变化情况,那么单一评估乳酸水平就不能代表全身组织灌注状态。由此衍生的乳酸清除率,则可以作为动态指标更好地分析全身氧代谢及经过治疗后,组织灌注的变化情况。

三、连续的监测、动态的评估、治疗的导向

经常会有一种讨论,中心静脉氧饱和度(central venous oxygen saturation,$ScvO_2$)与乳酸相比,哪一个指标的临床治疗意义更大? Fisher 等研究发现,休克患者 $ScvO_2$ 与乳酸清除率的变化不一致,二者之间的相关性较弱,即用 $ScvO_2$ 无法完全发现低乳酸清除率患者。同样也有研究发现,分别以 $ScvO_2$ 和乳酸清除率作为复苏终点,患者的死亡率并不相同或接近。$ScvO_2$ 反

应机体氧平衡状态,血乳酸是反映全身灌注的指标,二者本不相同,又何须"捧一踩一"。缺氧是休克的本质,缺氧实际指组织缺氧,对于休克患者的评估,临床上往往会首先进行血气分析检查,了解动脉氧分压,血乳酸等。然而,组织缺氧情况并不能仅依靠动脉氧含量反映,更重要的是,与循环系统对组织的灌注、血红蛋白含量、组织氧摄取、氧消耗、氧利用等多种因素的影响有关,而 $ScvO_2$ 可以被认为在极大程度上反映了这些因素的共同作用的结果。如果将动脉血气中的乳酸和静脉血气的静脉血氧饱和度结合进行分析,会对组织缺氧有更全面的了解。

当严重感染或感染性休克时,由于心排血量下降,血流分布异质性,组织氧利用存在障碍时,此时临床上需要将 $ScvO_2$ 与乳酸(或乳酸清除率)结合起来解读。当 $ScvO_2$ 在 70%~75% 且乳酸正常时,这说明氧输送与氧消耗均正常且匹配,这时,在这个位点无需进行临床干预。临床治疗的启动因素往往是动脉血气提示乳酸升高,此时若 $ScvO_2$ 明显偏低(如<50%),说明氧输送绝对或相对不足,不能满足组织氧代谢的需求。由此,引出下一步的临床行为是获取氧输送的相关指标,并将这些指标作为治疗目标,立即进行以提高氧输送为主的临床干预方法,包括充分的液体复苏来提高心排血量,升高血红蛋白,调节 SaO_2 和 PaO_2 等。

进行相关治疗后,复查血乳酸依旧异常,而 $ScvO_2$ 可回升至 50%~60% 之间,但仍未及正常范围,此时说明氧输送依旧不足或者氧消耗增多,目前的氧输送无法满足机体消耗。那么,此时的治疗首先要解除过多的氧消耗,通过镇静镇痛、肌松、降温等方式降低氧消耗,在此基础上继续调整氧输送,此时提高氧输送的治疗可能更需仔细,明确容量调整还是心功能的调整才是当时提高氧输送的关键。经过这些治疗,再次评估 $ScvO_2$ 与乳酸的变化情况,如果 $ScvO_2$ 继续升高并处于正常范围内,且乳酸呈现动态的清除过程,那么说明组织缺氧的情况被逐渐纠正。

可是,若监测指标提示 $ScvO_2$ 升高且超出正常上限,而乳酸清除情况依旧无明显改善时,则需要意识到,足够或过多的氧输送至组织中,却不被组织细胞摄取利用,氧消耗明显下降,即出

现微循环障碍或细胞病性缺氧,这时的治疗需要从提高氧输送转变至提高氧摄取率,以改善微循环情况,例如改善组织水肿、降低血管后向压力、扩张血管等治疗。

可见,重症血流动力学临床治疗是通过对指标连续监测、动态评估来确定治疗目标、制定治疗方法、调节治疗程度,进而全面且精确地把控治疗的整体与细节。重症的临床治疗,必须践行连续与动态这一最基本思维方式,使重症的临床治疗成为一个由病情和干预连续与动态变化的过程。这样才可以真正实现重症治疗的目标化、精确化、个体化。

(潘　盼)

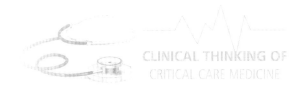
第六章 功能性指标的连续与动态应用

重症医学是研究重症发生发展的特点和规律性,并根据这些特点和规律性对重症进行临床治疗的学科。重症的临床进展,首先是一个连续的过程,所以,临床治疗也应该是一个连续的过程。随着对重症医学的理论不断深入,监测、干预方法不断增多,重症的临床治疗过程已经可以沿着时间的顺序用医务人员不同的临床行为所表达,而且每一个时间点上的监测和治疗继续深化,时间点也被相应拉伸,重症的临床管理进入更加深入的细节。按照治疗的导向动态进行。连续,在这里是一个时间概念。每一个时间点的监测指标,反映着这个位点的病情机制,为临床干预方法提供了可操作性的目标。动态,这里是一个干预的概念。根据病情机制的干预措施会改变病情发展方向,连续时间点上的干预措施引导了病情的动态发展。从而,实现治疗导向的重症病程发展。

血流动力学功能性指标的出现与临床应用,就是对重症病情机制深入探讨、对干预方法细化的重要的临床监测与治疗位点。

一、定义及特征

功能性指标的连续与动态应用,已经是重症血流动力学临床治疗的重要思路和常用方法。功能性血流动力学指标监测,多基于心肺交互作用的原理,具有动态评估传统静态参数变化率的特点,其各项指标多数来自对传统静态指标的动态监测,并由此衍生出更多的监测指标。这些指标主要包括动脉收缩压变异度(SPV)、每搏量变异度(SVV)、脉压变异度(PPV)、上/下腔静脉直径呼吸变异度(ΔDSVC/ΔDIVC)、主动脉峰值血流速变异度(ΔVpeak)等。它是对某一疾病状态下血流动力学指标变化的动态监测,需结合血流动力学监测的各项指标和患者的病理生理状态,评估机体现有的和储备的血流动力学情况,从而指导临床治疗。

血流动力学监测及治疗贯穿重症诊疗的全过程。有人甚至说"无监测不治疗",这无疑突出了重症诊治过程中监测的重要性,而监测与治疗往往离不开功能性指标的连续与动态应用。血流动力学治疗具有目标导向性、过程可控性及连续性和动态性的特点。血流动力学治疗目标的确定和目的的把握,时时刻刻影响着临床行为和治疗抉择。而目标的确定和目的的把握,离不开功能性指标的连续与动态应用。

血流动力学从监测走向治疗是治疗理念的飞跃,血流动力学治疗最基本的特征就是连续与动态。血流动力学治疗的连续性保证更全面、及时地获取临床信息,动态性是在现有临床信息的基础上由临床医师确定下一步治疗的方向,是主动的过程,具有前瞻性。连续与动态的理念是血流动力学治疗的思路与流程的体现,如在血流动力学ABC理论中,首先是在容量评估的基础上进行容量的调整,或补液或脱水,调整到最合适状态后再应用强心药物。

因为血流动力学治疗的连续性与动态性,必然要求功能性指标连续与动态地应用。在血流动力学治疗中,连续性的概念,是按照时间顺序,以一定频率或规则间断出现或持续发生的现象连接成线。血流动力学治疗在连续的过程中可被不同时间点分为多个时间段,每个时间点上的指标可以自成目标,对相应时间段中的治疗方法进行界定。多个时间段的治疗连续进行，形成整体治疗策略，实现最终治疗目的。动态性干预概念，使得将不同时间点的监测指标作为干预目标，动态治疗方法的连续实施，主动调整治疗方法的程度和方向，是不断接近最终目的的过程。这个过程中强调了对不断变化目标的正确认识与应用，通过调整局部方法，服务整体治疗目的。

二、功能性指标连续与动态的临床应用

重症是一个连续变化、发展的过程，临床监测和治疗也应该连续与动态。正如不同类型休克可以共同存在，可以相互转化，因此，应连续与动态地应用功能性指标，进行连续血流动力学评估并动态调整治疗措施。目前广为接受的休克类型为低血容量性、心源性、梗阻性和分布性休克，前3类休克在血流动力学表现为低心排血量，氧输送不足；分布性休克时由于外周血管阻力下降，心排血量通常增高。但几种休克可以共同存在，相互转化，如急性胰腺炎、严重过敏、严重感染等原因导致的分布性休克可以出现低血容量、心肌抑制等。而无论是心源性休克、低血容量性休克还是梗阻性休克，由于休克严重或复苏不及时均可因外周血管麻痹出现外周阻力下降，出现分布性休克的表现。因此在临床工作中，只是简单地认为低血容量性休克只需补液、分布性休克只需应用缩血管药物、心源性休克只需强心治疗等理念不符合临床实际情况。临床医师需连续与动态地应用功能性指标，结合疾病发生发展的病理生理变化，对前负荷、心肌收缩力及后负荷进行主动、精确的调整，才能达到优化血流动力学治疗的目的。

心肌收缩力的改变可导致压力、容积及流量关系的相应改变，连续观察可有助于发现其相关性。临床上常用的压力指标包括中心静脉压、肺动脉楔压，容积指标包括全心舒张末容积、右室舒张末容积等指标，而流量指标包括每搏量、左室流出道速度 - 时间积分及主动脉、股动脉血流速度等。在特定心功能状态下，一定的心室舒张末容积对应着相应的舒张末压力，且与每搏量相关，故临床上往往通过一定的压力或容积指标来指导前负荷的调整。重症患者心功能处于变化之中，无论其收缩功能或舒张功能发生改变，不只是心肌收缩力或心脏本身的顺应性发生改变，舒张末压力与容积指标间的对应关系，以及二者与每搏量间的对应关系均会发生改变，临床需要连续与动态评估这些变化，并做出相应的调整。因此在临床工作中，以压力或容积指标作为前负荷的目标时，需注意几方面指标的变化关系并连续动态评估。

血流动力学治疗过程中，应根据机械通气条件改变对循环的影响来动态调整呼吸、循环的治疗方法。正压通气增加右室后负荷，尤其在 ARDS 或进行肺复张时明显，因此当调整机械通气条件时，需关注右心功能的变化。正压通气减少静脉回流量，低容量状态易引起血压下降。因此随着呼吸支持条件的变化，循环的调整也会随之发生改变，需要连续测量并作出相应调整。功能性指标的连续与动态应用，有利于早期发现呼吸支持对血流动力学的影响，并尽早作出相应调整。如对早期复苏的患者应用正压通气后，可能需要较高的容量状态才能维持循环稳定；对脱机困难的患者需鉴别心源性脱机困难，是否需要容量维持偏低状态，才能保证脱机后胸腔转为负压时左心房压力不会过高，造成脱机失败；对肺动脉高压失代偿患者，应用机械通气可能造成右室后负荷进一步增加，若必须应用机械通气，也应尽量避免气道压力过高，并尽快采取降低肺动脉压力的措施。因此，根据功能性指标的连续与动态改变，制定相应的治疗策略十分重要。

在液体复苏管理中，对血乳酸水平、中心静脉压、每搏量变异度三者的连续观察并作出相应的动态调整是至关重要的。组织灌注是液体复苏的始动因素，也是液体复苏终点的判断标准之一。血乳酸水平是反映组织灌注的最常用有效指标。而中心静脉压是通过右心房压力反映心脏前负荷状态的指标，虽受诸多因素影响，但其是较易获得的指标，且能明确地反映右心房实际的压力状态。在其他条件不变的情况下，中心静脉压影响静脉回心血量的改变。应在维持组织灌注的前提下，寻找最低的中心静脉压值，更有利于内脏器官，尤其是肾脏、肠道等器官功能的恢复。因此这3个指标，或者说与其相近的同类指标可以帮助临床医师更好地在连续与动态原则指导下进行容量调整。

综上所述,与传统静态的监测指标相比,功能性血流动力学监测指标在评估液体反应情况、动脉张力及心血管功能不全方面展现出了巨大优势,其精确性、早期性及低创伤性远远优于传统指标,而这些优势主要来源于技术产品的发展及功能性血流动力学监测指标的"功能性",即动态性。功能性指标的连续与动态应用,是评估与治疗重症的核心所在。

(李 莉 陈上仲 严 静)

主要参考文献

[1] 周小洋, 李莉, 严静. 功能性血流动力学监测的研究进展 [J]. 中华危重病急救医学, 2015,(27): 68-71.

[2] 李莉, 严静. 血流动力学治疗: 如何培养阶梯式思维与目标 [J]. 实用休克杂志, 2020, 4(1): 8-9.

[3] 刘大为, 王小亭, 张宏民, 等. 重症血流动力学治疗——北京共识 [J]. 中华内科杂志, 2015, 54(3): 248-271.

[4] 王小亭, 刘大为, 于凯江, 等. 中国重症超声专家共识 [J]. 临床荟萃, 2017, 32(5): 369-383.

第六章

功能性指标的连续与动态应用

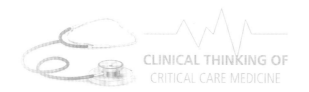

第七章　为什么要进行连续血液净化治疗

重症医学的临床治疗有着明确的特点和规律性,是一个连续的过程。这个过程沿着时间轴发展,每个时间点由病情的位点和临床干预方法构成,从而形成了重症治疗所特有的临床思路。按照重症医学对知识的管理和应用,才形成了重症临床治疗的连续与动态发展。医学知识浩渺,但要形成重症医学的知识点,需要由重症医学思维方式对知识进行管理。由重症医学思维方式组成的思维体系,和由这些知识点构成的重症医学知识体系一起,组成重症医学专业学科。

重症临床治疗的这种连续与动态的特征,是实施临床监测和治疗的基础。连续与动态已经成为重症临床治疗的一种思维方式,贯穿于重症临床治疗过程的始终。这里说的连续,是一个时间概念。每一个时间点的监测指标相互连接,反映了病情的整体变化,为临床干预方法提供了针对病情产生机制的作用位点。这里说的动态是一个干预的概念。临床系列的干预措施改变了病情发展的方向,每个时间点上干预措施的组合,引导了病情的动态发展。病程的进展是以治疗目的为导向,还是由病情发展牵着鼻子走,带来的是生与死的问题。

连续与动态的临床思维方式对重症治疗中的临床行为产生核心的影响。连续血液净化治疗的临床实施,就有着明确的连续与动态的特征。连续血液净化并不仅是因为称谓上带有"连续"二字,而是因为在连续与动态思维方式的管理下,血液净化在重症患者治疗中所起的作用可以发生质和量的变化。

第一节　重症临床治疗离不开连续血液净化

连续血液净化也称连续性肾脏替代治疗(continuous renal replacement therapy,CRRT),是重症医学常用的支持技术之一。近年来随着重症医学的不断发展,CRRT 在重症患者抢救中从无到有,从生疏到熟练,取得了可喜的进步,成为我们救治重症患者的有力武器。但同时也应看到,CRRT 在实施过程中还存在不少的问题,包括时机、抗凝、液体管理等各个方面,质量的把控成了难点。为了保证 CRRT 的质量,在实施过程中离不开对血流动力学和脏器功能指标的连续监测和目标指导的动态干预。

CRRT 治疗是连续、缓慢清除机体过多水分和溶质,对脏器功能起支持作用的各种血液净化技术的总称。一般认为,单次治疗时间超过 24 小时的血液净化方法,可以称作 CRRT。

CRRT 与间歇血液透析(intermittent hemodialysis,IHD)相比,具有以下优势:①CRRT 为连续、缓慢地清除水,容量波动小,有利于维持血流动力学稳定;②CRRT 清除溶质速度缓慢,不会引起血浆内溶质浓度的巨大波动,避免失衡综合征的发生;③有利于营养支持和正氮平衡;④CRRT 滤器膜多采用高分子合成膜,生物相容性好,不易激活补体系统、白细胞、血小板和内皮细胞,避免诱发"氧化应激反应"和"炎症反应"。由于其"连续性"的特点,体内溶质及溶液的清除可以在治疗时间内缓慢、可控、精准地进行,因此特别适合于在重症 AKI 患者中进行应用。

对于不同病理生理状态的急性肾损伤(acute kidney injury,AKI)治疗,应根据具体情况选用不同的血液净化方式。虽然目前研究表明

CRRT 和间歇性肾脏替代治疗(intermittent renal replacement therapy,IRRT)在对重症 AKI 患者死亡率影响方面无显著差异,但 CRRT 在肾功能恢复率、稳定血流动力学和清除过多体液方面的疗效优于 IRRT。改善全球肾脏病预后组织(KDIGO)指南推荐:AKI 患者可选择 CRRT 或 IRRT;但对于血流动力学不稳定的 AKI 患者,建议行 CRRT 治疗;对于各种原因导致颅内压增高或广泛脑水肿的 AKI 患者,也建议行 CRRT 治疗。

第二节 CRRT 的容量管理离不开连续与动态

容量管理或称液体管理,是 CRRT 治疗的重点,也是难点。这是由以下 4 个方面决定的:①重症患者对容量的耐受区间变窄;②患者心脏前负荷的准确评价存在困难;③重症患者的容量管理在病程的不同阶段呈现出不同特点;④CRRT 时患者的液体出入量大等。重症患者的容量调节区间非常窄,容量不足或容量过多均会带来不良后果;稍微负平衡一些,休克就可能加重;稍微正平衡一些,就可能加重肺水肿。而 CRRT 治疗的重症患者已经丧失了液体自身调节的能力,患者的容量状态完全依赖于医师对血液净化设备参数的调整。若脱水目标设置不恰当,或没有根据患者的容量状态进行参数调节,很容易出现容量不足或容量过多,影响患者预后。

2016 年急性疾病质量倡议(Acute Disease Quality Initiative,ADQI)共识提出了精准 CRRT 理念,其中包括实现精准液体管理的原则,但并未提供具有临床可操作性的具体方法。针对

这一难点,笔者提出并实践了 CRRT 的目标指导容量管理(goal-directed volume management,GDVM)策略。GDVM 通过良好的医护配合,对液体平衡目标及容量安全值进行动态设定、滴定和反馈调整,可以实现 CRRT 期间精准的液体管理。

笔者曾提出"不设液体平衡目标,勿做CRRT",以强调液体平衡目标设定的重要性。2016 年 ADQI 共识也强调了应该设定液体平衡目标,与笔者的想法一致。但精准容量管理不仅仅要设立准确的液体平衡目标,还要很好地滴定实现目标和动态调整目标,因此笔者提出完整的GDVM 策略,通过以下 3 个重要环节实现重症患者 CRRT 期间精准的液体管理(图 3-7-2-1)。

(1)临床医师对接受 CRRT 的患者选用恰当的血流动力学监测手段,准确评价患者的容量状态,设定正确的液体平衡目标和容量安全值。

(2)床旁护士估算患者每小时的入出量,根

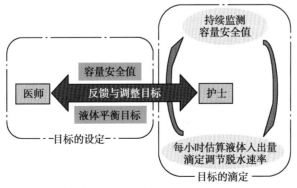

图 3-7-2-1 CRRT 的目标指导容量管理示意
注:医师,目标的设定;护士,目标的滴定。

据医师制定的脱水目标,滴定式调节 CRRT 脱水速率,实现每小时的液体平衡目标。

(3)密切观察,当患者的指标触及容量安全值上限或下限,及时通知医师,调整和校正液体平衡目标及容量安全值。

GDVM 策略是一个目标指导、持续监测和滴定调节的过程。这一策略的实施将有助于实现 CRRT 的精准容量管理,从而有助于提高 CRRT 的质量和改善患者的预后。应该注意的是,CRRT 目标指导容量管理的实施离不开扎实的血流动力学功底,需要重症医师尽快提升自身的血流动力学知识水平。GDVM 策略有助于避免容量不足或容量过多等情况的发生,从而保证 CRRT 的顺利进行。GDVM 有助于提高 CRRT 的质量和改善患者的预后,并具有很好的临床操作性,值得推广。

第三节　CRRT 的溶质管理离不开连续与动态

由于重症患者往往存在肾或肝等器官功能的下降,其体内往往蓄积大量的致病性溶质无法有效清除,导致严重内环境紊乱。CRRT 可以通过对致病性溶质的清除,来改善内环境,从而改善患者的预后。然而,血液净化对溶质的清除是一个量变到质变的过程,有时候虽然做了血液净化,如果致病溶质仍清除不足,可能患者的病情并不能得到缓解;或者致病溶质清除过度,会引起新的内环境紊乱,同样对患者产生危害。因此,CRRT 的溶质管理值得关注。

CRRT 的溶质管理同样离不开目标设定、动态监测与调整。首先需要明确血液净化治疗所要清除的目标溶质,并根据病情设定其目标浓度;然后动态监测该溶质的浓度变化,通过对血液净化参数的调节甚至血液净化方式的变换来实现目标。

需要注意的是,不同疾病的致病溶质不同,其目标的设定也是不同的,即使是同一种疾病,病情或病程不同,其目标的设定仍有不同。举例来说,临床上用 CRRT 来治疗 AKI 时,其目标清除溶质主要为尿素氮、肌酐或钾(容量问题参见 GDVM,此处不做讨论);当存在高钾血症时,应把血钾作为首要目标去干预,而当高钾血症纠正后,则应重点关注尿素氮和肌酐的动态变化。而 CRRT 用于肝衰竭时的目标清除溶质则主要是血氨;如果想把胆红素当作目标清除溶质,则应更换血液净化方式为血浆置换或胆红素吸附。

虽然肌酐是诊断 AKI 和判断 AKI 预后的重要指标,但由于尿素氮比肌酐对血浆渗透压的影响更大,在 AKI 的血液净化治疗过程中,尿素氮的变化更应该得到重视。失衡综合征虽然来源于 IHD,但近年来 CRRT 引起失衡综合征也被发现和关注。因此对于有脑水肿高危因素的患者,为避免失衡综合征的发生,血尿素氮每 24 小时的下降速度不应超过 56~67mg/dl(20~24mmol/L)。这一目标是通过 CRRT 的剂量调整来实现的。由此可见,高容量血液滤过(high volume hemofiltration,HVHF)是有诱发失衡综合征风险的。而按照 KDIGO 指南进行的 CRRT 剂量设置 [25~30ml/(kg·h)] 仅仅是一个初始设置,在 CRRT 过程中,还应根据目标溶质的控制情况对剂量进行动态调整。

对于存在严重钠紊乱的患者,血钠改变的目标设定尤为重要。由于快速纠正低钠血症可导致渗透性脱髓鞘,对于单纯低钠血症患者,血钠的目标上升速度 24 小时一般不宜超过 8~10mmol/L。而快速纠正高钠血症可能会诱发脑水肿,对于单纯高钠血症患者,血钠的目标下降速度每小时不超过 0.5mmol/L。血钠的升、降速度目标设定之后,需要动态监测血钠水平的变化,滴定调节 CRRT 剂量和置换液 / 透析液钠浓度来实现目标,保障患者的安全。

如果患者既存在严重氮质血症,又存在严重的高钠血症,目标的设定还需要考虑到血钠下降和尿素氮下降对血浆渗透压改变的叠加效应。这就对血钠和血尿素氮下降速度的目标设定要求更加严格了,24 小时血浆渗透压的总下降速度不应超过 24mmol/L。

第四节　CRRT 的抗凝离不开连续与动态

由于 CRRT 要求连续工作 24 小时以上,其抗凝就显得非常重要。如果抗凝不足,可能不到 24 小时就发生凝血,不仅缩短了管路及血液净化器的寿命,降低了血液净化治疗效果,也增加了医务人员的工作负荷及患者的治疗费用。如果抗凝过度,则可能发生出血(肝素)或代谢(枸橼酸)并发症,对患者带来危害。因此要格外重视 CRRT 的抗凝,并在抗凝之前和抗凝过程中对患者的凝血功能及出血和血栓风险进行动态评估,及时调整抗凝药物的剂量或更换抗凝方法。

在制订重症血液净化的抗凝方案之前,首先要做抗凝评估。抗凝评估的内容既包括患者的出血风险,也包括患者体内的血栓形成风险,以及管路和血液净化器的凝血风险。抗凝过量或有高危出血风险的患者给予全身抗凝,会增加患者出血的概率;抗凝不充分或有凝血风险的患者未给予全身抗凝,不仅血液净化管路、血液净化器或血液净化导管容易形成血栓,患者本身也容易发生血栓性疾病。抗凝剂的选择及抗凝剂的剂量调整需要充分平衡患者的凝血风险和出血风险。只有在充分、准确的抗凝评估基础上,才能制订出恰当的抗凝方案。重症血液净化抗凝方案的制订是建立在对患者的诊断、凝血风险、出血风险、器官功能状态、血液净化目的的详细了解及充分评估基础上的,应强调个体优化和动态调整。

重症患者由于原发病不同,导致不同的凝血状态;同一个患者在不同的疾病阶段,也具有不同的凝血状态。因此,在 CRRT 抗凝实施的过程中应动态评估患者的凝血指标变化、出血风险和血栓形成风险及脏器功能的变化,并及时调整抗凝剂的使用,甚至更换新的抗凝方案。此外,在 CRRT 抗凝过程中应根据抗凝剂的种类,来设定不同的抗凝目标及安全指标。

如果采用肝素全身抗凝,其抗凝指标常采用 APTT(或 ACT),使之维持在正常值的 1.5~2.0 倍。但由于目前 CRRT 肝素抗凝时常规先给予负荷剂量 1 000~3 000IU 静脉注射,这势必导致 APTT 先出现一个峰值,给之后维持剂量的精确调整带来困难。如果按照目前的常规,每 4~6 小时查一次凝血,可能在找到稳定的肝素维持剂量之前,滤器已经发生凝血。因此在肝素抗凝的早期,肝素的负荷量和维持量的过渡期间内,应增加凝血功能的监测频率,当找到稳定的肝素维持剂量之后,方可延长凝血功能的监测频率。由于肝素抗凝可能带来肝素诱发的血小板减少症(heparin induced thrombocytopenia,HIT),血小板数量成为肝素抗凝的一个重要安全指标,应动态监测血小板数量的变化。如果在肝素使用过程中出现血小板下降,应行 4Ts 评分,对于 4Ts ≥ 4 分的患者应暂时停用肝素抗凝,并进一步筛查抗血小板因子 4(PF4)抗体。

如果采用枸橼酸盐抗凝,通常采用滤器后离子钙水平作为抗凝指标,使之维持在 0.25~0.35mmol/L 之间。但由于重症患者常常出现休克、低氧血症或肝功能改变,容易导致枸橼酸代谢障碍,发生枸橼酸蓄积中毒或枸橼酸过量的风险。因此,应将血清总钙 / 离子钙比、乳酸、血 pH 值、血钙、血钠、血镁等作为枸橼酸抗凝的安全指标,进行动态监测,并根据结果及时调整枸橼酸的剂量,使血清总钙 / 离子钙<2.5、其他安全指标达到生理正常值,以最大限度保证患者的安全。

综上所述,目标指导治疗是 CRRT 中经常使用的策略。在 CRRT 过程中,目标设定、连续指标监测和滴定式动态调整构成目标指导治疗的关键环节,这 3 个要素之间相互依赖,缺一不可。CRRT 的连续监测和动态调整主要体现在容量管理、主要致病溶质管理及抗凝管理等方面。其实,即使是间歇血液净化,也离不开对患者的容量、主要致病溶质及脏器功能进行动态监测和评估,以更好地决定血液净化的起始时机和频率,保证血液净化的疗效和患者的安全。

(杨荣利)

主要参考文献

［1］ KELLUM J A, LAMEIRE N, KDIGO AKI Guideline Work Group. Diagnosis, evaluation, and management of acute kidney injury: a KDIGO summary（Part 1）[J]. Crit Care, 2013, 17（1）: 204.

［2］ 杨荣利, 陈秀凯. 连续血液净化与精准容量管理 [J]. 中华医学杂志, 2018, 98（35）: 2792-2795.

［3］ MURUGAN R, HOSTE E, MEHTA R L, et al. Precision fluid management in continuous renal replacement therapy [J]. Blood Purif, 2016, 42（3）: 266-278.

［4］ TUCHMAN S, KHADEMIAN Z P, MISTRY K. Dialysis disequilibrium syndrome occurring during continuous renal replacement therapy [J]. Clin Kidney J, 2013, 6（5）: 526-529.

［5］ OSGOOD M, COMPTON R, CARANDANG R, et al. Rapid unexpected brain herniation in association with renal replacement therapy in acute brain injury: caution in the neurocritical care unit [J]. Neuro Crit Care, 2015, 22（2）: 176-183.

［6］ MISTRY K. Dialysis disequilibrium syndrome prevention and management [J]. Int J Nephrol Renovasc Dis, 2019, 12: 69-77.

［7］ BAGSHAW S M, CHAKRAVARTHI M R, RICCI Z, et al. Precision continuous renal replacement therapy and solute control [J]. Blood Purif, 2016, 42（3）: 238-247.

［8］ SPASOVSKI G, VANHOLDER R, ALLOLIO B, et al. Clinical practice guideline on diagnosis and treatment of hyponatraemia [J]. Eur J Endocrinol, 2014, 170（3）: G1-47.

［9］ JINDAL V, SINGH A, SIDDIQUI A D, et al. The appropriateness of testing platelet factor 4/heparin antibody in patients suspected of heparin-induced thrombocytopenia [J]. Cureus, 2018, 10（10）: e3532.

［10］ SIGWALT F, BOUTELEUX A, DAMBRICOURT F, et al. Clinical complications of continuous renal replacement therapy [J]. Contrib Nephrol, 2018, 194: 109-117.

第三篇

连续与动态

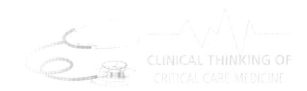

第八章　肺的可复张性滴定

任何疾病都表现为一个连续的过程,而重症的临床进展更加具有明确的时间特点,对相应临床治疗措施甚至有着非常苛刻的时间要求。在重症的发展过程中,每个时间点上的病情变化不同,病情主要机制的关键位点不同,需要的相应治疗也不同。从而,形成了病情变化和治疗方法实施的连续性。同时,根据病情的时间变化,也形成了治疗方法的动态改变。这些治疗方法按照时间轴的发展形成了整体的治疗过程。这个过程只有按照治疗的目的发展,重症才有可能痊愈。形成这个治疗思路,并对这个过程进行管理的思维,就是重症医学临床的连续与动态思维方式。

这里说的连续,是一个时间概念。每一个时间点的监测指标,反映了这个时间点上的病情机制,不同时间点的连续,就构成了病情的整体变化。根据这些病情机制的位点,每个时间点的临床干预方法也是这个连续过程的组成部分。这里说的动态,是一个治疗干预的概念。每个时间点上的干预措施可以性质不同、程度不同,形成了一个动态的治疗组合。这种动态也引导了病情的动态发展。重症临床治疗的这种连续与动态的特征,是实施临床监测和治疗的基础。连续与动态已经成为重症临床治疗的一种思维方式,贯穿于重症临床治疗过程的始终。

肺复张是急性呼吸窘迫综合征(acute respiratory distress syndrome,ARDS)临床治疗中常用的治疗方法。在肺复张临床应用的整个过程中,都贯穿着连续与动态的临床思维方法。

第一节　肺复张方法的连续与动态特性

肺复张是指在机械通气过程中一个经过策划的间断地通过给予高于常规平均气道压的方法诱导产生短暂的增加跨肺压的过程,旨在重新开放无通气或通气不足的肺泡,直接的预期效果为氧合和呼吸系统顺应性的改善。肺复张的生理作用包括:促进塌陷肺泡复张,增加肺容积;提升肺顺应性;降低肺内分流;减轻肺内、肺外器官的炎症反应。

ARDS 的病理生理表现为肺顺应性下降,通气血流比例失调,肺血管通透性升高,血管外肺水增加;特点为肺组织损伤的不均一性。其机械通气策略为:小潮气量、肺复张 + 最佳 PEEP。

肺复张的方法则正是针对 ARDS 的这些特点,具有针对性的治疗措施。

肺复张方法较多,如叹息法(intermittent sighs)、控制性肺膨胀法(sustained inflation SI)及 PEEP 递增法等,每种方法各有其利弊,根据临床需求及患者自身情况选择。

一、叹息法(intermittent sighs)

最早报道的肺复张方法,呼吸机采用压力控制通气(pressure control ventilation,PCV)模式,每分钟设置 3 次叹息样呼吸,压力控制水平(pressure control,PC)设置为 40~60cmH_2O,每次吸气时间6秒,每2~3小时一次,PEEP为压力-容积(P-V)曲线下拐点以上2cmH$_2$O。该方法可迅速打开肺泡,但无法长时间维持肺泡开放,研究显示,30分钟后呼吸参数即恢复到基线状态,故需要频繁进行复张操作,可能会加重肺损伤,目前此种方法不常用。

二、控制性肺膨胀法(SI)

报道最多的肺复张方法,操作如下:呼吸机采用持续气道正压通气(continuous positive airway pressure,CPAP)或双相气道正压(bi-level positive airway pressure,BiPAP)模式,调节气道正压35~40cmH$_2$O,持续40秒。该方法的缺点为持续气道高压,对血流动力学影响较大。

三、PEEP递增法

PC/BiPAP模式,PC 15cmH$_2$O,PEEP每30秒逐渐升高5cmH$_2$O,直至35cmH$_2$O,维持2分钟,随后每3~5分钟递减5cmH$_2$O。有研究显示当肺泡完全开放时,P/F从178mmHg上升至487mmHg,并且滴定最佳PEEP维持6小时后,P/F仍然维持在521mmHg水平,故肺泡仍然处于开放状态。

肺复张可能的风险包括:气压伤、脑灌注减少、人机不协调、循环不稳定,同时还会破坏或改变肺泡-毛细血管屏障的完整性,加重感染;部分复张引起细胞因子产生和释放,从而加重肺损伤。

实际上,只要增加气道压力或者潮气量,总会有部分塌陷的肺泡被打开,肺复张操作的目的只是在安全的范围内尽可能地增加肺泡复张的比例,同时避免已开放肺泡的过度膨胀,来维持相对正常的氧合,到目前为止还没有令人信服的证据可以说明更多的肺泡复张能够带来更好的预后,换句话说只要能维持氧合,90%的肺泡复张是不是一定会比70%的肺泡复张对患者更有利也不确定,所以肺泡的复张可能不是问题的关键,关键在于肺泡复张以后确定一个合适的PEEP,保持肺泡在呼气相仍然能够保持开放状态,避免周期性的开放与关闭带来的一系列肺损伤后果。

第二节　肺可复张性评估的连续与动态

在肺复张之前或复张的过程中,要评估肺的可复张性,即在压力作用下,不通气的肺泡恢复通气的能力。这个过程本身,就是一个连续与动态的过程。肺可复张性的评估方法如下。

一、肺可复张性的初步评估

可复张性高的病变:肺部弥漫性病变;肺外源性ARDS;中重度ARDS。

可复张性低的病变:肺部局灶性病变;肺内源性ARDS;轻度ARDS。

二、肺可复张性评估方法

(一)影像学评估

1. 胸部CT　Gattinoni法是评估肺可复张性的"金标准":气道压力由5cmH$_2$O升至45cmH$_2$O时,不通气区域的减少占全肺重量的百分比。≥9%定义为高可复张性,但此方法需要进行CT扫描,对于重症患者而言可操作性较低。

2. 电阻抗断层成像(electrical impedance tomography,EIT)　EIT可以通过肺电阻抗的大小来反映肺内气体分布的动态变化,近年来开始应用于ARDS患者的影像学评估,结果显示EIT描记的肺局部阻抗变化与CT扫描得到的肺容积变化基本一致,相对CT而言,具有无创伤、可床旁、重复性强等优点。

3. 胸部超声　超声作为一种无创、可重复、床旁操作的影像学方法,可用于ARDS肺复张效果的评价。超声再气化评分(ultrasound reaeration score)将肺部的超声表现进行量化,更好地评估肺复张效果,再气化评分大于8或小于4分,可以很好地判断肺的可复张性(表3-8-2-1)。

床旁超声的优点为即时操作,无镇静肌松要求;可用于重力依赖区或非重力依赖区肺复张效果的评估;缺点为肺的非静态评估,可能低估肺复张状况,其次患者因素如胸壁皮下脂肪厚度、胸壁皮下气肿等影响准确性；受操作者熟练程度限制；不能区分过度通气和正常通气。

表 3-8-2-1 超声再气化评分

再气化量化评分			通气缺失量化评分		
1分	3分	5分	5分	3分	1分
B1—N	B2—N	C—N	N—C	N—B2	N—B1
B2—B1	C—B1			B1—C	B1—B2
C—B2					B2—C

注：B1，多发、典型的 B 线，代表中度肺通气减少区；B2，多发融合 B 线，代表重度肺通气减少区；N，正常通气区；C，肺实变区。

(二) 功能性评估

1. P-V 曲线　P-V 曲线计算功能残气量（functional residual capacity，FRC）变化值与 CT 计算的肺泡闭陷容积呈明显的相关性和良好的一致性。

2. **呼气末肺容积**（end-expiratory lung volume，EELV）　EELV 与 P-V 曲线的一致性良好，通过 EIT 监测可以显示肺复张后各区域呼气末肺容积的变化，应用 EELV 评估肺可复张性，发现肺复张后 EELV 的增加与氧合指数的改善明显相关，EELV 预测氧合指数改变大于 15% 的界限值（cut off 值）为 9.25%，敏感性 86.7%，特异性 84.4%。

此外，还有测量肺的牵张指数、无效腔变化，等等。

肺复张的评估结果与 PEEP 的设置之间，同样具有连续与动态的特征。设置高水平 PEEP 的前提是肺组织存在可复张性。如无可复张性，则 PEEP 的水平无需过高，否则可能导致呼吸机相关性肺损伤的发生；若存在可复张性，则需要肺复张后选择适当较高的 PEEP 水平，利于保证肺泡充分的开放。

第三节　肺复张实施中的连续与动态

肺的可复张性滴定过程充分展现了重症医学中连续与动态的理念，无论采用哪种肺复张手法、哪种肺可复张性的评估方法，连续与动态贯彻其中。连续，指的是将不同的时间点连接在一起，每个时间点上自成目标，每个时间段上目标明确，监测并解读各个器官的血流量、血流阻力和压力值，来判断最合适的药剂量和施救强度，从而调整治疗方法、治疗强度和治疗目标，达到"救活"且"救好"；动态，指的是干预的概念，对不断变化的参数有辩证的认识，及时调整治疗目标、治疗反馈，调整局部思路，服务整体目标。连续与动态的思维理念主要包括：①应结合干预措施的自身实效性来实施和评价干预；②结合机体连续的状态和反应，动态评价和调整干预措施。下面以实例进行详细说明。

重症感染＋感染性休克患者收入 ICU 进行治疗，第 0 天，机械通气，条件：PEEP 5cmH$_2$O，吸入氧浓度（FiO$_2$）40%，PC 12cmH$_2$O，呼吸频率 15 次 /min，氧合指数 330；患者 SIRS 反应重，予充分镇静镇痛，循环内容量维持困难，以 CVP 为目标进行容量复苏，去甲肾上腺素（norepinephrine，

NE）持续静脉泵入维持目标灌注压；经过调整循环目标，CVP 7mmHg，去甲肾上腺素 1.4μg/（kg·min）可维持循环，灌注指标逐渐改善。

第 1 天，患者昨日正平衡 3 600ml，循环目标可维持，CVP 6~7mmHg，乳酸降至正常，NE 1.2~1.4μg/（kg·min），但呼吸进行性恶化，呼吸机条件：PEEP 8cmH$_2$O，FiO$_2$ 70%，PC 15cmH$_2$O，F 18 次 /min，氧合指数 90mmHg；感染性休克合并严重低氧血症，此时床旁超声评估提示双侧后蓝点、PLAPS 点实变，膈肌点碎片征，下蓝点 B 线，考虑 ARDS 诊断明确。患者因感染性休克入院，目的为纠正休克、改善组织灌注，经过初步治疗后，患者血压、灌注改善，此时重度 ARDS 成了患者面临的主要问题，临床选择进行肺复张操作。

肺复张方法采用 PEEP 递增法，患者充分镇静镇痛，必要时肌松，采用 PCV 模式，PC 恒定为 15cmH$_2$O，FiO$_2$ 为 100%，PEEP 由 15cmH$_2$O 逐渐增加，每 2 分钟增加一次，增至 30cmH$_2$O。判断肺复张的标准采用氧合指数法，动脉血氧分压 ＋ 动脉血二氧化碳分压（PaO$_2$+PaCO$_2$）大于

400mmHg 定义为肺泡开放。按照此标准操作要求,需要频繁检查血气以明确是否达到肺开放,因此临床上采用降低 FiO_2,来看经皮动脉血氧饱和度(SpO_2)的变化来判断肺复张操作的效果。该患者初始设置 PEEP 8cmH$_2$O,FiO_2 降至 60%,SpO_2 89%,PEEP 由 15cmH$_2$O 增加到 20cmH$_2$O 的过程中,SpO_2 由 93% 增加至 96%,初步判断复张有效,继续增加 PEEP 至 25cmH$_2$O 时,总压力为 40cmH$_2$O,患者出现血压明显下降,动脉血压(ABP)由 121/63(84)mmHg 下降至 92/51(66)mmHg,此时较高的胸腔内压对循环产生影响,遂中止肺复张操作,患者 SpO_2 未达到 100%,考虑未能完全开放肺泡,按照 ARDS 协作网提供的 FiO_2 和 PEEP 对照表设定 PEEP 为 12cmH$_2$O,FiO_2 为 60%,SpO_2 为 94%。

第 2 天,患者昨日正平衡 800ml,循环趋于稳定,CVP 为 8~9mmHg,去甲肾上腺素减量至 0.9μg/(kg·min),呼吸机条件同前,PEEP 为 12cmH$_2$O,FiO_2 为 60%,SpO_2 降至 90%,此时循环改善明显,ARDS 的问题日趋突出,再次尝试进行肺复张操作,呼吸机模式及复张方法同前,PEEP 由 20cmH$_2$O 增加至 25cmH$_2$O 过程中,患者 SpO_2 由 94% 增加至 97%,血压心率未见明显变化,此时气道内峰压为 40cmH$_2$O,但未能完全复张肺泡,此时选择继续增加压力进行肺复张,PEEP 增加至 30cmH$_2$O,PC 为 15cmH$_2$O,峰压为 45cmH$_2$O,此时血压轻微下降,ABP 由 126/67 降至 108/61mmHg,心率无明显变化,压力维持 2 分钟后患者氧合改善,SpO_2 为 100%,此时查动脉血气分析提示 PaO_2/FiO_2 为 405mmHg,提示 95% 以上的肺泡完全开放,肺复张有效,此时采用 PEEP 递减法,每次递减 PEEP 为 4cmH$_2$O,维持 3~5 分钟,寻找肺泡开放的维持压,PEEP 降为 10cmH$_2$O 时出现 PaO_2 下降超过 10% 或 SpO_2 下降超过 2%,提示肺泡再次塌陷,故设定 PEEP 为 12~14cmH$_2$O 为合适的维持压,经过肺复张后,此时呼吸机参数设置为 PEEP 12cmH$_2$O,FiO_2 50%,潮气量 6ml/kg,6~8 小时进行一次肺复张,患者 SpO_2 约为 95%。与此同时,患者休克纠正,进入循环优化期,脱水降低 CVP,根据血压目标调整血管活性药物用量。

第 3 天,昨日负平衡 3 800ml,CVP 为 7mmHg,去甲肾上腺素为 0.4μg/(kg·min),此时同样呼吸条件下 SpO_2 为 100%,血气分析 PaO_2/FiO_2 为 302mmHg,提示肺泡已完全开放,不需要肺复张,下调呼吸机条件,PEEP 为 8cmH$_2$O,FiO_2 为 35%,维持 SpO_2 在 98%,停用镇静药物,患者进入脱机拔管流程。

患者以感染性休克收住 ICU,容量复苏过程中出现 ARDS,当氧合问题更为突出时,治疗的目标发生变化,维持循环目标的同时改善氧合更为迫切,在循环内容量刚刚满足的情况下无法利用脱水来改善 ARDS,在这个时间点上,因为无法预测患者对肺复张的反应,而且在 ARDS 的早期、肺外源性的 ARDS 对肺复张效果好,因此肺复张成为首选,一方面进行肺复张操作,改善氧合,同时明确肺的可复张性状态以指导下一步处理。第一次肺复张以无效告终,同时循环受累明显,这一方面说明感染性休克尚未完全改善,另一方面也说明肺部渗出未明显改善,肺复张无法完全开放肺泡,但较高的 PEEP 是可以改善氧合的。第二次的肺复张患者循环耐受增强,说明感染性休克在改善,可以耐受更大的压力,此时增加更大的压力可以完全开放肺泡。通过不同时间点上进行肺复张这一干预措施时,患者循环的反应,体现出了患者病情的变化,通过肺复张前后的效果,也体现了病情向好转方向发展。

肺复张无论从方法、评估,到临床实施,是一个严格的滴定过程。这个过程中的循环、呼吸等生理指标的变化,体现了重症病情的连续变化和对治疗的动态反应。肺复张必须在连续与动态思维方式指导下进行,同时,肺复张也是连续与动态思维方式的临床体现。

(程 卫)

主要参考文献

VIEILLARD-BARON A, MATTHAY M, TEBOUL J L, et al. Experts' opinion on management of hemodynamics in ARDS patients: focus on the effects of mechanical ventilation [J]. Intensive Care Med, 2016, 42 (5): 739-749.

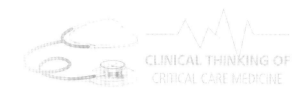

第九章　休克治疗的连续与动态

　　休克,作为临床一种常见的危及生命的疾病状态,是重症患者最常见和最重要的临床问题。重症专业医师在接手休克患者时通常面临着患者生命体征已经不稳定,一个或多个器官系统功能受累。因此,休克患者的临床治疗常始于即刻进行的复苏抢救,维持基本的生命体征和内环境稳定,但这并不意味着病因的发现和治疗处在次要位置,或者下一步再说。休克的病因治疗一直都与稳定生命的复苏相辅相成,融为一体。诸如此类特点,贯穿于重症医学诊治的方方面面。从理论上真正理解重症治疗的这些特点,并能够融会贯通、付诸实践,是重症医学医务人员培养重症临床思维的基础。有学者将传统的临床思维简单地等同于重症临床思维,而忽视重症医学的专业特点。我们需要强调地是,重症思维来源于临床思维,但是因具有其特殊性和专业性,在一定程度上有别于传统的临床医学思维。因此,对于从事重症专业的医师需要在重症患者的床边,将掌握的理论基础融合于重症疾病的发生发展过程,不断在临床实践中总结、形成具有重症医学特点的思维。

第一节　连续与动态的概念

　　连续与动态是休克患者治疗过程中独具重症医学特点的思维之一,尤其在血流动力学治疗过程中充分体现了这种思维的重要性。尽管是在血流动力学治疗中提出的,但"放之四海而皆准",同时也是指导临床实践非常行之有效的重要原则,休克患者的病情瞬息万变,在不同阶段对同样的干预措施其反应皆可能不同,因此在工作中需要对临床信息充分整合进行连续的判断,并对治疗措施进行及时动态的调整。

　　"连续"是时间的概念,指的是不同的时间节点连接在一起,每个时间节点上均可设定明确的目标,当到达相应的时间节点后,通过对可获取指标的监测并解读各个器官的血流量、血流阻力和压力,来判断最合适的药物剂量和施救强度;多个时间段的治疗逐渐累加,层层递进,即为治疗的连续性,成为实现最终治疗目的的整体治疗策略。"动态"是干预的概念,指的是在不同目标的导向下,主动调整治疗干预措施,不断接近最终治疗目的的过程。在这个过程中,通过治疗反馈进一步认识并应用不断变化的目标,从而调整局部治疗思路,服务整体目标,实现最终治疗目的。连续监测的理念有助于实现治疗的"关口前移",在病情不可逆前,甚至更早的时间发现问题。动态干预措施的调整有助于治疗方向的及时更正,有助于治疗目的的及时有效达成,避免医源性损害导致的治疗再损伤(图3-9-1-1)。

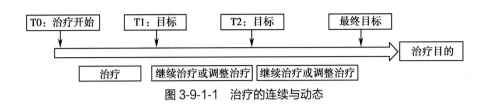

图 3-9-1-1　治疗的连续与动态

第二节　休克的治疗

休克治疗的基本原则是,维持最佳的组织灌注,纠正组织细胞缺氧,减少进一步的细胞损伤;包括病因性治疗和支持性治疗,二者在休克的治疗过程中是密切相关,相互影响,不可截然分开的。病因的治疗是休克治疗的基础,但病因的治疗通常需要一定的时间过程,而相当一部分患者没有机会等待病因治疗的完成,或无法耐受实施病因治疗的措施;因此,由于病情危重而没有机会等待病因治疗的完成已经成为导致休克治疗失败的主要原因。只有将病因治疗和支持性治疗充分结合才能提高休克的治愈率。近些年,随着血流动力学监测手段的增加,对氧输送理论及组织缺氧的进一步理解,支持性治疗已经成为影响休克治愈率的关键所在,而在支持治疗的过程中连续与动态的思维处处可见。

一、休克的分步治疗与目标

根据休克的病理生理改变,其治疗通常可以分 4 个阶段(SOSD)。第一阶段——复苏(salvage,S),治疗目标是使血压和心排血量可以维持患者的生命体征。此阶段由于重症治疗的时间性要求在大多数情况下通常只需要较少的监测手段,通常以无创的检查进行早期快速判断,有创监测手段仅限于动脉和中心静脉置管。在支持治疗的同时,结合病因的筛查及治疗,如创伤患者进行彻底的止血、瓣膜狭窄的扩张、心脏压塞的引流、心肌梗死的血管再通、脓毒症的抗生素治疗等。第二阶段——优化(optimization,O),治疗目标是增加细胞氧供,通过充分的液体复苏减轻炎症反应,改善线粒体功能,在此阶段,血流动力学进行治疗的窗口较窄,通常需要高级的血流动力学工具进行实施心排血量监测等参数的持续监测,测量 SvO_2 和乳酸可以对治疗起指导作用。第三阶段——稳定(stabilization,S),目标是维持血流动力学稳定,尽可能避免器官功能衰竭。此时,器官功能支持上升为主要问题。第四阶段——降阶梯(deescalation,D),逐渐停用血管活性药物,通过使用利尿剂或超滤等手段使患者达到液体负平衡(图 3-9-2-1)。

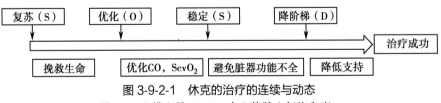

图 3-9-2-1　休克的治疗的连续与动态

注:CO,心排血量;$ScvO_2$,中心静脉血氧饱和度。

尽管每个阶段的治疗目标与监测手段不尽相同,其侧重的治疗干预措施也有所差异,但是每个阶段并非孤立存在,每个阶段的完成都是为了顺利进入下一阶段的治疗,因此通过时间的连续性将每个阶段连接在一起形成治疗的连续性,而通过治疗目标导向不断调整治疗强度、治疗方法的干预措施构成了治疗的动态性。另外,需要特别强调的是在临床治疗过程中,每个阶段其实并没有严格清晰的界限,而是相互融合、连续进行,只有通过持续的监测才可以早期及时地发现患者所处的阶段,从而针对每个阶段进行恰当的治疗,引导病程的走向及病情的恢复。

除了每个阶段有治疗目标外,在每个阶段内部也可以通过时间划分出小目标,通过小目标不断反馈导向,形成滴定式治疗,实现达到阶段性目标的目的。因此,每个阶段之间,每个阶段内部都贯穿着连续与动态的思维。

二、休克的初始治疗

在休克早期,为了避免器官功能继续恶化,充分的血流动力学治疗至关重要。因此,在寻找休克原因的同时就应积极开始液体复苏。一旦发现休克的病因,必须立即给予纠正[如止血、冠脉综合征患者行经皮冠状动脉介入术(PCI)、大面积肺栓塞患者行溶栓或取栓术、感染性休克患者予控制感染源及使用抗生素等]。除非病情可以迅速逆转,大部分休克患者应予置入动脉导管以监测动脉血压、获取动脉血标本,同时置入中心静脉导管进行液体复苏及应用血管活性药物。无论何种类型的休克,早期的复苏目标是一致的,那就是迅速恢复组织灌注与氧合。复苏的三要素遵循 VIP 原则,即通气(ventilate,V,供氧)、补液(infuse,I,液体复苏)、维持泵功能(pump,P,血管活性药物)。每个复苏因素都需要通过连续监测来指导相应的治疗。

(一) 供氧与通气支持

休克一旦发生,应在第一时间给予供氧以增加氧输送。此时由于外周血管收缩,脉搏氧饱和度往往不能真实反映氧合情况,应选择血气分析精确判断机体对氧的需求。因无创通气技术本身的局限性,绝大多数严重呼吸困难、低氧血症、酸中毒的休克患者都应气管插管行有创机械通气。有创机械通气可以减少呼吸肌的氧需、增加胸腔内压以降低右心前负荷与左心后负荷。如有创机械通气初始造成血流动力学不稳定,则强烈提示有效循环血量不足、静脉回流减少。与此同时,可尽量减少镇静剂使用,以避免使动脉血压及心排血量降低。

呼吸支持作为休克治疗的重要手段其首要目标是改善患者氧合,在从高流量吸氧到无创呼吸机支持、有创呼吸机支持的升阶梯治疗过程中,需要以氧合情况为导向进行连续监测和动态选择呼吸支持手段。对于立刻需要进行机械通气的患者,早期可能以低潮气量、低气道压、高吸入氧浓度作为初始设置,并通过监测血氧饱和度

及氧合指数逐渐调整呼吸机参数,在"保护性肺通气"理念的指导下,或者降低呼吸机参数,或者升高呼吸机参数。其中,呼吸机参数的设定尤其体现连续与动态的特征,通过优化呼吸机参数设定,达到既能改善氧合的目的,同时又能降低呼吸机相关性肺损伤。尤其是针对合并急性呼吸窘迫综合征(ARDS)的患者,当初始的呼吸机设定进行机械通气仍然不能有效改善患者氧合时,则需要启动肺复张及呼气末正压(PEEP)滴定。近些年随着重症肺部超声以及电阻抗断层成像技术(EIT)等技术逐渐应用于临床,肺复张及 PEEP 的滴定逐渐实现了可视化,使呼吸机参数的设定日趋合理。以 PEEP 递增法肺复张为例,随着 PEEP 水平逐渐升高,一方面通过脉氧数值的持续监测可以直接观察肺复张的效果,另一方面通过肺部超声或电阻抗断层成像技术(EIT)的持续监测可以可视化评估肺张开的程度;二者结合使我们可以在床边动态选择最优化的 PEEP。肺复张及 PEEP 滴定的过程正是连续与动态的典型代表。

(二) 血流动力学治疗

血流动力学治疗是休克治疗的重中之重,连续与动态最早即是在血流动力学治疗中提出的,而这种思维也在血流动力学治疗中得以完美体现。连续与动态是血流动力学从监测走向治疗理念飞跃的重要基石。任何一个参数、任何一种监测方法,必须与治疗结合才有意义,才有具体的临床应用价值。随着对疾病认识程度的逐渐深入,临床可获得参数不断增多,血流动力学参数相互交叉融合,已经形成越来越完整的网络链接,能够为临床提供更加精准的治疗目标,从而保障通过控制干预程度、监测治疗效果、调整治疗方向,控制整个治疗过程。血流动力学治疗的连续性保证全面、有效地获取多维度临床信息,动态性则是在现有的临床信息中由临床医生整合并确定下一步治疗方向,是前瞻性主动地控制病程的走向,而非随着病情出现后被动地选择治疗方法。这正体现了重症医学"没有突然发生的病情变化,只是病情变化突然被发现"的理念,通过连续的全方位血流动力学监测使得我们可以更早发现疾病发生发展的蛛丝马迹,从而对患者所处的疾病状态有更准确的定位,更好地针对靶点进行干预,逆转病程的走向,避免病情走

向失代偿,实现治疗未病的目的。

1. 血流动力学治疗目标

(1)动脉血压:液体复苏的主要目的不仅仅是维持血压水平,更是要保证细胞的灌注与新陈代谢,因此尽快纠正低血压是休克治疗的先决条件。起始目标应维持平均动脉压在65~70mmHg,然后根据患者的精神状态、皮肤、尿量等情况进行调整以保证组织灌注。尤其对于少尿患者,仍定时评估逐渐升高血压对尿量的影响,除非急性肾衰竭的诊断已经成立。相反,对于急性失血性休克的患者,在保证神志的前提下允许平均动脉压低于65~70mmHg,可以减少出血,减轻凝血功能障碍,直至出血得到控制。对于合并出血性休克和严重创伤性脑损伤[格拉斯哥昏迷评分(Glasgow coma scale,GCS)<8]的患者,建议将平均动脉压维持在≥80mmHg。

(2)心排血量和氧输送:由于休克打乱了机体氧供和氧需之间的平衡,所以保证组织有足够的氧输送至关重要。当低氧和严重贫血得到纠正后,心排血量是决定氧输送的主要因素,但最佳心排血量的数值却很难界定。目前多种方法可以测量心排血量,而每一种方法都各有利弊。另外,相比于测量心排血量绝对值,监测心排血量在治疗前后的变化趋势更为重要。不同患者或同一患者不同时期对心排血量的要求并不相同,不建议预先设定心排血量的目标值。

(3)混合静脉血氧饱和度(oxygen saturation of mixed venose blood,SvO$_2$):可以协助判断氧供和氧需间的平衡程度,也可用来解释心排血量的变化。失血性休克患者 SvO$_2$ 降低,而分布性休克患者 SvO$_2$ 正常或升高。在正常情况下,中心静脉血氧饱和度(oxygen saturation of mixed central venose blood,ScvO$_2$)略低于 SvO$_2$,但在重症患者中,ScvO$_2$ 更高。对急诊科感染性休克患者设定前6小时达到 ScvO$_2$ ≥70% 的目标可降低死亡率。目前,验证这一结论的多中心临床研究结果已由 ProCESS、ARISE 和 ProMISE 研究表明了完全不同的结论。多数学者认为早期目标化复苏的理论,本质上应归纳为容量、心排血量、组织灌注与氧合的积极进取策略。

(4)血乳酸水平:血乳酸水平升高,意味着细胞功能缺氧与异常。在低血流状态下,高乳酸血症的主要机制是由于组织缺氧导致无氧代谢所造成。而在分布性休克中的病理生理机制更为复杂,可能还包括糖酵解增加及丙酮酸脱氢酶抑制。在所有休克患者中,一旦肝功能受损,都会导致血乳酸清除减少。早在30年前,人们已经认识到连续监测血乳酸水平在休克治疗中的重要作用。尽管血乳酸的变化比动脉压、心排血量的变化慢,但经过数小时的有效治疗后,血乳酸水平应下降。对血乳酸高于3mmol/L的休克患者,如果2小时内乳酸水平下降至少20%,则住院死亡率显著下降。

(5)微循环指标:正交偏振光谱(orthogonal polarization spectral,OPS)成像及侧流暗视野(sidestream darkfield,SDF)成像技术,为微循环直观可视化提供了新的方法,在舌下就可观察到治疗后微循环的改变。近红外光谱技术通过近红外光测定氧和血红蛋白和还原血红蛋白的比例,判断组织的氧合程度。通过测定短暂前臂缺血前后组织氧饱和度的变化即可确定微循环衰竭的程度,并且与临床结局相关。目前证实,多种治疗手段均可改善微循环状态,但是否应采用微循环状态指导休克治疗仍需进一步研究。

2. 液体治疗 液体治疗是血流动力学治疗的重要内容,是血流动力学治疗的精髓所在。伴随着休克的病理生理改变,液体治疗同样也可以分4个阶段(ROSE):挽救阶段(resuscitation)、优化阶段(optimization)、稳定阶段(stabilization)、降阶梯阶段(evacuation)(图3-9-2-2)。

(1)第一阶段:挽救阶段(R)。通常时间以"分钟"计,患者处于致命性休克状态,需要快速进行液体复苏。由于重症患者对于时间要求的特殊性,在治疗的第一时间点甚至无法得到全部病情信息的情况下必须开始干预性治疗。在这一阶段,初步的处理是联合临床和血流动力学参

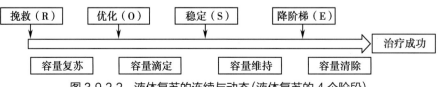

图 3-9-2-2 液体复苏的连续与动态(液体复苏的4个阶段)

数及床旁诊断手段(如超声心动图),而不需要精细的其他血流动力学评估。例如将上腔静脉血氧饱和度作为容量复苏的终点,但是当患者的血压已经明显下降,或者同时伴有组织灌注不足的症状与体征时,甚至可以不需要对混合静脉血氧饱和度进行判断,心脏腔室的压力和容积参数作为目标与液体复苏有着更加直接、具体的关联性。这是对整个治疗过程中第一时间点的判断,一旦完成快速液体复苏过程,医师决定患者已经脱离生命威胁,那么接下来则需要通过各种监测手段(包括超声、ScvO$_2$、中心静脉-动脉二氧化碳分压差,乳酸等)获得患者额外的血流动力学信息,并通过静脉通路确保实现其他目标,导向终点以便于调整下一阶段液体治疗措施。这些额外的参数的监测有助于决定从挽救阶段转为优化阶段的时机。

(2)第二阶段:优化阶段(O)。通常时间以"小时"计,患者转为代偿性休克状态,但此状态重新转为失代偿状态的风险很高,液体复苏需要相当谨慎,需要根据患者情况进行个体化复苏,优化心功能以改善组织灌注。此期的目标是预防因低灌注和组织水肿引发的器官功能不全和器官衰竭,通常需要更多的血流动力学监测指标来评估液体治疗的获益。"何时停止液体治疗?"避免液体过负荷成为此阶段的管理要点,其中液体反应性的评估尤为重要,只有存在液体反应性的患者进行液体治疗才可获益,因此以心肺交互作用为基础的功能血流动力学指标应运而生,包括被动抬腿试验(PLR)、每搏量/脉压变异度(SVV/PPV)、呼气末闭气试验(EEO)等。通过液体反应性的持续监测进行滴定式液体治疗,既能保证液体治疗的安全性,又能避免液体治疗的无效性。因此,和挽救阶段快速输入大量液体,不需要进行密切监测液体反应不同,优化阶段通过液体反应性指导液体治疗评价更小量液体以更慢的速度输入后患者所出现的反应,目的是防止液体超负荷。

(3)第三阶段:稳定阶段(S)。通常时间以"天"计,此时患者处在组织间隙的液体"扣押期",由于毛细血管内皮损伤,通透性增高,液体通过毛细血管进入组织间隙和从组织间隙回流至毛细血管的量达到动态平衡。此阶段,液体治疗以容量维持为主,正常生理需要量的补充仅用于维持一般液体丢失(如肾、胃肠道隐匿性丢失),例如当患者经历持续的液体丢失(某一病理情况尚未纠正)。相比之下,稳定期患者并不存在休克或休克威胁,与前两期是有显著差别的。稳定阶段以器官功能支持、减少并发症为目标,一般维持最少的液体治疗量,达到液体零平衡或适当负平衡。

(4)第四阶段:降阶梯阶段(E)。通常以"数天或周"计,此时患者毛细血管内皮修复,通透性恢复,扣押在组织间隙的液体回吸收,有效循环血量增多。此阶段液体治疗为液体清除和晚期保守液体管理,通过使用利尿剂和肾脏替代疗法进行积极和主动地移除累积于体内的液体,实现液体负平衡。因此"何时开始清除液体?"和"何时停止清除液体?"是这个阶段管理的要点,同样需要动态的血流动力学监测,如患者不存在液体反应性,则可以合理地进行液体负平衡并且不会导致心排血量降低。但需要警惕,过度的液体清除可引起血容量不足,这可能引发血流动力学情况恶化和灌注不足的再次打击。

从上述可以看出,每个阶段液体治疗都有所不同,但是每个阶段液体治疗都有其明确的目的,每个阶段的完成都是为了下一阶段的液体治疗创造条件,通过时间的连续性将每个阶段连接在一起形成液体治疗的连续性,而不断调整的液体治疗的干预措施构成了治疗的动态性。从临床实践上来说,大多数接受液体复苏的患者都要先经历挽救阶段,也有一些患者直接进入优化阶段,因为他们并不表现低血压,处于代偿性休克或休克威胁状态,此时初步的处理是给予液体滴定而非液体冲击。随着临床表现的改善,所有的患者都会经历稳定期和降阶梯期,液体管理则转为预防器官功能不全和器官衰竭,此时需要积极主动的液体负平衡,加速患者的病程恢复。例如,我们经常会碰到转入时严重感染、感染性休克,需要血管活性药物维持血压的患者,在经过一系列积极治疗后,患者循环逐渐稳定,血管活性药物停用。但是仔细一算,在患者治疗过程中并没有明显的液体累积正平衡,相反基本处于液体平衡甚至负平衡。从表面上看,这个患者似乎风平浪静,实际这个患者已经走完了暗潮汹涌的"早期液体复苏,中期液体维持,后期反向液体复苏"的不同阶段。因此,只有连续密切的监测才能定位出患者所处的阶段,才能动态选择不同的液体治疗措施,才能把控疾病病理生理的过程。需要注意的是,尽管我们人为地将休克的液体治疗分为4个阶段,但临床上每个阶段其实并没有严格清晰的界限,而是相互融合、连续进行,我们只有通过持续的监测才可以早期及时发现患者所处的阶段,采取相应的液体治疗策略。同时,患者的这一过程是动态的,患者可能经历暂时的病情恶化,如因感染反复,使个体从稳定期倒退到优化期;甚至当患者再次出现威胁生命的情况,如出现脓毒性或失血性休克,患者又倒退入挽救期。

3. 血管活性药物 血管活性药物的应用是休克患者复苏的重要组成部分,包括升压药、正性肌力药和血管舒张剂。以感染性休克为例,患者一经诊断须立即开始抗感染治疗及液体复苏,但是液体复苏对灌注的支撑往往需要一段时间,在这期间如果没有血管活性药物的支持,组织器官面临灌注压不足而引起器官功能损伤,而早期、足量的血管活性药可以维持足够的组织灌注压、减少早期尤其是24小时内的液体量,改善后期组织水肿引起的机械通气时间延长、ICU住院时间延长等。因此随着对患者所处阶段的不同,升压药物的选择及使用同样是主动导向病程走向的体现。在液体复苏期,当患者处于严重低血压或经补液仍不能纠正时,应使用升压药,并且使用升压药可以与液体复苏同时进行,同时根据灌注指标的连续监测动态调整升压药物的使用剂量、使用强度、使用种类等来达到改善组织灌注的目的。一旦患者低灌注状态纠正,进入降阶梯阶段,在容量清除的过程中,应尽快撤离血管活性药物。

正性肌力药物的使用同样体现了血流动力学连续监测的重要性,其中ABC理论即是应用连续与动态的思维指导正性肌力药物的使用。根据Starling定律,随着前负荷增加,每搏量也相应增加;当心肌收缩力受损时,每搏量随前负荷增加而增加的程度明显下降,心功能曲线呈低平状态。假设患者初始心功能点为A点,目标心功能点为D点。若使用正性肌力药物,可使A点沿虚线方向直接移向D点;若先增加前负荷,A点会首先沿着曲线2移向B点,然后使用少量的正性肌力药物即可使B点移向D点。因

此,A→B→D是将心功能由A点移向D点的最佳选择。同理,如果患者的心功能点在C点,则C→B→D是心功能点由C移向D点的最佳选择,而不是C点沿虚线直接移到D点。因此,ABC理论即是先将前负荷调整到最适状态,之后再应用正性肌力药物,这样可以尽量发挥心脏自身的代偿能力,减少药物副作用。所以,ABC理论在各种休克类型及休克的不同阶段均适用,而应用的前提正是需要对患者进行连续监测,从而准确评估患者的前负荷(图3-9-2-3)。

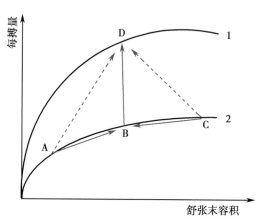

图3-9-2-3 正性肌力药物的应用与ABC理论

三、总结

休克治疗通常包括多种治疗方法,每一种治疗方法的治疗位点及治疗目标各有不同。对于休克患者而言,在某个具体时间点上,应当只有一种治疗方法对患者最为合适。如何通过已有的临床信息明确治疗位点,找到针对这个位点的治疗方法,选择合适的干预强度,实施真实的个体化治疗是保证休克治疗成功的关键。正是连续性与动态性思维的应用使我们选择的治疗方法可以迅速向患者的实际需求靠近,以最大的可能性在方向和强度上实现针对性治疗,从而动态把控病程进展的程度和方向。这些针对休克发生机制更深层次的治疗位点连接起来,完成治疗目标的过程即成为完整的休克治疗策略。

(管向东 司 向)

主要参考文献

[1] 刘大为,王小亭,张宏民,等.重症血流动力学治疗——北京共识[J].中华内科杂志,2015,54(3):

248-271.

［2］何怀武, 刘大为, 隆云, 等. 重症医学的十种临床思维 [J]. 中华医学杂志, 2018, 98 (15): 1121-1124.

［3］管向东, 司向. 休克定义及分型的再思考 [J]. 协和医学杂志, 2019, 10 (5): 438-441.

［4］VINCENT J L, DE BACKER D. Circulatory shock [J]. New Engl J Med, 2013, 369 (18): 1726-1734.

［5］WEIL M H, SHUBIN H. The "VIP" approach to the bedside management of shock [J]. JAMA, 1969, 207 (2): 337-340.

［6］管向东, 聂垚. 休克治疗的理念与进展 [J/CD]. 中华重症医学电子杂志, 2015, 1 (1): 53-57.

［7］刘大为. 血流动力学治疗: 从病因到过程的管理 [J/CD]. 中华重症医学电子杂志, 2016, 2 (2): 73-74.

［8］MALBRAIN M L N G, VAN REGENMORTEL N, SAUGEL B, et al. Principles of fluid management and stewardship in septic shock: it is time to consider the four D's and the four phases of fluid therapy [J]. Ann Intensive Care, 2018, 8 (1): 66.

第九章

休克治疗的连续与动态

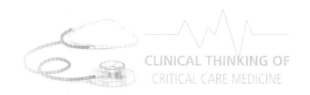

第十章　经验性抗生素应用的连续与动态

重症感染从病原体侵入机体,到引起机体的局部,乃至全身性炎症反应,直至发展为多器官功能障碍综合征(multiple organ dysfunction syndrome,MODS),是一个连续的过程。这个过程中每个时间点上的病情变化位点都会有所不同,形成了持续发展的连续体。如果有临床治疗方法的加入,根据不同时间点的病情定位,可出现一系列针对性干预方法。这些方法动态地改变着病情发展的方向。从而形成重症感染的临床治疗过程。这个过程体现了重症临床治疗的连续与动态思维方式,由此形成了重症感染的临床治疗思路。

这里说的连续,指的是一个时间概念。每一个时间点上病情的连续,形成了病情的整体发展变化,病情变化,相应的治疗方法也需要随之变化。这里说的动态,指的是一个治疗干预的概念。每个时间点上的干预措施的动态作用效果,引导了病情的动态发展。重症临床治疗的这种连续与动态的特征,已经成为重症临床治疗的一种思维方式,贯穿于重症临床治疗过程的始终。

感染性疾病在重症患者中非常常见,有的是以感染为重症的诱导因素,引发全身多器官功能障碍,也有的是在尚未控制的原发病基础上继发感染。抗感染治疗或受到药物吸收、代谢各方面的限制,又或者因基础病及免疫状态的变化而波动。因此,抗感染治疗不是一个方案一成不变,而是一个动态与连续的过程:从治疗前的评估,到开始经验性治疗,再到治疗中对客观指标的监测以及疾病走向的判断,进一步验证诊断的准确性和治疗的合理性,并再次做出调整。

第一节　抗感染治疗前的评估

一、临床资料的收集

发热是感染最常见的症状,甚至常常是 ICU 患者唯一的症状。由于 ICU 患者常常无法自主描述症状,那么从病原学的角度来说,各种病原体如病毒、细菌、支原体、衣原体、立克次体、螺旋体、真菌、寄生虫等引起的感染,不论是急性、亚急性、慢性,局部性或全身性,均可出现发热。但是要注意鉴别,是否存在非感染性发热,如血液病、结缔组织病、变态反应性疾病、内分泌代谢疾病、血栓及栓塞疾病、颅内疾病、皮肤病变、恶性肿瘤、物理及化学性损害、自主神经功能紊乱等。

（一）病史

1. **诱因**　发热前 2~3 周内有无皮肤外伤及疖痈史,这是诊断脓毒症的重要线索。如果有疫区疫水接触史,考虑急性传染病;腹部手术后发热应考虑腹腔、盆腔感染,如膈下脓肿、肠间隙脓肿、空腔脏器瘘等。

2. **发病季节**　对于不明原因发热,冬春季节发病多见于麻疹、流行性脑脊髓膜炎,夏秋季节发病多见于乙型脑炎、疟疾、伤寒、痢疾等。此外,夏季还要注意热射病所致的发热。

3. 流产或分娩史、服药史、职业特点可对相关疾病的诊断提供线索。

（二）临床表现

将发热患者在一定间隔内的体温监测结果记录在体温单上，并将各次体温数值点连接成线即为体温曲线，该曲线的形状可能有一定规律性，称为热型。不同病因所致发热的热型也常不同。

1. **稽留热** 体温恒定维持在39~40℃的高水平，数天或数周，24小时体温波动不超过1℃。常见于肺炎链球菌肺炎、伤寒高热期、斑疹伤寒等。

2. **弛张热** 体温常在39℃以上，波动幅度大，24小时波动幅度超过2℃，且都在正常水平以上。见于脓毒症、风湿热、重症结核、化脓性炎症以及感染性心内膜炎等。

3. **间歇热** 体温骤升达高峰后持续数小时，又迅速降至正常，无热期可持续1天至数天，高热期与无热期交替出现。常见于疟疾、急性肾盂肾炎、胆道感染等。

4. **回归热** 体温骤升至39℃或以上，持续数天后又骤然下降至正常水平，高热期与无热期各持续若干天后规律性交替一次。见于回归热、霍奇金病、周期热等。

5. **波状热** 体温逐渐上升达39℃或以上，数天后逐渐降至正常水平，持续数天后又逐渐升高，如此反复多次。见于布鲁氏菌病、结缔组织病、肿瘤等。

6. **不规则发热** 发热体温曲线无一定规律，可见于结核病、风湿热、支气管肺炎、渗出性胸膜炎等。

发热时还可出现伴随症状。

1. **寒战** 多见于肺炎链球菌肺炎、急性胆囊炎、急性肾盂肾炎、流行性脑脊髓膜炎、疟疾、钩端螺旋体病、药物热、急性溶血及输液反应。

2. **昏迷** 先发热后昏迷见于流行性乙型脑炎、斑疹伤寒、流行性脑脊髓膜炎、中毒性菌痢、中暑等。先昏迷后发热，见于脑出血、巴比妥类中毒等。

3. **其他** 咳嗽、咳痰、呼吸困难、腹痛、腹泻、尿频、尿急、尿痛、头痛等症状对感染部位的提示意义也非常明显。此外，还可能伴随易被忽略的症状：皮肤黏膜出血、瘀点、瘀斑、皮疹、疱疹、淋巴结肿大、肝脾大、局部压痛和反跳痛、关节肿痛等。

（三）辅助检查

因发热的病因很多，应根据病因做针对性检查，下列为常规检查。

1. **血常规、尿常规、大便常规** 血中性粒细胞增加伴发热，常见于细菌感染、大出血、组织损伤后；中性粒细胞减少，见于伤寒、副伤寒、急性病毒感染、疟疾、黑热病、急性再生障碍性贫血、恶性组织细胞病、系统性红斑狼疮（SLE）、急性播散性结核、急性非白细胞白血病、急性粒细胞减少症等。尿、便标本中若白细胞数量超过正常范围，常常提示泌尿系或消化系统感染。

2. **降钙素原（PCT）和C反应蛋白（CRP）** PCT升高可以用于脓毒症的早期诊断，既符合早期诊断对敏感性的要求，也对细菌性感染的特异性很高。此外，PCT的升高可用于判断感染的严重程度及疾病预后。PCT还可以在细菌感染时，指导调整抗菌药物的使用。CRP是反映细菌感染的一项非常敏感的指标，在细菌感染中敏感性可达91%，而且以中/高度升高为主；而病毒感染时，水平多正常或轻度升高。但是CRP在创伤、手术、自身免疫病时也会升高，对感染性诊断的特异性不高，需结合病史、PCT等指标具体分析。

3. **血培养、血涂片** 寒战高热时应行血培养和血涂片检查。血涂片检查对诊断疟疾、回归热、白血病、系统性红斑狼疮、钩端螺旋体病等很有帮助。

4. 怀疑呼吸系统疾病，应行胸部CT或胸部X线检查及痰培养、痰涂片检查。

5. 怀疑肝脏疾病，应做肝功能及腹部CT及B超检查。

6. 有出血倾向，应做出凝血时间、血小板、凝血酶原时间测定等。

7. 怀疑泌尿系统感染，应行中段尿培养。

8. 有关节痛者，应做抗链球菌溶血素"O"试验及CRP、抗核抗体、红细胞沉降率、血清蛋白电泳、免疫球蛋白等检测。

9. 高热原因未明，用抗菌药物无效者，有必要做淋巴结和骨髓活检。

10. **血清学检查** 肥达反应阳性，见于伤寒、副伤寒；外斐反应阳性，考虑斑疹伤寒；布鲁氏菌凝集试验阳性，考虑布鲁氏菌病；嗜酸性凝集试验阳性,考虑传染性单核细胞增多症;冷凝集试验阳性考虑支原体感染。

11. G 试验、GM 试验 升高者考虑有真菌感染。

12. 高通量基因测序 血液及其他无菌体液标本的高通量基因测序已逐渐成为感染性疾病常规检查,有利于病原学的判断。

二、实时监测指标

(一)心率与血压

当患者出现心率增加,血压下降,要警惕出现感染性休克。此时还应当结合平均动脉压(mean arterial pressure, MAP)的监测。感染性休克时患者通常出现持续性低血压,在未进行液体复苏及升压药物治疗时,MAP ≤ 65mmHg,就说明发生了感染性休克。因此,MAP 是最容易体现疑似感染患者不良预后的指标。监测 MAP 的意义一方面是对脓毒症患者抗感染治疗的监控,及时发现感染性休克;另一方面也是对已经发生感染性休克的患者抗感染和液体复苏治疗的指导。

(二)血乳酸

脓毒症和感染性休克时组织缺氧使乳酸生成增加。在常规血流动力学监测指标改变之前,组织低灌注与缺氧已经存在,血乳酸水平已经升高。因此,监测血乳酸一方面可以及时发现感染加重;同时过高的乳酸逐渐下降通常提示抗感染和液体复苏治疗有效。此外,血清乳酸水平是脓毒症和感染性休克患者预后的独立影响因素之一,复苏6小时内乳酸清除率 ≥ 10% 可能预示脓毒症患者预后较好。积极液体复苏后,若患者仍需缩血管药物维持 MAP ≥ 65mmHg,且血乳酸 >2mmol/L,提示感染性休克。因此,脓毒症和感染性休克时应动态监测血乳酸及乳酸清除率的变化。

(三)血气分析

血气分析是对血液中的 pH 值、$PaCO_2$、PaO_2 等相关指标进行测定,是常用于判断机体是否存在酸碱平衡失调及缺氧和判断缺氧程度等的监测手段。结合吸氧浓度,可以计算患者的氧合指数,指导机械通气治疗。同时与血流动力学监测指标结合,可以进行全身氧代谢监测。如血气分析指标改善,提示抗感染治疗有效。

第二节 制定经验性抗感染治疗方案

以感染部位为导向,综合考虑当地流行病学、宿主高危因素、疾病严重程度和病原学特点选择抗感染药物并制定给药方案。

一、根据感染部位

最新发表的我国 ICU 脓毒症流行病学的横断面调查研究显示,脓毒症在入住 ICU 患者中发生率约为 20.6%,其中感染灶最常见的前 3 位分别是肺炎(68.2%)、腹腔感染(26.6%)、血流感染(7.8%)。

(一)社区获得性肺炎

对于秋冬季或存在疫区接触史及临床特征的成人及儿童社区获得性肺炎,可行抗病毒治疗。对于需要收入 ICU 的重症社区获得性肺炎患者,经验性抗菌药物应用 β- 内酰胺类联合氟喹诺酮或大环内酯类以覆盖肺炎链球菌、流感嗜血杆菌、卡他莫拉菌和非典型病原体(嗜肺军团菌、肺炎支原体、肺炎衣原体)。对于先前呼吸道曾分离出耐甲氧西林金黄色葡萄球菌(MRSA)或铜绿假单胞菌及有近期住院史、胃肠外抗菌药物治疗者,或有确证的 MRSA、铜绿假单胞菌危险因素者,推荐对相应病原体进行覆盖治疗。针对 MRSA 推荐:万古霉素或利奈唑胺。针对铜绿假单胞菌推荐:哌拉西林/他唑巴坦、头孢吡肟、头孢他啶、亚胺培南-西司他汀钠、美罗培南、氨曲南。

(二)医院获得性肺炎

目前我国大规模医院获得性肺炎(hospital acquired pneumonia, HAP)流行病学数据较少。3 项对大型综合医院 HAP 病原学的调查结果显示,我国 HAP 病原谱鲍曼不动杆菌最多,占 16.2%~35.8%;铜绿假单胞菌占 16.9%~22.0%,金黄色葡萄球菌占 8.9%~16.0%,肺炎克雷伯菌占 8.3%~15.4%。对于 HAP 抗菌药物的选择,前期的抗感染方案应作为修正因子之一,还应根据患者的病情严重程度、所在医疗机构常见的病原菌、耐药情况及患者耐药危险因素等选择恰当的药物,同时也应兼顾患者的临床特征、基础疾病、器官功能状态、药物的药代动力学/药效动力学(PK/PD)特性、既往用药情况和药物过敏史等相关因素选择抗菌药物,具体用药方案见表3-10-2-1。

表3-10-2-1　HAP(非VAP)的初始经验性抗感染治疗建议

非重症患者		重症患者[a]
MDR 菌感染低风险	MDR 菌感染高风险	
单药治疗	**单药或联合治疗**[b,c]	**联合治疗**[b,c]
抗铜绿假单胞菌青霉素类(哌拉西林等),或 β- 内酰胺类 +β- 内酰胺酶抑制剂合剂(阿莫西林 / 克拉维酸、哌拉西林 / 他唑巴坦、头孢哌酮 / 舒巴坦等),或 第三代头孢菌素(头孢噻肟、头孢曲松、头孢他啶等),或 第四代头孢菌素(头孢吡肟、头孢噻利等),或 氧头孢烯类(拉氧头孢、氟氧头孢等),或 喹诺酮类(环丙沙星、左氧氟沙星、莫西沙星等)	抗铜绿假单胞菌 β- 内酰胺类 +β- 内酰胺酶抑制剂合剂(哌拉西林 / 他唑巴坦、头孢哌酮 / 舒巴坦等),或 抗铜绿假单胞菌头孢菌素类(头孢他啶、头孢吡肟、头孢噻利等),或 抗铜绿假单胞菌碳青霉烯类(亚胺培南 - 西司他汀钠、美罗培南、比阿培南等) 以上药物单药或联合下列中的一种: 抗铜绿假单胞菌氟喹诺酮类(环丙沙星、左氧氟沙星等),或 氨基糖苷类(阿米卡星、异帕米星等) 有 MRSA 感染风险时可联合: 糖肽类(万古霉素、去甲万古霉素、替考拉宁等),或 利奈唑胺	抗铜绿假单胞菌 β- 内酰胺类 +β- 内酰胺酶抑制剂合剂(哌拉西林 / 他唑巴坦、头孢哌酮 / 舒巴坦等),或 抗铜绿假单胞菌碳青霉烯类(亚胺培南 - 西司他汀钠、美罗培南、比阿培南等) 以上药物联合下列中的一种: 抗铜绿假单胞菌奎诺酮类(环丙沙星、左氧氟沙星等),或 氨基糖苷类(阿米卡星、异帕米星等) 有 XDR 阴性菌感染风险时可联合下列药物: 多黏菌素(多黏菌素 B、多黏菌素 E),或 替加环素 有 MRSA 感染风险时可联合: 糖肽类(如万古霉素、去甲万古霉素、替考拉宁等),或 利奈唑胺

注:HAP,医院获得性肺炎;VAP,呼吸机相关性肺炎;MDR,多重耐药;XDR,广泛耐药;[a] 重症患者包括需要机械通气和感染性休克患者;[b] 通常不采用 2 种 β- 内酰胺类药物联合治疗;[c] 氨基糖苷类药物仅用于联合治疗。

(三)呼吸机相关性肺炎

我国呼吸机相关性肺炎(ventilator associated pneumonia,VAP)患者主要见于 ICU。VAP 病原谱与 HAP 略有不同,其中鲍曼不动杆菌分离率高达 35.7%~50.0%,其次为铜绿假单胞菌和金黄色葡萄球菌,两者比例相当。≥65 岁的患者中铜绿假单胞菌的分离率高于其他人群。经验性治疗应根据患者的病情严重程度、所在医疗机构常见的病原菌及其耐药情况和患者耐药危险因素等选择恰当的抗菌药物,同时也应兼顾患者的临床特征、基础疾病、器官功能状态、药物的 PK/PD 特性、既往用药情况和药物过敏史等相关因素选择抗菌药物,具体用药方案见表3-10-2-2。

(四)腹腔感染

社区获得性腹腔感染(community-acquired intraabdominal infection,CA-IAI)病原菌主要是肠道菌群,以大肠埃希菌为主,其次是其他肠杆菌科(克雷伯菌属)、非发酵革兰氏阴性菌(铜绿假单胞菌)、链球菌。医院获得性腹腔感染(HA-IAI)中,仍以肠道菌群为主,但大肠埃希菌的占比有所降低,而其他肠杆菌科细菌及非发酵革兰氏阴性杆菌(铜绿假单胞菌、不动杆菌属)的占比在增加。葡萄球菌属、链球菌属、肠球菌属的占比也较 CA-IAI 为高,尤其是在术后病例中肠球菌属细菌的占比更高。

轻 - 中度 CA-IAI 的起始经验性用药应覆盖非耐药的肠杆菌科细菌和厌氧菌,无需额外添加更广谱的抗菌药物或针对肠球菌、铜绿假单胞菌的抗菌药物。单药方案可选择厄他培南、莫西沙星、头孢哌酮 / 舒巴坦;联合用药方案可选择头孢唑林、头孢呋辛、头孢曲松、头孢噻肟、环丙沙星、左氧氟沙星,均需要联合应用甲硝唑等硝基咪唑类的抗厌氧菌药物。

表 3-10-2-2 VAP 患者的初始经验性抗感染治疗建议

MDR 菌感染低风险	MDR 菌感染高风险
单药或联合治疗	**联合治疗** [a]
抗铜绿假单胞菌青霉素类(哌拉西林等),或	抗铜绿假单胞菌的 β- 内酰胺类 +β- 内酰胺酶抑制合剂(哌拉西林钠他唑巴坦钠、头孢哌酮 / 舒巴坦等),或
抗铜绿假单胞菌的第三或四代头孢菌素(头孢他啶、头孢吡肟、头孢噻利等),或	抗铜绿假单胞菌第三或四代头孢菌素(头孢他啶、头孢吡肟、头孢噻利等),或
β- 内酰胺类 +β- 内酰胺酶抑制剂合剂(哌拉西林 / 他唑巴坦、头孢哌酮 / 舒巴坦等),或	氨曲南,或
抗铜绿假单胞菌碳青霉烯类(亚胺培南 - 西司他丁钠、美罗培南、比阿培南等),或	抗铜绿假单胞菌碳青霉烯类(亚胺培南 - 西司他丁钠、美罗培南、比阿培南等),或
氟喹诺酮类(环丙沙星、左氧氟沙星等),或	抗假单胞菌氟喹诺酮类(环丙沙星、左氧氟沙星等),或
氨基糖苷类(阿米卡星、异帕米星等)[b]	氨基糖苷类(阿米卡星、异帕米星等)
	有 XDR 阴性菌感染风险时可联合下列药物:
	多黏菌素类(多黏菌素 B、多黏菌素 E),或
	替加环素
	有 MRSA 感染风险时可联合:
	糖肽类(万古霉素、去甲万古霉素、替考拉宁),或
	利奈唑胺

注:VAP,呼吸机相关性肺炎;MDR,多重耐药;XDR,广泛耐药;MRSA,耐甲氧西林金黄色葡萄球菌;[a] 特殊情况下才使用 2 种 β- 内酰胺类抗菌药物联合治疗;[b] 氨基糖苷类药物仅用于联合治疗。

重度 CA-IAI 的经验性治疗应选择广谱抗菌药物,覆盖铜绿假单胞菌、肠杆菌科、肠道链球菌及大部分厌氧菌。单一用药方案可选择亚胺培南 - 西司他汀钠、美罗培南等碳青霉烯类,或哌拉西林 / 他唑巴坦。联合用药方案可选择头孢他啶、头孢吡肟联合硝基咪唑类。需要强调的是,对于铜绿假单胞菌感染可能性低的患者,可优先选用厄他培南;若有感染产超广谱 β- 内酰胺酶(ESBL)病原菌风险者,应选择碳青霉烯类抗菌药物。若有合并真菌感染的高危因素,则需要考虑经验性抗真菌治疗。

HA-IAI 的经验性用药,考虑其流行病学在中国不同地区的差异,需根据可能病原菌的耐药性结合抗感染用药史,以合理选择抗感染药物(包含 9 大类抗菌药物)。网状 Meta 排序结果提示,美罗培南>亚胺培南 - 西司他汀钠、厄他培南、β- 内酰胺类 +β- 内酰胺酶抑制剂合剂>替加环素>三代头孢 + 甲硝唑>二代头孢 + 甲硝唑>抗 G⁻+ 抗厌氧菌;而传统 Meta 分析提示,美罗培南与亚胺培南 - 西司他汀钠在临床治愈率、细菌清除率、不良反应率基本相当,故考虑两者排序等级相同。

(五) 血流感染

当患者以寒战、弛张热、皮疹或瘀点等为首发表现时,或者确实有动静脉置管或有创操作时,需考虑血流感染的可能,应尽快行血液和 / 或骨髓培养。由于有细菌生长是确诊血流感染的主要依据,因此明确诊断的血流感染应进行目标治疗。

在怀疑血流感染时,应尽快开始应用对金黄色葡萄球菌和凝固酶阴性葡萄球菌具有活性的杀菌剂进行抗菌治疗。推荐使用万古霉素以覆盖 MRSA;肾功能不全或近 3 个月内使用过万古霉素的患者可考虑达托霉素覆盖 MRSA。

若患者血流动力学不稳定、中性粒细胞减少症或血液系统恶性肿瘤、实体器官或骨髓移植、在 ICU 住院时间过长、革兰氏阴性菌定植指数过高、中心静脉置管等状况下,要考虑革兰氏阴性菌感染,在选择抗菌药物时必须覆盖铜绿假单胞菌(即哌拉西林 / 他唑巴坦、碳青霉烯类、第四代头孢菌素、氨曲南、氟喹诺酮或氨基糖苷类抗菌药物)。

对于血流动力学不稳定且具有以下一种或多种情况的患者,应考虑对疑似导管相关念珠菌血症的经验性治疗:全胃肠外营养、长期使用广谱抗菌药物、恶性肿瘤、股静脉导管置入、多部位念珠菌定植、长时间强力抗厌氧菌感染治疗。

(六) 皮肤、软组织感染

以葡萄球菌、链球菌为主,宜选择一代头孢(头孢唑林)或二代头孢(头孢呋辛);必要时可选用糖肽类、噁唑烷酮类或达托霉素。

二、抗菌药物的给药方法

脓毒症患者需在怀疑或诊断脓毒症时马上采集病原学检查标本并于 1 小时内开始静脉应用抗菌药物。遵循 PK/PD 理论,以头孢菌素类、碳青霉烯类为代表的时间依赖性抗菌药物,可通过增加给药频次和延长每次输注时间的方法来提高临床疗效;以氨基糖苷类、氟喹诺酮类为代表的浓度依赖性抗菌药物,可以通过提高药物浓度来提高临床疗效,但最高药物浓度不能超过最低毒性剂量,尤其需要注意对于治疗窗比较窄的氨基糖苷类抗菌药物。此外,选择抗菌药物时要重视药物在感染部位的血药浓度;对于高龄、肝肾功能异常或正在接受肾脏替代治疗者注意调整剂量,最好能行血药浓度监测。

第三节 验证诊断的准确性和治疗的合理性

经验性治疗后 48~72 小时,应对实验室检测结果和初始抗菌治疗反应进行再评估,按不同情况分别处理:①临床显示早发性治疗反应,病原菌培养获得有意义的阳性结果时,改为目标治疗;②临床病情稳定、无脓毒症表现或病原菌培养阴性时,试停抗菌药物进行观察;③临床病情无改善、病原菌培养阳性时,应仔细评估阳性结果的临床意义(是否为病原菌,有无复杂菌感染)、是否有并发症或其他部位感染,从而调整抗菌药物治疗方案(根据抗菌谱是否覆盖、有无耐药性、体内疗效与体外敏感性是否一致、抗菌药物的 PK/PD 等因素);④临床病情无改善、病原菌培养阴性时,需要拓宽诊断思路,进一步完善病原学检测和非感染性病因的检查;⑤继续动态监测病情,观察感染相关生物标志物水平的变化,评估第 1~4 步中不同情况的处理结果。

经验性抗生素的应用是重症抗感染治疗的重要组成部分。在整个抗生素应用的过程中,不仅有着重症医学所要求的目标与目的指标的引导,而且连续与动态思路贯穿始终。虽然,不是所有的感染性疾病都会导致重症,也不一定按照重症治疗的临床要求进行。但是,重症感染具有典型的重症临床特征,在经验性抗生素应用中,应该坚持连续与动态的重症临床思维方式。

(陈　莹　万献尧)

主要参考文献

[1] 高长斌. 发热 [M]// 万学红, 卢雪峰, 主编. 诊断学, 8 版. 北京: 人民卫生出版社, 2013: 7-12.

[2] SINGER M, DEUTSCHMAN C S, SEYMOUR C W, et al. The third international consensus definitions for sepsis and septic shock(sepsis-3)[J]. JAMA, 2016, 315(8): 801-810.

[3] XIE J F, Wang H L, Kang Y, et al. The Epidemiology of sepsis in Chinese ICUs: a national cross-sectional survey [J]. Crit Care Med, 2020, 48(3): e209-e218.

[4] METLAY J P, WATERER G W, LONG A C, et al. Diagnosis and treatment of adults with community-acquired pneumonia. An official clinical practice guideline of the American Thoracic Society and Infectious Diseases Society of American [J]. Am Respir Crit Care Med, 2019, 200(7): e45-e67.

[5] KALIL A C, METERSKY M L, KLOMPAS M, et al. Management of adults with hospital-acquired and ventilator-associated pneumonia: 2016 Clinical Practice Guidelines by the Infectious Diseases Society of America and the American Thoracic Society Practice Guideline [J]. Clin Infect Dis, 2016, 63(5): e61-e111.

[6] 中华医学会呼吸病学分会感染学组. 中国成人医院获得性肺炎与呼吸机相关性肺炎诊断和治疗指南(2018 年版)[J]. 中华结核和呼吸杂志, 2018, 41(4): 255-268.

[7] 中华医学会外科学分会外科感染与重症医学学组, 中国医师协会外科医师分会肠瘘外科医师专业委员会. 中国腹腔感染诊治指南(2019 版)[J]. 中国实用外科杂志, 2020, 40(1): 1-16.

［8］ CHAVES F, GARNACHO-MONTERO J, DEL POZO J L, et al. Diagnosis and treatment of catheter-related bloodstream infection: clinical guidelines of the Spanish Society of Infectious Diseases and Clinical Microbiology and（SEIMC）and the Spanish Society of Spanish Society of Intensive and Critical Care Medicine and Coronary Units（SEMICYUC)[J]. Med Intensiva, 2018, 42（1）: 5-36.

［9］ 隆云, 翟茜, 胡波, 等. 重症感染诊疗流程 [J/CD]. 中华重症医学电子杂志, 2017, 3（2）: 127-132.

第三篇

连续与动态

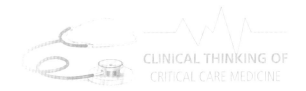

第十一章　重症营养治疗的连续与动态

重症患者的营养治疗是重症医学的重要组成部分,营养治疗的临床实施是一个典型的连续与动态的过程。这里所说的连续与动态,是指重症医学临床思维的一种方式,具有明显的重症临床治疗的特征。连续,是一个时间的概念,在序贯的时间点上,指标的变化体现了病情的变化;动态,是一个干预的概念,通过某个干预措施,能够引起监测指标的变化,从而展现出病情的变化,或者体现治疗的效果。这种由不同时间点病情的连续,形成了病程的发展。这个发展过程是病情按照治疗方向上连续地动态发展,还是治疗方案被病情牵着鼻子走,动态决定了治疗的效果和病情的预后。不难发现,连续与动态的概念贯穿于整个临床医疗工作当中,而重症医学又将这一理念发展、升华为临床思维方式,在重症临床治疗中发挥到了极致。

重症治疗归根结底是围绕着原发病治疗与器官功能支持两大阵营开展,前者可能是专科主导,如严重创伤、出血、消化道穿孔、脑出血等,但也可能是重症医学主导的治疗,如包括新型冠状病毒感染在内的各类肺炎、急慢性原发与继发的器官功能损害与衰竭。营养治疗在重症救治中虽不会像休克、急性呼吸衰竭、肾功能衰竭等威胁生命的器官功能衰竭的治疗那样紧迫,但仍然是重症治疗中不可缺少的重要部分,更是贯穿于疾病治疗始终的治疗。不管是急性重症还是病情迁延的慢性重症患者,在动态评估基础上才有可能始终保持合理、恰当的营养与能量供给,并进一步影响危重病程的发展甚至最终结局。

决定营养治疗时机、选择理想的营养供给途径、确保持续性的安全有效营养量与营养素,这些都一直是营养治疗或者"医学营养(medical nutrition)"的要素,也是欧美临床营养学会与危重病医学学会颁布的重症营养指南的核心问题。尽管这些原则、策略深入人心,但有关ICU营养治疗应用现况的观察性研究,仍然显示出临床实践与理想之间存在着不同程度的差距。如何将这些原则带到每例重症患者床旁,需要在较全面认识危重疾病的病理生理改变、认识每例患者的个性特征、动态评估判断患者的营养代谢状态与疾病、治疗对营养供给的影响基础上,将营养治疗的理论、原则转变为能够改善患者病程及预后的恰当营养供给方案(处方),这也是本章撰写的初衷和目标。希望能够在未来的ICU患者营养治疗实施中,实现在动态、连续的监测指导下,制定个体化营养方案,管理高血糖等。通过评估调整处方,避免不足与过度供给带来有害影响,使患者最大程度地获益于营养补充并进一步促进其康复。如此,才可以实现个体化营养治疗的理想目标。

第一节 连续的营养评估贯穿于营养治疗的始终

一、患者、病情告诉你营养治疗的时机

营养治疗是多数患者的常规或者基础治疗，因为绝大多数收治于 ICU 的重症患者无法通过和等待正常经口摄食实现营养供给。面对重症患者，第一个要回答的问题就是：什么时候可以开始营养供给？国际上多个重症营养指南推荐应尽早在入住 ICU48 小时内开始肠内营养治疗，然而落实这个问题应该不仅是表面上含义，而是要明确哪类患者、什么时候开始营养供给，能够给患者带来最大获益，同时还需要确定患者对营养供给的耐受性及是否会造成伤害。

重症患者具有较大异质性的特点已日益受到重视。"量体裁衣"体现个性化特点的治疗成为理想的追求目标，而不是仅靠指南、共识就能够实现每一例重症患者最优营养供给。不同个体、不同损伤程度、不同营养状态，甚至不同治疗，都直接关系到每个治疗对象能否从早期积极营养治疗中获益。原则上，高龄衰弱、疾病严重程度等高营养风险患者，应避免 3 天以上的饥饿（不给予营养）及超过 4 天的计划性低热量营养。所以，连续、动态评估，是确定营养治疗启动时机的必要参考因素。

目前临床上使用的营养风险筛查方法多数是为普通住院患者设计的，主要是基于个人特征、疾病特征与严重程度的信息，如 NRS 2002、MUST、SGA 等筛查工具，它们反映的是患病前是否存在营养问题，包括相对稳定的体重及体重的变化，如体重下降<5% 认为是轻度营养不良，下降 5%~10% 为中度营养不良，下降>10% 为重度营养不良。针对 ICU 患者设计的 NUTRIC Score 更侧重于疾病的严重程度，因为它关系到疾病打击后的代谢改变与骨骼肌丢失。虽然这些评估筛查工具用于评判危重疾病后发生营养问题的程度及对营养治疗需要的强度并不准确和直接，但对其内涵的认识，在合适的时间获取需要的信息常常能够提供帮助。2019 年欧洲营养与代谢协会（ESPEN）颁布的重症营养指南推荐：入 ICU 超过 48 小时的患者应给予营养治疗。临床实践中，使用 NRS 2002、MUST、SGA 筛查工具，可能有助于判断基础营养问题及其严重程度，如预计 2~3 天不可能恢复经口进食，可帮助判断是否需要尽早给予恰当的营养供给，以避免医源性饥饿和营养不良。近年国际指南与专家共识提出，原则上不予营养供给应不超过 3 天，初期计划性低剂量营养供给不超过 4 天。据此凡评估后满足营养治疗需要的重症患者，应尽早开始，并采用循序渐进、逐步达标的策略。

二、判断疾病与代谢状态，确定营养治疗方案

评估是治疗的开始，准确地判断病情、代谢状态、器官功能，也是确定合理、有效、安全营养供给的关键。营养治疗虽然不是重症救治的第一线治疗，但它贯穿于危重疾病治疗的全过程。营养供给的及时、合理才可能降低医源性营养不良、ICU 获得性肌肉无力等的发生；营养的合理供给是近期临床预后与远期生存质量的独立影响因素。

（一）体重判断

临床实践中，选择以体重为基础计算能量供给仍然较为普遍，能够每日或经常测量患者的实际体重比较可靠，但需要考虑和排除组织水肿、体腔积液和脱水对体重的影响；患病前体重可以作为实际体重。选择计算患者的理想体重（ideal body weight，IBW）或者矫正体重也很普遍，区别在于：如果患病前 BMI 正常范围，实际体重或者理想体重相当；如果 BMI>30kg/m²，应计算矫正体重（predicted body weight，PBW）；低体重患者首先选择其实际体重；这样选择的目的是避免早期的过度热量供给与供给不足。体重评价不仅用于评判患病前的基础营养状态，也为制定合理的营养供给目标提供依据。而了解连续性体重变化，配合人体组成的动态改变，更有临床意义，可能会成为未来动态营养治疗的参考目标之一。

(二) 骨骼肌测量

近年来,一些研究将骨骼肌改变用于重症近远期预后及治疗效果评估,显示出明显相关性。如 CT 量化腹腰肌肉含量、床旁超声骨骼肌含量、肌力评估,不仅能反映营养状态,也反映了营养治疗效果。近年来,重症医师越来越重视 ICU 获得性肌肉萎缩与无力的发生,这与 ICU 患者预后及远期生存质量相关。疾病打击后骨骼肌变化特点显示下肢肌萎缩的患病率高于其他部位,应用超声动态床旁测量显示出连续 10 天股直肌的减少程度与器官衰竭数量明显相关,ARDS 患者肌无力的发生与 1 年后康复及生存质量相关。对骨骼肌变化的重视,促使我们治疗策略上的改变是:第一,重视早期充分蛋白质补充,研究显示蛋白质摄入可能缓解早期自噬代谢相关的肌肉减少的程度。第二,推进对重症早期康复治疗的重视。越来越多的研究显示,尽早进入循序渐进的 ICU 康复计划,有助于促进蛋白质代谢、骨骼肌功能恢复及呼吸、胃肠、神经等器官功能恢复,减少 ICU 获得性骨骼肌衰退与谵妄等并发症,势必对降低慢性重症状态产生影响。

CT 尽管是判断骨骼肌含量的"金标准",但是作为动态骨骼肌变化评估手段很不现实,床旁超声的迅速发展使骨骼肌含量、甚至肌力的动态评估成为可能,特别是它在序贯性时间点上提供的动态信息,将有助于更完整地评价病情的演进,结合其他参数指导蛋白质补充更具有现实意义。

床旁超声测量肌肉厚度与肌纤维横截面积,结果支持存在形态学与功能上的相关性,通常选取股四头肌、肱二头肌等表浅肌群测量其横截面积。肌肉糖原含量(intramuscular glycogen content,IMGC)与肌肉脂肪组织(intramuscular Adipose Tissue,IMAT)测定可反映肌肉的质量。收住 ICU 10 天连续每天股四头肌横截面积的研究显示,肌肉含量进行性下降 18%,并与器官功能障碍的数量成正比。床旁超声还可通过测量膈肌厚度、运动幅度评价膈肌功能。此外,腹部 CT 扫描软件分析(Slice Omatic software)反映全身无脂组织(lean body mass,LBM)的含量,也有助于更准确地制定个体化目标与评估营养治疗效果。总之,超声技术的发展使重症患者骨骼肌含量、功能的动态评价成为可能,不仅是下肢肌肉,膈肌功能、胃肠动力等床旁连续性评价也成为可能。

(三) 血清白蛋白水平

血清白蛋白水平是稳定的蛋白质代谢指标,反映体内蛋白质储存情况与营养状态,但在急重症早期受到很大干扰,并不仅与代谢状态有关,还受到急性丢失与补充的影响,不能作为危重疾病阶段的营养评价指标,更难以指导蛋白质补充。C 反应蛋白(CRP)作为急性相蛋白,是应激与炎症存在的反应,浓度变化与应激状态密切相关。快速转换蛋白的半衰期短,且不受白蛋白输注与丢失的影响,多数患者在复苏后动态监测该指标,能反映蛋白质代谢与营养治疗策略是否恰当,配合动态氮平衡检测更有指导意义。常用指标包括前白蛋白(PA)、转铁蛋白(TFN)、纤维连接蛋白(FN)、视黄醇结合蛋白(RBP)、铜蓝蛋白等。24 小时氮排出总量可以指导蛋白质的补充,而上述蛋白的血清含量动态变化能够反映是否进入预期的蛋白质合成代谢,补充是否充分。在解读血清蛋白水平时,应该基于患者的疾病与应激反应状态,结合治疗的可能影响(如 CRRT),并将 CRP 与 PA、TFN 等短半衰期蛋白水平的动态改变综合分析再做出客观判断。炎症反应与蛋白质分解突出的急性疾病阶段,CRP 升高明显,加上自噬代谢与蛋白质合成抵抗,内脏蛋白多处于低水平状态,只有随着病情控制、炎症反应下降、分解代谢得到改善,CRP 水平迅速降低,此时上述蛋白才有可能逐渐合成增加。而这一阶段的连续性检测才可能作为营养供给的指导。可见,在目标性的实验室检查、治疗方式与结果等多节点的连续评估与判断之下,才可能提供对营养治疗方案的指导与营养代谢状态的准确评价。

(四) 24 小时尿氮丢失量与氮平衡(nitrogen balance)测定

每天入氮量与 24 小时总排氮量之差是临床常用的氮平衡测算方法,可以作为蛋白质代谢的动态评价指标,每天总排氮量及氮平衡状态,常作为蛋白质或氨基酸补充量的参考;再联合血清蛋白浓度的变化与变化趋势,就可以判断蛋白质/氨基酸供给是否满足合成需要,并据此调整营养处方,实现个体化营养治疗。

三、连续性能量消耗测定指导动态、恰当的热量供给

通过测量氧耗率及二氧化碳的产生率，可获得不同状态的能量消耗。氧耗量与二氧化碳产生量与全身的细胞呼吸相关，由此使得测量呼出气 CO_2，再计算出全身能量消耗量（energy expenditure，EE）与静息代谢率（resting metabolic rate，RMR）成为可能。任何疾病都不是一个点而是一个过程，评估也必将是动态的，能量消耗更是如此，有临床资料显示，能量消耗与应激及疾病状态密切相关，虽然处于分解＞合成的代谢状态，但其代谢率与能量消耗并非很高，而高热、低温、疼痛、镇静等可以导致能量消耗量的变化达 1 000kcal 之多。可见以公斤体重或者公式计算的基础能量消耗很难体现病患体、疾病、治疗对能量代谢产生的影响，而且这些影响既是持续和变化的，也是因人而异的，如能量消耗（EE）与无脂组织（lean body mass，LBM）含量直接相关。人们逐渐认识到喂养不足与喂养过度，同样会给机体的营养代谢乃至器官功能造成损害，而个体化的能量与营养供给是危重患者的理想目标。间接能量测定法（metabolic cart）可以使我们更准确地了解不同状态下的能量代谢变化。由此按照实际能量消耗，兼顾病情、器官、治疗的连续与动态评估，确定恰当的能量与营养供给。

临床测定应结合重症临床阶段制定，如第 1 周的急性期，分解代谢突出且多不稳定，此阶段的代谢紊乱受疾病类型、严重程度及治疗影响，所以病患个体间也会存在较大差异。为保证恰当供给，早期应连续测量 3~7 天。第 2 周多数患者的分解代谢程度降低，合成代谢逐渐增强，病情趋于稳定，所以大部分患者检测频度也可减至 1~3 次 / 周。

此外，医师应该认识到某些情况将影响测定的准确性，如接受高浓度氧疗（$FiO_2 > 60\%$）、CRRT、ECMO 治疗。

胃肠道功能评价是实现安全、有效肠内营养的保障。重症胃肠道受累体现在肠道灌注与缺血、胃肠动力、黏膜屏障及肠道微生态，一直以来缺乏客观准确的临床标准判断胃肠功能，急性胃肠道损伤（acute gastrointestinal injury，AGI）的判断标准缺乏客观指标，临床实用性不强。与营养治疗相关的胃肠功能判断主要体现在 2 个方面：肠内营养启动时机与喂养耐受性。

1. **肠内营养启动时机** 早期喂养有助于减少肠黏膜上皮细胞自噬，休克患者在小剂量血管活性药维持血流动力学稳定的前提下启动早期肠内营养（early enteral nutrition，EEN），得到近年欧美指南的推荐，但尚存争议，或者说如何实施还不够明确。原则上，血流动力学状态稳定，组织灌注充分是安全喂养的前提，对于非高血压基础的患者 MAP ≥ 65mmHg，动脉血乳酸 < 2mmol/L，同时患者不需要继续容量复苏及大剂量血管活性药物应用来维持血压。近年来有关需要小剂量血管活性药治疗的休克患者的观察研究与随机对照试验显示，早期（24~48 小时）低剂量肠内营养的效果优于无喂养与常规剂量的早期肠内营养（EEN），而且 EEN 3 天后观察到瓜氨酸水平升高，显示出 EEN 对休克患者肠黏膜修复依然有益。瓜氨酸主要通过小肠上皮细胞的谷氨酸 - 鸟氨酸途径合成，故认为是反映小肠上皮细胞功能的有效生物学标志，小肠黏膜损伤的急性期、近端小肠（十二指肠、空肠）黏膜受损、短肠综合征时瓜氨酸水平明显下降。血浆瓜氨酸水平能否作为客观急性肠道损伤评价指标还需要深入探讨。另一个问题是发生 EN 相关的非梗阻性小肠缺血坏死，除了进一步降低 EEN 初始喂养剂量，还需要密切关注患者腹胀、排便、是否血便，动态检查腹压与血中肌酶水平，喂养后肌酶升高则应警惕肠缺血坏死的发生，需停止喂养。

2. **喂养耐受性** 喂养耐受性动态评估决定肠内营养能否安全有效实施：重症患者常合并胃肠功能障碍，早期肠内营养实施常遇到的挑战是喂养不耐受和喂养中断，导致胃食管反流、误吸风险增加与营养供给不足。胃残余量（GRV）测量的准确性受到诸多因素影响，如喂养管粗细、顶端位置、患者体位、喂养速度与喂养方式等，目前认为，连续 6 小时胃液累积不大于 500ml 的胃潴留是可以接受的，这也是兼顾了判断胃潴留程度与避免过早中止喂养的两方面因素。临床症状显示不耐受，只是症状多在不耐受之后，这使单靠症状判断失去了早期预测的价值。由此，将动态 GRV 监测结果与胃肠道症状相结合，可能

是目前临床选择的有效方式。此外,腹压是客观的指标并且与肠内营养耐受性相关,中等度腹压增高(15mmHg以上),喂养量降低甚至中止EN。

对于合并高腹压的患者,腹腔内压应作为常规动态监测,每间隔4~6h测量1次指标,并参考决定肠内营养的实施。

第二节　以患者及疾病为基础确定营养治疗目标,根据病情及整体治疗调整营养策略与方案

一、制定营养目标,认识哪些因素影响和决定营养治疗剂量

营养治疗是一项复杂治疗,虽有共通性原则,更需要认识患者的个体特征,没有一致的"处方","处方"是否理想"患者"将给你答案。开一个营养处方往往要比抗生素、血管活性药等治疗医嘱复杂得多,它涉及多个环节并相互关联。但每个营养处方需要满足重症患者的个体特征,即患者的相关基础信息与疾病特点。面对重症患者的营养治疗,首先考虑的是:今天是否需要给予营养? 通过什么途径或者方式提供营养? 胃肠道能否使用及经胃还是经肠喂养? 就营养处方而言,首先需要以患者的营养基础与当前疾病具体情况,能量消耗确定,蛋白质代谢状态,以及一些特定治疗如CRRT、ECMO、亚低温、深度镇静与肌松、强制性体位与俯卧位治疗等为依据,还需要兼顾相关联的器官功能状态,如肝、肾、胃肠、肺等。通过对这些信息的综合判断,决定营养处方的恰当合理性,决定如何进行处方调整,特别是在早期。因此这是一个动态、连续的监测与治疗过程。

总的原则和方向确定后,接下来就是确定患者营养与能量需要的总目标,根据相关指南推荐与专家共识的原则,急性期的能量与蛋白质供给在多数情况下是一个由低到目标值的递增过程,急性期早期的胰岛素抵抗与糖代谢障碍,自噬代谢与内源性能量提供[分解代谢反应产生能量,如肝糖原(葡萄糖),游离脂肪酸和肌肉氨基酸],以及蛋白质合成抵抗均需要考虑。这构成了短时期允许性低供给策略的基础,20~25kcal/(kg·d)与蛋白质0.8~1.3g/(kg·d)是第1周的供给推荐,第1周后

病情稳定则可进一步增加到25~30kcal/(kg·d)与≥1.3g/(kg·d)的蛋白质供给,尤其是开始早期康复后。个性化的营养治疗,意味着要尊重重症患者每一阶段不同的代谢特点与营养目标,在监测指导下给予相应调整和非固定的处理。研究表明,早期摄入量过高或过低都与死亡率增加有关。

目标确定后,选择能够满足需要的制剂与剂量,肠外营养处方较为复杂,需要分配总热量中的非蛋白质热量(non-protein calorie,NPC),以及糖、脂肪在NPC的配比;电解质与微营养素供给量。还需兼顾肠内外营养液的总容量,这对于肝、肾功能障碍和限制液体入量的患者经常需要被考虑。营养治疗前需要一些监测:如血糖、GRV,并观察耐受性、氮平衡与器官功能等,血糖高时的胰岛素调控方案等可包含在营养治疗计划与医嘱中。就每一例重症患者的营养医嘱和处方而言,需要了解该患者的基础营养信息(如体重、身高、BMI),并进行必要的计算。营养不良风险高低或是营养不良程度,关系到早期营养供给的时机与剂量。严重营养摄入不足的患者,微营养素常常缺乏,比如合并低磷、低维生素B_1的患者存在再喂养综合征风险,特别是在能量供给3~4天最容易出现心动过速与呼吸窘迫等临床症状。这种情况,除了迅速补充能量外,初始能量供给应限制更低,10~15kcal/(kg·d),并缓慢增加,连续动态评估并开始营养治疗后3~4天的血磷、心率、呼吸等改变。此外,CRRT期间增加了热量、葡萄糖和氨基酸的丢失,也增加微营养素丢失,均需要增加营养供给量。可见,重症患者的能量消耗和氮损失是随病程而变化的,因此提出了营养治疗的正确时机和最佳剂量。

二、重症肠内营养实践——明确阶段性目的与目标、重视实施中的过程管理

(一)充分认识早期肠内营养的作用

临床研究显示早期肠内营养可降低感染风险，并能维持肠道功能，维持肠道的免疫和吸收能力。而且早期启动肠内营养的作用明显优于延迟肠内营养(delayed enteral nutrition, DEN)和早期肠外营养(early parenteral nutrition, EPN)。6项涉及 3 255 例 ICU 患者的随机对照试验的荟萃分析显示：24 小时内开始启动肠内营养(EN)患者的死亡率及肺炎的发生率均低于延迟 EN 的患者。这在烧伤患者中更为突出。因此国际上有关危重病患者营养治疗的循证指南，均对早期肠内营养(early enteral nutrition, EEN)(24~48 小时启动)作出了高级别的推荐，因为在维护重症患者肠道屏障、动力、吸收、分泌、免疫功能方面，早期肠内营养的作用更大。小肠上皮隐窝的帕内特细胞(Paneth cells)是肠道抗菌蛋白产生的主要部位，实验研究证实，即便是短时的禁食也会影响帕内特细胞的功能，而长时间禁食对肠上皮及肠屏障的形态、肠腔内微生态造成影响，并导致细菌移位。因此，维护肠道介导的免疫功能，降低细菌过度生长与移位相关的感染与炎症有着重要的意义，也是及早期启用肠内营养的理论基础。

(二)根据重症患者病情、共识及推荐意见，制定肠内营养的供给剂量

确定重症患者营养治疗剂量涉及如下问题。患者的营养基础与疾病的严重程度如何？如果此次患病前就存在营养不良，营养治疗应该尽早满足患者需要和实现充分供给；如果既往营养状态良好，但疾病严重，营养消耗与分解代谢突出，同样需要及时开始任何形式的营养治疗。应该认识到不好的营养状况将不会有好的临床预后。国际指南与共识对于早期肠内营养能够改善预后是明确的，主要体现在疾病严重和/或存在营养不良基础的重症患者上。循序渐进、快速递增的喂养方式近期得到推荐，比如，从 25%~30% 预计目标剂量开始，如果耐受良好，次日可增加到 50%~60% 预计目标，然后增加到预计的能量与蛋白质目标供给量。

早期病情的复杂与严重，使早期肠内营养

的有效性与安全性面临挑战，医师需要识别哪些情况下会出现不耐受、并发症，特别是对于那些存在非梗阻性肠坏死或缺血的高风险患者。对于脓毒症休克复苏后仍使用小剂量血管活性药[0.5μg/(kg·min)]的患者，仍可获益于低剂量或滋养型喂养(20%~25% 目标量)，且无肠道缺血并发症。临床给予早期肠内营养的原则，可以参考休克早期复苏的目标，即：MAP ≥ 65mmHg、乳酸 < 2.0mmol/L，达到这一客观标准，且不需要联合 2 种血管活性药物及晶胶体容量复苏。其他需要考虑低剂量肠内营养的患者还包括，再喂养综合征高风险的患者、腹腔压力增高(≥ 15mmHg)或存在胃肠动力障碍的患者、接受较长时间俯卧位治疗的患者、高颅内压患者、亚低温治疗与接受深镇静和肌松治疗的患者等。

(三)认识肠内营养作用与有效剂量，根据病情与治疗需要，调整早期肠内营养的目标

重症患者早期肠内营养的作用在于 3 个方面：保障营养供给、肠黏膜屏障与肠道源性免疫细胞的支持，以及肠道微生态的维护。前者需要尽快过渡到充分的营养供给，而黏膜屏障与免疫细胞的支持，仅需要最小的有效与安全剂量。循环不稳定时，用于营养的肠道往往作为代偿和"牺牲"的器官之一，受到不同程度的损伤，直接影响早期肠内营养的耐受性与喂养剂量，体现在动力功能、吸收功能、喂养后的肠黏膜缺血、坏死与吸入性肺炎的风险增加。这必将影响到早期 EN 的启动时机与喂养剂量。应该明确，早期肠内营养只是起到维护肠黏膜屏障与肠道源性免疫功能的作用，而不是实现营养治疗的效果。2019 年的欧洲重症患者营养治疗指南指出，重症患者饥饿不应超过 3 天，计划性低喂养不应超过 4 天。这就要求 ICU 医师动态观察、评估患者对早期肠内营养的反应。尽管有些医师习惯早期肠内营养供给先从糖水和米汤开始，但这一点并未得到循证依据的支持，其对肠道解剖与功能的保护作用亦无明确报道。此外，高张或高浓度配方的肠内营养剂型不推荐存在肠缺血高风险的患者早期使用，对严重心功能不全及合并心源性休克患者，应权衡选择高浓度配方以满足液体入量限制与高张营养制剂可能导致肠壁缺血坏死的风险并予以规避。

（四）任何原因导致肠内营养不能满足临床需要时，合理、优化的肠外营养仍然是重症患者达到理想营养治疗的选择

尽管肠内营养的诸多好处是肠外营养（parenteral nutrition，PN）望尘莫及的，但仍然有10% 左右的重症患者无法接受肠道喂养，10% 接受 EN 的患者需要联合 PN 以达到目标营养的需要。因此，在营养治疗的临床实施中，PN 更多是作为营养治疗全过程中某一个阶段的治疗选择。

在危重疾病进程中，一些全身或消化道以外的原因可能导致胃肠道解剖和/或功能障碍，并由此限制了 EN 的选择。后者可见于存在腹腔压力增高（≥15mmHg）或合并腹腔间室综合征（abdominal compartment syndrome，ACS）、难以控制的上消化道出血，EN 过程中胃抽吸量或残余量（GRV）累积6小时>500ml，存在肠缺血、肠梗阻，存在尚未处理的腹部问题（如出血、腹腔感染），以及高流量消化道瘘但远端喂养通路尚未建立等情况。这些情况有些是在初期选择营养治疗时就明确的，比如消化道出血，有些是在早期肠内营养实施中发生的，如腹胀、胃残余量过高等。因此，尽管因为上述原因选择了肠外营养作为早期营养供给的方式，但随着疾病的治疗与病情的恢复，主管医师始终需要询问自己："今天患者的情况是否满足尝试肠道喂养？"

避免早期过度喂养或"激进式"肠外营养、控制高血糖、加强深静脉导管留置期间的管理等措施，改善了肠外营养治疗的效果与安全性。多项研究表明优化的肠外营养策略可以达到与肠内营养同样的治疗效果，且感染性并发症并不增加。我们应该遵循循序渐进的能量供给原则，并根据能量、氮平衡与代谢监测，器官功能及治疗，调整能量与蛋白质供给及血浆蛋白水平，制定合理的营养处方。以下情况：处于早期复苏阶段、血流动力学尚未稳定或组织低灌注；严重高血糖尚未控制，严重酸中毒及电解质紊乱尚未纠正；严重肝功能衰竭和/或肝性脑病，急性肾衰竭存在严重氮质血症的无肾脏替代治疗患者，未进行相应处理前均不宜给予标准肠外营养治疗。

总之，在营养素直接输入血管内之前，应该确定患者的代谢能力及不会加重患者的内稳态失衡，如有问题先予处理。此外，实施后要继续动态评估上述情况，特别是血糖、血钾等情况，再喂养综合征高风险的患者，多在营养治疗开始后3~4天，除了血磷等电解质降低外，还可伴有严重的心律失常、急性心功能与呼吸功能衰竭表现，首先认识这些风险，防范优先并实施中连续性监测与评估，才能够提供患者安全有效的营养治疗。

三、病例学习——"以患者为中心"提供有效、安全的营养治疗

（一）病例简述

患者男性，81 岁。身高 172cm，体重 70kg（测量）。APACHE Ⅱ 33 分，SOFA 9 分。

主因"寒战、高热2天，伴意识障碍1天"急诊收入院。2天前受凉后出现寒战、高热，伴咳嗽、黄痰，1天前憋喘、气促、嗜睡，"120"送至医院急诊。

查体：血压 75/40mmHg，心率 140 次/min，呼吸浅快，呼吸频率>40 次/min，血气分析提示 Ⅱ 型呼吸衰竭、代谢性酸中毒，行气管插管机械通气，急诊肺 CT：两肺间质性改变伴感染，右肺显著（图 3-11-2-1）；右侧少量胸腔积液。腹部查体无异常所见。初步检查处理后收入 ICU。

血气分析（复苏前）：pH 7.16，$PaCO_2$ 63mmHg，PaO_2 54mmHg（↓），HCO_3^- 22.0mmol/L，乳酸（Lac）4.5mmol/L（↑）。

早期复苏（概要）：积极液体复苏、应用血管活性药［去甲肾上腺素，0.5~1.0μg/(kg·min)］纠正休克治疗，维持血压 120~130/60~75mmHg。CRRT 治疗。

同时完善相关辅助检查：C 反应蛋白（CRP）172.38mg/L，白细胞（WBC）9.79×10⁹/L，中性粒细胞百分比（N）84.4%，血红蛋白（Hb）139g/L，血小板（PLT）169×10⁹/L；肝肾功能：尿素氮（BUN）12.6mmol/L，肌酐 133.2μmol/L，肝酶、胆红素正常；心肌酶学：肌酸激酶同工酶（CK-MB）13.79ng/ml，N 末端 B 型利钠肽原（NT-ProBNP）29 329.4ng/L，肌红蛋白（MYO）280.69ng/ml，肌钙蛋白 Ⅰ（cTnI）2.03ng/ml；凝血：凝血酶原时间（PT）18.9s，凝血酶原活动度（PT%）45.6%，活化部分凝血活酶时间（APTT）41.6 秒，纤维蛋白原（FIB）5.29g/L，D-二聚体（D-dimer）10.22mg/L，纤维蛋白降解产物（FDP）32.2mg/L。

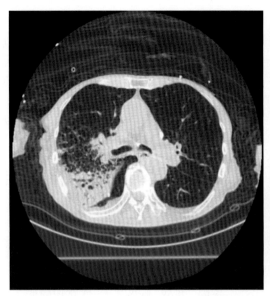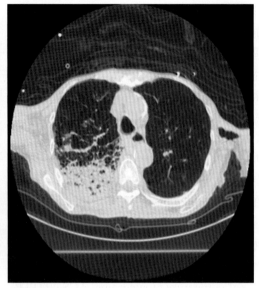

图 3-11-2-1　肺部 CT
注：双肺间质性改变伴感染，右肺为著。

心脏超声检查：二尖瓣、主动脉瓣少量反流，三尖瓣大量反流，左室壁阶段性运动异常，射血分数减低（EF 49%）。

血培养（急诊）：肺炎克雷伯菌（非多重耐药菌）。

其他治疗（概要）：①亚胺培南 - 西司他汀钠抗感染治疗；②气管插管、机械通气治疗，纤维支气管镜，化痰、机械性祛痰；③继续生命体征监测与心脏、循环支持，CRRT 等治疗。

（二）营养治疗考虑及策略

经过积极复苏与器官功能支持，心脏功能、循环系统趋于稳定，衰弱，刺激有反应，乳酸 1.6mmol/L，氧合良好，肾脏替代与肺部感染控制中。患者高龄重症，48 小时内不可能稳定到撤离 ICU 的生命监测与支持治疗，营养治疗是必须考虑的一项治疗，目前早期治疗后接近 2 天，早期复苏达标，去甲肾上腺素逐渐减量至 0.1μg/（kg·min），CRRT 治疗、脱水等治疗后心脏酶学改善，心脏超声提示心功能指标较前好转。血糖 8.2mmol/L，无严重酸中毒与电解质紊乱，于第 3 日考虑启动营养治疗。已放置鼻胃管，无 EN 禁忌证，首先选择尝试经胃喂养。

确定能量与蛋白质供给目标：BMI 23.2kg/m²，正常范围，体重按照实际体重或理想体重均可；25kcal/（kg·d），代谢车测量最为理想，第 1 周目标量的 70%，第 1 天从 25%~30% 目标热量开始尝试，即第 1 天 25% 目标量，70kg×25kcal=

1 750kcal，25% 约为 440kcal，每小时 20ml 开始，可选择等渗或低渗制剂（400~500ml）。如耐受良好，第 3~4 天增加至 50% 目标量，第 5~7 天增加至 70% 目标量，在停止血管活性药使用后 EN 的安全性会明显提高。

EN 耐受性评估包括：初期每 2 小时评估 1 次，比如患者消化道症状、GRV。如果喂养后出现腹胀，则应注意肠鸣音动态变化与腹压测定（每 4~6 小时 1 次）。

此患者第 2 天测量肌酶升高，肌酸激酶（CK）44U/L，CK-MB 1.85ng/ml，MYO 211ng/ml，cTnI 0.243ng/ml，肠鸣音未闻及。患者腹胀，腹腔内压 12mmHg。考虑肠道缺血、黏膜肌层坏死风险，暂停肠内营养，改为全肠外营养（TPN）方式治疗。第 3、4 天肌酶逐渐下降，去甲肾上腺素于第 3 天凌晨撤离，第 5 天开始再次尝试肠内营养，首先给予 5% 葡萄糖溶液 500ml，再查肌酶、乳酸等无明显异常，次日改为 500ml 等量等渗型肠内营养制剂，耐受良好，以后逐渐增加，第 7 天达到 70% 目标量。蛋白质供给达到 1.3g/（kg·d）。

此患者特点在于启动 EN 时仍有小剂量去甲肾上腺素使用，虽然平均动脉压与乳酸达标，但肠道的缺血是否得到彻底纠正缺乏客观证据。尽管按照早期肠内营养在休克患者的推荐意见，早期 EN 并非禁忌，但需要强调的是仅限于早期低剂量（滋养型，20%~25% 目标量）肠内营养，而休克患者早期标准喂养 EN 的研究（SPN2 研究）

显示,早期肠内营养将增加呕吐、腹泻、肠缺血等的发生率。为重症患者早期肠内营养的目的不仅仅是提供机体需要的营养,更重要的在于肠内营养具有肠屏障维护、动力促进,以及肠道源性免疫组织的支持作用。单讲营养补充,肠外营养同样可以实现。总之,疾病打击后器官功能损害、代谢紊乱是重症患者经常面临的挑战,营养治疗前需要判断患者当前疾病阶段、是否存在严重的高血糖与内稳态失衡,器官功能是否能够承受营养补充,以及营养通路如何建立等。

近年来,许多质量较高的多中心前瞻 RCT 研究,虽然多数是阴性结果,除研究设计外,重症的严重性、复杂性、干预治疗多样性等特点,导致在重症营养治疗选择时也存在较大异质性的特征。这使早期营养治疗选择面临较大的挑战。不恰当的营养供给,同样会对重症患者的预后产生不良的影响。营养治疗的核心元素——供给方式、供给时机、供给剂量、营养素选择等,已不再由其中任何单一因素决定治疗效果,而是要在不同元素相互影响中作出最佳匹配与选择。因此,根据疾病所处时期的病理生理改变特点与不同阶段的代谢改变特点,通过连续性监测与评估,准确了解实际需要与耐受能力,并在此基础上,调整阶段治疗目标与治疗剂量,最终实现个体化营养治疗的理想目标,以及获得改善近远期预后的营养治疗效果。

（许 媛）

主要参考文献

［1］ MCCLAVE S A, TAYLOR B E, MARTINDALE R G, et al. Guidelines for the provision and assessment of nutrition support therapy in the adult critically ill patient: Society of Critical Care Medicine（SCCM）and American Society for Parenteral and Enteral Nutrition（A. S. P. E. N.)[J]. JPEN, 2016, 40（2）: 159-211.

［2］ SINGER P, BLASER A R, BERGER M M, et al. ESPEN guideline on clinical nutrition in the intensive care unit [J]. Clin Nutr, 2019, 38（1）: 48-79.

［3］ Doig G S, Heighes P T, Simpson F, et al. Early enteral nutrition reduces mortality in trauma patients requiring intensive [J]. Injury, 2011, 42（1）: 50-56.

［4］ Puthucheary Z A, Rawal J, McPhail M, et al. Acute skeletal muscle wasting in critical illness [J]. JAMA, 2013, 310（15）: 1591-1600.

［5］ REIGNIER J, BOISRAMÉ-HELMS J, BRISARD L, et al. Enteral versus parenteral early nutrition in ventilated adults with shock: a randomised, controlled, multicentre, open-label, parallel-group study（NUTRIREA-2)[J]. Lancet, 2018, 391（10116）: 133-143.

［6］ PITON G, LE GOUGE A, BRULÉ N, et al. Impact of the route of nutrition on gut mucosa in ventilated adults with shock: an ancillary of the NUTRIREA-2 trial [J]. Intensive Care Med, 2019, 45（7）: 948-956.

［7］ OLTHOF L E, KOEKKOEK W A C K, VAN SETTEN C, et al. Impact of caloric intake in critically ill patients with, and without, refeeding syndrome: a retrospective study [J]. Clin Nutr, 2018, 37（5）: 1609-1617.

［8］ Pu H, Doig G S, Heighes P T, et al. Early enteral nutrition reduces mortality and improves other key outcomes in patients with major burn injury: a Meta-analysis of randomized controlled trials [J]. Crit Care Med, 2018, 46（12）: 2036-2042.

［9］ MCCLAVE S A, HEYLAND D K. The physiologic response and associated clinical benefits from provision of early enteral nutrition [J]. Nutr Clin Pract, 2009, 24（3）: 305-315.

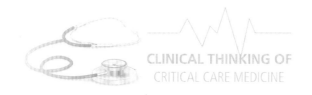

第十二章 重症镇痛镇静治疗的连续与动态

重症医学是研究危及生命的病理生理状态的发生、发展规律，以及诊治方法的临床学科。虽然相比其他临床医学专业，其发展历史并不长。但近年来，随着高龄和疑难重症患者数量的增多，临床治疗方法的形式和种类不断增加，重症医学专业获得了日新月异的发展，理论不断被完善，革新层出不穷，已成为综合医院内不可或缺的临床科室。

重症的连续与动态思维方式，是重症临床治疗体系的组成部分，体现于重症治疗的整体过程中，并管理过程中的每一个临床行为。其中的连续，代表一个时间概念。每一个时间点的病情指标相互连续，为临床治疗方法提供了对病情进行动态调整的可能性。其中的动态，代表一个干预的概念。连续的干预措施导致病情的动态发展。病程的进展是以治疗目的为导向，还是有病情发展牵着鼻子走，带来的是生与死的问题。重症镇痛镇静作为重症临床治疗方法，也同样具有连续与动态的特征。重症镇痛镇静治疗已不简单满足于使患者安全和舒适的治疗目标，其已成为重症管理中的重要组成部分，需要在连续与动态思维方式的指导下进行。

第一节 重症镇痛镇静治疗的连续性

由于重症疾病的自身特点及迁延转化，重症镇痛镇静治疗往往不是一个即刻的临床操作行为，需要贯穿于重症治疗的始终。因此在时间上，重症镇痛镇静治疗表现为一个连续的治疗过程，镇痛镇静药物的持续泵入，疼痛、躁动、谵妄的连续评估，无不体现其时间相关性。与此同时，镇痛镇静治疗也不是在整个治疗过程中一成不变的，其需要根据病情的演变、治疗的目标、实际的效果及相应的副作用进行调整。在评估—调整—再评估—再调整的循环中螺旋推进，因此需要动态实施镇痛镇静治疗。

例如对于一个肠穿孔术后、腹腔感染、脓毒症休克的患者，在ICU整个治疗过程中，都要给予镇痛治疗，缓解因疾病本身和手术引起的疼痛。同时在治疗早期给予深镇静治疗，避免血流动力学剧烈波动，降低全身氧耗，使氧供氧耗尽快达到平衡，满足组织代谢的需求。随着感染灶的去除、抗生素发挥效力、休克好转，逐步过渡到浅镇静，并开始早期谵妄防治。最终过渡到完全停用镇静药物，神志完全清醒。在其中的每一阶段，都要通过调整镇痛镇静药物剂量，比较干预前后的指标变化，展现病情发展的动向，提示病情恶化或好转。整个镇痛镇静治疗的实施过程，均体现着连续与动态的理念。

重症镇痛镇静治疗伴随着重症监测和治疗的全过程，是重症临床治疗的日常工作之一。其连续性源于以下几个方面。

一、连续的需求

疼痛作为一种人体对组织损伤不适的感受

和情感体验,在各类疾病的诊治过程中普遍存在。在 ICU 中,手术、创伤、肿瘤、各种操作都会给患者带来疼痛。即使在静息状态下,保留人工气道、尿管、胃管等导管,被迫体位,以及输液等常规治疗措施也会使患者持续处于应激状态。有研究显示在已转出 ICU 的患者中,77% 能回忆起在 ICU 中有中度到重度疼痛体验。心脏外科术后患者由于创伤较大,这种体验更加明显。离开 ICU 1 周后,有 82% 的心脏外科术后患者能回忆起在 ICU 经历过疼痛;即使在术后 6 个月仍有 38% 的患者对 ICU 中的疼痛记忆犹新。由于疼痛在重症患者中十分普遍,因此疼痛管理需要在 ICU 中连续监测和实施。

除了疼痛,对重症患者而言,处于充斥着各种监护与支持仪器的报警声、灯光昼夜不熄的嘈杂环境中,以及患者对自身疾病的担忧与恐惧,种类繁多的操作及肢体制动,均会使患者陷于焦虑、烦躁的情绪中。轻则出现肢体扭动,生命体征波动,严重时还会因循环、呼吸的扰动对机体造成二次打击,甚至出现患者自伤、攻击医务人员等危险行为。有研究发现,蛛网膜下腔出血患者的躁动与多种院内并发症相关,且其中一半的患者并发症发生于躁动后的 24 小时内。而另一项研究也显示,相较于无躁动的机械通气患者,躁动患者会伴有更长的机械通气时间和住 ICU 时间,且更易出现意外拔管。可见 ICU 患者的躁动对于医疗安全是一个巨大的威胁,处理不当甚至直接影响患者的预后。因此对于重症患者,缓解其焦虑的情绪,控制其躁动的行为,镇静治疗是必不可少的措施。

谵妄是多种原因引起的一过性意识混乱状态,主要特征为意识障碍和认知功能改变。有研究发现,谵妄已经成为老年患者最为常见的临床并发症。外科大手术后谵妄的发生率达 50%,而 ICU 重症患者谵妄的发生率可超过 75%。谵妄在临床上既可以隐匿存在,也可剧烈发生。谵妄的存在会恶化病情,使原发病的治疗更加复杂和棘手,延长患者住院时间与住 ICU 时间,增加镇静药物使用时间及医疗花费,增加短期与长期认知功能障碍的发生率,甚至能够影响 ICU 的死亡率。因此积极预防谵妄的发生和控制谵妄的症状,也是连续实施镇痛镇静治疗的重要原因。

二、连续的评估

疼痛作为一种主观感受,对于相同的刺激,每个人的反应可能大相径庭。早期研究发现:在 ICU 接受治疗的重症患者,只有 40% 有疼痛的感受。提示对所有 ICU 患者进行盲目的镇痛,势必增加不必要的镇痛药物的使用甚至滥用。因此为了达到最优化镇痛的目的,首先就需要评估患者的疼痛程度,依据其强弱选择镇痛药物的种类、剂量和给药方式。同时在整个治疗过程中,患者的疼痛感受不是一成不变的,可能出现疼痛的耐受或叠加新的疼痛来源。因此,需要定时评估疼痛程度,一方面可及时发现患者疼痛的演变过程,同时还可以动态评估药物治疗的效果,滴定式地调整到最佳镇痛水平。

镇静治疗的前提也是充分的评估。相对于 ICU 患者疼痛的持续存在,情绪和行为的波动更大。镇静不足时的躁动可能会引起呼吸、循环剧烈波动,增加气胸及心脑血管意外的风险,同时还使管路脱出、坠床等风险大大提高。已有研究证实 ICU 患者发生意外拔管与镇静过浅相关。然而,过深的镇静会导致机械通气时间和住 ICU 时间延长,增加气管切开概率,甚至降低住院及远期存活率。为避免上述两种情况的发生,定时评估镇静程度有利于调整镇静药物及其剂量以达到预期目标。

谵妄的早期识别更加依赖于定时的评估。美国重症医学会颁布的 2013 版《ICU 成人疼痛、躁动、谵妄临床治疗实用指南》(PAD 指南)中建议对于成年重症患者应使用有效、可靠的评估工具,常规对谵妄进行监测。后续的研究中发现坚持每天评估可以发现更多需要治疗的谵妄患者,早期启动针对性治疗。对于介于正常意识和谵妄之间的亚临床谵妄,定期的评估可以更早地筛选出这类高危患者,干预亚临床谵妄,避免其进展为临床谵妄,已成为提高谵妄管理质量的重要措施。

三、连续的治疗

疼痛对于重症患者的危害体现在多方面:疼痛可导致机体应激反应增高、睡眠不足和代谢改变,出现疲劳和定向力障碍。同时疼痛可以使组织耗氧增加、心动过速、免疫功能抑制。疼痛还可以刺激疼痛区域周围肌肉的保护性反应，引起全身肌肉僵直或痉挛等，限制了胸壁和膈肌运动，进而造成呼吸功能障碍。因此镇痛是减轻或消除机体疼痛应激反应及病理生理损伤的重要措施。在 ICU 中，因为刺激的持续存在，使得镇痛治疗也成了连续的治疗。而在临床行为中，则主要表现为连续静脉泵入镇痛药物，以追求血药浓度的稳定，达到恒定的治疗效果。

当疼痛的缓解、体位的改变、言语的安慰等方法都不能够让患者安静下来时，就需要使用镇静药物来消除患者的焦虑与烦躁，提高人机协调性、减少呼吸做功并增加患者的舒适感。与镇痛类似，为追求治疗的平稳性，镇静治疗往往也需要通过持续静脉泵入镇静药物来实现。一方面持续镇静治疗更易使血流动力学趋于稳定。避免为提高氧输送而使用更大剂量的血管活性药物和更高的呼吸支持条件，从而降低治疗相关副

损伤发生的风险。另一方面，镇静药物均对心率、心肌收缩力、心脏前负荷、后负荷等血流动力学组成成分存在或多或少的影响，而且不同种类的镇静药物对血流动力学的影响位点各不相同。丙泊酚对前负荷的影响最大。而右美托咪定则能引起心功能抑制。此外，丙泊酚和苯二氮䓬类还会降低心脏后负荷。无论何种作用机制，持续输注较脉冲推注更能缩小药物对血流动力学的扰动，因此持续输注的镇静方式成为临床上治疗的首选。

谵妄发生的危险因素众多，临床表现也多种多样，因此其治疗也涉及多方面措施。谵妄一旦发生，无论药物还是非药物干预，只能降低谵妄持续时间，而意识的重新恢复需要一个过程。因此谵妄的治疗也不可能一蹴而就，需要时间的累积。从治疗的角度来看，也需要将干预措施维持一段时间，才能逐渐显现出其效能。

第二节　重症镇痛镇静治疗的动态性

动态体现的是干预的概念，它既包括某个治疗措施前后的指标对比，也包括根据反馈结果调整修正出下一步的治疗措施。相对于连续性重点强调客观的呈现，动态更包含了主观能动性的因素。动态的体现，基于下述环节。

一、干预的反馈

恰当的镇痛镇静方案可有效减轻疼痛的不良影响，降低氧耗，减轻应激并发挥有益的遗忘作用。然而，过度的镇痛镇静治疗因药物的副作用也可能抵消上述益处。对于每一项治疗措施是否适宜，判断的标准即来自干预的结果。这些结果既可能是治疗效用的体现，也可能是次生损害的影响，甚至二者兼而有之。因此在分析干预结果时，应同时看到硬币的两面。例如对于重症 ARDS 患者，镇痛镇静治疗可以降低呼吸做功、改善人机协调，甚至实现一些特殊的通气模式或呼吸治疗，如高频振荡通气和俯卧位通气。然而常用的镇痛镇静药物都有不同程度的呼吸抑制作用，表现为触发消失、控制通气，不利于患者的呼吸功能恢复。持续的镇痛镇静还会降低患者

的自主咳嗽、排痰等气道廓清能力，可能增加呼吸道感染的机会。

谵妄的治疗也具有两面性。右美托咪定对于应用机械通气的躁动性谵妄患者，在发挥缩短谵妄持续时间的作用时，也会带来心率减慢，甚至影响心排血量，导致循环流量的不足。而非典型抗精神病药物虽然对谵妄有一定的疗效，但其导致的尖端扭转型室性心动过速等恶性心律失常更可引起致命性损害，因此一旦出现此现象，要立刻停止使用。

二、病情的再评估

获得镇痛镇静治疗的反馈后，需要对病情重新再评估。首先是上一步镇痛镇静治疗的力度是否足够，是否存在镇静不足或镇静过度，依然采用之前的评估方法迅速判断，以尽快确定下一步治疗的方向。其次是治疗措施正反两方面影响的平衡，如果该措施结果利大于弊，且负面作用尚在可接受范围内，则判定可继续沿用当前治疗。反之若弊大于利，或者出现不可接受的损害，则应直接停止该措施，寻找新的治疗方案。

有时药物的副作用在一定情景下也可获得正反馈。如对于心脏搭桥术后谵妄的患者，在满足灌注的前提下，右美托咪定不但可治疗谵妄，还可以适当降低心室率，有利于冠状动脉旁路移植术患者的术后早期心率控制。

三、治疗的调整

进行了病情的再评估后，最后还要回到治疗的再调整。镇静不足和镇静过度，无论哪种情况，都要从药物剂量、药物种类、给药方式等方面着手。最简单的措施是药物剂量的增减，直接调整泵入药物的速度，即可达到预期效果。但应注意药物的最大使用剂量，避免超说明书剂量用药。若剂量调整不可实现，可更换药物的种类，选择不同作用机制的药物。由于人体间体内受体分布的异质性，换用另一种机制的药物可能获得立竿见影的效果。除了更换，还可以选择 2 种及以上药物联合应用，通过不同的药理学作用，达到协同作用。此外，给药方式也影响药效的达成。静脉输注较口服可更快达到有效的血药浓度。对于长半衰期的药物，先给予负荷量，再持续给予维持量可更快让药物起效。若仍未达到预期成果，追加负荷量，再调整维持量也可使调整至见效的时间缩短。

另外，对于存在副作用的药物，也要衡量正反作用的大小，来决定下一步调整方案。对于镇痛镇静药物引起的呼吸抑制，没有人工气道的患者需密切观察呼吸频率、节律、幅度、呼吸周期比和呼吸形式，监测脉搏氧饱和度。一旦出现呼吸抑制的情况，需立刻停止上述药物的使用，并予相应处理。而对于接受机械通气的患者，可有目的地通过调整镇痛镇静药物控制呼吸频率减轻肺损伤。气道廓清能力变差也可以通过实施"每日唤醒"、床头抬高、增加肢体运动、主动和辅助排痰，定时翻身、拍背结合背部叩击、震荡治疗等胸部物理疗法，促进呼吸道分泌物排出。

镇痛镇静是重症患者重要的治疗措施之一，应连续关注重症患者全身情况及器官功能状态对镇痛镇静药物药效及药物代谢的影响。动态评估患者的镇痛、镇静程度和器官功能状况，保证镇痛镇静方案安全实施。

（汤 铂）

主要参考文献

[1] WOODS J C, MION LC, CONNOR J T, et al. Severe agitation among ventilated medical intensive care unit patients: frequency, characteristics and outcomes [J]. Intensive Care Med, 2004, 30（6）: 1066-1072.

[2] ZHANG Z, PAN L, NI H. Impact of delirium on clinical outcome in critically ill patients: a meta-analysis [J]. Gen Hosp Psychiatry, 2013, 35（2）: 105-111.

[3] MOONS P, SELS K, DE BECKER W, et al. Development of a risk assessment tool for deliberate self-extubation in intensive care patients [J]. Intensive Care Med, 2004, 30（7）: 1348-1355.

[4] CURRY K, COBB S, KUTASH M, DIGGS C. Characteristics associated with unplanned extubations in a surgical intensive care unit [J]. Am J Crit Care, 2008, 17（1）: 45-51; quiz 52.

[5] BARR J, FRASER G L, PUNTILLO K, et al. Clinical practice guidelines for the management of pain, agitation, and delirium in adult patients in the intensive care unit [J]. Crit Care Med, 2013, 41（1）: 263-306.

[6] BIGATELLO L M, AMIRFARZAN H, HAGHIGHI A K, et al. Effects of routine monitoring of delirium in a surgical/trauma intensive care unit [J]. J Trauma Acute Care Surg, 2013, 74（3）: 876-883.

[7] SCHNEIDER L S, DAGERMAN K S, INSEL P. Risk of death with atypical antipsychotic drug treatment for dementia: meta-analysis of randomized placebo-controlled trials [J]. JAMA, 2005, 294（15）: 1934-1943.

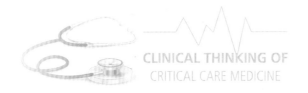
第十三章　临床实践

第一节　病　例　1

一、病例简述

女性，53 岁，因"乏力 14 年，间断发热 4 年，咳嗽伴活动耐量下降 2 个月"入院，14 年前因乏力，于外院诊断为结缔组织病，未规律治疗。4 年前因无明显诱因间断出现午后低热（体温最高 37.4℃），伴全身酸胀，手关节肿胀感，膝、髋关节疼痛，遂就诊。化验示 ANA（+）1∶640，抗 ds-DNA 抗体 643 IU/ml，抗 SSA、抗 SSB 抗体（++），抗 Ro-52 抗体（+）；结核抗体（-），外院诊断系统性红斑狼疮，予羟氯喹、激素、氨甲蝶呤（MTX）治疗，症状控制。2 个月前无明显诱因出现咳嗽、咳痰、气促，咳黄白黏痰，且呈渐重趋势，偶伴发热（体温最高 38.3℃），伴关节疼痛加重，活动耐力下降，爬 2 楼即出现气喘，休息后可缓解，外院继续予甲泼尼龙、羟氯喹、他克莫司（FK506）免疫抑制治疗，头孢三代抗感染治疗，症状无明显缓解。于 2019 年 8 月 28 日入住免疫科，完善化验，结果如下。血气：pH 7.40，PaO_2 77.8mmHg，$PaCO_2$ 31.1mmHg（FiO_2 35%），乳酸 4.7mmol/L。血常规：白细胞（WBC）2.98×10^9/L，中性粒细胞百分比（N）85.7%，淋巴细胞百分比（LY）7.6%，血红蛋白（Hb）82g/L，血小板（PLT）193×10^9/L。尿常规：蛋白（++），潜血（+），24 小时尿蛋白 0.9g/L；估算的肾小球滤过率（eGFR）48ml/min。生化：白蛋白（Alb）28g/L，Na^+ 125mmol/L，Cl^- 93mmol/L，胆红素（Tbil）4.9μmol/L，尿素（Urea）7.91mmol/L，NT-proBNP 1 991pg/ml，

cTNI 0.628。其他：超敏 C 反应蛋白（hsCRP）87.81mg/L，红细胞沉降率（ESR）114mm/h，降钙素原（PCT）2.39ng/ml。既往心脏超声提示：三尖瓣反流 3.2m/s。入院诊断：系统性红斑狼疮、轻度肺动脉高压（WHO 分级 Ⅱ级）、右心功能不全，肺部感染。予甲泼尼龙 1g，每日 1 次，连续 3 天冲击，静脉滴注免疫球蛋白（IVIG），20g×3 天治疗原发病，哌拉西林钠 - 他唑巴坦钠 4.5g（每 8 小时 1 次）抗感染治疗，间断利尿、吸氧等对症治疗，患者症状控制可。

2019-09-08 患者突发呼吸困难加重，伴畏寒、寒战，查体：体温 39.2℃，心率 12 次 /min，无创血压（NBP）70/40mmHg，神志欠清，烦躁，双肺呼吸音粗，左肺满布湿啰音及痰鸣音，右下肺可闻及少量湿啰音。查血气提示：pH 7.36，PaO_2 48mmHg，$PaCO_2$ 27.7mmHg，动脉氧饱和度（SaO_2）84%，碱剩余（BE）-5.7mmol/L，乳酸（Lac）5.2mmol/L。血常规：WBC 8.96×10^9/L，N 96.1%。遂紧急建立中心静脉，泵入去甲肾上腺素约 1.5μg/（kg·min），同时联系并转入 ICU。

转入 ICU 后，患者意识欠清，体温 38.3℃，心率 120 次 /min，NBP 60/30mmHg，呼吸 30 次 /min；迅速建立有创动脉，测压 84/50mmHg；连接中心静脉监测，CVP>30mmHg，且随呼吸变异度大；入 ICU 第一套血气分析评估（插管前）：pH 7.125，PaO_2 48mmHg，$PaCO_2$ 32mmHg，静动脉二氧化碳分压差 11.6mmHg，$ScvO_2$ 52.5%，BE -12mmol/L，乳酸 8.4mmol/L。考患者存在严

重呼吸衰竭，休克，代谢性酸中毒，立即行气管插管，予机械通气，镇静镇痛。同时刻床旁超声提示右心增大，右∶左=2∶1，"D字征"明显。为进一步精确监测血流动力学情况，建立PICCO血流动力学监测。

第一套PICCO提示心排血量2.6L/min，CVP 25mmHg，全心舒张末容积指数（GEDVI）513ml/m²，ABP 50/20mmHg［去甲肾上腺素2.12μg/（kg·min）泵入下］，外周血管阻力指数（SVRI）4 069dyn·s·m²/cm⁵，血管外肺水指数（EVLWI）11.7ml/kg。在此情况下，静动脉二氧化碳分压差（Pv-aCO₂）15mmHg，ScvO₂ 52.5%，乳酸13mmol/L。考虑患者目前低血压、低灌注主要因低心排血量引起，加用肾上腺素0.3μg/（kg·min）强心治疗。每隔15分钟连续测量CVP、心排血量，根据指标动态变化的结果，调整肾上腺素和去甲肾上腺素的剂量。

1小时后测量，心排血量（CO）上升至3.27L/min，CVP下降至20mmHg，GEDVI 579ml/m²，ABP上升至102/55mmHg［去甲肾上腺素1.19μg/（kg·min）泵入下］，SVRI 3 353dyn·s·m²/cm⁵，EVLWI 12.3ml/kg。在此情况下，血气分析提示：Pv-aCO₂ 8mmHg，ScvO₂ 59.2%，乳酸18mmol/L。强心治疗后心排血量有所改善，但结合高CVP、高血管外肺水及超声表现，考虑患者仍存在容量过负荷，予利尿脱水治疗。

在1小时负平衡300ml后，再次复测PICCO：CO无明显下降，3.18L/min，CVP下降至15mmHg，GEDVI 615ml/m²，ABP 112/62mmHg［去甲肾上腺素1.09μg/（kg·min）泵入下］，SVRI 2 256dyn·s·m²/cm⁵，EVLWI无明显变化12.8ml/kg。血气分析提示：Pv-aCO₂ 5.2，ScvO₂ 71%，乳酸18mmol/L。脱水治疗后心排血量无下降，ScvO₂已恢复正常，血乳酸未再上涨，可继续脱水寻找最佳CVP。

放置PICCO后6小时（已负平衡1 000ml），此时心排血量升至3.47L/min，CVP下降至11mmHg，GEDVI 664ml/m²，ABP 114/69mmHg［去甲肾上腺素1.09μg/（kg·min）泵入下］，EVLWI轻度下降至11.8ml/kg。血气分析提示：Pv-aCO₂ 8mmHg，ScvO₂ 57.2%，乳酸下降至15mmol/L。ScvO₂再次出现下降，为进一步提升心排血量提高氧输送，加用米力农强心治疗。

加用米力农0.2μg/（kg·min）后6小时，复测心排血量升至3.64L/min，CVP下降至8mmHg，GEDVI 697ml/m²，ABP 128/75mmHg［去甲肾上腺素0.92μg/（kg·min）泵入下］。血气分析提示：Pv-aCO₂ 7.2mmHg，ScvO₂ 59.8%，乳酸下降至9.4mmol/L。乳酸清除率较满意。考虑患者主要为右心高负荷压迫左心引起的梗阻性休克，经上述治疗血压已恢复，逐渐将去甲肾上腺素减量。

但去甲肾上腺素减量至0.75μg/（kg·min）时，血压再次下降至96/67mmHg，评估心排血量3.71L/min，较前无变化，CVP 9mmHg，GEDVI 704ml/m²，Pv-aCO₂ 5.9mmHg，ScvO₂ 65.7%，乳酸下降至2.9mmol/L。从乳酸清除率看，目前流量指标、灌注压力均不提示不足，继续减去甲肾上腺素和肾上腺素剂量，保留米力农强心。

入室后60小时，患者血流动力学情况明显好转。保留米力农0.1μg/（kg·min）强心情况下，心排血量3.34L/min，持续负平衡后CVP下降至6mmHg，去甲肾上腺素0.12μg/（kg·min）能维持ABP 109/69mmHg，血乳酸已降至正常。具体血流动力学检测和治疗调整见表3-13-1-1和图3-13-1-1（彩图见文末彩插所示）。在复苏过程中，动态复测心脏超声提示右心逐渐缩小，但最终右心仍略大于左心，"D字征"已基本消失。三尖瓣反流速度下降至3.1m/s，回到基础水平。

感染方面：入室后考虑患者病情危重，经验性给予万古霉素、亚胺培南-西司他汀钠、替加环素、卡泊芬净、磺胺甲恶唑等抗感染治疗。查痰培养提示：黑曲霉。血巨细胞病毒（CMV）-DNA 52 000copies/ml（正常参考值<500copies/ml）。胸部CT见图3-13-1-2。停用万古霉素、替加环素、复方磺胺甲噁唑，注射用亚胺培南-西司他汀钠降级为哌拉西林+他唑巴坦，保留卡泊芬净，加用更昔洛韦覆盖CMV。呼吸方面：采用循环保护的机械通气：潮气量4~6ml/kg，保证平台压（Pplat）<27cmH₂O或驱动压<17cmH₂O，控制PaCO₂低于48mmHg，俯卧位通气，西地那非25mg（每日2次）降低肺动脉压力治疗。其他治疗：原发病应用甲泼尼龙40mg（每日1次）、羟氯喹0.2g（每12小时1次）治疗。心脏方面：cTNI进行性升高，心电图未见明显ST段抬高，考虑缺氧致急性心肌损伤，予扩冠治疗；肾脏方面：AKI 3期，少尿，予CRRT维持内环境及水电解质平

表 3-13-1-1　入 ICU 后 PICCO 参数与治疗调整

	入ICU	PICCO 第1套 (1st)	PICCO 后1h		PICCO 后2h	PICCO 后6h		PICCO 后12h	PICCO 后24h	PICCO 后48h	PICCO 后60h
HR/(次·min⁻¹)	120	148	102		98	91		87	95	95	95
CVP/mmHg	测不出	25	20		15	11		8	9	8	6
ABP/mmHg	84/50	50/20	102/55		112/62	114/69		128/75	96/67	103/72	109/69
Pv-aCO₂/mmHg	11.6	15	8		5.2	8		7.2	5.9	4.9	4.7
ScvO₂/%	52.5	47.2	59.2	脱水	71	57.2	米力农 0.2μg/ (kg·min)	59.8	65.7	67.7	65.9
Lac/(mmol·L⁻¹)	8.4	13	18		18	15		9.4	2.9	2.1	1.9
CO/(L·min⁻¹)	–	2.6	3.27		3.18	3.47		3.64	3.71	3.61	3.34
GEDVI/(ml·m⁻²)	–	513	579		615	664		697	704	699	632
SVRI/(dyn·s·m²·cm⁻⁵)	–	4 069	3 353		2 256	2 762		2 318	2 544	1 897	1 657
EVLWI/(ml·kg⁻¹)	–	11.7	12.3		12.8	11.8		11.5	11.8	10.2	9.1
NE/(μg·kg⁻¹·min⁻¹)	1.5	2.12——1.19			1.09	1.09		0.92	0.75	0.35	0.12
E/(μg·kg⁻¹·min⁻¹)	–	0——0.3			0.3	0.3		0.3	0.3	0.1	0
Mil/(μg·kg⁻¹·min⁻¹)	–	–	–		–			0.2	0.2	0.2	0.1

注:PICCO,脉搏指示连续心排血量检测;HR,心率;CVP,中心静脉压;ABP,(有创)动脉血压;Pv-aCO₂,静脉 - 动脉二氧化碳分压差;ScvO₂,中心静脉血氧饱和度;Lac,乳酸;CO,心排血量;GEDVI,全心舒张末容积指数;SVRI,外周血管阻力指数;EVLWI,血管外肺水指数;NE,去甲肾上腺素;E,肾上腺素;Mil:米力农。

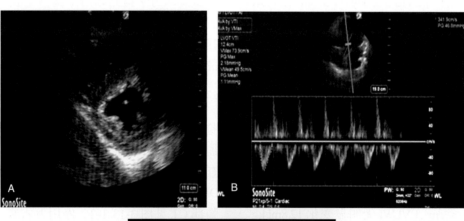

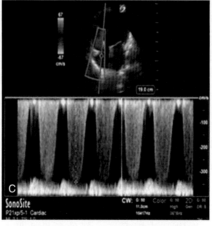

图 3-13-1-1　入室后心脏超声参数

注:A.“D”字征;B. VTI,左室流出道速度时间积分;C. 三尖瓣反流。

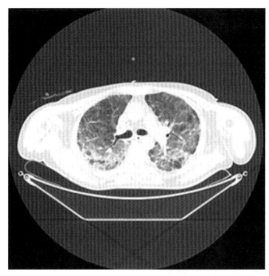
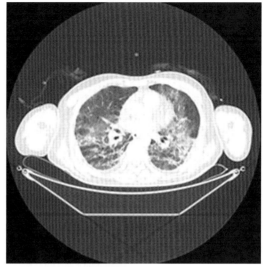
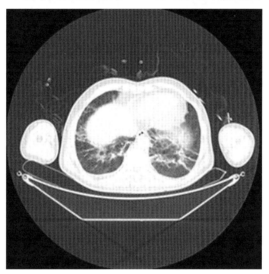

图 3-13-1-2　胸部 CT
注：肺部间质性以及感染性改变。

衡；胃肠方面：腹胀，肠鸣音弱，考虑急性胃肠损伤，予通便、胃肠动力药物、菌群调节剂，尽早肠内营养。患者逐渐好转，顺利脱机拔管转回普通病房。

二、临床思维过程

（一）临床思维第一步

1. 该患者主要矛盾是什么？

（1）休克明确，血流动力学不稳定，如何维持循环稳定为第一矛盾。

（2）肺部感染明确，且患者因免疫性疾病，既往及未来均需长期服用免疫抑制药物，如何控制感染，避免原有感染加重及防止新发机会性感染为第二矛盾。

2. 导致主要矛盾的病因是什么？

（1）休克主要考虑是由感染造成的一系列反应：患者因肺部感染，重症肺炎，出现感染性休克是循环衰竭的第一层原因；患者既往病史可知存在轻度肺动脉高压，右心功能不全，此次由重症肺炎引发 ARDS 后，导致肺血管损伤，肺动脉高压进一步加重，出现急性肺源性心脏病（acute cor pulmonale，ACP），床旁超声可见右心增大，"D 字征"，右心排血量下降致全心排血量减少，存在梗阻因素造成的循环衰竭，此为第二层原因。

（2）患者为明确免疫病患者，存在激素冲击病史且既往长期服用免疫抑制药物，本身为机会性感染高发人群，故此次出现肺部感染快速加重的表现。

（二）临床思维第二步

如何评估与处理主要矛盾？

1. 从主要矛盾中我们可以总结出，患者异常的血流动力学状态除感染造成的血管张力下降外，ARDS所致肺高压的加重及ACP的出现也是造成循环衰竭的主要原因。患者入室后应用大剂量去甲肾上腺素，但血压维持不理想ABP 80/50mmHg。入室后第一步，评估患者容量状态，监测得到CVP极高>30mmHg；同时床旁超声提示下腔静脉充盈明显，右心增大，右心与左心比例2:1，出现"D字征"，心脏无节段性室壁活动异常，无明显心包积液，三尖瓣反流4.2m/s，粗测肺动脉压90mmHg。结合患者病史，考虑患者肺动脉高压，ACP明确，肺高压造成右心射血受阻，引起全心排血量下降，同时右心急性扩张，压迫左心造成左心舒张障碍，进一步减少心排血量。那么如何避免循环恶化，治疗的当务之急在于：一要避免肺高压进一步加重；二要尽可能缓解右心对左心的压迫，改善左心的舒张功能；三是针对目前大剂量血管活性药的应用，需要评估是否已引起后负荷增加。针对这种复杂的血流动力学异常状态，"一动脉一静脉一对血气"已远远不够，更高级别的血流动力学监测才有助于我们进行精准的血流动力学评估与治疗。因此，放置PICCO有助于我们精确滴定并连续评估本患者所需的前负荷、心排血量及后负荷；而床旁超声更有助于实时动态地反馈血流动力学状态。从第一组PICCO数据可得，患者前负荷过高，心排血量不足，外周血管阻力升高。故治疗方案应为强心改善心排血量，同时利尿降低前负荷，避免造成右心室进一步增大，缓解右心对左心的压迫；大剂量去甲肾上腺素的应用仅在无足够血流动力学评估，紧急情况下来维持血压，针对梗阻性休克和心源性休克，一旦梗阻改善，心排血量升高，应减少血管活性药物的应用降低后负荷。在这个过程中需连续监测CVP、PICCO及乳酸（组织灌注情况）等变化，尽可能做到"一变一测"，动态床旁超声评估心脏情况，精准滴定出最佳的CVP、心排血量及血压。

2. 除明确的感染因素造成分布性休克外，此次肺高压加重及出现ACP的主要诱因也是感染，因此在休克复苏的同时，也要评估及处理感染情况。根据集束化治疗原则，需要第一时间留取病原学，1小时内应用抗生素。由于患者为免疫缺陷患者，抗生素的使用原则可以为"重锤猛击及广覆盖"；针对明确的感染部位需连续动态评估感染指标的变化情况，随时调整抗感染方案；针对疑似的感染部位需反复筛查有无病原学证据并做好医院感染防控措施。

（三）临床思维第三步——治疗干预过程中困境分析

针对ARDS血流动力学异常的患者，如何进行循环保护性机械通气？

本病例患者的血流动力学治疗除了要解决已经出现的循环衰竭，更要在治疗中避免进一步继发损伤。我们知道机械通气是一种支持与损伤并存的治疗手段，不恰当的机械通气不仅仅会造成呼吸机相关性肺损伤，更会引起循环的紊乱与恶化。机械通气不恰当的潮气量及呼气末正压可增加肺循环阻力，造成肺循环损伤；而根据心肺交互作用原理，机械通气本身又可以降低右室前负荷，减少右室心排血量。这些机械通气对本患者的影响，将增加患者治疗难度。那么如何最大程度降低机械通气对血流动力学的影响至关重要。因此，对本患者要进行循环保护性机械通气。包括：积极寻找ARDS的原发病因，积极控制感染；避免$PaO_2/FiO_2<150mmHg$，因缺氧引起血管收缩，控制呼吸机支持条件；维持驱动压$<17cmH_2O$；维持$PaCO_2<48mmHg$。此外，精确的PEEP滴定，俯卧位及充分镇静镇痛也将有助于机械通气时循环的稳定。在这个治疗过程中，我们依旧要遵循连续与动态的原则，根据患者变化的血流动力学情况，动态调整机械通气条件及参数，避免继发损伤。

三、要点分析

当患者出现休克、血压下降时，我们需分清低血压的原因，不同原因导致的低血压的处理存在不同侧重点，治疗上也并非一味加用血管活性药物。对于血流动力学不稳定，尤其存在复杂血流动力学异常的重症患者，必须进行精准的血流动力学监测、评估及治疗手段。而在这一过程中，连续与动态是我们必须要遵守的管理原则。由于重症患者的病理生理过程复杂，每分每秒都有新的病情改变，而我们给予患者的每一项治疗都会引起不同的改变和反馈，因此必须连续监测每一个变化并动态作出评估与调整，实现精准而个体化的血流动力学治疗。"连续性"是时间的概念,指按照时间顺序以一定频率或规则间断地出现或持续发生的现象。血流动力学治疗在连续的过程中,可被不同的时间点分为多个时间段,每个时间段均有需要完成的目标,不同的目标牵引着每个时间段的治疗连续进行,形成整体治疗策略,实现最终治疗目的。在本例患者中我们可以看到如下4个连续的阶段:①病房内病情恶化,大剂量去甲肾上腺素的应用无法改善循环衰竭;②入ICU后快速评估发现休克原因;③建立血流动力学监测手段,明确血流动力学异常的关键所在并给出治疗方案;④制定围绕本患者血流动力学状态及病因的其他治疗及器官支持方案。因此本患者的连续性在于发现循环恶化情况,找出循环恶化原因,制定循环稳定方案,由此推动患者治疗的连续性。"动态性"是干预的概念,指在不同目标引导下,主动调整治疗方法,不断接近最终目的的过程。在我们为患者滴定合适的CVP、心排血量和血压的过程,每进行一个治疗手段,都要动态地复查相关指标,以明确治疗效果;治疗后患者每一个指标的变化,又促使我们动态调整治疗方案。而这个动态的过程,又是治疗连续性得以贯彻的保证。总体而言,本例患者的救治遵循连续与动态的原则,进行PICCO监测、床旁重症超声等,同时采取循环保护性机械通气、抗生素应用及器官支持等治疗,最终实现本例患者的早日治愈。

(汤铂 苏龙翔)

第二节 病 例 2

一、病例简述

76岁男性,因"二尖瓣置换术后10天,发热6天"入院。患者因二尖瓣重度关闭不全,10天前于外院行二尖瓣生物瓣置换术,手术顺利,术后第二天脱机拔管转回普通病房。6天前无明显诱因出现发热,体温最高38.5℃;痰多,为黄色脓痰,伴氧合下降,储氧面罩吸氧10L/min,SpO_2 90%;同时出现血压下降,最低至60/40mmHg,血乳酸4.5mmol/L;少尿,肌酐升至290μmol/L,血钾7.0mmol/L。立即床旁行气管插管接呼吸机辅助呼吸,去甲肾上腺素、肾上腺素及垂体后叶素持续静脉泵入升压治疗。外院痰培养3次均为敏感的肺炎克雷伯菌,头孢哌酮钠-舒巴坦钠抗感染效果欠佳。因患者存在重症肺炎、呼吸衰竭、感染性休克、慢性肾功能不全急性加重、为行进一步诊疗收入ICU。既往高血压、糖尿病、房颤、脑梗死病史,以及慢性肾功能不全病史,基础血肌酐150~200μmol/L。

入院后结合患者病史、临床表现及外院痰培养结果,血白细胞22×10⁹/L,中性粒细胞比例88.7%。CT检查提示双下肺实变,考虑患者重症肺炎(肺炎克雷伯菌感染)、外院带入锁骨下静脉导管表面有污渍,导管相关性血流感染不除外。留取痰、外周血、导管血、尿等病原学标本,给予美罗培南+达托霉素+卡泊芬净抗感染治疗,呼吸机辅助通气,监测CVP 9mmHg,血气分析提示:$Pv\text{-}aCO_2$ 4mmHg,$ScvO_2$ 72%,去甲肾上腺素0.7~0.4μg/(kg·min)静脉泵入维持血压130/70mmHg,乳酸1.7mmol/L,同时继续CRRT治疗。感染指标:PCT 2.2ng/ml,G试验34pg/ml,GM试验0.32μg/L;痰培养回报肺炎克雷伯菌、大肠埃希菌,均对美罗培南敏感;57小时颈内静脉导管血报警、81小时外周血培养真菌瓶报警:酵母样孢子。因无阳性球菌感染证据,停用达托霉素,继续美罗培南+卡泊芬净抗感染治疗。但患者仍每日发热,体温38.5℃左右,白细胞下降不明显(15×10⁹~20×10⁹/L),去甲肾上腺素减量困难[0.4μg/(kg·min)],肾功能无恢复,仍需CRRT支持,无法脱水负平衡。考虑感染控制不满意。入院第6天,血培养结果提示胶样红酵母菌,卡泊芬净天然耐药,药敏提示仅对两性霉素B、5-氟胞嘧啶敏感。调整抗生素为美罗培南+两性霉素B治疗。继续治疗1周后,患者血常规逐步下降,但体温仍有38℃左右,同时需去甲肾上腺素约0.1μg/(kg·min)维持血压。重新进行感染灶筛查,痰、血培养均为阴性,复查胸部CT,

可见纵隔积液较前增多,考虑纵隔感染可能,联系整形外科行床旁清创及持续负压吸引,引流液培养提示鲍曼不动杆菌,加用替加环素并持续引流,体温降至正常,去甲肾上腺素减量至停用,复查肺部CT纵隔积液明显减少,随后可逐渐脱机,拔除气管插管,最终顺利出院。

二、临床思维过程

患者老年男性,急性病程,心外科术后,结合患者高热、血压下降、乳酸升高等临床表现,感染性休克诊断明确。诊疗难点在于感染灶的筛查与确定、病原菌的判断及抗生素的选择。

(一)第一阶段——肺部感染

患者入ICU,结合患者发热、血常规升高、大量黄脓痰、肺部CT提示双下肺实变、外院痰培养明确为全敏感的肺炎克雷伯菌,临床肺部感染评分(CPIS)评分>6分,诊断方面考虑主要感染灶为肺,积极留取痰病原学标本;治疗上给予美罗培南抗感染,同时注意加强痰液引流。因患者心外科术后持续入住ICU,抗G⁻杆菌抗生素抗感染效果欠佳。外院带入中心静脉导管留置时间长,感染性休克明确,不除外导管相关性血流感染及真菌感染,留取外周血、导管血培养,拔除外院带入中心静脉导管,经验性给予达托霉素、卡泊芬净抗感染治疗。上述抗生素方案治疗过程中,病原学结果陆续回报。痰培养示肺炎克雷伯菌、大肠埃希菌,均对美罗培南敏感;颈内静脉导管血、外周血培养真菌瓶均报警:酵母样孢子,因已给予卡泊芬净抗真菌治疗,故并未调整抗生素方案。但患者临床表现提示抗感染效果不佳,体温、血常规不降,去甲肾上腺素减量困难,容量方面仍需要液体正平衡,循环尚未稳定。考虑感染灶定位有误或抗生素选择有误,反复留取痰、血、尿病原学,并再次外出行CT检查,均未提示其他感染灶。同时CT示双下肺实变较前吸收,痰量减少,且为白色稀薄痰液,提示肺部感染较前好转,但患者体温、血常规及循环状态均提示感染加重,治疗进入僵持阶段。

(二)第二阶段——血流感染

治疗第6天,血培养结果回报胶样红酵母菌,经查阅文献,对卡泊芬净天然耐药。立即与微生物室沟通,获取药敏结果,仅对两性霉素B、5-氟胞嘧啶敏感,遂将卡泊芬净调整为两性霉素

B抗真菌治疗。患者体温、血常规下降,循环较前稳定,血管活性药物减量;均证明治疗血流感染有效。但患者经过好转期之后又进入僵持阶段:体温仍有38℃,仍需要0.1μg/(kg·min)去甲肾上腺素维持血压,提示仍有感染未控制,提醒我们,是否还存在其他感染灶?

(三)第三阶段——纵隔感染

再次启动新一轮感染灶筛查,此次留取痰培养、血培养均为阴性,再次复查CT提示纵隔积液较前增多,结合患者心外科术后,纵隔感染可能性极大,立即联系整形外科行床旁清创,留取局部培养提示鲍曼不动杆菌,加用替加环素并持续负压吸引清除感染灶,患者最终体温正常,血管活性药物减量至停用,脱呼吸机、拔除气管插管,好转出院。

三、要点分析

"连续"是时间的概念,指按照时间顺序以一定频率或规则间断地出现或持续发生的现象。重症患者的治疗在连续的过程中可被不同的时间点分为多个时间段,每个时间点上的指标可以自成目标,对相应时间段中的治疗方法进行界定。多个时间段的治疗连续进行,形成整体治疗策略,实现最终治疗目的。"动态"是干预的概念,指在不同目标引导下,主动调整治疗方法,不断接近最终目的的过程。这个过程中强调了对不断变化的目标的正确认识与应用,通过调整局部方法,服务整体治疗目的。

上述病例中,对于患者感染灶、抗感染及感染性休克的诊疗和评估是一个连续的过程。诊疗第一阶段,根据患者临床表现及外院病原学结果锁定感染灶为肺,经肺部物理治疗及抗生素应用,肺部感染明显改善,但临床症状的迁延和对血管活性药物的依赖,仍提示我们抗感染治疗仍不够精准,仍有未覆盖的感染灶或对现阶段抗感染药物不敏感的致病菌存在;第二阶段,肺部感染好转后,患者仍表现为感染控制不佳,此时积极追查其他感染灶,入院时颈内静脉导管血、外周静脉血培养均回报为胶样红酵母菌,且静脉导管血均较外周静脉血培养先报警,考虑为导管相关性血流感染,动态调整对胶样红酵母菌敏感的抗真菌药物后体温、循环支持力度又有所好转。在治疗的动态中继续观察病情变化,并准备进行

进一步动态的调整。随着感染的迁延,使治疗的重点再次回到感染灶的筛查上,通过复查CT,发现了纵隔感染,调整抗感染策略后患者最终获益。在整个重症感染,感染性休克的诊疗过程中,我们始终都在关注和评估着抗感染的效果,而从患者的症状、体征、循环支持强度等多维度

指标也在向医生不断进行反馈。综上所述,临床医师需连续地对患者感染控制情况进行评估,动态地对感染灶、抗生素进行主动、精确的调整,才能达到优化重症抗感染治疗的目的。

(汤铂 程卫)

第三节 病 例 3

一、病例简述

患者67岁男性,主因"气促、腹胀1年余,加重伴心慌3个月余"入院。1年余前,无明显诱因出现活动后气促,同时伴有腹胀、双下肢浮肿。就诊于当地医院,诊断心包积液,予以心包积液引流后症状缓解。出院后上述症状反复发作,多次就诊于当地医院,予以利尿后症状可缓解完善胸腹部CT及超声心动图考虑诊断心力衰竭、胸腔积液、缩窄性心包炎等,予以强心、利尿、扩血管等治疗,患者未规律服用药物。3个月前,患者活动后气促、心慌加重,休息后尚可缓解,同时伴有腹胀、食欲减退。1个月余前,患者就诊于北京某医院,查超声心动图提示左心房(LA)26mm,左心室(LV)42mm,左室射血分数(LVEF)50%,缩窄性心包炎,右室膈侧显著增厚,主动脉瓣少~中量反流,左室收缩功能正常低限。考虑诊断缩窄性心包炎、心力衰竭、完全性左束支传导阻滞,窦房传导阻滞、右侧胸腔积液、肝功能异常。为行手术治疗,收入心外科。既往12年前患食管癌,合并胃、胰腺转移,行部分食管、全胃、部分胰腺切除术及放化疗,具体不详。4个月余前,患者于当地某医科大学附属医院行垂体MRI提示垂体腺瘤,合并垂体前叶功能减退。完善术前检查,在全麻下行心包剥脱术,术后带心包、纵隔引流管,胸腔闭式引流管、尿管入ICU。

入ICU时:心率117次/min,ABP 97/57(68)mmHg[去甲肾上腺素0.37μg/(kg·min),肾上腺素0.062μg/(kg·min)],CVP 11mmHg,监测动静脉血气Pv-aCO$_2$ 6mmHg,ScvO$_2$ 69.8%,乳酸4.3mmol/L,BE:3.6mmol/L。PICCO监测:心排血量3.5L/min,

GEDI 850ml/m^2,SVRI 2 300dyn·s·m^2/cm^5。床旁超声示EF 50%,VTI 18cm,下腔静脉直径2.0cm、扩张固定,未见明确心包积液。体温36.5℃;血常规:白细胞2.5×10^9/L,血红蛋白120g/L;PCT 1.60ng/ml;床旁胸片未见明显异常。继续强心、脱水,心排血量维持在3.5L/min以上,CVP 7~8mmHg,乳酸可持续清除至2mmol/L以下。患者循环逐渐稳定,术后第3天拔除PICCO导管。

术后第6天,患者出现血压下降,MAP最低至55mmHg。此时,去甲肾上腺素0.8μg/(kg·min),肾上腺素0.2μg/(kg·min);体温38℃,心率122次/min;CVP 10mmHg,监测动静脉血气:PaO$_2$ 67mmHg(吸入氧浓度40%),Pv-aCO$_2$ 8.1mmHg,ScvO$_2$ 74.1%,乳酸4.5mmol/L。给予250ml复方氯化钠行补液试验,20分钟后复查以上指标:CVP 13mmHg,Pv-aCO$_2$ 6mmHg,ScvO$_2$ 75%,MAP 63mmHg,乳酸4.7mmol/L。去甲肾上腺素由0.8μg/(kg·min)加至1.2μg/(kg·min),加用垂体后叶素1U/h后,复查MAP 75mmHg,乳酸6.0mmol/L。给予进一步行Swan-Ganz导管(S-G导管)监测血流动力学:肺动脉压37/21mmHg(平均压28mmHg),心排血量3.0L/min,右室舒张末容积(EDV)179ml,SVRI 3 142dyn·s·m^2/cm^5。术后连续监测引流量(250→150ml/d);血常规:白细胞7.8×10^9/L,血红蛋白117g/L;PCT 15ng/ml。床旁胸片示双下肺新发斑片影。肺部超声提示双下肺实变,双上肺A线;床旁心脏超声示:下腔静脉宽度2.0cm,无明显变异度;右心不大,右心:左心比例<0.6;三尖瓣反流2.1m/s;未见明显心包积液。腹部超声筛查胆囊增大,长径6cm,周围少许积液。

给予亚胺培南 - 西司他汀钠联合万古霉素抗感染、滴定有创动脉压、强心治疗、胆囊穿刺引流后,心排血量升至 3.4L/min,MAP 70mmHg,去甲肾上腺素 1.2μg/(kg·min),垂体后叶素 0.7U/h,肾上腺素 0.3μg/(kg·min),CVP 9mmHg,乳酸 6.0→4.7→3.6mmol/L。每小时尿量 50ml。血流动力学稳定后,开始给予俯卧位治疗,床旁超声动态监测后背部肺实变范围及程度。每日俯卧位时间为 6 小时。患者实变范围逐渐缩小,氧合指数达 300mmHg 以上。患者组织灌注逐渐改善,支持条件逐渐下调,术后第 10 天脱机拔管转回心外科普通病房。

二、临床思维过程

(一)临床思维第一步

Q:这例患者的主要矛盾是什么?

A:血压下降,乳酸升高。

Q:导致这个主要矛盾的病因是什么?床旁可利用哪些连续指标逐一除外?

A:患者存在组织灌注不足的情况,休克诊断明确,但需将进一步分析休克类型给予针对性治疗。

(1)心源性休克? →S-G 导管、床旁超声明确。

(2)分布性休克? →体温、血常规、感染灶筛查,影像学检查等。

(3)梗阻性休克? →床旁超声、S-G 导管除外。

(4)低血容量性休克? →连续监测 CVP、血红蛋白及引流量。

相应检查结果如下:

首先,行床旁超声心动图检查提示:右心:左心<0.6,右心不大,三尖瓣反流 2.1m/s,未见明显心包积液;S-G 导管监测血流动力学:肺动脉压 37/21mmHg(平均压 28mmHg),CVP 10mmHg。故不存在梗阻征象,可先排除梗阻性休克。

其次,术后连续监测引流量(250→150ml/d),较前未见明显增多,血红蛋白 117g/L,较前无变化,无急性失血失液过程;超声显示下腔静脉宽度 2.0cm,无明显变异度,CVP 在 10mmHg,Pv-aCO$_2$ 4mmHg,SvO$_2$ 78.4%,右室舒张末容积(EDV)179ml,均不提示容量不足,故可排除低血容量性休克。

再次,患者术后一直需肾上腺素强心维持心排血量,此次病情变化,放置 S-G 导管监测心排血量 3.0L/min,较术后 PICCO 监测的心排血量(3.5L/min 以上)有明显下降,故患者存在心功能不全,但引起心排血量下降的因素较多,需分析可能原因并作出相应动态干预。

最后,患者既往有肿瘤病史曾行放化疗,此次病情变化,连续监测血常规提示白细胞为 7.8×10^9/L,虽然还在正常范围,但较前升高。连续监测 PCT(1.6—8—15ng/ml)较前升高,体温波动在 38℃,故考虑感染因素存在。排查感染灶:肺部超声提示双下肺实变;床旁胸片提示双下肺新发斑片影;动脉血气分析提示氧分压 67mmHg(吸入氧浓度 40%);CPIS 评分(体温 38℃记为 2 分、胸部 X 线片的斑片影记为 2 分、氧合指数<250 记为 2 分)总共 6 分,故肺部感染明确。腹部超声筛查胆囊增大,大小 8.4cm×5.3cm,周围少许积液;术后已给予肠内营养,未见肠道不耐受征象,大便通畅;查大便常规正常。

总之,主要考虑肺部感染、胆系感染导致的感染性休克,进而引起心功能不全、组织灌注不良。

(二)临床思维第二步

针对主要病因进行分析及初步治疗。针对感染灶,予送痰培养,联系介入科,外出行胆囊穿刺置管引流并留取相关培养。予调整抗生素为亚胺培南 - 西司他汀钠联合万古霉素。血流动力学治疗方面,调整前 S-G 导管监测:肺动脉压 37/21mmHg(平均压 28mmHg),CVP 10mmHg,心排血量 3.0L/min,心率 122 次/min,EDV 160ml,SVRI 3 142dyn·s·m^2/cm^5,乳酸 4.5mmol/L,予下调平均动脉压目标值 75→65mmHg,降低心脏后负荷,缓慢减少血管活性药物用量,垂体后叶素 1U/h 减到 0.7U/h。经过以上调整 2 小时后,S-G 导管监测血流动力学变化:肺动脉压 28/13mmHg(平均压 18mmHg),CVP11mmHg,心排血量 2.9L/min,心率 120 次/min,EDV 180ml,SVRI 2 800dyn·s·m^2/cm^5,乳酸 4.9mmol/L。组织灌注仍未改善,予肾上腺素 0.2μg/(kg·min)加量至 0.3μg/(kg·min)强心治疗,经过以上调整 2 小时后,CO 升至 3.4L/min,乳酸清除至

容量性休克。

3.6mmol/L，每小时尿量50ml。血流动力学稳定后开始给予俯卧位治疗，床旁超声动态监测后背部肺实变范围及程度。根据肺实变打开情况，制定每日俯卧位时间为6小时。患者实变范围逐渐缩小，氧合指数达300mmHg以上。

（三）临床思维第三步——治疗干预过程中的困境分析

患者为严重的感染性休克，需大量使用缩血管药物维持血压，而这导致心脏后负荷过高，加重了原有的心功能不全及心源性休克。故需在密切监测灌注压力的基础上下调缩血管药物，后加用强心药物，经以上调整后，动态监测心排血量由 2.9 → 3.4L/min；MAP 维持在 65mmHg，此时每小时尿量 50ml，器官功能未见损伤，乳酸可逐渐清除。

三、要点分析

在休克治疗的过程中，血流动力学治疗的连续与动态性具有重要的指导作用，血流动力学评估能够为临床提供明确的治疗目标，并通过控制干预程度、监测治疗效果、调整治疗方向，将血流动力学指标的动态变化作为评估干预临床效果的依据。临床实践中，任何一项治疗调整之前都需要进行相应的血流动力学评估，并在调整治疗策略之后进行动态监测。对于复杂的心脏外科围手术期患者，在患者临床情况发生变化，特别是出现组织灌注不良表现后，往往需要进一步血流动力学监测来为临床治疗和评估提供依据。

当临床发现患者出现血流动力学不稳定和组织灌注不良后，迅速明确休克类型，改善组织灌注就成了整个临床干预的方向。但在不同的时间阶段，需要依据血流动力学监测指标，做出准确、适当的临床干预，分阶段完成不同的目标，最终达到改善组织灌注的治疗目的。对于本例患者，当病情发生变化时，在第一时间进行连续的有创血压、CVP、$ScvO_2$、$Pv\text{-}aCO_2$、乳酸及重症超声的血流动力学监测，在这些连续的血流动力学指标基础上，可分析得出本例患者休克、组织灌注不良的原因为感染性休克合并心功能不全、心源性休克。

在明确休克类型的基础上，动态评估患者容量状态及灌注压，为后续治疗提供依据。在每一次进行治疗调整前后均需动态监测以上指标，评估治疗目标是否达到。一个连续的血流动力学治疗过程，因兼顾改善组织灌注的最终目标和对临床干预位点、效果的评估与把控，从而实现个体化治疗的基本理念。

可见，血流动力学通过确定治疗目标、选择治疗方法、调节治疗程度，严格、定量地控制着治疗的整体过程。当目标尚未实现，或临床干预的效果与预期不一致时，需要以血流动力学监测数据的动态变化为依据，不断调整、优化血流动力学治疗。

（汤铂 王翠）

主要参考文献

［1］ RHODES A, CECCONI M, HAMILTON M, et al. Goal-directed therapy in high-risk surgical patients: a 15-year follow-up study [J]. Intensive Care Med, 2010, 36(8): 1327-1332.

［2］ 刘大为. 血流动力学从监测走向治疗 [J]. 中华危重病急救医学, 2012, 24(1): 1-3.

［3］ GRUENEWALD M, MEYBOHM P, KOERNER S, et al. Dynamic and volumetric variables of fluid responsiveness fail during immediate postresuscitation period [J]. Critl Care Med, 2011, 39(8): 1953-1959.

［4］ HAMILTON M A, CECCONI M, RHODES A. A systematic review and meta-analysis on the use of preemptive hemodynamic intervention to improve postoperative outcomes in moderate and high-risk surgical patients [J]. Anesth Analg, 2011, 112(6): 1392-1402.

第四节　病　例　4

一、病例简述

63 岁男性，6 月 23 日主因 "排尿困难伴夜尿增多 2 年" 入院。前列腺 MRI：前列腺大小 42mm×56mm×57mm（估算体积 69.71cm³），外周带 5~6 点处见局限性异常信号。活检病理：左、右前列腺腺泡腺癌，Gleason 评分 9 分，口服戈舍瑞林 3.6mg（每天早上）、比卡鲁胺 50mg（每日 1 次），排尿困难症状缓解。复查 MRI：前列腺不大，外周带左后见 T_2WI 稍低信号，较大直径 0.7cm，增强可见轻度强化，为手术收住院。发病后一般情况尚可，小便如上，体重下降 5kg。既往史：高血压病史 25 年，口服降压药治疗，平素血压 120~130/70mmHg；2 型糖尿病史 2 年；陈旧性脑梗死 1 个月，口服阿司匹林 100mg（每日 1 次），1 周前停药，依诺肝素治疗。个人史：吸烟史 30 年，40 支 / 日，戒烟 14 年；饮酒史 20 年，偶饮，戒酒 14 年。婚育史无特殊。家族史：祖父、父亲、叔叔、哥哥均患高血压及脑梗死。查体：体温 36.5℃，呼吸 83 次 /min，呼吸频率 18 次 /min，血压 120/68mmHg，经皮血氧饱和度（SpO_2）100%（吸入空气条件），心肺听诊无殊，腹平软，腹部压痛（-），肠鸣音可闻及，四肢不肿。6 月 26 日全麻下行 "腹腔镜前列腺根治性切除术"，手术时长 3 小时，无明显循环波动，入晶体 1 500ml，胶体 500ml，出血少量，尿量 200ml。手术当日 14:00 带盆腔引流管、尿管、气管插管入

ICU。持续瑞芬太尼 2μg/（kg·min）、咪达唑仑 3mg/h 静脉泵入维持 Richmond 躁动 - 镇静评分（RASS）-3 分。入 ICU 的生命体征：心率 80 次 /min、MAP 105mmHg、呼吸 16 次 /min、SpO_2 99%（FiO_2 25%），脉压变异度（PPV）8%，灌注指数（PI）0.75。血气分析：pH 7.40，PaO_2 98mmHg，$PaCO_2$ 40mmHg，BE -2mmol/L，乳酸 1.1mmol/L，肌酐 80μmol/L。

1. 事件一　术后当天 17:00 出现尿量减少至 10ml/h，床旁超声评估右侧腹 IVC 长轴 1.5cm（变异 15%）、短轴 1.5cm×1.7cm（变异度 20%），潮气量 6ml/kg，剑突下及胸骨旁因气腹及广泛皮下气肿，无法测量流出道直径及 VTI，双肾血流 1~2 级、未见明显肾盂扩张、输尿管显示不清。当时生命体征：心率 85 次 /min、MAP 90mmHg、呼吸 16 次 /min、SpO_2 98%（FiO_2 25%），PPV 12%，PI 0.85。尿常规提示尿比重:1.02，尿渗透压>500mOsm/（kg·H_2O），红细胞>200/HP，未见管型尿。复查血气：pH 7.39，PaO_2 98mmHg，$PaCO_2$ 40mmHg，BE -3mmol/L，乳酸 1.5mmol/L。给予 500ml 复方氯化钠静脉输液 30 分钟容量负荷试验，复查床旁超声右侧腹 IVC 长轴 1.8cm（变异 10%）、短轴 1.8cm×2.0cm（变异度较前减少），双肾血流 2~3 级（图 3-13-4-1，彩图见文末彩插），当时生命体征：心率 83 次 /min、MAP 100mmHg、呼吸 17 次 /min、SpO_2 98%（FiO_2 25%），PPV 9%，下 1 小时尿量增加至 50ml/h，维持液每小时 50ml。

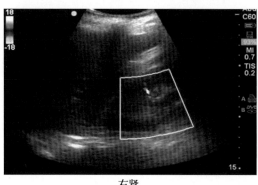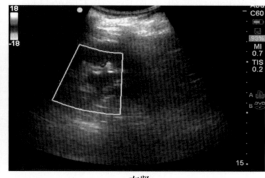

右肾　　　　　　　　　　　　　　　左肾

图 3-13-4-1　肾血流 2~3 级

23:00吸痰后，患者出现明显躁动，镇静镇痛药物进行调整，瑞芬太尼4μg/(kg·min)、每小时咪达唑仑4mg、异丙酚每小时80mg持续静脉泵入维持患者RASS-3分。

2. **事件二** 次日凌晨1:00，尿量减少至20ml/h，床旁超声评估右侧腹IVC长轴1.9cm（变异度7%）、短轴1.7cm×1.9cm（基本固定），潮气量6ml/kg。当时生命体征：心率86次/min、MAP 75mmHg、PPV 3%、PI 0.6。测量患者双侧肱动脉

无创血压，MAP 75mmHg。尿常规提示尿比重：1.015，尿渗透压380mOsm/kg，红细胞>200/HP，未见管型尿。复查血气:pH 7.42，PO_2 93mmHg，PCO_2 37mmHg，BE 0mmol/L，乳酸2.1mmol/L。床旁重症超声评估提示肾血流2级，双肾阻力指数难以测量（图3-13-4-2，彩图见文末彩插）。行床旁泌尿系超声检查(−)。予去甲肾上腺素0.15μg/(kg·min)维持MAP 95mmHg。凌晨2:00，尿量增加至60ml/h，复测双肾血流2~3级，双肾RI 0.62。

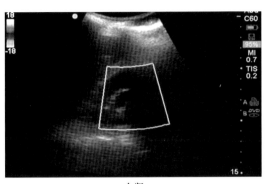 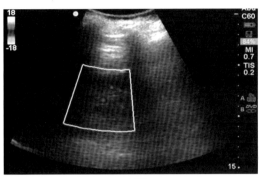

右肾　　　　　　　　　　左肾

图3-13-4-2　肾血流2级

3. **事件三** 次日早上5:00，尿量突然减少至0ml/h，床旁超声评估右侧腹IVC长轴1.8cm（变异度5%）、短轴1.9cm×2.0cm（基本固定），潮气量6ml/kg。当时生命体征：心率88次/min，MAP 95mmHg，PPV 8%，PI 1.0。尿常规提示尿比重:1.010，尿渗透压400mOsm/(kg·H₂O)，红细胞>200/HP，未见管型尿。复查血气:pH 7.41，PaO_2 98mmHg，$PaCO_2$ 39mmHg，BE 0mmol/L，乳酸1.2mmol/L。复查床旁重症超声，肾血流2~3级，双肾RI 0.65。行床旁泌尿系超声检查，发现双侧集合系统分离，左肾盂宽1.6cm、输尿管上段宽1.2cm；右肾盂宽1.4cm、输尿管上段宽1.1cm，膀胱内可见团块样物。与泌尿外科医师沟通，考虑肾后性梗阻可能性大，建议膀胱冲洗速度加快，可见血块被冲出。2小时后，尿量增加至60ml/h。复查床旁泌尿系超声检查：双侧集合系统分离，左肾盂宽1.3cm、输尿管上段宽1.0cm；右肾盂宽1.2cm、输尿管上段宽0.9cm，膀胱内可见团块样物较前明显减少。

二、临床思维过程

（一）夜间第一次尿少该如何考虑？

着手点为肾前性、肾性、肾后性。肾前性因

素，床旁可以快速评估，此时需结合患者23:00镇静镇痛药物进行调整，瑞芬太尼4μg/(kg·min)、咪达唑仑每小时4mg、异丙酚每小时80mg，因大量镇静药物可能导致血管床扩张，予患者进行容量状态及容量反应性评估，当时右侧腹IVC长轴1.5cm（变异15%）、短轴1.5cm×1.7cm（可见有一定变异度），潮气量6ml/kg，剑突下及胸骨旁因气腹及广泛皮下气肿无法测量流出道直径及VTI，当时患者入ICU即刻心率增加、MAP较前下降、脉压变异度（PPV）增大（提示容量反应性增加），同时血气分析提示患者代谢性酸中毒加重及乳酸上涨趋势，予容量负荷实验后，患者MAP较前增加，根据欧姆定律，短时间在阻力不变的情况下，压力增高，必然提示流量提高，此处即考虑患者CO提高，同时肾脏灌注指标（尿量）改善明显，考虑患者为肾前性因素导致尿量减少。

（二）夜间第二次尿少该如何考虑？

仍进行肾前性、肾性、肾后性三方面考虑。肾前性因素床旁可以快速评估，患者血压较前均下降，灌注指标乳酸、灌注指数（PI）变差，PPV小，同时腔静脉的绝对值未提示明显容量不足，同时变异不明显，考虑不存在明显容量反应性。肾血流定性变差，尿常规未提示肾性因

素影响、仅提示红细胞大量,余无殊,同时泌尿系超声(−)。在患者血压降低前有明显镇静及镇痛药物加量,结合患者既往高血压病病史,平素 MAP 95mmHg,测量患者有创及无创平均动脉压基本相等,患者尿量减少考虑肾脏灌注压力不足引起。提高血压后患者尿量增加,同时肾血流改善。

(三) 晨起无尿该如何考虑?

仍进行肾前性、肾性、肾后性三方面考虑。肾前性因素床旁可以快速评估,患者心率、血压未提示明显容量不足,灌注指标乳酸、PI 基本满意,PPV 小,同时腔静脉的绝对值未提示明显容量不足,且变异不明显,考虑不存在明显容量反应性。肾血流定性评估、RI 尚可,尿常规未提示肾性因素影响、仅提示红细胞大量,余无殊。同时,泌尿系超声提示集合系统分离及膀胱内团块影,膀胱冲洗加强,血块冲出,尿量恢复,综合考虑肾后梗阻性因素影响可能性大。

三、要点分析

1. 夜间患者第一次出现尿少的整体考虑思路 从肾前性、肾性、肾后性三方面考虑。患者基础肾功能正常,常规前列腺癌根治术后,出现肾性少尿可能性极低,同时尿常规不支持。而肾前性、肾后性则是外科术后常出现的问题。乳酸及 PI 为其他灌注指标体现,在一定程度反映全身流量情况,该两项指标提示流量不足,则评估肾前性问题。床旁超声评估腔静脉宽度及变异指导临床液体管理,明显容量不足及过负荷表现可对临床有一定指导意义。本案例中这第一次患者尿少时腔静脉偏窄、有一定变异、PPV 偏大。同时,行容量负荷试验后 MAP 上升 10mmHg,根据欧姆定律,患者全身流量应提高,双肾血流改善,同时尿量增加,故考虑为肾前性因素所致。

2. 夜间患者第二次出现少尿的整体考虑思路 从肾前性、肾性、肾后性三方面考虑。肾前性方面,伴随血压下降,双肾血流恶化,床旁超声评估腔静脉绝对值不窄、变异不高、PPV 小。影响肾前性灌注的因素包括流量及血压。考虑患者血压较前及既往降低,尿常规、泌尿系超声可除外肾性及肾后性因素,提高血压后,肾血流改善,尿量恢复,故支持灌注压不足引起患者尿少。

3. 晨起患者尿量再次减少的整体考虑思路 从肾前性、肾性、肾后性三方面考虑。患者此次表现为突发无尿,其中尿常规中持续存在红细胞,考虑肾后性因素可能性大。泌尿系超声提示梗阻,加强膀胱冲洗后改善。肾性因素考虑同前,尿常规不支持;肾前性方面,乳酸及 PI 等其他灌注指标满意,床旁超声评估腔静脉绝对值不窄、变异不高、PPV 小,双肾血流及阻力基本正常,考虑不支持肾前性因素。

(汤 铂 王 洁)

第四篇
目标与目的

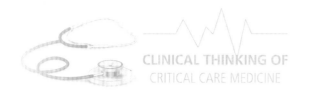
第一章　目标与目的的定义与内涵

重症治疗，面临的是命悬一线的境地。如果说，寻找"的"、确定"矢"，是知识问题，那么，是否坚持"有的放矢"，就是临床思维问题，是原则问题。

作为临床思维方式的一组成对存在的内容，目标与目的表述是点和线的关系。目的，为整体治疗策略画出一条线；目标，在这条线上为每一个治疗方法标定了一个点。

重症的病情，有着明确的临床复杂性。重症的临床表现，往往涉及多个器官或系统功能的受累。即使当时某些器官尚未有明确的临床表现，但这些器官也是重症发展的内在器官。无论是已经受累器官的相关指标，还是尚未表现出受累器官的相关信息，它们带来的信息改变都不断地展现在临床。可见，重症临床表现的复杂性不仅在于涉及面广，而且呈立体性。不同的信息存在于不同的层面，对病情变化和治疗效果的反应不在同一层面。同时，病情发展的致命性，使得重症的临床复杂性变得更为剧烈。

重症的临床治疗，必须面对如此复杂的病情，就已经被病情赋予了明确的复杂性。但同时，随着重症医学理论发展、临床监测和治疗方法的不断增多，不但发病机制上的可治疗位点增加，而且临床可实施的干预方法也有了更多选择。每项干预方法都有自己的作用位点，而且医师必须尽快作出决定，马上开始实施。

有效进行重症治疗，就要在这种复杂的局面中，首先建立治疗的核心思路，确定整体治疗策略的最终目的。然后，在这条核心思路上，排列出不同的治疗方法。重要的是选择出必须最先实施的方法，并与后续的治疗方法有机地联系在一起。目标与目的的思维方式，正是要按照这样的一个临床思路，将临床医师已经具有的知识积累进行重新排列组合，指导医师在复杂的临床环境中找出最为有效的治疗途径和方法，使重症治疗真正成为目标导向的定量治疗。

第一节　重症治疗的目的性

目的，是指整体治疗策略或一组治疗方法的最终结果，决定治疗的必要性，指出治疗的方向。作为目的的指标，通常是临床上可连续测量的指标，并具有定量性的正常值范围。

确定治疗的目的性，是重症治疗临床思维方式所必须首先完成的任务。目的性对重症临床治疗的管理作用主要表现在2个方面，即确定治疗的必要性和方向性。而作为目的的具体指标，则使整个治疗策略具有了临床可操作性。"重症治疗的目的就是要挽救患者生命"，这句话可以作为整体的理念，是对群体患者的治疗方向。但对于具体患者，治疗的目的，则应该按照挽救生命的原则，确定具体量化指标。如果不能确定目的指标，则重症治疗就不能开始。若在没有目的的情况下开始治疗行为，治疗方法将是一盘散沙，毫无头绪，将导致治疗的整体失控状态。

一、目的性决定治疗的必要性

目的性,作为一种思维方式,是指任何一种临床行为都必须具有明确的目的性。只有具备了明确的目的,才有进行相应临床行为的必要性。在重症治疗过程中,无论是临床监测,还是干预性治疗行为,都必须在确认必要性之后,才能够开始进行。必要性来源于治疗目的是否存在。如果没有目的,没有明确的必要性,任何临床行动都不应该被执行。无论临床上出现了什么情况,没有目的就不要开始行动,或者,至少是不应该由心里没有治疗目的的人来执行这个行动。这是目的性思维方式的核心所在。

重症治疗的临床行为,不但要求目的性存在,而且还要求目的性非常明确。因为,目的决定了治疗的位点,决定了治疗的水平。临床上出现了低血压,需要采取行动吗?这是一个常见的临床情况,需要先行判断。因为过于常见,也许有人不需要思考就开始了提升血压的治疗行动。但是,这是一个非常严谨的临床思维方式问题,即干预性治疗行动的目的是什么。每个人的思维方式可以不同,决定了不同的治疗位点。不妨这样认为,发现血压"低"了,就表明你已经有了可以作为目的的"正常"血压的标准。如果思维方式并不关注这个目的是否存在,或者只是根据医师自己隐约感觉到的目的,也可以开始治疗行为,但却严重影响治疗的水平。因为,这个可以作为衡量血压是否下降的正常值可以只是来自个人的经验,或者是教科书上的正常值,也可以是组织灌注改变的相应指标。这些不同的指标,或者不同的数值,显然会将治疗行为带入不同的治疗水平。还可以有另外一种可能性,患者的基础血压原本就低于医务人员心目中的正常值。这时如果采取干预行动,本身就是一种伤害。

目的指标,应该可以被连续地、定量测量,而且应该具有明确的正常值范围。只有这样的目的指标,才能真正起到对治疗策略导向的具体管理作用。乳酸是在重症治疗中常用的反映组织灌注的指标。虽然少有对乳酸的持续监测,但是,在床旁短时间内,间断、多次连续测量乳酸,已经成为目前的临床常规。乳酸通过反映组织细胞的代谢状态,间接地表达了组织的血流灌注,或者说氧灌注的程度。所以,乳酸常被用作全身组织灌注相关治疗方法的目的指标。

乳酸升高,强烈提示血流灌注不足、组织缺氧,而且缺氧的严重程度与乳酸升高的具体数值呈正相关。如果知识积累告诉我们,组织缺氧的程度代表了致命的危急程度,那么,乳酸升高的程度就反映了重症的严重程度,为开始进行重症治疗、实施治疗方法提供了明确的必要性。同理,在治疗措施实施的过程中,乳酸降低的程度,也反映了组织灌注的恢复程度,反映了治疗方法的有效性。在这里,应该注意的一个知识点是,临床上通常说的乳酸清除率,虽然临床上以血乳酸含量的数值下降速度表示,但在作用机制上,不是指乳酸从血液内被清除的速率,而主要是指乳酸产生的速率。乳酸作为改善组织灌注治疗策略的目的指标,不但确定了实施重症治疗的必要性,而且还定量地对具体治疗方法进行管理。

不过,乳酸作为改善组织灌注治疗策略的目的指标,并没有具体指出应该采取哪种治疗方法。绝大多数可以改善组织灌注的方法,都可以包括在这个目的指标管理的治疗策略范围之内。液体复苏、血管活性药物、正性肌力药物、吸氧、机械通气等,甚至更多的治疗措施都可以因为乳酸的升高,而同时具有临床的必要性。这就是目的性和目的指标对重症治疗的管理作用。对这些具体治疗方法的管理,则需要根据目标指标的导向,在必要性的基础上,通过目标指标确定治疗方法的可行性。而目的指标通过对目标指标的管理,起到对具体治疗方法管理的作用。

二、目的性决定治疗的方向性

治疗策略可以由多个治疗方法组成,目的性决定了治疗策略的方向性。目的性一旦确定,就为重症治疗确定了方向。就像是从目前病情状态的位点,沿目的指示的方向,画出一条射线。临床治疗中所应该采取的任何治疗,或者说是在这个治疗策略中的任何方法,都应该按照这个方向起作用。

仍然以低血压为例,临床发生血压下降,应该立即进行治疗目的性判断,从血压下降最可能导致的最为致命的因素开始。如果认为组织灌注不足是最危险的因素,那么马上判断是否存有组织灌注不足。如果判断确实有组织灌注不足的存在,则改善组织灌注的治疗就有了明确的目的性。升高血压的临床治疗行为就有了必要性，可以开始进行。在治疗过程中，组织灌注的变化需要连续观察，定量指标不但利于对治疗方法的管理，而且有利于团队共同语言的形成，所以，必须为目的性确定具体的代表指标。如果以血乳酸含量作为目的指标，那么，任何通过改善组织灌注，降低血乳酸含量，或增加乳酸清除率的治疗方法，都可以包括在这个治疗策略之中。这个治疗策略的最终目的是要将乳酸降低到正常范围以内。由此，所有的治疗措施都有了明确的方向性，共同形成了完整的治疗思路。

这种临床情况下，血压下降、乳酸升高，提示病情已经进入休克状态，有必要迅速进行干预性治疗。这个过程的思维方式是将乳酸作为指标，定量地反映组织灌注的变化。具体操作是可以用乳酸的变化直接代表组织灌注的变化，所以形成"可以降低乳酸的方法，都在可选择范围之内"的观点。这句话，从思维方式上，有着明确的方向性和可操作性，临床治疗也应该按照这个思路进行。应该注意的是，思维方式的作用通常表现在对知识点的驾驭能力，如果知识积累不足，没有相应的知识点，则从另外层面影响治疗方法的选择。例如，降低血乳酸含量的方法，也不乏通过机械或其他方法加速乳酸从血液中被滤过、清除。按照这种思维方式，这类方法也应该包括在内。但是，目前的医学知识表明，这类方法若不会改善组织灌注，与乳酸的代表性无关。对于某一种具体的方法而言，这时，血液净化的治疗方法若以清除乳酸为目的，则没有必要性；若以容量调整，改善血流灌注为目的，则是这个治疗策略中可以选择的重要方法。可见，在不同知识积累层面上仍然可以按照同样的思维方式对重症治疗进行管理，至少可以实现减少错误发生率和降低错误的程度。

如果血压下降，但不伴有组织灌注不足和乳酸升高，则这个治疗策略就失去了必要性，也不具有治疗的方向。这时，临床上通常还是需要寻找血压下降的原因，应该按照另外的思路，确定其他的目的和应用相应的目的指标。如果目的

是要发现引起血压下降的原因，发现可能的其他疾病，临床行为则是根据自己的知识点，建立临床思路，再按照这个思路，进行逐一排查。

目的性思维方式，是重症治疗中一种具有普遍性的思维方式，或者说是对任何临床行为，包括监测、治疗等方法的管理方式。连续性肾脏替代治疗（continuous renal replacement therapy，CRRT）是重症治疗中常用的一种治疗方法，其名称本身就已经指出了这种治疗方法的目的性，也就是将肾脏替代作为目的。临床上通常以肌酐等指标代表肾脏功能，作为 CRRT 的目的指标。由于 CRRT 对容量管理的有效性和可操作性，临床上经常会利于 CRRT 对心脏前负荷进行调整。这时的治疗策略就应该用可以反映心脏前负荷的指标作为 CRRT 的目的指标，而不是肌酐。临床的具体实施管理也与由肌酐导向的肾脏替代治疗有所不同。经常可以看到临床医师反映由于 CRRT 对循环容量的明显影响，导致血流动力学不稳定。这种现象，首先是因为该医师缺少了目标与目的的思维方式。目的指标的混乱，使得从意识上将应该主要关注的指标当成次要指标，甚至完全忽略。由此，循环功能不稳定则成为必然。时常，CRRT 也会被用于炎症因子的清除，这种应用在理论上已有广泛的讨论，可以认为已经完成了一部分知识点的构建。但同样，临床实际应用，也应该在目标与目的思维模式管理下，才能真正准确进行。

重症治疗目的性思维方式，确定了临床治疗的核心思路，患者接受的所有治疗都应该在这条思路上进行。病情的复杂性使临床治疗面对多种问题，包括基础疾病、合并症等，还有兄弟科室专业医师提出的其他治疗方法。即使在这种情况下，重症治疗仍然要坚持核心思路，以目的指标作为整体治疗的最终结果。对于其他方向的治疗方法，首先应确定这种治疗方法对核心治疗思路的影响。应该把不影响核心治疗，或者影响的程度可以被纠正，作为确定相应治疗方法必要性的先决条件。否则，这种治疗方法不应该被应用，至少，不应该在当时被应用。

第二节 重症治疗的目标性

目标,是指一个具体临床行为要达到的直接效果,或要实现的指标。作为目标的指标,应该是与临床方法的作用效果直接相关、可连续测量、定量测量的指标。具体的临床行为是指一个药物、一个治疗方法、一种监测手段,等等。目标性思维方式是对具体临床行为的直接管理的思维方式,通过对某项干预措施的直接作用效果的判断,定量地管理具体操作和方法的执行。目标指标不一定需要正常值范围。

一、目标指标对治疗方法的确定作用

当重症治疗的目的性和目的指标确定后,治疗策略就有了明确的方向性和必要性。但对于应该采用的治疗方法,只是有了原则上的选择条件,通常包括多种方法,并没有落实到某一种具体的方法。这时,就应该按照整体策略的目的原则,确定首先要实现的目标。进而根据目标指标,确定治疗方法,并管理治疗方法的执行过程。换个角度说,目标指标的设定,应该是尽可能与所选方法直接相关的。相关性越接近,治疗的实施也就越精准。

仍然以低血压为例。由于作为目的指标的乳酸已经确定,整体的治疗策略是提高氧输送,改善组织灌注。目的指标导向的治疗思路清晰,以降低血乳酸含量为终点。接下来的治疗方法的选择,就要面对几乎所有的可以提高氧输送的方法。那么,哪个指标是目前影响氧输送的最主要的指标?如果现在临床上只知道低血压,那么就可以将血压作为治疗目标指标。如果有更多指标,如心率快、少尿、动脉氧分压降低等,应该是在这些问题中找出应该首先解决的主要问题,将这个问题的相应指标作为治疗的目标指标。

这里需要强调的是,目标性思维方式重点关注主要目标,也就是说一定要首先抓住主要问题。尽管医务人员面对重症患者,可能经常感觉有多个问题需要马上处理,但分清主次,是重中之重。这里说的主要目标,不仅是偏离正常值最多的指标,更重要的是,在整体治疗思路的形成

机制上起关键作用的位点,同时,又是临床治疗方法可以直接作用到的位点。由于每个人的知识积累不同,对不同病情的理解不同,可能做出不同的选择。这时,思维方式可以让临床医师最大程度上发挥已有知识积累的力量,找出在这个知识水平上的最有效、须首先进行的治疗方法,并在其后排列其他的治疗方法。通常,当主要的问题被解决后,病情其他方面的异常指标可能被相应纠正,不再需要继续按照之前的判断进行下一个排序的治疗方法,没有必要逐个执行曾经确定的后续治疗,或者在方法上不需要如此强烈的干预。

这时,如果选择血压作为目标指标,那么直接相对应的治疗方法是应用血管活性药物,如去甲肾上腺素等。血压将被作为调整药物剂量的直接目标。可见,根据目的指标,确定了目标指标,又根据目标指标确定了治疗方法。整体治疗方案已经形成,治疗策略得以实施。

二、目标指标对治疗方法实施的严格控制

具体的治疗方法一旦开始实施,马上需要面对的是治疗干预的强度。这时,目标指标的作用,就可以表现在对治疗程度的定量管理。

继续上述患者的治疗,应用去甲肾上腺素应该把血压升高到何种程度?每个医务人员可以根据自己的知识积累,找出血压的一个正常值范围。但是,医务人员自己心里的正常值虽然是基于知识积累形成,但会与患者个体性的血压最佳值有一定距离。因此,由医务人员给出的这个正常值范围,只能作为一个大概的评估。更为准确地讲,医务人员自我判断的正常值范围,只能作为这个指标的安全报警界限。确定目标指标,是根据目的指标的出现。所以,在这个治疗策略中,可以导致目的指标好转的目标指标的任何改变,都应该被认为是治疗作用的体现。针对这位患者,血压的任何改变,如果能导致血乳酸的下降,都应该被认为是有效的治疗作用。具体

来讲,随着去甲肾上腺素剂量的增加,血压上升。当血乳酸水平随着血压升高而降低到2mmol/L以下,或乳酸清除率达到预期水平时,相应的血压水平,就是这种情况下血压应该被维持的最佳水平。这时去甲肾上腺素的剂量,就是这种情况下的最适剂量。否则,在这个治疗策略中,无论血压是否升高,去甲肾上腺素都没有必要继续增加剂量,甚至应该停止应用。仅就应用去甲肾上腺素而言,这样的方法有效地阻止了血压升高同时的外周灌注减少,避免了血管收缩药物的过量应用。

目标性思维方式,还可以将临床治疗带入更深的层面。仍然以血压为治疗目标,但选择了液体复苏治疗。当然,这样的选择应该有明确知识点的支撑。液体复苏也可以使血压升高,尤其是在感染性休克时,液体复苏通常是指南的首选治疗方法之一。但应该注意的是,血压与液体复苏的作用机制相关性有着较远的距离。也就是说,血压不是反映液体复苏直接作用点的指标。液体复苏通过增加静脉回流,增加心排血量,继而升高血压。若要升高血压,心排血量的增加是液体复苏起作用的前提。那么,监测心排血量就成了比血压更直接的指标。临床进行液体复苏治疗时,应该用心排血量作为目标指标,对液体复苏的程度进行定量管理。当然,也可以按照这个思路,选择临床上更容易操作、更为直接的静脉系统的相应指标,如中心静脉压(central venous pressure,CVP)等。这同样会需要自己其他方面的知识点作为支撑。但是,同样的思维方式仍然可以在不同的知识水平上,将治疗引导向有利于病情恢复的方向。

这样,以心排血量作为目标的液体复苏,不但可以确认治疗的有效性,而且在尽可能的情况下,避免了液体过负荷的发生,解决了肺水肿时进行液体复苏的可行性问题。甚至在合并心功能障碍时,也有可能安全地进行液体复苏。因为衰竭的心脏也需要维持一定的前负荷,可能范围不大,但确实存在。这是根据心脏的前负荷定律所奠定的基础得出的。在目标性思维方式的管理模式下,如果有足够的知识积累,就一定能够将液体复苏的程度,维持在这个有利于心脏做功、适当的前负荷范围之内。

在目标与目的思维方式管理下治疗流程的

作用机制是:进行液体复苏,心排血量增加,导致血压的上升,组织灌注改善,血乳酸含量减少。整个治疗过程有着明确的连贯性,也就是治疗思路的一致性。作为目的指标的乳酸,一直在管理着过程中的任何一个组成部分。同时,目标指标又对每一个治疗方法进行着严格的控制。这里面,血压虽然不再作为对液体复苏治疗方法评估的直接目标指标,但对心排血量仍然有管理作用。这种作用更近似于对液体复苏的目的性进行管理。因为,这里利用的知识点是:血压升高才会导致乳酸下降,而心排血量增加的必要性,则取决于血压是否升高。这样管理,对于心排血量的增加也进行了严格的控制。如果心排血量增加后,血压没有相应升高,若乳酸仍然居高不下,则血压作为目标指标强烈提示,还应该增加血管活性药物等治疗;若乳酸下降至正常值范围,则整个治疗策略完成。但血压仍低,应该重新按照同样的思维方式,针对血压指标制定新的监测或治疗策略。

可见,作为目标的指标,越是直接接近治疗方法,对方法实施的管理也就越严格。如果你的知识积累可以找到与治疗方法关系更为直接的指标,比如为血管收缩药物的应用找到比血压更为直接的指标,且具有临床可行性,则药物的调整会更加细致。或许,从知识积累中得知,心排血量增加的作用效果,不一定需要用血压相应升高作为判断依据,直接根据乳酸的变化即可。这些调整,仍然是在同一治疗策略的整体思路中。甚至,认为血压发生相应的降低才更有利于组织灌注的改善,也是如此。这时,仍然是用目标指标对治疗行为进行着定量的管理,是沿用了同一种思维方式,只是依据了不同的知识点。由此可见,目标性思维方式的管理,对任何干预方法的作用位点、作用强度,都可以明确地展现在临床上,使临床医师真正做到心中有数。

重症治疗,可以根据知识点的不同而选择不同目标,或将不同的指标作为目标。但是,任何一项治疗方法的实施,必须由具体的目标指标进行定量管理。

三、目标指标对不同治疗方法的协调作用

重症治疗的目标性思维,不仅可以对某项治

疗方法的执行进行定量管理,而且可以协调不同治疗方法的相互影响和相互作用,从而实现多种治疗方法同时应用时的最佳效应。

目标与目的思维方式首先强调的是在当时情况下,根据目的指标,确定最重要的治疗策略。按照这个策略,判断最应该首先作为干预指标的目标,再以与这个目标指标最为直接的临床干预方法作为首选治疗。同时,根据知识积累,对其他治疗方法进行时间排序,并根据患者对前一治疗方法的反应性,再次判断后一方法如何执行、是否要执行。由此,在目标导向的基础上,在多种治疗方法的内部形成统一的协调机制,产生整体的治疗效果。

同样以上述患者为例,继续按照乳酸作为目的指标导向的治疗策略进行治疗。但在治疗具体方法的方面,根据当时监测指标的变化程度,或根据医师知识积累的不同,首先选择了应用机械通气治疗。应用呼吸机进行机械通气,通过提高动脉血氧含量,增加氧输送,起到改善组织缺氧的作用,与治疗目的的方向一致,应该是在可选择的方法之列。这里应该强调的是,作为首选的方法,除了治疗原则与目的指标一致之外,还应该具有明确作用机制的针对性和强度要求。选择机械通气作为首选治疗方法,应该是根据当时反映动脉血氧或二氧化碳含量减少的指标,如动脉氧分压是下降程度最为明显的指标,是反映病情严重程度的主要位点,而知识积累提示机械通气的作用机制是最直接针对这个病情位点的治疗方法。因此,机械通气才被作为首选的治疗方法。当然,如果血压下降严重,而血气监测指标只有小量改变,则应该首选针对血压的治疗方法。

机械通气治疗一经确定,则马上开始临床实施。其他治疗方法,在这个时间点上都位于次要、辅助的位置。所谓辅助的位置,是指应用其他治疗方法时,首先应该保证机械通气的正常进行,并有助于机械通气发挥最佳治疗效果。实际上,是对其他治疗方法进行重新排队。之所以说是重新排队,是因为这时的其他选择不但要在治疗目的指标导向的整体思路之上,而且还要有利于首选治疗方法的有效实施。

患者同时合并血压下降,应该进行一定程度的干预治疗。临床上,针对血压的下降,有许多

治疗方法可供选择,也应该按照目标与目的思维方式进行选择判断。如果同时增加了机械通气作为影响因素,就如同增加了判断的先决条件,最终选择的结果也会不同。知识积累提示,正压机械通气,由于导致胸腔内压升高,心脏的顺应性下降,静脉回心血流量减少,导致心排血量降低,以致血压下降。根据这个机制,增加静脉回流的治疗方法,如扩容治疗,在临床选择上就会排在应用血管收缩药物,甚至正性肌力药物之前。同时,应该马上确定可以作为扩容治疗目标的指标,并对这个指标进行监测,尽快开始液体复苏治疗。即使经过测量后发现,患者当时情况不能进行液体复苏,也不应该遗漏对这一步的判断。目标性思维方式提示,这时必须重视液体复苏的治疗位点,必须面对这个问题,并作出判断。具体到液体复苏治疗本身的执行过程,目标性管理的方法会对治疗的程度,以及何时开始治疗进行定量控制。当然,如果合并其他临床情况,如发现心肌收缩力下降,应该根据新的条件进行方法选择,并由相应的目标指标进行管理。

同一种治疗方法,也可以受到主要目标和辅助目标的共同管理,从而,更进一步保证治疗方法的平稳进行。例如,临床进行 CRRT 的治疗目标可以是血肌酐,那么应该根据肌酐被清除的程度确定滤过的模式和滤过剂量。这时,根据自己的知识积累得知,CRRT 可以引起循环容量的巨大波动,导致组织灌注的改变。由此,可以将反映心脏前负荷的指标作为辅助目标,从而形成在保证心脏前负荷的基础上,进行以降低血肌酐为主要目标的治疗。若是整体治疗策略不同,治疗方法的主要目标和辅助目标可以互换或改变。在增加心排血量,改善心脏做功状态的治疗策略中,应用 CRRT 时,则更多是以 CVP、下腔静脉相关指标等作为主要目标,而肌酐则成为次要指标。虽然实施的治疗方法的种类相同,但执行的方法不同,达到的效果也不同。而这样的结果,都是出于同样的目标与目的思维方式。由此可见,思维方式与知识积累在不同的层面对临床治疗所起的作用。

多种不同的治疗方法在一起,共同完成了治疗策略的整体实施。有共同的治疗策略,实际采用的方法可以不同,但每一种方法的目标指标将这个治疗控制在整体的治疗思路上,不但方向上

一致,而且程度上相互适应。这就是目标指标对具体方法的定量管理所起到的效果。按照同一个治疗策略,不同的患者采用的治疗方法不同,同一患者在不同时间点的治疗方法也不同,但所有的治疗方法都是朝向一个治疗目的,而且以最有效的方法学组合进行。这里面,还有一个非常重要的位点,就是作为目标指标的正常值,都不是预先设置,而是根据患者的最佳治疗反应出现的,是在目的指标管理下完成的。

目标与目的指标成对存在,具有不可分割性。应该注意的是,两者的作用不同,临床意义也不同,绝不能相互混淆。否则,将严重影响治疗的准确性,甚至产生误导,造成严重的后果。例如,

用目的指标代替目标指标,如用乳酸作为液体复苏的目标,就很难避免液体过负荷,或肺水肿的发生。若用心排血量或静脉回流相关指标作为目标指标,则与液体复苏的方法更为接近,几乎直接反映作用效果,使治疗的行动更加精准,对作用效果的把控也更加确切。同理,如果用目标指标代替目的指标,用血压作为休克整体治疗策略的最终目的,明显地降低了治疗的水平,而且在极大程度上失去了个体化治疗的性质。

目标与目的思维方式,通过目标指标与目的指标,从具体执行细节到策略方向上,对治疗过程进行了整体管理,实现了真正的目标导向治疗,是个体化治疗的基本保证。

第三节　监测指标是临床表现的组成部分,是临床观察的延伸

思维是人脑中的信息活动,通过感觉与意识的相互作用,控制着自身知识的积累和对外界的反应和行动。所以,思维方式必须由人的反应和行动才能够得以体现。目标与目的思维方式以具体的指标作为表现形式,依赖于这些指标本身的意义和具体的定量数值。如何认识和理解这些监测指标,本身就是一种思维方式。

临床上,时而可以听到:"如此依赖指标,到底应该是治疗指标,还是治疗患者"。这类问题的提问者,显然具有另外一种思维方式。那就是,指标与患者是 2 个互不相关的概念。若按照这样的思维方式,在这个层面的答案是明显的,一定要回答是患者。这是一个非常具有理想化特征的答案。临床思维方式则有所不同,医务工作者需要更深层次的答案,不仅要知道谁是患者,而且更应该知道"她/他为什么是患者,病情在哪里,我能为患者做些什么,如何做才能更好,等等"。临床治疗,需要在患者角度上的概念统一,而不是分裂。

回到临床医学的普遍模式,对于什么是疾病,已经有了明确的定义。但临床医师又是如何知道患者生病了?无论是"望、触、叩、听",还是"望、闻、问、切",都是为了获取疾病相关的信息。医师是根据这些信息,才知道患者生病了,才能对病情作出判断。从这个角度上看,对于临床医

师来讲,疾病是由这些信息组成的。随着时间的延续,人们不自觉地将临床信息分成不同的门类,发热、呼吸急促,是临床表现;但体温 37.5℃、呼吸频率 30 次/min,就变成了测量指标,而血气检查则成为化验结果。但不难看出,这个例子中无论是临床表现,测量指标,还是化验结果,本质上都是在表述发热和呼吸急促,只是表示方法基于病情的不同层面,信息的具体内容有所不同而已。正是这些临床信息,共同组成了医师判断中的疾病。至此,我们再回到当初的问题,"我们到底要治疗什么? 是这些指标,还是患者? "若还回答是患者的话,那么患者在哪里? 正是这些指标,具体地表述了患者的实时存在;又正是这些指标,定量地管理了为患者的精准服务。可见,在临床治疗层面上,指标和患者是不可分割的统一概念。

重症治疗必须针对病情的具体内容,接近病情的本质。由此,就需要揭示病情更深层次的机制,通过定量的指标,对治疗行为进行指导。这样,比常规临床检查更进一步的监测指标提供了更为明确的病情针对性。同时,由于监测指标的定量性和反馈性的特征,使得治疗干预的程度可被更精准地把控。当然,也不妨认为,如果仅凭临床常规检查,也可以实现相同水平的治疗,比如,仅根据发热和呼吸急促就直接实施治疗,那

么就没有必要做进一步检查和监测。因为,就算暂不考虑所实施治疗的水平和精准程度的差异,重症医学的临床思维强调任何临床信息,包括临床表现、实验室检查、监测指标等,只有改变了医务人员的临床治疗行为,才有可能改善患者的预后,才有临床存在的价值。

重症治疗中,定量性的监测指标有着明确的必要性。有报道发现,在心源性休克死亡的患者中,有将近半数的患者不是死于心排血量的下降,而是死于心排血量的正常或增加,伴有外周阻力的下降。可见,定量的监测指标,不但有助于对治疗方法作用程度的管理,而且可以改变治疗的性质和方向。因为有定量的监测指标,临床上可以对肺水肿的患者进行液体复苏;可以更准确地协调正压机械通气与心排血量下降的平衡关系;可以根据器官局部组织的氧合情况维持平均动脉压的最佳数值,等等。由此,在目标导向的作用下,重症治疗可以逐步走向无限的精准。

重症治疗,首先需要根据可获得的临床信息,对病情进行全面、深刻的了解。用目的指标和目标指标分别对病情的全面、深刻进行实时的、具有可操作性的定性和定量。目标与目的临床思维方式,调动医务人员已有的知识积累,根据患者个体的最佳反应状态选择治疗方法,控制

治疗程度。在主要治疗策略和首选治疗方法实施的同时,对重症病情其他的位点进行相应的管理,协调完成不同的治疗方法的共同实施。应该看到,不同层面的临床信息,都可以在病情判断的过程中有相应的位置,带来对不同深度病情的掌握和对治疗不同程度的控制。所以,临床监测指标,是临床表现的组成部分,是临床观察的延伸。都说,时间就是生命,而重症治疗的精和准,才是对时间的节省,乃至对生命的最大贡献。

重症治疗像是交响乐队,目的,就是指挥,负责总谱;目标,管理乐手,演奏自己的声部。由此,演奏出重症医学的生命乐章。

(刘大为)

主要参考文献

[1] 刘大为. 重症治疗:"目标"与"目的"[J]. 中华危重病急救医学杂志, 2015, 27(1): 1-2.

[2] 刘大为. 重症治疗: 群体化、个体化、器官化 [J]. 中华内科杂志, 2019, 58(5): 337-341.

[3] RHODES A, EVANS L E, ALHAZZANI W, et al. Surviving sepsis campaign: international guidelines for management of sepsis and septic shock: 2016 [J]. Crit Care Med, 2017, 45(3): 486-552.

第一章

目标与目的的定义与内涵

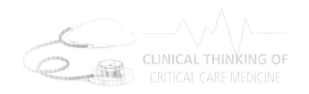
第二章　如何选择需要的监测指标

重症，是指那些由任何疾病或损伤，导致机体已经出现或潜在发生向死亡进展的疾病或临床综合征。由于重症的这种临床特点，临床重症治疗策略要有明确的方向性，每一项治疗方法都必须指向关键的病情机制位点。这样，临床监测指标就成为重症临床治疗的重要组成部分。监测指标可以把重症临床治疗带入更深层面的病情机制，为临床治疗方法的实施提供了目标指标，为治疗策略提供了目的指标。这里说的目标，是指一个具体临床行为要达到的直接效果，或要实现的指标。作为目标的指标，应该是与临床方法的作用效果直接相关、可连续测量、定量的指标。这里的目的，是指整体治疗策略或一组治疗方法的最终结果，决定治疗的必要性，指出治疗的方向。从而，实现重症临床治疗成为目标导向、真正个体化的定量治疗过程。

在重症治疗中，通过对指标定量的测量，连续地调整治疗目标并最终实现治疗目的，使得整个治疗过程有着明确的可控性。在重症治疗的连续过程中，不同时间点的治疗方法、程度和目标可以因机体的实时状态而有着明显的不同，但阶段性的治疗目标和整体治疗的最终目的一直主导着治疗的过程进展，只有对治疗的目标进行量化调整，才能保证治疗方法的准确性，才能快速、安全、有效地实现治疗目的。组织灌注导向的治疗是以组织灌注相关指标为治疗目的或终点，但是代表组织灌注的参数并不是在病程任何时间点上均具有同样的实用价值。每个治疗阶段的目标一般由量化的监测指标来表示，当治疗达到这个指标的数值时，应根据机体的反应确定这个指标的新数值，若根据评估此时已达到这个指标的最佳水平，则开始按照下一个目标进行新的治疗方法。临床工作中既定目标是否能够实现，如何选择监测指标是个关键的作用位点。

第一节　监测指标本质的回归

重症疾病由于其复杂性、致命性和时间性，具有明显的临床特殊性。临床干预中选择合适的监测指标一定要理解监测指标的本质，才能保证每个设定指标的达成。重症监测指标的本质一方面是指不断发现接近机体变化本质的新指标；另一方面是正确理解现有指标自身的本质。

临床测量的指标或是通过实验室获得的指标都是疾病临床表现的组成部分，是临床观察的延伸。随着指标不断被发现，人们对疾病的认识也逐渐深入。血压一直被认为与休克有着明确的联系。当年英国生理学家 Stephen Hales 将铜管插入马的动脉，发现了血压的存在，之后临床上有了可以定量测量血压的常规方法。很长一段时间，血压作为一个监测指标在临床上几乎完全代表休克，无论从诊断到治疗都管理着休克的整个过程。但随着对休克的认识，心排血量、中心 / 混合静脉 - 动脉血二氧化碳分压差等流量相关指标，乳酸、静脉血氧饱和度等氧代谢指标的临床应用,使人们对休克的理解与其本质更接近了一步。尤其是将这些指标与血压等原有代表休克的指标联系在一起后,临床治疗也发生了改变,形成了相应的"流量"为龙头、血压分配流量的治疗策略,使休克复苏的治疗更接近于其本质。

监测指标本身的基本含义也是成为影响这个指标临床应用的关键所在。一些监测指标在临床上应用多年,之后附加的表象可能会掩盖其真实的本质,回归监测指标的本意更加明确了监测指标的临床应用。正确理解指标是一个貌似简单、实际艰难的过程。在日常的临床工作中不难发现,无论某个指标的原本意义如何,人们都在按照自己的理解去测量和应用,甚至远离了指标的来源和初衷。一些临床常用的指标已经被人为地附加了种种光环,一旦发现这些光环不在,甚至可能不在时,这些指标的价值就受到怀疑。典型的例子就是近年来关于"中心静脉压无用论"的提出。

中心静脉压(central venous pressure,CVP)是容易获得的指标,有着明确的临床普及性,被用于指导容量治疗多年。由于临床上不易获得直接代表容量的指标,多年来,CVP 被戴上容量的光环,用于代表右心的前负荷,指导液体复苏。由于压力不是容量,更由于心肌顺应性及胸腔压力等因素的影响,难以在群组患者的混合数据中找到 CVP 与心室容积或心排血量的相关性。人们开始否定原有的认识,甚至提出 CVP 无用的建议,继而提出容量才是最好的前负荷指标,并引用经典的 Starling 定律证明容量指标的优势。然而,当年 Frank 和 Starling 通过增加回心血量的离体实验发现,心排血量随静脉回心血量的增加而增加,同时伴有着右房压力的增高,并没有提到关于容积指标的作用。归本溯源,我们发现其实 Frank-Straling 初始的研究并没有告诉我们心排血量的增加是由于 CVP 的增加。液体复苏增加心排血量的主要定位点,应该是增加了静脉回流,而不是增加了 CVP。把 CVP 作为容量指标并判断它没用,这就完全脱离这个指标的本质。

随着近年越来越多的研究发现,CVP 作为一个压力指标有着容量之外很多特殊的意义,如可以作为器官保护的后向压力目标,与器官功能有关。实际上,除非测量错误,绝大多数监测指标都能反映机体某个部位当时的具体情况,所有监测指标均是客观存在的真实数据,无论是否喜欢,它就在那里。如何把它翻译成临床语言是使用者的能力。以压力指标代替容量,是临床工作中多年的习惯。当临床上可以应用更贴切的容量指标,而将压力指标回归到压力时,就会发现压力本身可带来更为重要的临床信息,对干预方法的实施有着更明确的指导作用。只有将相应的监测指标与其内在的病理生理意义相结合,才能正确地指导临床干预,同一指标在不同的病理生理状态下对干预有着不同的指导意义。

第二节 不同指标的综合有助于治疗目标的精确定量调控

指标作为一种特定的临床语言,有自身独特的位置和意义,每个指标都有其各自的内涵,不同指标可以互补,但不可相互替代。只要测量准确,每个指标都代表了客观存在,都具有可应用的价值。每个指标均有其特定的产生机制,只能反映生理、病理过程的某一个方面,因此其适用范围有严格的限定,一般不存在一个从各个角度、各个层面均全面反映机体病理生理过程的完美指标。不存在一个指标比另一个指标好的概念。任何一个监测的指标均不是孤立存在的,用于临床评估的监测指标多种多样。反映容量反应性的指标包括,容积指标(全心舒张末容积、右心舒张末容积)、压力指标(中心静脉压、肺动脉楔压)、功能性指标(SVV、PPV)等。近年来由于重症超声的发展,又引进了腔静脉直径、下腔静脉呼吸变异度、右心形态、右心应变等新的技术,最后还可通过一些临床操作如被动抬腿试验、容量负荷试验等判断通过增加体循环平均充盈压是否能提高每搏量,任意一个单纯的指标可能来判断容量反应性都有一定的限制,应根据患者的实际情况进行综合判断。

容量最初变化时,无任何右心室(RV)张力性舒张改变(形状构象发生变化,而不是心肌舒张引起)。如果血管内容量进一步增加,随着右心的增大,受心包腔和心室间相互关系的影响,右心房压力迅速上升,使体循环平均充盈压和中心静脉压的差值减少,静脉回流减少,心排血量下降。这些结果提示是否具有容量反应性可能主要取决于右心的张力变化,而临床中 CVP 反映了 RV 的局部张力,而右心 / 左心比例提示右心的形态学变化对心排血量的影响,两者结合分别从压力和形态上共同评价容量复苏是否已经超过了右心代偿的范围,是否已经引起了静脉回流的减少,导致心排血量的下降。

另外,在重症治疗的过程中,心功能评估一直是我们首先要面对的问题,早期明确心功能状态可以更快明确干预的方向,有利于做出达到目的的治疗调整。较高的 CVP 和低的中心静脉血氧饱和度常提示心脏收缩功能可能受损,心脏肌钙蛋白和 N 末端 B 型利钠肽是心肌受损的敏感指标,可以早期发现心肌损害。而重症心脏超声评估则在定性和定量评估心脏功能方面有着其特殊的优势,将心脏病理生理改变予以可视化。这些指标的综合评估有助于治疗目标的精确调控。

第三节　指标监测的临床应用

在临床干预过程中,确定合适的监测指标并不代表指标选择的结束,如何合理监测这些指标是影响其是否能达到目标的关键。这里需要引进一个概念,就是"连续性",它是一个时间的概念,指按时间顺序以一定频率或规则间断地出现或持续发生的现象。只有连续性获取监测指标才能保证全面、及时的临床信息被医师获得。如临床中常用的流量指标包括每搏量、左室流出道流速时间积分、上腔静脉 / 中心静脉 - 动脉二氧化碳分压差等。在特定的心功能状态下,一定的舒张末压力与每搏量相关,但重症患者的心功能处于变化之中,同时压力指标也受到胸腔压力、腹腔压力改变的影响,最典型的是受到机械通气条件的影响。当其中任何一个因素出现变化时,无论心肌收缩力、心肌顺应性改变或者机械通气条件变化,相应的监测指标均会出现改变。临床中需要连续评估这些变化,并做出相应的调整。至于连续监测的间隔由病情变化或干预的时效性决定,如临床加用了强心药物,不同强心药物的起效时间并不相同,应根据具体的干预效果进行指标的连续监测。

一、指标"缺陷"的意义

任何一个监测指标都不是完美的,都无法反映出整个病理生理改变的全貌。回归到其原本内涵后,指标的定位更加准确,意义也随之出现拓展空间。当曾经赋予指标的间接意义被取出后,指标相关方面的价值被认为是"局限性"。恰恰是有了这些所谓的"缺陷",才使得指标的价值边界更为清晰。

针对临床最常见的容量反应性判断,近年来发展出非常多的指标,临床医师往往也会通过多项指标来进行综合评价。但在临床应用中会发现不同的指标提示的结论可能会出现矛盾,各个指标都有其相应的缺陷。如果当指标之间出现矛盾时,首先应分析这些指标所反映的病理生理过程和容量反应性的关系,也就是要认清指标的内在本质,必要时需要增加新的指标来判定。如每搏量变异(stroke volume variation,SVV)或脉压变异度(pulse pressure variation,PPV)明显增大提示存在容量反应性,但监测 CVP 明显增高、下腔静脉扩张固定,变异度非常小,又提示患者无容量反应性且扩容的风险性较高。如何评价呢? 这里首先要了解 SVV 或 PPV 指标的本质,其产生是由于正压通气过程中随着胸腔压力升高或降低的周期性变化,左室每搏量也发生相应的周期性改变。主要是与机械通气周期内胸腔内压和跨肺压的改变相关,如果患者出现右心功能不全,会导致吸气时跨肺压对右心排血量下降的影响较大,从而出现 SVV 明显增大而腔静脉扩张固定的表现。所以当临床工作中发现这 2 个指标相矛盾时,虽然是由于不同指标的缺陷引起的,这时的行为不应是抛弃存在缺陷的指标,而是需要引进新的指标来评价。

对于上文提到的案例,此时应该完善心脏重症超声检查,进一步分析是否由右心功能不全导致 SVV 增加?还是由于三尖瓣反流导致右心房压力明显增高?那么相应的问题再次出现,对于右心功能不全的患者如何进行容量反应性判断?这就需要再次引进新的指标。近年来越来越多的研究发现,"右心并不是薄一点的左心",其功能具有自身的特性。右心和前负荷的关系和左心并不相同,并不完全符合"starling"曲线,右心室壁分为无张力、低张力、高张力阶段。不同原因如慢性肺动脉高压、肥厚型心肌病等可造成右心室室壁增厚,右心室会出现左室化表现,无张力阶段消失。右心对于容量的反应直接处于"Starling"期,并较容易进入到高张力阶段,此阶段中右心室的室壁顺应性明显下降,少量的液体改变会导致压力明显的改变,增大的右心会导致室间隔左移,通过室间隔和心包压迫左心,使左心舒张末面积缩小,左心舒张末压力增高,导致心排血量的下降和肺水肿的发生。临床有研究证明,一般当右室舒张末面积/左室舒张末面积(RVEDA/LVEDA)>0.6 时,可引起左心明显的舒张受限。如果患者已存在明显后负荷增加时,容量过负荷的不良后果就更显著。有研究指出,当急性肺栓塞时,RVEDA/LVEDA>1 时,进一步的容量负荷会导致心排血量下降,左室舒张受限。这里又引进了一个新的指标——右心/左心比例,甚至是进一步对于右心应变的评估。这些能进一步评价相应患者的容量反应性。

二、不同指标的连线形成治疗流程

重症的复杂性还表现在同一种病因导致的重症不尽相同,同一种重症可以由不同病因引起。在这个复杂的过程中,病理生理改变是一贯的基础,是共同原则,而实时指标则更多地反映机体状态。治疗原则来源于对机体变化的理解和对干预措施作用结果的把控。临床治疗流程的形成取决于干预目标的确定,目标是根据定量的指标来一步步形成的。

由于指标回归于本质,每个指标都有了明确的界限,不同指标的特点明确显现,指标之间

的相互关系呈现于眼前,这才能够真正实现多个目标共同把控一个干预行为,将多个这样的干预措施和指标按照先后的顺序排列起来,就限定了临床干预过程。目标指标选择得越定量、越及时,相应的干预也就越接近病情的实际需求。重症血流动力学治疗之所以广受关注,就是因为不仅符合医疗的基本要求,而且通过血流动力学理论体系的建立,对重症发生发展的理解逐渐完善;直接反映机体状态的指标已经连续存在;指标的定量、实时获得直接决定了干预方法的实施,而且可以同步掌握机体对于干预的即时反应;不同的指标联合应用形成了完整的治疗流程。如血压下降是临床常见问题,治疗思路的确立应以问题为导向:心排血量和外周循环阻力是决定血压的直接因素,测量心排血量和外周阻力明确地缩小了对低血压原因判断的范围。若心排血量降低,则对问题的追踪直接走向心脏前负荷及心肌收缩力的测量;若发现中心静脉压增加,而心脏容积下降,强烈提示心肌顺应性下降;此时临床医师越来越接近导致低血压的原因。若用超声测量下腔静脉内径变异度,可直接提示此时液体治疗的有效性;发现心包内积液可能提示血压下降的初始病因。结合这些指标形成了一个完整的低血压治疗流程。

重症临床监测指标的选择,从来就不是越多越好,也不具有任何随意性,而一定是有着明确的目标性和目的性。临床监测指标与治疗方法的紧密相连,才真正成就了临床医师对治疗方法实施的目标导向的定量管理,以及对治疗策略的方向性把控。这个过程是重症医学目标与目的临床思维方式的具体临床体现。目标与目的思维方式一直贯穿于重症临床治疗的始终。

(赵 华)

主要参考文献

[1] 张宏民, 刘大为. 室间隔左移: "恃弱凌强" 的治疗启示 [J]. 中华内科杂志, 2017, 56(7): 483-484.

[2] 刘大为, 王小亭, 张宏民, 等. 重症血流动力学治疗——北京共识 [J]. 中华内科杂志, 2015, 54(3): 248-271.

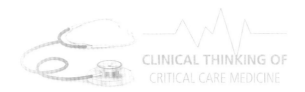

第三章　压力指标对容量复苏的指导意义

重症,有着自身明确的病理生理机制特点和临床进程时间性,因此对临床治疗也提出了严格的特殊性要求。临床重症治疗策略要有明确的方向性,同时,每一项治疗方法都必须作用于病情关键的目标点。这样,对临床监测指标的理解和应用就成了重症专业医务人员的必要基础。在这个基础之上,重症临床治疗才可能针对病情更深层面的机制位点,按照目标与目的临床思维的导向进行。这里的目标,是指某个具体临床干预行为要达到的直接效果,反映为要

实现的指标。这个指标应该是与相应的干预作用效果直接相关、可连续测量、定量的指标。这里所说的目的,是指整体治疗策略或一组治疗方法的最终结果,决定治疗的必要性,指出治疗的方向。

只有对每一个临床监测指标的正确理解,才能将这个指标用于重症临床治疗,才能体现目标与目的思维方式对重症临床治疗的指导作用。从而,真正使重症临床治疗成为目标导向、个体化的定量治疗过程。

第一节　压力指标在容量复苏中的位置

随着重症医学的不断发展,对于休克病理生理改变的理解在不断加深。而容量是形成血液循环的一个重要组成部分,是血流产生的基础。容量不足可导致器官和组织缺血,而容量过多将引起器官和组织水肿,合理的容量管理贯穿血流动力学整个治疗过程,可改善患者预后。而液体复苏是重症容量管理的重要手段。复苏的目的是维持机体有效循环血容量、保证及维持组织器官和微循环的灌注。因此如何进行合理的容量复苏,成了重症医学中最常探讨的问题之一。

如今,重症临床治疗已进入“先瞄准,后开枪”的时代,重症医学对疾病发展过程的研究不断进步,使得重症医学科医师可以应用更深入的临床指标,确定关键的病理生理改变,从而在

短时间内完成“先瞄准”,再实施针对性的治疗干预,完成“后开枪”。压力作为临床上相对容易获得的一项物理参数,被广泛应用于临床监测中。对于容量评估这一过程,压力指标同样有着非常重要的位置。

容量复苏是一个直接增加循环容量的过程。但是,容量增加并不是目的,而是要通过循环容量的改变,增加循环流量。在容量复苏的过程的任何时间点上,在容量、流量变化的同时,都会发生压力的相应变化。其中主要的压力是体循环平均充盈压(mean systemic filling pressure,MSFP)和中心静脉压(central venous pressure,CVP)。在容量复苏过程中,压力指标有着不可替代的作用和临床意义。

第二节　压力指标在容量复苏中的本质内涵

容量复苏中主要涉及与静脉回流有关的压力指标,包括 MSFP、CVP 和静脉回流阻力等。

MSFP 是在血流停止运动后,循环系统中的各个部分,包括动脉、毛细血管、静脉、心房、心室等部位之内的压力实现平衡时所测得的循环系统的内压力。理论上讲,心搏骤停后动脉内血液向静脉系统移动,动脉内压力逐渐下降,大约在 30 秒后动脉内压力与静脉内压力实现平衡。这个压力应该总是低于动脉压力,而高于静脉压力。当循环内有血液流动时,由于心血管系统各个部位的顺应性不同、阻力不同,血容量依据顺应性及阻力在循环系统内分布的血量不同、压力也不同。循环系统中必须保持一定的平均压力才可能保证血液流回到心室,维持心室下一次收缩之前有足够的血量进入心室,以备射入动脉。循环系统中保持的正压是血流运动的基本保证。

在 MSFP 的作用下,静脉系统的血液流向心脏。如果忽略阻力的影响,MSFP 与 CVP 的压力差值决定了静脉回流的驱动力。MSFP 越高,回心血量越多,心室射出的血量越多,动脉内的压力也就越高,反之亦然。由于心室处于被动充盈状态,心脏入口处的压力可以随心室射血逐渐趋近于零,但不可能低于零。临床上直接测量到 CVP 的负值是因为胸腔内压的影响。

CVP 通常是指经上腔静脉测得的压力值,通过锁骨下静脉或者颈内静脉放置中心静脉导管至上腔静脉即可获取这一指标,其主要反映右心房压力,是临床观察血流动力学的主要指标之一,受右心泵血功能、循环血容量及体循环静脉系统血管紧张度影响。但必须先强调,CVP 本质是压力指标,临床应用时不应赋予其压力之外的间接意义,如 CVP 不能直接代表容量状态及容量反应性。

Guyton 的静脉回流理论提示:静脉回流量取决于 MSFP 和 CVP 的变化梯度,当 MSFP 升高或 CVP 降低时,静脉回流量增多,而当 MSFP 降低或 CVP 升高时,静脉回流量减少。因此,无论通过液体复苏提高 MSFP,还是通过降低 CVP,都可以增加静脉回流量。所以 CVP 在保证器官组织灌注的允许范围内越低越好。有研究证实高 CVP 增加器官间质压力,减少器官和微循环的血流,导致包括肾脏、心脏、肝脏和胃肠道等重要器官水肿,高 CVP 与重症患者的不良预后相关,维持较低的 CVP 可改善 ARDS、脓毒症、AKI 患者的预后。因此,在容量复苏过程中,无论是增加静脉回流、增加心排血量,保证各重要脏器灌注(前向压力),还是为了减少各器官的回流阻力(后向负荷),作为压力指标,都应在允许范围内维持尽可能低的 CVP。

CVP 在一定情况下可反映右心功能,由于右心的作用为收缩排出血液至肺动脉,舒张接收血液回流,因此当需要较高 CVP 才能维持心排血量时,常提示右心负荷过重,右心功能受累。CVP 明显升高是一种病,需及时评估病因。右心受压或收缩力下降,尤其是已经达到失代偿时,一般伴随 CVP 升高,例如急性肺栓塞、原发性或其他继发性肺动脉高压、右心梗死、心脏压塞等。同理,容量过负荷也可以导致右心功能不全。反之,当患者不需要高的 CVP 来维持心排血量时,也提示右心功能恢复。在液体复苏过程中,需要动态评估患者右心处于何种张力状态("布口袋"期或 Starling 期),尤其是 CVP 逐步增高阶段,是容量治疗的关键,必要时可进行反向液体复苏来维持较低 CVP。

由此应该注意的是,CVP 的升高不是容量复苏治疗方向上所希望的结果。作为右心室压力前负荷,CVP 在容量复苏中应该被认为是一个压力安全预警指标。

第三节 压力指标在容量复苏中的应用

临床治疗中,容量复苏需要明确的指导原则及定量控制。容量复苏"金三角"是刘大为教授根据血流动力学原理,应用临床最常用指标构成的液体复苏框架,而定量指导液体复苏的过程,旨在将复苏效果最大化的同时,尽可能减少液体输注导致的副作用。该三角从顶点切入,确定复苏目的,决定是否启动液体复苏,然后通过容量反应性评估确定液体复苏是否获益,最后开始输液时,根据设定的复苏目标如 CVP 等指标,保证输液安全。停止液体复苏后,应继续对 CVP 进行调整,尽可能使 CVP 保持在较低水平。且当 CVP 降低、总的体循环状态改变后,容量反应性可再次变成阳性。故可再次回到"金三角",重新评估以确定是否需要继续进行液体复苏。

第一步,首先应该明确的一个临床问题,即患者需不需要液体复苏。液体复苏是指通过快速调整心脏和血管内容量,改善组织灌注的液体治疗过程。其目的是通过提高心排血量,改善组织灌注。因此,第一时间评估液体复苏的必要性尤为重要。休克形成的本质是流量不足,休克治疗的核心为流量的复苏。流量的减少可以因为回流入心脏的容量不足导致,也可以与心脏的动力不足相关。流量不足时应首先排除循环容量欠缺,其次才是心功能不全或分配血流的压力不足,而液体复苏是针对容量不足所导致的心排血量不足。是否需要液体复苏,临床上可通过多种方法进行评估,如有创血压、同一时间的动脉和静脉血气,获得中心静脉 - 动脉二氧化碳分压差、中心静脉血氧饱和度(ScvO₂)等指标。

第二步,确定压力指标是否在安全范围。CVP 反映的是静脉系统与心脏连接处的压力。受到右心功能和中心静脉血容量的双重影响。右心室功能下降则无法有效降低 CVP,而静脉血容量淤滞也会导致 CVP 的升高。任何一个方面发生了问题,都可以导致 CVP 升高,都强烈地提示继续增加静脉容量难以增加静脉回心血流量。CVP 升高会导致血流上游器官的淤血,继续的静脉扩容治疗反而加重器官的缺血,推进了休克的恶化。

第三步,在确定启动液体复苏的必要性之后,需要评估容量反应性。由于液体复苏的目的是增加心排血量,而容量反应性是指输液后每搏量或者心排血量随之增长的能力,从本质上说容量反应性就是心脏的前负荷反应性。从而决定了容量反应性的评估重点是心功能评估。容量反应性评估方法有被动抬腿试验、经典容量负荷试验等,容量反应性的结果也与输液速度、输液种类、输液量及评估时间相关。需要注意,容量反应性评估需要动态进行,每一次液体复苏前均应进行基于心功能的容量反应性评估。

第四步,当前两步都完成且得到支持液体复苏结果后,则开始启动液体复苏。此时,则需对每一次的液体复苏设立明确的目标,这一目标同前负荷相关,可使用 CVP、肺动脉楔压等,同时进行持续心排血量监测也十分必要。因为随着液体复苏的进行,心脏由收缩功能曲线的上升支移到平台支,同时肺水肿曲线(Marik-Phillips 曲线)由平台支移到上升支,即随着压力的增加,肺水肿发生风险逐渐升高。目标的设定除了一步步达到要求外,更是为了保障液体复苏的安全。

当然,任何指标都有其相关的影响因素。对于应用 CVP 时,应注意中心静脉导管位置、血管张力、右心顺应性、三尖瓣功能、胸腔压力,以及呼吸机参数都可以影响其结果。有条件的情况下,可以尽快解除这些因素的影响之后,重新开始对容量复苏的评估。如若必须在高 CVP 条件下进行容量复苏,一定要认真评估 CVP 升高带来的利害关系,平衡两个方向上对休克治疗带来的影响。或者,休克的临床治疗应该尽快转向以降低 CVP 为目标的方法。

压力指标在容量复苏过程中有着非常重要的决定性作用。在设定目标值时需注意综合考虑各因素对 CVP 的影响。并且可以通过保持单一变量情况下动态监测,来评估不同因素对 CVP 的影响,从而对不同患者个体化设定更准确、更适合的容量复苏目标,以达到容量复苏提高心排血量的目的。

(尚秀玲)

主要参考文献

[1] VINCENT J L. Fluid management in the critically ill [J]. Kidney Int, 2019, 96 (1): 52-57.

[2] 刘大为. 重症的病因治疗: "先瞄准, 后开枪" [J]. 中华内科杂志, 2018, 57 (9): 617-620.

[3] 刘大为, 王小亭, 张宏民, 等. 重症血流动力学治疗—北京共识 [J]. 中华内科杂志, 2015, 54 (3): 248-271.

[4] SEMLER M W, WHEELER A P, THOMPSON B T, et al. Impact of initial central venous pressure on outcomes of conservative versus liberal fluid management in acute respiratory distress syndrome [J]. Crit Care Med, 2016, 44 (4): 782-789.

[5] 刘大为. 休克复苏: 流量指标的龙头效应 [J]. 中华内科杂志, 2017, 56 (5): 321-323.

[6] 张丽娜, 王小亭. 容量反应性评估: 需关注心功能 [J/CD]. 中华重症医学电子杂志, 2016, 2 (2): 97-101.

第三章

压力指标对容量复苏的指导意义

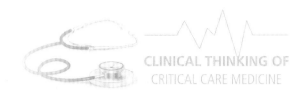
第四章　血管活性药物到底治疗了什么

血管活性药物是重症临床治疗中经常用到的治疗药物。如果回答血管活性药物到底治疗了什么？改变了什么？必须从重症治疗的最终目的和血管活性药物的作用目标说起。血管活性药物的应用，作为重症临床治疗过程中的重要一环，通过自身的作用机制，实现治疗目标，从自身的作用机制位点，推进了重症整体治疗目的的实现。

重症医学有着明确的临床治疗特点。由于重症是由任何疾病或损伤，导致机体已经出现或潜在发生向死亡进展的疾病或临床综合征，临床过程可非常迅速，对治疗的要求也几近苛刻。所以临床重症治疗方法必须有明确的目标性；治疗策略要有明确的方向性，也就是目的性。临床治疗过程中需要可以实际操作，并可及时获得的监测指标，作为目的指标和目标指标。重症临床治疗的目标与目的要求，作为重症医学思维体系中一种重要的思维方式，贯穿于重症临床治疗的整个过程。

这里说的目标，是指一个具体临床行为要达到的直接效果，反映在临床上就是，与相应治疗方法的作用效果直接相关、可连续测量、定量的指标。这里所说的目的，是指整体治疗策略或一组治疗方法的最终结果，每一项治疗方法的作用效果，都应该推动病情朝向这个目的指标所标定的方向发生转变。从而，实现重症临床治疗导向病情发展、真正个体化的定量治疗过程。

第一节　血管活性药物的作用定位

重症临床治疗中的每一种治疗方法，都必须有自身明确的作用机制。应用这种治疗方法应该是针对当时重症病情机制的关键位点。这个位点，也就是这种治疗方法在临床治疗中的作用定位。血管活性药物，作为一组作用机制明确，作用效果剧烈的药物，大多数作用机制清楚、起效快、作用半衰期短，临床应用有着明确的重症治疗特征。

血管活性药物，通过调节血管收缩、舒张状态，改变血管功能，使血管内压力发生改变，通过升高组织器官的灌注压力，起到改善微循环血流灌注的目的。无论是血管收缩类药物，还是血管扩张类药物，重症临床监测指标中的压力指标，通常被作为血管活性药物的目标指标。重症的临床治疗中，目标指标必须与目的指标联合应用，才能体现出治疗策略的真正意图。重症时需要应用血管活性药物的情况通常是因为组织灌注不足，出现休克。按照经典的描述，休克治疗的本质是要"增加有效循环血量"。这里的有效循环血量是一个流量的概念。组织中的有效循环血量，就是组织灌注，实际上仍然是局部组织中的血流量。

压力，是应用血管活性药物的目标，流量是应用血管活性药物的目的。目标与目的不能被混淆。临床上有些人认为"血管活性药物就是为了提高血压"。这样的认识隐含着巨大的临床危险。流量是压力形成的基础。血管收缩药物可使血压升高，从而使组织灌注压力增加。但同时血管收缩药物使血管内径变小，组织灌注量减少；血管扩张剂使小动脉内径增加，从而使组织灌注量增加，血管扩张又可使血压下降，血流变慢，而使组织灌注量减少。血管活性药物本身的这些特性，之所以成为临床应用中的矛盾，恰恰是因为只是应用了目标指标，而忽视了流量作为目的指标的临床应用价值。

因此，应根据休克的血流动力学特点合理选择血管活性药物。为了兼顾各种重要器官的灌注水平，常将血管舒缩药与扩张药联合应用。按照目标与目的临床思维方式，可以有效地避免其中的危险，精准地应用血管活性药物。

第二节　流量优先中的压力指标

休克，是临床常见的重症，或是重症引起的合并症。传统意义上的休克，是指有效循环血量的急剧减少，组织灌注不能满足代谢的需要。不难看出，这里几乎完全是一个流量概念。随着氧输送的概念用于临床，休克被描述为"氧输送不能满足组织代谢的需要"。氧输送具有直接的临床可操作性，并且同时强调了循环、呼吸系统和血液构成的联合作用，使休克从理论基础上走向多器官系统功能的相互作用。其中的相互联系是流量。由此，休克治疗的核心内容就是改善循环流量。

心排血量是一个最为经典的流量指标，对氧输送也是一个决定性的关键因素。心排血量减少，可以导致休克，是因为流入心脏的流量不够，或者心脏的动力不足以产生足够的流量。心排血量正常，或者增加也可以导致休克，是因为氧输送没有被送到需要氧的组织中，仍然有细胞处于缺氧状态。实际上，休克发生到这里，血压才正式登场。血管系统内的压力是为了将心排血量合理地分配到全身不同部位的组织。血压在临床上更为常用，甚至与休克长期捆绑在一起，只是因为测量血压的方法较早地被接受和普及而已。可见，临床上测量血压还是在说流量。

心脏将血液射入动脉系统，同时将能量也送入了动脉。血压是这种能量的主要临床表现指标。压力在动脉系统内所起的作用，主要是将血流送入系统内阻力最低的部位。其中，动脉壁的弹性配合心脏搏动作用，将血压划分成收缩压和舒张压，以利于对血流分配进入微循环的细节管理。微循环在动脉压力调节流量的远端，流量的管理仍然与压力有关，但却与动脉系统有所不同。

局部组织或器官的微循环调节，正常情况下主要依赖自身的代谢需求。微循环根据组织器官的氧需求状态进行调节，呈现出开放或关闭状态，由此形成器官循环的阻力，调节局部的血流量。这就是器官血流的自主调节功能。这种功能保证器官血流量根据自身的需求，而呈现出恒定状态，不受动脉系统压力的影响。动脉系统只是维持足够的灌注压力，以使器官血流自主调节可以正常发挥作用。血流经过微循环，纳入静脉系统，形成静脉回心血流量，成为右心前负荷。

细胞代谢是组织灌注血流的最终去处。细胞代谢异常的指标常被用作临床监测血流量的目的指标，如乳酸、混合静脉血氧饱和度、动脉-静脉二氧化碳分压差，等等。血管活性药物对血压的影响，在重症临床治疗中，应该体现出这些指标的相应改善。

血管活性药物到底治疗了什么

第三节 临床应用中的目标与目的

重症临床治疗的特点是治疗方法的干预性。强调干预性是因为治疗措施需要有明确的针对性，目标与目的指标对治疗程度的定量可控性、对治疗策略的导向性。血管活性药物的临床应用，非常具体地体现了重症治疗的这种特征。

当明确了重症病情的治疗位点，在应用血管活性药物治疗之前，必须回答的问题是——我们在哪里？这里的"我们"是指我们正准备采用的方法是什么，这个方法的作用又是什么？看似简单的问题，但强调的却是治疗方法的针对性，也是临床治疗中经常容易发生误解、误治的区域。乳酸通常作为反映组织灌注状态的指标，乳酸的升高提示有组织灌注不良的存在。血管活性药物通常是大多数指南推荐的休克时改善组织灌注的重要方法。但是，组织灌注不良不是血管活性药物的直接作用位点。如果认为乳酸升高就应该应用血管活性药物，就大错特错了。乳酸升高作为监测指标反映的病情位点是细胞代谢功能，反映的是组织灌注。而血管活性药物的作用位点是调节血管的收缩舒张状态，改变组织灌注压力，以维持器官血流自主调节功能的正常进行。这个作用位点，才是"我们"要起作用的位点。

从这个位点起步，以血压为目标，形成血管活性药物临床应用的定量调整。同时，以流量指标为目的，将流量指标改善至正常值范围时的血管活性药物的最小剂量，作为血管活性药物个体化治疗的最佳剂量。从而实现了血管活性药物在重症临床治疗中的个体化应用。

目标与目的原则是重症个体化治疗管理的核心原则，决定着干预方法的可操作性和方向性，主要作用是对干预方法进行定性管理。同时，也为定量管理提供了必要的条件。目标指标决定干预方法的可操作性，目的指标确定了进行治疗的必要性。乳酸升高作为目的指标的改变，提示了对血压调整的必要性；而血压作为目标指标，才提示了应用血管活性药物的可行性。

采用量化指标作为目标或目的指标，使重症个体化治疗的定量管理成为可能。目的指标通常具有人为设定的正常值，例如乳酸>2mmol/L为休克诊断的定量指标。而目标指标则没有预先设定的正常值范围，而是要根据目的指标的正常与否，决定指标的个体化正常值。目标与目的指标的相互联系需要根据共同的理论基础。动脉压低的患者乳酸升高，应用血管活性药物之后，随着血压升高、乳酸逐渐下降。当乳酸下降并可以维持在低于2mmol/L时的血压，就是治疗应该维持的血压目标值。从而，通过目标指标完成对提升血压治疗的定量管理。当然，乳酸作为临床指标，与血压相比有反应时间滞后的问题，我们可以选择其他指标作为目的的指标。但重要的是，目标指标不能有预设的正常值。例如，书本上可以规定血压120/80mmHg。如果按照这个正常值提高血压，整个治疗就不再是个体化治疗，而是群体化治疗了。

由此可见，重症临床治疗中的血管活性药物的应用，充分地体现了目标与目的临床思维方式。血管活性药物的个体化应用不仅需要有明确的必要性，而且应该有确实的临床可操作性。重症医学理论提供了必要的知识基础，监测指标发掘了疾病更深层次的本质所在，为治疗提供了针对性的作用位点，提示临床医师应该采用的干预方法。目标与目的临床思维方式，定性和定量地管理着治疗方法的具体实施。从而，形成重症个体化治疗的完整临床过程。

即使病情不能好转，临床医师也能够知道重症病情的哪一个位点处于失控状态，目前是否还有可选择的、有效的干预措施。而这些，正是重症医学发展的新起点。

（刘 健）

主要参考文献

［1］刘大为.休克复苏：流量指标的龙头效应 [J].中华内

科杂志, 2017, 56（5）: 321-323.

［2］刘大为. 重症治疗: "目标" 与 "目的" [J]. 中华危重病急救医学杂志, 2015, 27（1）: 1-2.

［3］RHODES A, EVANS L E, ALHAZZANI W, et al. Surviving sepsis campaign: international guidelines for management of sepsis and septic shock: 2016 [J]. Crit Care Med, 2017, 45（3）: 486-552.

［4］刘大为. 个体化治疗: 重症医学发展的基石 [J]. 中华危重病急救医学, 2019, 31（1）: 1-4.

第四章

血管活性药物到底治疗了什么

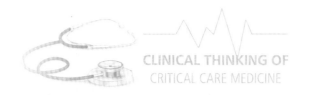

第五章　肾功能不全时为什么要进行血液净化治疗

　　急慢性肾功能不全是重症患者常见的综合征，是与患者预后相关的独立危险因素。由于肾脏是重要的水、电解质和酸碱平衡的重要调节器官，也是肌酐、尿素氮等物质的重要代谢器官。当肾脏功能不全时进行所谓的"肾脏替代"治疗，似乎是再"合理"不过的。渐渐地大家发现，"肾脏替代"治疗不能完全替代肾脏，因为肾脏除了具有代谢功能外，还有内分泌、免疫等功能，而这些功能都是不能被"肾脏替代"治疗所替代的，甚至是清除毒素的功能也是不完全的。同时，"肾脏替代"治疗还能起到肾脏之外的某些器官的部分作用，比如说肝脏的清除胆红素作用。另外，肾功能不全时，肾脏也往往不是完全停止工作，得到体外支持一段时间肾功能也有可能恢复。于是，这项治疗的名称也从"人工肾"或是"肾脏替代治疗"，再到"肾脏支持"和"重症血液净化"等不断演变。血液净化不能替代肾脏又超越肾脏，其使用的模式由间断到持续，从单一到集成，从简单到复杂不断变化，其内涵也在广度和深度上发生巨大的进步，大家对血液净化的期望值也在不断升高，应用的频率和范围也在不断提高。

　　当问及"肾功能不全为什么要进行血液净化治疗"时，似乎"通过血液净化改善预后"是个通用的答案。然而把这个丰满的理想分解成具体的目标，再看看骨感的现实是否是我们所期待的结果时，我们应该回到问题的开始——为什么要进行血液净化治疗？为什么，就是为何而为，我们真的清楚吗？我们现有的措施有这个能力吗？我们能达到目的吗？

第一节　重症血液净化治疗的目的与目标

　　当我们走到一位肾功能不全患者床边，直觉告诉我们要给他实施血液净化时，我们应该能清晰地回答"为什么要为他实施血液净化"，也就是说治疗的目的是什么。这个貌似可以直截了当地回答"什么器官的功能有问题了我就替代什么"，但仔细想想，却没有这么简单，甚至是没有完整和理想的答案。因为进行血液净化的目的不同，设定的目标也会不同，那么不论开始与结束的时机、剂量大小、模式和膜的选择，以及容量的管理等，都会有所不同。可以说，目前血液净化领域的所有研究都在围绕着"为什么做"这个貌似简单的问题。

一、重症血液净化治疗的目的

　　目的是治疗策略或一组治疗方法的最终结果，决定了治疗方法的必要性，是重症治疗中需要首先确定的问题，通常需要有预先设定的正常值。如果无论如何调整治疗都不能达到目的，那么这样的不切实际的"目的"就枉为目的。为肾功能不全的患者实施血液净化，也应该有一个明确的、可行的目的来引导治疗的方向。

　　所谓重症血液净化的目的，通俗地讲就是我

们希望这项治疗起到什么作用。肾功能不全患者实施血液净化治疗的目的无非三类：替代、支持与狭义的治疗。

"替代"在早年开展血液净化治疗的初衷。重症血液净化的理念得到了深化，但替代仍然是其治疗作用的一部分。比如对于一个相对稳定的、改善全球肾脏病预后组织（Kidney Disease Improving Global outcomes，KDIGO）分期4/5级的急性肾损伤（acute kidney injury，AKI）患者，当目的治疗只需要维持体液和电解质的平衡，那么替代部分肾脏功能，清除一定容积的水，把肌酐、尿素氮和血钾降到某个范围以内，就是其治疗目的；而治疗目标应该就是容量相关的指标，以及血电解质、肌酐和尿素氮的浓度。

"支持"是对血液净化功能的进一步扩充。肾功能不全和AKI这两个名称的相继出现，是对肾功能改变的警惕性提高，是对肾脏功能受损伤后再次恢复的期待；希望通过减轻肾脏的负担，给予一段时间的支持，等待肾脏功能的恢复，尿量增加，在减少甚至停用血液净化的情况下，肌酐和尿素氮的水平由增长减慢到下降至某个水平。至于在肾功能恢复的可能性上，尚无共识支持持续性血液净化是否一定优于间断性的模式，但是对于血流动力学不稳定的患者，一般还是建议使用持续性的模式。在以支持肾脏为目的之下，治疗的目标就不仅仅是接近正常范围的肌酐、尿素氮等生化指标，而是肾功能的恢复。遗憾的是目前仍缺乏理想的、适合评估肾功能恢复的指标和标准。

"治疗"作用是通过血液净化预防和治疗肾功能不全的理想境界，是希望其能从治疗病因的层面对AKI进行干预。在该目的之下，根据导致AKI的病因的不同，治疗目标除了AKI的发生率、持续时间和恢复率等，更应该包括与病因相关的各个因素的变化，比如肾脏的微循环状态、细胞因子、造影剂、毒物或药物等在血液或是置换液中的浓度。举个例子，如果我们的目的是可以通过血液净化调控容量，从而防止因为血流动力学不稳定导致或加重AKI。有了血液净化的保驾，在容量不足进行液体复苏阶段，及时恰当地补充容量，从而避免因为担心液体多了没法清除而减少液体输入。这是从肾脏的"前负荷"角度保证肾脏的灌注；也可以及时恢复已经存在的

液体过负荷的患者的容量，避免了容量过多导致的肾脏"后负荷"过高而造成的肾脏损害。在该目的下，我们应该建立全身和肾脏血流动力学监测的目标，比如CVP、心排血量、肾脏各级血管的阻力指数和肾脏灌注分级等。

当血液净化的目的从替代走向支持与治疗，"允许性低滤过"的概念也就应运而生了。其核心是避免过度增加肾血流和肾小球滤过率（glomerular filtration rate，GFR）导致病情恶化，并在合适的时机开展血液净化治疗。虽然目前的研究尚不能明确告诉我们，什么是合适的时机、剂量、强度和模式，但不可否认的是，这样的理念给我们带来了更深入的思考和临床行为的改变，让我们离这些问题的答案越来越近。

二、肾脏与肾外器官

为什么要做血液净化？从治疗的靶器官角度看，一是为了肾脏，二是为了肾外器官。上面谈到的"替代"层面的功能，其实主要是维护肾外器官功能，而没有足够重视给予肾脏最大可能的恢复机会。"支持"有了帮助功能损伤的肾脏分担任务的愿望，希望血液净化和肾脏一起维护肾外器官的功能，并同时保存自身实力东山再起；而"治疗"则很显然更多地关注了肾脏本身，希望其发挥的作用不仅仅是清除毒素和过多液体等对症处理，更是要去除肾功能不全的病因，好似帮助"他人"，也保全"自己"。

越来越多的证据告诉我们，肾脏在人体中的作用举足轻重，肾脏与肾外器官有着广泛的相互作用，即使是亚临床性的AKI也可能显著增加患者的病死率。因此在重症患者的抢救中，肾脏不能是被牺牲的器官，肾脏与肾外器官在接受重症血液净化时也要被兼顾。在该理念之下，一大部分患者实施血液净化的目的可能要从维护水电解质平衡转向兼顾肾脏与肾外器官的保护与治疗，血液净化治疗的目标也必然相应发生改变。

三、重症血液净化治疗的目标

所谓重症血液净化治疗的目标，是我们期待这项干预措施达到的具体结果。实施血液净化的目的不同，目标也自然不同，血液净化的方式、剂量、速度也会有很大的不同。而这些不同，规

范着血液净化开始与结束的时机、强度及每个时间段的血液净化处方。如果只是要清除多余的液体，那么目标就是与容量相关的血流动力学参数；如果是为了清除炎症介质，那么目标就是血液和废液中炎症因子的水平；如果目的是清除挤压综合征患者的肌红蛋白，那么血液中的肌红蛋白和肌酶水平就是目标。

目标一般是可以连续测量的定量指标，其范围也需要根据患者的病情动态调整，而不是一成不变的。举个最常见的例子，一位患者经过前期容量复苏后病情趋于稳定而组织间液逐步回吸收，血管内容量过负荷，需要通过血液滤过清除液体，以避免肾脏淤血导致的肾脏功能延迟恢复，肺水肿导致的氧合下降和心脏前负荷过高导致的心功能不全等。假定前面的抢救工作告诉我们，CVP 8mmHg 是该患者在这个阶段理想

的目标，目前的 CVP 是 15mmHg，初步计划在 3 个小时实现患者整体负平衡 1 500ml，那么接下来我们就要根据这 3 个小时的处方入量和可能的出量，计算出血液滤过的置换液和滤出液的速度，实施过程中再根据 CVP 下降的速度调整血液滤过的液体平衡；如果我们达到了预计的 CVP 8mmHg 的目标而患者病情仍然稳定，这时"保持尽可能低的 CVP"的理念要求我们小心尝试下一步更低的目标 CVP，再重新调整血液滤过的处方。

可见，目标是对病情变化的监测，是病情变化的发言人，同时目标也根据病情的变化而变化，是病情变化的跟随者。

总之，肾功能不全时的血液净化治疗目标要基于患者病情的整体把握，服务于其治疗目的。

第二节　整体化实施重症血液净化治疗

重症血液净化理念是逐步发展的，从而使其在临床实践中立体性地发挥作用。谈思维，就还是要说明对具体的患者我们怎么想、怎么做。掌握患者的病情现状、病理生理机制和发展趋势，明确治疗的目的；同时，还要熟悉工具，这些恐怕是最基本的问题。

一、恰当评估患者

患者的病情不同，对血液净化的需求不同，行血液净化的目的自然也不同。

ICU 内需要实施血液净化的肾功能不全患者大致分为 3 类：①既往慢性肾衰竭规律透析的，本次入 ICU 可能是因为实施大手术或是心肌梗死等其他原因。这类患者血液净化的好处主要体现在其他的器官而不是肾脏。②既往存在或是新发的肾功能不全，总体病情已趋于稳定。这类患者可能不需要行血液净化，或者因肾脏清除液体或毒素的工作负荷增加而需要实施低强度的血液净化，这类患者肾脏的功能有很大的可能得以恢复。③病情仍不稳定，对肾脏的打击仍持续存在。

二、深刻理解病理生理机制和过程

重症血液净化首先是"重症"，只有对重症的病理生理机制和过程有了正确与深入的理解，才能制定出合理的血液净化方案。比如说最近突然进入大众视野的"炎症风暴"。典型的"炎症风暴"，可见于在嵌合抗原受体 T 细胞免疫疗法（chimeric antigen receptor T-Cell immunotherapy，CATR-T）后，炎症风暴可能是导致该病症发生 AKI 和其他器官功能障碍的主要病因，血液净化具有一定的治疗潜力。在某些严重的全身性感染中，炎症风暴可能也是重要的发病机制之一。但是，炎症风暴临床变化迅猛的特征，也可能是肺动脉栓塞等某些疾病特定阶段的表现之一，但其本质并不是炎症风暴，这种情况下以清除炎症介质为目的进行血液净化不可能有满意的结果。

三、从目的到方法

前面讲过，治疗目的不同，选择的血液净化方式和处方也会有很大不同，因此提前确定实

施血液净化的目的很重要。确定治疗目的也要基于对患者的评估和对该疾病状况下的病理生理学机制。对于第一类患者，替代是其明确的目的。第二类患者的治疗目的可以是支持，分担一部分肾脏的负担，等待全身情况进一步缓解，从而肾功能全部或是部分恢复到这次发病之前的状态。第三类患者我们希望在支持的同时发挥一定的治疗作用，能减少致病因素对肾脏的进一步打击。同一位患者，所处的病情不同阶段，目的也有所不同；在同一阶段，也可能是 2 种或是 2 种以上的目的。

挤压综合征相关 AKI（crush syndrome-AKI，CS-AKI）的血液净化治疗也是有代表性的一类。CS-AKI 一般呈高分解代谢型，患者常合并多器官损伤，肌红蛋白堵塞肾小管是其肾功能不全的机制之一，部分患者存在难以控制的电解质、酸碱、容量负荷异常。因此，我们的治疗目的，除了维持水电酸碱平衡，更希望清除肌红蛋白以减轻对肾脏的伤害，那么就要考虑什么样的血液净化可以实现这样的目的。常规的血液透析只能清除小分子量溶质，但使用高通量透析器后清除的溶质分子量可以增大很多，由于肌红蛋白的分子量达到了 17 800，对其清除效率仍然很低，如果使用高截留分子量的滤器，由于膜孔径及膜面积的增大，可以明显增强对肌红蛋白的清除。在 Heyne 等的研究中，使用标准的普通透析器时（AV1000S），CVVHD 模式下肌红蛋白清除量是 2.1ml/min；使用高通量透析器（P170H）时，持续缓慢低效每日透析（slow ex-tended daily dialysis，SLEDD）和血液透析（hemodialysis，HD）模式下的肌红蛋白清除量分别是 3.3ml/min 和 3.7ml/min；改用截留分子量 45 000 的高截留分子量滤器（HCO1100）后，SLEDD 和 HD 模式下的肌红蛋白清除量分别是 21.7ml/min 和 44.2ml/min。通过上述结果可以看出，使用高截留分子量的滤器可以大幅提高肌红蛋白的清除量。在治疗模式上，连续性血液净化尤其是采用高容量模式时清除能力更强，更适合病情不稳定的重症 CS-AKI 患者的早期治疗。病情稳定后，清除肌红蛋白不再是治疗的主要目的，可以逐渐减少连续性血液净化治疗剂量或更换为血液透析治疗。发生横纹肌溶解时，肌红蛋白和肌酸肌酶（creatine kinase，CK）是 2 种重要的生物标志物。

肌红蛋白半衰期是 1~3 小时，发生横纹肌溶解后 8~12 小时升高，正常时 24 小时被从血液中清除。CK 的半衰期是 1.5 天，发生横纹肌溶解后 2~12 小时升高，24~72 小时达峰，5~10 天后开始下降。肌红蛋白在尿液中的检测阳性率较低，有研究报道 CK 水平>15 000U/L 的横纹肌溶解患者中仅 50% 可见到尿液肌红蛋白阳性，也有研究报道这个比例仅为 19%。因此，早期关注 CK 的血浆浓度对评估患者的治疗方案及预后具有更大的指导意义，血浆中 CK 的明显升高可早期提示横纹肌溶解的发生。血浆肌红蛋白需要经肾排泄，AKI 时它的代谢明显减慢。可见，肌红蛋白和肌酸肌酶血浆浓度可作为早期血液净化治疗目标的监测指标；血钾和血肌酐、血尿素氮水平仍是需要重点监测的目标。

四、认识所选择的血液净化技术的能力

明确了治疗目的，但是手中的血液净化技术并不能达到这样的目的时，我们的目的就是虚幻的。因此，认识血液净化技术的内在能力是成功救治患者基本能力之一。当治疗为目的的情况是清除肾脏损伤的药物、毒物或肌红蛋白等代谢产物时，这些物质能否被某种技术清除，与该物质分子量大小、是否与蛋白结合、膜的孔径大小、该技术的清除模式等均相关。比如上面讲到的横纹肌溶解的患者，普通透析很难清除肌红蛋白，而高通量的透析或是血液滤过有效；如果是对乙酰氨基酚等蛋白结合率高的物质，则需要考虑血浆置换。

全身性感染和感染性休克，作为重症患者 AKI 最主要的病因，也是 ICU 中第一死因。鉴于炎症反应是其发病机制之一，清除炎症介质的探讨一直没有停止过。如果想知道清除炎症介质是否有效，首先得知道你选择的血液净化方法是否有清除炎症因子能力。AN69ST 膜有很强的炎症因子和高迁移率族蛋白 B1（high mobility group B1，HMGB1）的清除能力；聚甲基丙烯酸甲酯膜是强有效的内毒素及多种细胞因子的吸附剂；内毒素吸附器是将多黏菌素 B 固化到聚苯乙烯衍生纤维上。多黏菌素 B 除了能清除革兰氏阴性菌外膜存在的内毒素，还能清除革兰氏阳性菌产生的花生四烯酸乙醇胺和活化的白细

胞。CytoSorb 可清除血液中大部分炎症及抗炎细胞因子，但不能吸附内毒素。一项随机纳入 43 例脓毒症患者的研究显示 CytoSorb 治疗可降低 IL-1、MCP-1、IL-1ra 及 IL-8 水平和 28 天死亡率。而 AN69 Oxiris 膜和 CYT-860-DHP 柱可同时吸附内毒素和细胞因子。一些联合不同血液净化技术优势的集成技术产生了，比如联合血浆滤过吸附（combined plasma filtration adsorption，CPFA）能更高效地去除介质；CPFA 使用非特异性吸附介质，对分离后的血浆进行处理，处理后的血浆回到管路再进行标准的血液滤过；在低流量下，介质与吸附剂有较长的接触时间。

毒物和药物的清除是另一类血液净化的目的，但不同的方法只能清除特定类别的物质。当我们遇到不熟悉的药物或毒物需要清除时，最好通过迅速地查阅相关书籍或文献，决定使用哪种或是哪些血液净化技术，避免实施了长时间无效的治疗，浪费了宝贵的抢救时机。

五、避免治疗目的与预后的脱节

造影剂相关急性肾损伤（contrast-induced acute kidney injury，CI-AKI）起因是造影剂的应用。既然造影剂是"罪魁祸首"，那么清除它是不是就迎刃而解呢？还是先看看有关该治疗目的的证据，做还是不做、如何做就可以有基本的认识。造影剂主要通过肾小球滤过清除，肾功能不全患者造影剂排泄延迟。虽然一次性的 HD 能够有效清除 60%~90% 的造影剂，但是，对于 CI-AKI 的高危患者采用预防性 HD 的研究中，大多数并未观察到 CI-AKI 发生率的降低。采用高通量透析器进行的血液滤过（hemofiltration，HF）或血液透析滤过（hemodialysis filtration，HDF）的模式，本应该比应用低通量透析器进行的常规透析更能够有效地清除造影剂，但是实际效果也并未如人所愿。Cruz 等系统回顾了血液净化治疗和常规治疗对 CI-AKI 发生率的影响，荟萃分析纳入 9 项随机对照试验，2 项非随机试验（共 1 010 例患者），未能发现血液净化治疗降低 CI-AKI 的发生率和住院死亡率。降低文献异质性后的亚组分析显示，HD 反而增加 CI-AKI 发生率，对于进展到终末期肾病阶段，血液净化没有效果。HF 和 CVVHDF 也未发现能降低 CI-AKI 的发生率。现有的证据只能说针对具有

高危因素的患者，间歇性血液透析（intermittent hemodialysis，IHD）/ 血液滤过（HF）预防 CI-AKI 可能是有益的。在 2012 年的 KDIGO 指南中，对于 CI-AKI 高风险患者，建议不预防性使用 IHD 或 HF 来清除造影剂。

前文谈到的感染性 AKI，是另一个典型的例子。因为将炎症反应失调作为其发病机制之一，也就自然而然容易把清除部分炎症因子、将炎症因子的浓度"削峰去谷"作为血液净化的目的，为 AKI 的进一步发展起到"刹车"作用。Ronco 等开展的一项研究提示，与 20ml/（kg·h）相比，35ml/（kg·h）的血液滤过可提高感染性急性肾损伤患者的生存率，但之后的一系列有关高容量血液滤过的研究都难以复制出 Ronco 的结果。即使尝试不同的高剂量、关注处方剂量和交付剂量的差异等，仍然得不出高容量 / 高剂量有益的结论。2013 年，设计良好的多中心研究"high volume in intensive care（IVOIRE）"研究发表，仍然没有看到高容量的明确好处，并且有清除大量营养物质和显著降低抗生素浓度的弊端，自此人们对高容量血液净化的关注热度锐减。近年来，人们逐步把目光转移到探索炎症介质清除能力更高的膜和生物材料上，包括高截留分子量（high cut-off，HCO）超滤膜、超高通量滤器、内毒素吸附器和细胞因子吸附器等。除了病例报告、动物实验和体外实验，至今只有十余项与高通量滤器相关的血液净化的小型临床试验，其中的大部分研究未能发现对生存率的影响，甚至不能发现炎症因子清除率的显著差别。有研究表明，CPFA 能改善严重脓毒症（sepsis）和多器官功能不全患者的血流动力学状态和免疫功能。但是在单核细胞功能和血流动力学改变的同时，没有检测到血浆 TNF-α 和 IL-10 水平的变化。由以上证据可见，尽管现在已经推出一些新的血液净化技术和材料，但它们仍处于临床试验的早期阶段。以清除炎症介质来"治疗"AKI 作为血液净化的目的，仍然是在探索阶段而不能作为常规。

六、精准实施血液净化

血液净化是有创性治疗，也可以带来医源性损伤。在明确了上面的五个问题之后，在合适的时机把恰当的血液净化，应用在真正需要该治

疗的肾功能不全的患者中；在实施的过程之中，给予充分的监测，及时、动态地调整血液处方，使血液净化发挥最大的作用，也能避免不必要的再损伤。

总之，肾功能不全在病情严重程度、病因、发病机制等方面有很大的异质性，不同的血液净化技术也有不同的清除能力，同时也能带来各种再损伤。因此，每天问一问"我为什么要给这位患者做血液净化"，对重症和重症血液净化的理解就会越来越深厚，就会有更大的可能在血液净化这组重武器中，选择出正确的技术，在恰当的时候用在合适的患者身上，从而达到理想的效果。

（陈秀凯）

主要参考文献

［1］刘大为, 杨荣利, 陈秀凯, 等. 重症血液净化: 从理念到实践 [J]. 中华医学杂志, 2012, 92 (45): 3169-3171.

［2］陈秀凯, 杨荣利, 刘大为. 救治急性肾损伤: 允许性低滤过与血液净化 [J]. 中华内科杂志, 2014, 53 (6): 428-430.

［3］CHAWLA L S, KELLUM J A, RONCO C. Permissive hypofiltration [J]. Crit Care, 2012, 16 (4): 317.

［4］杨荣利, 陈秀凯. 连续血液净化与精准容量管理 [J]. 中华医学杂志, 2018, 98 (35): 2792-2795.

［5］LIU Y, CHEN X, WANG D, et al. Hemofiltration successfully eliminates severe cytokine release syndrome following CD19 CAR-T-Cell therapy [J]. J Immuno ther, 2018, 41 (9): 406-410.

［6］刘大为. 重症的治疗与再损伤 [J]. 中华危重病急救医学, 2014, 26 (1): 1-2.

肾功能不全时为什么要进行血液净化治疗

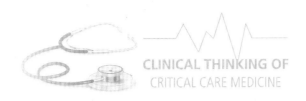

第六章 机械通气治疗的目标与目的

重症患者多存在多器官功能障碍，或是正要进入经由多器官功能障碍而走向死亡的路上，此时各种治疗策略和治疗手段阻止其进展是关键，尤其是当疾病进展迅速，初始病因又像一团迷雾难以迅速解除，病情又进展迅速、危及生命的时候，在"目标与目的"重症思维理念指导下的各种治疗策略和治疗手段的实施，才可能针对病情更深层面的机制位点。这不仅是阻止病情进展最有效的方式，更有助于推演直接病因，将整个施治过程循序化、系统化，层层推进。这里说的目标，是指某个具体临床干预方法要达到的直接效果，表现为要实现的指标。这个指标应该是与相应的干预作用效果直接相关、可连续测量、定量的指标。这里所说的目的，是指整体治疗策略或一组治疗方法的最终结果，决定治疗的必要性，指出治疗的方向。

临床监测指标，是重症病情的组成部分，是临床观察的延伸。只有对每一个临床监测指标的正确理解，才能将这个指标用于重症临床治疗；只有将每一项临床干预方法在监测指标的控制下进行，才能真正体现目标与目的思维方式对重症临床治疗的指导作用。从而真正使重症临床治疗成为目标导向、个体化的定量治疗过程。

机械通气治疗是临床重症治疗的重要方法，具有极强的干预性、治疗性，同时也具有明确的再损伤作用。临床机械通气应用必须严格按照明确的目标与目的导向进行。重症医学目标与目的临床思维方式贯穿于机械通气治疗的始终。

第一节 机械通气的目的

机械通气的作用点位于肺，通过肺泡内压力和气流的改变，经过气/血交换，影响血流的组成成分，以最终实现改善组织灌注的目的。临床上通常用组织细胞氧代谢情况作为机械通气的最终目的指标，如血乳酸水平等。从乳酸到肺泡之间，有许多影响因素存在，形成不同的变量。每一个变量在临床上都是由相应的病情或治疗干预方法构成。这些干预方法与机械通气一起，构成了指向目的指标的治疗方案，或者说是治疗策略。而其中反映病情的监测指标，对不同的干预方法，乃至对机械通气治疗本身的定量调整，起到了目标导向的作用。

目的指标的定性意义

目的是完成一项工作和解决一个问题首先需要确立的。机械通气的目的直接决定了具体的通气策略。目的不同，通气策略不同。目的相同，尽管病因不同，但通气策略可能相同。如果以血乳酸水平作为目的指标，机械通气治疗策略主要关注对动脉氧分压及其他氧输送的影响效果。若是以治疗肺不张为目的，就要更加关注机械通气对气道内压的影响，以及胸腔内压的相应变化和影响因素的去除。机械通气的这些作用位点,明确地提示了应该采用的治疗方法。这些位点的相应指标,也就成了机械通气的方式选择和呼吸机设置条件的目标指标。可见,目的指标决定了整体治疗策略的定性,并指出了方向。目标指标决定了机械通气的定量管理,以及与其他干预方法的联合应用。

生命体的组成复杂而精妙,多系统、多器官、多组织、多细胞,彼此独立,又丝缕相连,各司其职,又关联协作,这样一个完美的存在,附加之物该当如何呢? 机械通气对于机体来说是器官系统功能的一种外来嵌入方式。最初的目的是替代呼吸功能,纠正呼吸衰竭。重症医学发展至今已对其提出了更高的要求和新的挑战,其治疗目的涵盖了更多的层面。治疗目的决定了治疗策略的唯一性,由目的指标为导向。如果改变治疗目的,则治疗策略发生根本的改变。重症医学专业医师对这一点应该有深刻的认识。

慢性阻塞性肺疾病急性加重(acute exacerbations of chronic obstructive pulmonary disease,AECOPD)是临床重症的常见表现形式。临床发作时通常表现为二氧化碳潴留,伴有或不伴有低氧血症、呼吸性酸中毒,以及呼吸相关的水电解质紊乱等。重症临床治疗思维强调:在一个时间点,只有一件最为重要的临床行为应该进行。重症医学的专业医师应该有能力在这些临床表现当中筛选出最为紧迫、最为重要的病情因素,作为马上要进行治疗的病情位点。通常,二氧化碳潴留和低氧血症会先受到重视,机械通气的所谓"改善呼吸功能"的作用也可以被认为是这两项指标的共同改善。实际上,"改善呼吸功能"无法作为目的指标,因为没有定量的、单一的监测指标可以代表呼吸功能。即使机械通气可以产生纠正二氧化碳潴留和改善低氧血症,两个方面的作用效果,但是这两个方面在各自作用方向上的通气模式、呼吸机设置等治疗的具体实施上有着明显的不同。而且,不顾病情的严重程度,而将相关治疗方式堆积在患者身上,也绝不是重症临床治疗的应有行为。

如果对病情的判断认为,降低二氧化碳是主要矛盾的主要方面,机械通气治疗策略可以将血二氧化碳分压作为目标指标。由这个目的指标引导的机械通气策略主要包括了加大潮气量、增加分钟通气量、减少无效腔通气,以及应用二氧化碳清除的体外循环治疗方法等。当血二氧化碳分压降低至正常范围,则维持当时呼吸机治疗条件,这个治疗策略完成。而主要以纠正低氧血症为治疗目的,则目的指标可以选择动脉血氧分压或饱和度。治疗策略中主要包括,呼气末正压通气、调整吸入氧浓度、改善经肺血流等治疗方法。这两个治疗策略中所包括的方法虽然可能重叠,但由于目的不同,实施的方式不同,调整的侧重点也不同。

改善呼吸功能是结合疾病病理生理机制及机械通气原理而提出的治疗目的。其中包括两个层面:受损功能的恢复和现存功能的维护。目的指标涵盖通气力学指标及呼吸系统的功能指标,其水平应与呼吸系统自身功能的正常化相适应。在此目的引导下的通气策略,实际上是匹配呼吸机与机体呼吸系统关系的一种优化型通气策略。COPD二氧化碳潴留,基于维持呼吸功能的目的,通气策略是提升通气量增加、二氧化碳排出,可以通过增加驱动压提升潮气量或增加呼吸频率或其他方式来改善通气。而基于改善呼吸功能为目的,通气策略是根据引起二氧化碳潴留的病理生理机制,通过增加呼吸机外源性PEEP来对抗内源性PEEP进而提升通气量,是以改善受损呼吸功能为目的。因腹腔感染致休克患者,呼吸急促,尽管鼻导管吸氧可维持氧合,但仍有机械通气指征,此时氧合的维持是机体呼吸系统的代偿,代偿至极限会引起系统崩溃,出于维护现存功能的目的,应予机械通气治疗,而通气策略是消除代偿。同样基于此目的,在机械通气策略制定中,还应把握呼吸机辅助呼吸与机体自主呼吸之间的平衡位点,以避免废用性萎缩。

应用目的指标,将重症病情与临床治疗方法作用机制中的这些相关位点相互结合,并且按照相关性连接成线,形成目的引导的治疗流程。由此,才有可能将重症临床治疗引向精准。

第二节　机械通气的目标

目标与目的不同。目标在保证治疗策略及方法实施最终达到目的的过程中,具有纠偏的定量性作用。机械通气的目标需要从目的和疾病的病理生理机制中提炼。治疗 AECOPD 时,把降低血二氧化碳分压作为机械通气的目的,通气量与二氧化碳之间具有相关性,通气量可作为目标;肺复张策略的目标中需要有代表肺复张水平的指标;右心保护性通气策略的目标中需要用右心功能相关的评估指标。

目标指标的特性

(一)目标指标的直接性

目标指标是具体治疗干预的直接结果,直接反馈治疗策略与治疗方法的合理性。目标指标反馈链越短,直接性越强,反馈越有效,调整干预措施项的指向性越明确。目标指标的直接性同时要求双向,一边是目标指标与治疗干预之间的直接性,一边是目标指标与目的指标之间的直接性。治疗 AECOPD 选择分钟通气量作为目标指标,一方面通气量可显著影响目的指标二氧化碳分压变化,另一方面呼吸机调节可直接改变通气量。

(二)目标指标的可控性

可控性要求目标为干预措施所调控,受其他外界因素影响小,即干预措施项的变化可以使目标指标发生变化,同时目标指标不易受到干预措施项外的操作影响。比如分钟通气量作为目标指标就具有很好的可控性,可以直接通过改变潮气量及呼吸频率而改变,后两者很容易通过调整呼吸机参数及镇痛镇静药物应用实现。相比较而言,呼吸功如果作为目标指标可控性欠佳,肺及胸廓的顺应性、气道阻力、通气量的变化等多方面因素均影响到呼吸做功,限制了该指标的可控性。

(三)目标指标的定量性

定量性是保证干预措施精准性的要求,目标指标能够定量表达,才能够保证干预调整的幅度的精准。机械通气的很多指标都是定量,可以帮助我们完成机械通气治疗的基本目标和目的。但很多情况下,我们很难拿到直接的定量指标。基于肺保护的通气策略,我们认识到驱动压形成的剪切力对肺泡造成损伤,但是目前仍没有很好的定量指标来直观反映这一损伤,这就限制了我们基于此目的的驱动压调整策略的精准实施。ARDS 患者的病理中我们看到肺泡的塌陷,试图应用机械通气来打开塌陷的肺泡,但临床中尚不能拿到定量的直观指标;肺复张策略中迫于定量性的需求,我们选用最接近精准的定量指标,包括半定量性的肺 CT 及定量性的动脉血氧分压,建立各指标彼此的相关性,最终实现目的。

(四)目标指标的连续性

连续性是治疗干预的连续性和反馈连续性的保障。治疗干预后随即看到目标指标的变化,反馈调整,才能形成连动的链条,此间任一环节连续性的中断,均会阻碍治疗策略的完成。但实际临床中,很多最直接、最准确的指标很难达到连续性,此时基于连续性的要求我们可能需要寻求最接近的连续性指标。从连续性角度来说,肺 CT 影像对于临床肺复张策略不是很好的指标,脉搏血氧饱和度要优于动脉血氧分压,呼气末二氧化碳分压优于动脉血二氧化碳分压。

(五)目标指标的最佳值

目的指标通常有预设的正常范围。但在目标指标中则不同,目标指标是为治疗策略服务的,在实施治疗策略过程中,目标指标没有正常值范围。当对目标指标的调整过程中,治疗目的指标相应回到正常值,这个点的目标指标的数值,就是目标指标的最佳值。比如肺复张策略中,在评估肺泡打开状态时,要求目标指标动脉血氧分压远超过书本上的正常值;AECOPD 的治疗目标指标,最佳分钟通气量的设定,应该根据可使目的指标二氧化碳达正常范围时的数值。

第三节　机械通气的整体策略

机械通气治疗需要多个目标连续、层级发展的整体策略来最终实现目的。ARDS缺氧、组织灌注障碍、呼吸窘迫、机械通气的首要目的是改善氧合，降低呼吸做功，兼顾肺保护目的，采用小潮气量通气策略。目标设定潮气量、呼吸频率，初步经验性调整PEEP及FiO_2，以尽快实现改善氧合及降低呼吸做功的目的。随后层级推进，设定肺顺应性、气道阻力及肺复张相关指标，寻求最佳肺开放通气策略，改善肺功能。更进一步设定通气血流比例、右心功能指标改善肺循环，最小化肺损伤。再进一步可能需要设定呼吸肌做功监测指标来探求机械通气做功与机体自身呼吸做功的最佳平衡点，以实现最小化废用性萎缩的目的。每次的推进均是在上一层次目的实现的前提下完成。无论是病程变化还是进一步的层级推进，均可能造成已定目标指标的变化，所以整个推进的过程需要连续动态调整。

最小化不利影响。目前流行的机械通气模式是正压驱动模式，人体正常生理状态下的呼吸是负压驱动模式，实际上机械通气治疗是不符合生理要求的，不可避免地会造成肺泡机械性损伤。同时，作为一种附加于机体的功能支持治疗，必然对呼吸系统及其以外的系统和器官产生影响，尤其是对循环系统。肺泡内压、跨肺压和胸腔压力变化，会直接影响包括肺微循环及肺动、静脉在内的全肺血流分布变化，以及上下腔静脉回流、左右心室前后负荷、颅内压、腹内压、下肢血流等，这存在有利的一面，也有不利的一面。为此提出最小化不利影响的目的，目的指标涵盖受影响系统和器官的变化指标，通气策略的制定应当充分发挥有利影响，而最小化不利影响。降低驱动压、小潮气量及右心保护的通气策略皆出于此目的。

实践目标与目的的重症思维理念过程中，需要深入认识目的、目标及指标这三者的意义及关系。目的是治疗策略和治疗方法的最终结果，对治疗策略和治疗方法具有决定性意义。而治疗策略和治疗方法决定了目标的选择，目标是具体治疗干预的直接结果，是治疗干预顺利实施且达到目的的保障。在二者的具体落实过程中，指标的选择需要具备直接性、可控性、定量性及连续性的特点。目的与目标导向的机械通气治疗的整体策略，有助于推进治疗的合理化、精准化，推进新技术的研发以满足更深层次的目的及目标的需求。

（李素玮）

主要参考文献

［1］刘大为. 重症治疗："目标"与"目的"[J]. 中华危重病急救医学, 2015, 27（1）: 1-2.

［2］RHODES A, EVANS L E, ALHAZZANI W, et al. Surviving sepsis campaign: international guidelines for management of sepsis and septic shock: 2016 [J]. Crit Care Med, 2017, 45（3）: 486-552.

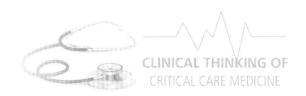

第七章 "允许性"治疗中的目标与目的

重症医学有着明确的临床治疗特点。重症是由任何疾病或损伤,导致机体已经出现或潜在发生向死亡进展的疾病或临床综合征。重症的临床发生发展过程迅速,治疗有着明确的时间性要求。重症的临床治疗方法必须有明确的目标性,治疗策略要有明确的目的性,以引导治疗流程的方向。作为治疗目标的指标,应该是在临床治疗过程中,可与实际操作的结果直接相关,可连续测量、定量的指标。重症临床治疗中的目的,是指整体治疗策略或一组治疗方法的最终结果,每一项治疗方法的作用效果,都应该推动病情朝向这个目的指标所标定的方向发生转变。重症临床治疗对目标与目的要求,作为重症医学思维体系中的一种重要的思维方式,贯穿于重症临床治疗的整个过程当中。从而,实现重症临床治疗导向病情发展、真正个体化的定量治疗过程。

随着重症医学的发展,重症临床治疗的知识体系不断扩增,临床已经认识到过度追求所谓指标的正常值,临床干预手段可能会带来更为不利的影响,而一定程度暂时性的妥协会更为获益,由此"允许性"治疗应运而生。"允许性"治疗策略是指,为了使治疗干预的副损伤最小化,允许相关指标处于非正常生理范围的治疗策略。临床上虽然进行"允许性"治疗,但治疗策略的目的仍然不受影响,只是某项具体治疗措施的目标指标,由于整体策略的要求,可以保持在不正常范围。可以认为,"允许性"就是不正常。重症临床的"允许性"治疗应该在目标与目的临床思维指导下进行。

一、"允许性"治疗的迫不得已

所谓"允许性",是针对非正常性而言的,潜台词是我们允许其非正常,通常情况下是一种迫不得已。在对急性呼吸窘迫综合征(acute respiratory distress syndrome,ARDS)患者进行机械通气时,出于肺保护的目的,采取小潮气量通气策略,但同时会出现高碳酸血症,为了减少压力及容积带来的肺损伤,对这一高碳酸血症采取了"允许性"策略,实际上是一种治疗的妥协。在权衡了维持正常二氧化碳分压所作出的牺牲与高碳酸血症带来的不利影响的情况下,做出了妥协。

允许非正常范围,多是由于两个方面原因造成的。一方面是控制手段可能带来更大的损伤,比如强化血糖控制策略中允许目标血糖高于正常范围(8~10mmol/L),以减少更低水平带来的致命性频发低血糖;另一方面是当前病理状态下,最有利于机体恢复的状态可能并非正常状态,正常水平本身可能导致机体的副损伤,比如创伤性休克时,要采取"允许性"低血压的补液策略,因为正常血压可能加重患者出血。但同时也应该意识到,"允许性"通常是一种迫不得已的妥协,其间伴随着非正常范围潜在的危害,随着时间的延长及允许底线的放宽,危害会逐渐显现。这更提醒我们,如何把控"允许性"治疗中的目标与目的尤为重要。

二、"允许性"治疗的目的确立

"允许性"治疗目的的确立主要需要考虑两

方面因素：一是减少干预策略的副损伤；二是把控被允许的底线。前者通常是被动无奈之举，因为某一治疗目的而采取针对性干预的同时会对机体产生副损伤，此时需要权衡"允许性"治疗的价值，是否应该主动采取"允许性"治疗。脑出血患者颅内压高，如果将其平均动脉压降至正常，可能会使脑灌注压降低，影响脑供血，此时应当"允许性"控制血压高于正常范围。但长时间高于正常的血压，会对其他系统组织造成不利的影响，也可能加重出血，这就要求"允许性"治疗的同时，要把控住允许的底线，保证该底线范围内的干预可满足治疗目的，而所造成的不利影响又是可逆的。

"允许性"治疗目的指标，或是与主动干预目的指标是同一指标，比如"允许性"高血压或低血压治疗中的血压指标；或者是被影响指标，比如小潮气量通气策略中的二氧化碳分压。"允许性"目的指标的底线水平确定，需要兼顾受该水平影响的多器官功能状态、受干预方式及患者疾病类型的影响，要考虑到患者个体化因素。AECOPD 患者与 ARDS 患者在"允许性"低氧治疗中的氧分压水平会不同，前者可能允许更低，因其长期耐受较低氧分压，各器官系统已在较低氧分压水平建立平衡，适应低水平的氧分压。高流量氧疗与机械通气治疗对"允许性"低氧治疗中 FiO_2 的底线要求可能会不同，因为同样的 FiO_2 对肺泡造成的损伤会不同，后者吸入气中氧分压会更高，更容易造成氧中毒。

三、"允许性"治疗的目标确立

"允许性"治疗目标的确立同其他治疗目标的确立原则一样，发挥纠偏导向性作用，保证目的指导下的治疗策略顺利实施。

但同时，"允许性"治疗目标的设立也有其特殊性，更要服务于治疗目的底线的把控。目标指标应从目的指标中提取，应涵盖目的指标直接影响的器官系统的功能评估。目标水平应保证干预治疗所造成的副损伤的可控性，使其最小化或可逆。危重患者氧疗的"允许性"低氧治疗中，目标指标应包括氧代谢指标及组织灌注指标，如氧供、氧耗、血乳酸、动静脉二氧化碳分压差及中心静脉血氧饱和度等，目标水平应保证氧供需平衡及组织灌注。创伤性休克复苏策略的

"允许性"低血压治疗中，目标指标应包括，重要器官功能、氧代谢及组织灌注指标，如出凝血情况、意识状态、尿量、末梢灌注等，目标水平应控制出血，同时保证各脏器的基本灌注。

四、"允许性"治疗的整体策略

"允许性"治疗的整体策略把控中，两个理念非常重要：一个是目的指标在超低水平的妥协改变了治疗思路；另一个是要坚持高标准驾驭整体治疗过程。

目的指标在超低水平的妥协，实际上是在对患者病理生理机制不断深入认识基础上的主动出击，由此改变了治疗思路，"柳暗花明又一村"随之而来。认识到小潮气量的肺保护意义，我们选择了"允许性"高碳酸血症；认识到高代谢带来的危害，我们选择了"允许性"低热卡；认识到创伤性休克活动性出血时血压升高的再损伤和大量液体复苏加重凝血功能障碍，我们选择了"允许性"低血压。

坚持高标准，看似与妥协矛盾，实际上是在保卫前者的战果，"允许性"实际上是在兼顾全局的前提下实行的一种妥协策略，妥协的是目的指标，而坚持高标准的是一系列目标指标，它们代表了受目的水平影响的系统或器官的功能。高碳酸血症在一定范围内是被允许的，但当 pH 过低或 $PaCO_2$ 过高，患者会出现严重的右心功能障碍，血管张力、脑、肠、肾等功能障碍，此时需要高标准把控，守住底线，转换思路。反馈思考目的指标及其指导的治疗策略，如果在小潮气量基础上联合俯卧位通气或可守住底线。如果治疗策略及目的指标均无法调整，就需要以 pH 及 $PaCO_2$ 为新的目的指标，寻求联合治疗策略，比如输注碳酸氢钠以及应用体外二氧化碳清除装置等。

将"允许性"看成不正常有着两方面的临床意义：一方面是对不正常的妥协必要有一个明确的界限，也就是目标指标的定量范围。通过目标指标对临床干预措施的强度进行严格定量控制，才有可能正确实施"允许性"治疗；另一方面，"允许性"的不正常妥协强烈地提示了整体治疗策略中其他治疗方法的必要性和时间性。活动性出血导致低容量性休克的治疗时，"允许性"治疗的妥协已经被迫使休克复苏维持在组织灌

注仍然不足的水平，仍然存在着对机体的严重损伤。从而，更强烈地提示应尽快采用其他方法止血，以保证休克复苏治疗目标的圆满达成。

"允许性"治疗的妥协点，实际上也是治疗的突破点。血糖监测及调控技术的影响是我们实行"允许性"高血糖的原因之一，如果新的技术可以实现血糖监测与胰岛素调控实时自动化，就不存在"允许性"问题。如果肺保护性通气策略联合体外二氧化碳清除，就可以消除"允许性"高碳酸血症的问题。虽然新的技术和策略的引入可能会带来新的问题，但从整体全局来看，实际上是治疗在不断完善的一个过程。临床施行"允许性"治疗，必须在目标与目的临床思维方式的指导下进行。

（李素玮）

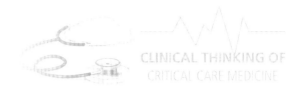

第八章 休克治疗——确定目标,接近终点

休克是一种因氧输送减少和/或氧消耗增加或氧利用不充分导致的细胞和组织缺氧,而产生的危及生命的循环衰竭,是重症病房中最常见的一种危及生命的综合征。根据病因不同,可将休克分为低血容量性休克、梗阻性休克、心源性休克及分布性休克。不同休克存在不同的治疗方式。既往有关休克的治疗只停留在解除病因,以及在此基础上进行输液、应用正性肌力药物或血管活性药物等浮于表面的"概念性治疗",然而对休克病理生理演变过程并不清楚,缺乏对休克本质的理解。那么是不是所有的休克患者都适用于输液、强心与升压治疗?即使患者需要输液、强心、升压等治疗,输多少液体,输什么液体,用什么药物强心和升压,到什么程度就停止,如何判断患者是否休克复苏成功,等等,都是临床中摆在我们面前最突出的问题。以感染性休克为例,很多研究与指南提出以"早期目标导向治疗(early target guided therapy,EGDT)"为复苏原则,以中心静脉压(central venous pressure,CVP)、平均动脉压(mean arterial pressure,MAP)、尿量、中心静脉血氧饱和度($ScvO_2$)为指标指导复苏。但实际临床中这种复苏原则只是给我们指明了一种治疗方向,告诉我们需要关注并应用这些指标去治疗患者,但这条治疗之路具体该如何去走,依旧不明。

休克治疗中的目的与目标

自血流动力学这一概念被引入临床中后,我们发现,无论何种病因造成患者休克,休克这一病理生理过程均可被更精确地解读为因氧输送不足而无法满足组织代谢。通过这一解读,可以看到休克的治疗其实就集中于两个方面:一是改善氧输送;二是改善组织代谢。有了这种拆分式的理解,我们发现,一些原本只是理论上反映休克的指标,可切实有效地被应用于临床实践指导治疗。在休克的治疗中,对治疗方向的严密把控及治疗指标的定量调节,始终贯穿于整个休克过程。只有有了治疗方向,才能避免简单的"概念性治疗";只有明确应用何种定量指标,才可实现"精准与个体化治疗"。那么究竟如何把控方向,调节指标呢?

根据《重症血流动力学治疗——北京共识》中的理念,"血流动力学治疗的目标与目的",目标指的是某一具体干预措施或临床行为的直接结果;目的是某个治疗策略的方向或一组治疗方法的最终结果。前者是细节,是需要监测或干预的指标;后者是方向,是我们休克成功复苏的实现。在实现目的的过程中,我们需要制定一系列的治疗目标,并根据干预的结果不断调整或确定下一个治疗目标。这种循序渐进的治疗,使休克治疗过程得以精确量化,规范临床治疗行为,改善患者病情。

(一)休克治疗的目标——改善心排血量

休克的直接管理即改善氧输送,所有的治疗均应以改善氧输送为目标,进而确定治疗工作。因此,临床中我们要选用与"氧输送"直接相关并具有治疗提示的指标进行监测。根据氧输送的计算公式,心排血量与动脉血氧含量(CaO_2)的乘积,心排血量取决于心脏功能,CaO_2取决于血红蛋白浓度与动脉血氧饱和度(SaO_2),由于CaO_2的改善相对明确,因此不作为本章论述的重点。本章着重阐明如何以心排血量为目标,来改善氧输送的治疗。

心排血量定义为每分钟心脏泵出的总血量，心排血量的监测可以准确了解心功能的情况，尤其对于指导休克患者进行合理补液、正性肌力药物及血管活性药物的应用，具有关键的指导作用，对于休克的管理至关重要。目前，临床上定量监测心排血量的方式主要是有创的方法，包括"Swan-Ganz"导管或"脉搏指示连续心排血量（pulse indicated continuous cardiac output, PICCO）"监测，是心排血量血流动力学监测的"金标准"。然而有创监测手段始终存在局限性，我们可否寻找到其他替代的治疗目标来反映心排血量，进而反映氧输送？此时我们不难发现，目标的选择也是需要不断渐进、调整的，前一个目的指标的目标指标，往往可以变成下一个目标指标的目的指标。在回溯目标的过程，就是我们建立治疗方向、实现最终目的的过程。

1. 中心静脉压　休克的治疗因血流动力学评估的差异而产生不同的治疗目标，进而制定出不同的方法。当 CVP 作为液体复苏的目标时，初始目标可以设定在 8~12mmHg，此时的 CVP 仅仅作为临床中经验性目标，达到这个目标后，我们还要根据其他的一些下游指标（如反映心排血量的指标）的相应改变进行细化调整，直至找到 CVP 精确值。例如复苏的黄金三角理论——液体复苏的金三角。复苏从三角形顶点开始，用乳酸来确定组织灌注是否满意。如果乳酸高于正常值，则应测量 CVP，如果 CVP<8mmHg，则应尝试扩容，注入晶体液或胶体溶液。如果 CVP 高于安全范围（CVP>12mmHg），应首先检查 CVP 升高的原因，特别是引起 CVP 升高的非容量因素，如呼吸机设置不准确、气胸、心脏压塞等。如果没有其他原因导致 CVP 升高，或者由于原因不能立即消除，则进入三角形的另一个顶点容量反应性。如果液体反应性试验为阳性，乳酸仍较高，建议继续使用液体复苏，如果并不能增加心排血量，应该考虑其他方法，如正性肌力药物可用于改善 Frank-starling 曲线。一旦组织灌注满意，复苏成功，乳酸降低，必须考虑降低 CVP。

2. 静动脉二氧化碳分压差　即中心静脉血和动脉血血气的二氧化碳分压差［central venous-arterial PCO$_2$，Pv-aCO$_2$］，指患者是否存在足够的静脉血流量冲刷带走外周组织产生的 CO$_2$。血液和组织中的 CO$_2$ 是机体有氧代谢和无氧代谢的最终产物，组织中 CO$_2$ 的清除几乎完全依赖于循环灌注的洗脱（washout），因此 CO$_2$ 含量取决于循环中的流量，即心排血量。根据 Fick 定律，P（v-a）CO$_2$ 与 CO$_2$ 的产生成正比，与心排血量成反比，静脉血流量越多，越可以带走更多的 CO$_2$，则 Pv-aCO$_2$ 越小，差值越小。

血流动力学稳定状态时，Pv-aCO$_2$ 正常范围为 2~5mmHg。有研究提示 Pv-aCO$_2$>6mmHg 表明组织灌注不足，Pv-aCO$_2$ 值越大，组织灌注越差。在感染性休克患者管理早期，EGDT 指标联合 Pv-aCO$_2$<6mmHg 的复苏方法较单纯 EGDT 达标作为最佳组织灌注指标更为完善。Pv-aCO$_2$ 所反映的是机体整体流量情况，而非某个局部组织与器官的供血与灌注情况。因此，Pv-aCO$_2$ 可以作为间接反映心排血量的良好目标。当我们目的在于改善组织灌注而进行液体复苏或心功能管理时，就可以应用 Pv-aCO$_2$ 作为目标。此时，我们应首先明确患者基础 Pv-aCO$_2$ 的水平，进而通过容量负荷试验等确定 Pv-aCO$_2$ 的变化情况。当通过液体复苏无法达到 Pv-aCO$_2$ 目标时，我们可进一步应用正性肌力药物改善 Pv-aCO$_2$，最终改善组织灌注情况。

3. 混合（上腔）静脉血氧饱和度　混合（上腔）静脉血指的是经过全身各部分组织（上半身各部分组织）代谢后的血液，代表了经过组织代谢后循环血液中所剩余的氧。正常情况下，氧输送将氧带至组织中被应用，在组织中被消耗掉的氧称为氧消耗，没有被消耗的氧则继续在静脉系统中成为静脉系统氧含量。因此监测静脉系统氧含量/氧饱和度可以反映氧输送与组织氧消耗的平衡关系。由于临床的可操作性，我们往往应用上腔静脉血氧饱和度代替混合静脉血氧饱和度，上腔静脉血氧饱和度数值往往低于混合静脉血氧饱和度。

正常情况下，动脉血氧的 20%~25% 可被组织利用，因此静脉血氧饱和度（venous oxygen saturation, SvO$_2$）为 65%~75%，这提示我们氧输送与氧消耗相匹配，即可理解为心排血量是足够的。SvO$_2$ 可以作为氧输送的下游指标，间接反映心排血量，监测其变化可以较早地发现休克时血流动力学的改变。在休克的治疗中，当我们希望通过平衡氧输送与氧消耗关系来改善组织灌注时,就可以应用 SvO_2 作为目标。Rivers 等专家发现在感染性休克复苏早期,以上腔静脉血氧饱和度>70% 作为复苏目标可以降低患者死亡率。通常,SvO_2 低于正常值提示氧输送/心排血量无法满足组织代谢,即组织缺氧。那么我们需要从几个方面考虑:首先,需要明确患者是否存在氧消耗过多的情况,例如高热、寒战、躁动等情况,治疗可以通过降低过多的氧消耗,使氧输送尽可能满足组织代谢;其次,氧输送的绝对不足,此时以 SvO_2 为目标进行以提高心排血量为主的相应治疗。当然 SvO_2 在正常区间内并不能代表组织灌注恢复,如果氧输送和氧消耗同时减少,或组织摄取氧的能力下降,则机体出现微循环损伤或细胞氧利用障碍,出现 SvO_2 假性正常,临床中需要仔细区分,此时我们就无法以 SvO_2 作为唯一目标,需要联合其他目标,进行综合判断。

4. 平均动脉压 如果说心排血量是改善组织灌注的源泉,那么血压就是那条通往组织的路。血压的作用是将流量分配到组织器官中去,而血压形成的前提即为心排血量,因此平均动脉压同样是间接反映心排血量的目标性指标。但是,我们同样不能忽视心室-动脉耦联之间的关系,在休克复苏过程中,若盲目应用血管活性药物收缩动脉提高血压,将造成心脏后负荷的升高,降低心排血量,引起休克进一步加重。那么当我们应用平均动脉压为目标时,治疗中就必须明确组织灌注所需要的平均动脉压数值,通过输液提高流量升高血压或者应用血管活性药物增加动脉压力,在此基础上我们必须兼顾后负荷对心脏的影响。若患者存在出血风险,还需要对平均动脉压进行评估,以推进下一步治疗。

(二)休克治疗的目的——改善组织灌注

休克治疗的目的为尽快纠正组织低灌注,避免器官功能进一步损伤。乳酸是细胞进行无氧代谢的产物,升高时提示细胞缺氧。乳酸清除率是反映组织低灌注改善和细胞无氧代谢得以纠正的指标。研究提示感染性休克患者血乳酸>4mmol/L,病死率达 80%;乳酸清除速率减慢提示患者预后不良,乳酸可作为评价疾病严重程度及预后的指标之一。进一步的研究显示,若将乳酸清除率与 $ScvO_2$ 结合应用,在一定程度上可指导休克复苏治疗。但是单一乳酸数值与临床血流动力学治疗的关联性太远,更多的学者认为连续监测血乳酸水平,尤其是乳酸清除率对于疾病预后的评价更有价值。因此,乳酸清除率可作为完成一系列血流动力学治疗手段需要达到的目的,可以作为休克复苏的目的指标。以感染性休克为例,当患者乳酸升高时,需要液体复苏提高心排血量,同时应用血管活性药物升高血压,进而改善组织灌注,实现清除乳酸的目的。当然实现目的绝不仅仅依靠某几个目标,如果现有目标达到后依旧无法实现清除乳酸的目的,就需要制定其他的目标,采取其他的治疗手段,最终实现降低乳酸的目的。

(三)休克治疗的整体策略——确定目标,实现目的

当进行休克复苏的时候乳酸是否正常被设定为复苏的起点。当乳酸升高时,心率快、血压低通常是主要的临床表现。首先,考虑到容量状态的状况,应进行流体反应性评估。根据 Frank-starling 曲线,评估 CVP 或下腔静脉变异度以获得一定程度的心排血量增加。但是,如果不满足组织灌注,则应继续调整流量。根据 Pv-aCO_2 或左室流出道-速度时间积分(LVOT-VTI)等指标,选择强心药或调整相应的药物剂量,进一步改善心功能曲线。与 $ScvO_2$ 结合以确定输氧是否满足组织灌注(或进一步增加血红蛋白或调整机械通气或减少耗氧量)。整个过程是以血流为基础的血流动力学评价和治疗。最后回到乳酸的评估,其既是复苏的起点,也是血流动力学治疗的终点。每一个序贯指标都是复苏和治疗过程的目标,是相互作用、相互依存、连续动态的。一旦达到最佳的流量条件,氧输送和耗氧量平衡,乳酸下降到正常水平,就可以在最低水平上调整流量、体积和压力,以满足组织灌注(即最低心排血量、CVP 和 MAP)。这将有助于避免再损伤治疗的发生,获得更好的预后。血流动力学治疗是实现治疗目标,最终达到治疗目的的连续过程。每项治疗方法的目标应是单一的,才能进行针对性的治疗;而目标性的指标应是多样的,这样才能使治疗更全面。当目标被一个个实现后,治疗随之调整变化,直至达成治疗目的,从而完成全部血流动力学治疗。

(苏龙翔)

主要参考文献

［1］刘大为, 王小亭, 张宏民, 等. 重症血流动力学治疗—北京共识 [J]. 中华内科杂志, 2015, 54(3): 248-271.

［2］刘大为. 重症治疗: "目标" 与 "目的" [J]. 中华危重病急救医学, 2015, 27(1): 1-2.

［3］RHODES A, EVANS L E, ALHAZZANI W, et al. Surviving sepsis campaign: international guidelines for management of sepsis and septic shock: 2016 [J]. Crit Care Med, 2017, 45(3): 486-552.

第四篇

目标与目的

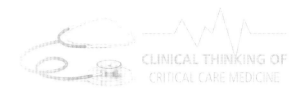

第九章　肺水肿时脱水治疗的目标与目的

肺水肿是重症患者的常见现象,是引起患者急性呼吸衰竭的常见原因,也是导致一些机械通气患者脱机困难的重要原因。从病因上看,肺水肿主要分为2种类型:①心源性肺水肿,也称为静水压性或血流动力学性肺水肿,如充血性心力衰竭或血管内容量过负荷;②非心源性肺水肿,也称为通透性增高性肺水肿、急性肺损伤或急性呼吸窘迫综合征。虽然两者有不同的致病因素,但都是由于某种原因引起肺内组织液的生成和回流平衡失调,使大量组织液从肺毛细血管内外渗,积聚在肺泡、肺间质和细小支气管内,从而造成肺通气与换气功能的严重障碍。肺毛细血管静水压的急速增高,导致跨血管的液体渗漏增加是急性心源性或容量过负荷性肺水肿的主要发病机制,脱水治疗可以减轻毛细血管的静水压,是改善心源性肺水肿的主要治疗方法。对于非心源性肺水肿,通过脱水治疗,限制循环容量,控制静水压,也是避免肺水肿加重的必要治疗措施。

肺水肿时,选择好脱水治疗的"目标"与"目的"非常重要。肺水肿原因不同,重症患者又通常合并其他器官功能障碍,脱水治疗通常面对不同的临床问题和众多的治疗方法,这些问题在同一时间点集中出现,如何在这种复杂中理出治疗思路的头绪,排列出治疗方法的实施顺序,不但要对病情进行实时的判断,而且要对治疗方法的干预性真正理解并且进行把控,才有可能使治疗方案更接近实际需求。

一、脱水治疗的"目的"

从重症医学思维的角度来看,目的是治疗策略或一组治疗方法的最终结果,目的决定了治疗方法的必要性,是重症治疗过程中应该首先要确定的问题,通常有预先设定的正常。脱水治疗的直接目的是减少肺水肿,可以使用反映肺水含量的指标,如 PICCO 等血流动力学仪器监测到的血管外肺水数值作为目的指标。同样,显示肺水肿得到改善的间接指标也可以作为脱水治疗的"目的"指标,如临床表现的改善、呼吸困难的缓解,患者可以重新躺平,听诊湿啰音消失等。"目的"也可以是相关监测指标回到正常,如监测氧和情况好转,机械通气条件下降等。

重症患者的治疗中,"目的"应由临床上可连续测量的指标来表示,以使临床治疗的过程具有可调节性。因此,一些可以连续观察的量化指标更适合作为脱水治疗的"目的"指标。如呼吸衰竭状态的缓解,受到患者和医护双方主观判断的影响,难以量化,不是最佳的指标。血管外肺水可以量化监测,但数值不够连续,对判断的实时性有影响。血氧饱和度可以通过监护仪持续观测,也可以通过血气分析监测到具体氧合指数,这更适合用于判断治疗效果,以及进行针对性调整。

"目的"指标的选取还要注意临床中的便利性。以肺水肿时会出现影像学变化为例,X 线胸片检查可以在床旁进行,便利性优于带呼吸困难的患者外出行 CT 检查;床旁肺部超声更为便携,也没有放射性对临床工作的干扰,更适用于对肺水肿程度进行影像学判断。以氧和情况是否改善为例,动脉血气分析中的氧分压是量化指标,但需要抽动脉血测量,而指脉氧饱和度监测连续性和便利性都更优于血气分析,结合吸氧浓度,可以更好地用于治疗监测。

重症治疗中需要注意,监测"目的"指标的改善不一定代表病情的缓解,也不能说明"目的"达到了,有可能是支持措施的升级带来的效果。比如,把氧饱和度作为脱水治疗"目的",但氧饱和度的改善,不一定是肺水肿的改善,也不一定是"脱水治疗"的结果,可能是提高吸氧浓度,或者使用正压通气的效果,在这种情况下,对"目的"指标是否达成,要有综合判断。

二、脱水治疗的"目标"

对脱水治疗进行直接管理,并对脱水效果进行判定,涉及脱水治疗方法的执行,需要选择合适的"目标"。目标通常以可连续测量的定量指标来表示,但一般不具备事先给定的正常值范围。按照重症医学的理论将这些指标排列起来,实际上就是将不同方法组成治疗流程,向着"目的"已经确定的方向进行治疗工作。"目标"应该选用与治疗方法直接相关的指标,而不能与"目的"相混淆;通常采用定量指标作为"目标",以控制治疗方法的干预强度。在治疗方法的可操作位点上进行定量调控,使整个治疗过程一直以病情变化为导向趋于最佳化。

以氧合情况改善为脱水治疗的"目的"指标,仅仅反映了肺水肿的可能变化,但没有提示具体脱水治疗的方法,也无法判断效果。脱水治疗肺水肿是通过减少循环内容量,进而减轻毛细血管的静水压,从而改善肺水肿。因此,以循环压力指标或压力相关指标,例如肺动脉楔压反映左心房压力,可以比较直接地反映肺内静水压,肺循环阻力无特殊情况下,中心静脉压因为更方便获取,在临床中使用更多。持续监测 CVP,对脱水治疗的总量和速度更有可控性,可以更合理地作为"目标"。CVP 在 12mmHg 以上的时候,明显增加肺水肿概率,脱水治疗时可以把 CVP 降到 12mmHg 以下作为初始目标,然而,从血流动力学的思维考虑,CVP 并没有正常值,CVP 越低越好,因此,目标具体数值要根据病情变化而改变。

达到中心静脉压下降的治疗过程中,还可以根据具体治疗措施,选择一系列中间指标。例如,如果使用利尿剂作为脱水治疗的主要方法,可以制定每天或者每小时尿量作为一段时间内

的"目标",根据目标达成的情况,调整利尿剂的使用频率和剂量。如果使用连续性肾脏替代治疗(CRRT)脱水,血滤机器达到的脱水量可以作为脱水的目标,根据达成情况调整机器设置的参数。

值得注意的是,目标的设定是多维度的,应该有时间参数限定。经常能看到某些医师在进行脱水治疗的时候,也能进行目标设定,例如设定为脱水"1 000ml",但 3 小时达到目标,或者 3 天达到目标,临床效果是截然不同的。同样,目标的达成也受到多维度因素的影响,比如限定 3 小时脱水 1 000ml,但 2 小时后发现 CVP 已经迅速下降到 4mmHg 以下,伴有血压明显下降,则可能显示预设脱水目标过大,难以完成。临床既需要设定目标,以便执行,同时也要注意随时观察患者情况,用多维度目标保障患者安全。

脱水治疗不一定等于全身负平衡,体内液体的重新分布也可以达到降低静水压、降低循环容量的效果,从而改善肺水肿。急性肺水肿治疗原则"强心、利尿、扩血管"中,扩血管治疗就可以起到"脱水"作用,而并不一定带来全身负平衡,扩血管的效果可以通过 CVP 来判断,使用降压药物降低血压是扩血管的主要治疗方式,在治疗过程中,血压作为过程性目标应优先达成。根据血压指标调整降压药物的剂量,达成目标血压后,再去调整脱水治疗的下一个目标。

三、"目的"与"目标"的调整

重症患者的治疗是一个连续观察疗效,不断调整的过程,"目的"用于确定治疗策略,进而是在策略的框架内规定治疗的方法。策略决定了治疗的方向,决定了治疗的必要性;方法则决定了某个具体的临床行为,需要接受具体指标对其实施的限定和对结果的判断。重症思维强调连续观察和调整,脱水治疗也是如此,选择多个目标的连续、层级发展,直达目的,构成脱水治疗肺水肿的整体。

一个肾功能不全、少尿,继而出现因容量过多而导致肺水肿的典型患者,临床通常表现为血压高、呼吸困难。初始治疗目标可以选择血压,通过机械通气、镇静镇痛、扩血管降血压等治疗后,血压达到目标值。下一步的目标可以选择

CVP，为达到 CVP 下降，过程中的目标可以选择负平衡量，为了达到负平衡，可以使用利尿剂，以尿量为目标，一旦发现尿量无法达到治疗目标，可以使用 CRRT，血滤机器的负平衡量可以作为目标值。再下一步，CVP 达成目标，血压稳定后，则可以选择氧饱和度数值、呼吸机支持参数等作为目标。

目标不断调整，是为了尽快达到治疗目的，因此，观察并调整目标的频率也是重要影响因素。优秀的重症医师应该是守在患者床旁的，离患者的距离越近，观察得越连续，调整就越及时和有效。根据患者数量和医师配比，尽可能增加

判断和调整的频率是 ICU 病房管理是否优秀的重要因素。上级医师查房每日 2 次，一定比每日 1 次查房更有利于调整治疗目标。

最后，我们回到临床思维的范畴，如果说寻找"的"，确定"矢"，是知识问题，肺水肿的脱水治疗中寻找"目的"，确定"目标"之后，能不能坚持"有的放矢"，就是能否坚持用临床思维解决疾病的原则问题。坚持用"目标与目的"的临床思维去思考工作中的每一个环节，是重症医师应该时刻记在心里的。

（王 郝）

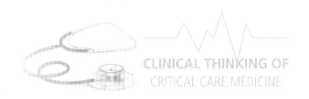

第十章　控制医院感染的目标与目的

重症患者继发感染是重症临床发展过程中的严重问题,感染可以使原本逐渐恢复的病情逆转,作为重症的诱因或病因,将病情的发展进程直接推向深渊。从概念上讲,在医院内发生的感染就被认为是医院获得性感染或医院感染,而重症患者又是医院感染的易感高危人群,同时,医院中的重症医学科病房(ICU)是重症患者集中的单位。由此,很容易简单地联想到,ICU是医院感染的高发单位。但是,由于重症医学的发展和专业人员的努力,ICU的医院感染发生率可以明显低于整体医院的平均水平。如何能够做到这一点,不仅需要掌握重症医学的知识点,而且需要用重症医学的思维方式指导日常的临床工作。

重症的临床过程,不仅有着病情的复杂性,也对治疗提出了多重复杂的要求。医院感染的防控工作贯穿于重症临床治疗的始终。目标与目的思维方式就要在这种复杂的局面中,建立治疗的核心思路,排列出不同的治疗方法,确定整体治疗策略的最终目的,使临床行为清晰起来。目标是某个具体临床行为要达到的直接结果。作为目标的指标,应该是与临床方法的作用效果直接相关、可连续测量、定量的指标。目的是整体治疗策略或一组治疗方法的最终结果,是治疗的必要性和治疗的方向。作为目的指标,通常是临床上可连续测量的指标,并具有定量性的正常值范围。根据目标与目的思维方式控制医院感染,会使相应的医学理论更具有临床可操作性,临床行为具有更强的规律性。

第一节　重症患者发生医院感染的机制节点

重症患者是发生医院感染的高危人群。医院感染既可能是导致重症的诱因,也可能是由重症导致的后果。一旦发生常常导致严重后果。如何预防与治疗重症患者的医院感染已经成为重症医学不可或缺的一部分。当前很多医师,特别是重症医师都认为"呼吸机相关性肺炎""导管相关性感染"难以避免,是重症患者必须过的"坎",普遍认为抗生素是医院感染治疗的首先选择,甚至是唯一选择。事实上,重症患者常常闯不过这道"坎",最后以整个治疗计划失败而告终。如何化解这一难题已经成为重症医学发展的瓶颈。

重症患者的病理生理状态会发生一系列改变,其中部分改变会导致医院感染的可能性增加。这部分改变可以归纳为以下3种情况分别阐述。

1. 因原发病原因或治疗原因,出现可以大量侵入机体并超过机体清除能力的途径和机制。在临床主要可以表现为以下几个方面。

(1)原发创伤导致的皮肤屏障的破坏引起的机体屏障的破坏。原发创伤可以是外伤或手术导致的局部皮肤破损,从而使患者丧失皮肤的屏障保护作用。其主要表现是局部浅表伤口感染、深部伤口感染,以及深部器官相关的感染。

（2）各种侵入性的检查、检测和治疗手段使外部菌群区域与机体无菌区域连通，这就造成由此引起感染的可能，如中心静脉置管、无菌体腔的外引流装置等。

（3）由于卧床、意识障碍等因素，口腔自洁能力下降、胃内容物反流和误吸增加、自主呛咳能力下降等因素综合起来导致院内获得性肺炎的概率大增。如果再加上留置人工气道的影响，则更容易导致肺部感染的发生。

2. 机体植入装置的生物膜导致机体免疫系统清除病原菌的能力下降

当前重症治疗中常常需要在体内植入临时或长期的各种装置。细菌在这种无生命体表面特别容易形成生物膜。一旦形成生物膜，无论是机体的免疫机制和抗生素都比较难以彻底清除生物膜内的细菌，造成感染的迁延不愈。

3. 机体免疫力下降导致正常定植细菌侵入机体导致感染

这种情况的典型表现就是免疫功能严重抑制状态下的机会性感染。比如 HIV 和激素应用后导致的肺孢子菌肺炎。在重症患者中，严重创伤或感染会导致炎症反应，同时也会伴随免疫抑制状态的出现，表现为中性粒细胞吞噬能力的下降和免疫抑制因子的过度表达等，这在医院感染的发生中产生了一定的促进作用。

第二节　重症医学科病房医院感染防控的目的与目标

目的是一个完整计划或策略的最终结果，取决于我们对这个问题认识的学术高度，而目标是每一个措施需要达到的标准，取决于我们执行的力度和质量。目的需要多个相对联系或独立的目标不断实现而最终获得，目标与目的的关系代表着疾病的病理生理的内在关系。随着医学的不断发展，针对重症患者的医院感染防控，我们对它的认识和管控水平也在不断进展。曾经认为的不可避免的感染现在已经逐渐变得可控。2008 年，美国感染控制与流行病学专业协会已经提出医院感染"零"容忍的概念。所谓"零"容忍就是通过不断完善医院感染防控措施，尽可能避免所有可以避免的医院感染的发生。同时不断挑战"不可避免的医院感染"的范畴。这是医院感染控制的终极目标，也是重症医院感染防控的终极目标。从前述的重症患者医院感染发生的机制看，医院感染的发生并不是重症患者的必然。在现代重症医学中，医院感染的预防和控制已经成为整体治疗策略中的一部分。完全避免医院感染虽然难度极大，但作为重症医院感染防控的最终目的，需要我们不断探索和追求。

首先需要解决的问题就是确定重症医院感染防控的目的。我们可以分为两个总目的：一是在当前的认识基础上，实现当前认识水平中可预防的医院感染"零容忍"；二是进一步挑战当前认识中不可预防的医院感染，使其变为可预防的医院感染，进而实现新阶段的"零容忍"。这两个目的将是重症医学永远的追求。

当前由于对重症医院感染"零容忍"在认识和理解上存在巨大差异，实现这一最终目的，需要不同的单位和个人进行个体化的设计。把最终目的分解成在一定阶段能够实现的阶段性目的，再逐步进行推进。在具体措施方面，各种指南和文献已经罗列大量的防控措施。一切措施的最终目的都是降低医院感染的发生率，但每一个具体措施并不直接降低医院感染发生率。比如手卫生是当前最重要的防控措施之一，但手卫生不直接降低呼吸机相关性肺炎的发生，也不直接降低导管相关性感染的发生。这就是为什么很多研究在评价某些具体防控措施的效果时，结果常常不完全一致，甚至是矛盾的原因。另一方面总体降低医院感染的发生率是这些具体措施最后的综合结果。两者之间的关系就是总目的与每一个措施达到的目标之间的关系。

理清重症医院感染防控中目标与目的的内在联系，是做好重症医院感染防控的关键。将抽象的目的分解为可以执行和评价的小目标，每一个小目标的实现就成了整个感染防控体系的一个基石。同时将当前我们采取的各种医院感染防控措施设定一个明确的目标，不但要做，而且要达标。这样在一个目的下的所有措施都达到了其预设的目标,目的自然会实现。医院感染防控不断进步的过程,就是目标与目的不断深化和调整的过程。

根据重症患者病理生理改变可以把 ICU 医院感染防控工作分为三个目的:第一个目的是减少直至避免医院感染的发生,实现医院感染"零容忍";第二个目的是避免多重耐药菌的交叉传播,这一目的的实现可以为第一目的创造一个好的基础;第三个目的是合理使用抗生素,减少耐药菌的筛选压力。这三个目的的核心是避免感染的发生,但三者之间是相互影响的,既可以相互促进,也可以导致恶性循环。

一、避免重症患者发生医院感染

(一)封闭侵入感染入路

以血管内置管为代表的各种无菌体腔和管路的置管监测和引流,如脑室或腰大池引流、尿管引流、无菌胸腔闭式引流等,常常是重症患者的治疗过程中常用的治疗措施。这些操作的一个共同特点就是通过置管使体内原无菌区域与外界连通,使病原体由这些通路进入体内造成感染成为可能。以重症患者频繁发生的导管相关的血流感染为例,发生导管相关性血流感染需要满足 2 个条件:血管完整性被破坏、无菌操作存在缺陷。

很多人认为血管内置入导管是感染的原因,甚至避免使用中心静脉导管。在重症医学中,中心静脉留置导管是一项重要的诊疗手段,不可能回避不用,严格的无菌操作就是避免导管性关系感染的根本措施。其中的"严格"需要有一个明确的界定。这个界定就是在血管内导管置管过程、留置期间的皮肤穿刺点的管理、导管接头开放和更换过程、输入液体的配制过程中,具体操作规范和要求。而这个规范和要求就是每一个操作需要达到的目标。

比如静脉接头在更换液体时,需要断开原来封闭状态,接上需要更换的新的液体和管路,此时接头就需要严格地消毒。其消毒的目的是使接头开放部分达到无菌要求,但临床工作中无法判断其是否为无菌状态,但试验研究已经证明通过附有消毒液的棉签或棉片用力擦拭 15 秒,然后待干 15 秒就可以达到所要求的无菌状态。那

么,在规范中可以规定每次消毒必须用力擦拭 15 秒并待干 15 秒。这就是接头消毒需要达到的目标。依此类推,每一个无菌操作都需要规定具体的目标。这些小目标的实现共同完成了我们这一部分的目的——封闭感染入路。

要实现这一目的,还需要另一个目标的实现,就是对相关规范的依从性。同样,对相关规范的依从性本身不直接影响导管相关性感染的发生,但提高规范的依从性是降低导管相关性感染的整个体系中的一部分。提高依从性是目的,教育、奖惩、监督等多种方式是手段,而教育、奖惩、监督的形式、方法、力度是目标。找到合适目标,使各个环节的无菌操作规范的依从性达到预期目的是降低导管相关性感染整个体系中一个重要组成部分。

尽管按照规范的无菌操作,任何一次血管通路的开放及输液都完全避免细菌进入血液系统。这就从另一方面提出了控制血流感染的要求,就是尽可能减少输液总量和次数。这个目的的实现有赖于重症治疗更为精准。这是从降低导管相关性感染的目的出发,对重症治疗的整体水平提出了更高的要求。

由于中心静脉导管在重症医学中的特殊地位,这导致在医院感染防控中出现两个误区:一个是血流感染都跟中心静脉导管有关,没有中心静脉导管就没有导管相关性血流感染;另一个只有血培养阳性,且符合导管相关性感染的诊断要求才诊断导管相关性感染。我们可以从重症患者血流感染预防的目的与目标出发来理解这个问题。

首先,在临床实践中,常常出现不明原因的体温一过性升高,此时血培养常常为阴性,从实验室标准难以判定为血流感染,更难以判定为导管相关性血流感染。这里需要强调的是血培养细菌量、采血时机和血培养敏感性等因素的限制,一过性的菌血症很难通过血培养获得证实,但这不代表没有。一过性菌血症同样会导致重症患者反复的炎症过程,从而与其他因素一起共同导致远隔脏器的累积损伤。在临床中,任何一次无其他原因可解释的体温异常升高都应先考虑血流感染的可能。如果我们只把医院感染防控的目的定位在血培养阴性上,那些潜在的一过性感染就被排除在防控范围之外了。所以我

们的核心目的是预防血流感染,而不是血培养阴性。在此目的之下,我们的防控目标可能就不一样了。

其次,中心静脉留置导管是重症患者血流感染的重要因素,但显然不是全部。中心静脉留置导管是打开血管通路的一种形式,外周静脉及其他静脉通路也同样可以成为感染通路。因此所有打开静脉通路的操作都需要符合无菌操作要求,这才是预防导管相关性血流感染的目标,其中也包括配液环节和输血操作。另外,如果从导管相关性血流感染的预防目的出发,减少静脉通路和操作的目标也不能仅限于中心静脉置管,而是应用于所有静脉通路和所有打开静脉通路的操作。

"封闭感染入路"不仅仅是对导管相关性血流感染的预防策略,也是所有在无菌体腔放置导管的要求,比如常见的腰大池、脑室及胸腔引流等。

(二) 降低感染部位菌负荷

在对于不能完全封闭的体腔或已经形成的感染灶,降低局部菌负荷是预防和控制感染的基础,也成为我们医院感染防控的一个重要的目的。

决定感染是否达到感染的诊断标准及其严重程度的重要决定因素,是病原菌在感染部位的菌量、致病力和机体对病原菌的清除能力。重症患者的病理生理改变,决定机体对病原菌的清除能力会受到明显影响。这是发生医院感染的重要机制之一。

正常情况下,人体下呼吸道存在一个稳定的微生态系统。这个系统维持有赖于侵入机制和保护机制之间的平衡。正常情况下各种微量误吸的存在,以及吸入带有微生物的空气等因素,下呼吸道处于带菌状态。另一个方面,机体的自洁能力,包括呛咳反射、气道上皮产生的黏液、气道纤毛的运动,以及局部的免疫反应可以让下呼吸道处于一个非感染状态。整个呼吸系统上呼吸道及下呼吸道分别呈现一个相对稳定微生态系统。一旦两者之间的平衡被打破,也就是说,侵入病原体总量增加或侵入毒力更强的病原体或自主清除能力的下降,就有可能导致肺部感染的发生。

当患者处于重症状态,人工气道的建立使经口鼻腔误吸进入气道的细菌量增加,同时由于卧床、意识障碍、人工气道等因素导致的自主呛咳能力、气道自净能力的明显下降。两者的共同作用使下呼吸道的微生态发生改变,侵入机制与防御机制的平衡向感染方向倾斜。从上述机制出发,为了达到预防和治疗呼吸机相关性肺炎的目的,可以将其分解为两个目的,分别以这两个目的为核心对相关预防措施提出具体目标。

第一个目的就是减少重症患者的误吸。由于人工气道的建立和患者呛咳反射减弱,以及平卧位后经食道反流的增加,均大大增加误吸的频率和总量。口鼻咽腔管理的重要性毋庸置疑,已经纳入重症的基础护理部分,所以变成了按照常规每天例行公事。如果从目标与目的的角度衡量,按照护理常规例行公事可能就远远不够。避免口鼻咽腔内分泌物潴留,才是口鼻咽腔管理的核心目的。依此为出发点,不同人的口腔状态和清洁程度是不一样的,口腔护理的次数、形式等就需要因人而异、因时而异。同样,减少反流是避免误吸的另一重要措施。胃管的管理、半坐位的执行也需要根据患者的胃肠状态、饮食管理、体位限制等因素制定每一个措施的贯彻方法、力度及替代措施等。这些措施单独或组合的目标就是避免肉眼可见的误吸,或通过其他临床表现证实的误吸。与减少误吸有关的措施还包括人工气道的气囊管理和声门下吸引技术,也需要在此框架下提出具体管理要求和规范,也就是目标。在具体目标的要求下,上述措施的完成就会不断被优化。

第二个目的是做好呼吸道内分泌物的充分引流。这些方式包括翻身拍背、痰液吸引、体位治疗、下床活动,甚至镇静镇痛治疗都与此息息相关。

在这一目的下,第一个引流目标是,两肺不能有痰鸣音、粗湿啰音。这往往代表大气道内有痰液积聚。在这个目标的要求下,需要综合运用痰液引流,翻身拍背技术。痰液引流的频率和方法、翻身的方向和持续的时间、拍背的频率和力度都要为这个目标服务。

特别强调支气管镜的使用,有些人认为使用支气管镜吸痰是加强痰液引流的一种措施。从目标的实现的角度来看,一方面,支气管镜在吸痰方面的使用仅限于治疗的最初期大量浓稠痰液阻塞主气道、支气管和下一级支气管，更细的支气管难以有效。另一方面，一次支气管镜吸痰只能维持短时间的痰液引流，更长时间的气道引流难以奏效。所以，支气管镜吸痰只能作为辅助手段，而不能作为常规手段。

大气道的痰液充分引流后，小气道的痰液引流更为重要。这些痰液不能直接被吸出，需要通过翻身拍背、气道湿化和温化辅助气道纤毛上皮运动排到主气道，才能通过吸痰排出。通过肺部影像学检查，可以帮助判断是否存在肺不张和实变，并给予针对性的局部体位引流和重点拍背。

在这里常常受到忽视的是气道加温加湿技术。临床常常用简单的气流喷射形成的水雾进行气道加湿。我们知道肺内深部分泌物是通过气道上皮纤毛的有效运动才能逐渐引流到主气道，而保持纤毛最佳活力的要求是进入气道的气体温度为37℃，相对湿度为100%。这就成了气道加湿加温措施的目标。从目标的角度评价，这种简单的气流喷射方式是远远不能达到预期要求的。

俯卧位通气是使ARDS患者肺泡开放的常用方法。在肺部引流中也具有非常重要的作用。通过俯卧位可以打开双下肺实变或不张的肺叶，同时也可以通过重力作用引流双下肺。俯卧位的时间可以根据影像学改变、局部听诊、患者额温（或体温）等进行反馈调节。一旦患者具有下床条件就要尽快下床，可以循序渐进，这也是另一个目标的调节，是生命体征的改变。

为了达到肺部充分引流的目的，镇痛镇静治疗也是重要的一方面，尽可能保留自主呼吸和呛咳反射，是对于镇痛镇静在肺部引流方面的要求。

综上所述，这部分可以总结为目标导向的肺部综合物理治疗。每一个措施都要达到其个体化设计的目标。在这些目标的推进下最终达到充分的肺部引流。在上述两方面目的的引导下，使下气道内菌负荷尽可能降低，使感染与非感染的天平向非感染方向倾斜。在没有感染的情况下，上述措施属于预防，当患者已经存在肺部感染的情况下，上述措施就是控制感染的基础。为抗生素发挥作用做了必要的准备。

针对具有引流指征的脓肿和感染的伤口，充分引流是重要的医疗原则。同样需要根据感染

灶部位确定明确引流目的。可以分为局部和全身表现，例如局部无明显红肿，肉芽新鲜，全身无明显感染表现，如体温、血常规等趋于正常。如果为深部感染，全身表现则更为重要。为了达到此目的，需要对感染灶的引流提出具体目标。如引流量的记录和评价，引流管效能的反复评估，感染灶冲洗的频率和量的确定等。引流效果需与之前确定的目的结合起来进行评估和调整。其核心就是发挥引流的最大效能，降低局部菌负荷。以有效降低局部细菌负荷，为机体自身免疫力和抗生素发挥作用创造条件。

无论是否已经发生医院感染，封闭侵入感染入路和降低感染部位菌负荷，都是从重症患者发生医院感染的机制出发的病因预防和治疗。在没有感染发生时，这些措施就是预防措施，在发生医院感染时，这些措施就是病因治疗。其他措施只有在病因得到很好的处理后才能发挥作用。

二、避免多重耐药菌的交叉传播

多重耐药菌播散是重症医学科医院感染防控中需要面对的另一个重要难题。重症医学科不可能把多重耐药菌挡在门外或完全清除。因为重症医学科需要收治来自院内院外重症患者，这些患者在转入ICU以前大多已经用过多种抗生素治疗和经历过较长时间的住院，具有多重耐药菌定植和感染的各种高危因素。可以想象，当多重耐药菌感染时，抗生素的选择极为有限，给重症患者造成严重威胁。如果多重耐药菌在病房播散，将是灾难性后果。因此，对多重耐药菌的管理应该作为重症医学科医院感染管理的重要方面。避免多重耐药菌在重症医学科内的播散是医院感染防控中一个重要目的。

避免耐药菌的交叉传播可以分解为两个主要目的：环境清洁和接触隔离。

（一）病原菌特点

医院感染的病原菌的主要来源，可以分为环境来源机会致病菌和机体正常定植菌异常增殖或移位。导致重症患者医院感染的病原菌主要包括：①来源于肠道的肠杆菌科细菌，包括大肠埃希菌、肺炎克雷伯菌、阴沟肠杆菌等。来源于肠道的细菌，还包括阳性球菌中的肠球菌。另外念珠菌属中的白色念珠菌也是肠道的正常定植菌。②来源于皮肤的细菌，主要以阳性球菌为

主,包括金黄色葡萄球菌、溶血葡萄球菌、凝固酶阴性葡萄球菌等。在皮肤皱褶等潮湿部位还常常会有念珠菌属中的非白色念珠菌属定植。③来源于环境的细菌,主要以非发酵糖类革兰氏阴性杆菌为主,包括鲍曼不动杆菌、铜绿假单胞菌、嗜麦芽窄食单胞菌、洋葱伯克霍尔德菌和罗尔斯顿菌属等。此类细菌常常是环境常见菌。

这些病原体往往具有以下 2 个特点。

1. **耐药性** 这些病原菌常常是经过反复抗生素筛选后存活下来的,并在 ICU 环境,甚至整个医院环境定植下来。耐药性从对单一类抗生素耐药发展到对所有抗生素耐药,这种趋势已经成为全球医院感染控制的共同难题。耐碳青霉烯类肠杆菌科细菌的感染就是其中具有代表性的一个全球问题。

2. **机会性致病** 这些细菌在正常状态下一般不会致病。只有在机体防御屏障出现缺陷时,如皮肤破损、肠道屏障功能障碍等情况下侵入人体导致感染。

由于这些细菌常常具有耐药性,给单纯抗生素治疗带来极大困难。其预防的根本是通过加强重症患者的管理,避免这些细菌侵入机体,避免感染的发生。从治疗角度也需要首先切断其侵入的途径,避免反复侵入人体造成感染的迁延,后续抗感染治疗才能真正有效。

另外,环境因素在重症患者的救治环境在医院感染的发生中也起到了重要作用。医疗环境不仅包括患者的所有物品,也包括医疗环境中的公共部分。多重耐药菌的传播可以通过多种途径在患者之间传播,其中医疗环境是传播过程中重要的途径和存储介质。对于 ICU 环境的管理对医院感染防控具有重要意义。

特别需要指出的是,病房内所有工作人员的手也可以视为环境的一部分。医务人员的手是多重耐药菌传播的媒介,必须予以高度重视。ICU 各种多重耐药菌从患者的机体排出的途径主要有呼吸道、消化道、体液等,这些含有患者携带的多重耐药菌的各种体液和分泌物、排泄物等首先污染床单位和医务人员的手,其中污染的环境也可以造成手的二次污染。污染物品的交叉使用、未进行规范洗手操作的医务人员的双手是最重要传播媒介。病房环境成为多重耐药菌的储存库。虽然不同病原菌传播方式和途径并不完全相同,病房环境和医务人员的双手无疑是共同的中间媒介。另外还有多种因素对多重耐药菌的传播起着重要作用。如过近的床间距可以导致患者之间飞沫的直接传播,除了手,医务人员的工作服也可以成为传播媒介。

(二) 环境清洁

环境清洁的重要意义就是把被污染的床单位和病房环境按照要求进行及时清洁。虽然病房环境的清洁是当前病房管理的常规工作,但很多单位因为没有明确工作目的和目标,常常变成例行公事,实际上并没有达到环境清洁的目的。确定病房环境清洁目的就是清除病房环境可能的病原微生物。虽然多重耐药菌是医院感染防控的主要目标,但清洁的作用应该对所有可能的致病微生物都有效,多重耐药菌只是我们更为关心的一个代表。

环境清洁包括每日的常规清洁和终末消毒。虽然看似简单,甚至很多直接"甩手"给护理员和护工负责。作为重症感染的医院感染防控中重要的一环,其中很多操作细节必须充分落实。

有效的环境清洁可以大大降低病房环境的多重耐药菌的菌负荷,为后续防控创造条件。不能有可视污物存在是最基本的要求,也是每日清洁的一个具体目标。每个病房都应该根据自己的工作特点制定非常具体的操作流程,如每日擦拭次数、擦拭所有的毛巾的量和消毒液配制、擦拭顺序和时间等。同时还需要制定操作者的培训计划,也需要制定相关的检查评价制度。

(三) 接触隔离

接触隔离是避免多重耐药菌交叉传播的重要一环。其目的就是阻断多重耐药菌的播散。可以这样理解,耐药菌本身不会自行移动,一定需要可活动的载体。而这个载体就是交叉使用的物品和穿梭于不同患者之间的医务人员。其中医护人员的双手是最重要的多重耐药菌传播的载体。这也是在各项防控措施中,手卫生的实施显得尤为重要的原因。

显然,接触隔离的具体措施也包括人员管理和物品管理。人员管理主要是针对医务人员。医务人员是一个活动的载体,其中手是接触患者最频繁的部位,也是携带传播的主要因素。所以强调手卫生极为重要。手卫生依从性标准就是我们这一措施的目标之一,另一个目标是手卫生的正确性。而为了这两个目标的实现，还需要教育和监督检查等措施，针对这些措施还要设立确切的目标。在患者存在明显体液飞溅时，隔离服、防水围裙、套袖等具有重要意义。可以根据具体情况进行选择，其核心目标就是避免医务人员工作服被污染而造成传播。

物品专人专用是另一个原则，但不能完全实现，如果混用就必须做到使用后的充分清洁消毒。消毒范围为操作过程可能触及的范围。为了达到这一目标，同样需要有确切的管理规范，也需要确定相关目标以评价是否达标。

需要注意的是，单间病房是避免多重耐药菌交叉传播重要的因素。但应该注意到这一定不是全部，也不是唯一。因为单间病房虽然提供了物理隔离，但很难阻断物品的流通和人员的交叉，所以对于人员和物品的管理也是重点。

不难看出，上述内容的技术层面并不困难。真正困难的是如何把每一个目标分解为具体的单一操作，确定操作达到的目标。同时制定相关规定对相关人员进行培训、监督检查以保证能够完全贯彻执行。为了实现上述每一级目标，都需要克服相应的困难，比如人员配置、床位配置、空间配置等问题。针对这些困难结合指南制定本科室行之有效的具体措施才是根本。

对多重耐药菌检出情况进行分析，必要时可行同源性分析以判断其传播具体途径，反过来评价之前的相关措施的效果，有利于不断完善相关防控措施。

三、合理使用抗生素

抗生素的使用是抗感染治疗的重要内容。从抗感染角度出发要求早、准、足量、广谱、联合治疗更能达到治疗目标。同时抗生素应用还有另外一面——抗生素使用会导致细菌耐药性的产生和耐药菌的筛选压力，同时也会导致机体内菌群失衡。从这个方面就需要尽可能少用抗生素。合理使用抗生素是这两方面要求的综合体现。因为，合理性的评价标准随着对抗感染的认识不同会有不同，但无限接近当前最合理的用药是最终目的。

为了能够达到当前最合理的用药，需要对抗生素使用过程多个方面进行细化并提出相应的要求。

（一）明确是否存在感染

首先需要明确的是，发热、白细胞计数升高、C反应蛋白升高等属于非特异性炎症反应的表现，并不代表感染。大量非感染性创伤导致的炎症反应，可以导致类似感染的发热反应和白细胞计数升高，如大手术、严重创伤、血肿吸收等都会有类似表现。这种现象在重症患者比较常见。正因为如此，在使用抗生素之前需要获得更多的临床信息来决定是否需要用抗生素。这些信息包括：感染诊断的病史、相关检查，鉴别诊断，感染的可能性、感染的发生机制、感染的严重程度，以及其更为特异的检查等。这些信息对抗生素的选择极为重要，同时也是避免误诊、漏诊所必须的要求。如果仅仅以发热等非特异性表现为依据使用抗生素，不但会导致不必要的抗生素应用，更可能会造成确切诊断的延误，甚至漏诊。

如果是预防性抗生素使用，则需要明确预防用药的指征，同时需要有明确的时间界定，如抗生素的围手术期预防。

（二）明确感染灶

虽然确定感染灶是感染诊断的基本要求，但在临床常常被忽视。精准判断重症患者的感染灶往往具有一定难度，主要表现在多个部位都存在感染的可能性，也表现在多个部位感染同时并存。随着病情的演变，新的感染证据的不断完善，感染灶的判定也会不断修正。这一过程既是确定感染灶，也是对第一个问题的进一步确定。而确定感染灶的相关检查，如影像学证据、实验室相关的数据既可以作为诊断依据，也可以作为治疗后的评估对照，对临床具有重要意义。

（三）确定病原菌

针对致病菌应用抗生素是抗生素的基本原则，但在临床执行过程中常常出现偏差。首先，检测病原学的标本必须是从感染灶部位获得；其次，痰液标本、引流液标本和尿标本是最容易获得的标本。因为常常受到污染，这些标本的解读需要慎重。在以此为指导应用抗生素前需判断细菌属于感染还是定植。

对于医院感染常见的病原菌来说，由于其致病力相对较弱，属于机会性致病菌，所以是否导致感染很大程度上取决于数量。通过感染灶的充分引流可以使原来感染状态转变为定植状态。反过来，临床表现为感染状态，常常提示感染灶局部引流不够充分。

对于致病力强的微生物,如果在其易感部位只要检测得到,即应判断为感染。如痰液中检测到结核分枝杆菌。

对于血培养中获得的阳性结果在排除污染的可能后,对诊断具有重要意义。需要注意的是血流感染的诊断明确后,还需要进一步明确细菌入血的原因,也就是说还需要进一步寻找原发的感染灶并予以必要的处理。

需要注意的是,在感染初期,在还没有获得实验室确定的病原菌时,患者基础病史、诱发因素、感染部位、影像的特征性表现及化验检查中的特异性结果等多种信息,也是判断致病菌的重要线索。致病微生物的判定是一个过程,初始判断可能仅是一个方向、一个范围,但随着相关检验结果和治疗效果的信息的不断完善,病原菌等致病微生物的界定也会更为精准。

(四) 确定是否属于医院感染

ICU 的原发感染与医院感染的发病机制存在明显差异。判断是否属于医院感染对后续的感染治疗有重要指导意义。医院感染的发生提示医院感染的防控存在缺陷。弥补防控措施的缺陷,是医院感染治疗的基础,属于对因治疗。在此基础上再给予必要的抗生素辅助机体清除体内病原微生物。从这个角度说,抗生素治疗更符合对症治疗的属性。

(五) 针对性选择抗生素

在上述过程得到逐一确定后,抗生素的选择就已经有了方向。如果为原发感染性疾病的抗生素使用,则需要根据原发感染的机制选择适当的抗生素。这部分往往需要专科医生的协助。如果是继发的医院感染,则根据发生的部位,可能的耐药状态、严重程度,以及抗生素在局部的组织浓度等因素来选择抗生素。

这里需要强调的是,一旦使用抗生素,抗生素本身带来的不良反应就已经产生,如细菌耐药性的诱导和耐药菌的筛选,机体菌群的改变甚至紊乱,以及抗生素本身的副作用等。如果抗生素选择没有明确的指征,则是在没有临床获益的基础上,反而承担了抗生素应用的不良后果。

重症患者应用抗生素还有多个方面的考虑和评价,如局部组织药物浓度、药物与其器官功能之间的相互作用等。合理使用抗生素最核心的目的就是抗生素效果最大化,同时副作用最小化。为了尽可能实现这一临床目的,需要对抗生素使用进行多方面考虑,并给予目标化和量化。多个目标的最优化、治疗效果与用药副作用之间的权衡,最终达到合理使用抗生素的目的。

第三节 炎症反应与医院感染

理论上,在受到第一次感染性或非感染性的严重打击后,患者出现严重的炎症反应,这一过程也伴随着免疫抑制的同时出现。如果患者能够度过最初严重炎症反应阶段,后续炎症反应和相关的抑制反应会逐渐回到稳定的基线状态。但在临床医疗中发现患者常常反复炎症反应的过程,炎症反应反复、迁延的现象非常普遍。这个与单次打击导致的炎症反应过程的理论并不相符。说明临床有刺激源在反复激发机体的炎症反应。而这种反复迁延的炎症过程常常导致持续、渐进加重的远隔脏器的功能损害。临床观察发现,这些现象的发生与医院感染反复发生存在明确的关系。可以说,医院感染的防控是重症患者急性期后最核心的工作。除了明确的医院感染以外,我们还需要关注患者常常出现的不能用原发疾病解释的体温波动。这些往往表现为体温不会很高,但反复出现,或出现一过性的体温升高。虽然诊断医院感染的证据不足,但高度怀疑由一过性医院感染导致,这同样导致远隔脏器的损害,需要临床医师高度关注。每次不明原因的体温波动,同样需要认真审视医院感染防控措施的落实情况,发现漏洞,及时更新。

炎症反应并不是感染的专属病理过程。重症患者还有大量其他因素会导致机体发生炎症反应。其中器官功能支持和治疗的不适当,如血流动力学治疗的不充分导致的继发损伤、过度通气导致的肺部组织的剪切伤、疼痛导致的应激反应等都可以诱发炎症反应。在临床,上述情况与感染导致的炎症反应有时难以区分。两者后续最终作用机制都汇集到了炎症反应的共同通路上。两者互相影响,共同影响着患者的预后。有效的医院感染防控可以为重症治疗提供良好的基础,反之亦然。

如果以降低重症急性期后的炎症反应和避免炎症反应反复被激活为目的,那么,降低医院感染发生、避免原发疾病以外原因的体温波动、适当的器官功能支持和镇痛镇静,就是在这一目的下的三个分目标。每一个分目标下还有更为细分的小目标。把当前重症医院感染防控的具体措施进行细分后发现,所有具体操作并不难。以目的为龙头,将医院感染逐级细分为小的、能够操作的、且有明确评价标准或操作规范的、能够达到的、具体的小目标。并通过目标与目内在的逻辑将其有机结合起来。这些细分到每一个操作的小目标,就像盖起高楼大厦的每一块砖、每一个螺丝钉,支撑起整个医院感染防控体系。

第四节　医院感染防控措施的实施

医院感染防控除了厘清理论和技术相关问题外,还需要通过组织和管理使其能够贯彻下去。整个管理体系应该包括

一、目的和目标的设定和调整

根据自己科室当前的具体条件和能力,设定能够通过努力实现的阶段性目标,逐步提高改进,避免口号化。

二、制定具体的操作规范

操作规范须来源于指南,与实际情况相结合,是指南的本土化。能够贯彻执行是操作规范的灵魂。

三、制定监督、反馈机制

任何好的制度都必须有监督和反馈机制才能保持其效果。不然会流于形式,达不到规范本应发挥的效果。如果此时反过来再质疑规范的合理性就完全迷失了方向,使临床感控工作陷入盲目无序的境地。

四、制定教学和培训体系

任何规范必须来源于临床工作。规范的制定本身就是教学讨论的过程,通过规范制定,是大家在医院感染防控方面达成一致。一旦规范形成,为了全员贯彻需要向全员进行宣讲和培训,让大家学习并遵守。教育和培训需要通过多种方式反复进行,只有大家真正理解,才能够完全自觉执行。

五、规范需要不断完善更新

在实际工作中,会遇到各种各样的问题,有些是以前规范没有覆盖到的,有的是不合适的,只有不断完善更新,规范才有生命力。

六、不断提出医院感染防控的新要求、新挑战

医院感染本身与现代医疗体系就是在共同成长。在新技术不断涌现的情况下,也对医院感染提出了新的要求。同样,曾经认为不可避免的医院感染,在医学不断进步的情况下逐步突破变成了可以避免的感染。相信在将来,我们现在认为的不可避免的医院感染也一定会变得可以避免。

所谓重症患者,从医院感染控制的角度看,就是失去防护屏障功能和免疫功能异常的一种状态。而重症患者的救治首先需要构建一个外在屏障来补偿患者存在缺陷的自身屏障和免疫功能。从这个角度来看,重症患者的医院感染防控,也是器官功能支持治疗的一部分,而且是非常重要的基础支持和治疗部分,它是重症医学科医疗行为展开的基石。这些细节并不高深,也不复杂,只是需要我们认真地把它贯穿于所有医疗行为的始终,并通过我们的行为影响周围的人。

(柴文昭)

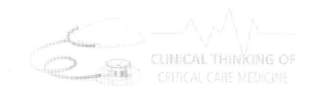

第十一章　临床实践

第一节　病　例　1

一、病例简述

中年男性，因"冠状动脉旁路移植术（CABG）后发热 2 周"入院，既往有高血压病病史。2 周前于外院行冠状动脉搭桥术，术后持续发热（体温最高 38.5℃），患者术后心功能差，外院超声心动图（ECHO）提示 EF40%，现为行进一步治疗转入 ICU。入室情况：体温 38.2℃，镇静镇痛状态，RASS −1 分，呼吸机辅控呼吸。呼吸机条件：容量控制（VC）模式，潮气量（tidal volume，VT）420ml，PEEP 6cmH$_2$O，FiO$_2$ 45%，呼吸频率（respiratory rate，RR）18 次 /min，SpO$_2$ 96%。于左颈内静脉留置深静脉置管，去甲肾上腺素 0.4μg/（kg·min），肾上腺素 0.2μg/（kg·min）泵入维持 MAP 85mmHg，心率 110 次 /min，窦性心律，CVP 10mmHg，脉搏压变异度（PPV）18%。四肢水肿，肢端不凉。

床旁超声 A-CCUE 方案：IVC 直径 1.8cm，三尖瓣环位移（TAPSE）1.7，二尖瓣环位移（MAPSE）0.8，左室流出道速度时间积分（VTI）12cm 肺部超声见双肺上蓝点 A 线，双肺下蓝点、P 点、膈肌点 B 线。

辅助检查。血气：pH 7.33，PaCO$_2$ 35.6mmHg，PaO$_2$ 68mmHg（FiO$_2$ 50%），静动脉二氧化碳分压差（Pv-aCO$_2$）5.2mmHg，ScvO$_2$ 62%，乳酸 3.6mmol/L。血常规：红细胞 18 × 10^9/L，中性粒细胞百分比（N%）90.1%，血红蛋白 106g/L，PLT 36 × 10^9/L。PCT 36ng/ml。肌酐 183μmol/L。

二、临床思维

（一）临床思维第一步——初步接诊这个患者的诊断及目前主要问题是什么？

血管活性药物维持血压，存在组织灌注不足表现，考虑存在休克。因体外循环、手术创伤等因素，CABG 后通常会经历短期全身炎症反应阶段，临床表现为发热和器官功能不全的表现等，患者需血管活性药物维持血压，血象、PCT 高，并且符合感染性休克的定义：高度怀疑由感染引起，SOFA 评分急性改变大于 2 分（表 4-11-1-1），充分的液体复苏后仍然需要血管活性药物维持 MAP>65mmHg，且乳酸仍大于 2mmol/L。结合患者病史、检查可诊断感染性休克，结合 ECHO 心排血量偏低，下腔静脉宽，无心包积液、气胸、大量胸腔积液等表现，可排除低血容量性休克、梗阻性休克，不除外合并心源性休克。感染性质方面，术后 2 周仍持续发热，发热时间长，需要考虑术后感染可能。

目前患者除了休克复苏外，面临的主要问题还涉及感染灶的清除、病原微生物培养的送检和抗生素的及时应用。

表 4-11-1-1 序贯器官衰竭评估（SOFA）评分

系统	变量	0分	1分	2分	3分	4分
呼吸	PaO_2/FiO_2,/mmHg	>400	≤400	≤300	≤200	≤100
	呼吸机支持				是	是
血液	血小板 /（×10^9·L^{-1}）	>150	≤150	≤100	≤50	≤20
肝脏	胆红素 /（μmol·L^{-1}）	<20.5	≤34.1	≤102.5	≤205.1	≥205.2
循环	平均动脉压 /mmHg	≥70	<70			
	多巴胺 /（μg·kg^{-1}·min^{-1}）			≤5	>5	>15
	多巴酚丁胺 /（μg·kg^{-1}·min^{-1}）			任何剂量		
	肾上腺素 /（μg·kg^{-1}·min^{-1}）				≤0.1	>0.1
	去甲肾上腺素 /（μg·kg^{-1}·min^{-1}）				≤0.1	>0.1
神经	GCS 评分 / 分	15	13~14	10~12	6~9	<6
肾脏	肌酐 /（μmol·L^{-1}）	<106	≤176	≤308	≤442	>442
	尿量 /（ml·d^{-1}）				≤500	≤200

（二）临床思维第二步——患者治疗目的是什么，方法有哪些?

这位患者短期内首要治疗目标是休克复苏，同时进行感染灶的筛查和抗感染治疗。

休克复苏方面，从氧代谢的理论出发，可以从增加氧输送（DO_2）及减少氧耗（VO_2）两方面着手。后者可以通过镇静镇痛、呼吸机辅助通气、降低体温、控制感染等方面着手。增加DO_2方面，根据 $DO_2=CO×(Hb×1.34×SaO_2+0.003×PaO_2)$，可以看出提高血红蛋白、提高心排血量可以增加$DO_2$。其中，提高心排血量的方式应从 2 个方面考虑：①根据 Frank-Starling 定律，假设心脏处于 Frank-Starling 曲线的上升支，我们可以通过扩容来增加静脉回心血量，从而增加左心室舒张期末容积，心肌收缩初长度增加，心肌收缩力增加，而我们可以通过容量负荷试验来判断心脏是否处于 Frank-Starling 曲线的上升支；②我们可以通过强心药物的应用，增加心肌收缩力，此时心功能曲线整体上移。在扩容与强心仍无法达到令人满意的效果时，我们还可以通过循环机械辅助（如 IABP、ECMO）的方式来增加流量，从而提高氧输送。

（三）临床思维第三步——在本次休克复苏治疗中设置的目标是什么？为什么？

前文已经提到从氧代谢理论出发，通过增加 DO_2 和减少 VO_2 的几种方式，进行休克复苏。在临床中，我们将根据这些原则，拆解为更小的

目标进行休克复苏。

1. **目标 1** 通过液体复苏来提高心排血量（30 分钟）。判断是否具有容量反应性，是感染性休克复苏中首先考虑的。该患者存在严重组织灌注不足表现，心排血量不高，PPV>15%，我们首先对患者进行了容量反应性试验，15 分钟快速输注 250ml 复方氯化钠溶液，液体输注结束，患者 CVP 从 10mmHg 升高至 12mmHg，血压、心率没有发生明显的变化，床旁超声测量 VTI 从 12cm 升高至 12.3cm。患者液体冲击试验提示无法获益。此外，已有众多研究指出液体复苏带来的过度液体负荷与治疗不良事件，具有相关性，液体过负荷是 ICU 患者死亡的独立预测因素，结合患者临床表现为氧合差、四肢水肿，超声提示肺水肿征象，液体复苏可能还会给患者带来损害。

但是患者目前 VTI 12cm，估测心排血量 4.1L/min，心排血量仍然处于正常下限。因此，在半小时不到的容量反应性评估后，我们对下一步的治疗目标进行了调整，希望通过应用强心药物来提高氧输送。

2. **目标 2** 通过强心药物来提高心排血量（1~3 小时）。强心药物的选择上，选用左西孟旦作为正性肌力药物［因为儿茶酚胺类强心药物（肾上腺素、多巴胺、多巴酚丁胺）对心率的影响较大］。持续泵入 3 小时后，再次评估血流动力学。CVP 10mmHg，复查血气 pH 7.35，

PaCO$_2$ 37mmHg，PaO$_2$ 70mmHg（FiO$_2$ 50%），Pv-aCO$_2$ 3.4mmHg，ScvO$_2$ 65%，乳 酸 3.2mmol/L。床旁 ECHO 示：VTI 14cm（心率 110 次 /min，估测心排血量 4.8L/min）。经过强心治疗后，患者的各项指标提示心排血量提升，在氧供较为充足的情况下，但血气中反映供需平衡的 ScvO$_2$ 仍偏低，乳酸清除较慢，同期复查 Hb＞90g/L；结合患者临床持续发热、炎症反应较重，提示目前处于一个氧耗偏高的状态。因此下一步的治疗目标，维持住心排血量的同时进一步降低氧耗。

3. **目标 3** 通过降温、加深镇静镇痛来降低氧耗（1~6 小时）。虽然同一时间进行镇静镇痛和体温的管理。但目前组织灌注仍不满意，存在氧输送和氧消耗的不匹配，因此进一步加深镇静镇痛水平，目标 RASS-4~-3 分。并给予赖氨匹林、冰毯降温，约 3 小时后患者体温降至 37.2℃，心率 98 次 /min，MAP 85mmHg，CVP 10mmHg 的条件下，再次复查血气 pH 7.36，PaCO$_2$ 36mmHg，PaO$_2$ 71mmHg（FiO$_2$ 50%），Pv-aCO$_2$ 3.4mmHg，ScvO$_2$ 75%，乳酸 2.3mmol/L。

根据血气分析结果可以看出，患者的 ScvO$_2$ 在提高，乳酸在清除，说明在我们既定的目标下患者组织灌注显著改善。下一步，一方面我们需要继续维持此前的目标，另一方面在整体病情好转的情况下，本着远期提高患者生存质量，减少器官损伤的发生，缩短 ICU 住院时间的目的，我们需要提出新的目标，去进行下一步的循环优化治疗。

4. **目标 4** 下探最适前负荷，减轻心脏前负荷，减少容量负荷，减轻组织、器官水肿。间断给予小剂量呋塞米利尿，1 小时后 CVP 降至 9mmHg，体温 37℃，心率 85 次 /min，MAP 75~80mmHg［去甲肾上腺素 0.21μg/（kg·min），肾上腺素 0.2μg/（kg·min）］。A-CCUE 床旁超声示：IVC 1.5cm（变异度不明显），TAPSE 1.5，MAPSE 0.85，VTI 14cm。复查血气：pH 7.37，PaCO$_2$ 38.5mmHg，PaO$_2$ 96mmHg（FiO$_2$ 50%），Pv-aCO$_2$ 5.8mmHg，ScvO$_2$ 66%，乳酸 1.8mmol/L。

检查提示患者合并低白蛋白血症（29g/L），在持续 CVP 监测下，给予白蛋白快速输注，至 CVP10mmHg 停止输注，并使 CVP 维持于 10mmHg。

至 15 小时外周血、左颈静脉血同时回报：ESBL（+）大肠埃希菌（碳青霉烯敏感），予以拔除所有外院留置管路，将舒普深更换为亚胺培南 - 西司他汀钠（泰能）抗感染治疗。至入室 24 小时，体温 37.5℃，心率 92 次 /min，血压 83mmHg［去甲肾上腺素 0.1μg/（kg·min），肾上腺素 0.2μg/（kg·min），左西孟旦持续泵入］，CVP 8mmHg，IVC 1.6cm，TAPSE 1.7，MAPSE 1.2，VTI 16cm。复查血气：pH 7.41，PaCO$_2$ 40.5mmHg，PaO$_2$ 98mmHg（FiO$_2$ 40%），Pv-aCO$_2$ 2.3mmHg，ScvO$_2$ 71%，乳酸 1.2mmol/L。

此时乳酸已降至正常，感染性休克复苏初步目标已经完成，我们应制定下一步目标下探最适前负荷，减少容量负荷，减轻组织、器官水肿，以达到减少循环和呼吸。

三、总结

目标，着眼于细节，是某一具体干预措施或临床行为的直接结果；目的，着眼于方向，是某个治疗策略的方向或一组治疗方法的最终结果。休克治疗中短期的目的是纠正休克导致的脏器功能不全，而长期目的在于提高患者的生存质量，减轻器官损伤的发生，缩短 ICU 住院时间。总体来说目的都具有一致性。而为了达成目的就需要根据患者不同阶段的病理生理状态特点，制定每一步的指标目的，包括早期判断容量反应性，如何通过容量和强心来提高流量，当流量提升潜力不显著时考虑血红蛋白很高而提出进一步降低氧耗，后期如何维持最低 CVP，减轻后向压力和组织间隙水肿。贯穿前后的是感染灶的清除、病原微生物培养的留取和抗生素的治疗。

我们根据患者实际的临床情况按优先级制定目标，从而作为临床工作的方向。治疗方法的排序及目标的选择，是基于对患者病情的临床分析，需要不断去获取临床反馈，在反复验证中调整方向。脓毒症与感染性休克是紧急医疗情况，治疗与复苏应立即启动，且许多反馈指标具有时效性，因此目标应在尽可能短的时间内达到。根据制定的目标进行临床干预和干预的确定，使治疗方法在血流动力学理论的基础上有序实施，以保证有效地达到治疗目的。

（陈 焕 王欣晨）

主要参考文献

[1] MARIK P, BELLOMO R. A rational approach to fluid therapy in sepsis [J]. Br J Anaesth, 2016, 116 (3): 339-349.

[2] MAITLAND K, KIGULI S, OPOKA R O, et al. Mortality after fluid bolus in African children with severe infection [J]. New Engl J Med, 2011, 364 (26): 2483-2495.

[3] ANDREWS B, SEMLER M W, MUCHEMWA L, et al. Effect of an early resuscitation protocol on in-hospital mortality among adults with sepsis and hypotension: a randomized clinical trial [J]. JAMA, 2017, 318 (13): 1233-1240.

[4] ROSENBERG A L, DECHERT R E, PARK P K, et al. Review of a large clinical series: association of cumulative fluid balance on outcome in acute lung injury: a retrospective review of the ARDSnet tidal volume study cohort [J]. Intensive Care Med, 2008, 24 (1): 35-46.

[5] 刘大为, 王小亭, 张宏民, 等. 重症血流动力学治疗——北京共识 [J]. 中华内科杂志, 2015, 54 (3): 248-271.

第二节 病 例 2

一、病历简述

64岁男性,因"高热、呼吸困难3天"入院,入院前3天无明显诱因出现高热,体温最高达39℃,伴呼吸困难,呈进行加重,伴咳嗽,无咳痰,无畏冷、寒战,无咳嗽,无胸闷、咯血,无腹痛、腹胀,就诊当地医院,测血压70/40mmHg,SpO$_2$:76%,查血气分析(FiO$_2$:100%):pH 7.21,PaCO$_2$ 62mmHg,PaO$_2$ 40mmHg;胸部CT:双肺弥漫渗出影(图4-11-2-1)。予气管插管、呼吸机辅助通气、补液、去甲肾上腺素升压治疗后转诊ICU。既往有长期吸烟史。入院查体:体温39.5℃,脉搏142次/min,血压97/59mmHg[去甲肾上腺素 2.0μg/(kg·min)],SpO$_2$:90%。呼吸机参数:PC 16cmH$_2$O,PEEP 16cmH$_2$O,FiO$_2$ 100%,吸呼比(I:E)1:2.0。神志为镇静状态,双肺呼吸音粗,可闻及湿啰音。心率142次/min,律齐,未闻及杂音。全腹软,无压痛、反跳痛。双下肢无水肿。入ICU血气分析:pH 7.37,PaCO$_2$ 40mmHg,PaO$_2$ 60mmHg,Pv-aCO$_2$ 10.2mmHg,SvO$_2$ 66.4%,乳酸 6.8mmol/L。

入院诊断:重症肺炎、急性呼吸窘迫综合征。

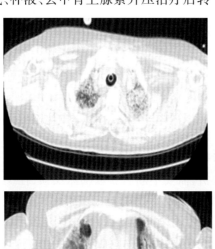
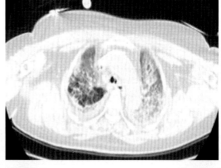
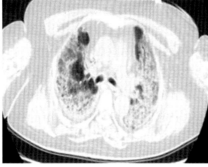
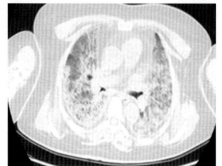

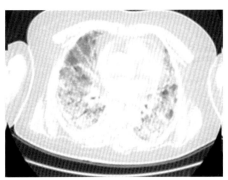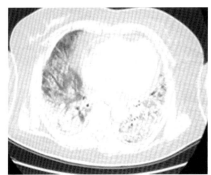

图 4-11-2-1　患者胸部 CT

注:CT 提示双肺弥漫渗出,重力依赖区渗出尤为明显。

入 ICU 后予镇静、肌松、补液、去甲肾上腺素升压、万古霉素 + 注射用亚胺培南西司他丁钠 + 伏立康唑 + 更昔洛韦抗病毒治疗,同时予纤维支气管镜吸痰、继续肺保护机械通气策略(呼吸机参数:PC 26cmH$_2$O,PEEP 8cmH$_2$O,FiO$_2$ 100%,VT 235ml),同时为改善氧合,予 PCV 法肺复张(PC 25cmH$_2$O,PEEP 20cmH$_2$O,FiO$_2$:100%,I:E=1:2),1 分钟后患者 S$_p$O$_2$ 可上升至 92%,但患者血压下降至 75/46mmHg。

患者经过初步肺复张后,氧合明显改善,提示存在肺复张潜能,但是在复张过程中却出现了血流动力学的剧烈波动。因此,对于目前该患者来说,治疗目的为精确实现肺复张,维持合适的肺开放,避免肺塌陷。而为实现该目的,我们根据血流动力学理论充分补液后,使用电阻抗断层成像(EIT)指导肺复张和 PEEP 滴定作为治疗的两个目标。

首先进行肺复张(图 4-11-2-2,彩图见文末彩插)。PC 模式:PC 20cmH$_2$O,PEEP 20cmH$_2$O,时间:2 分钟。

评估患者肺复张前后生命体征及呼吸生理指标变化(表 4-11-2-1)。肺复张后氧合改善(从 90% 上升至 98%),复查血气分析提示 PaCO$_2$+PaO$_2$ 从 340 到 450mmHg,此时 EIT 的通气图显示重力依赖区(ROI3+ROI4)通气明显改善(从 11% 增加至 48%),且未出现明显的血流动力学波动,故 PC 20cmH$_2$O,PEEP 20cmH$_2$O 的压力已达到肺复张的目标。

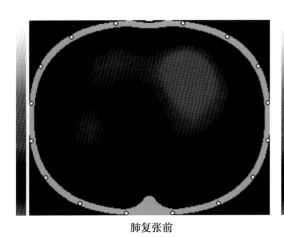　　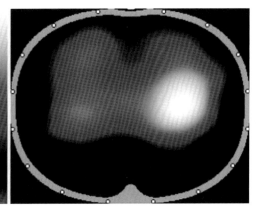

肺复张前　　　　　　　　　　　　肺复张后

图 4-11-2-2　肺复张前后 EIT 通气变化

注:肺复张后患者双肺含气量(蓝色区域)明显增加。

表 4-11-2-1　肺复张前后生命体征及
呼吸生理指标变化

肺复张	肺复张前	肺复张后
SpO_2/%	90	98
平均动脉压 /mmHg	89	84
心率 /(次·min^{-1})	135	138
静态顺应性 /(ml·cmH_2O^{-1})	13	28
肺各区域通气		
ROI 1	32%	10%
ROI 2	58%	42%
ROI 3	11%	48%
ROI 4	0	0

接下来为达到维持肺开放,防止塌陷和剪切伤的目标,予行 EIT 下 PEEP 滴定(Eyeballing 法,图 4-11-2-3,彩图见文末彩插)。PEEP 为 9cmH₂O 时为最佳 PEEP。

患者有明确的重力依赖区实变,予以俯卧位通气,俯卧位通气后重力依赖区肺通气明显改善(图 4-11-2-4,彩图见文末彩插),与此同时,予俯卧位后 PEEP 滴定(塌陷 - 过度膨胀法,图 4-11-2-5),PEEP 滴定期间呼吸生理指标变化见表 4-11-2-2,EIT 滴定 PEEP 为 9cmH₂O 时肺顺应性最佳,且肺塌陷率(2%)<15%,过度膨胀率(2%)最小,因此 PEEP 在 9cmH₂O 时为维持肺开放的最佳 PEEP。

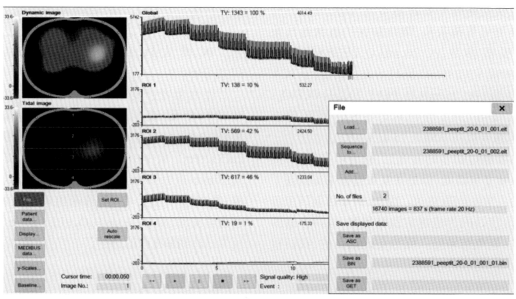

图 4-11-2-3　EIT Eyeballing 法进行 PEEP 滴定
注:PEEP 为 9cmH₂O 提示为最佳 PEEP。

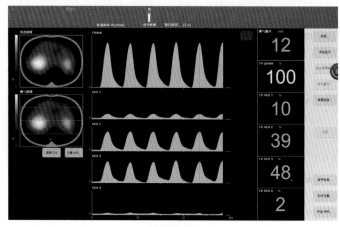

俯卧位前

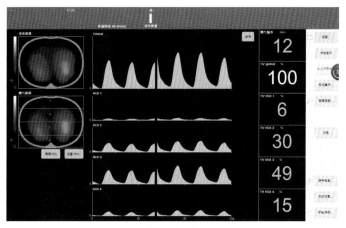

俯卧位后

图 4-11-2-4 俯卧位后重力依赖区通气明显增加

注：俯卧位后重力依赖区（ROI3+ROI4）区域通气从 50% 增加至 64%。

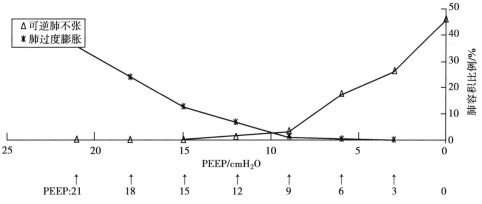

图 4-11-2-5 EIT 塌陷 - 过度膨胀法进行俯卧位 PEEP 滴定

注：PEEP，呼气末正压。PEEP 10cmH$_2$O 时塌陷率 ≤ 15% 的条件下，过度膨胀比率最低，为最佳 PEEP。

表 4-11-2-2 PEEP 滴定期间呼吸生理指标变化

项目	数据							
PEEP/cmH$_2$O	21	18	15	12	9	6	3	0
PC/cmH$_2$O	18	18	18	18	18	18	18	18
潮气量 /ml	340	410	480	510	530	450	400	350
静态顺应性 /（ml·cmH$_2$O^{-1}）	18.9	22.8	26.7	28.3	29.4	25	22.2	15.6
SpO$_2$/%	99	100	100	100	100	99	98	98
心率 /（次·min^{-1}）	108	107	106	104	102	108	109	109
MAP/mmHg	82	92	94	90	88	87	85	86

注：PEEP，呼气末正压；PC，压力控制；MAP，平均动脉压；SpO$_2$，脉搏血氧饱和度。

患者俯卧位 6 天后（入院第 8 天）氧合指数从 106 上升至 240mmHg（表 4-11-2-3），于入院第 10 天脱机拔除气管插管，并且血管活性药物减停。

表 4-11-2-3　入院第 8 天呼吸生理及循环指标变化

时间	第 1 天	第 2 天	第 3 天	第 4 天	第 5 天	第 6 天	第 7 天	第 8 天
体位	俯卧位	俯卧位	俯卧位	俯卧位	俯卧位	俯卧位	俯卧位	俯卧位
$VT/(ml \cdot min^{-1})$	400	430	430	430	400	400	400	400
$RR/(次 \cdot min^{-1})$	12	12	12	12	12	12	12	12
$PEEP/cmH_2O$	12	9	9	9	6	6	6	6
$FiO_2/\%$	50	50	50	50	40	35	30	30
氧合指数 /mmHg	106	184	228	145	196	217	206	240
$PaCO_2/mmHg$	43.8	39	40	42	43.7	42.7	33.7	36.8
顺应性 /$(ml \cdot cmH_2O^{-1})$	22	18.6	21.7	26	26	25	32.5	35.7
$CVP/mmHg$	8	10	9	7	8	7	7	7
$Pv\text{-}aCO_2/mmHg$	1.6	5.1	3.9	2.4	1.4	0.4	1.1	1.4
$SvO_2/\%$	77	81	76	77	76	74	73	76
$Lac/(mmol \cdot L^{-1})$	6.2	3	2.6	1.5	1.4	1.2	1.3	1.4
$NE/(\mu g \cdot kg^{-1} \cdot min^{-1})$	2	1.28	1.0	0.9	0.7	0.4	0.2	0
出入量 /ml	−1 020	−550	−430	−380	−375	−388	−276	−298

注：VT，潮气量；RR，呼吸频率；PEEP，呼气末正压；FiO_2，吸入氧浓度；$PaCO_2$，动脉血二氧化碳分压；CVP，中心静脉压；$Pv\text{-}aCO_2$，静动脉二氧化碳分压差；SvO_2，混合（中心）静脉血氧饱和度；Lac，乳酸；NE，去甲肾上腺素。

二、临床思维过程

（一）临床思维第一步

Q：该患者主要矛盾是什么？

A：感染性休克，呼吸衰竭，循环支持和机械通气的条件较高，两者相互关联，平衡循环和氧合的关系。

Q：第一步的治疗目标和目的？

A：目的是完成休克的复苏成功和呼吸支持的稳定。这包括了确定循环支持的目标，评估合理的最佳前负荷，合理的心肌收缩力，以及维持合理的血管张力状态，平衡氧输送和氧消耗关系。这也包括了制定相应的机械通气策略，如循环保护性机械通气，呼吸力学结合床旁影像学滴定合理 PEEP，平台压不超过 $27cmH_2O$，驱动压不超过 $17cmH_2O$，二氧化碳分压维持在 40~50mmHg 之间，逐步降低机械通气支持条件等。

（二）临床思维第二步

Q：重度急性呼吸窘迫综合征的治疗原则？

A：①去除病因：感染灶清除，保持高强度痰液引流或俯卧位；②积极抗感染；③管理容量状态（使之合理）和肺渗透水平［维持合理胶体渗透压、保护肺泡上皮 / 内皮（多糖包被）］：控制液体平衡；④机械通气，防治肺损伤：肺复张，维持肺泡开放，避免呼吸机相关性肺损伤；⑤防治并发症：包括呼吸机相关性肺炎、应激性溃疡、急性肺源性心脏病。

若常规治疗无效，采取特殊机械辅助治疗，如 ECMO、体外二氧化碳清除（$ECCO_2R$）。

Q：急性呼吸窘迫综合征机械通气策略？

A：2010 年，珍妮特（Janet）和马特海（Matthay）等从现有资料、指南推荐和临床实施经验等角度总结归纳了重症 ARDS 治疗的具体步骤和实施方法，共 6 个步骤（简称"六步法"）。

步骤 1：小潮气量肺保护性通气（6ml/kg，如果气道平台压仍高于 $30cmH_2O$，则潮气量可逐渐降低至 4ml/kg），测量气道平台压力。如果气道平台压力 <$30cmH_2O$，进入步骤 2a；如果 ≥$30cmH_2O$，则进入步骤 2b。

步骤 2a：实施肺复张和 / 或单独使用高 PEEP。

步骤 2b：推荐实施俯卧位通气，对于高频振荡通气笔者不做推荐。

步骤 3：评价氧合改善效果，静态顺应性和无效腔通气。如果改善明显则继续上述治疗。如果改善不明显，则进入步骤 4。

步骤 4：吸入一氧化氮；如果数小时内氧合及顺应性改善不明显，则进入步骤 5。

步骤 5：小剂量糖皮质激素（须权衡利弊）。

步骤 6：考虑实施体外膜氧合。入选患者高压机械通气时间小于 7 天。

"六步法"使得重症医师在及时、准确判断 ARDS 患者病情严重程度的基础上，规范、有序地实施小潮气量通气、肺复张等治疗措施。对于该例患者我们给予肺保护通气后氧合无明显改善，给予行机械通气下的肺复张，同时滴定合适的 PEEP 维持肺泡开放。

Q：达到肺复张目标的手法有哪些？

A：压力控制通气（PCV）法、PEEP 递增法、持续呼气末气道内正压法、叹息法和俯卧位通气等，该例患者我们采用了 PCV 法（PC 25cmH$_2$O，PEEP 20cmH$_2$O），但是在肺复张过程中出现了明显的血压下降，主要原因是心肺交互作用，过高的压力往往导致回心血流减少、通气血流不匹配，于是行 EIT 导向的肺复张（PC 20cmH$_2$O，PEEP 20cmH$_2$O），患者循环未再出现波动，并且仅需要较小开放压力（35cmH$_2$O）就可以打开肺，最终达到复张肺且不影响循环的目的。

Q：EIT 指导 PEEP 滴定的目标如何制定？

A：Eye-bolling 法。肉眼观察呼气末肺电阻抗（end-expiratory lung impedance, EELI）呈近似一条水平线时的 PEEP 或者 delta EELI 下降<10%，该方法简单直接，可在短时间内迅速得出最佳 PEEP。而塌陷 - 过度膨胀法的原理是根据像素顺应性大小的改变，识别塌陷与过度膨胀的区域，在满足塌陷率≤15% 条件下，过度膨胀率最低的 PEEP 水平，塌陷率在不同文献中有所不同，有的学者较关心塌陷，故选择满足塌陷率≤10% 或≤15% 条件下的过度膨胀率最低的 PEEP 水平；而有的学者更关心过度膨胀，希望过度膨胀率≤10%，当然也有学者直接选择塌陷与过度膨胀曲线交点对应的 PEEP 作为两者的权衡，这也是该病例救治中我们选择的方法。本例患者为实现肺复张后维持肺开放的目标，予以 EIT 导向的 PEEP 滴定，实现了 PEEP 滴定的精准化、个体化。

（三）临床思维第三步

Q：肺复张后是否有必要行俯卧位通气？俯卧位通气如何实施？

A：有必要。俯卧位通气改善氧合的机制，本质上是改善了肺的通气血流比值，一方面，俯卧位通气可促进肺复张，改善肺应力及变力，使肺膨胀均匀从而改善氧合并防止呼吸机相关性肺损伤。在一篇 Meta 分析和 1 个特定亚组试验中已证明俯卧位通气可以提高中重度 ARDS 患者的生存率。此外，一方面俯卧位通气能促进肺泡复张、改善氧合，从而降低低氧造成的肺血管阻力增加，降低右心室后负荷。另一方面，俯卧位时腹腔压力升高，回心血量增加，心脏前负荷及左心室后负荷增加。通过上述机制，俯卧位通气可增加右心前负荷储备功能患者的心排血量，改善肺循环局部血液灌注，稳定血流动力学。

为进行个体化俯卧位通气，达到改善氧合的最终目的，我们再次使用了 EIT 指导 PEEP 滴定，以达到个体化、最佳 PEEP 的选择。

三、要点分析

呼吸受累（比如低氧）和循环波动（比如低血压）是 ICU 最常见的临床问题，患者氧合差、血压低，结合 CT 提示患者双肺实变较重。符合重度 ARDS 的诊断标准。根据通气原则，选择小潮气量高 PEEP 的肺保护治疗，但是在实际通气条件下，氧合和循环并没有得到改善。并且该例患者在早期肺复张过程中患者的循环状态不能满足完成常规的 PEEP 复张与滴定，因此我们考虑以改善患者氧合为目的进行肺复张和 PEEP 滴定，同时避免血流动力学波动。为实现该目的，将目标进行分解：目标 1 为根据循环保护通气策略利用 EIT 指导肺复张，制定相应的分级指标来限制手法操作；目标 2 为 EIT 指导维持肺开放，最优化循环功能的同时保证维持合理氧合及二氧化碳清除的足够肺泡开放。临床管理中 EIT 指导 PEEP 滴定策略的同时，血流动力学并未出现明显波动。在操作的过程中我们发现：①并非所有患者都需要常规较高的 PEEP 打开肺；②并非需要较高的 PEEP 可以维持肺的复张；③俯卧位时可借助 EIT 确定不同的 PEEP 目标；④俯卧位有助于改善重力依赖区肺不张与实变，改善血流动力学。在确定治疗方向、过程管理和结果回馈过程中,目标和目的的概念深入到每一个步骤当中,这样才能通过最短的路径达到相对理想的目标,同时付出相对最低的代价,对患者的影响被降低到最少。

（陈 焕 苏龙翔）

主要参考文献

[1] FAN E, BRODIE D, SLUTSKY A S. Acute respiratory distress syndrome: advances in diagnosis and treatment [J]. JAMA, 2018, 319 (7): 698-710.

[2] KARSTEN J, GRUSNICK C, PAARMANN H, et al. Positive end-expiratory pressure titration at bedside using electrical impedance tomography in post-operative cardiac surgery patients [J]. Acta Anaesthesiol Scand, 2015, 59 (6): 723-732.

[3] BACHMANN M C, MORAIS C, BUGEDO G, et al. Electrical impedance tomography in acute respiratory distress syndrome [J]. Crit Care, 2018, 22 (1): 263.

[4] GUERIN C, REIGNIER J, RICHARD J C. Prone positioning in the acute respiratory distress syndrome [J]. New Engl J Med, 2013, 369 (10): 980-981.

[5] JOZWIAK M, TEBOUL J L, ANGUEL N, et al. Beneficial hemodynamic effects of prone positioning in patients with acute respiratory distress syndrome [J]. Am J Respir Crit Care Med, 2013, 188 (12): 1428-1433.

第四篇

目标与目的

第五篇

治疗与再损伤

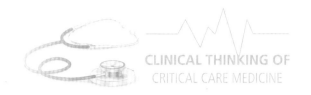

第一章　治疗与再损伤的定义与内涵

如果说，重症是对机体的一个打击，那么，治疗方法就是从相反的方向对机体的另一个打击。临床治疗首先应该是一种干预。重症治疗尤为如此，通常是由一个或多个作用强烈的干预方法组成。所谓干预，是指参与或加入一件原本未参加的事情，对这件事情实施原来不存在的作用或影响。如果把干预看成是一种行动，那么这个行动的本身无法区分好作用和坏作用，也无法确定正作用和副作用。干预是包括了所有这些作用的整体行动。只有确定了行动的方向目的和具体控制程度的目标，这个干预行动才有对错、正副之分。重症是危及生命的疾病或机体状态。人体的生命机制处在严重的失衡状态，是由于机体受到过具有强大能量的外来或内生作用的影响，或者虽然作用的瞬时能量不大，但经过长时间的积累后形成了具有强大势能的作用的影响。面对重症的这种强势作用，重症治疗就必须通过具有足够力度的干预方法，才有可能起到有效的作用。实际上，所有的临床治疗都是同样的道理，即对机体施加一个外力，以抵制疾病的干扰，恢复由疾病破坏的机体自身功能的平衡关系。但是，重症治疗由于具有更为强大的作用外力，所以，就更应该对这种干预行为的作用进行细致的划分，对实施作用的位点进行明确的定位，对作用力的强度进行更精确的控制。

第一节　再损伤的基本概念与意义

对于任何一种治疗方法，无论是药物、机械、有创、无创等，所起的作用都可以分为正作用和副作用。这是因为一种治疗方法中常包括了不同的作用成分，可以起到不同的作用效果。所谓正作用，是指与形成这种方法的初衷一致的、有明确既定方向的作用力，也就是常说的治疗作用。而副作用，是指同一种治疗方法中与治疗作用方向不同，或作用位点不同的作用力，是与应用这种方法的初衷不同的作用。副作用不是治疗作用。避免或减少副作用，可以通过精简方法的组成成分，或限定作用的位点来实现。如药品制剂的提纯，祛除其他成分的作用；手术在内镜下进行，以减少对皮肤和其他组织不必要的损伤，等等。应该注意的是，临床治疗所应用的方法，不仅有副作用，而且还具有再损伤作用。尤其在重症治疗中，再损伤作用表现得更为明显，甚至可以导致严重的后果。

一、治疗与再损伤概念的定义

再损伤作用，与副作用不同，是指在某一种治疗方法中，与治疗效果的作用力方向相同，作用位点也相同，但却导致损伤的作用。从作用的本身出发，再损伤作用仍然是治疗作用，只是产生了与应用初衷不同的作用效果。由此可以看出，再损伤作用与副作用不是同一类的作用。避免或减少再损伤作用的方法与避免副作用的方法有着本质的不同。重症治疗中，由于干预作用力度的强大，治疗作用导致的再损伤就表现得非常明显，可导致严重的后果，改变整体治疗策略的实施进程。

在重症的临床治疗中，呼吸机相关性肺损伤就是再损伤作用的典型范例。急性呼吸窘迫综合征（acute respiratory distress syndrome，ARDS）作为常见的临床重症，可导致严重的低氧血症。而肺功能残气量减少，肺泡塌陷是导致低氧血症的主要机制之一。呼吸机通过正压通气，在肺泡内施加压力，将肺泡打开，并维持肺泡的通气状态，从而起到治疗作用。气道内的正压是治疗的作用力，有着明确的作用方向，肺泡是作用的位点。在对ARDS认识之初，机械通气治疗主要以提高气道正压、增加潮气量，作为纠正低氧血症的主要方法，并起到了明显的治疗效果。但人们逐渐发现，接受这种呼吸机治疗方法的ARDS患者整体预后的改善并不明显，甚至部分患者的肺功能损伤呈进行性恶化趋势。呼吸机相关性肺损伤概念的提出，恰恰击中了呼吸机起治疗作用的本质，也就是呼吸机所施加外力的作用方向和作用位点。正是因为呼吸机增加了肺泡内压，增加了肺泡内容积，导致了肺泡的损伤、肺泡周围间质的损伤，血管的损伤，反而加重了ARDS的严重程度。甚至，本来因为其他原因应用呼吸机的患者，也因此出现了ARDS。由此不难看出这种治疗作用起到的再损伤结果：即因为ARDS需要治疗，采用了呼吸机实施正压通气，而正压通气以同样的作用方向和作用位点的作用力，又导致了ARDS。

这种肺损伤，是由呼吸机治疗导致的再损伤。呼吸机导致肺损伤的正压通气作用，是正作用，不是副作用。多年来，人们一直努力拆分临床干预治疗的这个整体，试图将其区分为正作用和副作用，再通过一切办法减少副作用，并取得了非常明显的成效。但是，再损伤作用不在这个范围之内。用于避免或减缓副作用的方法不能用于对再损伤的管理。对所谓治疗性的正作用的管理，临床上通常是以作用的强度、剂量的大小对疗效进行评价，而不是对损伤进行评价。这样，实际上是有意或无意地回避了再损伤的存在。虽然可以认为在治疗过度与再损伤的机制方面，似乎没有新的知识点的存在，但是在临床

思维方式上治疗与损伤是两个截然不同，而且方向相反的概念。再损伤与副作用是两个不容混淆的临床概念。

二、再损伤概念的临床意义

治疗与再损伤的思维方式，不但可以带来新的临床治疗思路，而且即使在同样的临床情况下，也可以带来不同临床治疗行为。在重症治疗中，临床的一些表现可以作为表面现象，掩盖真正的病情本质。临床医务人员虽然已经拥有了共同的知识点，但由于思维方式的不同，可以出现对病情的不同理解，选用不同的治疗方法。如果选择不当，甚至可能使病情加重。

仍然以应用机械通气治疗ARDS为例。临床上常用的所谓有创和无创呼吸机的根本区别在于，是否通过气管插管进行机械通气。因为无创呼吸机不能保证治疗时的气道密闭性，所以漏气补偿功能和需要保证自主呼吸存在的原因也在于此。无创呼吸机治疗虽然避免了气管插管带来的损伤，但由于气道漏气而失去了对治疗作用程度的精细控制。在采用无创呼吸机治疗但仍然存在低氧血症时，增加呼吸机支持的力度，是治疗方向上的首先考虑或选择；患者同时存在的呼吸困难、自主呼吸强度增加，导致胸腔内压下降、跨肺压增大，肺泡实际上受到的作用压力和容积都呈明显增大趋势。在这个基础上，再加上无创呼吸机额外增加的作用力，从而形成了再损伤作用。这时肺泡受到的作用力远远超过无创呼吸机上显示的作用程度。这时如何判断病情的关键位点、如何决定呼吸机作用的根本性质，则是临床上生死攸关的抉择。

这时，已经具有的知识积累提示，肺泡至少受到两个方面的作用力，一个是来自过度自主吸气导致的胸腔内负压；另一个是由于正压通气导致的肺泡内正压。这两个力方向相同、共同作用于肺泡、导致肺泡膨胀。如果认为这个作用力是治疗作用，由于仍然存在低氧血症，同时呼吸机本身的压力等设置条件并不太高，则继续增加呼吸机所实施的正压程度，就成了下一步的治疗方法。如果按照再损伤的思维方式，虽然可以打开肺泡的作用力是治疗的正作用，但在这种情况下，由于胸腔内压明显下降，跨肺压明显加大，呼吸机施加的这个作用力正在起着以损伤肺泡为

主的作用。因此，下一步的调整应该是减少作用于肺泡并使肺泡膨胀的作用力。由此，形成了截然不同的判断，方向完全相反的下一步治疗。

根据治疗与再损伤的思维方式，按照肺保护通气策略的知识点，下一步治疗应该以减少作用于肺泡的力为主要治疗位点，包括减少自主吸气的力量和降低无创呼吸机支持的条件。具体的方法可以从设法恢复自主呼吸与呼吸机通气的匹配开始，若效果不满意，则应该考虑控制患者的自主呼吸，更加精准地控制跨肺压，使呼吸机的设置条件得以更为有效地实施。因为无创机械通气的气道不密闭性，所以是否进行气管插管就成了马上需要进行判断并尽快作出决定的重点问题。而损伤作用的强弱，这时就成了判断中需要主要考虑的内容，也就是对继续增加无创呼吸机设置条件导致的肺损伤与气管插管导致的损伤进行比较。如果进行气管插管，应用常规呼吸机进行机械通气，完全控制自主呼吸，从而就实现了对整个呼吸过程实施更为精准的管理。

治疗与再损伤的思维方式，通过对知识积累排列组合的调整，对临床治疗的干预作用进行了更细致的划分，在副作用之外，强调了治疗作用本身的损伤作用。从而使临床治疗方法的措施更为可控，更为精准。

第二节　回归干预的本质，直面"治疗"的损伤性

用一个比喻来形容疾病与治疗的关系：如果疾病是从一个方向给机体施加了一个作用力，那么治疗方法就应该是从相反的方向再给机体另外一个作用力。这个作用力可以是 1 个拳头的打击，也可以是 1 根细细的针刺。这样形容，更容易以一种新的思维方式去理解临床所谓"治疗"方法的干预本质。

一、治疗的概念与具体方法的实际效应

治疗，从临床思维的角度上讲，实际上是一种非常理想化的状态，是要表现一种非常直接针对某种损伤因素，纯粹地促进机体康复，没有任何损伤性的临床行为。但不幸的是，治疗必须通过"方法"才能实现其作用，才能真正落实到机体。所以，临床上常用"治疗方法"以表述对机体采用措施的初衷及应用的合理性。逐渐地，临床上的"治疗"与"方法"或"作用"成为一体，共同组成"治疗方法"或"治疗作用"，使"方法"或"作用"也具有了"治疗"的纯粹性。而且，这种表述已经根植于人们意识深处，导致思维方式的改变，生成不同的临床行为。当然，这种纯粹的治疗意识，也必须面对具体方法时常出现的不良效果，从而，辅以"副作用"，用以表示方法中的非治疗部分。这个思维模式或者说是一种约定俗成的概念，已经是一种普遍的临床存在。

治疗与再损伤的思维方式，不是要否定这种在临床上早已习惯了的、固定的思考问题的模式，而是由于重症临床治疗方法通常具有较为强大的作用程度，因此必须对这个作用力进行更为精准的区分，对这个概念进行重新认定。仅仅依靠"副作用"的概念是远远不够的，因为从固定思维模式讲，副作用不是治疗作用。而再损伤作用与治疗作用有着明确的不可分割性。没有再损伤作用，也就没有治疗作用。

由于是来自同一作用力，再损伤作用通常会被治疗作用所掩盖。随着干预程度的不断增大，治疗作用和再损伤作用可以按照各自的程度和发展趋势逐渐变化。治疗作用效果作为进行干预的初衷，容易受到临床的关注，而忽视再损伤作用效果。甚至临床上还会发生，把再损伤导致的后果作为继续增加干预程度的理由，从而导致了更为严重的再损伤。正压机械通气打开塌陷的肺泡，改善了通气功能，同时也导致了肺泡损伤。肺损伤使肺功能继续恶化，以致不能维持血气指标的正常，而进一步继续增加正压通气的程度，可以打开更多的肺泡，使整体通气功能得到进一步改善，血气指标可以回到正常范围。但是，肺泡损伤更为严重，受损范围也逐渐扩大，直至治疗作用效应的潜力不足以对抗再损伤的作用效果，而成了临床上所说的顽固性低氧血症。

作为概念的治疗，必须通过相应的方法才

能在临床上得以实施。而方法是否合适,不但取决于方法本身的作用机制,而且还取决于对方法的目标性定量的控制。如果把治疗作为概念,带来的是美好的愿望,是生命的存在、机体的康复。而方法则需要对这些美好,通过指标进行定位、定量管理,也就是我们在其他章节中提到的目标与目的思维方式。如果缺少这种指标,或者混淆目标指标与目的指标,可使再损伤隐藏得更深,导致损伤的后果也更为严重。例如,低血压导致组织缺氧,危及生命。作为概念,生命需要维持,血压必须升高。这个概念有着明确的合理性,或者是不容否定的正确性。但是作为方法,必须首先确定相应的指标。如果用血压作为生命指标,那么任何可以提升血压的方法都可以作为备选,例如应用去甲肾上腺素。这是一个由作为概念的治疗,引出应用去甲肾上腺素作为执行方法的过程。但是,去甲肾上腺素并不具备治疗概念的纯粹性。因为,即使去甲肾上腺素的作用效果得到机体有效的反应,患者血管收缩、血压升高,但血管收缩可以导致外周灌注更加减少,乳酸继续升高;或者,也正是因为外周阻力的增加,增加了心脏射血的负荷,导致心排血量的下降。从而,临床表现出的实际效果反而更加远离了治疗概念的初衷。当然不可否认,应用去甲肾上腺素有着明确的合理性。但是,这个方法只是一种强效的干预措施,包含了治疗和再损伤作用,也包括了其他的副作用。

由此可见,治疗概念与所实施的具体方法有着明确的不同。临床上习惯应用的"治疗方法"带来了一定程度上的误导,而且,方法的干预性越强,误导就越严重。干预,是对临床方法,尤其是对重症治疗方法的更为恰当的描述。临床干预包括任何对患者机体施加作用或影响的方法。同一种干预方法可以有不同作用,而同一种作用又可以产生不同的效果。

二、再损伤意识改变临床行为

那么,如果再损伤作用与治疗作用可以合为一体,是否把治疗的强度控制得更为精细就可以避免再损伤了?其实不然。因为就某种具体方法而言,根据临床效果对治疗作用程度的精准控制,只是避免了由于不应该实施的作用强度或盲目操作导致的损伤,而不一定与再损伤作用强度

有平行关系。较为常见的临床情况是,再损伤效果与治疗效果随着干预程度的增加而增加,但两者的变化程度并不平行。甚至当再损伤效果超过治疗效果后,增加干预强度仍然可以表现出治疗效果的增加。或者说,即便是以治疗效果为目标对作用强度进行严格控制,可以在一定程度上减少再损伤,但再损伤作用仍然可以很严重。因为,虽然作为同一个作用力,但是再损伤作用与治疗作用的目标可以不同,作用强度的阈值也不同。这也是重症临床治疗的一个重要特点。

在 ARDS 患者的呼吸机治疗中,施加在肺泡的正压是治疗的作用力,也是再损伤的作用力。正常生理情况,尤其在吸气相,肺泡内通常并不会出现正压,而是通过胸腔内负压导致肺泡充气。同时,由于气体进入肺泡不会出现时间的延迟,也不会遇到明显的阻力,所以肺泡所受到的跨壁压不会明显升高,从而形成了肺泡在呼吸运动过程中的力学平衡关系。正压机械通气时,这种平衡被打破,肺泡内形成正压才是治疗作用的基础。这个治疗的作用力需要增加强度才能打开病变的肺泡,在塌陷肺泡复张的过程中形成剪切力,改变了肺泡的应力和应变。这些损伤作用与治疗作用同在,但治疗获得最佳效应的作用程度并不是损伤作用的最小作用程度。同时临床上常用"肺泡过度膨胀"来表示肺损伤的出现,但在现实中,几乎无法确定治疗性肺泡膨胀和损伤性过度膨胀的分界线。况且,整个肺脏所有肺泡受力的不均一性,呼吸机与自主呼吸的不匹配因素,哪怕是在气体流速或时间上的微小不匹配,等等,这些因素使得呼吸机导致的再损伤,从施加正压通气的一开始就已经存在。肺保护性通气策略的 6ml/kg 的潮气量,仍然不能避免肺损伤。可以认为,应用小潮气量,不是为了实现机械通气的最佳治疗目标,而是要尽可能避免再损伤。可见,治疗的目标不是避免再损伤的目标,精准地控制治疗程度,也不能避免再损伤。这就是为什么 ARDS 的临床治疗原则中指出,如果机械通气不能保证肺保护通气策略的实施,不是因为治疗目标无法达到,那么就应该停用呼吸机,而改用其他治疗方法。

强调重症治疗是干预行为,就是要临床医师直面治疗作用的损伤性。这种由治疗作用导致的再损伤效果,与治疗作用有着不同的标准。应

该清醒地认识到,绝大多数的重症治疗方法都同时具有治疗效果和再损伤效果。概念上的混淆,就无从谈起干预标准;没有标准,则导致非常严重的临床后果。

在休克患者的治疗中,液体复苏是常用到的治疗方法。液体复苏的治疗作用力体现在循环静水压增加,静脉回流容量增加。从而,心排血量增加,动脉血流增加,组织灌注改善。在这些一系列的作用效果当中,循环静水压的升高是主要的基本作用力。因为以静水压为主要组成的循环平均充盈压的升高,与中心静脉压之间的压力差增大,才有可能增加静脉回心血流量,增加心排血量。同理,根据 Starling 定律,静水压也是增加血液成分向血管外渗出的重要压力。尤其是在重症情况下,血管的通透性常处于异常增高状态,使静水压导致的渗出现象更为明显。可见,液体复苏的明确治疗作用和毛细血管渗出增加的再损伤作用,共同来自同一个作用力,却导致了不同的临床效果,有着不同的衡量指标和标准。

由于液体复苏的重要性和临床不可替代性,液体复苏所导致的损伤问题受到了广泛关注,学者们进行过多项相关研究。具有代表性的是开放性液体复苏与限制性液体复苏比较的前瞻性对照研究。通常来说,所谓开放性液体复苏,是可以按临床医师自己的习惯决定输入液体的量,而限制性液体复苏,是制定相关指标,对临床实际液体用量加以限制。目前,大多数研究结果提示,限制性液体复苏可以得到更好的治疗效果。但是,治疗效果的体现多数来自对住院时间、脱离呼吸机时间和病死率等指标的评价。

按照治疗与再损伤思维方式,此类研究实际上是对某种干预方法的治疗作用和再损伤作用的比较。由于这种比较不但包括了两种作用的相互比较,而且包括了每一种作用自身不同作用程度的比较。而采用的衡量标准却是整体治疗策略的目的指标,并没有与每个作用直接相关的目标指标。这就相当于是一个二元一次方程,由于无法形成方程组,所以不可能得到确定的答案,或者说可以获得无数个答案。但这类研究都有自己结果,那么这些结果又说明了什么?

液体复苏增加循环静水压的作用有着治疗与再损伤两种不同的效果,共同实施在同一个机体。如果用整体预后,如病死率、住院时间等指标进行评价,可以暂且假设治疗作用降低病死率,再损伤作用增加病死率。由于这两个作用效果的目标点不同,所以最佳匹配结果应该是由两个作用强度指标分别组成。设想,当增加液体复苏的剂量时,在这两个作用强度尚未高于这个最佳匹配时,治疗效果逐渐增加,再损伤效果也相应加大;而超过这个最佳匹配时,再损伤效果明显增强,而治疗作用增加的幅度逐渐减小。不难看出,这样的研究可以在这些不同的剂量匹配中得到一系列结果。

目前能够读到的大多数文献是用现在临床上习惯的、无规定限制条件的液体复苏方法,即所谓开放性输液,与明确限制指标的方法进行比较。其研究结果表明,若临床上习惯性的液体复苏剂量高于这个最佳匹配,那么一定是限制性输液降低病死率,而如果临床上常用的剂量低于这个最佳匹配,则是开放性输液方法能够降低病死率。所以,这种研究的结果,实际上只是在说,研究中实施开放性输液的这组临床医师,应该对输液量加以控制。但是,并没有给出 2 个作用最佳匹配的具体指标值。而对于平时液体复苏剂量就低于最佳匹配值的临床医师,这个结果可以产生严重的误导。而且是在实施者不知情、自以为是的情况下产生的致死性误导。

若以治疗与再损伤思维方式,不必增加过多的知识点,就可能得到不同的、更为直接的明确结果。治疗与再损伤是两个不同的效果,分别采用两个指标,用不同的数值进行定量限制。评价液体复苏所采用的指标应该是目标指标。因为液体复苏是一项具体的操作方法,需要具体的目标指标进行定量控制。若用液体复苏前后中心静脉压增加的程度作为衡量再损伤的目标,同时用心排血量的增加幅度作为治疗作用的指标,则可以确定这两种效果的最佳匹配。这两个指标匹配的最佳数值,就是患者在这种情况时的最佳个体化治疗目标。而作为目的的预后指标,不应该在这里对液体复苏方法进行直接定量管理。预后指标提示了液体复苏的必要性,是基于心排血量增加,并且中心静脉压无明显升高,这也是液体复苏改善预后的基础。如果液体复苏的剂量已经达到治疗效果与再损伤效果的最佳匹配,预后指标仍然不改善,甚至恶化,按照目前已有的知识点,这也应该与液体复苏无关。

第三节　再损伤概念的临床可操作性

回归临床行为的干预本质,改变了对"治疗方法"的一般认识。干预方法的称谓,不仅从概念上提升了作用总和的高度,而且根据作用效果,对方法的组成成分进行了更为细致的划分。从而强调再损伤的概念,在有着上述重要性和不可忽视的临床必要性的同时,更有着临床可操作性。尤其是在重症治疗中,治疗与再损伤的思维方式使原有的治疗作用得到进一步提升,方法的实施得到更加精准的管理。

重症治疗过程包含了多个连续的治疗周期,每个周期由判断、行动、监测和调整四个部分组成。治疗与再损伤的思维方式,以行动为中心,但涉及整个周期中的所有四个部分。将再损伤的概念,结合连续与动态、目标与目的思维方式,共同应用于重症治疗中,具有明确的临床可操作性。用思维方法控制临床操作步骤,可根据四个方面的思考,先后依次进行。

一、病情在哪里?

病情在哪里是面对患者首先遇到的问题,也是在病情判断中必须要回答的问题。初看似乎简单,但要求避免仅根据表象的对症治疗,而且要求确定尽可能具体的重症病因,这个问题就变成了不简单的问题。利用重症监测指标反映病情的优势,根据相应的指标信息,发现更深层次的病情,是使随之而来的干预方法的作用面积更加缩小的前提。重症病情产生机制的位点越明确,干预方法的作用力就越能集中,治疗作用效果也越强大,而再损伤的程度也有减少的可能。

休克的病情定位如果仅在于低血压,那么,有众多的干预方法都可供选择。甚至整个循环系统,与循环直接或间接相关的器官都应该在干预目标范围之内。如果就此仅根据血压对休克进行临床干预,一定带有非常大的盲目性。如果进一步确定心排血量减少是导致低血压的原因,则对休克病情的认识就更新了一个层次。那么,所有能够增加心排血量的治疗位点都在应该考虑的范围。这时的病情以心脏为中心,比之前明显

缩小了病因的范围。如果站在这个位点,继续追问自己病情在哪里,就会有更深的层面,不同的位点继续出现——心脏的前负荷、后负荷、心肌收缩力、心脏瓣膜病变、血流主要通路受阻,甚至胸腔内压升高,等等。如果在这个层面,进一步确定病情的关键位点所在,显而易见地将带来更加精准的干预方法。这里仅是以休克的治疗为例,这种思维方式不仅仅可用于休克的治疗,在任何重症的临床治疗都有明确的可操作性。

即使追问到了这个程度,按照这种思维方法,仍然可以继续追问病情的定位。一直追到手边已经没有可用的临床信息。那么,继续追问同样的问题,这时的答案就成为,要创造条件获得进一步信息。继而走向进行何种监测方法,或如何在初步干预后再对机体反应进行测量等等。这种思维方式一直推动着判断的深入发展,直至重症的根本病因,对临床干预方法形成精准导向。

二、我们在哪里?

知道了病情的具体定位,接下来的问题是:我们在哪里?这里的"我们",是指我们准备进行的干预方法。或者说,我们虽然站在患者床边,但重症病情的位点怎么知道我们在哪里。答案应该是我们的干预方法如何触及病情的位点。其中的关键点在于,干预方法的作用力位点与病情机制位点的相关性,是直接相关,还是间接相关?若是间接相关,则之间的距离有多远?在这段距离中,又有什么指标可以作为连接点?由此,在临床干预方法的选择上,应该首先选择干预的作用力直接作用于病情机制位点的方法。如果无法选择可以直接作用于重症病因机制位点的干预方法,就必须通过对这些连接点的监测,使临床干预方法的作用力位点与病因机制位点直接相连。

肺水肿需要接受脱水治疗,但同时伴有的肾功能损伤,无法排除体内过多的水负荷。经过临床判断,认为肺水肿是目前导致重症的主要发

生机制,由此确定了病情的主要位点。从而形成了临床干预方法的作用方向。临床上有多种不同的治疗肺水肿方法可供选择。若是决定应用持续静脉-静脉血液滤过治疗(continuous veno-venous hemofiltration,CVVH),那么,我们的位点是在CVVH,也就是回答了"我们在哪里"——我们在CVVH。这种情况正是临床上常见的用CVVH脱水,治疗肺水肿的方法选择,好像是天经地义的方法。此时,在重症临床治疗思维的框架内,病情的位点和我们干预的位点,明确跃然纸上。不难看出,这是两个不同的位点,干预的作用不在病情的位点上。在开始进行干预之前,应该先确认两个位点之间的相关关系,并确定关键连接点的相应指标。

根据已有的知识积累,肺水肿是指肺泡内和肺间质内液体过多,治疗肺水肿的本质是要减少这些部位过多的水。CVVH可以用于脱水治疗,但只是直接减少循环内容量。这个存在于病情与我们的干预位点之间的距离是导致临床错误的常见原因。临床上常遇到的问题如,用CVVH已经脱水了,但肺水肿并未好转;或是,CVVH无法进行,因为只要一开始脱水,血压就出现下降,而接下来的液体复苏有效,实际的效果反而是出现液体的正平衡,肺水肿反而加重。可见,这里面或许并没有更多新的知识点,而仅仅是治疗的思路发生了问题,丢失了应该关注的重要位点。那么,CVVH什么情况才能用于肺水肿的治疗,这时,应该继续回答接下来的问题。

三、目的在哪里?

目标与目的思维方式,是重症治疗临床思维体系中的基本思维方式之一。目的是整体治疗策略的最终结果,决定干预方法的方向性和必要性。针对肺水肿的治疗目的就是要减少肺水,而应用CVVH可以减少循环容量,起到脱水作用。这种作用与治疗目的方向有着明显的一致性。所以,在肺水肿的治疗策略中,CVVH脱水是一项可以被选择的治疗措施。应该注意的是,CVVH本身作为一种干预方法,还有着其他的作用效果。但由于不在这个治疗策略的过程当中,应该不被认为是治疗作用。若有病情的其他位点,同时需要应用CVVH治疗,则按照同样的思维方式,但是应该根据不同的位点,制定干预方案。

当然,将减少肺水作为治疗目的,仍然有一些其他方法可以选择。但是,不同方法的选择,我们干预的位点不同,定位不同,而治疗的最终作用点相同,都是可以减少肺泡和间质中的水。选择不同的干预方法,只是根据了不同的知识点,而应用的是同样的思维方式。除CVVH之外,正性肌力药物、利尿药物、白蛋白、抗生素,甚至手术治疗等,都可以用于肺水肿的治疗。那么,确定了某种方法后,如何进行临床实施呢?继续回答接下来的问题。

四、目标在哪里?

当根据目的指标对可选用的干预方法进行定性判断之后,目标指标就可以进一步用于在这一组方法中,对某个具体方法的确定,以及实施过程中的定量管理。治疗的目标是指某项具体干预措施的直接作用效果,目标指标是可以直接反映这个作用效果的指标,可以用于对干预作用强度的定量管理。目标指标还可以用于这个干预方法在整体治疗策略中的定位,并管理和实现与其他方法的有机结合。

在以肺水肿为治疗目的的一组干预方法中,可以依据已有的知识积累,应用目标指标对每一种不同方法的直接作用位点进行定量评估。也就是对我们的干预的作用效果的可能程度、干预位点与病情位点的距离,进行评估。程度深、强度大、距离越近的方法作为首选。例如,肺静脉阻力升高为主,导致肺水肿的主要原因是肺淤血,则正性肌力药物或者二尖瓣手术作为干预方法就应该排在前列。若病情的位点是在液体过负荷、心脏前负荷过多,则应该首选利尿药物或CVVH。

若确定是应用CVVH,其治疗作用的位点是减少循环容量,再损伤作用的位点也是减少循环容量,从而必须要首先确定治疗目标,之后才能开始进行CVVH。这个目标一定不能是肺水的多少,因为肺水是目的指标。目标指标应该是与干预作用直接相关的指标。那就应该在可以反映循环容量改变的指标中进行选择,将反应速度快、与CVVH作用更直接的指标作为首选。如果选择中心静脉压(central venous pressure,CVP)作为目标指标,则根据右心的做功机制,应该将

CVP 尽可能降低,从而通过降低血管内的静水压,起到治疗肺水肿的作用效果。

同时,从再损伤的概念可以得知,干预方法对机体的再损伤来自与治疗相同的作用力、相同的作用位点,但两者的作用程度可以不同。CVVH 减少循环容量的治疗作用可以引起再损伤,甚至还会很严重。所以,必须也有相应的指标对再损伤进行管理。按照已有的知识点,心排血量下降才会引起再损伤,那么直接将心排血量作为目标指标,或者将与心排血量相关的指标,如心率、血压等作为目标指标,这些都可作为临床选择。当然,在具体情况下,越是与再损伤的作用位点更为直接的指标应该作为首选。这样,根据治疗目标指标最大化,同时再损伤作用指标的最小化,对 CVVH 脱水的程度进行定量控制,从而实现临床干预方法的精准实施。

若根据目标指标,CVVH 减少循环容量已经达到最大的治疗效果和最小的再损伤程度,肺水肿仍然存在,从思维方式上应该如何考虑? 首先应该肯定地认为,CVVH 已经实现了其作用效果,仍然存在的肺水肿与这个干预方法无关。对于 CVVH,继续要做的就是稳定治疗效果,保持目标指标在最佳作用效果的水平不变。对于仍然存在的肺水肿的治疗,按照同样的思维方式,重新开始治疗方法的选择。或许是因为组织中水的回流需要平衡时间,所以维持循环静水压稳定也是干预治疗;或者心脏功能应该增强,那么 CVVH 脱水已经完成了心功能不全治疗调整前负荷的第一个步骤,等等。多种治疗方法形成一个完整的治疗策略,目的指标确定了治疗的方向,目标指标指明了作用与再损伤定量位点,从而在真正意义上形成不同方法的有机联系,共同实施,而不是盲目叠加。

按照这样的思维方式,站在患者的床旁连续提出这四个问题,用具体监测指标作为明确的答案。当连续回答完这几个问题,找到相应的答案指标,治疗方法就已经出现,而且正在精准实施。

第四节　再损伤概念实现治疗的完整性

治疗作用与再损伤作用,虽然导致的临床后果不同,甚至针锋相对,但由于作用机制一致,作用位点相同,两者实际上构成了治疗作用的统一体,从基本概念上实现了临床治疗的完整性。一个临床干预行为,至少包括了治疗作用、再损伤作用和副作用。这样,在临床医师的脑海里建立了一个新的概念基础,在判断、选择某个具体的临床行为时,可以从不同的角度,对同一干预方法中的不同作用进行分别的认识和确定。

治疗与再损伤思维方式,为临床医务人员创造了一个重新认识临床行为的规范流程。按照这个流程,医师会主动根据病情深层次信息,启用不同的知识点,重新发现并定位临床行为的真正本质,并以病情机制的位点为导向,通过机体对干预行为和机体的反应程度,将真正的治疗作用最大化,同时将再损伤作用控制在最小。这个流程,由于涉及病情的位点和干预作用的位点都是直接来自患者,所以,应用反映这些位点变化的指标,将病情变化定量地展示在临床,并与临床干预方法有机地融为一体。从而形成了重症临床治疗真正的个体化。所以,治疗与再损伤,结合连续与动态、目标与目的等临床治疗思维方式,实际上形成了一个重症治疗的个体化流程。而且,随着知识点的更新、知识积累的增加,这个流程还会向更加接近病情本质,治疗作用更加精准的方向发展。

同时,也应该看到,随着临床监测方法和干预方法的增加,重症医学的新知识点不断增加,形成了发展的景象。这些新的知识,不仅包括了对重症病情的认识,也包括了对临床干预行为机制的认识和方法的增多。但是,更多的知识点带来了管理的困难。这些新的知识,新的方法,可以带来治疗作用,同样也带来再损伤作用。哪些新的知识需要被接受,并加入自己已有的知识积累;已有的知识点是否需要被重新认识和应用排列等问题,都是需要靠思维方式进行管理。不难看出,治疗与再损伤思维方式对这些知识点进行严格控制的重要性。按照这样的思维方式,帮助临床医师,每时每刻都明确地清楚自己所实施临床行为的作用位点和强度,也就明确地知道了自己在干什么。从而明确区分纯粹的治疗作用与临床干预方法的实际作用的不同,从根本上避免治疗方法的盲目应用或简单叠加,避免将损伤作用当成治疗作用。

重症医学的每个知识点,就像是一块块砖、一片片瓦,思维方式好比设计图纸。砖瓦成堆虽然有着必要性,但可能带来危险。只有按照宏伟的蓝图进行排列,这些砖瓦才有可能成为坚固的大厦。

(刘大为)

主要参考文献

[1] 刘大为. 重症治疗与再损伤 [J]. 中华危重病急救医学, 2014, 26 (1): 1-2.

[2] RHODES A, EVANS L E, ALHAZZANI W, et al. Surviving sepsis campaign: international guidelines for management of sepsis and septic shock: 2016 [J]. Crit Care Med, 2017, 45 (3): 486-552.

[3] 刘大为, 王小亭, 张宏民, 等. 重症血流动力学治疗——北京共识 [J]. 中华内科杂志, 2015, 54 (3): 248-271.

第五篇

治疗与再损伤

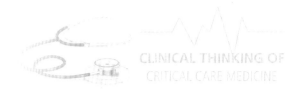

第二章　从脓毒症看治疗与再损伤

所有的临床治疗都可以被认为是一种干预，干预作用的程度有重有轻，作用时间有长有短。重症的临床治疗尤为如此，大都有着强烈的干预性。实际上，疾病或损伤也是对机体的干预，机体受到损伤因素的作用，自身产生相应的变化。所谓干预，是指参与或加入一件原本未参加的事情，对这件事情实施原来不存在的作用或影响。如果把干预看成是一种行动，那么这个行动的本身无法区分好作用和坏作用，也无法确定正作用和副作用。干预是包括了所有这些作用的整体行动。只有确定了行动的方向目的和具体控制程度的目标，这个干预行动才有对错、正副之分。

脓毒症(sepsis)的本质是机体受到感染的侵害作用，引起自身炎症反应，继而导致发生多器官功能障碍综合征(multiple organ dysfunction syndrome，MODS)的临床过程。引起感染的治病微生物作用于机体，机体作为反应，或者说是抵抗，产生大量的炎症介质，形成局部或全身性炎症反应。这些炎症介质也作用于机体，对机体产生影响——防御与损伤同时存在。只是在不同的作用位点、不同的发展阶段，作用受力方向可以相同，但机体获得的结果却不同。针对脓毒症的临床治疗，是在这个复杂的过程中增加了新的干预措施，产生新的影响，对于机体可以是治疗作用，或是再损伤作用。由此，导致了对脓毒症认识和临床治疗的困难和挑战。不仅是在脓毒症，重症的临床治疗，无论从整体方案上讲，还是在病情进展和具体治疗方法上，都具有治疗与再损伤的时间效果。

第一节　脓毒症治疗面对的挑战

脓毒症是对重症患者预后最严重的威胁，并形成对临床治疗最大的挑战。历经数十年的努力，虽然人们对脓毒症治疗取得了一定进展，但多数患者陷入病情更复杂的"持续炎症 - 免疫抑制 - 分解代谢综合征(persistent inflammation，immune-suppression and catabolism syndrome，PICS)" 或"慢性危重病(chronic critical illness，CCI)"，由早前所认为的急性病症，转变为急性发作的慢性病症。PICS和CCI患者常被不期而至的各种感染反复攻击。伴随观察期延长，病死率呈阶梯状上升，患者3年病死率可超过70%。上述情况说明，评估脓毒症预后就像评估肿瘤生存期一样，离不开评估的时间点，PICS所显示的超高病死率，说明脓毒症的威胁远未解除，治疗探索仍任重道远。

脓毒症治疗主要遵循拯救脓毒症战役(Serviving Sepsis Compaign，SSC)所制订的脓毒症治疗指南。拯救脓毒症战役是国际重症医学界于2002年在一份宣言中所宣布的计划，即力图通过深入的国际合作增强对脓毒症的研究和治疗能力。作为战役的组成部分，SSC从2004年开始颁布脓毒症和脓毒性休克治疗指南。指南所推荐的指导意见是在临床研究的基础上形成的,设计严谨的随机对照试验(randomized controlled trial,RCT)研究被认为是最高质量的证据。基于在2001年前后获得的5项RCT研究成果(复苏早期目标治疗、小潮气量通气、低剂量激素、人体活化蛋白C和血糖控制),SSC曾经信心满满地要在5年内将脓毒症的病死率从当时水平降低25%,目前看,这种期望显然是落空了。基于这种情况,2012年全球脓毒症联盟宣布将每年9月13日定为"世界脓毒症日",动员全社会进一步增加对脓毒症问题的关注,并给予SSC更多的支持。但直到目前,脓毒症28天病死率仍在30%左右徘徊,与10余年前相差无几,足见脓毒症的复杂性和治疗的艰巨性。

究其原因,首先,脓毒症的发生发展机制十分复杂,虽然发现和认识被不断刷新,但许多谜团至今也未被完全揭开。其次,脓毒症患者具有高度异质性,原发疾病、基础状态、遗传等因素都可影响治疗效果。还有就是RCT研究本身也存在方法学缺陷。RCT是在理想条件下进行的,包括一致的纳入标准、一致的干预时间点、一致的药物剂量、一致的疗程。RCT设计虽然能够防止许多偏倚,但获得的结果并不能反映临床真实情况,还不可避免地存在过度治疗和治疗不足的伦理学问题,不排除一些原本有效的治疗可能被错杀。就此,近年许多学者主张用"真实世界研究(real world study,RWS)"弥补传统RCT研究的缺陷。RWS按照临床患者治疗实际需要进行设计,本质上属于观察性治疗研究,从患者角度评估治疗"效果(effectiveness)",而RCT却是从医疗者角度评估治疗"效力(efficacy)"。"效力"与"效果"

有不同的含义。效力是指干预措施能否在理想、严格控制的条件下产生预期效果,着重于内部有效性,缺乏延伸和普遍化。而效果是评价治疗在真实临床环境下的效果,重在外部的有效性。但由于RWS对患者和治疗方案没有做严格限制,必然造成各方面存在较大的偏倚,因此不但要求样本量大,而且还需要进行一系列复杂的统计学处理以减少偏倚。但RCT与RWS并不存在实质的冲突,只是功能有所区别。最后要特别强调的是,医学不同于数学、机械学、工程学,推荐意见的好坏与否都仅是"概率"的大小,不可能做到真正精准。鉴于存在上述问题,注定了指南一定是不完善的。对指南应持有的正确态度是"尊重指南但不唯指南"。注重指南的指导原则,采取差异化的个体治疗应该更可取,也更贴近"精准治疗"的理念。治疗指南对此也持开放态度,明确表示"指南是为了最好的临床实践,而非制订治疗标准"。

人们可以发现,无论既往治疗指南如何更新修订,早期处理,包括液体复苏、抗生素使用、病灶清除始终是脓毒症治疗指南的重点,其中液体复苏是近年修订最频繁的部分,足见其对脓毒症治疗的重要性。脓毒症免疫调理治疗应当是脓毒症重要的组成部分,从提出脓毒症的问题开始,对治疗的探索就从未停止过,其也理当成为治疗指南的重点,但实际却处于空白状态。这种尴尬是由于目前还难以就此取得较一致的意见,而无法提出可供推荐的建议。这既说明免疫调理治疗的复杂性,也为本章在该领域的讨论留出了较大空间。鉴于上述,本章的论述重点放在脓毒症和脓毒性休克的液体复苏,以及脓毒症免疫调理治疗。

第二节　脓毒症和脓毒性休克的液体复苏治疗

脓毒症和脓毒性休克的临床治疗中,液体复苏占有一个非常重要的位置,而且应该在病程的最初阶段必须完成。仔细分析脓毒症复苏的过程,不难发现其中交织穿插着治疗作用与再损伤作用的发生和相互影响。

一、历史回顾

液体复苏的重要性在于脓毒症和脓毒性

休克往往存在较严重的相对和/或绝对的低容量血症,并源于发热、体液丢失、血管床扩张、血管通透性增加、血容量重新分布等因素。低血容量可以导致低血压、微循环灌注和氧输送下降,最终造成细胞缺氧乃至坏死等病理损害,进而导致全身器官衰竭和患者死亡。因此,给予细胞与其维持正常功能相匹配的血流灌注和氧供,并能够被细胞有效利用是维持机体生命的基本条件。缺血、缺氧越久，逆转越困难，患者死亡风险越高，液体复苏理所当然成为脓毒症和脓毒性休克最优先的治疗步骤。

回顾脓毒症和脓毒性休克复苏历史，较具代表性的有：基于 20 世纪 80 年代 Shoemaker 对外科患者术前采用"高氧输送"治疗成功的启示，曾一度推崇用大容量复苏增加氧输送，这种治疗理念与在脓毒症和脓毒性休克中普遍存在的病理性氧供依赖现象相契合。但不久便发现是否能够形成高氧输送，相当程度上是取决于患者的心血管状态，如果心功能已经严重受损，大容量复苏无异于"鞭打病牛"只能进一步恶性循环。此外，病理性氧供依赖有可能是由于氧输送与氧耗计算公式的参数耦联所致，如果使用更准确的间接 Fick 法测量，部分患者的氧供依赖现象可以消失。但间接 Fick 法严苛的检测条件在重症患者床旁难以实施，因此高氧输送治疗策略被放弃。20 世纪 90 年代又推出以监测胃肠黏膜 pH（pHi）并使其正常化（≥7.35）为目标的复苏策略。这种复苏策略聚焦于对缺血最敏感，即缺血发生最早但恢复最晚的胃肠道，可以在休克早期及复苏不完全的患者中发现所谓的"代偿性隐匿型休克"造成的低灌注，应该说这是复苏治疗学的一大进步。或许是由于对测量方法学和准确性存在争议，这项监测和治疗技术也无疾而终。2001 年 Rivers 等推出早期目标导向治疗（early goal directed therapy，EGDT）的复苏策略，要求在复苏开始的 6 个小时内，通过输液、输血和使用正性肌力药物，使 CVP、平均动脉压（MAP）、中心静脉血氧饱和度（ScvO₂）、血红蛋白等项血流动力学和氧代谢指标达到预设值，并由此组成"bundle"方案。EGDT 被纳入了第 1 版脓毒症治疗指南（2004 年）并得到业界广泛推崇，直至 2014 年被 ARISE、ProMISe 和 ProCESS 3 项 RCT 研究质疑。这 3 项研究表明，经验性复苏的疗效并不输于 EGDT，而且在满足容量负荷前，主张升压药提前干预以避免低灌注持续时间过久。此后，对 EGDT 的批评大量增加，其中以 Marik 的批评看来最激烈，Marik 逐个解构了 EGDT 各项指标潜在的误区，并认为，对 EGDT 的支持主要来自观察性研究，存在严重偏倚。

二、现行指南的复苏要求

俱往矣，2021 版国际脓毒症与感染性休克管理指南全面摒弃了 EGDT 的"bundle"方案，提出了新的复苏指导意见，主要包括：将脓毒症和脓毒性休克视为医学的紧急事件，一旦确诊立即给予液体复苏；前 3 个小时内使用晶体液以至少 30ml/kg 的速率进行快速扩容。指南还主张使用晶体液复苏，如果顾虑液体量过大可以配合使用胶体，但只主张使用白蛋白，强烈反对使用羟乙基淀粉（HES）；如果在"足够"的液体复苏后低血压仍不能被纠正，即给予升压药，并首推去甲肾上腺素，在此基础上可以添加加压素或肾上腺素，为改善低心排血量综合征可考虑使用多巴酚丁胺，但反对使用多巴胺；不主张常规使用激素，激素只在经足够的容量复苏和升压药后仍不能纠正低血压的情况下使用，而一旦血压企稳，即要求激素撤离。对 ARDS 患者采用保守液体策略，但强调这种策略仅在确诊的 ARDS 血流动力学稳定后采用。不久前，SSC 发布的 2019 年新型冠状病毒感染治疗指南，主要集中在呼吸支持治疗方面，未对液体复苏的原则和方法做大的修订，仍延续此前的推荐意见。但由于新型冠状病毒感染患者常合并严重的 ARDS，故主张采取保守的液体复苏策略。

三、国际脓毒症和感染性休克管理指南存在的问题及解决方法

（一）关于液体复苏中容量负荷安全性的考虑

国际脓毒症和感染性休克管理指南强调以血流动力学稳定为导向的复苏策略，这种治疗策略对于循环系统确实有益，但对其他器官和系统也一定有益吗？多个研究显示，大容量液体复苏和高液体正平衡可以导致多器官损害和高病死率。截至目前，最大宗的病例分析来自 Marik 等的报道，该报道纳入了 23 513 例脓毒症和脓毒性休克患者，并分析入院首日输液量对预后的影响。结果显示，总平均输液量为 4 407ml，总病死率为 25.8%。以输液量 5 000ml 为界，在 <5 000ml 的输液量组，每减少 1 000ml 输液量可降低 0.7% 病死率，而在 ≥5 000ml 输液量组，每增加 1 000ml 输液量则提高 2.3% 病死率。然

而亚组分析显示,病死率增加主要出现在脓毒性休克和机械通气患者,因此不能排除高的输液量与更严重的病情有关。这种情况在其他研究中也被观察到。这提示脓毒症和脓毒性休克的高输液量和高液体正平衡,主要是由其病理生理学变化决定的,而非人为因素可以左右。在脓毒症和脓毒性休克一系列病理生理学变化中,血管通透性增加是造成有效血容量不足和需要大容量复苏及液体正平衡最主要的原因。在一组脓毒症和脓毒性休克复苏的临床研究中发现,体外输注的液体40分钟后只有5.7%仍存留在血管内,绝大部分渗漏到组织间质,使得尽管不断输注液体,但容量负荷试验仍可以反复呈现阳性而需要输入更多的液体,从而导致间质积聚越来越多的液体和出现不断加剧的组织水肿。

这种损害的后果在肺表现得最突出,因为肺有大量巨噬细胞聚集(约占其免疫细胞总量的95%),血液与肺泡间只有极薄的由内皮细胞和上皮细胞形成的肺泡隔分隔,而且肺还是低静水压[低的肺动脉压(PAP)和肺动脉楔压(PAWP)]循环系统。肺的这种组织学特征使其既是炎症反应的积极参与者,也是最难以耐受炎症反应打击的器。肺泡隔完整性破坏和肺动脉楔压(PAWP)增加,不仅会造成肺间质水肿,甚至会使水肿液浸没肺泡腔,进而导致肺氧合功能严重下降。这时,即使继续扩容能够获得更好的全身血流灌注,但氧输送仍可能会大幅下降。严重的组织水肿还会累及心、脑、肝、肾等全身其他器官,只不过肺是最难以耐受、临床表现最明显且可以较方便监测的器官。一项脓毒性休克治疗研究比较了脓毒性休克患者在液体复苏后血流动力学、氧利用和血管外肺水(extra vascular lung water,EVLW)、肺血管通透性指数(pulmonary vascular permeability index,PVPI)等指标对预后的影响,发现尽管在复苏后24~48小时内全部患者的血流动力学均可达到基本稳定,但存活与死亡患者在氧利用、EVLW和PVPI等项指标存在显著差异,改善PVPI、减轻EVLW的重要性可能大于或至少不亚于仅着眼于全身血流动力学指标稳定。所以,容量复苏过程中同时兼顾血流动力学和血管外肺水、肺血管通透性变化,应该是更合理的复苏策略。

目前临床监测EVLW最方便的方法是使用PICCO的跨肺热稀释技术,并可被实际体重(ActBW)指数化。但有研究发现用实际体重作指数并不准确,因为肺容积并不一定会随体重增加而增加,此情况在肥胖患者表现较突出,故主张用预测体重(PBW)或调整体重(AdjBW)取代实际体重。PBW(女性)=45.5+0.91[身高(cm)-152.4]或PBW(男性)=50+0.91[身高(cm)-152.4],AdjBW=PBW+0.4(ActBW-PBW)。该研究显示,在明确诊断ARDS的患者中,以ActBW为指数有高达23%的EVLW是在<10ml/kg的正常范围内,而使用PBW或AdjBW为指数,则97%患者中至少有其中一项的EVLW是增加的,用PBW和AdjBW作指数的ARDS患者,EVLW明显高于用ActBW作指数的患者($P<0.05$)。鉴于此原因,作者建议使用PBW或AdjBW作为指数,尤其在较肥胖的患者。

肺超声检查是项床旁检查新技术,能够根据B线定性或者用肺超声计分(lung unltrasound score,LUS)定量评估肺水和肺通气。但肺超声是项非常专业的操作,要求操作者有熟练的操作技能,并最好能够由同一个医师操作,或保证不同操作者间具有同等的操作技能和一致的评估标准,如此才能获得准确和可供比较的信息。临床心肺超声研究发现,脓毒性休克和ARDS患者在复苏开始时即可使心脏充盈压和心排血量立刻增加,但很快又回落到基线水平,而肺在复苏开始或复苏40分钟后可发现87%的患者有新的B线出现。说明在肺血管通透性没有改善的情况下,液体复苏取得的血流动力学进步只是暂时的,但肺却要持续付出肺水增加的代价,这不仅加重并且也会诱发ARDS。

在不具备PICCO和肺超声检测能力的基层医院,可以考虑使用其他方法进行监测。如在实施机械通气患者参考呼吸力学参数,包括气道压力、肺顺应性和肺氧合指数(PaO_2/FiO_2)等。最简单的方法是连续监测脉搏血氧饱和度(SpO_2),但SpO_2同时受局部微循环和动脉血氧饱和度双重影响,故一旦下降应同时测量动脉血气做鉴别。但有研究发现动脉血氧含量并不是总能反映肺损伤的严重性,这一奇怪现象被归咎于脓毒症和脓毒性休克的$ScvO_2$可以因外周氧利用下降而升高,并被分流到肺静脉而造成全身动脉血氧含量增加。虽然以上简单的监测方法在敏感性和准确性上都存在一定缺陷,但"聊胜于无",只要认真排除干扰因素,审慎使用还是有价值的。

微血管通透性改变可以通过内皮细胞和多糖包被损伤产物被检测到,如血管生成素-1、血管生成素-2、血管内皮生长因子、可溶性细胞黏附蛋白(sE-selectin、sICAM-1、sVCAM-1)、多配体聚糖-1(syndecan-1)、血浆血管性血友病因子、血栓调节蛋白、透明质酸(HA)、硫酸肝素(HS)、脱落内皮细胞计数等,但它们目前还仅用在实验或临床研究上,实际临床中并未开展。目前临床可用的监测方法同样是来自PICCO的PVPI。但近年有学者推荐,使用血液Hct-Alb梯度[红细胞压积(Hct)与血清白蛋白(Alb)之间的差]作为评估血管通透性的方法,这些学者认为正常血液存在一定的Hct-Alb梯度,血管通透性增加使血浆白蛋白漏出,从而导致血液Hct-Alb梯度增加。全身严重感染和失血性休克都可以增加血管通透性,但两者的严重度有所区别,并在Hct-Alb梯度得到反映。基于此理念,有研究对比观察了2 000余例严重感染与非感染(失血性休克)患者和5 000余例健康人,结果显示,健康对照组的Hct-Alb为-1.5±5.3,严重感染组的Hct-Alb为8.3±7.2,失血性休克组的Hct-Alb为0.4±4.9,严重感染组和失血性休克组与健康对照组对比差异都有显著统计学意义,严重感染组与失血休克组也有显著差异。虽然,该指标的相关研究尚有待完善,比如尚缺乏与EVLW和PVPI的对比性研究,并且缺乏在脓毒症患者的前瞻性研究,但Hct-Alb梯度仍然有望成为一个临床上简便实用的、评价血管通透性改变的指标。

指南专注于循环血流动力学改善,但对ARDS要求实施"保守液体策略",不过也强调实施该策略的前提仍是首先恢复循环稳定,然后再实施液体负平衡(通常在48小时后),在复苏过程中同时监测循环与肺水、血管通透性和肺功能变化,依其主要矛盾和趋势,动态地调整治疗的主要方向。这是对医师病理生理学知识、临床经验和能力的挑战。

(二)关于使用胶体问题的考虑

鉴于临床研究资料总体上未显示使用胶体液复苏较晶体液复苏在脓毒症预后上有确切优势,出于药物经济学的考虑,SSC治疗指南主张使用晶体而不使用胶体复苏不无道理。这个事实与我们从病理生理学上获得的知识似乎是相悖的。病理生理学告诉我们,胶体有助于"锁住"血管内水分,因此能够减少输液量和减轻组织水肿,进而有助于预后改善。

胶体液不能展现复苏优势的原因仍然可被归咎于炎症反应导致的血管通透性增加,不但不能使胶体存留于血管内,还使胶体携带水分渗漏到间质。间质中的胶体难以从毛细血管静脉端返回血管,而是经由淋巴系统返回血液,这个过程相对缓慢,结果造成胶体和水分在间质滞留而延长组织水肿。但这并不意味着不给予胶体复苏的条例不可改变。有理由相信,如果在液体复苏前或同时给予足够的抗炎和其他改善血管通透性的治疗,就可以恢复胶体复苏地位而大幅减少复苏液体量。此外,不同脓毒症和脓毒性休克患者血管通透性增加的严重程度也并非一致,这不但可以解释不同胶体复苏研究结果的差异,还提示可根据血管通透性改变程度不同,进行较"精准"的差异化治疗。对此,PVPI或Hct-Alb梯度监测能够就是否应该使用胶体作出更明智的判断,而不必一概排斥。

2021版国际脓毒症和感染性休克管理指南只推荐使用人体白蛋白,强烈反对使用羟乙基淀粉(HES)。反对使用HES的理由是该药缺乏安全性,依据主要来自2013年和2014年的2篇荟萃分析。2013年的荟萃分析比较了晶体液、白蛋白和HES用于脓毒症复苏的优劣,结果显示,3种液体的全病因病死率差异无统计学意义(RR=1.04,95% CI:0.89~1.22),但如果将低风险偏倚病例独立分析时,即发现HES组较其他两组有较高的病死率(RR=1.11,95% CI:1.01~1.22)和较高的依赖肾脏替代治疗(RRT)的风险(RR=1.36,95% CI:1.08~1.72)。2014年的荟萃分析也是将HES与晶体液和白蛋白复苏进行了对比,结果同样显示输注HES导致比输注晶体和白蛋白更高的病死率。

可以注意到,在2012版国际脓毒症和感染性休克管理指南中HES就已经被从脓毒症复苏液体中剔除,依据是2012年报道的"6S"和"CHEST"2项RCT研究。2016版国际脓毒症和感染性休克管理指南不再单独提这2项研究,而是用上述 2 篇荟萃分析替代，但它们在荟萃分析中仍占很大权重。对 6S 和 CHEST 研究，业界始终存在很大争议，这里有必要就此进行解读，因为它们是导致 HES 败走麦城的 2 枚"重磅炸弹"。在 6S 研究中，纳入的患者在入选前就已经过一定程度的复苏，包括使用 HES 但仅将输入量>1 000ml 者排除在外，对入选患者没有统一标准，而由经治医师自行决定，但可以发现，病例入选时所列出的 3 项容量指标（CVP、$ScvO_2$ 和血乳酸）均在正常范围内，换言之，纳入病例并无复苏需要的证据；超过 1/3 的纳入患者在试验前即已存在 AKI。由此不难推测，在不需要复苏且已经存在肾功能损害的患者，强行输入 HES 势必导致容量超负荷和增加对肾脏替代治疗（RRT）的依赖并造成较高的病死率，这或许是对 6S 研究更恰当的解释。事实上，检视两组肾功能预后指标，并没有 HES 组肾功能恶化的证据，肾脏序贯器官衰竭评估（Sequential Organ Failure Assessment，SOFA）评分、血肌酐水平与林格液组（复方氯化钠溶液组）差异均无统计学意义。能够感知输入液体不良成分最敏感的当属内皮细胞。就此，部分参与 6S 研究的丹麦医师从 6S 研究的 HES 组和林格液组（复方氯化钠溶液组）中各拮取了百余例在各方面情况较一致的患者，提取了他们入组 2 天后的多配体聚糖 -1（syndecan-1，多糖包被成分之一）、可溶性血栓调节蛋白（sTM）、血清可溶性白细胞分化抗原 40 配体（sCD40L）、血浆组织型纤溶酶原激活物（tPA）、纤溶酶原激活物抑制剂 -1（PAI-1）等生物标志物的检测数据，对比分析结果显示，HES 组的内皮细胞损伤标志物 sTM 低于林格液组（复方氯化钠溶液组），差异有统计学意义（$P<0.01$）；PAI-1 在 HES 组高于林格液组（复方氯化钠溶液组），但差异无统计学意义（$P=0.44$），两组其他受检物质均无显著差异，这个结果至少说明 HES 并不会在内皮细胞层面造成特殊损害，而这是非常重要的一个层面。文献作者最后总结道，6S 研究对 HES 的负面评价应另找原因。

CHEST 研究的结果和解读也显得蹊跷。该研究首先在结论上明确了输注 HES 与 0.9% 氯化钠溶液的 90 天病死率并无显著差异，但也同样显示 HES 组对 RRT 更具依赖性。然而从该研究提供的 RIFLE 评分中却看不到有 HES 增加

肾功能损伤的证据，相反，在某种程度上甚至优于 0.9% 氯化钠溶液组。RIFLE 评分将肾功能损害从轻到重分为 R（风险，risk）、I（损伤，injury）、F（功能衰竭，failure）、L（功能丧失，loss）和 ESRD（end-stage renal disease，终末期肾病）5 个等级，在 R 和 I2 个等级 HES 组都优于 0.9% 氯化钠溶液组且差异显著，分别为 54.0% vs. 57.3%（$P=0.007$）和 34.6 vs. 38.0%（$P=0.005$）；在 F 级别，HES 组略高于 0.9% 氯化钠溶液组，但无显著差异（10.4% vs. 9.2%，$P=0.14$）。但最终 HES 组有 7.0% 的患者实施了 RRT 治疗，而 0.9% 氯化钠溶液为 5.4%，差异显著（RR=1.21，95% CI：1.00~1.45，$P=0.04$）。这个结果能被归咎于 HES 造成肾损害吗？我们知道，重症患者 RRT 使用的情况很多，除了用于肾功能损害，也常被用于维持水电解质平衡或炎症因子、内毒素的吸附和清除治疗。如果不明确指出 RRT 使用范围，就简单地归咎于"HES 造成肾损害"是难有说服力的。据称，就 CHEST 研究存在的疑点，*The New England Journal of Medicine* 曾要求研究者提供原始数据重新审核，但遭到拒绝。

2012 年同时发表的 6S 和 CHEST 研究是对 HES 致命的一击，次年欧洲药品管理局（European Medicines Agency，EMA）决定禁止 HES 在脓毒症使用，并连续 2 次将 HES 纳入 SSC 指南的禁用药品。就此，笔者认为，影响脓毒症预后的因素复杂，将脓毒症预后差异归咎于早期几千毫升复苏液的差异实属勉强，对复苏液体差异的评价还是应该回归到对复苏本身的影响。此后又见德国的 Jacob 和 Chappell 教授撰文提出激烈批评，指出"研究者向读者隐瞒了非常重要的事实，使得研究中 HES 对脓毒症的负面影响的结论仅仅是误导，强烈主张应该回归到科学讨论，并用诚实可信的理由说服同道。而监管机构在证据不足的情况下做出建议，是不正确的。医师们有权利从舆论制造者那里得到有理有据的完整真相。"

对 HES 的争议，更在 2018 年达到了顶峰。2018 年，鉴于临床继续存在对 HES 的违规使用，EMA 决定取消 HES 在欧洲使用的注册证，并在内部以 15∶13 的微弱比例通过，但在由 7 位独立专家组成的审议委员会投票中却遭到 6 票强烈反对，然而 EMA 仍试图维持其预设目标。这

一行为引起审议专家的愤慨,其中5位专家撰文向业界公开事件真相,并称禁止HES是有害的。德国麻醉学会主席Bernhard Zwißler还就此发表了署名文章予以谴责,该文得到了欧洲18个国家麻醉学会和以色列麻醉学会的支持。比利时Vincent教授(非审议委员会成员)也表示出对CHEST研究的不信任,并两度出席了EMA的听证会为HES辩护。由于遭到上述激烈反对,EMA最终不得不作出妥协。这轮欧洲就HES展开的冲突,也说明保持学术的独立性,审慎接受国外学术界的主张是有必要的。

这里提出对6S和CHEST研究的争议和不信任,并不意味着完全否认HES的安全隐患,只是在指出它们的研究设计和解读存在缺陷和证据不足。在笔者看来,HES确实有一定的安全隐患,但"罪不至死"。问题仍可能主要在于血管通透性增加,在这种情况下HES也会像白蛋白一样渗漏到组织间质,而且作为非天然胶体比白蛋白更难以被降解、代谢和转运。如果是这样,那么通过改善血管通透性,并非完全不可使用。目前,鉴于脓毒症和脓毒性休克治疗的复杂性和较高的病死率,这里仍主张遵照SSC治疗指南执行,避免归因于HES。人工胶体具有药源丰富、价格低廉的优势,具有很高的性价比,相信多数临床医师也不愿意看到它们因不实的证据而草率地被从临床治疗选项中剔除掉。

(三) 小结

脓毒症和脓毒性休克往往存在一定程度,甚至较为严重的绝对或相对的低容量性低钠血症,直接威胁到外周细胞和器官的灌注,因此快速的液体复苏成为脓毒症和脓毒性休克紧迫的治疗之一。但目前的指南过于强调满足循环系统的需要,而忽略了对其他器官,尤其是对肺的潜在风险。为避免引发或加重肺损伤,应该在液体复苏过程中增加对肺组织和功能变化的严密监测,在恢复循环稳定与肺保护间取得平衡。对于复苏液体的选择,2021版国际脓毒症与感染性休克管理指南强烈主张使用晶体液,限制使用胶体,并只推荐使用白蛋白,明确反对使用HES。胶体液在临床研究中未能展现复苏优势的主要原因可被归咎于毛细血管的高通透性,使其难以保留在血管中。但这种情况并非不可改变,如果在复苏前或复苏同时给予抗炎和改善血管通透性药物,则有望使胶体液发挥在复苏治疗中本应有的优势。反对使用HES的依据,主要是有临床研究发现该药可以导致肾损害和增加病死率,但由于关键性研究的设计及真实性都存在一系列问题而难以被采信。根据血管通透性改变程度不同,对使用包括HES在内的胶体进行差异化治疗,相信这是可行的。但在SSC指南未做修改前,建议仍按照指南的要求执行。

这里还要指出,脓毒症和脓毒性休克复苏中最紧要的是快速扩容,至于使用的复苏液是晶体液还是胶体液,是人体白蛋白还是人工胶体,它们微弱的差异没有能力决定几十天后脓毒症或脓毒性休克的预后,用病死率评价这些液体的优劣是勉为其难,如果要评价只能回归到对复苏本身的影响。与其在晶体、胶体,天然与人工胶体问题上争执不下,不如在改善血管通透性和减少血管渗出的治疗上多下功夫,它们才是影响预后的关键因素。

第三节 脓毒症免疫调理治疗

一、脓毒症免疫调理治疗的由来及意义

脓毒症免疫调理治疗(或称免疫治疗)源于对多器官功能衰竭(multiple organ failure,MOF)认识的深化。MOF曾一度被认为是细菌毒素所致,但后来发现伴随器官损害和衰竭,有TNF-α、IL-1、IL-6等促炎细胞因子大量释放,实验中拮抗或给予这些细胞因子能够减轻或模拟临床MOF的表现。由此认识到MOF的实质是全身炎症反应导致的损害。在此过程中,细菌感染的作用是引爆事件,而机体过度的全身炎症反应则是脓毒症发生和发展的推动者,这种状态随即被称作"脓毒症(sepsis)"以与细菌感染相区

别。此后还进一步认识到，能够引爆全身炎症反应的不止感染，创伤、休克、复苏等都可以成为事件的启动者，造成与脓毒症同样的临床过程和结局，这个机制被 Poly Matzinger 后来所提出的病原相关分子模式（PAMP）/危险相关分子模式（DAMP）学说阐明。基于上述认识，抑制全身过度炎症反应成为脓毒症治疗中除病因治疗外的主旋律，并开启了"免疫调理治疗"的时代。直至 20 世纪 90 年代中期以前，过度的全身炎症反应始终被认为是脓毒症唯一的病理反应。但由于大规模抗炎治疗失败，以及 20 世纪 90 年代后期抗炎细胞因子被陆续发现，1996 年 Bone 提出了 CARS 假说，指出免疫抑制也是脓毒症的重要参与者，使免疫增强治疗成为免疫调理治疗的新要素。早在百余年前，现代医学之父 Osler 就曾经指出，疾病是缘于机体对致病因素打击的不良反应。这个论断在脓毒症的发生、发展中被再一次完美诠释，也形成了我们认识脓毒症的基础。

脓毒症治疗大致可划分为 3 大类：①病因治疗："擒贼先擒王"，这是脓毒症根本性的治疗，但有时由于感染灶难以在短期内清除（如大面积烧伤感染或感染灶难以确定）、病原菌鉴定不准确、细菌耐药、缺乏有效抗菌药物、免疫抑制等原因而使病因治疗差强人意。②支持治疗：包括液体复苏、机械通气、RRT、人工肝、营养支持等。支持治疗的功能主要在于延续患者生命而为病因治疗争取时机，难以真正改变预后。③免疫调理治疗：基于对脓毒症发病机制的认识，这种治疗在脓毒症治疗中占有特殊的重要性，可被视为"亚病因治疗"。但免疫调理治疗非常复杂，目前还缺乏能被一致接受的方法，这是导致脓毒症治疗进展滞后于认识进展的主要原因。

二、免疫调理治疗的靶点、目标和时机

近 10 余年来，对全身炎症反应与免疫抑制的关系已经有了全新的认识，即全身炎症反应可以迅速诱导免疫抑制，并几乎同时出现，但这并不意味着在病程不同阶段两者的重要性是等同的。在脓毒症急性期，全身炎症反应是主要威胁，抗炎是治疗的主要靶点。在慢性期，免疫抑制是主要矛盾，修复免疫缺陷是治疗主要靶点。但从生物学角度看，全身炎症反应和免疫抑制在本质上都是机体应对感染打击的保护性的代偿反应，前者有助于增强清除病原菌的能力，后者有助于减轻炎症反应对自身的伤害，并提高机体对炎症反应和荷菌的耐受性。所以，在感染未被有效控制前，适度的炎症反应和免疫抑制实际是机体正常的代偿反应而需要保护。就此，有学者描述了机体对病原菌侵袭的 3 种表现和影响：①高度炎症反应：病原菌可被迅速清除，但机体也付出巨大代价，甚至死亡；②深度免疫抑制：炎症反应较轻，机体菌负荷的耐受性增加，但长期处于带菌状态，并导致反复感染和机体慢性消耗；③适度的炎症反应和适度的免疫抑制：病原菌清除有所延迟，但机体付出代价小，这是最适的机体反应。所以，免疫调理治疗的合理目标应该是：拮抗过度的，但维持适度的炎症反应；逆转深度的，但维持适度的免疫抑制。实现这个治疗理念需要有缜密的炎症和免疫学指标监测指导，在目前临床实践中很难实施，或许这是导致临床研究频遭失败的重要原因之一。

在脓毒症急性期，机体代偿反应占有很大成分，除非病情急剧恶化，似乎不必急于免疫干预，做好病因治疗和支持治疗更重要。但病程进入慢性期（PICS 或 CCI）则改变了机体保护性的反应性质，免疫抑制不再具有反调炎症反应的作用，反而因招致反复感染而使炎症反应被一再重燃，而持续的炎症反应也导致免疫抑制难以修复，两者实际陷入正反馈的恶性循环，说明机体抗感染保护机制已经陷入失代偿，这是最需要免疫调理介入的时机。但从目前的临床治疗研究看，绝大多数是始于脓毒症急性期，终止于慢性期的门槛，因此失之于最需要的阶段，或许这是导致临床治疗失败的又一重要原因。

三、对当前免疫调理治疗的试评价

尽管脓毒症治疗指南在免疫调理治疗领域没有任何推荐，但临床上医师都在自觉或不自觉地去做。以严重新型冠状病毒感染（COVID-19）治疗为例，虽然没有列出明确的"免疫调理治疗"条目，但激素、血必净注射液等许多具有明确或潜在免疫调理作用的药物也出现在国家或地方的治疗方案中，而严重 COVID-19 实质就是病毒感染所引发的脓毒症，它具备了脓毒症的全部特征，包括明确的新型冠状病毒侵袭、剧烈的

全身炎症反应(炎症风暴)、严重的免疫抑制(淋巴细胞锐减和淋巴器官萎缩)和多器官损害或衰竭(ARDS、休克、心肌病、AKI、DIC等),甚至有部分患者渡过急性期后进入了慢性期。

历史上被纳入脓毒症免疫调理治疗药物的种类和数量曾经十分庞大,2002年Vincent提供的一份清单就有数十种之多。有些治疗具有高度的特异性,如针对各种促炎细胞因子的单克隆抗体,有些不具特异性,如激素、己酮可可碱(panto-xifylline)等。进入21世纪以后,在分子生物学、细胞学、遗传学等基础学科推动下,大量干预细胞免疫炎症反应通路的生物学制剂也陆续推出,如Toll样受体拮抗剂、兼具抗凝和抗炎作用的人重组血栓蛋白调节素(rhTM)等,还有更多药物处在研发过程中。尽管药物种类和数量庞大,但绝大部分因证据不足成为了过客,目前被临床常用的实际不多。

根据目前对脓毒症发病机制和病理学变化的认识,抗炎和免疫增强治疗是免疫调理治疗的两大要点,需要把握的治疗基本原则是:抗炎避免加重免疫抑制;免疫增强避免炎症反应反弹,这是治疗安全性的要求,也势必影响我们对药物的评价和选择。

(一) 抗炎治疗

抗炎治疗不但在脓毒症急性期,在慢性期(PICS和CCI)也是需要的,深度的免疫抑制难以被修复的重要原因之一就是持续的炎症反应始终存在。抗炎治疗目前临床最常使用的是糖皮质激素。糖皮质激素具有强大的抗炎作用,用于脓毒症抗炎治疗已有数十年的历史,至今仍在使用。但激素同时还是强大的免疫抑制剂,是过敏性疾病、自身免疫疾病、器官移植术后等进行免疫抑制治疗最经典和常用的药物。激素的这种双重属性注定使其在脓毒症的使用存在风险。

在人们还没认识到脓毒症存在免疫抑制的问题时,激素曾被大剂量使用。但即使在当时,对激素的质疑就已经存在。1987年Bone等报道了一项大剂量甲泼尼龙用于脓毒症和脓毒性休克治疗的双盲RCT研究,总剂量为120mg/kg,在1天内分4次给予。结果表明,激素治疗既不能预防也不能逆转脓毒性休克,并且激素治疗组的死亡患者多与感染有关。至20世纪90年代中期,一度盛行的大剂量激素治疗脓毒症的方法落

下帷幕。一项荟萃分析中给出的结论是"当前证据不支持在脓毒症和脓毒性休克治疗中使用激素,并提示这种使用是有害的"。

但有关激素的学术争论并未结束,仍有许多学者孜孜不倦地试图用低剂量激素突围,并持续至今。尽管收获不少支持,但反对的声音也几乎有半。对使用低剂量激素的争议,也蔓延到对严重新型冠状病毒感染的治疗。支持者争辩说,自严重急性呼吸综合征(SARS)以来,激素始终是冠状病毒疫情抗炎的首选。但事实上,鲜见有对照研究说明这种使用是有益的,却有研究证明使用激素可以延迟病毒清除。激素能够经胞外途径激活淋巴细胞死亡域而导致淋巴细胞凋亡,在淋巴细胞锐减和淋巴组织严重萎缩的情况下,使用激素抗炎将带来更严重的免疫抑制后果。令人印象深刻的是一项对多达1 500 000例院外服用激素的调查报告,结果显示即使短期(5~7天)服用极低剂量激素(强的松17.5~20.0mg/d),也有增加骨折、静脉血栓和脓毒症的风险。其中脓毒症风险最高,用药后5~30天内发生脓毒症的相对危险度(RR)为5.30,用药31~90天内,发生脓毒症的相对危险度(RR)为2.91。

在2021国际脓毒症与感染性休克管理指南中,激素仅被推荐用于脓毒性休克治疗,即在满足容量负荷后,如果低血压仍不能被纠正,可与升压药物联合使用。但其目的不是抗炎,而是认为脓毒症患者可能存在肾上腺皮质激素分泌不足,进而钝化血管a受体对加压药物的反应性,而一旦血压平稳就要求撤除激素。不过,激素强大和迅速起效的抗炎作用还使其成为在紧急状态下(如发生急性肺水肿时)多数医师的经验性选择,但仅此而已。试图将激素作为脓毒症的维持性治疗,即使是低剂量也是不妥的。欧美学者执着于使用激素并反复折腾的重要原因是缺乏其他可使用的抗炎药物。虽然非甾体抗炎药也曾一度被尝试,但其严重的副作用最终令人却步,而我们有其他更好的选择。

乌司他丁(urinastatin,UTI)是血液中活化的胰蛋白酶抑制剂排泄在尿液中的原型物,具有与血液中活化胰蛋白酶抑制剂完全一致的生物活性。胰蛋白酶抑制剂前体本无生物活性,能被含丝氨酸蛋白酶的细胞毒性蛋白酶,如弹性蛋白酶、水解蛋白酶、髓过氧化物酶等激活,

255

然后又反过来抑制这些酶,因此发挥负反馈的抗炎作用。此外,乌司他丁还被证明能够稳定细胞膜、抑制钙离子内流,进而抑制炎症反应转导通路和NF-κB激活和促炎细胞因子释放。在脑缺血-再灌注实验模型中,乌司他丁还被证明能够抑制氧自由基释放,或许与其能够抑制黄嘌呤脱氢酶转化为黄嘌呤氧化酶有关。多个凝血因子也系丝氨酸蛋白酶,因此乌司他丁能够抑制脓毒症状态下的凝血激活而有助于预防或治疗脓毒症诱发的弥散性血管内凝血(disseminated intravascular coagulation,DIC)。由于活化凝血酶也是个强大的促炎物质,故乌司他丁也能通过抑制凝血酶激活而发挥更大的抗炎作用。早期研究已发现在伴有炎症反应的疾病,如急、慢性炎症反应、感染、肿瘤、肾脏疾病等,尿液中乌司他丁水平增加,反映了机体抗炎代偿机制增强,但疾病发生本身即说明机体自身的抗炎机制已不能为机体提供足够的保护,这时给予外源性乌司他丁是必要的。

中国学者关于使用乌司他丁治疗脓毒症进行了大量研究,获得几乎一致的正性评价。2019年的荟萃分析显示,乌司他丁能够明显降低全因脓毒症病死率(OR=0.48,95% CI: 0.35~0.66,$P < 0.000\,01$,I^2=13%);降低APACHE Ⅱ评分(MD=−3.18,95% CI:−4.01~−2.35,$P < 0.000\,01$,I^2=33%);减少MODS发生(OR=0.3,95% CI: 0.18~0.49,$P < 0.000\,01$,I^2=0),以及降低IL-6、TNF-α水平,该研究没有发现乌司他丁会增加不良事件。目前,一项称为"ADJUST study"(ID:NCT02647554)的设计严谨的大剂量乌司他丁(120万U/d,连续10天)治疗脓毒症的多中心、双盲、对照的临床研究正在进行中,结果拭目以待。一项纳入29项RCT研究的荟萃分析总结了乌司他丁对急性肺损伤(acute lung injury,ALI)和ARDS的疗效,结果证实乌司他丁能够明显改善患者肺氧合(SMD=1.85,95% CI: 1.42~2.29,$P < 0.000\,01$,I^2=92%)和ICU病死率(I^2=0%,RR=0.48,95% CI: 0.38~0.59,$P < 0.000\,01$),此结果也可被视为乌司他丁能有效治疗严重COVID-19的佐证。尽管有些西方学者对乌司他丁的兴趣已有多年,但要取得国际学术界的广泛认可还有很长的路要走。

最近有日本和德国学者声称,萘莫司他(nafamostat)和卡莫司他(camostat)具有阻止冠状病毒入侵细胞的作用。机制被解释为病毒欲入侵细胞,不但需要棘突Spike蛋白(S蛋白)与胞膜ACE2受体结合,还需要被胞膜上的跨膜蛋白酶-丝氨酸2(TMPRSS2)激活裂解,形成"胞融"作用才能进入细胞内。卡莫司他和萘莫司他都是丝氨酸蛋白酶抑制剂,可抑制TMPRSS2活性,因此抑制S蛋白激活裂解,进而阻止病毒入侵细胞。用卡莫司他治疗严重COVID-19的"CamoCO-19(NCT04321096)"和"CLOCC(NCT04338906)"2项临床研究正在进行中。萘莫司他和卡莫司他都是人工合成的胰蛋白酶抑制剂,乌司他丁与其有相似的生物活性堪称"姊妹产品",因此有理由推测乌司他丁也具有抑制冠状病毒入侵细胞的作用,但有日本学者排除了这种可能性。尽管如此,这条线索仍不能轻易放弃,而应深入探讨。新型冠状病毒是迄今第7个冠状病毒,不排除未来还有新的冠状病毒或变种出现,只要它们继续拥有同样的入侵细胞的机制,并且乌司他丁也能被证明有阻止冠状病毒入侵细胞的作用,那么乌司他丁就有望在抗炎之外又增添一个新的功能,在未来抗击新型冠状病毒疫情中发挥更大作用。

改善血管通透性始终是脓毒症治疗所关注的。对此,有学者针对多糖包被(GCX)损伤机制提出多种拮抗药剂,但全部未进入临床。有望在临床使用的是肝素类的舒洛地特(sulodexide),该药80%可转化为硫酸乙酰肝素(heparan sulphate,HS),据称可以增加GCX厚度;七氟醚(sevofluane)或激素,据报道可以增加syndecan-1和减少HS释放。中国学者使用乌司他丁在保护多糖包被的领域进行了大量研究。一项在50%烫伤大鼠的研究显示,乌司他丁能够明显降低TNF-α、IL-6和IL-10水平,减少肺和肠道液体渗出和器官湿重。另有研究者的研究证明,乌司他丁在体外能够明显抑制内毒素对人脐静脉和小鼠肺血管的GCX和内皮细胞损害,减少HS释放;在小鼠活体模型,乌司他丁能明显减轻内毒素攻击引发的肺白细胞浸润、改善肺血管通透性和降低肺脏湿重,血清HS和溶酶体释放的肝素酶水平也都明显降低,这是第一个用脓毒症模型证实乌司他丁可以保护GCX的研究。一组ARDS治疗的临床研究显示,乌司他丁用药组的数项监测数据,EVLWI、PVPI、PaO$_2$/

FiO₂、APACHE Ⅱ均明显优于对照组。还有学者就不同剂量乌司他丁对脓毒症伴 ARDS 患者治疗的影响进行了研究，结果同样显示，乌司他丁治疗组在 EVLWI、PVPI 等项指标上均优于对照组，且大剂量治疗组(0.8 万 U/kg，每日 2 次，连续 7 天)优于低剂量组(0.4 万 U/kg，每日 2 次，连续 7 天)。国内学者的上述研究为改善脓毒症液体复苏的安全性打开了窗口。

乌司他丁具有明确的剂量依赖性，临床上使用剂量差异很大，难免引发人们对高剂量乌司他丁安全性存在疑虑。就此，一项关于乌司他丁安全性的双盲研究在 51 例健康受试者中进行。有 10 例受试者出现 11 例次不良事件，表现为轻度头晕、注射部位疼痛和白细胞计数下降等，但均不是发生在最高剂量组(800 万 U 组)，所有不良事件都可自行消失，未发现有严重的不良反应。这项研究表明，乌司他丁有足够的安全性，可以被人体良好耐受。由于乌司他丁在炎症反应是处在不断消耗中，可以推测脓毒症患者比健康人对乌司他丁有更大的耐受性。迄今的临床或实验研究都没有发现乌司他丁会导致或加重免疫抑制，反而由于有效的抗炎，遏制了因炎症反应诱导的免疫抑制，而使免疫功能得到改善，这是乌司他丁区别于激素最重要的优势。鉴于乌司他丁治疗的有效性和安全性，目前国内已经有 10 个学术团体将其纳入与抗炎治疗有关的专家共识中，反映了业界对其的信赖。尽管乌司他丁获得了几乎一致的好评，但现存临床研究的证据质量还不高，这是它尚难以被一致接受的重要原因。此外，乌司他丁是否存在不良作用是我们尚不知道的，上面这些问题都需要更深入的研究来完善和回答。

(二)免疫增强治疗

免疫增强剂似乎比抗炎药物有较多的选择，如集落刺激因子［colony stimulating factor，CSF，包括粒细胞集落刺激因子(G-CSF)和粒细胞-巨噬细胞集落刺激因子(GM-CSF)］、γ 干扰素(interferon-γ，IFN-γ)、胸腺肽 α₁(thymosin α₁，Tα₁)等目前都在临床尝试使用。G-CSF 作用较单一，能够促进粒细胞增殖、分化和成熟，并主要用于粒细胞减少症的治疗。GM-CSF 作用广泛得多，对所有固有免疫细胞都有促进作用，包括促进固有免疫细胞和淋巴细胞分化成熟、促进

γ 干扰素释放、增强单核细胞 HLA-DR 表达等。由此 CSF 也被尝试重建脓毒症固有免疫细胞功能衰竭的治疗。但在一项纳入 12 项 RCT 的荟萃分析中，虽然显示 CSF 能够降低脓毒症患者感染率(RR=1.34，95% CI：1.11~1.62，P=0.002)，却未能降低医院病死率(RR=0.97，95% CI：0.69~1.36，P=0.86)，研究结论称"当前没有支持 G-CSF 或 GM-CSF 常规用在脓毒症治疗的证据"，可见 CSF 对脓毒症的治疗效果并不确定。

IFN-γ 是单核细胞激活剂，能够增强单核细胞抗原提呈和释放反应性细胞因子的能力。IFN-γ 用于脓毒症治疗的开山之作是 1997 年 Docke 等报告的一项研究，该研究将 IFN-γ 用于器官移植术后发生严重免疫抑制的脓毒症患者(单核细胞 HLA-DR<30%)，直至 HLA-DR 恢复到>50%。结果显示，不但使 90% 的患者存活，而且无一例发生移植器官排异。数年后又有报告称用 IFN-γ 作吸入治疗，可以恢复创伤诱导的肺巨噬细胞 HLA-DR 表达下降和降低呼吸机相关肺炎的发生。但此后未再见有系统的研究报告发表，而只是零星的病例报告。新近的一项报告是包括 18 例成人和 2 例儿童肝移植的多中心的系列病例分析。在该报告中，患者分为在脓毒症早期(<4 天)和后期(>7 天)接受 IFN-γ 治疗 2 种情况，可以观察到 IFN-γ 能使 HLA-DR 明显增加，IL-6 和 IL-10 明显下降。除了早期接受治疗的 3 例成人患者及 1 例儿童肝移植患者死亡外，其他患者的 SOFA 评分明显改善、细菌学培养转阴。尽管目前看来 IFN-γ 治疗能够获得一定好评，但迄今病例数少且尚未进行过 RCT 研究，因此对该治疗的价值难以作出评价。CSF 和 IFN-γ 都是促炎物质，将它们用于因过度炎症反应所诱导的免疫抑制治疗，是否会导致炎症反弹始终是令人挥之不去的疑虑。一项 G-CSF 的 RCT 研究显示，G-CSF 非但未使治疗组获益，反而增加了肝功能损害和肌钙蛋白升高的发生率。使用这类药物选择恰当的治疗时机和掌握免疫细胞表型很重要，病例选择合适或能够获得较好的治疗效果。

Tα₁ 来自胸腺激素的第五组分，这是胸腺激素作用的核心部分。在一项用小鼠制作的迟发高敏反应的模型中，发现使用 Tα₁ 逆转由 5-FU 导致的免疫抑制效力比第五组分至少强

大 100 倍。另一项真菌感染模型的实验研究证实，Tα$_1$ 可以完全扭转由 5-FU 导致的 100% 的病死率，足见其改善免疫抑制作用之强大。目前认为，Tα$_1$ 的治疗作用主要是通过树突状细胞（dendritic cell，DC）介导的。在髓系 DC 和浆细胞样树突状细胞（plasmacytoid dendritic cells，pDC），Tα$_1$ 借由激活 MyD88 发挥正性免疫调节作用，包括促进 T 细胞增殖、分化、成熟；诱导干细胞（CD34）向成熟 CD4 和 CD8 转化；上调 TOLL 样受体（TLR）表达激活 DC；提高 DC 吞噬细菌和释放细胞因子的能力；增加抗原提呈细胞 MHC Ⅱ 表达；增强 T 细胞 IL-2 受体表达；拮抗糖皮质激素所诱导的淋巴细胞凋亡等。但鲜为人知的是 Tα$_1$ 还具有负性免疫调节作用，此作用主要通过 pDC 进行。在 pDC，Tα$_1$ 借由激活吲哚胺 2,3- 双加氧酶（indoleamine 2,3-dioxygenase，IDO）诱导 Treg 产生。正性或负性免疫调节取决于机体所处的状态。Tα$_1$ 这种双相免疫调节作用被国外一些学者誉为"最安全的免疫调节剂"，被广泛用于不同的免疫紊乱疾病的治疗，包括感染性疾病（如乙型和丙型肝炎、艾滋病、SARS 等）、免疫缺陷性疾病（如自身免疫病、老年免疫功能低下和恶性肿瘤等）。脓毒症是复杂的炎症反应和免疫抑制并存的病症，使用 Tα$_1$ 治疗具有特殊的优势。Tα$_1$ 的剂量并非越大越好，而是限定在一定的范围。

与乌司他丁一样，使用 Tα$_1$ 治疗脓毒症的研究也主要在中国进行。2013 年，Wu 等报告了一项使用 Tα$_1$ 治疗脓毒症的多中心 RCT 研究，尽管不能降低 28 天病死率，但相信如果增加病例数或用免疫学指标筛查入选病例，即可改善研究结果。一项纳入 12 项 RCT 的脓毒症治疗的荟萃分析显示，Tα$_1$ 可明显降低脓毒症患者病死率（RR=0.68，95% CI：0.59~0.78，$P<0.000\ 01$）。另一项脓毒症治疗的荟萃分析显示，Tα$_1$ 能够明显降低 28 天病死率（RR=0.69，95% CI：0.60~0.80）及明显增加 CD3$^+$、CD4$^+$ 和 CD3$^+$/CD4$^+$ 水平。其中部分研究还测量了促炎细胞因子变化，发现均有大幅降低 [TNF-α，mSD=−1.21（−2.01，−0.40）；IL-1β，mSD=−1.98（−2.47，−0.40），IL-6，mSD=−1.09（−1.61，−0.56）]。Tα$_1$ 抑制炎症反应的作用或许可用其负性调节机制解释，也或许是由于其改善了免疫功能，能更有效清除病原菌而使炎症反应得到较好控制。同样重要的是，迄今没有 Tα$_1$ 在增强免疫功能的同时造成炎症反应反弹或其他不良反应的报道。

（三）乌司他丁与 Tα$_1$ 联合治疗

脓毒症全身炎症反应与免疫抑制并存的病理学特点，使抗炎和免疫增强联合治疗可获得更好疗效的推测成为可能。在一项大鼠盲肠结扎穿孔制作脓毒症模型的实验研究中，发现 96 小时病死率在无治疗干预的对照组为 66.7%，在单独乌司他丁治疗组为 50%（$P>0.05$），在单独 Tα$_1$ 治疗组为 44.4%（$P>0.05$），而联合治疗组为 30.6%（$P<0.01$）。

基于上述认识和研究，2003 年有一项乌司他丁联合 Tα$_1$ 治疗脓毒症的临床多中心 RCT 研究，纳入病例的 MODS 评分为 8~20 分，排除了不太可能从此治疗中获益的过轻和过重的患者，这能代表 80% 临床脓毒症患者。结果显示，治疗组降低 28 天和 90 天病死率极其显著，分别为 25.14% $vs.$ 38.32%（$P=0.008\ 8$）和 37.14% $vs.$ 52.10%（$P=0.005\ 4$）；28 天 MODS 评分和 APACHE Ⅱ 评分降幅明显，分别为 37.54% ± 65.48% $vs.$ 32.31% ± 46.93%（$P=0.044\ 9$）和 29.57% ± 47.31% $vs.$ 23.06% ± 40.84%（$P=0.030\ 3$）；28 天 HAL-DR/CD14 升幅极其显著，为 39.00% ± 54.82% $vs.$ −8.10% ± 32.30%（$P=0.009\ 2$）。但两组 28 天 ICU 滞留天数、机械通气天数和抗生素使用天数无显著差异，被解释为参研单位在相关指标执行上缺乏统一标准。除了此综合报道外，数个参研单位也发表了独立报道，同样证明了联合治疗的有效性。有必要提出的是，此项多中心研究初始设计方案是乌司他丁 30 万 U/d 和 Tα$_1$ 1.6mg/d，但中期揭盲分析显示，与对照组相比各项指标均无显著差异。其后，药物剂量翻倍并重启研究，方得到上述最终结果，由此再次说明疗效对药物剂量的依赖性。但该研究提供的治疗方案旨在验证抗炎联合免疫增强的治疗理念，而非最佳方案。2015 年和 2016 年，分别有 2 项乌司他丁与 Tα$_1$ 联用治疗脓毒症的荟萃分析，与经典治疗相比预后的 RR 分别为 0.67 和 0.68（分别为 95% CI：0.57~0.80，$P<0.000\ 01$ 和 95% CI：0.57~0.81，$P<0.000\ 01$）。

（四）其他免疫调理治疗

借助肿瘤领域的研究和临床治疗经验，近

年对脓毒症免疫抑制机制提出许多新的发现和治疗思路。其中较重要的是免疫检查点（check point），免疫检查点是免疫细胞（主要是 T 细胞）为防止免疫炎症反应过度，所诱导出的一种类似于汽车刹车的保护机制，包括细胞毒性 T 淋巴细胞相关抗原 -4（cytotoxic T lymphocyte associated antigen-4，CTLA-4）、淋巴细胞活化基因 -3（lymphocyte activation gene-3，LAG-3）、T 细胞免疫球蛋白黏蛋白分子 -3（T cell immunoglobulin and mucin-do-main-containing molecule-3，TIM-3）等。其中最具代表性的是程序死亡受体 -1（programmed death-1，PD-1），抗原提呈细胞或靶目标则释放配体 PD-L1，配体与受体结合后激活 Fox 途径抑制效应 T 细胞和其他免疫细胞的反应，造成免疫细胞释放反应性炎症物质和杀灭抗原（包括肿瘤细胞和入侵微生物）能力下降。抗原和炎症反应（包括微环境中的炎症）是启动 PD-1、PD-L1，以及其他免疫检查点的诱导物，这种反应在肿瘤学上被称作"适应性免疫抵抗"（adaptive immune resistance，AIR）。这个机制在脓毒症也被证明存在，因此有望成为脓毒症修复免疫缺陷的新方法，这种新疗法也已获得实验研究的支持。临床上，PD-L1 抗体（BMS-936559）用于脓毒症的Ⅰ b 期临床研究已在 2019 年完成。该研究旨在检测药物的安全性，不涉及疗效；该药物大剂量组（900mg）也能被良好耐受，因此是安全的。但从目前肿瘤治疗的情况看，这种治疗的有效率不超过 30%，而且存在炎症反弹的风险（细胞因子释放综合征），可造成皮肤、胃肠道、肝脏、内分泌等器官炎性损害，最严重的是肺损害，甚至可致患者死亡。此外，参与免疫检查点免疫抑制的也不止 PD-1/PD-L1，临床治疗能全覆盖吗？所以拮抗免疫检查点在修复脓毒症免疫抑制上究竟能取得何等疗效尚不清楚。

另一个被关注的免疫增强剂是 IL-7。IL-7作用于原始 T 细胞，具有促进 T 细胞增殖、分化、成熟等功能，特别适用于淋巴细胞降低的患者。虽然迄今并无明确证据证实脓毒症存在 IL-7 释放或 IL-7R 缺陷，但研究发现脓毒症存在可溶性 IL-7R 增加，并与患者预后有密切关系。由此推测可溶性 IL-7R 会与 T 细胞竞争结合 IL-7，该机制或可解释需要补充外源 IL-7 的理由。第一个使用人工重组 IL-7（CYT107）治疗脓毒症的临床研究报告称，治疗组淋巴细胞计数明显高于对照组 3~4 倍并持续数周，且 T 细胞增殖能力与活性增强。患者能够良好耐受 CYT107，没有出现炎症反弹和其他不良反应。虽然 IL-7 被普遍认为具有增加 T 细胞的正性免疫调节作用，但一项观察期长达 3.5 个月的实验研究发现，IL-7 处理组中的 IL-10⁺B 细胞和骨髓来源的抑制性细胞（myeloid-drived suppressor cells，MDSCs）等负性免疫细胞较对照组数量更多且持续时间更久，而且 IL-7 组 MDSCs 对 T 细胞的抑制作用更强大，该结果对临床脓毒症患者究竟有无意义需要澄清。

OX40 是成熟 T 细胞的诱导型跨膜受体，属共刺激分子，在 TCR 被激活后 24 小时内出现，可维持 3~4 天，配体 OX40L 由抗原提呈细胞（APC）呈递。虽然 OX40/OX40L 也作用于 T 细胞，但与 IL-7 不同，它是作用于成熟的 CD4 和 CD8，促进 T 效应细胞的增殖和免疫功能，对 Treg 则起抑制作用。OX40/OX40L 早在 20 世纪 80 年代即被发现，在脓毒症治疗中的价值尚待开发。

上述都是基于免疫抑制环节不同通路提出的治疗靶点，具有高度特异性，在肿瘤治疗中有时相互或与其他促炎药物联合使用，以增强疗效；也有与激素联合使用，以避免炎症反应反弹，但在脓毒症治疗该如何使用目前还不甚了了。

近年一类被称作骨髓来源的抑制性细胞（MDSCs）进入脓毒症研究视野。该类细胞是分化不成熟的造血细胞，主要包含单核细胞和粒细胞（M-MDSC 和 G-MDSC）。它们能够同时释放促炎和抗炎物质。研究显示，将 MDSCs 与健康人 T 细胞共育，健康人 T 细胞增殖和细胞因子释放会被明显抑制，且被抑制效应随加入 MDSCs 数量增加而增强。MDSCs 中有少量的不成熟 DC，不成熟 DC 能够抑制原始 T 细胞向效应 T 细胞分化而向 Treg 方向分化。令人瞩目的是，MDSCs 在患者感染后 12 小时内即大量出现，并持续存在于脓毒症的全病程中，其水平和走势与预后关系极其密切：14 天内死亡患者的 MDSCs 初始水平最高，可占到白细胞总数的 60%~70%，但仅 1 天后便断崖式下跌，1 周内患者大多死亡；存活至 28 天患者的 MDSCs 水平居中；14 天内康复患者的 MDSCs 较低。

MDSCs的产生机制尚不十分清楚，基因检测显示脓毒症患者与健康人MDSCs的基因分布在不同区域，并认为脓毒症患者的MDSCs是由于干细胞和骨髓祖细胞表观遗传被修饰所致，如DNA甲基化和组蛋白甲基化或乙酰化、miRNA和非长链编码RNA（LncRNA）变化。MDSCs在基因表达的这一发现有可能为脓毒症治疗提供又一新的靶点。值得关注的是，一个时期以来有诸多研究尝试用组蛋白去乙酰化酶抑制剂（HDACI），如抗肿瘤药物SAHA和抗癫痫药物丙戊酸钠预防和治疗脓毒性休克和失血性休克。在一项致死性的脓毒性休克模型中，不予复苏的对照组动物在24小时内全部死亡，而在SAHA预处理动物，即使不进行复苏治疗，180小时存活率仍高达80%，差异之巨大令人愕然。丙戊酸钠价格低廉且用于临床历史悠久，是一般医师熟悉和使用经验较丰富的药物，值得深入探讨并引入脓毒症治疗领域。

（五）小结

免疫调理治疗是针对脓毒症免疫炎症反应紊乱发病机制的治疗，可被视为"亚病因治疗"，但迄今未能取得实质进展，导致脓毒症治疗指南在此方面乏善可陈，处于空白状态。但临床医师始终没有放弃这种治疗，并按照自身的认识和经验自觉或不自觉地在做。本章就目前免疫调理治疗的主要方法进行评价，不可避免地融进了自身的观点，仅供参考。阻碍免疫调理治疗进展的原因很多，包括对脓毒症发生和发展机制的认识还可能存在盲区；脓毒症患者高度的异质性；药物的选择或药物剂量、干预时机、疗程不当；研究方法缺陷，等等，所有这些问题都有待解决。

根据目前认识，全身炎症反应和免疫抑制是脓毒症最基本的病理损害，也决定了抗炎和增强免疫是基本的治疗策略，但在脓毒症的不同阶段侧重有所不同。治疗所遵循的原则应该是抗炎避免损害免疫，增强免疫避免导致炎症反弹，这是对治疗安全性的要求。治疗目标应该是遏制过度，但保持适度的炎症反应；逆转深度的，但维持适度的免疫抑制。这是在感染未被完全控制情况下，机体自身保护性代偿的状态，为此需要有更多和更可靠的临床监测支持。尽管数十年来临床曾经尝试过无数种治疗，但当前能够同时满足有效和安全的药物其实不多，笔者认为乌司他丁和Tα_1是较好的选择。但也要注意"一种倾向掩盖另一种倾向"，不能过度使用。没有发现问题不等于不存在问题，在未来的研究中除了需要进一步夯实乌司他丁和Tα_1治疗的有效性外，还要更多关注它们可能存在的不良作用。

在分子生物学的推动下，越来越多的脓毒症研究已经深入到了细胞的免疫炎症反应通路，也由此提出了越来越多的更"精细"的干预靶点，这是当前肿瘤治疗和研究热点，同时也点燃了脓毒症免疫调理治疗的新希望。但细胞炎症反应通路及各通路间的关系非常复杂，我们尚未完全厘清，治疗仍存在许多不确定性，甚至严重的不良反应，在较早起步的肿瘤治疗尚且如此，更不要说在刚跨进门槛的脓毒症治疗。从过去几十年脓毒症治疗研究史看，早年针对促炎细胞因子使用高度特异的单克隆抗体的治疗并不成功，如今人们对将这种治疗策略用在免疫功能修复上也应持理性和冷静态度，需要关注，但不必急于唱赞歌。

第四节　结　束　语

脓毒症发生机制复杂，个体差异和治疗难度都很大，尽管有治疗指南参考，但并非"放之四海而皆准"，仍需要用辩证的思维在临床实践中纠偏和完善。本章只是选择了"液体复苏"和"免疫调理治疗"2个脓毒症治疗中较重要的问题进行讨论，同道们可以举一反三，相信会发现有更多值得讨论的问题。人体科学或许是所有自然科学中最复杂的，医学永远是走在发展的路上，只有更好，没有最好，所有的研究和探讨不只是为了验证人们已经获得的认识，更是为弥补缺失和纠正谬误。

免疫调理治疗最为复杂，在目前的指南中还处于空白，本章就此进行讨论，一方面是因为这个治疗很重要，无法绕过，另一方面是因为有较大的讨论空间。由于缺乏明确和可被一致接受的治疗指引，免疫调理的临床治疗，目前并无"合规"可言，走的是条"创新"和探索道路。在此过程中，往往会遇到"老药新用"或"跨界用药"等超适应证用药（off-label）的情况。超适应证用药与禁止使用的意义不同，前者是说尚无证据支持该药在其他情况使用，但未必没用，后者则是指有证据证实该药不能在某些情况下使用。超适应证用药的理由多是源于该药的作用能够从其对病理生理学的影响被延伸到其他病症，或其他病症与该药适应证有较高的重叠度，这与药物"滥用"有本质不同，应区别对待。脓毒症是个严重威胁重症患者预后的病症，数十年努力尚未换来其病死率的实质性改善，故脓毒症的探索治疗尤为重要，医师更需要有较宽松的治疗和研究环境，从中受益的最终是患者。

作为重症医师，本以为学习好重症医学相关的医学知识，包括病理生理学、免疫学、生物学、分子生物学、遗传学等基础学科知识就可以了，但是现在重症医学的学术发展不但更加迅猛，而且涉及面更为广阔。面对如此浩渺的知识海洋，掌握适合的学习、管理和应用这些知识的思维方式，就显得更为重要和迫切。如今，重症医学的思维体系已经形成，其中包括许多针对重症医学专业知识学习和应用的、具体的思维方式。只有这样才能跟上重症医学发展的步伐。重症医学的治疗与再损伤思维方式是在临床治疗中发现病情、分析病情和治疗病情常用的思维方式，在脓毒症的治疗和研究领域中表现尤为突出。合适的思维方式，促进我们更容易掌握更多的知识点，并且更好地应用我们已经学习到的知识，谨望通过本章的讨论与业界同道们共勉。

（林洪远）

主要参考文献

［1］ MIRA J C, GENTILE L F, MATHIAS B J, et al. Sepsis pathophysiology, chronic critical illness and PICS [J]. Crit Care Med, 2017, 45 (2): 253-262.

［2］ MARIK P E, LINDE-ZWIRBLE W T, BITTNER E A, et al. Fluid administration in severe sepsis and septic shock, patterns and outcomes: an analysis of a large national database [J]. Intensive Care Med, 2017, 43 (5): 625-632.

［3］ SANCHEZ M, JIMENEZ-LENDINE Z, DONCHA M, et al. Comparison of fluid compartments and fluid responsiveness in septic and non-septic patients [J]. Anaesth Intensive Care, 2011, 39 (6): 1022-1029.

［4］ CALTABELOTI F P, MONSEL A, ARBELOT C, et al. Early fluid loading in acute respiratory dm distress syndrome with septic shock deteriorates lung aeration without impairing arterial oxygenation: a lung ultrasound observational study [J]. Crit Care, 2014, 18 (3): R91.

［5］ DAI D M, WANG D, HU D, et al. Difference in hematocrit and plasma albumin levels as an additional biomarker in the diagnosis of infectious disease [J]. Arch Med Sci, 2020, 16 (3): 522-530.

［6］ GONG Y C, LIU J T, MA P L. Early fluid loading for septic patients: any safety limit needed? [J]. Chin J Traumatol, 2018, 21 (1): 1-3.

［7］ LOFLIN R, WINTERS M E. Fluid resuscitation in severe sepsis [J]. Emerg Med Clin North Am, 2017, 35 (1): 59-74.

［8］ BHATTACHARJEE A, PRADHAN D, BHATTACHARYYA P, et al. How useful is extravascular lung water measurement in managing lung injury in intensive care unit? [J]. Indian J Crit Care Med, 2017, 21 (8): 494-499.

［9］ HAASE N, PERNER A, HENNINGS L I, et al. Hydroxyethyl starch 130/0. 38-0. 45 versus crystalloid or albumin in patients with sepsis: systematic review with meta-analysis and trial sequential analysis [J]. BMJ, 2013, 346: f839.

［10］ ROCHWERG B, ALHAZZANI W, SINDI A, et al. Fluids in sepsis and septic shock group: fluid resuscitation in sepsis: a systematic review and network meta-analysis [J]. Ann Intern Med, 2014, 161 (5): 347-355.

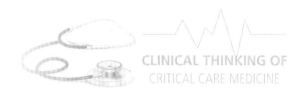

第三章　液体复苏与反向液体复苏

临床治疗是一个整体的干预过程,包括了治疗和再损伤。临床治疗无论是药物还是器械,都主要是通过干预的手段来完成,这个过程具有理想的、消灭或减缓疾病的治疗作用,同时也会对机体有一定的损伤作用。治疗作用和由干预本身导致的损伤作用共同组成了干预过程的整体。多年来,医学工作者们一直努力拆分这个整体,试图将其分为作用与副作用,以利于在临床上增大作用而减少副作用。这种努力取得了一定的成果,但仍然受到种种的限制。随着医学的发展,尤其是近年来重症医学的进步,使医务工作者有条件从新的角度认识干预的本质,并应用实时的监测指标对干预过程进行调整和规范。回归干预过程的整体性,正确对待再损伤的存在,

正在改变着治疗的决策,改变着医务工作者的临床行为。

血流动力学不稳定是重症患者常见的危重表现,在管理中最常见的临床行为就是以提高心排血量和组织灌注为目的容量状态的最佳化调节。液体复苏是关键一环,无论是让患者处于容量不足还是容量过负荷状态,均会有严重的后果。过多的容量负荷可能导致心力衰竭、增加机械通气时间、造成血液稀释、降低氧供、延长 ICU 住院时间、增加死亡风险。容量不足也会导致氧输送下降、组织灌注不足。患者存在组织灌注不足时,临床医师必须要判断调整液体治疗方向是否会增加心排血量,如何正确理解各种方法和参数,准确判断容量反应性指导治疗是关键的一环。

第一节　液体复苏的目标确立

所有的治疗都有自己的目标,但临床采用的干预方法并不一定直接达到治疗目标。实施干预措施之前,再一次确认目标与干预方法是否直接相关,往往会改变下一步的临床行为。重症医学强调目标导向性治疗,首先是目标的确立。液体复苏是指通过快速调整心脏和血管内的容量,改善组织灌注的液体治疗过程。液体复苏并不是简单的液体治疗,只有在患者存在组织低灌注状态下进行的液体治疗,通过提高心排血量从而改善组织灌注的过程才称作液体复苏。目前临床治疗过程中,心排血量的增加是评估液体复苏是否有效的唯一直接目标,通过液体复苏达到此目标则

液体复苏治疗完成。液体复苏成功是否能够达到改善组织灌注的这个目的,还需进一步结合血管张力、微循环改变等多方面来综合评价。

干预目标影响着对方法的选择与判断,目前临床行为中仍经常以血压或者乳酸等反应组织灌注的指标作为液体复苏的目标,进到"乳酸不降,扩容不止"的怪圈。这种情况会导致过多的液体输入,引起肺、脑、肾、胃肠道等多器官水肿,影响局部血流灌注量。多项关于感染性休克的研究提示,中心静脉压升高与器官功能不良有关,同时近年的研究也提示过多的液体复苏甚至会引起心排血量的进一步下降,病情进一步恶

化，治疗更加困难。因为左右心室两者是相互依赖和交互影响的，一侧心室的容积、压力的改变或一侧心肌的硬度和收缩力的改变均会影响另一侧心室。有研究也发现，容量过负荷会出现右室的增大而导致左室的舒张末容积的变化，影响左室充盈压力而出现肺水肿，如果右室进一步增大，右心／左心比例＞0.6，可通过室间隔和心包的作用，导致左室舒张末期面积下降明显，出现心排血量的下降。这一切都表明，如果液体复苏的干预目标的选择不同，对我们的临床治疗影响也是完全不同的。实际上，大家都熟知的血流动力学理论已经提示我们，压力仅与流量部分相关，流量可与容量相关。从而，不难看出容量复苏本身与血压升高之间的距离。由此也不难理解，以血压作为目标，导致容量复苏的治疗效果不佳或再损伤加重的巨大可能性。若以流量指标为目标，如每搏量、心排血量，则与血压有更为直接的相关性。同理，应用乳酸、尿量等反映组织灌注的指标作为容量复苏的目标，也会影响对治疗与再损伤判断的准确性。因为，这些指标虽然更接近休克的本质，但可能不是某一个具体的干预方法，如容量复苏可以单独实现。可见，治疗目标的改变，对干预方法的实施产生了根本性的影响。

第二节　液体复苏程度的定量

同样一种干预方法可以是治疗，也可以是再损伤，其中决定性因素是作用的程度，如何将干预程度定量化，根据病情的变化随时调整干预的方法和程度，才是重症治疗的精髓所在。同样的方法，只是因为剂量不同，产生的效果可以完全不同，可以是最佳的治疗，或是严重的再损伤。临床治疗过程中，液体复苏的终点确定，是干预定量的关键。近年来越来越多的文献研究发现，右心并不是薄一点的左心，其功能具有自身的特性。右心和前负荷的关系和左心并不相同，右心一般在生理情况下处于无张力容积阶段，称之为"布口袋"期。此阶段情况下右心并不符合 Starling 曲线，予以液体复苏，体循环平均充盈压增加，而右心的舒张末期压力并未出现变化，体循环平均充盈压与中心静脉压力差增加，静脉回流明显增加。而右心主要通过形状产生变化，将静脉回流的血液泵入肺动脉，心排血量增加；随着静脉回流的进一步增加，右室舒张末期压力轻度增加，右室室壁处于低张力期，称之"Starling"期。在此阶段中，正向液体复苏可以使右心舒张末容积进一步增加，右室舒张末压力上升，心排血量增加。但此阶段压力上升幅度不大，对于右心来说这个阶段的范围很窄，是符合"Starling"曲线的阶段，不同原因如慢性肺动脉高压、肥厚型心肌病等可造成右室室壁增厚，右室会出现左室化表现，也会符合"Starling"曲线。如右心进一步增大，右心室舒张末期压力迅速增高，右室室壁处于高张力期，称之为"恃弱凌强"期。此阶段中右心室的室壁顺应性明显下降，少量的液体改变会导致压力明显的改变，增大的右心会导致室间隔左移，通过室间隔和心包压迫左心，使左心舒张末面积缩小，左心舒张末压力增高，导致心排血量的下降和肺水肿的发生。在液体复苏的过程中，正确地判断患者右心的张力状态，是影响干预程度的关键。

监测指标作为权衡治疗与再损伤的重要工具，其本身的基本含义就成为影响这个指标临床应用的关键所在。评价右心的充盈状态是判断液体复苏干预程度的关键，而如何评价右心的充盈情况一直是个难题，Vieillard-Baron 等推荐使用心脏超声连续监测右室容积，通过右室来判断所需要的容量，但由于方法较复杂，临床应用困难。目前动态监测右心舒张末期压力和超声评估右心形态、大小是目前临床上较容易获得右心充盈状态的评价指标。经胸超声心动图是非侵入性的，可以提供有关 RV 形状和大小的可靠信息。临床有研究证明，一般当 RVEDA/LVEDA＞0.6 时可引起左心明显的舒张受限。如果患者已存在明显后负荷增加时，容量过负荷的不良后果就更显著。有研究指出，当急性肺栓塞时，RVEDA/LVEDA＞1 时，进一步容量负荷会导

第三章　液体复苏与反向液体复苏

263

致心排血量下降。右心应变（strain）超声也可评估患者右心充盈压力，有研究发现，右心充盈压力在 13mmHg 左右的情况下，中重度 ARDS 患者右心室工作状态最为理想。这也是将来进一步研究的方向，根据右心的形态、应变等判定液体复苏的程度。

第三节　再损伤对液体复苏治疗的导向

再损伤的出现，干预的过程才能够向治疗的方向发展，不同的干预措施才能够更为有机地联系在一起，促进完整治疗方案的形成。重症患者从液体复苏中受益是血流动力学改善。但许多临床和动物研究发现，晶体快速输注产生的任何血流动力学益处都将在约 2 小时内消失。在由于内皮功能障碍导致渗漏的患病患者中更加明显，液体外渗是一个更大的问题。例如，在严重感染患者中，1 小时后输注的液体只有<5% 可能会留在血管内。同时，有研究发现快速输注液体本身可能会进一步损坏血管内皮。这种作用可能部分由短暂的血管内高血容量引起，即是由于快速输液引起的。无论液体是留在脉管系统中还是渗入组织中，都可能发生体积超负荷造成的危害：血管内充血增加中心静脉压，从而降低重要器官的灌注压。血管外液体超负荷导致组织水肿，可能直接导致器官衰竭，目前，越来越多的研究发现器官的间质水肿会导致器官微循环血流不足，引起器官功能障碍和微循环功能障碍（例如肺水肿，肠壁水肿、肾间质水肿、脑水肿等）。由于再损伤的存在，在之后的液体复苏发展过程中，对干预目标、监测指标、定量管理等方面的研究及发展一直围绕着再损伤进行。针对这种再损伤的出现，如何避免液体复苏过程中的液体外渗、如何减轻组织间质水肿就成了液体复苏同时的新的干预方法。

修正后的 Starling 方程式，解释了重症患者脱落内皮的多糖包被和静水压低时，晶体和胶体液具有相似的扩容效力，但形成间质水肿的速度并不相同。目前，针对脓毒症患者复苏液体的选择方面，主要考虑是否能修复内皮多糖包被，减少毛细血管渗漏，而使液体治疗的效果可以持续，减少相应的液体外渗带来的再损伤。在这个相对较长的时间范围内，有一个干预措施可以促进早期修复。越来越多的证据表明，常用的复苏液具有不同的保护和恢复内皮糖萼的能力。目前临床的研究结果并不完全一致，在细胞培养模型中，损伤后立即进行血浆复苏可恢复内皮糖萼和血管通透性，而损伤后 3 小时进行血浆复苏则无保护作用。在出血的小鼠模型中，新鲜的冷冻血浆（FFP）减弱了血管通透性的增加，人白蛋白几乎没有作用，而在出血的大鼠模型中，白蛋白恢复了血管紧张性。与 FFP 完全恢复相比，糖萼厚度达到基线的 81%±31%，但优于 0.9% 氯化钠溶液的 42%±21%。这些研究结果均提示，临床工作者在进行液体复苏时，液体种类的选择要以是否有助于修复多糖包被为切入点，保护和修复内皮糖萼的液体复苏策略是重要环节。

液体复苏过程中的再损伤，无论液体是留在血管系统中还是渗入组织中，都可能发生体积超负荷造成的危害。如何降低相应的再损伤，就引出了"反向液体复苏"的概念。反向液体复苏是指通过快速减少心脏和血管内的容量，改善器官灌注的液体治疗过程。反向液体复苏的意义主要体现在两个层面，第一个层面是维持血管内容量不改变或者轻度下降，而不影响心排血量的前提下，尽量减少组织间隙的液体负荷。根据修正后的 Starling 方程，液体在组织间隙和血管内的交换模式由之前的高滤过 - 高重吸收，转变成了低滤过 - 无吸收，组织间液主要经过淋巴回流至血管内。增高的胸腔内压和中心静脉压明显导致淋巴回流障碍，这就对临床工作提出了新的干预方向，如何设置合理的机械通气条件，避免不恰当增高的胸腔内压，如何调整影响中心静脉压的相关因素，保证淋巴回流，减轻组织水肿。第二个层面是通过减少血管内容量，减少组织间液的同时，增加心排血量，改善全身的灌注。根据传统的定律认为，Starling 曲线没有下降支，降低血管内容量无法增加心排血量。但在临床工作中我们也会遇到一定的条件下,减少容量也会导致心排血量的增加。如充血性心力衰竭的患者经过脱水,通过降低右室容积、心包腔压力,使得静脉回流增加而增加每搏量。静脉回流和心室之间相互的影响是"反向液体复苏"增加心排血量的核心原理。反映静脉回流的末端压力的指标(中心静脉压)和心室之间相互影响的指标(右心/左心比例、左心舒张末期压力)是决定减少血管内容量后心排血量是否增加的关键,由于液体复苏带来的,根据目前的临床研究对右心的新认识,发现随着静脉回流的增加,右心室壁分为无张力、低张力、高张力阶段。临床治疗中负平衡后每搏量的上升,并不是因为重新提高"Starling"曲线,而是由于左右心室两者是相互依赖和交互影响的,一侧心室的容积、压力的改变或一侧心肌的硬度和收缩力的改变均会影响另一侧心室。右室增大会通过室间隔和心包导致左室的舒张受限,增加左室充盈压力而导致血管外肺水增加。通过降低右室容积、心包腔压力,使得左心舒张末期容积增加,而增加每搏量。所以当临床尝试进行反向液体复苏时,需要判断右心处于何种阶段,只有右心明显增大,处于高张力阶段,通过室间隔影响左心舒张时,才可能通过液体负平衡改变右心高张力阶段而增加心排血量。但在治疗中,心脏压塞、胸腔填塞或气胸时也会出现 CVP 增加、下腔静脉扩张固定等表现,但此类情况下,右心室是缩小的,右室舒张末面积/左室舒张末面积(RVEDA/LVEDA)<0.6,此时反向液体复苏无法增加心排血量。

可见,治疗与再损伤共同构成了临床干预过程。再损伤在干预的开始就与治疗同时存在。再损伤已经不再仅仅是"副作用"的概念范畴,"避免副作用"也不再是像以往那么有可操作性的具体临床行为。所谓"作用"与"副作用"通常可融为一体,共存共长,甚至互为因果。这个问题之所以重要,除了上述它自身的重要性之外,它几乎是每位临床工作者触手可及、每天都必须面对和回答的问题。值得庆幸的是,重症医学的发展已经为寻找最佳答案提供了一定的必要条件。

(赵 华)

主要参考文献

[1] MICEK S T, MCEVOY C, MCKENZIE M. Fluid balance and cardiac function in septic shock as predictors of hospital mortality [J]. Crit Care, 2013, 17 (5): R246.

[2] RHODES A, EVANS L E, ALHAZZANI W, et al. International guidelines for management of sepsis and septic shock: 2016 [J]. Intensive Care Med, 2017, 43 (3): 304-377.

[3] CHAPPELL D, JACOB M, HOFMANN-KIEFER K, et al. A rational approach to perioperative fluid management [J]. Anesthesiology, 2008, 109 (4): 723-740.

[4] NUNES T S, LADEIRA R T, BAFI A T, et al. Duration of hemodynamic effects of crystalloids in patients with circulatory shock after initial resuscitation [J]. Ann Intens Care, 2014, 4: 25.

[5] AYA H D, STER I C, FLETCHER N, et al. Pharmacodynamic analysis of a fluid challenge [J]. Crit Care Med, 2016, 44 (5): 880-891.

[6] ROGER C, ZIELESKIEWICZ L, DEMATTEI C, et al. Time course of fluid responsiveness in sepsis: the fluid challenge revisiting (FCREV) study [J]. Crit Care, 2019, 23 (1): 179.

[7] HAHN R G. Why crystalloids will do the job in the operating room [J]. Anaesthesiol Intensive Ther, 2014, 46 (5): 342-349.

[8] BIHARI S, TEUBNER D, PRAKASH S, et al. Fluid bolus therapy in emergency department patients: indications and physiological changes [J]. Emerg Med Australas, 2016, 28 (5): 531-537.

[9] KE L, CALZAVACCA P, BAILEY M, et al. Systemic and renal hemodynamic effects of fluid bolus therapy: sodium chloride versus sodium octanoate-balanced solution [J]. Crit Care Resusc, 2014, 16 (1): 29-33.

[10] POWELL M F, MATHRU M, BRANDON A, et al. Assessment of endothelial glycocalyx disruption in term parturients receiving a fluid bolus before spinal anesthesia: a prospective observational study [J]. Int J Obstet Anesth, 2014, 23 (4): 330-334.

[11] CHAPPELL D, BRUEGGER D, POTZEL J, et al. Hypervolemia increases release of atrial natriuretic peptide and shedding of the endothelial glycocalyx [J]. Crit Care, 2014, 18 (5): 538.

[12] BARELLI S, ALBERIO L. The role of plasma trans-

fusion in massive bleeding: protecting the endothelial glycocalyx? [J]. Front Med (Lausaane), 2018, 5: 91.

［13］ SPERRY J L, GUYETTE F X, BROWN J B, et al. Prehospital plasma during air medical transport in trauma patients at risk for hemorrhagic shock [J]. New Engl J Med, 2018, 379 (4): 315-326.

第五篇

治疗与再损伤

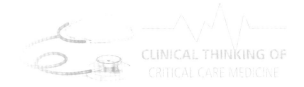

第四章　应激性心肌病的由来与治疗

随着重症超声的逐渐普及,应激性心肌病已经为重症医生所熟悉。应激性心肌病患者有两类,一类是在急诊或内科病房出现应激性心肌病并合并了心源性休克而进入重症医学科病房(ICU),还有一类是由于其他疾病导致的重症,在治疗过程中新发的应激性心肌病的表现。收入ICU的应激性心肌病患者以后一类居多,而且其病因与治疗相关,属于治疗与再损伤的范畴,因此有必要就其由来与治疗进行讨论。任何临床治疗措施都可能具有治疗作用或损伤作用,而再损伤是临床干预措施对机体产生的损害,已成为临床干预效果的组成部分。再损伤的程度与干预的强度、时机,以及不同的病程相关。再损伤可以影响预后,所以在临床决策时需权衡治疗与再损伤作用的利弊。充分认识和理解再损伤的病理生理内涵,有助于临床干预的正确决策与实施。

第一节　应激性心肌病与重症

应激性心肌病,又称为Takotsubo综合征,诊断标准主要有以下几点:急性起病,胸痛或呼吸困难;可逆性心肌收缩力下降,受累范围超出单支冠脉供血的区域,典型表现是心室中段以及心尖部位运动减低,心脏呈气球样改变;除外冠状动脉阻塞;心电图、心肌酶异常。目前,关于应激性心肌病的报道大部分来自心内科医师,多是在心脏导管检查过程中发现。

实际上,从发病机制上看,导致患者处于应激状态的情况都可以造成应激性心肌病,而重症患者的应激状态非常常见,虽然大多数应激性心肌病的患者心功能可以恢复,但是有少数患者可以引起极为严重的心排血量下降,再加上重症患者的其他方面的问题,会导致很严重的临床后果。一项关于应激性心肌病的多中心研究结果提示,应激性心肌病和急性冠脉综合征相比,出现心源性休克的概率及死亡率相似,差异无统计学意义。而且,应激性心肌病对左心室收缩功能的影响较急性冠脉综合征的影响严重。Brinjikji等总结了24 701例应激性心肌病患者的资料,发现虽然住院死亡率为4.2%,但死亡患者中81.4%合并有重症疾病的基础。因此,ICU中出现的应激性心肌病更应值得重视。韩国一项内科ICU进行的观察性研究发现,28%的入院患者有心尖球形综合征的表现,提示重症患者的发生率比预想的要高,只是受限于超声尚未普及和医师对该疾病的认识,甚至严格依赖冠状动脉造影阴性的除外诊断,导致之前的发生率报道较低。急诊或心内科收治患者,情绪、心理等诱发因素比较普遍,而ICU患者发生应激的原因多与脓毒症和低氧有关。

脓毒症是重症的常见原因,具有非常强烈的应激因素,加上在治疗过程中的医源性应激,相应的应激性心肌病发生率也会较高。有研究表明,医源性的儿茶酚胺类药物也可以导致应激性心肌病的出现。甚至,有学者应用儿茶酚胺对实验动物进行腹腔内注射,成功诱导出应激性心肌病的表现。儿茶酚胺类药物是 ICU 常用的药物之一,因此,大量的应用是导致应激的潜在危险因素。除了直接用药导致的血中儿茶酚胺浓度增加,多数重症患者本身就处于严重应激状态,而且尤其重要的是,重症患者有创治疗较多,例如各种人工管路的放置,长期卧床的疼痛刺激、睡眠剥夺等都可导致患者始终处于高应激状态。

因此,重症医学专业医师需高度重视此类疾病在 ICU 的管理。虽然,应激性心肌病的发病机制并未完全阐明,但是对于此类患者的管理,最重要的是避免或打断患者的应激状态对心脏的损害,同时密切注意并尽量避免相关的治疗造成的心肌损伤。

第二节　应激性心肌病的管理与血流动力学治疗

任何临床干预措施都具有治疗作用和再损伤作用。而在应激性心肌病治疗的过程中,熟悉治疗与再损伤的临床思维非常重要。对于应激性心肌病的管理可能应用到正性肌力药物,也可能涉及负性肌力药物,如 β 受体阻滞剂等。如果患者存在休克,出于改善组织灌注的需要,临床上经常使用正性肌力药物增加心脏做功,提高心排血量。在关注心排血量是否提高这一治疗作用的同时,也不能忽视心肌耗氧增加或心律失常等再损伤作用。同样,出于心肌保护而应用减慢心率的药物时,心脏做功下降是治疗作用,而心排血量下降则是伴随的再损伤作用。因此,评估药物对血流动力学及心脏本身的损伤作用,在治疗过程中非常关键。

应激性心肌病的管理能很好地体现重症医学临床思维的重要性。首先,应激性心肌病在 ICU 的发生,就或多或少是治疗再损伤的后果。因此,避免或迅速降低患者的应激状态,防止应激性心肌病的发生是最佳的治疗策略。组织灌注等全身指标的改善固然重要,但是患者的应激状态是否得到控制也非常关键。例如镇静、镇痛是否到位,除了体温、心率、血压等生命体征的观察,通过 RASS 评分、BIS 评分等进行更精确的判断也很必要。即使是对患者开始实施每日唤醒等策略,保持患者的舒适、减少疼痛、有规律的睡眠管理都应该是治疗方案的内容。在心脏本身的治疗方面,不能忽视心脏作为一个器官可能出现的问题。例如,感染性休克患者,组织灌注满意,乳酸持续清除,上腔静脉血氧饱和度也在目标范围,但是患者如果心率过快,心肌收缩力过强,则应该引起临床医师的重视,应该适当降

低患者的应激水平,降低患者的心脏发展到应激性心肌病的风险。

再者,关于强心治疗的药物选择。对于已经出现应激性心肌病的患者,目前没有特异性治疗方法。大多数患者心功能都能在数周内恢复正常。但是,应激性心肌病可以使患者的左室射血分数降至 30% 以下,导致严重的心排血量下降。为改善全身组织灌注的需要,临床上经常使用正性肌力药物增加心脏做功,提高心排血量。此时,提高心排血量是临床治疗作用,而心肌氧耗量增加或心律失常增加则是干预的再损伤。需要注意的是,在应用正性肌力药物时,应该避免儿茶酚胺类药物。在诊断应激性心肌病之前已经开始应用儿茶酚胺时,应该尽量降低剂量,甚至更换为非儿茶酚胺类药物。左西孟旦是临床医师可以考虑应用的药物,但是也要注意患者对药物的反应,警惕正性肌力药物的再损伤。

应用正性肌力药物前,尤其要明确有无左室流出道梗阻的问题,因为 20%~30% 的心尖球形综合征患者合并流出道梗阻。其机制容易理解,应激性心肌病发生时,左心室中段、心尖心肌收缩力下降甚至无收缩,呈球形改变,而左心室的基底部收缩功能保留,甚至代偿性增强,极易合并流出道梗阻的问题。对于存在流出道梗阻的患者强心治疗可能会加剧梗阻的程度,导致严重的后果。

对于尚未出现流出道梗阻的患者,左西孟旦是可以考虑应用的药物,但是应用正性肌力药物治疗时,也应该警惕新发左室流出道梗阻的出现。由于应激性心肌病最常见的类型是心尖球形综合征,这种类型是心室中段、心尖部收缩力

下降,而基底部收缩增强。左室流出道梗阻形成的机制,是由于心尖部,甚至心室中段心肌的收缩力减弱,基底部会呈代偿的高动力状态,而这种高动力的收缩会导致二尖瓣前叶收缩期前向移动,阻塞左室流出道血流,形成很高的压力阶差,导致每搏量下降。应该注意观察应用后是否出现血压下降,肺水增加等临床征象,或有无二尖瓣前叶收缩期前向移动,左室流出道血流速度增快等超声表现,以上征象需警惕强心治疗后新发左室流出道梗阻的可能。有研究表明,左室流出道梗阻的压差可达 20~140mmHg,同时会伴有二尖瓣反流。一般而言,左室流出道平均压差超过 25mmHg 就会对血流动力学产生影响,超过 40mmHg 时影响显著。这部分患者更容易出现异常的 Q 波、低血压、心源性休克等问题。

在应激性心肌病的治疗上,正性肌力药物会使左室流出道梗阻恶化,而应用 β 受体阻滞剂则会降低左室流出道的压差。在这种情况下,重症临床思维会显得尤为重要,目标与目的、连续与动态、治疗与再损伤等重要理念,都可以得到很好的体现。应激性心肌病患者左室收缩功能明显下降,导致每搏量降低,组织灌注可能因此受损。这时的治疗目的就是改善组织灌注,而治疗目标则需要考虑前负荷参数(如中心静脉压力),合适的心排血量参数,以及后负荷参数(如血压等)。

首先,我们需要知道过低的前负荷和后负荷都会导致流出道梗阻加重,选择了前后负荷目标后,应迅速按照连续与动态的理念,调整前后负荷。如患者的中心静脉压为 6mmHg,则可以给予容量补充,同时观察有无每搏量增加的提示,可以通过心率、平均动脉压的变化。因为左室流出道的血流 - 速度时间积分无法应用,可以应用右室流出道的血流进行测量,或选择其他的心排血量监测手段。甚至,可以根据扩容后中心静脉压的变化来推断扩容是否会获益。而且根据指标的特点,一定要制定好下一次目标观察的时间间隔。同时要注意扩容可能产生的再损伤。如患者出现氧合下降,需根据左房压的直接或间接指标,设置根据肺水指标的变化,迅速作出调整。如前负荷目标明确,而患者组织灌注仍未达标,则需要决定是否通过增加心肌收缩力进一步提高心排血量。

其次,β 受体阻滞剂的应用时机也是应激性心肌病管理的重要环节。对于应激性心肌病患者,如存在心率持续增快,甚至合并流出道梗阻时,会考虑应用 β 受体阻滞剂,而 β 受体阻滞剂在控制心率、减轻应激等治疗作用以外,还可以引起心肌收缩力降低,有可能导致心排血量进一步下降,这是治疗过程中的再损伤作用,需要密切监测。血流动力学治疗可以使治疗作用最大化,又尽量减少再损伤的治疗过程。所以,在讨论应激性心肌病的治疗时,我们提到的治疗与再损伤的特点得到了很好的体现。在不同的情况下,某一具体临床干预措施导致的治疗与损伤作用可以相互转换。对于应激性心肌病的患者,因为最初的病因考虑与各种应激因素有关,因此,应用 β 受体阻滞剂作为病因治疗的一部分,可以抑制应激因素,有助于患者应激状态的扭转。同时,β 受体阻滞剂的应用在一定程度上会对患者的心脏收缩功能造成影响,这部分影响属于治疗的再损伤作用。在给予此类治疗时,应充分权衡治疗措施对患者的治疗作用,以及可能的再损伤是否可控。有文献指出 β 受体阻滞剂的应用对心脏有一定保护作用。但是一定注意当患者出现明显的心功能不全表现时,应当禁用。而且,即使对于无心功能不全表现,但应用此类药物后心功能下降的患者,应及时判断,是否是此类药物导致的患者心功能出现了下降。

最后,关于应激性心肌病患者的容量管理也很重要,一方面这些患者存在明显的心功能不全,心排血量下降,合适的容量管理,避免出现由于容量不足导致的心排血量进一步下降。如果患者存在流出道梗阻,则更应该给予充足的容量,以避免容量不足导致流出道梗阻加重。另一方面,这些患者多数右心功能正常,这时很容易出现肺水肿,这时左右心的心功能曲线并不一致,增加前负荷时,右心的心排血量可以暂时增加,而左心却无法把左心呈递的容量输送到体循环,这样就会肺水迅速增加,出现呼吸困难。这时,尤其要注意患者的中心静脉压不高,下腔静脉变异度存在的情况下,也可以导致心源性肺水肿的发生。

总之,应激性心肌病虽然已逐渐为重症医师所认识,但是具体机制仍未完全阐述清楚,这给临床诊断和治疗带来困难。但是应激性心肌病是典型的血流动力学问题,而在重症医学临床思维指导下的血流动力学治疗,是应激性心肌病管理的重要手段。

(张宏民)

主要参考文献

[1] BRINJIKJI W, EL-SAYED A M, SALKA S. In-hospital mortality among patients with takotsubo cardiomyopathy: a study of the national inpatient sample 2008 to 2009 [J]. Am Heart J, 2012, 164 (2): 215-221.

[2] PARK J H, KANG S J, SONG J K, et al. Left ventricular apical ballooning due to severe physical stress in patients admitted to the medical ICU [J]. Chest, 2005, 128 (1): 296-302.

[3] LITVINOV I V, KOTOWYCZ M A, WASSMANN S. Iatrogenic epinephrine-induced reverse Takotsubo cardiomyopathy: direct evidence supporting the role of catecholamines in the pathophysiology of the "broken heart syndrome" [J]. Clin Res Cardiol, 2009, 98 (7): 457-462.

[4] WITTSTEIN I S, THIEMANN D R, LIMA J A, et al. Neurohumoral features of myocardial stunning due to sudden emotional stress [J]. N Engl J Med, 2005, 352 (6): 539-548.

[5] SHAO Y, REDFORS B, SCHARIN TANG M, et al. Novel rat model reveals important roles of β-adrenoreceptors in stress-induced cardiomyopathy [J]. Int J Cardiol, 2013, 168 (3): 1943-1950.

第五篇

治疗与再损伤

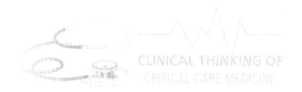

第五章　急性肾损伤时的液体管理

重症临床治疗是一个复杂的临床过程。之所以所复杂,是因为在这个临床过程中有众多的干预因素的参与。损伤因素作用于机体,通过对机体的干预导致疾病;治疗作用也是干预,通过对机体的干预治疗疾病。这样的描述似乎有些过于理想化,可以先看一下什么是干预。所谓干预,是指参与或加入一件原本未参加的事情,对这件事情实施原来不存在的作用或影响。如果把干预看成是一种行动,那么这个行动的本身无法区分好作用和坏作用,也无法确定正作用和副作用。干预是包括了所有这些作用的整体行动。只有确定了行动的方向目的和具体控制程度的目标,这个干预行动才有对错、正副之分。可见,治疗手段首先是一种干预,治疗效果必须建立在对这个干预作用方向、程度、时间上的严格、精准控制。否则,起到的效果不一定是治疗效果。这里说的再损伤,不同于临床上常说的副作用,而是指干预方法在治疗所期望的作用方向上导致的损伤。

当急性肾损伤发生时,肾脏作为维护体液平衡的重要器官,不仅不能正常地发挥其作用,还会和其他器官一起成为体液失衡的受害者,因此液体管理尤为重要。液体管理包括补充和清除两个方面。补液对预防低血量休克或是容量不足相关的急性肾损伤(acute kidney injury,AKI)至关重要,但补充的液体可能具有一定的肾毒性。越来越多的证据也在证实,过多的液体是有害的,不论这些多余的液体是在治疗过程中缓慢积聚的还是以扩容为目的的迅速增多的。液体管理作为 AKI 治疗中的重要一环,虽然是大家都非常熟悉的工作,但其中所蕴含的理念性的问题仍然不少。建立正确的思路是改善患者预后的基础。还是回到床边,看过患者,想想此时此刻,要不要补液或是清除液体? 如果需要,采取什么样的措施? 如果做,目标在哪里?

第一节　液体管理对肾脏的治疗与再损伤

治疗是给予患者的某种干预措施,是希望患者在该措施之下向好的方向发展。而再损伤是在该治疗过程中出现的不利于患者稳定和康复的因素,是我们希望在治疗过程中不出现或是少出现的部分。然而,再损伤常常如影随形地跟随着治疗,我们必须在给予一个治疗之前,知道再损伤的"影子"会在哪里,会有多大,如何去缩小它,就可以让治疗的"形象"更高大。

与其他手段一样,AKI 患者的液体管理也是一个整体的干预过程,包括了治疗,也包括了再损伤。补液、利尿和血液净化脱水是 AKI 容量管理的主要干预手段。液体管理一是为了避免因急性损伤导致的容量调节能力下降对包括肾脏在内的全身器官的影响;二是为了维护肾脏的血流动力学促进肾脏功能的恢复。补液,是为了补充血管内容量缺少的那一部分,但补多了就会导致淤血直接损伤肾脏乃至全身的血液循环系统；同时因为压力性或是通透性的原因，从血管内转移到组织间的那部分液体更是可以导致脏器水肿和功能受损；另外，作为一种药物，液体本身的毒性也会随着剂量的增加而增加。因为少尿是 AKI 的临床特征，也是导致液体积聚的重要原因和预后不良的危险因素，所以用利尿剂增加尿量的想法似乎合情合理，却又常常不能不面临使用后的沮丧，因为尿量可能没有增加，或是让我们更担心，利尿剂带来了新的损伤。血液净化作为管理液体的高端武器，似乎让我们对处理 AKI 患者更加游刃有余，不再惧怕任何时候给予患者足量的营养支持的液体量，不必在溶解抗生素时斤斤计较使用 50ml 液体还是选择肌内注射；但是血液净化带来的创伤、出凝血、和单位时间内容量或是过多或是不足等等问题，也是我们需要特别关注的。

当然，强调了再损伤，不是要我们在治疗上缩手缩脚。深刻地理解再损伤，实际上是让我们更好地掌握治疗，收放自如。熟知了再损伤存在于补液、利尿和血液净化等治疗的哪些环节和作用机制是什么，我们也就对 AKI 的液体治疗建立了一个比较好的思路。

另外，再损伤的监测也是容量管理的重要组成部分。再损伤的出现与否和表现的程度，一定程度上是制约某种治疗的一个限度，是对调整治疗强度和速度的警示，是制定下一步方案有价值的参考。有了这样的参考，治疗的剂量发生了改变，产生的效果可以完全不同，治疗向着更佳的方向发展，再损伤的表现则可以更小。同时，因为对再损伤的警惕性提高，也促进了判断容量状态的方法，进展到微量容量负荷试验、直腿抬高试验、脉搏变异率等等。由于再损伤的出现，干预的过程才能够向治疗的方向发展，不同的干预措施才能够更为有机地联系在一起，促进完整治疗方案的形成。

第二节　液体量的把握

容量的管理首先是在量的把握上。当血管内容量不足时，血流动力学缺乏稳定的基础，肾脏的"前负荷"不足，灌注不满意，其功能也必将受到影响。当血管内容量过多时，肾脏的"后负荷"增加，也不利于肾脏的灌注。容量不足与过多，可因为处理的不当发生在 AKI 救治的任何阶段。比如，休克阶段的过快扩容和病情缓解阶段的过度利尿或是通过血液净化脱水。扩容导致的肾脏"后负荷"的增加和进入到组织间隙而带来组织水肿等，以及脱水过度导致的容量不足等对肾脏的打击都是在"量"的层面发生的再损伤。

一、及时补充缺乏的液体

容量不足是 AKI 发生和发展的重要原因之一。近年来大家逐步认识到，缺血虽然不是感染性 AKI 的首要因素，但是在低容量的状态下不补充足够的液体，缺血仍然会在感染性 AKI 的致病因素中占有相当分量。Rivers 关于感染性休克的早期目标导向治疗（early goal directed therapy，EGDT）研究之所以风靡世界近 20 年，也是因为当年大家对及时、足量补液的认识和实施不足。液体补充得越及时，所需要的液体量越可能少，液体带来的再损伤也就越可能小。近年来发表的 Process 等研究未能发现目标导向治疗比"常规"治疗组获得更好的预后，但不可将其误解为及时的容量复苏是没有意义的。这些研究能得出这样的结论，恰恰是因为目前对补液的积极程度已经远远超越了 20 年前的状态，而成为了常规或是标准。可以说，EGDT 研究给了我们一个大致的方向，而 Process 研究则提示我们这个方向没有错，但我们需要寻找更合理的指标和精确的点。

二、避免过多液体的再损伤

当补液得到了充分重视之后，液体过多导致的问题也就逐步浮出水面。水肿不仅会出现在体表、低垂部位、肺和颅内，更可以出现在肾脏、胃肠道等以前大家不是那么在意的部位，而导致相应的器官功能出现损伤。对于保守还是积极补液的热烈讨论，反映出大家对容量过负荷的担忧。实际上，这是个不那么需要被讨论的问题，液体少了不行，多也一定要避免。

三、容量监测指标的选择与解读

生命体征监测是重症医学临床工作的重要组成部分，其作用不但是要对重症作出诊断，而且还要对治疗进行反馈性调节。监测的重要目的之一，就是将干预的程度定量化，根据病情的变化随时调整干预的方法和程度，使之更接近患者的情况。科技的发展让我们有了监测容量的直接手段，有了心室容积、全心舒张末期容积等"好"指标作为目标指导我们进行液体管理。实际上，指标没有绝对的好与坏，重要的是如何解读。

很多研究报道中心静脉压（central venous pressure，CVP）和血容量之间的关系并不密切，CVP 本身或者 CVP 一段时间的变化值，也不能预测液体对血流动力学的反映或者准确评估心脏充盈状态。因此，有人认为 CVP 不是"好"指标，建议放弃使用 CVP 来指导危重患者的液体复苏。然而，通过对不同参数和变量及相关因素（例如前负荷、呼吸的影响、影响 CVP 的生理因素和最佳心脏前负荷的判定）的深入理解，会发现 CVP 更丰富的内涵。在刘大为等提出的"容量三角"中，以 CVP、乳酸和容量反应性共同构成判断容量的三个重要的基本指标，将三者有机结合，简洁地归纳了容量管理的思路，也充分展示了 CVP 和另外两个指标的价值。

重症超声由于其无创性和床旁即时性，近年来在重症患者中得到了越来越多的应用。超声评价前负荷可分为静态指标和动态指标。超声静态前负荷指标包括左室舒张末面积（left ventricular end-diastolic volume，LVEDA）和左室舒张末容积（left ventricular end-diastolic volume，LVEDV）。经心室短轴测得的左室舒张末面积常被用来代表左室舒张末容积。左室舒张末面积或容积减少常提示严重低血容量，可作为在极端容量状态下指导液体治疗的一个前负荷指标。当超声影像出现左室舒张末面积明显减小或乳头肌"亲吻征"时，提示患者可能存在严重容量不足。但 LVEDA/LVEDV 不能作为预测重症患

者容量反应性的独立指标，需要与其他前负荷指标联合使用。动态指标包括左室流出道（LVOT）血流速、腔静脉测量及被动抬腿试验（passive leg raising test，PLR）时的超声测量等。若患者出现容量不足表现，如 LVEDA 明显缩小、下腔静脉膨胀指数明显增加，则提示停止血液净化的负平衡和进行补液治疗。相反，如果超声影像出现下腔静脉增宽，不随呼吸出现明显的变化，则提示容量充足或容量过负荷。

四、保持尽可能低的 CVP 原则

CVP 是循环系统中的一种固有的压力，其不仅受到血管内容量管理（液体的输注量、潴留或清除）的影响，而且还受各种疾病过程（胸腹腔内高压，肺动脉高压等）或治疗（机械通气）的影响。无论患者的容量状态如何，升高的 CVP 均可能通过阻碍肾静脉回流和引起肾间质水肿而损害肾脏。

"保持尽可能低的 CVP"的治疗理念已逐渐被国内外学者所接受。既要避免容量过多的高 CVP，又要避免容量不足的高 CVP。高容量导致的 CVP 升高既可能源自休克复苏时过度补液，也可能是因为休克复苏后期液体在体内过长时间存留，因此这两种情况都需要得到足够的关注。容量不足合并高 CVP 的情况对液体管理提出了更高的要求。此时的 CVP 升高可能是因为胸腹腔压力的升高，如果单纯以 CVP 评估容量，可能会造成延迟补液，甚至是过度使用利尿剂或超滤，导致不必要的容量减少，从而导致心脏前负荷、心排血量和肾血流量的降低；但这并不意味着不需要降低 CVP，而是要通过降低肺动脉压力、心包腔压力和胸腔腹腔内压等降低 CVP，并为容量扩充提供必要的空间。这种情况下，有必要考虑对心排血量、CVP，以及肾脏灌注进行严格持续的监测。

很显然，最佳 CVP 的确定是需要个性化的。不同患者人群，或者说类似的患者队列在疾病的不同阶段，最佳 CVP 水平也是不一样的。

五、允许性低滤过的复苏理念

2012 年，Chawla 等提出"允许性低滤过"的概念，其核心是"避免过度增加肾血流和肾小球滤过率（glomerular filtration rate，GFR）导致病情

恶化"，具体包括：①避免损伤的肾脏过度做功；②通过适当的血液净化减轻肾脏负担。其治疗目标既要提高生存率又要减少肾功能的持续降低。这样的"低滤过"才能避免潜在不良事件的发生（如液体过负荷、低磷、低体温等）。全身或肾脏血流动力学不稳定是导致 AKI 的重要因素之一。"允许性低滤过"是"允许性"地改善肾脏灌注，是在有效监测下对肾脏血流动力学的精细调控。目前较为实用的监测手段依然有限，重症超声技术由于其便携、无创、可重复等优点，逐步用于指导 AKI 的评估与治疗。肾脏超声动态监测可为 AKI 治疗中调控肾脏血流动力学提供参考。逐渐成熟的肾脏超声方案将为"允许性低滤过"的实施提供帮助。

第三节 治疗措施的实施

如前所述，治疗难免伴随着再损伤，因此在选择和实施治疗方案时，要对再损伤有充分的考虑。

一、液体的选择

液体的本质是药物，除了要计算量，更要考虑质。晶体、胶体之争，白蛋白是否可以改善病死率，"生理盐水并不生理"等问题，一直是讨论的焦点。在 AKI 的处理中，液体既是 AKI 的希望，也可能会是其"凶手"。液体可以在"量"之外，作为独立危险因素对肾脏造成再损伤。

液体首先可以分成胶体液和晶体液。胶体液因为能提高胶体渗透压，维持血管内容量的时间长而曾经受青睐。近些年的研究显示，多种胶体液的效果低于预期，并且存在一定的肾毒性。明胶和淀粉溶液等是既往很常用的人工胶体液。研究数据显示，明胶和羟乙基淀粉在有 AKI 风险的患者中的益处并不明确，且有因渗透性肾病导致 AKI 的风险。白蛋白作为天然胶体，曾经被认为是最佳的液体，自 SAFE 研究发表以来，越来越多的证据表明，除了在肝肾综合征和非体外循环的冠状动脉旁路移植术外，不能明确白蛋白可以减少 AKI 的发生或是血液净化的使用。目前主张除非晶体液扩容无效，否则尽量避免使用胶体液，尤其是羟乙基淀粉；在感染性休克时如需要使用大量胶体液可加用白蛋白。晶体液主要包括 0.9% 氯化钠溶液和各种平衡盐溶液。0.9% 氯化钠溶液因可导致有可能损伤肾脏的高氯血症而存在争议，而平衡盐溶液是否优于 0.9% 氯化钠溶液并无定论。最近的几项关于平衡盐溶液的研究，SPLIT、SALT-ED 和 SMART 研究，结论不尽相同，但当前倾向于尽量避免因补液导致高氯血症；如果没有低氯血症可选择平衡盐溶液，如果有低氯血症选择 0.9% 氯化钠溶液；在扩容的过程中，注意监测血氯浓度。

二、利尿剂的使用

目前没有可靠的证据支持利尿剂可以"保护"肾脏、"预防"AKI，或是促进 AKI 康复，但是呋塞米、甘露醇等利尿剂仍常常被用来辅助管理容量的平衡。在避免因液体过负荷加重肾脏损伤的层面，利尿剂具有一定的积极作用，但是要警惕利尿剂可能会因降低全身或是局部循环血量而导致肾前性肾脏损伤。在心脏术后、挤压综合征、造影剂肾病等导致的 AKI 的研究中，均发现利尿剂对保护肾脏功能可能无效或是有害。基于目前的证据和改善全球肾脏疾病预后组织（Kidney Disease：Improving Global Outcomes，KDIGO）指南，理一理使用利尿剂的思路，可以总结为：①不以清除液体之外的治疗作用为目的；②如用于清除液体，有适当的监测目标，必须避免过度。

三、血液净化中的管理

血液净化技术飞速发展，是重症患者治疗的一大利器，尤其是在辅助 AKI 患者的容量管理，具有不可替代的作用。从血流动力学的层面讲，连续性的治疗模式较间断性的模式具有更好的稳定性，有利于避免肾脏的血流动力学波动，对促进 AKI 的康复具有潜在的好处。但是，由于血液净化中大量的液体进出体内、使用抗凝药物，以及导管置入相关的损伤、出血和感染等原

第五篇

治疗与再损伤

因,再损伤也是需要更高级别警惕的问题。

(一) 容量的分级目标管理

可参考 Metha 等提出根据患者的病情轻重,将重症血液净化的容量分级管理,可供临床实践参考。

1. **一级水平容量管理** 适用于治疗变化小,血流动力学稳定,能耐受暂时性容量波动的患者。一般以 8~24 小时作一时间单元,估计 8~24 小时内应去除的液体量,然后计算和设定脱水速率。此级水平的液体管理从整个时间单元来看,患者达到预定容量控制目标,但可能在某一时间点容量状态存在一定波动。

2. **二级水平容量管理** 适用于病情相对较轻的重症患者。将总体容量控制目标均分到每一时间段,以此确定超滤率,再根据即时的液体输入量来调整脱水速率,以保证每小时患者都达到液体平衡,避免患者在某一时间点出现明显容量波动的现象。

3. **三级水平容量管理** 适用于存在血流动力学不稳定、心力衰竭、脑水肿或肺水肿的患者,以及儿科重症患者。以精确的血流动力学指标随时指导调节每小时液体的净平衡。此级水平根据血流动力学指标,CVP、肺动脉楔压(pulmonary arterial wedge pressure,PAWP) 或全心舒张末容积等来保证患者的最佳容量状态。

(二) 容量的连续与动态管理

在不同的病理生理情况下,或病情的不同阶段,对液体平衡的要求也是不一样的,对血流动力学指标的设定值也可能是不一样的。比如说,低血容量性休克往往要求液体正平衡;而充血性心力衰竭往往要求液体负平衡;感染性休克早期(如 6 小时之内)往往需要快速补液,以补充因毛细血管渗漏及血管扩张引起的容量不足,液体平衡目标也应设为正平衡;而在感染性休克治疗的优化和稳定阶段(如 6~72 小时),液体平衡目标应维持在零平衡左右,避免液体大入大出;在感染性休克的降阶梯阶段(如 72 小时后),液体平衡目标应设为负平衡。

(三) 警惕再损伤

首先,要严密监测电解质和酸碱的平衡。血液净化可以导致血液 pH 和离子水平在短时间内出现显著的变化,个体化的置换液或透析液的配方,一定时间间隔的监测和及时对配方进行调整,对防止电解质和酸碱失衡至关重要。

其次,是对出凝血的监测。为保持体外通路的通畅,常常需要使用肝素等抗凝药物。使用不足可导致管路甚至是体内形成血栓;管路的凝血导致治疗的中断,达不到预期的目标。而药物过量可导致局部或全身出血。在没有禁忌证的情况下,枸橼酸抗凝导致出血的风险会小一些,但需要增加体内和滤器后钙离子的监测,对酸碱平衡的监测要求也更高一些。

再有,加强深静脉导管的管理。深静脉导管作为血液净化的必要通路,属于有创操作的范畴。在留置导管的过程中和之后都有出血、血栓、感染等风险。

总之,急性肾损伤时的液体管理是个同时涉及肾脏和全身的综合问题,可以保护肾脏并助于全身的恢复;也可能为肾脏和相关的器官带来新的问题。相关的进展令这个领域的问题在争执中不断前进,逐步清晰。我们在深刻理解 AKI 的病理生理机制、各种监测参数的内涵,以及治疗手段的能力与不足的基础上,针对具体的患者建立清晰的治疗思路,争取最大可能地改善患者的预后。

(陈秀凯)

主要参考文献

[1] 刘大为. 重症治疗:"目标"与"目的"[J]. 中华危重病急救医学, 2015, 27 (1): 1-2.

[2] 刘大为. 重症的病因治疗:"先瞄准,后开枪"[J]. 中华内科杂志, 2018, 57 (9): 617-620.

[3] 刘大为. 血流动力学治疗: 新理念新目标 [J]. 中华医学信息导报, 2016, 31 (10): 11.

[4] 张宏民, 刘大为. 重症医学临床思路的培养 [J/CD]. 中华重症医学电子杂志, 2015, 1 (1): 26-27.

[5] 刘大为. 重症的治疗与再损伤 [J]. 中华危重病急救医学, 2014, 26 (1): 1-2.

[6] 姚波, 刘大为, 王小亭, 等. 液体负平衡对感染性休克患者临床预后的影响 [J]. 中华医学杂志, 2014, 94 (41): 3206-3210.

[7] YEALY D M, KELLUM J A, HUANG D T, et al. A randomized trial of protocol-based care for early septic shock [J]. New Engl J Med, 2014, 370 (18): 1683-1693.

[8] CHEN X, WANG X, HONORE P M, et Al. Renal failure in critically ill patients, beware of

applying (central venous) pressure on the kidney [J]. Ann Intensive Care, 2018, 8 (1): 91-97.

［9］RAJENDRAM R, PROWLE J R. Venous congestion: are we adding insult to kidney injury in sepsis [J]. Crit Care, 2014, 18 (1): 104.

［10］杜微, 刘大为. Frank-Starling 曲线与容量管理 [J]. 中国实用内科杂志, 2015, 35 (11): 887-890, 896.

［11］王小亭, 刘大为, 于凯江, 等. 中国重症超声专家共识 [J]. 临床荟萃, 2017, 32 (5): 369-383.

［12］SCHNELL D, DARMON M. Renal Doppler to assess renal perfusion in the critically ill: a reappraisal [J]. Intensive Care Med, 2012, 38 (11): 1751-1760.

［13］LEITE T T, MACEDO E, PEREIRA S M, et al. Timing of renal replacement therapy initiation by AKIN classification system [J]. Crit Care, 2013, 17 (2): R62.

［14］MOELLER C, FLEISCHMANN C, THOMAS-RUEDDEL D, et al. How safe is gelatin? A systematic review and meta-analysis of gelatin-containing plasma expanders vs crystalloids and albumin [J]. J Crit Care, 2016, 35: 75-83.

［15］陈秀凯, 杨荣利, 刘大为. 救治急性肾损伤: 允许性低滤过与血液净化 [J]. 中华内科杂志, 2014, 53 (6): 428-430.

第五篇

治疗与再损伤

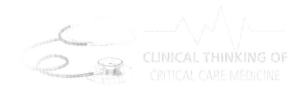

第六章　急性脑损伤时的治疗与再损伤

重症的临床表现有着明确的特殊性,不但发展过程急剧,危及生命,而且病情复杂,多种损伤因素之间有着千丝万缕的联系。因此,重症的临床治疗需要在短时间内,迅速抓住病情的关键要点,捋清思路,建立治疗策略和实施流程,并且可以在临床精准执行。面对这样的临床挑战,认清病情的进展性,掌握治疗的干预性,是非常重要的两个方面。病情的进展性,是指病情迅速变化,导致了在不同时间点的针对性治疗方法不同,甚至治疗原则也不同的特性。

急性脑损伤就是这样的一个机体损伤的过程。面对脑损伤,临床上常说到"脑保护",或"保护为先"原则,原意上是要避免颅脑继发性损伤发生。但从临床思维管理和临床治疗流程的设计上,在所制定的治疗策略中,这样的表述明显降低了颅脑作为治疗靶器官的主导位置。急性脑损伤可以是颅脑直接受到损伤作用力的影响,也可以是机体其他器官或系统受到直接损伤后,颅脑受到间接损伤。甚至,针对其他器官的、被称为治疗方法的干预措施,也会对颅脑产生损伤作用。急性脑损伤的临床治疗,明显地体现了重症医学治疗与再损伤思维方式的具体临床应用。

第一节　调节应激反应的治疗与再损伤

在急性脑损伤的发生发展过程中,颅脑可以受到来自多方面干预因素的损伤。从重症病情自身发展的方面,主要聚焦在伤害性应激反应控制,颅脑结构性管理,脑灌注导向的血流动力学管理等几方面。任何临床干预措施都可能具有治疗作用或损伤作用。每个以脑保护为目标的干预措施都需要关注治疗与再损伤,在临床决策时需权衡治疗和再损伤的利弊,结合病情所处的阶段,给予适当的干预强度和干预时程,尽量减少或避免再损伤的发生和发展,最大化落实治疗效果。

调节伤害性应激反应是急性脑损伤临床管理的基石。急性颅脑损伤患者在受伤时瞬间即存在严重应激反应。这种伤害性应激反应,可能导致患者出现炎症反应、细胞凋亡、细胞水肿,缺血缺氧改变,甚至出现交感风暴,脑代谢率明显增加,陷入恶性循环,加重颅脑损伤。调控应激反应,降低脑代谢,根据具体情况寻找适合的稳态点是急性脑损伤临床治疗的基石。降低脑代谢,调控应激反应,临床实践中首先需要做到避免患者发热,避免患者寒战,避免反复刺激患者,避免患者躁动,避免患者抽搐。

在失控应激反应启动后,目标性体温管理和镇痛镇静治疗是首要的有效调控手段。急性脑损伤患者通过目标性体温管理可以达到抑制有害基因表达、抑制炎症因子和炎症反应、改善血脑屏障通透性、改善脑血流调节能力、降低脑代谢等作用。但是在目标性体温管理过程中,存在很多的干预相关再损伤风险。首先，低温治疗对于颅脑可能起到降低脑代谢、改善脑血流状态等治疗性作用。但低温可能造成胃肠道功能运动抑制、肠道细菌移位、反流误吸风险增加。低温可以导致心脏收缩功能抑制，临床通常可见低温治疗过程中出现弥漫性心功能抑制，中心静脉压增高。中心静脉压增高又可能产生肾脏等器官功能的损伤，这些都是低温治疗的再损伤。其次，是目标性体温管理的温度值。温度高了达不到脑保护效果，温度低了可能产生低温相关的心脏功能抑制、酸中毒、凝血功能障碍等损伤，在疾病的不同阶段，根据不同脑功能需求，温度目标值也需要随时调整，评估其必要性与有效性。根据脑血流动力学监测原则，以改善脑灌注和氧合为目的，确定体温管理目标值，最大程度上发挥干预措施的治疗作用，减少再损伤发生。最后，体温管理过程在诱导、维持和复温期均有不同的注意细节。诱发低温过程如何做到平稳顺利，不发生寒战，快速达到体温治疗目标；维持体温过程中如何做到平稳稳定，避免体温波动；复温过程中如何控制速度，监测复温对颅脑功能的影响，脑保护的临床思维和规范流程实施需要贯穿

于始终，避免相应损伤。在低温诱导过程中，临床常常在药物降温未达目标时，直接启动物理降温，诱发寒战，导致产热增加，不仅温度目标控制不理想，还可能产生寒战相关的损伤等，需要特别注意避免。

同样，镇痛镇静是管理伤害后应激反应的重要手段，通过阿片类药物镇痛阻止中枢传入损伤，右美托咪定等镇静药物抑制伤害后刺激传出，注重对伤害后应激反应的多维度评估是未来重要的研究方向。镇痛镇静药物对于急性脑损伤患者，尤其是存在严重疼痛和应激状态、交感风暴的患者，可以降低交感神经兴奋性，减少外周阻力，降低心肌收缩力，降低全身氧耗和脑氧耗，是维持脑稳态的重要方法。但应用镇痛镇静药物同样也可能导致血压下降，血压降低到一定程度时，甚至可导致组织低灌注，影响脑灌注。此时镇痛镇静药物对循环的影响表现为再损伤。可见在应激后伤害反应管理过程中，无论是目标性体温管理、镇痛镇静管理，还是抗交感神经兴奋治疗，都存在干预强度、干预时程、干预目标的问题，需要关注治疗与再损伤。

第二节　颅脑结构性管理中的治疗与再损伤

急性脑损伤患者的颅内压管理是临床重要的目标。颅内压主要由脑血容量、脑组织和脑脊液决定。脑组织的明显增加（占位效应和水肿）和脑脊液动力学障碍是导致颅内压增高的主要因素。对于颅脑的结构性评估有助于颅脑顺应性评价，是治疗决策的重要依据。尤其对于原发神经系统疾病的重症管理需要特别关注颅脑结构性改变，注重占位性效应管理、脑脊液引流和脑组织管理。

脑脊液的引流通常分为改善脑脊液动力学和脑室外引流/腰大池引流管理。脑脊液引流的治疗对于颅脑结构改变，梗阻性脑积水解除，颅内压力控制都起到治疗作用。但脑脊液引流的速度过快，引流量过大有可能导致颅内压力急剧地变化，出现再损伤。长期留置导管还可能导致颅内感染风险增加。

在脑组织管理上，近年来新脑脊液动力学假

说提出脑脊液吸收依赖于渗透浓度，脑脊液通过渗透作用调节脑容量，在维持中枢神经系统稳态中起到重要作用。临床中常常通过高渗盐水等维持渗透压水平，对于颅脑来说，高渗盐水治疗可能有助于脑脊液动力学改善，控制颅内压、减少硬膜下积液等形成，具有治疗作用。但渗透治疗可能导致大量输注高氯性液体，肾血管收缩，减少肾脏血流并造成肾小球滤过率降低，从而增加肾损伤的风险。尤其当机体器官功能受损，特别是肾功能损伤、机体代偿容量减少、短时间快速大量液体输注、其他药物或代谢产物大量竞争性经肾脏排出等病理状态下，肾脏难以及时有效地排出血浆中过高的氯，这会进一步加重肾损伤。为此在治疗过程应密切监测血清渗透压、电解质、颅内压反应、高渗液体对动脉血压和液体平衡的影响，以避免渗透疗法再损伤。

第三节　颅脑血流动力学管理中的治疗与再损伤

颅脑血流动力学管理在急性脑损伤患者重症管理中具有核心地位。急性脑损伤患者治疗终极目的是获得良好的神经系统结局，脑血流和氧的充足性是保证良好结局的重要保障。在重症神经患者大循环稳定基础上，根据颅内动脉脑血流监测，通过脑血流频谱形态、脑血流速度、脑灌注指数评价，结合颅外血管评估，区分出高灌注、脑血管痉挛、低灌注、正常脑血流等不同脑血流状态，分析病因，给予针对性治疗，是脑保护的核心治疗。

脑血流状态改变，进一步进行脑血流调节能力评估是颅脑血流动力学治疗的重要组成部分。急性脑损伤患者脑血流调节能力损伤非常普遍。最近的一项纳入脑出血、蛛网膜下腔出血、缺血性脑卒中和创伤性颅脑损伤患者的研究中发现，无论昏迷病因如何，保持在理想灌注压水平的患者比例只有 40%，患者血压水平在理想灌注压之外的时间超过 83.7%。急性颅脑损伤患者脑血流调节功能受损，合适的平均动脉压范围区间缩窄，有的仅 5~20mmHg。由此，可以解释以统一的脑灌注压或者平均动脉压目标值为治疗导向的急性创伤性脑损伤患者"群体化"管理方案，未观察到结局改善的原因。相对保留完整脑血流调节能力的急性脑卒中患者，可能受益于积极的降血压治疗，因为平均动脉压刚好在脑血流调节能力血压区间内，从而可以改善临床结果和减少不良副作用。对于脑血流调节能力受损的脑卒中患者来说，血压的迅速降低可能适得其反。大部分脑卒中患者存在脑血流调节能力受损，且预后更差。所以重视脑血流调节功能评估，寻找合适平均动脉压范围或者最佳血压并将其应用于急性脑损伤患者个体化救治，是脑灌注为目标导向脑血流动力学管理方案的核心环节。

急性脑损伤患者的颅脑血流动力学管理，重在确定和维持适当的治疗目标，其始终是颅脑血流动力学治疗的重要任务，不适当的治疗目标将对机体造成损害。不适当的血压和心排血量，将难以实现改善脑灌注的目的，同时，不适当的干预程度可以使心脏负荷增加、心肌耗氧量增大，而以血管活性药物带来的血压升高，还可能造成组织灌注不足，其他器官功能受损。

因此，在临床实践中，夯实脑灌注导向的颅脑血流动力学管理策略，探寻颅脑血流调节的上下界限，维持血压目标在血流调节能力范围内，可以维持恒定的脑血流量，减少血压波动对颅脑的损伤，同时关注目标血压对于全身其他脏器的影响，避免再损伤，是急性脑损伤患者重症管理的核心治疗。

第四节　优化二氧化碳分压的治疗与再损伤

急性颅脑损伤患者由于严重应激，呼吸驱动增加，常常导致低二氧化碳血症，而镇痛镇静治疗以及机械通气过程中，有可能导致高二氧化碳血症。低氧血症、高二氧化碳（CO_2）血症可损伤线粒体功能、减少代谢，引起继发性颅脑损伤；而高氧、低二氧化碳可引起血管收缩、脑灌注减少，同样加重脑损伤。这就意味着对于急性脑损伤患者救治，维持二氧化碳分压 35~40mmHg 正常范围的重要性。

急性脑损伤患者维持合适的脑血管 CO_2 反应性是评价脑血管储备功能的重要指标，其受损与脑缺血事件密切相关。CO_2 分压及动脉血压改变都可以导致脑血管扩张与收缩，两者相互影响。当 CO_2 在高水平时，会导致保留脑血流调节能力的血压区间缩窄。也就是说，不同 CO_2 水平其合适的平均动脉压是不一样的。同样随着动脉血压的下降，脑血管 CO_2 反应性下降，当动脉血压下降至正常 66%，脑血

管 CO_2 反应性几乎消失。临床管理急性脑损伤患者时,应稳定呼吸模式,避免二氧化碳分压(partial pressure of carbon dioxide,PCO_2)波动,优化脑血管 CO_2 反应性,维持患者最佳的脑血管储备。当二氧化碳分压改变时,需要注意重新确定和维持保留脑血流调节能力的血压治疗目标,避免二氧化碳分压改变带来的脑灌注损伤。

第五节 以"稳、等、防、促"为原则,强化治疗、避免再损伤

在急性脑损伤患者治疗过程中,伤害性应激反应控制,颅脑结构性管理,脑灌注导向的血流动力学管理是脑保护的核心治疗。在所有治疗过程中,都强调"稳、等、防、促"的基本原则。而治疗与再损伤的理念贯穿于始终。

1. **稳** 强调恢复稳态,维持稳定。例如重症创伤性颅脑损伤患者,创伤直接造成颅脑损伤,导致神经元死亡、血脑屏障破坏、脑代谢改变、脑血流自主调节功能损伤、脑血流改变,进而发生脑缺血缺氧、脑稳态失衡;缺血性脑卒中患者,由于血栓或栓塞血管闭塞,脑血流下降,兴奋性神经递质释放,离子失平衡,导致细胞死亡,炎症反应,机体稳态失衡。为此,在损伤后快速纠正稳态失衡,力求恢复患者稳态或者维持稳定,是保护脑功能,也是急性脑损伤患者救治基本原理的首要点。新稳态的目标确定,需要通过上述伤害性应激反应控制,颅脑结构性管理,脑灌注导向的血流动力学管理等方面进行治疗,整个过程均需要充分考虑治疗与再损伤,寻找患者临床场景下最合适患者的稳态。

2. **等** 强调在长时程治疗过程中,始终要明确治疗目标与目的,坚持连续与动态监测,将脑保护理念贯穿于全病程始终,耐心等待患者康复。急性脑损伤患者的治疗时程通常很长,不同阶段脑损伤的病理生理改变不同,脑血流改变不同。疾病时程不同,可能存在脑过灌注、脑缺血、脑血管痉挛等不同表现,在临床决策时需权衡治疗和再损伤的利弊,结合病情所处的阶段,给予适当的干预强度和干预时程,尽量减少或避免再损伤的发生和发展,耐心精细地调整治疗,重视细节管理,等待患者康复好转。

3. **防** 防感染,防损伤。在恢复稳态、维持稳定、等待康复的过程中,需要防止院内获得性感染的发生,防止干预相关性再损伤的发生。例如急性脑损伤患者,由于存在不同程度意识障碍,通常选择人工喂养。早期肠内营养治疗可以提供能量保障,保护肠道屏障,减少细菌移位和感染风险。但是营养治疗的热卡数,蛋白供给量的目标确定,在不同时期干预强度需求不同。急性期热卡供给过多,可能产生代谢增加,营养不耐受,代谢增加导致二氧化碳潴留、反流误吸等,引起再损伤发生。康复治疗过程,营养治疗目标喂养量不足,可能导致营养供给不足,营养不良和肌肉萎缩等发生。急性脑损伤患者肠内营养途径选择也至关重要。如果胃肠道动力明显受损,经胃喂养可能导致吸入性肺炎发生。在胃残余量测定反应肠内营养耐受性的临床实践中,又常常导致肠内营养不必要的暂停和抽吸物未注回所致的热卡量不足。可见,避免各种干预相关性损伤的发生,做好"防"是患者良好神经系统结局的重要保障。

4. **促** 促苏醒,重康复。急性脑损伤患者的神经系统功能结局是治疗评价的重要指标。在重症疾病的治疗过程中,康复理念需要贯穿于始终。在不同的阶段,坚持结合患者病情,将神经康复、肢体康复、呼吸康复等康复治疗融入整体治疗过程中,促进患者苏醒和生活能力恢复。在康复治疗过程,需注意康复目标的制定,关注康复训练对心肺功能、脑功能等产生的影响。

综上所述,干预导致的再损伤通常有两个方面的原因,即干预的性质和程度。治疗目标的确定首先明确了干预措施的性质,如血压的升高或降低,液体的正负平衡,动脉血二氧化碳分压的高或低等。干预性质的错误可导致严重的损伤

作用,乃至严重的后果。干预程度直接影响着作用的结果,如镇痛镇静的深浅程度、体温的高低等都直接影响着治疗作用与损伤作用优势地位的相互转换。关注急性脑损伤患者治疗整个过程的治疗与再损伤,是重症临床治疗精准临床执行,以及重症医学临床思维体系转化为临床实践的重要保障。

(张丽娜)

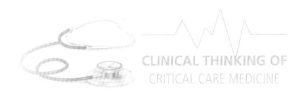

第七章 抗凝治疗中的治疗与再损伤

重症的临床治疗过程,实际上是一个干预的过程。重症有着自身明确的临床特殊性,不但发展过程急剧,危及生命,而且病情复杂,多种损伤因素相互作用。重症临床治疗也必须具有针对性的特点,具有较强的干预性,而且必须临床思路明确,能够精准地被执行。

抗凝治疗是重症临床治疗方法的重要组成部分。大多数重症患者都会合并出凝血功能的改变,此时,出凝血疾病既是导致重症的常见原发疾病,又可能是针对原发病治疗带来的再损伤。

第一节 抗凝治疗开始的时机和准备

重症临床治疗中抗凝治疗主要为了预防与治疗静脉血栓栓塞(venous thromboembolic, VTE)性疾病,包括深静脉血栓(deep venous thrombosis, DVT)和肺栓塞(pulmonary embolism, PE)。患者由于先天或者后天获得的原因(例如抗磷脂综合征、长期卧床或静脉壁损伤),出现静脉系统内血栓形成,由于各种原因导致深静脉血栓脱落,沿着静脉回流进入肺动脉系统就会导致不同程度的肺栓塞。深静脉血栓最严重的并发症就是肺栓塞,据报道一旦发生肺栓塞患者1个月内的死亡率大于30%。除了肺栓塞,深静脉血栓的并发症还包括慢性静脉功能不全和血栓后综合征,而抗凝治疗正是针对各种类型新发生深静脉血栓的标准治疗。

抗凝治疗开始之前必须要做患者的出血风险评分,因为出血本身就是抗凝治疗带来的再损伤。如果是少量出血可能尚不足以影响患者的预后,但如果是大出血或者是重要器官出血则将严重影响患者的治疗预后。一般来说,参考下面列出的出血相关危险因素:①年龄大于65岁;②服用抗血小板药物;③有出血病史;④既往抗凝控制不好;⑤酗酒;⑥恶性肿瘤活动期;⑦糖尿病;⑧肝衰竭;⑨频繁摔倒;⑩肾衰竭;⑪近期手术;⑫之前脑卒中;⑬血小板减少。有研究显示如果患者没有这些高危因素可被视为低风险患者,即大出血概率为0.8%;如果有一项高危因素则是中等程度风险患者,大出血概率为1.6%;此外则属于高风险患者,大出血概率在6.5%以上。通过出血风险评估,我们就可以对高风险患者进行活动性出血的监测,并及时纠正抗凝治疗带来的出血这一再损伤。

抗凝治疗的目标主要是两大方面。一方面,预防已经产生的深静脉血栓继续增长甚或是脱落导致大面积肺栓塞,同时预防其他部位深静脉血栓形成;另一方面,降低深静脉血栓的长期慢性并发症,如:血栓后综合征(post thrombotic syndrome, PTS)和慢性肺动脉高压。如果没有得到有效的抗凝治疗,3年之内再次发生有症状VTE的风险约为25%,2年之内发生PTS的风险是25%而慢性肺动脉高压的发生率是4%。目前,明确的开始抗凝治疗的指征包括:①近端的下肢DVT;②有症状的小腿肌间静脉血栓;

③有症状的上肢远端静脉血栓(例如锁骨下静脉血栓);④肺栓塞;⑤已经存在亚段肺栓塞而且患者有再次发生的风险;⑥有亚段肺栓塞且静脉血栓风险评分高的患者,⑦虽然静脉血栓风险评分低,但是患者活动受限,合并恶性肿瘤活动期或者正在接受化疗亦或者心肺储备功能低下,经过充分评估出血风险不高的患者。

第二节 抗凝药物的选择和应用

抗凝药物主要包括维生素K拮抗剂(如华法林)、普通肝素、低分子量肝素,以及磺达肝癸钠,还有新进推出的新型口服抗凝药物,如达比加群酯、利伐沙班等。

根据2016年美国胸科医师学会(The American College of Chest Physicians,ACCP)发布的第10版《静脉血栓栓塞性疾病抗栓治疗指南》,VTE患者的抗凝治疗药物应用的时机和选择见表5-7-2-1。一旦开始抗凝治疗,就需要同时警惕抗凝治疗带来的再损伤——出血。即使已经将患者分为出血的高中低危险人群,我们依旧需要床旁密切观察,警惕患者出现皮下和黏膜组织出血、消化道出血、手术伤口出血,以及后果最为严重的颅内出血。

表 5-7-2-1　VTE 抗凝治疗的时机和抗凝药选择

患者类型	急性期(即 0~7 天)	长期用药(7 天至 3 个月)	延长期(根据情况超过 3 个月的治疗)
普通患者	普通肝素,低分子量肝素、磺达肝癸钠或者直接口服抗凝剂(利伐沙班、阿哌沙班)	直接口服抗凝剂(利伐沙班、阿哌沙班、达比加群酯、依度沙班)或者华法林	接受之前抗凝药物治疗过程中DVT再次发作;无明显诱因腿部DVT或者低中出血风险的患者腿部DVT
肾衰竭(肌酐清除率<30ml/min)或肝衰竭伴有凝血功能障碍	普通肝素	华法林	华法林
血流动力学不稳定的肺栓塞	普通肝素或者低分子量肝素	未有定论	未有定论
妊娠或者恶性肿瘤活动期	普通肝素或者低分子量肝素	低分子量肝素	低分子量肝素

一、抗凝治疗的监测

上述抗凝药物分别有其各自作用的凝血瀑布中的靶位点(图5-7-2-1)。传统的治疗方案是初始给予普通肝素或低分子量肝素抗凝,同时重叠华法林至少5天。目前有证据显示新型口服抗凝药在控制静脉血栓栓塞性疾病方面同样有效,而且出血的风险更低,但这只是对于普通患者而言,如果患者有体重指数>40kg/m²,肌酐清除率<30ml/min或肝功能不全,由于新型口服抗凝药物缺乏有效的监测手段,就不作为推荐使用了。2016年ACCP第10版《静脉血栓栓塞性疾病抗栓治疗指南》明确提出,新型口服抗凝药可以应用于急性期和之后的长期用药,这是因为该药物无需监测的特性,使患者可以在家或者疗养院接受治疗,从而明显增加了依从性。但是对于特殊的患者,例如存在肾脏疾病的患者,还是需要口服华法林抗凝。同时合并有冠心病和胃肠道出血的患者,如果想长期口服抗凝优先选择华法林,因为其可以通过监测凝血功能,避免出血风险,而且一旦华法林抗凝过量,也有特殊的拮抗药。

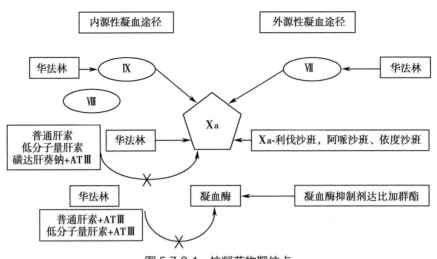

图 5-7-2-1　抗凝药物靶位点

普通肝素和华法林的使用需要检测仪器监测相关指标,达到最佳治疗效果同时减少出血风险。华法林需要监测凝血酶原时间(PT)/国际标准化比值(INR),肝素则需要监测传统的活化部分凝血活酶时间(APTT),当然有的机构更推崇抗 Xa 活性的监测。早期很多医疗机构认为低分子量肝素的作用无需监测,目前有大量的文章推荐也采用抗 Xa 活性来监测低分子量肝素的有效性(推荐目标值为 0.11-0.20IU/ml),但是由于很多医院尚未开展该检查项目,故而难以普及。关于新型口服抗凝药,暂时尚未达成一致的凝血功能监测标准,多数是按照说明书口服即可,一旦出现出血风险或者抗凝不达标,则考虑改为华法林甚至普通肝素目标滴定治疗。

二、不同药物抗凝治疗的有效性和出血风险

肝素和低分子量肝素除了抗凝作用还有其他生理学作用。因此,带来了治疗的不同,和再损伤的不同。而更有针对性的三种药物为凝血酶抑制剂达比加群酯,Xa 因子拮抗剂利伐沙班,以及通过抗凝血酶Ⅲ(AT Ⅲ)介导的对因子

Xa 选择性抑制达到抗凝效果的磺达肝癸钠。通过选择性结合于 AT Ⅲ,磺达肝癸钠增强了 AT Ⅲ对因子 Xa 原本的中和活性(大约 300 倍),因而打断了对因子 Xa 的中和作用继发的凝血级联反应,并抑制了凝血酶的形成和血栓的增大。磺达肝癸钠本身不能灭活凝血酶(活化因子Ⅱ),而且对血小板没有作用。

从现有资料看,在起初的普通肝素或者低分子量肝素抗凝后过渡到长期抗凝的时候,无论是在全因死亡率、再发血栓,还是在大出血事件的发生方面,低分子量肝素都要优于长期口服华法林(RR=1.01,95% CI:0.89~1.14;RR=0.65,95% CI:0.51~0.83;RR=0.86,95% CI:0.56~1.32)。表 5-7-2-2 更是清晰地显示,和传统的使用低分子量肝素继而口服华法林相比,使用新型口服抗凝剂的患者再次发生 VTE 的风险,统计学上没有升高,似乎还偏低,但是各种出血风险,包括大出血、含有大出血的各种类型出血、颅内出血、致命性大出血的风险都是明显偏低的。因此,难怪2016 年 ACCP 第 10 版《静脉血栓栓塞性疾病抗栓治疗指南》中偏向于应用新型口服抗凝剂。

表 5-7-2-2　VTE 新型口服抗凝药和低分子量肝素后继而长期口服华法林抗凝的比较

来源	用药	疗程 /m	再发 VTE/%		大出血 /%		大出血 +CRNM,/%		ICH 人数 / 人		致命大出血 人数 / 人	
			NOAC	SC	NOAC	SC	NOAC	SC	NOAC	SC	NOAC	SC
Prins et al,2013(*n*=8 282)	利伐沙班,15mg,2 次 /d 持续 3 周,改为 20mg,1 次 /d	3,6,或 12	2.1	2.3	1.0	1.7	9.4	10.0	5	13	3	8

来源	用药	疗程/m	再发VTE/%		大出血/%		大出血+CRNM,/%		ICH人数/人		致命大出血人数/人	
			NOAC	SC	NOAC	SC	NOAC	SC	NOAC	SC	NOAC	SC
Agnelli et al,2013 (*n*=5 244)	阿哌沙班,1mg,2次/d持续1周,5mg,2次/d	6	2.3	2.7	0.6	1.8	4.3	9.7	3	6	1	2
Schulman et al,2009 (*n*=2 539)	LMWH 1周,达比加群酯150mg,2次/d	6	2.4	2.1	1.6	1.9	5.6	8.8	0	3	1	1
Buller et al,2013 (*n*=8 240)	LMWH 1周,依度沙班,60mg,1次/d	3,6或12	3.2	3.5	1.4	1.6	8.5	10.3	6	18	2	10

注:NOAC,新型口服抗凝药;SC 低分子量肝素间断皮下注射;LMWH,低分子肝素;VTE,静脉血栓栓塞;ICH,颅内出血;CRNM,因出血而住院接受内外科甚至手术治疗,从而改变了医生抗血栓治疗方案的出血。

第三节 抗凝治疗的再损伤——出血的针对性治疗

静脉血栓栓塞性疾病无疑是可以通过及时充分的抗凝获益的,但是出血的高危患者同样也面临着抗凝治疗再损伤的严重后果,从而延长治疗时间、增加痛苦、增加治疗费用,甚至增加患者的死亡率。在临床工作中,我们一方面通过现有的监测手段(例如 APTT 和 PT/INR)来调整肝素或华法林的最佳治疗范围,降低出血的风险,另一方面,需要严密监测患者的基本生命体征和可疑出血部位,早期发现伤口、消化道、气道等部位的出血,高度警惕颅内出血的风险,一旦发现早期迹象,立即给予该抗凝治疗的拮抗剂,从而逆转出血风险。

一、华法林过量的逆转

华法林通过抑制肝脏合成维生素 K 相关的凝血因子 II、VII、IX 和 X,来达到抗凝的作用。通过补充新鲜冰冻血浆或者凝血酶原复合物可以很好地快速纠正 PT/INR,从而逆转华法林的抗凝作用。当然,口服或者静脉补充维生素 K_1 也有相同的作用,但是起效慢;而且应当注意,静脉输入维生素 K_1 时有不到 3/10 000 的概率发生过敏反应,静脉推注维生素 K_1 的时间大于 20分钟,可以充分避免该风险。用过维生素 K_1 之后约 1 小时,INR 开始下降,4~6 小时达到峰值。

凝血酶原复合物含有 II、VII、IX 和 X 凝血因子,可以在输入后 10~30 分钟内将 INR 降到 <1.5,持续时间 12~24 小时,这个时候如果同时给予维生素 K_1 就能够起到很好的协同作用。相同的情况下,凝血酶原复合物与新鲜冰冻血浆相比,虽然其纠正凝血指标的速度快,但是 Meta 分析显示这对预后没有影响,反而治疗花费更高一些。

二、肝素的拮抗

鱼精蛋白可以拮抗肝素,但是对低分子量肝素只能 60% 拮抗其抗 Xa 因子的作用。如果是用药 8 小时之内,1mg 鱼精蛋白可以中和 1mg 的依诺肝素钠,需要注意的是,鱼精蛋白超过 50mg 时就会抑制 V 因子,因而不建议超过这个剂量。磺达肝癸钠的拮抗比较困难,目前有人体和动物实验提示,重组 VII 因子可以纠正凝血指标。现已有人重组 Xa 因子上市,可以用于拮抗磺达肝癸钠的抗 Xa 作用。

三、口服抗凝剂

达比加群酯是直接凝血酶抑制剂,而阿哌沙班、利伐沙班、依度沙班则是 Xa 的抑制剂。目前尚在研究的依达赛珠单抗(idarucizumab)是达比加群酯的特异性抑制剂。除此以外,活化的凝血酶原复合物(Ⅷ因子)在人体和动物实验中被发现可以减少出血,人重组Ⅶ因子的作用不确定。另外,在研究的药物 andexanet(重组Ⅹa)和 ciraparantag 是最受期待的Ⅹa 抑制剂的拮抗剂。

四、总结

静脉血栓栓塞性疾病临床常见的是深静脉血栓和肺栓塞,一旦确诊,抗凝治疗必须及时、足疗程,并根据患者的个体情况使用。首先需要做出血风险评分,根据患者的病史和个体情况制定抗凝治疗的方案。在此基础上密切观察患者是否出现抗凝治疗的再损伤——出血。一旦出血发生,应该先重新审视既往的凝血监测指标是否超出了治疗范围,立即给予针对该抗凝治疗的拮抗治疗。如果是新型口服抗凝剂相关的出血并发症,则需要根据患者的情况,给予止血药物或者新鲜血浆、凝血酶原复合物,从而减少出血带来的并发症。注意,在纠正抗凝治疗的同时应该继续警惕,患者此后再次发生静脉血栓栓塞性疾病的风险,这也是针对抗凝治疗过量的拮抗治疗的再损伤。

(芮 曦)

主要参考文献

[1] HEIT J A, SPENCER F A, WHITE R H. The epidemiology of venous thromboembolism [J]. J Thromb Thrombolysis, 2016, 41 (1): 3-14.

[2] KAHN S R. Frequency and determinants of the post-thrombotic syndrome after venous thromboembolism [J]. Curr Opin Pulm Med, 2006, 12 (5): 299-303.

[3] KAHN S R, HIRSCH A, SHRIER I. Effect of post-thrombotic syndrome on health-related quality of life after deep venous thrombosis [J]. Arch Intern Med, 2002, 162 (10): 1144-1148.

[4] SHBAKLO H, KAHN S R. Long-term prognosis after deep venous thrombosis [J]. Curr Opin Hematol, 2008, 15 (5): 494-498.

[5] PARAKH R S, SABATH D E. Venous thromboembolism: Role of the clinical laboratory in diagnosis and management [J]. J Appl Lab Med, 2019, 3 (5): 870-882.

[6] KEARON C, AKL E A, ORNELAS J, et al. Antithrombotic therapy for VTE disease: chest guideline and expert panel report [J]. Chest, 2016, 149 (2): 315-352.

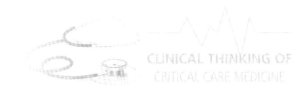

第八章 重症血液净化中的治疗与再损伤

近年来随着重症医学的不断发展,血液净化技术已经成为我们救治重症患者的有力武器。重症血液净化技术不仅仅用于支持肾脏,还可用于循环、呼吸、肝脏、中毒、感染、免疫和神经等多个重症亚专科,甚至被综合为体外多器官功能支持(extracorporeal multiple organ support,EMOS or ECOS)平台,对多器官功能障碍进行救治。该治疗方法,明显具有强烈的干预性,正是这种干预性体现了血液净化治疗的特征。

血液净化作为一种临床干预措施,在治疗过程中可能会伴随着一些副作用和再损伤,如血管通路建立过程中的穿刺并发症、抗凝导致的出血并发症、留置血液净化导管引起的感染和血栓并发症

等。重症血液净化技术主要是通过纠正患者的内环境紊乱、重建内稳态来达到治疗重症患者的目的。血液净化在对内环境的水和致病性溶质进行清除的过程中,有可能会出现清除过度的情况,甚至会引起新的内环境失衡,从而影响患者的预后。

内环境新失衡是与血液净化治疗强度直接相关的一种再损伤,而在临床工作中恰恰容易被忽视。血液净化引起的内环境新失衡,包括水的新失衡(容量改变)、溶质的新失衡(电解质改变、渗透压改变、pH 改变、营养物质丢失等),以及温度的新失衡等。这些问题的出现,与血液净化治疗作用有一致的方向性,是临床常见的血液净化的再损伤作用。

第一节 连续肾脏替代治疗脱水与再损伤性低灌注

连续肾脏替代治疗(continuous renal replacement therapy,CRRT)是常用的重症血液净化技术之一。重症 AKI 患者往往存在肺水肿、脑水肿等容量过负荷的表现,行 CRRT 的主要目的就是,通过脱水来纠正液体过负荷的情况,从而改善预后。然而重症患者往往又存在循环不稳定,脱水过程中可能诱发或加重休克,引起新的低灌注,从而对肾脏造成二次打击或多次打击,影响 AKI 的恢复,甚至患者的预后。有研究表明,接受肾脏替代治疗的 AKI 患者有高达 59.1% 发生透析依赖或肾脏功能不能完全恢复。因此,我们要高度重视 CRRT 的容量管理。

CRRT 脱水引起的低灌注,如果已经引起血

压降低,在临床上容易被发现。但是,等血压都下降了,再去减少脱水速率无疑会影响肾脏的预后。因为在血压下降之前,CRRT 脱水已经引起了容量不足和新的低灌注,这种低灌注对于已经损伤的肾脏来说就是一个二重打击。这种打击如果持续存在或反复出现,势必导致损伤的肾脏延迟恢复或者不恢复。因此,如何在 CRRT 脱水引起血压下降之前发现并处理新的低灌注是一件非常重要的事情。

CRRT 的容量管理,是一件看似简单其实非常困难的工作。因为重症患者的容量调节区间非常窄,容量不足或容量过多均会带来不良后果;稍微负平衡一些,休克就可能加重;稍微正

平衡一些,就可能加重肺水肿。而 CRRT 治疗的危重症患者往往已经丧失了液体自身调节的能力,患者的容量状态完全依赖于医生对血滤机的调整。若脱水目标设置不恰当,或没有根据患者的容量状态进行参数调节,很容易出现容量不足或容量过多,影响患者的器官状态。

2016 年,国际急性透析质量创议组织(ADQI)提出了精准 CRRT 理念,强调了根据患者的病情、血流动力学和容量状态来动态设定液体平衡目标,并动态(每 1~2 小时)调整脱水率(或称净超滤),从而实现目标。精准 CRRT 的理念是非常完美的,如果能够实现,应该会最大限度地避免肾脏新的低灌注的出现,改善肾脏预后。但在实践过程中精准 CRRT 有两个难点:一是如何准确评估重症患者的容量状态;二是如何准确判断患者的血浆再充盈速率。只有攻克这两个难点,才能设定更加准确的液体平衡目标。

容量评估是 CRRT 时液体平衡目标制定的重要前提。CRRT 时,不仅要对血管内容量进行评估,还要对同样影响患者预后的血管外容量进行评估,以更加准确地制定并实现脱水目标。各种容量评估方法均各有利弊,临床上可根据患者的具体病情及容量评估方法的特征选用适当的方法进行综合评估。CVP 监测结合超声无创血流动力学方法,进行容量评估,是今后的趋势。

血浆再充盈速率是指,液体从血管外的间质或第三间隙返回血管内的速率。CRRT 脱水的速率不宜超过血浆再充盈速率,否则很容易产生新的低灌注。如果能够知道血浆再充盈速率,无疑有助于更加合理地设定液体平衡目标。很遗憾的是,对于重症患者,目前在临床上尚没有方法能够准确预测血浆再充盈速率。目前已知对于接受间歇性血液透析(intermittent hemodialysis,IHD)治疗的稳定尿毒症患者,最大脱水速率可达 13ml/(kg·h)。但这一数值不能照搬到接受 CRRT 的重症 AKI 患者身上,因为这些患者往往同时存在液体过负荷和循环不稳定,不能耐受这么快的脱水速度。临床可以通过血管内容量指标(如 CVP)的动态变化来大致判断血浆的再充盈情况,指导 CRRT 的脱水。

CRRT 的目的是清除患者体内过多的液体,改善肺水肿或脑水肿等液体过负荷状态,从而达到治疗的目的。但 CRRT 脱水过程中容易发生再损伤——新的低灌注,影响患者肾脏预后甚至整体预后。解决这一矛盾的关键是,在 CRRT 过程中设定明确合理的血流动力学目标并每小时滴定,以使 CRRT 的脱水速度始终在安全范围内,既达到治疗效果,又不发生循环受累或器官低灌注等再损伤。我们团队提出的目标指导容量管理(GDVM)策略有助于实现 CRRT 的精准容量管理,从而有助于进一步提高 CRRT 的质量和改善患者的预后。

第二节 高容量血液滤过有效还是无效

高容量血液滤过(high volume hemofiltration,HVHF)一般是指治疗剂量大于 50ml/(kg·h)的 CRRT。在 2012 年之前,国内的 CRRT 多采用 HVHF。2012 年 KDIGO 指南推荐 CRRT 的治疗剂量仅仅为 20~25ml/(kg·h),即使考虑到滤器凝血治疗中断、滤器效能逐渐下降及前稀释的应用等因素,实际的处方剂量也不过 25~30ml/(kg·h)。

但目前仍有相当一部分临床医师,在给重症患者开具 CRRT 处方时,倾向于采用高于 KDIGO 指南推荐的处方剂量,尤其是当患者合并脓毒症、胰腺炎或多器官功能障碍综合征时,希冀用 HVHF 清除更多的细胞因子来改善患者的预后。这种想法是很美好的,但是 HVHF 是否真的能改善重症患者的预后呢? 检索文献,可以发现一些 HVHF 能够改善重症患者血流动力学,甚至改善预后的文献,笔者注意到有两篇是循证级别较高的系统性综述。但仔细读来发现,有一篇综述的作者对 HVHF 的定义不合理,把低于 50ml/(kg·h)的剂量也归为 HVHF 了;另一篇的结论以偏概全,把样本量小于 100 例的小型研究能改善预后,放在结论中以获取阳性结果,而没有强调样本量大于 100 例的几项研究均不改善预后,这个更加重要的结果。

目前，几个较大样本量的 HVHF 研究在改善重症患者预后方面均为阴性结果。2013 年欧洲的 IVOIRE（high volume in intensive care）研究（$n=140$）提示，与 35ml/（kg·h）的剂量相比，70ml/（kg·h）的 HVHF 并不能改善合并感染性休克的 AKI 患者的血流动力学、器官功能和预后，因此即使是对脓毒症合并 AKI 患者也不推荐 HVHF。中国 Zhang 等的研究（$n=280$）也发现 85ml/（kg·h）超高剂量与 50ml/（kg·h）的 HVHF 相比，并不能降低脓毒症合并 AKI 患者的死亡率。韩国的 1 项 RCT（HICORES，$n=212$）发现，与 40ml/（kg·h）的剂量相比，80ml/（kg·h）的高剂量 CVVHDF，虽然能够清除较多的炎性细胞因子，但并不能改善脓毒症合并 AKI 患者的预后。法国的 1 项针对心脏术后休克患者的研究（HEROICS，$n=224$）结果显示，与常规剂量 CRRT 相比，80ml/（kg·h）的 HVHF 并不能改善器官功能或降低死亡率。以上几项较为权威的研究均提示我们，在临床上对严重 AKI 的患者行 CRRT 时，没必要盲目采用 HVHF，即使是针对合并严重感染的患者。

那么问题来了，HVHF 既然能清除炎性细胞因子，为什么不能改善患者预后呢？HVHF 真的没用吗？让我们从血液净化对溶质清除的原理角度来深度分析一下。HVHF 如果能够真正改善预后，则应该同时满足两个假设条件：一是从血液净化的治疗角度——假设 HVHF 时重症患者血液中均存在高浓度的致病性溶质，且 HVHF 能快速将其清除；二是从血液净化的再损伤角度——假设 HVHF 对其他有用的溶质不清除或清除能够得到及时补充。

先从致病性溶质清除的角度对第一个假设条件进行分析。采用 HVHF 治疗重症患者的初衷是清除重症患者体内的致病性溶质——炎性细胞因子。然而，并非所有重症患者体内均存在高水平的细胞因子，即使是脓毒症患者，也并非始终处于炎性细胞因子严重升高的免疫亢进状态；相反，炎性细胞因子水平往往在数小时后达到峰值即开始下降，脓毒症患者在病程的更多时间里处于免疫抑制状态。患者处于免疫亢进时，清除细胞因子可能带来益处；但患者处于免疫抑制状态，清除炎性细胞因子则可能会因降低机体清除病原菌的能力而带来坏处。所以，只有动态

监测患者的细胞因子水平和免疫状态，我们才能更好地评价是否该启动血液净化来清除细胞因子，以及何时停止血液净化。此外，HVHF 虽然能清除细胞因子，但细胞因子的分子量往往比较大（10 000~50 000），常规的血液净化滤器的膜截流分子量在 30 000 左右，并不能清除分子量较大的细胞因子，对于分子量较小的细胞因子，其清除细胞因子的效率也并不高。HVHF 所能清除的细胞因子的量并不能足以缓解细胞因子风暴对机体所造成的损伤。从清除细胞因子角度来说，HVHF 时选用高截留分子量滤器或高吸附膜（如 oXiris 膜）可能是更好的选择，但是否能改善预后，尚需要多中心 RCT 研究去验证。

再从血液净化再损伤的角度对第二个假设条件进行分析。由于 CRRT 清除溶质是非选择性的，其在清除致病溶质的同时，也会清除血浆中有用的溶质。上述几个研究在分析 HVHF 不能改善预后的一个主要原因是：HVHF 由于剂量很大，对小分子的溶质清除能力很强，会清除更多的水溶性维生素、微量元素、电解质、营养物质，以及抗感染所依赖的抗生素；这些溶质如果不能及时有效地补充，往往会导致新的内环境紊乱，从而影响患者预后。这些溶质中有的是容易监测的，如低磷血症，只有临床上重视并实施监测，容易得到及时补充和纠正；而很多溶质如微量元素、营养素和抗生素，其浓度无法实现常规监测，临床上无法准确预测 HVHF 能够清除多少，需要补充多少，容易导致这些有用的溶质被 HVHF 过度清除，对机体产生危害。

因此，HVHF 有效还是无效，其实不存在一个适合所有患者的固定答案。从治疗与再损伤的角度进行分析，有助于我们做出正确的血液净化方案。针对临床上的特定患者，需要动态监测其致病溶质的浓度变化，判断是否需要采用 HVHF 来加强清除。如果致病性溶质浓度很高，常规剂量的 CRRT 清除无法满足临床需求，则应该启动 HVHF 治疗。如对于高钾血症或中毒的患者，应强调在早期采用高剂量的 CRRT，以迅速清除致病溶质，降低死亡风险。对于脓毒症患者，应避免盲目常规采用 HVHF 治疗，正确的做法是先监测其致病溶质的浓度，只有在炎性细胞因子浓度明显升高的情况下，才可以尝试 HVHF 治疗，而且为了提高细胞因子的清

除效率,可采用高截留分子量滤器或高吸附滤器来做 HVHF。在行 HVHF 治疗的过程中,还需要动态监测患者非致病性溶质的浓度并及时补充,避免新的内环境失衡。由于 HVHF 对小分子的清除能力强,而机体内的很多小分子溶质浓度无法监测也无法经验性补充,故要严格掌握 HVHF 的适应证,并严格控制 HVHF 的治疗时间;如果致病溶质的浓度已经降至安全范围内,就应该及时停止 HVHF,或下调剂量更换为常规的 CRRT。

第三节　血液净化与失衡综合征

上一节我们从血液净化治疗与再损伤的角度对 HVHF 的应用进行了阐述。其实,并非只有 HVHF 会发生对有用的溶质过度清除的情况,由于治疗连续性产生的叠加效应,常规剂量的 CRRT 也会发生类似的溶质清除过度的情况,如低磷血症、营养素和抗生素等的过度清除,需要及时补充,以避免内环境发生严重的新失衡而对机体产生危害。

血液净化在溶质清除方面的再损伤,除了对有用溶质的过度清除之外,还有一种再损伤是可能会引起血浆渗透压的快速改变而诱发失衡综合征。失衡综合征是在血液净化过程中或净化后不久出现的由于脑水肿导致颅内压增高引起的以神经系统症状为主要表现的一组临床综合征。轻者表现恶心、呕吐、头痛、血压增高、焦躁、嗜睡等;严重者常伴有抽搐、扑翼样震颤、昏迷甚至死亡。失衡综合征虽然主要见于 IHD,但近年来 CRRT 引起失衡综合征也被发现和关注。失衡综合征的发病机制包括血浆中渗透压快速下降引起的尿素逆渗透效应、AKI 患者脑内产生的自发性渗透物质效应,以及血浆代谢性酸中毒快速纠正导致的脑缺氧及脑内代谢性酸中毒加重。

接受 CRRT 的重症患者,虽然发生失衡综合征的概率并不高,但有可能被原发病的症状所掩盖,或被解释为原发病进展导致的病情加重;而且重症患者一旦发生失衡综合征,后果会非常严重,往往容易诱发脑疝死亡,尤其是神经重症患者。因此,在开始血液净化之前就应该识别高危患者,并采取相应的预防措施。

发生失衡综合征的高危因素包括:儿童患者、老年患者、基础尿素氮值高、合并高钠血症或高糖血症、血液净化之前即存在神经损害或脑水肿,以及血脑屏障的通透性增加(如脑膜炎、血管炎、中枢神经系统肿瘤、溶血尿毒症综合征或血栓性血小板减少性紫癜等)。

针对上述存在失衡综合征高危因素的患者,在开立 CRRT 处方时要注意 CRRT 的剂量,避免因血浆晶体渗透压下降过快而诱发失衡综合征。在 CRRT 过程中应动态监测血浆晶体渗透压的变化,并针对其下降速度设立合理的目标。由于血浆胶体渗透压受到血尿素氮、血钠和血糖等多个指标的影响,在具体操作过程中需要兼顾这些指标的变化。

如果患者不存在血钠或血糖的明显异常,仅仅存在严重氮质血症,在设定血浆晶体渗透压下降目标时只考虑尿素氮一个指标即可。虽然肌酐是诊断 AKI 和判断 AKI 预后的重要指标,但由于尿素氮比肌酐对血浆渗透压的影响更大,在 AKI 患者的血液净化治疗过程中,尿素氮的变化更应该得到重视。因此对于有失衡综合征高位因素的患者,为避免失衡综合征的发生,血尿素氮每 24 小时的下降速度不应超过 56~67mg/dl(20~24mmol/L)。这一目标是通过 CRRT 的剂量调整来实现的。由此可见,高容量血液滤过(high volume hemofiltration,HVHF)是容易诱发失衡综合征的,而按照 KDIGO 指南进行的 CRRT 剂量设置[25~30ml/(kg·h)]仅仅是一个初始设置,在 CRRT 过程中,还应根据目标溶质的控制情况对剂量进行动态调整。

如果患者存在严重高钠血症,快速纠正高钠血症本身可能会诱发脑水肿,血钠的下降速度目标设定尤为重要。对于单纯高钠血症而没有明显氮质血症和高糖血症的患者,血钠的目标下降速度不超过每小时 0.5mmol/L。血钠的下降速度目标设定之后,需要动态监测血钠水平的变化,滴定调节 CRRT 剂量和置换液 / 透析液钠浓度来实现目标,保障患者的安全。

如果患者既存在严重氮质血症,又存在严重的高钠血症或高血糖,在设定渗透压的下降目标时,需要兼顾这 3 个指标对血浆渗透压改变的叠加效应。这就对血钠、血尿素氮或血糖下降速度的目标设定要求更加严格了,24 小时总的血浆渗透压下降速度不应超过 24mmol/L。

由于失衡综合征是一个除外性诊断,在发生可疑失衡综合征的临床表现时,应首先除外其他疾病引起的神经系统改变。一旦确诊为失衡综合征,如何治疗呢? 失衡综合征的治疗原则是,提高血浆中的渗透压水平,尽快改善脑水肿。这包括更改血液净化策略和使用高渗药物两方面的措施。如果没有高钾血症、液体明显过负荷等紧急血液净化指征,应暂时终止血液净化;如果病情上不允许停止血液净化治疗,可采用缓慢连续性超滤(slow continuous ultrafiltration,SCUF)或小剂量 CRRT 的方式,以最大限度避免渗透压继续下降。高渗药物的使用包括甘露醇和 / 或高张盐治疗。

综上所述,血液净化的治疗与再损伤作用是如影随形的,因为 CRRT 在脱水的同时,必然伴随容量的下降;在清除致病性溶质的同时,也必然伴随着非致病性有用溶质的下降。但在科学设定脱水目标和溶质清除目标,以及准确滴定的前提下,能将这种再损伤控制在机体和器官所能耐受的安全范围内,从而既达到了治疗效果,又减少了再损伤。如果我们在重症患者血液净化过程中,能够很好地兼顾治疗效果与控制再损伤的程度,则重症血液净化的水平和质量肯定会有一个质的飞跃。

(杨荣利)

主要参考文献

[1] RONCO C, RICCI Z, HUSAIN-SYED F. From multiple organ support therapy to extracorporeal organ support in critically ill patients [J]. Blood Purif, 2019, 48 (2): 99-105.

[2] VINCENT J L. Introduction to extracorporeal multiple organ support [J]. Blood Purif, 2019, 48 (2): 97-98.

[3] FORNI L G, DARMON M, OSTERMANN M, et al. Renal recovery after acute kidney injury [J]. Intensive Care Med, 2017, 43 (6): 855-866.

[4] LEE B J, HSU C Y, PARIKH R, et al. Predicting renal recovery after dialysis-requiring acute kidney injury [J]. Kidney Int Rep, 2019, 4 (4): 571-581.

[5] 丛刘霞, 杨荣利, 刘思伯. 连续血液净化治疗的容量评估进展 [J]. 中华医学杂志, 2020, 100 (23): 1837-1840.

[6] 杨荣利, 陈秀凯. 连续血液净化与精准容量管理 [J]. 中华医学杂志, 2018, 98 (35): 2792-2795.

[7] KELLUM J A, LAMEIRE N, KDIGO AKI Guideline Work Group. Diagnosis, evaluation, and management of acute kidney injury: A KDIGO summary (Part 1) [J]. Crit Care, 2013, 17 (1): 204.

[8] JUNHAI Z, BEIBEI C, JING Y, et al. Effect of high-volume hemofiltration in critically Ill patients: a systematic review and meta-analysis [J]. Med Sci Monit, 2019, 25: 3964-3975.

[9] LUO Y, SUN G, ZHENG C, et al. Effect of high-volume hemofiltration on mortality in critically ill patients: a PRISMA-compliant systematic review and meta-analysis [J]. Medicine (Baltimore), 2018, 97 (38): e12406.

[10] PARK J T, LEE H, KEE Y K, et al. High-dose versus conventional-dose continuous venovenous hemodiafiltration and patient and kidney survival and cytokine removal in sepsis-associated acute kidney injury: a randomized controlled trial [J]. Am J Kidney Dis, 2016, 68 (4): 599-608.

[11] VENET F, MONNERET G. Advances in the understanding and treatment of sepsis-induced immunosuppression [J]. Nat Rev Nephrol, 2018, 14 (2): 121-137.

[12] HEUNG M, MUELLER B A. Prevention of hypophosphatemia during continuous renal replacement therapy-An overlooked problem [J]. Semin Dial, 2018, 31 (3): 213-218.

[13] HOFF B M, MAKER J H, DAGER W E, et al. Antibiotic dosing for critically ill adult patients receiving intermittent hemodialysis, prolonged intermittent renal replacement therapy, and continuous renal replacement therapy: an update [J]. Ann Pharmacother, 2020, 54 (1): 43-55.

[14] NYSTROM E M, NEI A M. Metabolic support of the patient on continuous renal replacement therapy [J]. Nutr Clin Pract, 2018, 33 (6): 754-766.

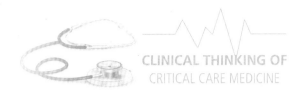

第九章　临床实践

第一节　病 例 1

一、病例简述

患者男性，47 岁，因"肝占位"拟行手术切除术入院，肝占位直径 10.5cm，完善术前检查后，外科为该患者行联合肝段切除术。手术 11 小时，出血 5 000ml，2 次肝门阻断，共 1 小时，术后返回 ICU。既往病史：可疑冠心病，无高血压病史（平素血压 110/70mmHg）。术前胸部 CT 示：左侧上肺尖段及下肺背段肺大疱。

术后前 2 天，创面大量渗血，血红蛋白进行性下降，腹腔内高压（30cmH_2O），合并急性肾功能不全；积极输注血浆及凝血酶原，补充Ⅶ因子 4mg，禁翻身，针对 AKI 给予 CVVH 对症支持治疗维持内环境稳定，以及充分呼吸、循环支持保证组织灌注满意。此后病情逐渐稳定，血红蛋白稳定，循环：心率 85~98 次 /min，血压 105~120/70~85mmHg（未用血管活性药），CVP 6~9mmHg；呼吸：压力支持模式，压力支持（PS）10cmH_2O，呼气末正压（PEEP）8cmH_2O，吸入气氧浓度（FiO_2）45%，脉搏血氧饱和度（SpO_2）98%。

术后第 4 天夜间，SpO_2 逐渐下降：98%→91%，立刻提高呼吸机条件：PEEP 8→14cmH_2O，FiO_2 40%→70% 无效，SpO_2 进行性下降至 89%。此时体温 37.2 ℃，心率 99 次 /min，血压 106/67mmHg，双肺呼吸音低，无干湿啰音；CVP 7mmHg，腹腔内压力 20cmH_2O。1 小时前实验室检查回报血常规：白细胞 10.53×10^9/l，中性粒细胞百分比（N%）90.3%，血红蛋白 92g/L，血小板 73×10^9/l。急行动脉及上腔静脉血气检查：动脉血气 pH 7.36，PaO_2 59mmHg，PaCO_2 41mmHg，碱剩余（BE）–2.7mmol/L，乳酸 2.1mmol/L（呼吸机条件：PS 10cmH_2O，PEEP 14cmH_2O，FiO_2 70%）；上腔静脉血气：ScvO_2 63%，中心静脉 - 动脉二氧化碳分压差（Pcv-aCO_2）6mmHg。

床旁行纤维支气管镜、床旁胸部 X 线片、重症超声、生化等检查后给予咪达唑仑（咪唑安定）5mg 后行肺复张治疗（RM），肺复张：压力控制水平（PC）20cmH_2O，PEEP 20cmH_2O，FiO_2 100%（2 分钟），此过程中，出现心率增快、血压下降，只好被迫终止，结束后复查血气未达标。此后，给予林格液（复方氯化钠溶液）250ml（CVP 8→8mmHg）后再行 RM 治疗，开放压 30cmH_2O，PC 15cmH_2O，PEEP 15cmH_2O，FiO_2 100%（2 分钟），结束后复查血气：PaO_2+PaCO_2=279mmHg，未到位。再次给予复方氯化钠溶液 350ml（CVP 8→10mmHg），后再次 RM 治疗，开放压 40cmH_2O，PC 20cmH_2O，PEEP 20cmH_2O，FiO_2 100%（2 分钟），结束后血气 PaO_2+PaCO_2=460mmHg，证实肺开放，呼吸机条件可以下调：以最大顺应性法滴定 PEEP 11cmH_2O，PS 10cmH_2O，FiO_2 50%，SpO_2 95%。随后给予患者脱水治疗，寻找最佳 CVP（7mmHg）进一步优化循环。

次日患者可继续脱水（负平衡），逐步降低呼吸机条件，5 天后转出 ICU 病房。

二、临床思维过程

(一)临床思维第一步

1. 问与答

Q: 这个患者的主要矛盾是什么?

A: SpO_2 逐渐下降。

Q: 导致这个主要矛盾的病因是什么? 床旁能做哪些检查以逐一除外?

A: (1) 痰液引流欠佳? 需行纤维支气管镜检查。

(2) 急性肺栓塞? 需行床旁重症超声检查、D-Dimer、ECG 等。

(3) 张力性气胸? 需行床旁 X 线胸片及重症超声检查。

(4) 大块肺实变? 需行重症超声检查。

2. 相应检查结果

(1) 纤维支气管镜: 主要支气管管口通畅, 段以下支气管管口可见少量黄脓痰, 予以吸净。但氧合改善不明显。

(2) ECG: 见图 5-9-1-1。

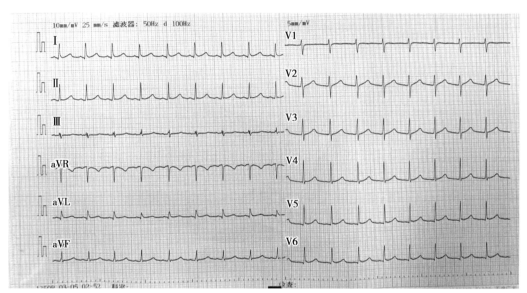

图 5-9-1-1 心电图

(3) 床旁 X 线胸片: 见图 5-9-1-2。

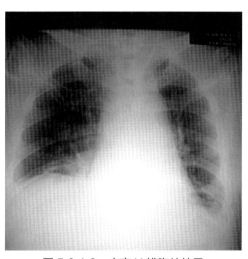

图 5-9-1-2 床旁 X 线胸片结果

(4) 呼气末二氧化碳 ($EtCO_2$) 28mmHg ($PaCO_2$ 41mmHg), D-Dimer 3.5μg/L。

(5) 重症超声检查: 见表 5-9-1-1、表 5-9-1-2。

表 5-9-1-1 肺部超声结果

	右肺	左肺
上蓝点	A 线、滑动征存在	A 线、滑动征存在
下蓝点	实变	A 线、滑动征存在
膈肌点	实变	实变
PLAPS 点	实变	实变
后蓝点	实变	实变

表 5-9-1-2　心脏超声结果

	下腔静脉		右心比左心	右心		右心房	左心房
形态	径线 × 径线 / cm × cm			TAPSE/cm	径线 × 径线 / cm × cm	径线 × 径线 / cm × cm	径线 × 径线 / cm × cm
水滴形	1.8 × 1.0		3 : 5	2.0	2.3 × 3.0	2.3 × 2.1	2.3 × 3.0

左室						
形态	MAPSE/cm	EF/%	E 峰 /(cm·s^{-1})	E : A	e'lat /(cm·s^{-1})	VTI/cm
正常	1.1	63	55	1.0 : 1.5	9	16

注:TAPSE,三尖瓣环位移;MAPSE,二尖瓣环位移;EF,射血分数;e'lat,侧壁侧 e';VTI,左室流出道速度时间积分。

(6) 血管超声:左股总静脉内可见长 5.1cm 低回声,探头不能将血管压瘪。

（二）临床思维第二步——针对主要病因分析及初步治疗

1. 患者的低氧原因

(1) 痰液引流欠佳? 行纤维支气管镜检查以除外该原因。

(2) 急性肺栓塞? 需行床旁重症超声检查,其结果未提示肺高压、右心扩张等症,同时 CVP 在存在腹腔内压升高的情况下没有特别升高,推测应该没有大块 PE,但是结合血管超声结果提示 DVT(股总静脉血栓),PE 不能完全排除。

(3) 张力性气胸? 床旁 X 线胸片及重症超声检查见胸膜滑动及实变,可以基本除外气胸。

(4) 大块肺实变? 行重症超声检查已证实,此应为患者低氧的主要矛盾。

2. 患者大块肺实变导致低氧的病因处理（治疗与再损伤的评估）

(1) 俯卧位:①治疗:打开肺,安全度高;②再损伤:患者刚刚行腹部外科手术且存在腹腔内高压的情况下,PP 会导致腹腔压力进一步上升,腹部切口愈合不良的再损伤。③结果:不宜行。

(2)RM:①治疗:打开肺;②再损伤:存在气压伤的风险(患者基础存在肺大疱)。③结果:通过充分镇静甚至肌松以降低再损伤的风险。

临床操作,给予咪达唑仑(咪唑安定)5mg,患者自主呼吸消失后行 RM。肺复张:PC 20cmH$_2$O,PEEP 20cmH$_2$O,FiO$_2$ 100%(2 分钟),肺复张的过程中,心率 99→115 次 /min,血压 106/67→79/41mmHg,只好被迫终止肺复张,结束后复查血气:PaO$_2$+PaCO$_2$=223mmHg。

(3) 静脉 - 静脉体外膜氧合(V-V ECMO):①治疗:拯救顽固性致死性低氧血症;②再损伤:并不直接治疗肺实变,同时会带来抗凝 - 出血并发症及穿刺血管损伤并发症的再损伤(血管超声已证实一侧股静脉有 DVT);③结果:患者的氧合指数(59/0.7=84)需要仔细权衡 ECMO 的指征,可以先行 RM 治疗,将此项体外循环支持治疗作为备选治疗项目。

（三）临床思维第三步——治疗干预过程中困境分析(治疗与再损伤的利弊)

Q:患者发生低氧时床旁第一步处理就是提高呼吸机条件(包括 PEEP),为什么患者氧合没有改善,反而恶化? 在 RM 后再次发生,调整呼吸机过程中患者循环波动提示什么?

A:患者在最初调整呼吸机条件(加 PEEP)后即发生循环波动,此为在胸腔内正压增加时,肺血流相对不足的表现。患者有绝对流量不足的表现吗? 有,临界状态:乳酸 2.1mmol/L,上腔静脉血气(呼吸机条件:PS 10cmH$_2$O,PEEP 14cmH$_2$O,FiO$_2$ 70%):ScvO$_2$ 63%,Pcv-aCO$_2$ 6mmHg。此外,患者 EtCO$_2$ 与 PaCO$_2$ 之间的差值较高已提示患者肺血流量(≈CO)相对不足。在治疗低氧血症时,用高的气道压变化,以及为了顺利实施 RM 给予少量镇静药物治疗,也会进一步加重低肺血流的再损伤,使得再损伤更加明显了,此为干预治疗下发生再损伤。故而,该患者纠正低氧血症的最佳方法为:充分纠正低血容量再行 RM 治疗。

（四）临床思维第四步——干预实施,以及对治疗与再损伤的评估

1. 纠正绝对容量不足　因乳酸 2.1mmol/L,可能存在绝对容量不足,需仔细评估。

(1) 容量状态与容量反应性:CVP 7mmHg,

下腔静脉直径：1.8cm×1.0cm。

（2）氧输送相关流量指标：上腔静脉血气提示，$ScvO_2$ 63%，$Pcv-aCO_2$ 6mmHg。

（3）干预1：给予250ml林格液（复方氯化钠溶液）复苏。

治疗：乳酸2.0mmol/L，CVP 8mmHg；上腔静脉血气：$ScvO_2$ 68%，$Pcv-aCO_2$ 5mmHg。

再损伤：SpO_2 96%→93%，PaO_2 68mmHg→51mmHg。

（4）干预2：行手法肺复张，给与PC 15cmH_2O，PEEP 15cmH_2O，FiO_2 100%（2分钟）。

治疗：结束后复查血气，PaO_2+PaCO_2=279mmHg，未到位。

再损伤：心率100→110次/min，血压108/65→93/41mmHg，循环受累。

2. 纠正相对容量不足 低压力RM下循环受累。

（1）干预1。继续给予林格液治疗以ΔCVP上升<2mmHg为目标，实际又输液350ml。

治疗：乳酸1.9mmol/L；上腔静脉血气提示，$ScvO_2$ 71%，$Pcv-aCO_2$ 5mmHg。

再损伤：CVP 10mmHg，SpO_2 92%，PaO_2 50mmHg。

（2）干预2。行手法肺复张：PC 20cmH_2O，PEEP 20cmH_2O，FiO_2 100%（2分钟）。

治疗：结束后复查血气，PaO_2+PaCO_2=460mmHg，RM成功，呼吸机条件可以下调，最大顺应性法滴定PEEP 11cmH_2O，PS 10cmH_2O，FiO_2 50%，SpO_2 95%。

再损伤：CVP 10mmHg，下腔静脉变异度10%。

3. 治疗容量过负荷 治疗前序干预下再损伤。

干预：寻找当下理想呼吸机条件下的最佳CVP，呋塞米10mg，2次。

治疗：负平衡550ml，CVP 7mmHg，乳酸1.9mmol/L；上腔静脉血气：$ScvO_2$ 71%，$Pcv-aCO_2$ 5mmHg。

三、要点分析

肺复张通过短时间内增加气道压力使肺泡开放，是严重ARDS出现低氧血症时的挽救性治疗措施之一，也是呼吸治疗的常用方法和滴定最佳PEEP的方法。肺复张这项干预，从治疗角度

高气道压力有打开肺、改善肺泡气化均一性的治疗作用；同时循环容量相对或绝对不足时，高气道压可导致胸腔内压升高，静脉回流量减少，继而心排血量下降，临床上可出现心率增快、血压下降等血流动力学不稳定的表现。这是肺复张的再损伤作用。在肺复张操作前应进行循环状态评估，保证足够的循环容量，有利于减少循环的波动，提高肺复张的有效性及安全性。关于肺复张前需要达到循环容量目标的具体数值，由于受到病情及器官功能等多种因素的影响，尚未形成共识。临床上需要寻找适合患者的可滴定的循环内容量指标，以减少RM对循环的扰动再损伤作用。而患者在循环容量状态升至可以耐受高气道压力的肺复张后，此时容量补充相对RM是治疗作用，而当RM结束后，此时的高容量相对于已完成的RM是再损伤作用，必须滴定化治疗，本例患者RM前输液以CVP"2-5法则"（即扩容时CVP上升<2mmHg较为安全）中ΔCVP 2mmHg作为容量治疗的上限，以期实现容量的再损伤作用最小化。

镇痛镇静药物干预，有降低交感神经兴奋性、降低全身氧耗量等作用外，还有降低外周阻力、降低心肌收缩力等作用。这些作用在机体不同状态下可表现为治疗和再损伤的双向作用。如严重疼痛和应激状态可导致血压升高、心率增快及明显的高代谢状态，应用镇痛镇静治疗有利于恢复正常的血压和心率，减少机体氧耗量，降低心脏做功，改善组织氧供氧需的平衡，此时镇痛镇静对循环的影响表现为治疗作用。患者如果已经出现相对循环血容量不足的情况，应用镇痛镇静药物，可能会通过抑制交感神经冲动而加重静脉血管床张力下降，加重低血容量表现，也有可能加重动脉血管床张力下降，导致血压下降和心率减慢。如果血压降低到一定程度时，甚至可导致组织低灌注。此时镇痛镇静药物对循环的影响表现为再损伤，这会促使启动新一阶段的干预措施。

患者在同一项干预治疗下，治疗与再损伤常常是相伴而生的，需要临床仔细滴定化治疗，既利用干预的治疗作用，又需进行滴定治疗将干预治疗的再损伤作用降至最小。

（杜 微）

一、病例简述

患者男性,67 岁,因"活动后喘憋半年",外院行超声心动图(ECHO)检查提示缩窄性心包炎,于 12 月 23 日行心包剥脱术,术后返 ICU。患者返 ICU 后镇静镇痛状态,RASS-3~-2 分,呼吸机辅助呼吸,PS 模式,PS 12cmH$_2$O,PEEP 8cmH$_2$O,FiO$_2$ 45%,需去甲肾上腺素 0.1~0.2μg/(kg·min)、肾上腺素 0.1μg/(kg·min) 维持 ABP 98/61mmHg,心率 110 次/min。ECHO 提示 IVC 2.5cm,无呼吸变异度,全心收缩弥漫性减低,射血分数(EF)30%,三尖瓣环位移(TAPSE)0.8cm,二尖瓣环位移(MAPSE)0.76cm,左室流出道速度时间积分(VTI)10cm,左室舒张末内径 67mm,E 峰 80cm/s,A 峰 100cm/s,二尖瓣环舒张速度 e'6cm/s。CVP 15mmHg,肺部见弥漫性 B 线。血气结果示:pH 7.45,PaO$_2$ 80mmHg,PaCO$_2$ 34.5mmHg,Pcv-aCO$_2$ 3.5mmHg,ScvO$_2$ 78%,乳酸 1.6mmol/L,K$^+$ 3.3mmol/L,Na$^+$ 145mmol/L,碱剩余(BE)3.5mmol/L。血肌酐 110mmol/L。治疗主要方向,以呋塞米持续泵入寻找最佳 CVP,减少前负荷,减轻心室张力。

患者术后当日(12 月 23 日)日间呋塞米 40mg/h 泵入,至晚查房,日间入量/出量:1 500ml/3 650ml,心率 108 次/min,CVP 12mmHg。血气分析:pH 7.502,PaO$_2$ 97mmHg(FiO$_2$ 40%,PEEP 8cmH$_2$O),PaCO$_2$ 47mmHg,Pcv-aCO$_2$ 4mmHg,ScvO$_2$ 71%,乳酸 1.2mmol/L,K$^+$ 3.3mmol/L,Na$^+$ 155mmol/L,BE 9.7mmol/L。肌酐 170mmol/L。ECHO 评估:EF 31%,VTI 10.8cm,E 峰 68cm/s,A 峰 90cm/s。

夜间查房意见及临床处理:容量管理方面,限制液体入量,严格限制含钠(NaCl 为主)液体摄入,呋塞米泵入同时予以口服螺内酯,精氨酸纠正代谢性碱中毒,增加电解质监测频率(每 4 小时 1 次)及给予补钾治疗。同时予以冻干重组人脑利钠肽泵入利尿、降钠治疗。此外,夜间查房制订预案:在目前治疗下,给予药物利尿(呋

塞米泵至最大剂量 40mg/h)且每小时 1 次监测 CVP,如果 CVP 持续 ≥ 12mmHg,或者电解质、酸碱平衡紊乱无法纠正,则行床旁血滤治疗;实际夜间 CVP 缓慢持续下降,未实施上述预案。

12 月 24 日晨查房,24 小时入量/出量:1 800ml/4 850ml,心率 102 次/min,CVP 8mmHg。血气分析:pH 7.502,PaO$_2$ 120mmHg(FiO$_2$ 40%,PEEP 8cmH$_2$O),PaCO$_2$ 42mmHg,Pcv-aCO$_2$ 5.6mmHg,ScvO$_2$ 65%,乳酸 1.5mmol/L,K$^+$ 3.8mmol/L,Na$^+$ 154mmol/L,BE 3.2mmol/L。肌酐 168mmol/L。ECHO 评估:VTI 10cm。经上述治疗后,患者的前负荷水平已明显下降,ScvO$_2$ 提示大循环流量为临界值状态,提示循环脱水空间变小,查房将短期治疗目标调整为维持目标 CVP 8mmHg,继续动态评估心功能变化,暂时不行 CRRT 治疗。此外,患者代谢性碱中毒已纠正,仍为高钠血症,予以停止呋塞米泵入,继续螺内酯、冻干重组人脑利钠肽治疗,血肌酐已出现下降趋势,予以继续动态监测。

二、临床思维过程

(一)临床思维第一步——这位患者目前主要矛盾是什么? 治疗上还面临哪些困境?

这位患者是一位慢性梗阻性循环衰竭的患者,手术解除心包缩窄因素后静脉回心血量增加,但是心脏顺应性并没有瞬间适配,可能也存在手术导致心肌抑制的因素。如何让回心血量匹配调适心脏泵功能,是该患者的主要治疗矛盾。

患者 ECHO 提示 IVC 2.5cm,无呼吸变异度,全心收缩弥漫性减低,EF 30%,左心前负荷、室壁张力高,启动脱水治疗,经脱水后 CVP 14→12mmHg,VTI 10cm→10.5cm,患者的心排血量并没有出现明显下降,说明目前该患者的静脉回流曲线与心脏功能曲线相交于平台期,此时期可以维持张力前负荷不变的基础上减轻心室壁张力,并可维持心排血量不变。因此脱水治疗仍是患者下一步的主要治疗策略。患者治疗的

目的,是维持组织灌注满意,乳酸应维持于正常水平;目标指标是 CVP 数值。在脱水过程中保证组织灌注满意是基本要求。

在目标与目的治疗导向的临床思维过程中,患者需要继续进行脱水治疗,但目前患者已出现了脱水治疗带来的再损伤,目前合并代谢性碱中毒、高钠血症、低钾血症。如若下一步继续脱水治疗,需同时兼顾治疗及预防再损伤的发生。

(二)临床思维第二步——针对再损伤产生的原因的分析,以及针对再损伤的治疗选择

患者在治疗过程中出现一定程度的高钠血症、低钾血症、代谢性碱中毒,这些并发症是治疗的再损伤。然而患者的治疗目标“最佳 CVP”尚未达到。此时治疗与再损伤的矛盾突显。

呋塞米为袢利尿剂,通过抑制肾小管髓袢厚壁段对 NaCl 的主动重吸收作用使管腔液 Na^+ 增加,而髓质间液 Na^+ 浓度减低,使渗透压梯度降低,肾小管浓缩功能下降,从而导致水分排泄增多,管腔液增高的 Na^+ 在远端小管使得 Na^+-K^+ 交换和 Na^+-H^+ 交换增加,使得 K^+、H^+ 的排泄增加,过度应用,导致低钾及代谢性碱中毒的发生。由于袢利尿剂降低肾血流量,RAAS 系统被激活,醛固酮分泌导致 Na^+ 浓度升高,K^+ 浓度进一步降低。考虑患者治疗后再损伤的病因源自袢利尿剂的使用。

肾脏替代治疗的时机目前的研究结果倾向于早进行,但具体到临床病例中,并不知道一个容量过负荷的患者从利尿剂的药物治疗切换到肾脏替代治疗何时是最佳时机,如果要做,应该“早期”到哪个时点? 毕竟 CRRT 治疗具有可能引起血流感染、循环扰动、增加人力资源成本等,存在新的再损伤风险。我们的临床思维过程是以临床治疗目标为导向,看是否能尽快实现最佳前负荷状态,避免心室壁张力增高过久损伤心肌;同时保证内环境稳定。如果利尿剂药物治疗可以实现这个治疗目标,就不用床旁血滤治疗;如果实现不了,而且内环境无法维持就进行床旁血滤治疗。如何定义治疗目标的实现,我们在临床治疗过程中采用滴定化方案,如果全量药物治疗仍然不能实现 CVP 下降,就将其作为启动 CRRT 的指标。

我们可以在利尿治疗的同时增加电解质及酸碱平衡的监测,及时进行补钾、纠正代谢性碱中毒和减少钠的摄入;另一方面,合并应用醛固酮抑制剂,联合应用其他类型的利尿药物,脑利钠肽作为 RAAS 系统的天然拮抗剂,可以提高肾小球滤过率、减少醛固酮和肾素的分泌、抵制后叶加压素及交感神经的保钠保水作用,可以兼顾利尿和排钠的作用。

总之,降低循环内过剩容量是治疗,治疗目标为最佳前负荷的实现服务,而药物利尿的再损伤为内环境紊乱;而 CRRT 治疗的再损伤,是有创治疗的增加可能会带来更多再损伤。选择治疗方法应该权衡利弊,而其中的关键点是治疗目标是否能够实现。

三、要点分析

本病例主要体现临床具体诊疗计划的制订与再损伤发生的反馈性治疗。临床干预过程,包括了干预的治疗作用和由干预直接或间接导致的再损伤两个方面。对再损伤认识的不断深入,对我们临床干预的目标性和精确性提出了越来越高的要求。治疗与再损伤,共同构成了临床干预过程,客观认识干预过程的整体性,正确对待再损伤的存在,正在改变着重症医学的治疗决策,从而规范临床工作中的医疗行为。

(杜微 王欣晨)

第三节 病 例 3

一、病例简述

患者 65 岁,男性,因“急性冠脉综合征、冠状动脉旁路移植术(冠状动脉搭桥术后)”于 9 月 20 日入 ICU。入科 8 天前患者无诱因出现心前区疼痛,伴背部放射,持续不缓解,诊断为急性冠脉综合征,18 导联心电图可见胸前导联 V1~V5 的 T 波倒置,予扩张冠脉、抗凝、抗血小

板聚集、降脂等对症治疗,但肌钙蛋白进行性增高,cTnI 4.772→11.134→12.792→32.155ug/L,心电图较前有明显动态演变,考虑急性冠状脉综合征,非 ST 段抬高心肌梗死(NSTEMI),冠状动脉造影检查示三支病变严重,为行手术治疗收入院。既往:发现冠心病 11 年,支架植入术后,术后长期规律口服阿司匹林(100mg 每日 1 次),氯吡格雷(75mg 每日,1 次);患高血压、糖尿病 20 余年,规律药物治疗,控制不佳,空腹血糖 8~12mmol/L,餐后血糖 10~16mmol/L,平素血压:140/80mmHg。

二、治疗过程

患者完善术前准备,除外手术禁忌后,术前 2 日植入主动脉内球囊反搏(intra-aortic balloon pump,IABP),9 月 20 日于全麻低温体外循环下行冠状动脉旁路移植术,术后返回 ICU,因患者未停双抗血小板治疗,术中搭桥血管 5 根,转机 240 分钟,阻断 120 分钟,手术时长 9 小时,冠状动脉粘连钙化,术中止血困难,术后保留气管插管、中心静脉插管、动脉插管及心包纵隔、左右胸腔闭式引流管返回 ICU。

9 月 20 日 14:20 入 ICU。入 ICU 血压,有创动脉压 83/43mmHg(无创动脉压 76/45mmHg),心率 92 次 /min。即刻血气分析:pH 7.28,$PaCO_2$ 42mmHg,PaO_2 133mmHg,Pv-aCO_2 4mmHg,ScvO_2 71%,乳酸 5.8mmol/L,BE-6.1mmol/L,立即予去甲肾上腺素小剂量开始静脉泵入,逐渐加量至 0.48μg/(kg·min)维持 ABP 122/63mmHg。

14:35,去甲肾上腺素泵入维持目标血压,维持平均动脉压(MAP)80mmHg 左右,去甲肾上腺素逐渐加量至 0.55μg/(kg·min),患者心率逐渐增快至 110 次 /min,CVP 3mmHg。复查血气分析:pH 7.22,Pv-aCO_2 8.6mmHg,ScvO_2 61%,乳酸 6.9mmol/L,立即予林格液(复方氯化钠溶液)500ml,30 分钟内静脉滴注,复测 CVP 5mmHg,心率降至 97 次 /min,去甲肾上腺素减量至 0.5μg/(kg·min)。

15:15,患者血压不稳定,停止快速补液后患者 CVP 再次下降至 3mmHg,心包纵隔引流大量鲜血性引流液,量约 450ml,入科实验室检查回报:血红蛋白(Hb)107g/L,PLT 157×10^9/L,

PT 16 秒,APTT 48 秒,纤维蛋白原(Fbg)1.4g/L。立即予鱼精蛋白 50mg 静脉泵入,氨甲环酸 2g,血浆 400ml,红细胞 2U,人血白蛋白 30g 静脉滴注,患者去甲肾上腺素 0.26μg/(kg·min)左右,维持 MAP 80mmHg,复测 CVP 5~6mmHg,心率 90~100 次 /min,Pv-aCO_2 4mmHg,ScvO_2 63%,乳酸 3.1mmol/L,PaO_2 66mmHg,计算氧合指数 188(66/0.35),SpO_2 94%,予调整 PEEP 5~8cmH_2O,FiO_2 35%~45%,维持 SpO_2 95% 以上。

16:30,患者 CVP 由 6mmHg 下降至 3mmHg,血压波动较大,MAP 60~80mmHg,去甲肾上腺素再次加量至 0.2~0.3μg/(kg·min),2 小时内引流 450~550ml,复查 Hb73g/L,PT18 秒,APTT55 秒,考虑术区出血,再次上台手术止血。

19:00,二次术后。术中发现创面多部位渗血,予充分电凝止血,仍存在渗血,予纱布填塞压迫止血,临时关胸后返回 ICU,术中输注血浆 400ml,红细胞 2U,血小板 1 治疗量。入科实验室检查回报:Hb 83g/L,PLT 211,PT 14 秒,APTT 36 秒,Fbg 3.1,入科后引流量仍较多,颜色鲜红。给予凝血酶原复合物 1 200U,人纤维蛋白原 2g,Ⅶ因子 4 支,红细胞 4U,新鲜的冷冻血浆(FFP)400ml,血小板 1 治疗量。入室后无升压药情况下 MAP 85mmHg,予硝酸甘油、乌拉地尔持续静脉泵入维持 MAP 70mmHg 左右。氧合较差,PaO_2 56mmHg,FiO_2 45%,予 RM,PC 15cmH_2O,PEEP 15cmH_2O,2 分钟,每日 3 次,PEEP 增加至 10cmH_2O,FiO_2 60%,SpO_2 96%。

22:00,患者 MAP 76mmHg,心率 93 次 /min,CVP 9mmHg,Pv-aCO_2 3mmHg,ScvO_2 78%,乳酸 2.0mmol/L;心包纵隔引流连续 3 小时:150→90→110ml,Hb 83g/L 升至 101g/L(输注红细胞 4U),经过积极处理后,患者引流量逐渐减少,血红蛋白浓度稳定,循环趋于稳定。患者出现自主尿量减少到 20~30ml/h,予心脏评估。重症超声提示:EF 58%,VTI 18cm,未见节段运动异常。复查 Pv-aCO_2 4mmHg,ScvO_2 81%,乳酸 1.8mmol/L。肾脏评估:双侧肾血流,Ⅱ 级,RI 0.69;予呋塞米 40mg 静脉注射后 20mg/h 持续静脉泵入,尿量恢复至 80~120ml/h。

9 月 21 日 6:00,实验室检查 Hb 99g/L,心包纵隔引流 30ml/h;硝酸甘油、乌拉地尔控制平均动脉压 70mmHg 左右,CVP 11mmHg,

Pv-aCO$_2$ 2mmHg,ScvO$_2$ 79%,乳 酸 0.9mmol/L，
呋塞米 20mg/h 持续泵入，尿量 30~50ml/h，肌酐
87~160µmol/L。呼吸机支持参数：PEEP 10cmH$_2$O，
FiO$_2$ 60%，PaO$_2$ 68mmHg，PaCO$_2$ 39mmHg。 超声
提示下蓝点、膈肌点 B 线，后蓝点碎片征。予
停用乌拉地尔，小剂量去甲肾上腺素控制 MAP
85~90mmHg，呋塞米加量至 40mg/h；减轻镇静
深度，加强痰液引流，加强肺部物理治疗。

9 月 21 日 11 :00，患者尿量 150ml/h 左右，
CVP 13mmHg，Pv-aCO$_2$ 1mmHg，ScvO$_2$ 81%，乳
酸 1.3mmol/L，去甲肾上腺素 0.03µg/（kg·min），
MAP 90mmHg，予限制入液量，加强脱水、加强肺
部物理治疗。

9 月 21 日 19 :00，患者尿量 200~300ml/h，
12 小时负平衡 1 800ml，CVP 12mmHg，Pv-aCO$_2$
7mmHg，ScvO$_2$ 67%，乳酸 2.1mmol/L；发热，体
温 38.9℃，白细胞 18 × 10^9/L，N% 89%，Hb 105g/L，
心外科再次上台取出填塞止血纱布，彻底冲洗伤
口后予关胸。

9 月 22 日 6 :00，患者 Hb 108g/L，24 小时
心包纵隔引流 350ml，24 小时出入量 –3 900ml，
去甲肾上腺素 0.05µg/（kg·min）泵入，维持 MAP
85mmHg，CVP 8mmHg，乳酸 1.2mmol/L；呼吸机
参 数：PEEP 8cmH$_2$O，FiO$_2$ 40%，PaO$_2$ 98mmHg，
肌酐 137µmol/L。予减停镇静后患者自主呼吸
平顺，神志清楚，予早期活动，拟脱机拔管。

9 月 24 日，顺利转入普通病房。

三、临床思维过程

本例患者为复杂心脏大手术术后患者，术前
凝血功能差，手术时间长，多种因素可能导致循
环不稳定，并且病情变化迅速，鉴别诊断存在一
定困难，治疗与再损伤的理念贯穿治疗始末。

心外科术后患者的休克可以有多种病因，低
血容量性休克、心源性休克、血管张力低导致的
分布性休克等，均可出现。该患者入科之初即出
现血压低，原因很多，根据我们的知识储备需要
做的事情也非常之多，但此时面对患者所要做的
重点就是让患者血压升上来，升压可以选择去甲
肾上腺素、扩容、强心等手段，但去甲肾上腺素是
升压最为迅速的，也是无论上述何种休克均具有
应用指征的。因此，患者入科后的第一治疗为应
用去甲肾上腺素升压。在去甲肾上腺素发挥作

用的同时，我们也发现其对患者造成的损伤，去
甲肾上腺素可以起到将非张力容量转变为张力
容量的作用，但在循环容量极端不足的情况下其
升压作用是以收缩外周血管达到的，虽然提高了
压力，但牺牲了流量，所以我们观察到在血压升
高的同时，患者心率加快，全身流量指标变差，乳
酸升高，出现了去甲肾上腺素应用的再损伤。但
这个操作暂时稳定了患者，给予我们时间进一步
寻找低血压原因，进一步针对病因进行处理。

随后，通过中心静脉压和容量负荷试验证
实，患者休克原因为低血容量性休克，因患者凝
血功能差、引流量多，初步确定为失血性休克，
治疗上予输注各种血液制品，反复容量复苏。但
此过程也出现了再损伤，表现为呼吸支持条件的
升级，后续的超声结果证实，患者出现了肺水肿。
液体治疗的再损伤加上循环内容量维持困难，提
示我们内科保守治疗可能无法解决患者的失血
性休克，故进一步采取手术止血的措施。

二次手术后仍然未达到良好的止血效果，所
以采取控制性低血压，这项迫不得已的选择。血
压目标选择上，以保证全身组织灌注的情况下，
尽量降低血压来减少出血的风险，通过密切监测
和滴定，将血压控制于 MAP 70~75mmHg 水平，
此时 Pv-aCO$_2$、ScvO$_2$ 满意，乳酸无明显升高，全
身大循环灌注可初步满足。但此时患者出现了
压力相关性少尿——控制性低血压的再损伤。
再损伤出现后治疗分为两个方面：①造成再损伤
的原因是否可以尽早去除。采取控制性低血压
后引流量明显减少，血红蛋白趋于稳定，治疗有
效，此时需要评估控制性低血压需要维持多长时
间，低血压的水平可否适当上调。②在损伤因素
无法去除的情况下的针对性处理。此时，我们的
目的是，在满足全身灌注情况下止血，血压目标
无法改变，在损伤因素无法去除的情况下，我们
用利尿剂来维持出入量及电解质稳定。但这只
是一方面，关键还是要时时刻刻想到，何时去除
造成损伤的干预措施。

随之，在我们确认出血控制后，迅速滴定式
提升患者血压至基础水平，以降低控制性低血压
对肾脏造成的损伤，肾脏在短时间的低灌注之
后，由于及时的血压调整没有造成严重损伤，患
者尿量在压力提升之后迅速得到了改善。治疗
手段不只要在应用之初想到其损伤，在治疗支持

减撤的过程中也要充分考虑到再损伤的风险,该患者选择了填塞止血,其可能会加重纵隔感染的风险,纱布吸收、血液体积变大会导致心脏压塞的风险,该患者虽然没有出现严重并发症,但出现了血白细胞的升高,出现了在容量负平衡、流量指标变差的情况下中心静脉压的升高,所以在患者稳定后,我们第一时间考虑到纱布填塞留置可能的再损伤,第一时间予以去除。

四、要点分析

治疗与再损伤一直是困扰重症医学的永恒话题,近年大家越来越意识到再损伤的危害,提出了对于重症患者的治疗——少即是多(less is more)的理念。然而,由于重症患者的某些特定治疗是不可或缺的,我们在给予任何一项治疗之前,一定要考虑到再损伤的风险。如何更好地平衡疗效与损伤,适当规避和减少治疗造成的再损伤,将是临床治疗中需要关注的重点,比如呼吸衰竭时呼吸机的支持,循环休克时血管活性药物的应用等。然而,虽然手段不可或缺,但我们可以调整应用的方法和方式,尽可能降低再损伤。

本患者为心外科术后患者,其突出表现为术后循环不稳定,术后出血,在稳定循环和止血过程中,面临着一系列的治疗和再损伤控制的问题。血管活性药物,在改善压力的同时会面临流量不足;容量复苏过程中,会面临肺水肿的风险;控制性低血压,是迫不得已的止血手段,虽然广泛用于创伤患者的治疗,但对于常规手术患者几乎被认为是最最不佳的选择,然而在常规手段无效的情况下控制性低血压可能会起到逆转病情的作用。该患者控制血压后,出血量明显减少,血红蛋白稳定,凝血物质及自身凝血机制得以修复,为止血创造了时机,但低血压的再损伤随之而来,突出表现为肾脏灌注压力不足导致的少尿。此时,针对再损伤的治疗,我们首先考虑的是造成再损伤的干预措施是否可以去除,所以治疗上我们在密切监测引流量、血红蛋白的情况下,缓慢逐步上调血压目标,随着时间的延长,自身凝血机制得以修复,出血、止血对血压的依赖程度下降,我们发现血压目标可以滴定到基础血压水平,仍然没有增加出血风险,至此再损伤的因素得以去除。一项治疗在应用之初就应该想到其损伤,填塞止血同样如此,病情后期即出现了中心静脉压上升、发热等可疑的并发症,所以选择出血稳定后第一时间即撤除填塞的纱布。因此,治疗与再损伤理念同样应用于治疗措施的减撤过程中。

临床操作中,在给予任何一项治疗之前,在减撤治疗措施之前,一定要考虑到再损伤的因素。

(程 卫 袁思怡)

第六篇

血流与器官

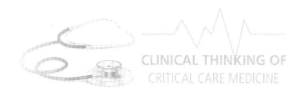

第一章　血流与器官的定义与内涵

> 世上,水流的地方才有生命;体内,血流的地方才有鲜活的细胞,细胞的集合成为器官,器官的集合成为机体。

重症,是指危及生命的疾病或临床状态;生命,是机体内在运动的存在和表现形式;机体,是器官形成的系统组合;器官,是一组功能相同或相近的细胞组织群;细胞,是维持生命功能的基本单位。那么,是什么将这一系列相辅相成的生命组成联系在一起? 是血流! 重症通过血流影响生命,生命通过血流与重症抗衡。而重症临床治疗,就在血流其中。

作为医学基础知识,血流与器官包含了众多的知识点,并逐渐形成知识积累。这些知识点已经成为医务人员临床工作的利器,衍生出了不同的干预方法。但是,在重症医学,由于重症与器官的特殊关系、血流的特殊存在形式,使得血流与器官的联系不仅作为重症医学知识体系中的重要组成,而且成为一种具有形象意义的治疗思路,是重症临床治疗思维体系中的重要思维方式。

如若用思维的方式走进血流与器官,我们会看到器官就像是一颗颗的珍珠,而血流就是串起珍珠的那根丝线。每个器官各有不同,或协调,或抵触,是血流将机体所有器官按照功能的递进排列在一起,共同组成生命的项链。血流经过每个器官,又以血液组成成分的形式流经组织间,流经每一个细胞的周围,建立起环环相扣的生命联系,将所有的器官构成一个整体。器官有了血流,才成为机体;而血流遇到了器官,才有了生命。不难看出,血流与器官的思维方式,有着坚实的物质基础。

重症,站在了血流与器官共同组成生命的对立面,也可通过血流将损害传递给不同的器官。应该看到,血流的任何改变都会引起器官的改变,器官的改变也会在血流中有所体现。同时,重症临床治疗一直贯穿于其中,绝大多数的临床干预方法都是直接通过血流起到治疗作用,或者是间接对血流产生影响。从而形成一条从临床干预方法,沿着血流,连起器官,直至生命的临床治疗思路。

血流与器官的思维方式,无时无刻不在重症医学的临床治疗中,主动的应用和被动的服从,导致结果不同的临床治疗效果。

第一节　血流的位置

思维是感觉与意识的相互交织的发展过程。按照对血流的感觉,形成临床认知和干预行为的意识,就是血流在重症临床治疗思维方式中的位置。

按照思维的流程,回顾生命的历程。进化论

认为,生物来自海洋,最初阶段的单细胞生物可以从周围的海水中汲取营养。从某种意义上说,今天的人类之所以能够生活在陆地上,是因为"把大海带在了身上"。液体以不同的体液组成形式存在于机体的各个部分,成为机体的重要组成成分。机体的细胞被孕育在这些液体当中,如同在当年的大海。

但是,今天人体的细胞已经无法经受海浪的冲刷。机体的组织间液围绕在细胞周围,为细胞提供了稳定而安全的保护环境。由于组织间液相对缓慢地流动,无法为细胞活跃的代谢功能提供足够的营养物质,并及时排除代谢废物。所以,机体仍然需要像大海的洋流一样的机制,为细胞带来大量的物质交换。从而就出现了循环系统。循环系统中的血管,从大到小,一直深入组织间液之中。血管壁所起的分隔作用,使体液出现了另外一种快速地流动,即血液的流动。血流的快速运动,将营养物质源源不断地输送到细胞,又将细胞的代谢废物带走。

血流,作为机体内部的传输系统,有着重要的自身特点。对血流特点的认识,也经历了长期的历史过程。不同的理解带来不同的感觉,有不同的感觉产生不同的意识,导致了临床思维的发展,也影响了临床行为的改变。心脏的作用对血流的运动起到了重要的作用。通过收缩做功,心脏赋予血流以压力,并将这些带有压力的血液送入动脉系统;动脉通过自身的弹性阻力,将血流送到系统中阻力最低的部位;而不同的器官则根据自身的需求,通过调节自身血管网的阻力,控制着流经的血流量。器官是由功能相同或相关的细胞组成的细胞群。这些细胞孕育在细胞外液中,毛细血管网深入到细胞周围的组织液中,通过血管壁的渗透作用形成物质交换。这种物质交换是相对迅速而巨大的,而经过组织液交换物质的量和速度,直接与细胞代谢有关。可见,细胞本身也是调整血流的关键部分。流经微循环的血流,在循环充盈压力的作用下流向静脉系统,经过中心静脉,

回到心脏。从这个完整的循环过程中可以看出,血流不仅包括了血液在循环系统内的运动,也包括了血液的组成成分在机体任何部位的运动。

血流像是一张大网,将机体的各个器官、组织和细胞连接在一起。器官是这张大网上的一个个功能位点。每个器官的功能不同、特点不同、需求不同,但却需要相互依赖,彼此互为存在的先决条件,正是血流将这些器官连接在一起。血流所起到的这种连接作用,不仅是在形式上将这些器官连接在一起,而且是根据每个器官对血流的不同需求,按照器官功能特点的递进排序,对这些器官进行有机的连接,而且通过血液的流量、压力和组成部分的不同,对不同器官的功能进行协调、控制。从而,使得这些器官形成功能的整体,成为完整的机体。血流的任何改变都可以引起器官的变化;任何器官的功能改变都可以引起血流或血流成分的变化。

血流与器官思维方式,是根据血流的特点和与器官的相关性所形成的一种临床思维方式。正是由于这些生理特点,血流实际上形成了连接起机体各个器官的一条通路。这条通路,在临床思维方面是一条思路;在临床治疗方面是一条干预行为的核心途径。重症的临床治疗,通常是以器官功能作为常用切入点,血流与器官思维方式非常形象化地起到了对临床行为的管理作用。重症医学的氧输送理论,就是以血流与器官的思维,对临床行为进行管理的具体方式。通常所了解的氧,只是细胞代谢所需要的氧,而氧输送当中的"氧",则是一个反映血流的重要指标。机体细胞每时每刻都需要氧,但是氧不能在组织细胞中被储存,必须依赖血流不断地被输送到组织细胞。氧从肺脏进入血流,左心将富氧的血流送入动脉,动脉血流携氧进入微循环,再经过组织间的传导进入细胞,血流中剩余的氧和氧的代谢产物,又经过静脉系统回到右心,进入肺脏。这条血流的生理通路有着众多的临床思考和治疗的作用点,已经将重症医学临床治疗提升到一个新的高度。

第二节　器官的位置

血流与器官思维方式,在强调血流形成的形象性临床思路的同时,也强调了器官在这个思路

中的关键节点作用。在重症临床思维过程中,每个器官都有着自己的特定位置,而且所有器官密

切相连。

器官是血流网络中的细胞功能集团。每个器官分别具有机体功能的不同部分,所有器官一起共同构成机体生命功能的整体。一个器官通过血流影响其他器官,其他器官也同样通过血流对这个器官产生影响,从而实现器官之间的功能协调一致。每个器官的特定位置包括了这个器官的功能位置和解剖位置,尤其是当以血流的系统性循环走向对器官的位置进行划分时,则更为清晰地显示了每个器官在重症的发生发展中的作用和在重症临床治疗中应有的位置。器官的这种位置排列,不仅形成了器官之间的相互影响,也形成了器官对血流的控制。器官通过对血流的流量、压力、容积、组成成分等因素的调节,对血流的运动起到了决定性的作用。从而,实现了真正意义上的血流与器官之间、器官与器官之间的功能无缝连接。

血流与器官思维方式从功能意义出发,将流经器官的血流分为功能性血流和营养性血流。功能性血流,是指作为器官作用结果的血流,体现了某个具体器官的全部或部分功能;营养性血流,是指为器官提供代谢物质的血流。不同的器官,这两部分血流所占的比例不同,血流的形式或特点也不同,甚至客观上有不同程度上的重叠。但是,功能性血流与营养性血流在理论上有明确的不同,在临床干预中也有着不同的管理原则,影响着临床干预方法的具体实施。

一、心脏

心脏是血流运动能量的重要来源。直接流经心脏各个腔室的血流是功能性血流;冠状动静脉系统内的血流是心脏的营养性血流。

心脏的功能性血流几乎代表了全部的心脏功能。多年来,心脏功能性血流一直占据着临床上对心脏认识的主导地位。对血流的管理也正是心脏作为机体重要器官的核心职能。为了完成这个职能,心脏不仅有着复杂的结构,而且不同腔室更是具有自身特殊的功能特点。这些机构和功能的特点,都是为了服务于心脏对功能性血流的作用。临床上也是通过功能性血流的变化,来表示心脏功能的改变。

右心的功能位置长期被埋没在左心的背后。虽然人们都知道右心的解剖位置就在那里,但是从临床思维方式上,往往忽略它的存在。血流与

器官思维方式赋予了右心应有的位置。右心的结构和相应的瓣膜,为单向性血流提供了基本保证。由于需要接收来自静脉低压力的血流,右心室保持了非常高的顺应性。心房的解剖位置位于静脉与心室之间,但它的功能位置则是在恒定的血流与搏动的血流之间,从而保证了两种血流的平稳过渡,右心室的心肌明显少于左心室,做功能力只能达到左心室做功的1/4左右。而右心室必须保持与左心室相当的射血量,这就依赖右心室前后负荷的低压力状态。较低的中心静脉压保证了右心室壁张力不会明显增加,肺动脉的低压特点保证了右心室射血阻力的低下,从而不需要右心室心肌的过多做功,即可保持与左心相应的血流量。因此,压力负荷的增高可以引起右心功能的明显改变,尤其是后负荷的增加,可以导致右心室的急性扩张,同时由于右心室的解剖结构类似一个不规则的三角形,附着于左心室的一侧,右心室扩张可导致室间隔的左移,继而引起左心室的功能障碍。

左心室的功能位置与右心室相辅相成,共用的室间隔不仅将2个心室直接连接在一起,而且也使得它们在结构上有一定的相似度。任何结构改变导致的血流通路受阻,同样表现出功能的受损。由于左心室的射血需要为全身所有其他器官供血,必须将血流提升到更高的压力,所以,左心室必须具有更加强大的心肌。每次心室搏动,左心室虽然射出与右心室相当的血流量,但这血流具有更高的压力,以利于动脉系统将血流送到远方。与右心室相比,更厚的心室壁、更多的心肌组织,成为左心室的主要特点,由此也形成了2个心室的主要不同。左心室的顺应性明显低于右心室,当压力负荷增高时,左心室很少出现急性扩张,除非心肌本身受到损伤,失去了原有的特征。丰富的肌肉组织使 Starling 机制成了左心室功能的主要代偿机制,在心肌功能正常时就起着重要的调节作用,这一点也与右心室不同。当心肌功能受损时,左心室逐渐扩张,通过增加舒张末容积,射血分数下降,保证每搏量维持向动脉系统的供血。

心脏的营养血流来自冠状动脉系统。由主动脉根部发出的冠状动脉,首先行走于心脏的表面,几乎垂直向心肌内发出分支,形成心肌营养血管网络。冠状动脉内的血流受到心肌搏动的明显影

响。左心室的心肌供血几乎都发生在心脏搏动的舒张期；右心室的心肌供血虽然可以存在于舒张期和收缩期，但是，右心室扩张、心室内压力升高，可以严重影响冠状动脉到右心室的心肌血流。同时，由于心肌的不断搏动，耗氧量高，心肌对血流供应的依赖也相对较强。冠脉供血的不足，很容易导致心脏功能的障碍及心肌本身的受损。

二、肺

肺的解剖位置是与心脏同在胸腔之内；肺的功能位置是在左右心之间。肺的功能性血流是指，由肺动脉进入肺脏的血流，在肺内经过气体交换后，经过肺静脉回到左心房。肺的营养性血流，是流经支气管动脉系统的血流，但肺泡及周围组织仍然可以从功能性血流中获得营养。肺是机体内唯一接受几乎 100% 心排血量的器官。

肺的功能性血流从肺动脉进入肺，目的就是在这里完成与气体之间的物质交换。肺的功能位置实际上是血流与气体共同存在的场所，一方面接受来自右心室的血流，另一方面由气道与体外空气相通。肺动脉的血管壁较薄，分支短而多，因此不仅阻力较低，而且阻力主要形成于压力更低的远端血管，从而更进一步降低了右心室射血的阻力。同时，这种结构还有利于血流很快进入到肺泡周围和肺泡壁血管，以实现与气体的交换。这些肺泡周围毛细血管网，通常也是定期交替开放。但与体循环不同的是，其开放的程度和数量主要受血流量的影响，而局部代谢和气体交换的程度，仅起到部分调节作用。血管内皮细胞、肺泡上皮细胞与它们之间的组织，共同构成气/血交换屏障。这里是肺功能的核心作用位点，也是重症常见的病因作用位点。经过气体交换的血流，经过肺静脉回到左心房，正常的左心功能将肺静脉压力保持在较低水平，从而形成了整个肺循环系统的低压状态，较低的静水压有效地控制了肺组织间液的基本水平。

肺在胸腔的位置，也使其功能受到胸腔运动的影响。肺循环血管的高顺应性特点，使肺血流容易受到外界压力的影响。呼吸的周期性运动也导致了肺循环流量的周期性改变。自主吸气时大量气体进入肺泡，胸腔内的负压也使进入肺的血流量增加；呼气时则相反，气体减少，血流也减少。从而形成了一种"气来血来，气走血走"的高效物质交换模式。另外，由于气体和液体比重的明显差异，肺的功能可以受到体位的严重影响，即使在正常情况下，不同部位的肺的功能所占整体的比例也有明显不同。

肺的营养性血流，通常是指支气管动脉的血液供应。支气管动脉主要由降主动脉发出，沿支气管行走，主要为呼吸支气管以上的肺支架组织提供营养性血流。仅有少量来自支气管动脉的血流汇入肺的功能性血流。肺泡及其间质组织，可以直接从功能性血流中获取营养，进行物质交换。

三、肾脏

肾脏的功能位置，是直接接受来自腹主动脉的血流，其血流量占心排血量的 20%~25%。肾脏通过对血流的滤过和重吸收功能产生尿液，将血流从全身各个器官带来的代谢废物排出体外。肾脏的功能血流和营养血流为同一血流，通过形成串连形式的毛细血管网，实现不同的功能。肾脏的解剖位置，固定于腹膜后，在脊柱和肌肉组织的保护之中。正常情况下，肾脏功能很少受到周围环境因素影响。

肾脏的功能性血流，是肾脏实现其功能的基础。因为肾功能作用的核心是对血液进行净化，并且其净化速度必须满足整个机体代谢的需求，所以肾脏对功能性血流有着强大的自身控制调节能力。肾动脉直接发自腹主动脉，短而宽大，并迅速分支，血流很快经过入球小动脉进入肾血管球，从而尽可能减少了血流过程中的压力衰减。肾血管球内压力保持较高的水平，以利于肾小球的滤过功能，从血流中滤出的水分和其他代谢物质形成原尿。入球小动脉和出球小动脉共同控制着肾血管球内的血流量和压力。即使是在腹主动脉内压力有大幅度波动时，如 80~180mmHg 之间的压力波动，肾血管球内的血流量和压力也可以保持恒定不变。从而保证了肾小球滤过率的稳定。

经过肾小球滤过后的血流汇集到出球小动脉，在肾小管的周围再次形成毛细血管网。在为肾小管及其周围组织提供代谢物质交换的同时，低压力的血流有利于肾小管对原尿的重吸收作用。肾小管在神经体液调节机制的作用下，根据机体的实际需求，对原尿中的有用物质进行选择性重吸收,从而通过更为精细的调节作用保持机体的内环境稳定。在肾小管被重吸收的物质,随着静脉血流,经过肾静脉直接回到下腔静脉。

从血流的意义上出发,肾脏与心脏、肺等器官相同,都是以功能性血流为主的器官,都是主要通过对血流的直接影响,来实现自身的功能价值。虽然每个器官的血流与功能有着不同的特点,但正是血流将器官自身的作用机制位点连接在一起,也正是因为血流将这些器官连接在了一起。同时,因为器官功能性血流的不同特点,才使得相互连接的器官共同构成一个有机的整体。按照血流的途径形成的临床思维方式,重新认识这些器官的功能位置,才能将重症的发生发展、临床治疗方法,与这些器官的功能更有效、更为准确地联系在一起。

四、脑

中枢神经系统,是一个典型的以营养性血流为主的器官或系统。虽然也可以通过血流发挥神经系统的体液调节作用,但由于脑对营养血流极端的需求特点和强大的调节功能,对脑营养性血流的关注,一直贯穿于重症的研究和临床治疗过程当中,而且处于核心位置。而对神经系统的功能性血流一直处于几近忽略的状态。

全脑的营养性血流非常丰富,且具有复杂的调节系统。脑的重量仅占体重的 2% 左右,但代谢活跃,耗氧量大,通常其需要氧的量超过全身氧输送的 20%。同时,脑的能量几乎全部来自葡萄糖,而脑组织中没有适当的能源储备,所以对血流有着非常强烈的实时依赖性。但是,进入脑组织的血流量也不能明显增加,因为在颅内有限的空间内,任何内容物的体积增加都会增加颅内压力,影响脑的正常功能。所以脑的血流不但要根据局部代谢的需求进行适应性调整,而且在机体循环功能出现波动时,脑的血流必须保持恒定。由此,脑就为自己形成了一套非常有效、精细的调节系统。

脑的血流来自两侧的颈总动脉和椎动脉。进入脑底后,颈内动脉、椎基底动脉由交通动脉连接,形成动脉环;再由这个动脉环发出大脑前动脉、大脑中动脉和大脑后动脉,分别走向大脑的不同部位。这种动脉的环状连接,使得一旦任何一方的血流受阻,就可得到其他方向血流的迅速代偿。脑的动脉系统对血流有着强大的调节作用,控制着进入脑组织的血流量和压力。在微循环水平,血流量主要受脑组织的代谢程度所控制。由神经元、星形胶状细胞和血管平滑肌为主要组成的神经血管耦联功能,保证了最大程度上的局部氧的供需平衡。脑的静脉系统有着自己的明确特点。大多数静脉几乎垂直进入脑静脉窦,静脉血管在进入静脉窦之前形成末端膨大,并附有一定数量的胶原纤维,起到括约作用,从而保证静脉血液的回流。脑静脉窦具有骨板支撑,不仅保证了静脉回流的末端一直处于低压力状态,而且静脉与静脉窦的特殊连接,有效地避免了中心静脉的压力波动对脑静脉回流的影响。

虽然流经脑的血流主要是作为营养性血流,但由于脑自身的特殊性和在颅内的位置,导致了血流从营养角度对脑功能产生着决定性影响。从而,按照血流的思路,仍然有助于对脑功能相关的重症管理和相应治疗方法的临床实施。

五、胃肠道

胃肠道的功能性血流和营养性血流为同一血流,却在功能与营养 2 个方面分别体现出明确的特殊性。胃肠道以消化、吸收为主要功能,形成了其结构的特点。流经胃肠道的血流,根据这些特点形成血流分布,根据不同结构的代谢特点提供营养物质,并完成吸收物质的输送。肠系膜所属器官的重量仅占体重的 5% 左右,但其血流通常可占心排血量的 20%~30%。

胃肠道的血流主要来自由腹主动脉发出的腹腔干、肠系膜上动脉和肠系膜下动脉。由于供血的范围较大,大部分血管行走于肠系膜内,在适应肠道蠕动的同时,血管得到了相对固定和保护。动脉的分支进入胃肠道壁后,会在不同层面形成平行的毛细血管网,以适应肠壁不同层次结构的不同功能。流经肠道固有肌层的血流量则相对较少,而高达 70% 左右的血流进入黏膜和黏膜下层,因为这里是肠道吸收功能的核心部位。尤其是在餐后物质吸收状态下,肠道的黏膜和黏膜下层的代谢率增高,功能性输送量增多,血流量明显增多。肠道的黏膜层的每个绒毛内,通常只有一根动脉血管直至绒毛的顶端,再由顶端向下形成毛细血管网。这样的结构可以形成逆流倍增的吸收效应,但容易形成绒毛根部的动静脉分流和顶部的缺血。虽然胃肠道有着强大的自主调节血流的功能，但在一定程度上，也正是因为这种敏感的调节作用，使得在损伤或治疗因素作用下，胃肠道的血流可以受到过度调节或有害调节，导致黏膜缺血，绒毛坏死。从而导致肠道的吸收功能受到影响，黏膜层的屏障功能受到严重破坏。

胃肠道的静脉回流主要都汇集到门静脉系统，经过肝脏进入下腔静脉。从肠道吸收的物质被送到肝脏进行处理加工。门静脉系统一端是胃肠道的毛细血管网，另一端是肝脏内的血窦。这种特殊的结构可导致在机体受损时的特殊表现。另外，肠系膜静脉系统内含有较大的血容量，血管收缩时可增加多达 30% 的循环血量。而这种循环血量的增加，不受胃肠道吸收功能的影响，是机体的一种循环代偿机制。

总之，按照血流的思路对器官进行排列，确立器官的功能位置，可以从不同的角度去理解器官的功能、器官功能与重症的关系和重症的临床管理。当然，机体的器官不只是心脏、肺、肾脏、脑和胃肠道，这些器官与血流的关系也更错综复杂。血流经过机体所有的器官和组织，血流经过之处，都可以按照这样的思路，重新对器官功能进行认识，调整自己的临床行为。

第三节　血流管理的龙头效应

血流牵连着机体所有器官的功能，协调着器官之间的功能平衡，那么，对血流变化的认识就成为理解重症发生发展机制的重要途径。同时，由于绝大部分的重症临床干预方法，都是直接通过血流实现其作用效果，或间接与血流有关，所以血流的管理在重症治疗中有着龙头效应。

一、血流直指重症本质

血流串起了器官，器官连成了生命。重症则以器官功能改变为共同特征，危及生命。血流与重症同时通过器官走向生命，经过相同或相似的路径，共同的通路，指向共同的生命本质。血流有着承载生命的一面：正是这些血液的流动，更准确地说是血液及血液的组成成分在机体内的流动，维持了器官的功能，维持了细胞生命的存在；血流也有着重症危及生命的一面：机体损伤的程度若足以将血流牵连其中，就开始了重症的历程。血流的运动或血液的组成发生了紊乱，细胞的生命就受到威胁，器官的功能就会发生改变，达到了一定程度，则被称为重症。血流更重要的一面还表现在临床治疗中，恢复正常的血流，则成为复苏。

血流与器官思维方式，沿着血流的功能运动途径，从器官的功能位置出发，走向重症的本质。只有认清本质，才能掌握重症，管理重症。不仅是将重症作为一个整体的概念，血流可以贯穿重症的本质，即使面对临床重症中的一个具体问题，血流也有着对重症本质的理解的明确的必要性和可操作性。

休克是临床重症的典型组成。从传统定义的有效循环血量的急剧减少，组织灌注不能满足代谢的需要，不难看出，这里几乎完全是一个流量概念。随着氧输送的概念用于临床，休克被描述为：氧输送不能满足组织代谢的需要。由于氧输送在原有休克概念的基础上强调了循环、呼吸系统和血液构成的联合作用，使休克概念从理论基础走向多器官系统功能的相互作用。在展示血流思路必要性的同时，氧输送具有直接的临床可操作性。氧输送将心排血量、动脉血氧含量结合在一起，更进一步强调了流量。心排血量降低可以导致休克，心排血量正常，甚至增加也可以发生休克。实际上，休克发生到这里，血压才正式登场。血管系统内的压力，是为了将心排血量合理地分配到全身不同部位的组织。血压在临床上更为常用，甚至与休克长期捆绑在一起，只是因为测量血压的方法较早地被接受和普及而已。可见，血压还是呈现的血流的信息。

微循环在动脉压力调节流量的远端，更似乎是在人们对休克认识的远端。虽然临床上对微循环功能与机制，仍然存有许多争议或未知，但是，可以得到共识的仍然是流量。即使是由于分布异常导致的组织灌注不足，微循环改变的最终后果,还是归结在局部的流量。血流经过微循环,纳入静脉系统,形成静脉回心血流量,成为本质上的右心前负荷。目前,细胞代谢异常的干预与临床可用的治疗方法之间有着相当大的距离,处于科研范畴。且不说休克时的细胞代谢异常通常都是由流量不足引起的,即便是感染性休克的所谓"细胞中毒"理论,也受到来自血流的极大挑战。目标导向性治疗,通过改善流量可以恢复细胞及器官功能,就是对"细胞不能利用氧"的极大挑战。目前,基础研究的结果证实,这种情况下细胞周围的氧输送仍然不足,还有研究发现感染性休克时的线粒体功能损害存在可恢复性。

急性呼吸窘迫综合征(acute respiratory distress syndrome,ARDS)看似是肺的问题,其实是个通气的问题。但是,沿着肺的功能位置不难发现,ARDS 的病因本质,位于肺泡上皮细胞与血管内皮细胞之间的气/血交换屏障。典型的 ARDS 是来自血流的有害物质的损伤,即使基础疾病是肺部感染,肺内源性 ARDS,从理论上其损伤作用可以从上皮细胞先开始,但实际的结果仍然是包括血管内皮细胞在内的气/血交换屏障的整体破坏。而肺内广泛的微血栓形成,肺泡和间质水肿,则一直被认为是 ARDS 的基础表现。这里的水肿,是血流成分的运动变化,本身就是流量。ARDS 的临床治疗更是出于流量。保证通气的目的就是为了改变血液组成成分,使得氧和二氧化碳足够满足机体代谢需要。肺保护性通气策略所保护的是气/血交换屏障的功能。同时,呼吸力学指标的临床应用则是在血流的基础上,为保证通气血流比例进行的调整。因为。这里是 ARDS 的本质所在。即使是肺部感染,如果与重症相关,其严重程度通常已经累及肺的血流。血流中氧或二氧化碳等的含量通常是评估肺部感染程度不可缺少的指标。即使是在单纯感染时,治疗的药物也大多是通过血流中的药物浓度而起的作用,而血流的改变也是临床通用的重症预警指标。

心脏似乎是一个完整的血流器官。从功能血流出发,心排血量是临床最为普及应用的流量指标,也是评估心脏功能的核心指标。对影响心脏功能的前负荷、后负荷与心肌收缩力三大基本因素,所采用的压力、容积、做功等指标,无不是出于对血流量的评估的要求。当任何一个指标临床应用中出现矛盾时,都可以在相应的流量中找到答案。心肌梗死的诊断和治疗更是集中在流量的管理,是对心肌营养性血流的管理,仍然是出于血流的本质。从而形成临床治疗原则,即尽快保持冠状动脉血流,抢救更多的心肌,以保证基本的心排血量。这个原则显然是一个从局部流量到整体流量的评价与执行过程。

肾脏的功能位置体现了血流对肾脏的核心影响。血流经过肾脏的历程,几乎完整地体现了肾脏的作用机制。肾脏相关的重症,通常是在这个过程中出现,重症治疗方法也会在这个过程中找到治疗位点。血流经过肾脏的净化产生尿量,尿量的多少依赖血流的大小。尿量与血流量的这种密切相关关系,使肾脏不仅作为全身器官的流量保证,而且为重症的临床预警提供了重要的指标。由于肾脏的特殊功能及解剖位置,动脉灌注的流量可以影响肾脏功能,中心静脉的流量也对肾脏的灌注有着直接的影响。急性肾损伤(acute kidney injury,AKI)的治疗原则和方法,都主要是针对这些流量位点。无论是肾脏替代治疗,或者更准确地称之为血液净化治疗,是直接作用于血流的方法,通过改变血流的组成实现治疗的效果。

在脑、胃肠道等其他器官或系统,都可以根据血流的通路,到达重症的本质。脑的功能虽然主要不是直接通过血流作用,但由于脑功能位置的特殊性使得其功能对营养性血流有着非常严格的要求,而且神经系统的功能也通过其他器官的作用对整体血流产生着强大的影响。胃肠道的血流直接与吸收、消化和屏障功能有关。保证胃肠道的血流,不仅是消化道相关重症治疗的基本原则,也是临床治疗的主要方法。恢复肠黏膜的血流,是保证胃肠道屏障功能的基本原则。这方面哪怕是非常细小、具体的方法,也被作为防治多器官功能障碍综合征(multiple organ dysfunction syndrome,MODS)的热点课题,而被广泛关注和研究。机体的每个器官,虽然功能不同,各自也具有不同的特点,但血流都会经过这个器官的核心位置,都会达到相关重症的本质和内涵。

从单一器官到由多个器官形成的机体,血流建立起形象的临床思路及重症治疗的核心思路。

二、监测指标的固有内涵

血流直接涉及重症的本质,血流建立起重症临床治疗的核心思路,那么血流指标在重症临床治疗中就有着特殊的意义。若要掌握血流指标的这种特殊意义,首先就应该对每一个临床应用的监测指标,至少是对目前正在应用的监测指标的固有原始内涵,有充分的把握,才有可能实现多个指标的联合应用,在重症临床治疗中,体现出血流与器官思维的特殊作用。

临床监测指标,尤其是通过直接测量获得的指标,都反映了客观存在,都有临床应用的价值。临床监测,是重症临床治疗的重要环节。当可以准确地获得监测指标后,正确掌握每一个指标所固有的原始意义,就成了关键的一步,也是独立的一步。只有充分地掌握了每一个指标,才有可能进入下一步对不同指标之间相关性的分析,才有建立清晰的临床思路的基础,而不至于走向临床判断的盲从。

监测指标的固有原始内涵,是指这个指标最为原始的特点,不依赖任何其他指标就可以独立存在的、具有完整生理效果的内涵。应该认为,每个指标都具有自身固有原始内涵,也正因为如此,临床上才出现如此众多的监测指标。对于机体或器官的同一项功能作用,可以有不同的指标进行描述。但不同的指标所描述的角度不同,仅从自身的一个方向、一个角度,反映了某个具体生理现象的部分功能。通常,机体的一个完整的生理功能,会由多个数量或多个种类的指标反映到临床。仅以反映血流功能的监测指标为例,临床上已经出现了许多的指标,至少包括了压力、容积、阻力等几个大类的指标,每一类中又有一些更加具体的指标。这些指标可以因为其相应代表的部位不同,而具有不同的反映位点,但都可以归结到对血流的描述。临床上也有直接用流量指标反映血流的指标,如心排血量、氧输送等。这类指标直接以流量的数据反映血流,实际上流量也只是血流特征的一个方面。其他临床监测指标,诸如体温、头痛、腹痛、血常规检查结果等也是如此,也都具有各自的固有原始属性。

坚持指标的固有原始内涵,是重症临床监测的基础。只有在这个基础之上,才有可能对多个指标进行综合分析、判断,才有可能准确地发现机体功能变化的本质所在。在重症临床监测过程中,监测指标是临床表现的组成部分。要了解重症的发生发展变化,就要具有熟练掌握和应用这些指标的能力。重症治疗的临床工作中会出现许多监测指标。每个人首次接触到某个具体指标的原因不同、时机不同,很容易形成对这个指标先入为主的理解。如果身旁同样的指标应用环境反复出现,则终于形成一种根深蒂固的认识。更进一步来说,临床上不仅会出现在应用这个指标时发生以偏概全的判断,而且还会引起对其他指标的错误认识或错误应用,形成一个逐级放大的错误链条。

应该看到,忽视指标的固有原始内涵的情况在临床上常有发生。对于那些新近出现的指标,由于并不是十分了解,实际应用时还保留了一些敬畏的感觉,反而会有些小心翼翼。但是,对于那些已经被较长时间应用的指标,更容易出现自以为是地忽视指标的固有原始内涵的现象,导致严重的临床判断错误。例如,循环系统的压力指标,在临床上经常被错误地应用。动脉血压的固有原始内涵,是大动脉血管内的压力,虽然与流量有关,但只是压力指标而不是流量指标。低血压时靠动脉收缩,可以增加血流阻力,但不一定增加组织血流量。静脉压力也只是压力指标,比如,中心静脉压的固有原始内涵,是中心静脉内近右心房入口处的压力。这个位点是静脉回心血流的最末端位点,只有这里处于低压力的状态才能保证足够的血流量,所以,中心静脉压应该越低越好。但经常有人会坚持一定要给这句话加上"在保证流量指标正常的前提下",听起来似乎更加完整。但这样实际上是忽略了压力指标本身的内涵,从而逐渐形成压力指标必须在有流量指标的基础上才有意义的认识,从而助长了不同种类指标之间相互替代的错误,以致临床上出现"中心静脉压无用"的相关认识,并且严重地影响到临床治疗。在这个认识过程中,或许没有更多新的知识点,但由于临床思维方式的不同,忽略了指标的固有原始内涵,导致临床判断或治疗行为向错误方向发展。

三、流量指标是解开冲突的钥匙

由于自身的复杂性,重症本身就带有众多的

临床信息。临床监测指标的增加,使医务人员对重症的认识不断深入,深刻的认识又带来了更多的新的监测指标。监测指标大量出现的同时也带来众多困扰,诸如:同时出现相互矛盾的指标、指标的变化与治疗方法不相符、指标可否相互替代、如何正确获得指标,等问题,甚至出现由于对某些熟悉指标的过度偏爱而夸大其临床应用的现象。由于监测指标对治疗的导向作用,正确应用这些指标,准确进行临床判断,是每个重症医学临床人员所必须面对的问题。

重症临床治疗过程中,经常可能会听到这样的问题:这个指标让我这么做,而同时另一个指标却要我相反地去做,我应该相信哪个指标?这种问题的出现,是一个典型的由临床思维方式引起的问题。首先,如果把监测指标看成是临床表现的组成部分,是临床观察的延伸,就会以原本应有的角度去看待这些监测指标。就像临床上很少出现因为患者出现头痛,就让其成为无视腹部疾病的理由一样,临床医师会认真分析不同的指标所具有的实际意义,以及指标之间的相关联系。其次,指标本身并没有告诉临床医师应该做什么,指标自身的固有原始内涵决定自身的价值,主要是指出病变的位置或机制,指出机体对治疗的反应。但是,应该用哪种具体的方法进行干预,只能由医务人员自己根据这些指标作出判断。提出如此问题,应该是因为对指标的不理解,或者是将本来应该自己所承担的责任,推卸给指标。再者,同一种生理现象或治疗反应,可以由不同指标从各自的角度分别反映在临床上,这正是对重症更进一步理解的基础所在。也正是这种指标之间的矛盾,才更清晰地显示了这个生理现象的不同侧面、不同特征,使临床的认识更加完整。可见,无论是否存在对所用指标的不完全理解,这个问题都是一个非常严重的临床思路问题。即使对新的知识点没有完全掌握,如果具有适合的临床思维方式,也可以引导临床医师主动去发现并认识这些新的专业学术位点。

面对临床重症和监测指标,还有另外一种思考问题的方式,即对这些监测指标的全盘否定,或者是盲从于自己喜爱的某个指标。对指标的全盘否定主要是由于自己对指标没有掌握,更不具备管理这些临床信息的思维方式。应该看到每个临床监测指标,尤其是直接测量的指标,只

要测量准确,都反映了客观存在,都有被应用的价值。从这个基础出发,无论这个指标的构成多么复杂或难懂,都与临床其他指标具有同样的性质。例如,如果只认为发热和血常规中白细胞计数升高才提示感染,那么,遇到发热和白细胞计数减少同时存在,就不能理解。如果采用全盘否定或只选择其一,则忽略掉了指标带来的另一面重要信息。正是由于这种指标间的不同,形成了临床思路的转折点,由此寻找新指标,发现另一类感染。重症的监测指标,无论是血流动力学指标,或是呼吸力学指标等,都具有同样的特性,甚至指标间的冲突会更为明显。而因为自己看不懂,所以就索性不去看,只是根据自己的意愿做出临床判断,进行临床干预;或者,不去进一步发现问题所在,而是只选择自己能够理解的指标作为判断的依据。这些态度都不属于积极的临床思维方式,从而在临床工作中表现为,要么从目标导向治疗退回到自己的经验治疗,要么以偏概全地盲目治疗。

应该看到,每个监测指标都有自己的临床意义。当面对重症临床监测的众多指标发生冲突时,首先应该想到每一个监测指标有其各自的内涵,不同指标有互补的价值,而不是相互替代。这样思考就会促使临床医师从认识每一个监测指标开始,深刻掌握指标的固有原始内涵,之后才能真正做到指标的综合分析、应用。压力指标不是流量,但由于方法学的问题,临床上以压力代替流量指标应用多年。但对流量的监测,可以常规应用于临床治疗后,人们很容易发现压力与容积或流量不是直线相关,这时如何继续应用压力指标就出现了两种选择的方式:一种是认为压力指标可以被替代,另一种是回归指标本身的压力内涵,仅作为压力指标应用。这两种选择当中,前者显然是一种消极的态度,而后者才是一种积极的思维方式。这种思维方式带来的调整是,临床医师不仅要学习新的知识点,如流量、容积等指标的内涵和应用,而且还要对原有的指标,也就是压力指标的固有原始内涵进行重新学习,重新理解。

在休克的治疗中,静脉压力曾被经常用于替代容量,不仅带来争议,而且在许多情况下将治疗导向歧途。甚至临床上出现压力指标无用的倾向。实际上,当容量指标被用于休克治疗后,

发现容量也具有与压力指标相似的困境。这种现象似乎明显给休克治疗蒙上阴影。如果看到,这些指标有着明确的自身特点,它们之间仅仅是有着相关性而已,问题就没有这么复杂了。仅就休克复苏的目标,如果把恢复流量作为首要原则,把流量指标放在第一顺位,则能在极大程度上缓解治疗矛盾,避免方法冲突。如进行液体复苏时,静脉压力、心室容积、血管外肺水等指标经常出现矛盾,这些指标都与流量相关。若回归流量,心排血量可以随输液而增加,才有液体复苏的必要,其他指标的作用就从主导地位变成了从属位置。若液体补充不能增加心排血量,其他指标无论具体数值是多少,都不提示应该进行液体复苏。如果目的指标(如乳酸等)仍然提示需要进行复苏,则应该选择容量之外的方法。针对动脉血压的治疗,血管活性药物的应用更是如此。对于流量而言,休克的治疗根本就不是为了增加血压。一定要伴有流量增加的压力改变,才有复苏的意义。无论是对一个衰竭的心脏,亦或正常的心脏,对局部组织的血流异常分布,还是氧输送的来源不足,动脉的压力改变,一定要伴有流量的增加才能称得上是复苏。

近年来,直接反映流量的指标或通过机体反应性来预测流量的指标,在休克复苏中被广泛应用,除心排血量之外,还有下腔静脉变异度、动静脉二氧化碳分压差、下肢被动抬高试验、主动脉流速时间指数、微血管流量指数等。这些指标的出现,不仅使休克时的机体改变更为完整地展现于临床,在大量的治疗导向指标中起着龙头效应,而且使原有的常规指标,如压力、容积、阻力、心率等,回归到自身原本的位点,治疗的方法更为精准。这些监测指标作为目标指标,与目的指标一起,使治疗流程更为缜密。

不仅是在休克的治疗,重症的任何临床治疗都有类似的特征。出现 ARDS 时的临床监测常以潮气量、气道压力等呼吸力学指标和血气指标为主,但气流与血流及其相关性才是反映生理功能改变的核心。临床常用的这些指标,只是在表示核心指标在不同侧面上的可干预位点。AKI 的核心指标,同样是肾血流指标,常用的监测指标也几乎都是直接反映血流或与血流相关,临床上对 AKI 的管理也是源于血流。而相应的

血液净化治疗,包括体外膜氧合(extra corporeal membrane oxygenation,ECMO)等方法,更是以流量为核心指标,不仅是血流量,而且常用到氧流量、滤出物流量等等。

对于机体所有器官而言,血流在器官直接的运动,带着来自每个器官的信息。这些信息作为监测指标出现在临床,反映了重症病因所在、治疗的位点所在。每个器官作为一个功能整体,在血流的通路上有着各自的唯一的功能位置。器官可以直接通过血流产生自身的功能,或者自身功能受到营养性血流的严格控制。虽然器官的功能可以由多种指标表现,但正是由于血流的这种对器官的作用,血流指标可以作为器官功能的核心指标。而其他指标,可以被认为是对核心指标不同方面的描述。当多个监测指标的临床意义发生冲突时,这个冲突的作用位点,恰恰是与其他指标相互连接的关键契机。由此,形成以核心指标为龙头,多个相关指标有序排列,按照血流与器官思维方式,建立重症治疗的临床流程。

按照血流的运动,建立形象性思路,针对器官功能变化的本质,进行重症治疗。

(刘大为)

主要参考文献

[1] 刘大为, 王小亭, 张宏民, 等: 重症血流动力学治疗——北京共识 [J]. 中华内科杂志, 2015, 54: 248-271.

[2] RHODES A, EVANS L E, ALHAZZANI W, et al. Surviving sepsis campaign: international guidelines for management of sepsis and septic shock: 2016 [J]. Crit Care Med, 2017, 45 (3): 486-552.

[3] 刘大为. 休克的复苏: 血流指标的龙头效应 [J]. 中华内科杂志, 2017, 56 (50): 1-3.

[4] INCE C. Hemodynamic coherence and the rationale for monitoring the microcirculation [J]. Crit Care, 2015, 19: S8.

[5] WANG X T, LIU D W, CHAI W Z, et al: The role of uncoupling protein 2 during myocardial dysfunction in a canine model of endotoxin shock [J]. Shock, 2015, 43 (3): 292-297.

[6] MAGDER S. Flow-directed vs. goal-directed strategy for management of hemodynamics [J]. Curr Opin Crit Care, 2016, 22: 267-273.

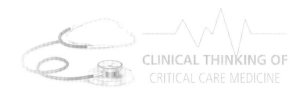

第二章 血流管理在重症治疗中的位置

重症医学知识体系中包含众多的知识点。这些知识点来源于重症医学专业人员头脑中的知识积累。知识积累的来源不同、时间不同,被接受时的环境条件也不同,所以通常是散乱地分布在大脑中。如果不进行重新调整,知识积累至少不是按照某个特定系统而有序地排列和组合。对于重症医学,只有在重症临床思维方式的作用下,知识积累形成不同的知识点,才能够用于临床实践,才能体现出知识的价值,知识的积累才有意义。同样,也只有建立了重症医学的思维方法,才能掌握重症医学更多的知识点,才能真正成为重症医学专业人员。

血流,作为机体组成部分的同时,还具有自身明确的生理特征。一方面,血流将机体器官、组织连接在一起。无论器官的位置之间距离有多么远隔,血流使它们紧密相连,由此才构成机体的生命。另一方面,血流赋予了每个器官不同的使命功能,因此器官才有活力。血流的任何改变都会对器官产生影响;任何器官的功能改变都会在血流中有所反映。

血流在机体内形成的一条条线,像是临床思维方式,串起了知识点、串起了治疗方法、串起了重症临床治疗的方方面面。

第一节 血流动力学无处不在

血流作为提供生命物质的载体,连接着机体所有的器官和组织,甚至一些部位的组织不是直接连接着全血,也与血流的组成部分密切相关。因此,血流在机体内无处不在。同样,血流因为被赋予了动力,产生了运动,才有了活力,为器官、组织,乃至整个机体带来了生命。血流动力学包含了生理、病理机制,从中可以找到重症的病因、监测指标、治疗方法和病情演变过程。可见,血流动力学在重症临床治疗中无处不在。

血流动力学(hemodynamics)是研究血液及其组成成分,在机体内运动特点和规律性的科学。重症临床血流动力学治疗,正是这些特点和规律与临床治疗的结合与统一。血流动力学的临床应用,从理念到实践,从关键节点抓起的细节决定成败,从监测升华出临床血流动力学治疗,带来的是重症医学临床治疗思维方式的建立和发展。刘大为教授提出的临床血流动力学治疗核心原则,例如,"目标与目的",决定了重症血流动力学治疗,乃至任何重症干预的精准属性;"连续与动态",时间的严格要求与动态治疗引导的病程发展相结合,决定了临床干预措施在重症发展中的治疗属性;"治疗与再损伤",重症干预方法同时具有治疗作用与损伤作用的双属性,决定了干预程度的临床到位,等等。这些原则在临床实践中逐步丰富延伸,而成了重症临床思维方法,被用于重症临床治疗的任何角落。另外,对原有的一些习惯认知,具有一定冲击力的知识点,如"作为压力指标,中心静脉压越低越好""监测指标是临床表现的组成部分""血流指标的优先等级"等,为重症医学临床思维方式的具体应用,提供了临床支点。

血流联系起了机体的每一个器官,体现了器官的功能,器官影响了血流的特点。血流经过心脏,心脏为血流提升压力,血流形成了心脏功能机制的位点,形成重症临床治疗思路,像是病理生理学的一面镜子,"观镜以正衣冠"。肺首先被想到与气体相关,但肺是机体唯一接受100%心排血量的器官。准确地说,肺是影响血流的重要器官,肺部的损伤都可产生不同程度的血流改变。而且,肺很脆弱,肺的血流就会很脆弱;肺动脉压的改变,右心功能受累就会相应出现。血流与器官:重症经常是基于心肺受累的全身多器官损伤。器官与器官的沟通对话,传播的语言就是血流。重症血流动力学治疗,已经将重症临床治疗推进到了器官化时代。

深入理解血流带来的临床治疗思路和相应的知识点,为重症临床治疗带来多种因素融合,整合而聚集,共同运动,并升华出惊人的智慧与能量,创新与革新并举,推动事物的发生与发展。重症,通过血流动力学监测评估,融合了血流动力学与重症,融合了重症与血流动力学治疗,谱写出血流动力学华丽的新乐章——重症血流动力学治疗。有人说,休克是生命终结前的暂停,ARDS何尝不是,脓毒症又何尝不是,重症都是生命终结前的暂停。重症就是以心肺氧输送受累的全身器官损伤,血流连接了心肺与器官,血流沟通了重症。血流是重症发生发展的关键,血流监测是重症发现的必须,血流管理是重症救治的利器与曙光。

深入理解血流动力学,才能深入理解重症血流动力学治疗。血流动力学治疗已成为ICU日常工作中必不可少的内容。无论是休克复苏、机械通气,还是肾脏替代治疗、严重感染的控制,甚至在ICU临床工作的每一个环节中,都离不开血流动力学治疗。在基础认知上,首先强调血流动力学从监测到治疗。血流动力学是研究血液及其组成成分,在机体内运动特点和规律性的科学。血流动力学不仅研究血液流动过程中的特点,而且揭示机体在不同条件下血流运动、组织灌注和物质交换的变化规律。临床上,常通过对血流动力学指标的监测,来揭示机体的生理或病理改变,了解病情的发展过程。从全局着眼,血流动力学可以指出治疗方向,确定治疗的策略;

从局部着手,血流动力学可以提供治疗的位点,定量地判断治疗的强度,反馈性确定最佳方法。

2015年,《重症血流动力学治疗——北京共识》提出重症血流动力学治疗是以血流动力学理论为基础,根据机体的实时状态和反应,目标导向的定量治疗过程。血流动力学治疗应用血流动力学理论,将循环系统的诸多特点和规律与临床诊疗相结合,最终目的是改善组织灌注。在血流动力学治疗中,不仅强调对血流动力学指标的实时监测和解读,分析其中的相互关系,以获得对病理生理状态准确的判定,更重要的是在目标导向的原则下,连续和动态地记录这些监测指标在每项治疗措施前后的变化,以不断指导和调整治疗的方向、手段和强度,使治疗的目的性与个体化、动态化有机结合,避免治疗的简单化、机械化和程式化。所以,准确认识重症血流动力学治疗,我们应该始终强调以下三个方面的内容。

第一,血流动力学监测不等同于血流动力学治疗。血流动力学治疗以血流动力学监测指标为依据,以组织灌注为导向来实施。及时明确血流动力学治疗每一干预措施的目标,是血流动力学治疗的核心。单纯的血流动力学监测,仅能客观反映患者的血流动力学状态,及时提供血流动力学治疗的目标或目的,但缺乏对治疗策略的指导和反馈。因此,不同监测手段(如Swan-Ganz导管、超声)的实施和单纯监测指标的获得并不能改善患者的预后,而具有血流动力学治疗内涵的目标导向的治疗策略的实施,才是改变患者结局的关键。

第二,血流动力学治疗贯穿重症治疗的全过程。在重症患者的治疗过程中,从器官功能到细胞代谢的每一个环节,从最初的抢救复苏、到疾病的僵持调整、再到恢复期的每一个阶段,都需要进行血流动力学评估及调整,因此可以说自始至终血流动力学治疗都在重症治疗中起关键作用。例如,在重症ARDS患者的治疗过程中,早期肺保护策略需镇静甚至肌松时,血流动力学管理极为重要,若同时所需进行的肺复张又因右心功能问题不能进行,需要选择俯卧位通气治疗时,其对循环的影响或许能够增加心排血量;之后在患者治疗过程中若出现循环波动,不仅关注容量问题,更需关注右心功能和肺循环阻力的影响;待患者脱机时,又需关注心功能对脱机的影响。整个 ARDS 的治疗过程中，液体治疗是关键之一，容量治疗目标的选择及容量反应性的评估，又需关注肺顺应性和不同呼吸支持条件的影响；而 ARDS 的病因治疗，无论针对肺内源性还是外源性的病因，早期识别并及时处理，是纠正 ARDS 血流动力学紊乱和保持血流动力学相对稳定的关键，如重症胰腺炎合并的 ARDS，及时处理其炎症反应与感染，患者的循环对呼吸治疗的耐受明显提高，有利于呼吸治疗顺利进行。

第三，血流动力学治疗对预后的影响。准确、及时的容量治疗改善器官功能，改善预后。早期快速完成初始的容量复苏，有利于改善器官功能，降低感染性休克患者的死亡率。而容量治疗也不等同于一味地液体正平衡。对于某些容量过负荷或处于休克恢复期的患者，通过反向液体复苏也可促进器官功能的恢复，改善预后。因此，根据患者疾病的不同状态，针对性制定不同的容量治疗方案，寻找最合适的容量状态，才是合理的容量治疗策略。

重症的认识与干预管理，处处体现血流动力学无处不在，血流动力学治疗的主体地位。例如，所有的 ARDS 都存在血流动力学紊乱，纠正血流动力学紊乱是治疗 ARDS 的重要组成部分。血流动力学紊乱是 ARDS 的重要表现。ARDS 诱发肺动脉高压是 ARDS 对血流动力学的主要影响，右心后负荷的增加不但会引起右室的扩张，而且通过改变收缩末期左右心室的压力梯度，诱发室间隔矛盾运动，对左心功能亦产生影响。甚至偶有肺通透性显著增加时，导致大量液体丢失，引起循环低血容量。因此，在 ARDS 的治疗过程中，及时发现肺动脉高压和右心功能不全，甚至左心功能不全，评估容量状态，尽快纠正血流动力学紊乱，避免在低氧血症基础上的低灌注对机体的二次打击，甚至诊断 ARDS 的同时即进行右心保护的通气策略，是治疗 ARDS 的重要组成部分。

再如，血液净化不仅是为了替代器官功能，而且是血流动力学治疗的重要手段。血液净化是通过体外装置，来清除患者血液里的某些有害物质。随着技术和方法的进步，其已越来越广泛地应用于肝肾功能不全的患者。血液净化除了能部分替代脏器的功能外，还可以调整容量状态，纠正容量过负荷引起的心排血量降低

及组织水肿，改善全身氧输送。此外，血液净化还可以清除炎症介质，减轻因大量炎症介质产生和释放引起的心功能异常和血管张力改变，使组织器官的灌注流量和压力更易维持。纠正酸碱和电解质紊乱也是血液净化的重要功能之一，稳定的内环境可减少心律失常的发生。总之，血液净化是血流动力学治疗中不可缺少的手段之一。

值得一提的是，去除感染灶或控制感染也是血流动力学治疗的重要措施。控制感染源，是严重脓毒症和感染性休克治疗的根本措施。目前，已有许多研究证实，尽早控制感染源有利于改善患者的预后，在诊断严重脓毒症 1 小时内给予抗生素治疗，更是强调了控制感染源的重要性。除了全身应用抗生素，局部感染灶（如胆系感染、肠坏死、体腔脓肿）的筛查同样重要。去除这些感染灶（如经皮胆囊造瘘、脓肿穿刺引流、拔除血管内导管），不但可以减少毒素吸收入血，还可以减轻由其引起的 SIRS 反应程度，降低对循环支持的需求。因此，感染灶越早给予干预，越有利于稳定血流动力学。而延迟去除感染灶，往往会造成灾难性的后果。经验性抗感染时，血流动力学状态应作为抗生素选择的重要依据。当面对严重感染的患者时，往往在第一时间很难获得病原学资料，因此就需要医师给予经验性抗感染治疗。除了考虑病原流行情况及药理学特点外，血流动力学状态也是选择抗生素时需要考虑的重要因素之一。对于已出现血流动力学紊乱的感染患者，应给予较强的抗感染治疗方案或多种抗生素联合用药，以避免因治疗力度不够或覆盖不全而错过最佳治疗时机，导致病情进一步加重。而恰当、及时的经验性抗感染治疗能明显降低感染患者的死亡率。

另外，ICU 常见重症干预之一——镇静镇痛，在其应用过程中，也应重视其血流动力学效应。重症患者常需要给予镇静镇痛治疗。镇静镇痛既可以稳定血流动力学状态，减少应激反应，降低全身的氧耗，又可以提高患者的舒适性，增加对治疗的耐受性，从而保证整体治疗措施的顺利实施。但镇静镇痛治疗不当，也可能会导致更严重的低灌注，抑制心脏功能，影响血管张力，从而使血流动力学恶化。因此，给予镇静镇痛治疗时，应根据病情特点和药理学特性，选择适当

的药物、剂量和给药方式，尽量减少其对血流动力学的不利影响。在镇静过程中也应密切监测血流动力学变化，及时调整治疗方案。

因此，血流动力学无处不在。血流串起了临床治疗的思路，连接起了重症临床治疗相关的知识点。

第二节　从全身到局部，血流决定器官功能

随着研究的不断深入，重症患者的治疗已然从群体化治疗、个体化治疗发展到器官化治疗阶段，直接评估器官血流并以器官血流及功能改善为目标的治疗方式，越来越多地应用于重症患者的临床诊治。重症超声的应用，革新着我们对心肺大循环氧输送的认知，也深化了对其他重要脏器血流动力学的理解，推动着重症患者的临床诊治。从全身、从大循环氧输送到组织器官微循环与细胞氧耗。由于组织器官灌注的重点在于微循环，以及细胞氧代谢与细胞功能，所以，强调不同局部组织器官，具有不同的功能。

现今随着重症医学的蓬勃发展，重症医学领域的研究广度和深度不断拓展深化。一方面表现为支撑重症患者治疗基础体系的不断完善和丰富，例如重症医学的重要横向基础，包括血流动力学治疗、体外生命与器官支持（如呼吸治疗/机械通气、ECMO、CRRT等）、重症镇痛镇静治疗、重症超声、重症感染和医院感染防控等；另一方面则是对重症的认识深化，影响着临床治疗决策的制定，例如脓毒症是重症之王，是机体或宿主发生感染失调反应引起的致命性器官功能不全，是心肺损伤为基础的全身多器官受累。因此，正如刘大为教授所述，目前重症患者的治疗，已经从群体化治疗、个体化治疗，发展到现如今的器官化治疗。以改善与支持具体器官功能为目的，以导致器官功能改变的原因，如前驱病因与重症病因为目标，进行针对性治疗。这两个方面相辅相成，纵横交错，共同促进着重症医学的发展进步。重症超声的应用与血流动力学密不可分，相辅相成，重症超声的进步发展，不断深化血流动力学的内涵，推动了血流动力学的应用发展。这些伴随着针对重症患者的病情干预手段及评价指标的革新。

人们对血流动力学的认识不断深入。研究初期，血流动力学治疗重点在于保障大循环的

氧和营养物质的输送，通过乳酸反映全身组织无氧代谢情况，通过静动脉二氧化碳分压差（Pv-aCO$_2$）、上腔静脉血氧饱和度反映大循环流量灌注供需平衡情况。但是，在人们对重症患者的病理生理学机制不断深入研究后，越来越多的发现，组织器官血流、微循环灌注是上述指标所不能完全解释的情况，大循环指标的改善并不能作为治疗的终点，器官功能的改善、组织细胞氧输送和利用平衡是病情真正好转的关键指标，因此我们极度渴求对器官血流直接监测及评价。目前对器官血流的监测方法大致可分为有创和无创方式，对器官血流监测应用有创直接插管或者探头的这种方式，多在动物实验或外科手术中应用，不适合重症患者床边监测。床旁多普勒超声，作为一种无创、快速、可重复的检查工具，广泛用于重症患者的诊疗，在评估心肺等重要脏器结构和功能上发挥了重要的作用，更为关键的是，随着超声技术的进步，以及对重症超声认识的深入，重症超声越来越广泛地应用于器官血流的评估。

一、心肺与全身氧输送

循环的目的是让器官、组织、细胞获取足够的氧和营养物质并带走废物，大循环氧输送是血流动力学治疗的起始关键环节，因此循环评估及治疗应是以心肺为核心的全身器官结构和功能的评估。心脏方面，随着重症心脏超声的深入使用，丰富了Frank-Starling曲线的内容。其中比较有代表性的是，通过重症超声的使用，我们可以发现，随着容量的增多，右室的充盈程度可以分为：非张力阶段、轻度张力阶段、明显张力阶段、完全张力阶段、恃强凌弱阶段，当发展到最后一个阶段时，心排血量反而呈现下降趋势，由此可以认为，其实Starling曲线不是容量反应性曲线。因此，重症超声的应用，其实是在改变着血

流动力学的基础理论。同时,重症超声可以使我们对心脏前负荷、心脏结构和功能、心脏后负荷在结构和功能上均有比较清晰的评估。重症超声不同于传统的血流动力学评估手段,如肺动脉漂浮导管、PICCO等,重症超声,可以从右到左全面评估心脏的结构和功能,为血流动力学的评估、临床诊断治疗提供极具价值的参考指标。又如:重症超声显示的心肌应变变化,可能提示早期脓毒症引起的心肌功能障碍。重症超声的应用已经进入SSC指南推荐,突显了重症超声的重要价值和意义。肺的方面,ARDS因为重症超声的应用,使得我们对ARDS的认识更加深入,能够精确评价ARDS的病情轻重、病变部位、治疗效果等。同时,通过超声的使用,我们发现,22%的ARDS患者合并ARDS相关急性肺源性心脏病(acute cor pulmonale,ACP),进一步阐述了肺损伤对于心脏的作用机制和临床表现。另有研究发现,肺超声可以快速、简便、准确地评价血管外肺水(extra vascular lung wate,EVLW),且肺部超声检查优于床旁胸部X线片,可以早期发现重症颅脑损伤患者EVLW升高,且与患者预后具有相关性。重症超声的深入使用,使得临床医师对于基于心肺的全身氧输送的认识更清晰了。

二、局部组织与器官

重症临床治疗强调,以血流动力学治疗为代表的重症干预过程,最后一公里之重症干预的核心在于灌注。灌注的重点在于微循环,以及细胞氧代谢与细胞功能;微循环的重点在于大循环提供氧输送,以及微循环自身异常与保护,主要细胞是内皮细胞;器官细胞维持功能在于与"氧"有关的细胞器——线粒体为主的氧代谢与能量代谢,以及与细胞生命最相关的细胞周期改变。维护最后一公里之前最重要的是器官血流。

重症超声在评估心肺以外的器官血流方面发挥着不可替代的作用,以肾、脑为例进行阐述。肾脏血流动力学堪称器官血流动力学的典范,前向灌注降低、回流阻力增加、间质水肿、自我调节丧失等均可导致肾脏器官血流减少,促使AKI的发生。通过超声评估可以发现,当CVP自8mmHg升高至16mmHg时,肾脏血流明显减少,肾脏阻力指数(resistance index,RI)从0.5升

高至0.73,通过这种方式,可以直接评估肾脏血流灌注情况,在器官水平评价了血流动力学的改变,极大地促进了器官水平病情评估,以及治疗措施效果评价。肾脏间质水肿、囊内压升高促使了AKI发生发展,近期的一项研究在动物上通过使用超声弹性成像技术证实,超声弹性成像技术与肾脏囊内压具有良好的相关性,超声技术在重症患者的应用促进了我们对器官结构和功能的认知。笔者前期的研究发现,使用超声获取肾脏阻力指数(RI)联合应用尿氧分压水平改变,可以较好地预测感染性休克患者发生AKI的风险。这个研究对重症患者器官化治疗的评价指标,进行了极具意义的探索。重症患者的神经损伤及血流动力学改变,有别于其他器官、组织,神经重症往往都是继发的,不同于创伤、出血性卒中、肿瘤压迫等原发疾病导致的神经损伤,重症患者的神经损伤往往是由于低灌注、缺氧、缺血再灌注等导致的继发损伤。因此,对于神经重症患者,应该秉持保护为先、避免继发的目标。颅脑超声的应用,可以让ICU医师通过直接测量视神经鞘宽度、脑血流频谱等方式,了解颅内压及血流情况,并评价临床治疗效果,在传统血流动力学导向的神经重症治疗方面,重症超声的使用极大地丰富了颅脑的器官导向性治疗,促进了血流动力学在神经重症领域的发展,丰富了我们对神经重症的认知深度和范围。

以重症超声为代表,技术进步创新促进了血流动力学器官结构和功能评估的发展。3D/4D经食道超声心动图(transesophageal echocardiography,TEE)的使用,可以在经胸超声心动图无法实现的情况下,为我们了解心脏情况提供帮助,而且图像更为清晰、视角更为独特,丰富了我们对心脏功能的认知。超声造影可以帮助我们更好地了解器官血流情况,例如:在肾脏上利用超声造影现象,通过显影的快慢及程度,定性、定量地评价肾皮质、肾髓质血流情况,为建立器官导向的血流动力学治疗提供现实依据。

综上所述,基于血流动力学的重症超声,在重症医学领域有着越来越多的广泛应用,不断丰富完善血流动力学的内涵,推动血流动力学从心肺氧输送向器官血流评估发展,使得我们的治疗从大循环向器官化治疗发展,极大地促进了我们对于重症患者的器官水平的认知和诊疗。伴随

血流动力学与重症超声技术和理念的进步,对重症患者的认识与管理,从全身到局部,从心肺氧输送管理到器官化治疗。伴随着对微循环,以及细胞氧代谢与细胞功能的监测和认识的提升,完成"最后一公里",完成重症核心的血流动力学治疗。

第三节　血流指标对临床思路形成的可操作性

血流动力学指标与重症患者的病理生理改变和临床过程的进展息息相关,这些指标不但能客观反映患者疾病的状态和演变过程,而且能帮助临床医师揭示疾病本质、寻找出治疗突破点。充分理解并实践血流动力学治疗是重症患者管理的基础与灵魂。掌握血流动力学领域的每一步进展,认识与掌握更多指标,逐步提高重症患者诊治,形成重症思维,让重症治疗更具有可操作性。

一、全身血流指标监测的系统化

重症临床监测指标,按照血流分布进行测量和分析,以及呈现系统化的发展趋势。指标获得的基础与进步性,强调可实践性,以肾脏血流灌注监测和评估为代表。迄今为止,关于最具代表性的休克时肾脏血流灌注评估的研究较多,也较成熟,尤其是重症超声,能够实现肾脏血流灌注全程监测评估,包括肾脏动脉、微循环和静脉血流变化。心肺是氧供器官,心肺功能和心肺血流灌注尤需要关注。冠脉造影是心脏血流灌注评估的常用手段,因其有创性,限制了其普遍开展,目前多用于冠心病患者。肺循环灌注是反映心排血量的一个直接窗口,但因肺循环接纳的是全部心排血量,很难作为评估其他器官血流灌注的窗口。颅脑是非常重要的器官,床旁多普勒超声是评估颅脑血流灌注的常规手段,但因颅骨限制了大脑整体血流的常规获取。再看非重要器官。舌下黏膜微循环评估,能够预测休克患者的预后并指导治疗。但是也有研究表明,在感染性休克时,舌下黏膜微循环变化与皮肤、肠黏膜微循环变化不一致,并不能很好地用于指导休克治疗,这可能与皮肤和肠黏膜循环接受大量交感神经支配,舌下黏膜接受大量副交感神经支配有关;激光多普勒技术,能够直接观察皮肤微循环红细胞血流速度,以及人为增加皮肤温度,观察红细胞速度的改变;激光多普勒散斑成像还可以看到微循环内灌注的改变。遗憾的是,舌下黏膜和皮肤为非重要器官,休克的时候经常在第一时间被牺牲掉,很难作为休克管理时优先评估的器官,当然,并不是说这些器官不重要,反之,应该是预警休克发生的重要器官。

二、器官血流指标监测的流程化

器官血流有着自身明显的特征。血流影响了器官功能,也形成了重症临床监测与治疗的思路。在机体的主要器官之中,对器官的血流指标进行体系化监测并形成流程化管理。以肾脏为例,中国重症超声研究组提出的重症超声指导下的"A(KI)BCDE"流程,通过二维、肾血流分布、肾动静脉血流频谱和相应的肾脏阻力指数(RRI)、肾静脉阻抗指数(VII)、肾静脉断续指数(VDI),以及肾脏增强超声造影,可以全面评估肾脏血流灌注,指导治疗。

(一)首先是肾脏大体血流灌注评估

通过肾脏血流分布评估,可以快速直观获取肾脏血流灌注的多少和灌注的区域大小。

1. 肾动脉评估　通常选择肾叶间动脉。正常肾动脉血流频谱为低阻型,当肾血管阻力增加,肾动脉频谱会随之发生变化,表现为相对于收缩期流速,舒张期流速降低,阻力越高,二者之间的落差越大,频谱形态呈现为高阻型,当舒张期血流完全消失时,呈现为钉子波形。通过血流频谱可以获取肾脏阻力指数(renal resistive index,RRI),RRI=(峰值流速 – 舒张末期流速)/峰值流速,正常值为 0.5~0.7,RRI 越高,提示血管阻力越大。虽然有众多因素影响 RRI 作为评估血管阻力的指标,但是 RRI 体现的就是血流通过受到的阻力,当 RRI 异常时,需要分析这些因素,纠正可以纠正的因素,降低血流阻力,改善肾脏灌注。大量研究证实,RRI 能够预测 AKI 发生、进展及预后，血流频谱形态结合肾阻力指数不仅可以半定量和定量分析血流灌注减少的原因，还可以优化已经灌注良好的肾脏的灌注，指导重症患者血压滴定。

2. 肾脏微循环评估 纠正微循环缺血缺氧是休克治疗的核心，肾大体血流不能代表肾脏微循环灌注情况，增强超声使用的造影剂的流变学与红细胞相似，可以实时、动态显示肾内血流分布，实时动态显示微循环血液灌注的速度、量，以及从微循环清除的速度和量，从而指导治疗。

3. 肾静脉评估 前面已经阐述肾静脉压力的重要性。临床评估通常选择肾叶间静脉。正常肾脏静脉血流频谱为连续性，振幅变化很小。当肾静脉回流受阻，或者肾间质压力异常增高时，随着阻力增加或者间质压力增加，振幅的变化也随之增大，舒张末期血流速度降低，甚至为零，导致舒张末期血流短暂终止，称为"脉动"血流。当进一步增加时，形成 2 个独立的血流频谱，称为双相血流，甚至肾静脉血流频谱表现为仅舒张期一个血流频谱，称为"单相"血流。通过血流频谱，可以获取肾静脉阻抗指数（venous impedance index，VII）和肾静脉断续指数（venous discontinuity index，VDI）。VII=（最高流速 – 最低流速）/ 最高流速，正常值 0.12~0.52，VII 异常，提示回流阻力增加，和或者肾间质压力增加；VDI= 无血流时间 / 心动周期时间，显然正常时VDI=0。通过血流频谱形态以及 VII 和 VDI 分别可以半定量和定量分析肾静脉回流阻力和 /或肾间质压力对肾脏血流动力学的影响。有研究发现心力衰竭患者、单相血流频谱患者右房压显著增高，并且预后不良。心力衰竭患者补液后 VII 显著增加，出现不连续的血流频谱的患者明显增多（32%~80%），而通过下腔静脉估计到 CVP 没有任何改变，说明肾静脉血流是一个早期的静脉淤血指标，有趣的是，低 VII 患者，利尿反应性更好。

4. 肾间质压力 弹性成像可以通过肾间质弹性的改变，获取肾脏间质压力，或许可以为 AKI 病理生理机制的理解和灌注压的滴定提供直接证据，但目前的临床研究尚处于起步阶段。

（二）肾脏灌注评估需结合其他器官

肾脏血流灌注评估的必须性和优先等级性，并不代表肾脏比其他重要器官更重要。但是，

恰恰因为肾脏既是有较好的保证自我血流灌注能力的器官，又具有血流自主调节能力弱的器官易损伤性的特点，因此在休克时，相较于心脑脊髓这些重要器官，肾脏能够较早反映大循环的变化，从而有助于灌注压的滴定，如果肾脏灌注改善了，心脑脊髓这些器官灌注也应该改善。需要警惕的是，当患者存在心脑血管疾病时，即心脑血流自主调节障碍时，心脑血流灌注评估不仅是重要的，而且应该优先，甚至当与其他器官灌注冲突时，应该以保证和优化心脑灌注为首要。

指导形成重症血流动力学治疗中器官化血流动力学管理思路。正常的血流灌注是保证肾功能的关键。器官血流灌注主要是，心排血量在动脉血压作用下根据器官血管阻力成比例分配形成的，故决定器官血流的主要因素包括以下 3 方面：①大循环的血流量，即心排血量；②器官灌注压，大循环的压力与器官组织间质压力的差值，当器官间质压力不可知的时候，一般用平均动脉压（mean arterial pressure，MAP）来替代；③器官血管阻力，在心排血量和 MAP 一定时，器官血管阻力决定了灌注器官的血流量，器官血管阻力主要受器官血流自主调节能力和神经内分泌因素影响。除了肺循环因需要接受全部心排血量，因此不需要血流的自主调节功能外，其他器官都具有一定的血流自主调节能力，即当动脉血压在 70~180mmHg 范围内波动时，通过调节自身血管阻力来保证正常血流的能力，调节能力越强，血压波动时器官血流稳定的可能性越大，即受神经内分泌因素影响越小。依据器官血流的自主调节能力强弱，分成强（心、脑、脊髓、肾，其中以心、脑和脊髓三个器官的血流自主调节能力最强大和精细）、中等（骨骼肌）和弱（内脏）3个层级，一般来讲，再生能力弱的器官的血流自主调节能力强，这也说明血流自主调节能力对于器官功能的重要性。简言之，器官血流的自主调节能力在一定程度上决定了休克时器官的血流灌注结果。

有关脑血流的自主调节能力被研究最多，一些研究发现重症患者，比如脓毒症和心外科手术后多器官功能损伤、病死率等不良预后的发生，与血压低于脑血流自主调节的低限值有关，因此被建议用于指导重症患者血压的滴定。但是，此观点也受到质疑，因为脑血流的自主调节能力优

于肾脏及其他器官,当脑血流灌注不好的时候,其他器官已经出现了灌注减少,应用脑血流自主调节压力限值来滴定血压,有可能会导致部分患者的器官出现损伤。有关心脏血流自主调节能力的临床研究尚少。肾脏血流自主调节能力相对于心、脑和脊髓而言,相对较弱。

(三)肾脏自身的血流自主调节

首先,肾脏灌注对压力更依赖。肾脏循环不同于其他器官,为了与其功能相匹配,有2套毛细血管网。

第一套是肾小球毛细血管网,为了滤过全身血液,肾小球毛细血管网的前向灌注压力大约60mmHg要远远高于绝大多数其他器官,因此较容易受 MAP 波动的影响。同时,此特点使得肾脏阻力血管长期处于高压状态,血流自主调节功能容易受损,血流自主调节曲线右移,如果既往有慢性高血压,自主调节功能受损加速,曲线进一步向右移位,导致合并高血压的重症患者,需要较高的 MAP 才有可能减少 AKI 的发生和进展。这就是为什么 SEPSISPAM 的研究中,相较于 65~70mmHg,MAP 80~85mmHg 能够降低那些既往合并高血压的脓毒症休克的血肌酐水平和对肾脏替代治疗的需求。Poukkanen 等的研究发现,脓毒症患者 MAP 低于 73mmHg 与 AKI 发生和进展相关,因为其研究中约一半的患者既往有高血压病史。

第二套是肾小管周围的毛细血管网,为了重吸收绝大部分的滤液,肾小管周围毛细血管内的压力需要足够低。一般来讲,肾小球产生的有效滤过压大概是 10mmHg,如果管周毛细血管内的压力高于此压力,重吸收就会停止。因为是低压力系统,故容易受周围压力的影响,比如腹腔内压力、肾静脉压力和肾间质压力,尤其是肾静脉压力。肾静脉压力正常时为 3~4mmHg,是管周毛细血管血流回流的直接阻力,肾静脉压力增加,管周毛细血管内压力增加,肾小管重吸收减少;通过压力逆向传导,导致肾小球滤过压降低、肾间质压力增加、肾灌注降低;肾静脉压力轻度增加,肾素释放即可增加,从而导致肾血管阻力增加,肾灌注减少。此时,为了增加肾灌注,需要更高的前向灌注压力,导致肾脏更易受 MAP 波动的影响。肾静脉压力增加导致 AKI 的发生和进展,被认为是 AKI 的主要发病机制。肾静脉

回流至下腔静脉,平卧位时,肾静脉压力至少要高于 CVP 2mmHg 才能得以回流,CVP 是影响肾静脉压力的最直接因素,是 AKI 发生和进展的独立危险因素。

其次,相较于心、脑、脊髓这些重要器官,肾脏更易受神经内分泌因素影响。正常情况下,器官血流主要受局部代谢调节,代谢产生的血管活性物质如腺苷,是一个有力的扩血管物质。在低血压情况时,自主调节对于血流稳态虽然至关重要,但是其决定性作用,被在休克的时候,由于低血压反射性引起的交感神经系统兴奋产生的结果所取代,其发生与局部组织血管区域的血管肾上腺素能受体密度和反应性有关,器官血流不再由局部代谢需求决定,而是在血管舒张程度最大的情况下,根据各器官的压力 - 流量关系进行重新分配。皮肤和骨骼肌血管富含 α- 肾上腺素受体,其次是胃肠道,随后是肾脏;心脏血管上虽然也有 α- 肾上腺素受体,但是分布很少,更重要的是,在任何情况下,心脏都具有扩张冠脉来最大限度摄取氧的能力;大脑没有 α- 肾上腺素受体。因此,在休克时,器官血流从皮肤、没有运动的骨骼肌和内脏被分配到大脑、心脏和肾脏,如果休克严重或持续,肾脏血管收缩,将血流供应到心、脑、脊髓这些脏器,此时肾脏和其他器官血流量显著降低,甚至低到正常的 1/4~1/3 时,心、脑、脊髓的血流仍然可以保持不变。需要提出的是,分布性休克,比如感染性休克,与其他休克有些不同。血管麻痹使常见于循环性休克的血流再分配变得迟钝,并明显限制了机体维持自主调节能力强的器官血流的能力,此时缩血管药物的应用尤为重要。器官血流自主调节能力决定了器官血流灌注,显然,相对于心脑脊髓,肾脏和其他器官灌注容易受损。

综上,肾脏自身特点决定了肾脏灌注对压力,如 MAP 和 CVP 更依赖,休克时,在神经内分泌素的影响下,无论哪一种类型的休克,相对于心、脑、脊髓这些重要器官,肾脏更易受损,因此肾脏血流变化能较好、较早地反映大循环变化,可以有助于压力和流量的滴定。

休克是一个危及生命的急性循环衰竭,在经过初始的挽救性复苏,即给予能够维持生命的血压和流量后,需要进一步优化血压和流量,即 MAP 和心排血量。休克本质是由于循环衰竭不

能提供足够的氧,导致组织细胞缺氧、器官功能障碍。休克复苏是将氧输送给组织细胞,目的是改善器官组织灌注,氧是通过血流来携带的,器官血流的变化是休克复苏的直接监测指标,改善器官血流灌注是休克复苏的一个直接目标。遗憾的是,不同器官具有不同的灌注压力和与其自身生理作用相匹配的内在调控系统,很难用一个

器官灌注结果来替代其他器官灌注。正因如此,需要在休克器官评估过程中,建立一个器官灌注评估等级流程,来指导临床治疗。肾脏是重要器官,具有较完善的自主调节机制,但是相较于心、脑、脊髓这些重要器官,又有一定的易损性,因此在器官灌注评估时,是必须被评估的,具有被优先评估的地位。

第四节　直接血流指标与间接血流指标

血流动力学指标是临床观察的延伸。由于血流动力学治疗的进展,临床上能得到更细致的血流动力学指标,包括压力、容积、流量及组织代谢等直接血流指标与间接血流指标,有助于明确左心、右心功能不全,收缩、舒张功能不全,并做到量化评价及连续评估,有助于评估血流氧输送与氧耗的平衡性,有助于评估组织血流冲刷性的强弱,有助于评估组织灌注的充足性。可以说,血流动力学指标是临床表现的组成部分,是临床观察的延伸,是病理生理学改变的表现。在此基础上,精准血流动力学治疗才可被贯彻。

一、直接与间接指标的系统出现

以心源性休克(cardiogenic shock,CS)为例,血流动力学参数与其病理生理改变和临床过程的进展息息相关。血流动力学不仅有助于明确治疗方向,而且可以通过血流动力学指标发现具体的治疗目标,继而对治疗方法进行选择,并通过相应目标值的连续变化,对治疗方法进行限定和定量调整,从而有助于心源性休克患者的精准治疗。

心源性休克患者伴随血流动力学的改变。传统意义上,休克被定义为"有效循环血量减少、组织灌注不足所导致的细胞缺氧和功能受损的临床综合征"。近年来,临床医师对血流动力学理论认知不断发展,监测手段不断丰富,对于休克的评估和监测更加直观和准确,也更加贴近真实的病理生理过程。2014年欧洲危重病医学会(European Society of Intensive Care Medicine,ESICM)发布的《休克及血流动力学监测共识》中,休克被定义为"以细胞氧利用不足为表现

的、危及生命的急性循环衰竭在全身的表现"。在我国刘大为教授主编的《实用重症医学》中,休克指"存在氧输送不足和/或细胞氧利用障碍的、危及生命的急性循环衰竭",这个定义更加强调休克以血流为主体的病理生理过程。心源性休克一般指由于心肌功能异常导致的心脏泵功能下降、心排血量降低而引起的休克。心肌功能异常包括心肌收缩功能异常和舒张功能异常,理论上两者经常同时存在。应激、炎症(以脓毒症为代表)、缺血(以心肌梗死为代表)、β类药物抑制、非β类药物抑制等可导致心肌功能不全,从而引发心源性休克。其中,缺血性心肌病占主体;应激心肌病、脓毒症或药物引起的急性弥漫心功能抑制具有重症特色。除心肌本身的病变外,心律失常也是引起心肌功能异常的常见原因。法国重症监护学会(French Intensive Care Society,FICS)发布的《成人心源性休克治疗管理专家建议》推荐:当心源性休克发生时,应常规寻找可能的冠脉病变原因(强烈推荐);急性心肌梗死发生时的心源性休克:所有发生心肌梗死患者都应该寻找心源性休克进展的预测因子,尤其是对于心率>75次/min并有心力衰竭迹象者(强烈推荐)。

心源性休克患者血流动力学监测策略是"不同指标,不同作用"。临床上常通过对血流动力学指标的评估,来揭示机体的生理或病理改变,了解病情的发展过程。临床医师进行血流动力学治疗时,应以血流动力学指标为依据,以组织灌注为导向来实施。血流动力学监测是治疗的基础。目前,心源性休克病因评估手段及血流动力学监测方法众多。其中,心脏超声目前被认

为是诊断休克类型的首选方法。除了初始的心脏超声检查,还需要对患者进行动脉导管和中心静脉导管的监测,这些可称为"基础监测手段"。临床出现低心排血量状态且有持续心排血量监测需求时,推荐行肺动脉漂浮导管(pulmonary artery floating catheter,PAC)和经肺热稀释脉搏指数连续心排血量(pulse-induced contour cardiac output,PICCO)监测,有助于提供持续、实时准确的心排血量检测信息。2014年欧洲危重病医学会(ESICM)发布的《休克及血流动力学监测共识》推荐:如果休克患者对初始治疗有反应,不推荐常规测定心排血量;如果休克患者对初始治疗没有反应,推荐测定心排血量和每搏量以评估患者对液体治疗或强心药物的反应;建议休克期间连续评价血流动力学状态;对于重度休克患者,尤其是伴有急性呼吸窘迫综合征的患者,建议使用PAC或PICCO。2015年,法国重症监护学会(FICS)发布的《成人心源性休克治疗管理专家建议》推荐:对于难治性休克的经验性治疗,应持续监测心排血量及混合静脉血氧饱和度(SvO$_2$)或中心静脉血氧饱和度(ScvO$_2$)(强烈推荐);为明确休克的原因(心脏相关的),应完善常规超声心动图(经胸和/或经食道)检查,也可为后续血流动力学评估及并发症(如心脏压塞)等的诊断和治疗提供依据(强烈推荐)。整个选择指标的过程,就是直接血流指标与间接血流指标逻辑选择的过程。

二、直接、间接指标的综合分析

血流动力学指标的综合分析,即直接血流指标与间接血流指标整合应用的过程。血流动力学指标众多,每个指标都有其特定的产生机制,只能反映生理、病理过程的某一个方面。不同指标可互补,但不可相互替代。

血乳酸、混合静脉血氧饱和度(SvO$_2$)/中心静脉血氧饱和度(ScvO$_2$)、血静动脉二氧化碳分压差(Pv-aCO$_2$)等指标从不同角度和层面出发,分析和判断机体组织灌注和氧代谢状态,其阶梯应用有利于血流动力学治疗的精准调整,是间接血流动力学指标的作用。心排血量没有所谓的正常值,临床医师应结合组织灌注情况进行动态评估。多个血流动力学指标的综合分析(如Pv-aCO$_2$、ScvO$_2$的综合分析),有助于判断心排血量

情况。当Pv-aCO$_2$>6mmHg、ScvO$_2$<70%两个指标同时存在时,可推断心排血量不足,存在持续监测心排血量的可行性。

中心静脉压(CVP)代表静脉回流量需克服的"压力后负荷",与右心关系更密切。对于心源性休克患者,如果CVP持续较高,可提示右心受累,具有指导价值。但需注意,临床中也存在"不匹配"现象,如左心收缩异常、右心基本正常的患者,其心排血量值水平很低,但CVP数值处于"正常范围"。中心静脉压监测需谨慎对待,与右心受累的情况联合考虑,更能准确指导心源性休克患者的治疗。2015年王小亭教授团队发表在《中华内科杂志》的一项研究表明,对于感染性休克患者是否发生左心功能不全,CVP与氧代谢指标(ScvO$_2$、Pv-aCO$_2$)的联合使用更具临床指导意义。

容量反应性是指容量增加时每搏量或心排血量相应增加的能力。对于心功能不全患者的液体治疗,容量反应性评估非常具有指导价值。被动抬腿试验(passive leg raising,PLR)是评估容量反应性的方法,简单易行,放平下肢后,其产生的影响即可逆转。研究显示,PLR对于预测容量反应性具有非常高的诊断价值。此刻,直接血流指标与间接血流指标的选择,直接血流指标略优于间接血流指标。

对于心源性休克患者,临床医师应用强心药物的治疗指征,往往涉及多个血流动力学指标。直接血流指标与间接血流指标的综合分析:当血乳酸水平升高时,考虑患者处于休克状态;同时,Pv-aCO$_2$>6mmHg,ScvO$_2$<65%,提示心排血量不够;最后,超声或中心静脉压等提示血管内容量充分。满足以上3个条件时,可考虑应用强心药物。强心药物可分为"两大阵营":钙离子内流增强类(米力农、儿茶酚胺类、洋地黄类)、钙增敏剂(左西孟旦)。具备强心指征的心源性休克患者,由于心功能不全类型、机制等情况不一,强心药物的合适选择,往往需具体对待。

(1)不同心功能不全类型 往往可分为右心功能不全/肺高压、弥漫心功能不全、左室收缩功能不全、左室舒张收缩功能不全、左室舒张功能不全。如果患者心功能不全具有"慢性"特点,休克中儿茶酚胺兴奋、钙离子内流较严重,左西孟旦及米力农类是比较不错的选择;如果患

者慢性病急性加重,两类药均可以选择,此时体内儿茶酚胺活性不强,儿茶酚胺类药物可作为选择;对于舒张功能不全患者,需谨慎使用加强收缩力类药物。

(2)心功能不全的不同机制　炎症、应激引起的心源性休克倾向于米力农类、左西孟旦;β类药物抑制、非β类药物抑制引起的心源性休克倾向于洋地黄类、儿茶酚胺类;缺血引起的心源性休克呈"中立"。间接血流指标经常提示血流的充足性如何,直接血流指标可以有所提示,但更多是建立直接的血流动力学治疗的血流目标。

总之,重症临床治疗思维方式将知识点连接在一起,形成治疗流程。血流则是器官的灵魂。流水不腐,户枢不蠹,血液因动力带来流动,因流动带来压力、流量的变化,产生血流动力学指标。指标是临床表现的延伸,血流动力学指标是血流动力学改变的体现。传统指标反映了血流动力学,重症超声则同时还显像了血流动力学,这两者互为依赖,互为补充,深度融合,焕发新认识与新认知。血流动力学治疗:目标与目的,先瞄准后开枪;时间连续,干预动态。重症超声深化了血流动力学理念,深化了对于氧输送器官及耗氧器官的血流动力学的理解。

血流及血流动力学带来的这些方方面面,带来了重症临床治疗的思路,带来了临床治疗过程的完整性。

(王小亭)

主要参考文献

[1] 刘大为, 王小亭, 张宏民, 等. 重症血流动力学治疗——北京共识 [J]. 中华内科杂志, 2015, 54 (3): 248-271.

[2] 邢志群, 王小亭, 刘大为. 重症超声: 血流动力学的推手 [J]. 协和医学杂志, 2019, 10 (5): 461-464.

[3] 刘大为. 重症医学的学术导向性团队建立与管理 [J]. 中华危重病急救医学, 2021, 33 (1): 1-4.

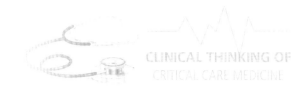

第三章　休克时不同器官的血流改变与治疗

休克是危及生命的急性循环衰竭,本质是由于循环衰竭不能提供足够的氧,而导致组织细胞缺氧、器官功能障碍。休克复苏是将氧输送给组织细胞,目的是改善器官组织灌注,氧是通过血流来携带的,所以,休克复苏的本质是提高血流量,包括了整体血流量和局部组织器官的血流量。单位组织中的血流量就是通常所说的组织灌注。将改善血流量作为休克复苏的目的,对重

症临床治疗有着非常重要的意义。不同的目的指标可将休克的临床治疗水平定位于不同的层级。休克临床治疗从关注全身血流到对局部器官血流的管理,代表着重症临床治疗从个体化迈向器官化。

流量导向的休克治疗原则不仅已经广泛地应用于临床,而且已经成为重症医学的一种临床思维方式,贯穿于重症临床治疗的始终。

第一节　休克的血流调节

一、器官血流的调节

器官血流量是由器官的有效灌注压力和器官血管阻力决定的。每个器官都具有当动脉血压在 70~180mmHg 范围内波动时,通过调节自身血管阻力来保证正常血流的能力,此为血流的自主调节,自主调节本身是为了缓解动脉血压对组织血流量的影响,其中起主要作用的是代谢性机制,除此之外,脑、肾、皮肤等组织还具有各自的特殊调节机制。依据器官血流的自主调节能力强弱,分成强(心、脑、脊髓、肾,其中心脑最为强大和精细)、中等(骨骼肌)和弱(内脏、皮肤)3个层级。一般来讲,再生能力弱的重要器官的血流自主调节能力强。故器官血流灌注主要是心排血量(cardiac output,CO)在动脉血压作用下,根据器官组织的调节能力成比例分配形成的。大体归纳下来,决定器官血流的主要因素包括以下 3 个方面:①大循环的血流;②灌注压——大

循环的压力与器官组织间质的压力的差值;③器官血流的自主调节能力所决定的器官血管阻力,尤其在休克时,血流的自主调节能力更是决定了器官的血流灌注结果。因此,休克时,不同器官的血流改变是不同的,治疗也会不同。

休克时,由于血压降低,即使是由于交感神经兴奋收缩血管使得休克早期血压没有明显降低时,到达器官的血流,也会依据不同器官的自主调节能力而有所不同。虽然在休克时,器官血流自主调节能力可能受到损伤,即自主调节的平台可能较窄,血压低限值和高限值也可能会有变化,这个血压范围可能不同于正常情况时的血压范围,但是自主调节能力强的器官,血压在一定范围内波动时,器官血流保持不变和 / 或稳定的可能性大,自主调节能力弱的器官,由于交感神经兴奋、血管收缩,导致血流减少。所以,当血压下降时,自主调节能力弱的器官的血流,如皮肤和内脏的血流,会显著降低,而血流会优先流向

自主调节能力强的器官,如心、脑、脊髓、肾,其次是骨骼肌。其目的是保证重要脏器的血流,最终保证重要器官的功能。所以,休克时的初始血压目标MAP应至少达到重要器官血流压力自主调节范围的低限值,其目的是在这个血压时,即使其他器官血流量已经降低到正常的1/4~1/3,重要脏器的血流仍然可以保持不变。

不同休克的血压目标有所不同。感染性休克、失血性休克MAP分别被设定在65、50mmHg。但是,基于这个血压目标的休克治疗,并没有让所有患者获益,病死率、器官损伤率仍然居高不下,其原因可能是:①休克时器官血流自主调节能力可能受损,不同患者的器官血流调节能力不同,预设的MAP可能并不能保证重要器官血流灌注是否充足;②MAP和器官间质压力决定了有效灌注压,器官间质压力难以常规获得,这个预设的MAP是否能够有效灌注器官并不清楚;③MAP或许达标,但是微循环灌注并没有改善,即大循环和微循环分离;④血流灌注不代表功能;⑤预设的MAP仅能保证重要器官血流尚稳定,其他器官的血流灌注是否足够并不清楚,无论何种类型休克,任何组织缺血缺氧均会促进循环进一步缺血缺氧,从而进入恶性循环,即"休克自身会导致进一步休克"。因此,虽然压力很关键,但是更关键的是流量,是器官流量,以血压为目标的复苏策略应转向以器官血流灌注为导向的休克复苏策略。

二、整体血流调节

心排血量是一个最为经典的流量指标,是全身组织的流量总和,心排血量减少可以导致休克,最常见的是低排高阻型休克,此时增加心排血量或许可以纠正休克。但是,心排血量正常或增加也可以存在休克,提示组织细胞缺氧的原因不是因为大循环流量不够,而是因为微循环的有效灌注不够,此为高排低阻型休克的特点,此时再增加心排血量也许有可能增加了器官灌注,但不是最佳治疗策略,反倒可能增加治疗再损伤,导致休克进一步加重。同样,对于低排高阻型休克,经过治疗心排血量已经正常,部分患者仍表现为休克,此时并不能更多获益于进一步增加心排血量,原因在于微循环障碍。心排血量是液体治疗最直接的目标,我们不是否定心排血量在休克中的价值,但心排血量不是器官血流够与不够的指标,并不能反映每一个器官的流量,更不能反映微循环的流量。

$SvO_2/ScvO_2$、$Pv\text{-}aCO_2$、乳酸等虽然较心排血量和MAP向器官血流灌注靠近了一步,并且形成了血流动力学管理的流程,但这些指标仍然是灌注后的氧供和氧耗的结果,至于器官内到底发生了什么,并不能清晰反映出来,而且这些指标是全身所有器官组织整体氧供和氧耗的结果,也不能准确反映每一层级器官的氧供氧耗。所以,还是要回到器官血流这个层面上来。

心脏是动力器官,肺是氧合血液、排出CO_2的器官,二者既是氧供器官又是氧耗器官。临床中,经常通过对心肺的评估,快速获取大循环的流量——心排血量,有关心肺的自身血流评估,常需要通过有创方法实现,不是休克器官血流评估的常规。脑、肾和皮肤是氧耗器官,是休克诊断的三大器官窗口,是器官血流自主调节能力不同层级的代表,又因其血流在临床上相对容易获取,故是目前器官血流灌注监测评估的窗口。无论何种休克,皮肤都是最先受累器官的代表,是最先被"牺牲"的器官,是"第一"窗口,也是评估器官微循环灌注的主要窗口;脑、肾是重要器官的代表,是"生命"窗口;骨骼肌介于两者之间,不是休克器官血流评估的常规器官。

第二节　血流导向休克复苏的实施

器官血流的复苏应该建立在整体血流复苏的基础之上。因为,没有整体的血流基础,理论上讲,单一器官不可能得到足够的血流灌注。即使个别器官的血流量有严重差别,在整体血流量不足时进行针对某一器官的治疗,更容易导致治疗的再损伤。

一、从血压调节入手，以改善脏器血流灌注压为目标

首先，临床观察、临床表现是重要的监测指标。当患者同时出现少尿、意识障碍的时候，提示脑肾灌注很可能已经减少。其次，根据自己已经掌握的知识点，如休克的血流动力学分型等，决定下一步必要的监测指标或马上应该进行的干预。然后，采用熟悉的方法，测量目标器官的血流量。如通过彩色多普勒超声测量脑、肾的血流分布。

彩色多普勒下的肾脏血流半定量分级，可以快速提示整体血流多少及治疗方向。临床治疗方案可以分为以下3种情况。

1. 当血流很少，分布仅为0~1级时，同时临床表现也强烈提示低排高阻型休克的可能性很大，如果生命危在旦夕，首先应用缩血管药物将血压升到65mmHg（出血性休克可以放到50mmHg），因为低排高阻的始动因素是低心排血量，此时缩血管药物的应用是迫不得已而为之的，应该同时提升心排血量，在心排血量升高、血压升高，器官血流增加时，尽快下调缩血管药物的剂量。

2. 当血流并没有减少，分布在2~3级时，说明在到达器官的血流并没有显著减少的情况下仍出现器官功能障碍，提示分布性因素可能性大，应用缩血管药物主要目的是，改善微循环灌注，增加肾小球的有效滤过压，逐步升高血压并不能使血流由2级到3级时，提示已经达到血压目标。

3. 当然，上述血流分布所显示的肾脏血流动力学类型不是绝对的，在分布性中也存在心排血量不足的可能性，低排高阻型中也存在分布性因素。

二、从血流频谱相关指标入手，调整靶器官血流

监测脑、肾动静脉血流频谱，获取大脑中动脉搏动指数（pulsatility index，PI）、肾动脉阻力指数（RI）和肾静脉阻抗指数（VII），这是滴定重要脏器血流的重要步骤，是对之前临床资料的重要补充。大脑中动脉和肾动脉均为低阻血管，频谱表现为快速上升，缓慢下降。这些指标的应用也

可分为以下3种情况。

1. 如果表现为"小慢波"，即上升缓慢、下降缓慢，提示前向灌注不够，如果血流分布为0~1级，更多是心排血量问题；如果血流分布为2~3级，提示主要是血压问题，逐步升高血压，观察频谱变化。

2. 如果血流频谱为高阻波形，提示血管阻力增加。间质水肿是导致休克时血管阻力增加的常见原因，此时肾静脉血流频谱多表现为中断、双相。降低CVP、改善微循环是降低间质压力的主要治疗方向。对于梗阻性休克，则解除梗阻，对于心源性休克，则改善心功能，均是通过病因治疗降低CVP的关键；限制性液体复苏是减少低血容量性休克和分布性休克时液体过负荷导致间质水肿的关键。

3. 获取肾脏的RI，进一步量化肾脏灌注。如果升高血压，不能带来肾脏RI降低，提示基本达到血压目标。肾脏RI>0.74（一般都是高阻波形）提示发生进展期或持续性AKI的可能性大，如果上述治疗效果差的时候，可以考虑早期开展连续性肾脏替代治疗。

三、微循环血流的临床可操作性

就技术普及而言，目前直接以微循环血流指标导向休克治疗仍然在发展的阶段。增强肾脏超声造影（contrast-enhanced ultrasound，CEUS）可以看到肾脏微循环血流进入和排出速度，以及血流量。微循环障碍表现为血流量减少、血流进入速度缓慢、血流排出速度缓慢、血流分布异质。

1. 当以血流量减少、血流速度缓慢为主要变现的时候，还可以尝试增加CO、MAP来增加微循环灌注。

2. 如果以异质性、血流排出速度缓慢为主，而且血流量并没有减少的时候，考虑分布性因素更多，此时以微循环保护为主，比如尽早纠正病因（比如感染性休克时，感染灶的去除和炎症反应的控制）、降低液体负荷，而过多增加微循环前向灌注可能并不能获益，反而进一步增加微循环水肿。

四、从器官功能的改变看血流量的改善

器官血流，无论是器官大血流还是微循环血

流,到底多少是最合适的,到底多少是可以接受的底线,是器官功能的改善,也是改善血流灌注的最终结果。这个方面的内容广泛,应该注意以下 3 个方面。

1. 器官血流灌注的目的是,提供氧等营养物质,带走 CO_2 等代谢产物。故血流灌注满意后的最直接结果,是组织氧代谢指标变化,如血乳酸水平。监测乳酸及乳酸清除率,有助于滴定微环灌注流量的干预强度。器官组织氧监测,包括有创和无创,经皮脑氧监测应用较广,因肾脏位置较深,目前尚未能实现床旁无创肾组织氧监测,尿氧是一个替代指标。

2. 理解和掌握器官血流自主调节功能机制和的评估方法,可以提高临床医师对器官损伤病理生理改变的认识,有助于找到最佳血压范围,降低器官损伤,改善长期预后。与其他器官比较,脑血管血流自主调节功能,是目前研究最多、相对清晰的。

3. 无论对组织氧和血管调节功能的监测和评估是否已经开展,对器官功能的评估是临床重要的常规工作。应注意器官功能与器官血流灌注之间的必然联系。坚持血流导向的重症临床思维方法,调整临床可操作的监测与治疗方法,继续推进休克的治疗。

第三节　微循环血流管理的特殊性

重症医学强调治疗的整体性,机体的任何器官都是重要器官,没有重要与非重要之分。血流导向休克治疗的初衷是要改善每一个器官血流灌注,恢复每一个器官应有的功能状态。从时间顺序的管理上,血流导向的治疗关注的是不同器官对血流低灌注的敏感程度,从而实现最大可能性的整体功能恢复。器官功能是由组织细胞构成。微循环恰恰是连接功能细胞和血流的桥梁。

一、休克时微循环血流变化的特点

大循环和微循环分离现象是休克的一大特点,即大循环灌注指标,如 MAP、心排血量、$SvO_2/ScvO_2$、$Pv\text{-}aCO_2$ 正常,但下游组织灌注的替代指标,如乳酸、皮肤花斑、少尿、肢端发冷等持续没有改变,原因在于微循环功能障碍。此现象见于各种类型休克,以感染性休克最为常见,大量研究已经证实了此现象是不良预后和器官功能障碍的独立危险因素。无论哪一种类型的休克,微循环损伤程度与血管内皮损伤程度相关,与病情危重程度相关,说明早期干预、早期恢复正常灌注,也许会显著降低微循环与大循环的分离程度,改善预后。微循环灌注的监测评估,有助于解释导致休克的机制和帮助决定合理的治疗方案,也许能有助于突破目前休克治疗的瓶颈。

微循环是将毛细血管内红细胞(red blood cell,RBC)携带的氧输送给组织细胞,以满足组织细胞的能量代谢、保证组织细胞功能的场所,此功能实现需要携氧 RBC 的对流作用和氧从 RBC 进入到组织细胞线粒体的弥散作用,前者通常用 RBC 的流量或流速来描述,后者主要是用功能性毛细血管密度(functional capillary density,FCD),即由功能性血流灌注的毛细血管密度来体现。

器官的微循环灌注改变,更能反映休克的类型和程度。同是低排高阻型休克,同样的低心排血量,由于 CVP 不同,微循环流血回流阻力不同,微循环表现有所不同。低血容量性休克,低 CVP,微循环灌注减少,血液回流阻力减低,主要表现为 RBC 流量和速度均降低,FCD 减少。此时,增加心排血量并不能带来微循环灌注增加的时候,要思考一下原因,比如液体的种类(创伤性休克时初始大量晶体液复苏导致进一步的微循环灌注减少)、补液的速度(休克时血管内皮细胞损伤,旨在快速纠正休克的补液速度有可能增加毛细血管内静水压力,导致渗漏增加)和量都会对此有影响。心源性休克和梗阻性休克会导致 CVP 高,微循环灌注减少的同时,静脉回流阻力增加,RBC 不仅流量和速度降低,在微循环内停留时间显著延长,相较于低血容量性休克,微动脉 - 微静脉分流现象会增加。应用静脉 - 动脉体外膜氧合（V-A ECMO）支持的心源性休克患者，当微循环功能障碍不能被纠正时，病死率增加，成功脱离 ECMO 的可能性低，此时应及时寻找微循环障碍的原因，而不是止于 ECMO 支持下大循环相对稳定的状态。分布性休克，尤其是感染性休克，微循环障碍表现更为突出，由于心排血量没有降低，微循环整体血流也并没有减少，而缺氧的原因除了 RBC 流速降低、淤滞、FCD 减少外，毛细血管灌注的异质性（灌注正常和异常共存）和分流是突出特点，不同于低排高阻型休克，给治疗带来极大困难，增加器官灌注流量并不能解决问题，反倒会带来更多治疗性再损伤。不同的血管活性药物治疗也有不同，比如多巴胺增加了肾脏损伤，相较于去甲肾上腺素，血管加压素有肾保护作用，扩血管药物对于改善此类微循环障碍也有报道。这些证据说明，基于器官血流导向的不同目标的休克治疗策略，也许能有助于突破目前休克治疗的瓶颈。

二、微循环血流的临床评估

目前能够实现在床旁监测器官微循环的工具主要有手持式活体显微镜（hand-held vital microscopes，HVMs）和超声。HVMs 适于评估具有薄层上皮的组织，主要用于舌下黏膜微循环评估。微循环障碍通常表现为 4 种类型，而且这 4 种类型也会混合存在，无论哪一种微循环障碍，均增加了治疗的困难度和不良预后的可能性。

1. **第一种类型**　表现为微循环灌注异质性，即灌注不良与灌注良好并存，且相互靠近，此型多见于脓毒症，多与不良预后相关。此型改变给治疗带来很大困难，除原发病治疗外，更多的

治疗是保护，减少微循环的进一步损伤，比如减少更多的液体复苏，而液体复苏的直接证据是灌注不良的微循环改善，而不仅仅是心排血量增加；如果血压低，缩血管药物的应用应该是主要治疗手段。

2. **第二种类型**　主要表现为稀释型改变，即毛细血管内 RBC 数量降低，这样增加了氧弥散的距离，多为医源性干预结果，比如创伤患者、外科手术中输入大量晶体液。此时监测血细胞比容和输血可能有助于此型的治疗，更重要的是，在微循环监测下减少不适当的液体输入。

3. **第三种类型**　主要表现为微循环淤滞，或是由于微动脉、后微动脉和毛细血管前括约肌收缩导致的微循环缺血，或是由于高 CVP 增加了静脉回流阻力，常见于心源性休克和梗阻性休克。降低 CVP 是方向和目标。

4. **第四种类型**　主要表现为组织水肿，增加了氧的弥散距离，经常见于脓毒症，此时大循环经常会表现为容量不够，而补液会导致进一步水肿和微循环障碍。毫无疑问的是，增加微循环的有效灌注是大循环容量复苏的根本。

虽然越来越多的证据证明，舌下黏膜微循环评估能够预测休克患者的预后并指导治疗，但是也有研究表明，感染性休克时，舌下黏膜微循环变化与皮肤、肠黏膜微循环变化不一致，并不能很好用于指导休克治疗，这可能与皮肤和肠黏膜循环接受大量交感神经支配，舌下黏膜接受大量副交感神经支配有关。激光多普勒技术能够直接观察皮肤微循环 RBC 血流速度，以及人为增加皮肤温度，观察 RBC 速度的改变，激光多普勒散斑成像可以看到微循环内灌注的改变。

第四节　其他血流监测指标的临床应用

实际上，从临床表现到器官功能，重症临床治疗中有众多可以直接或间接反应整体和局部器官血流量的监测指标。这也是为何血流导向的临床思维方式在重症医学中有着重要的地位。临床上最为普及的皮肤、神志、尿量等应该是在绝大多数临床情况下都有可操作性。关键的问

题是临床医师是否已经掌握了血流导向的重症临床治疗思维方式，对相关指标的实际应用有了充分的理解。

皮肤血流大部分通过交感神经控制，通过调节血流来调节皮肤温度和身体热量。当休克患者皮肤温度下降时，说明皮肤血流灌注减少

了；皮肤尚温暖，或提示以分布性问题为主，或提示低血压尚不明显。机体核心温度 - 足趾温度差、前臂温度 - 指尖温度差、花皮肤斑、外周灌注指数等指标的异常程度，提示皮肤血流减少的程度，提示休克的严重程度；毛细血管充盈时间延长，提示皮肤微循环扩张功能、血管内皮细胞功能明显受损。这些都是皮肤血流灌注的替代指标。通过仪器连续经皮测量氧和二氧化碳分压已经比较普及；通过加热皮肤就可以观察皮肤血流变化，是评估皮肤血管内皮细胞功能的方法。

当然，严格地讲，皮肤功能不能代表内脏，尤其是胃肠道功能。胃肠道血流灌注和皮肤一样最先受损，被称为休克的"前哨"器官，但是胃肠道灌注受损后，胃肠上皮细胞，特别是绒毛顶部的上皮细胞对缺血、缺氧极为敏感，数分钟即可损伤，甚至坏死，导致黏膜通透性增加，肠道内细菌和内毒素由此移位入血，诱发和 / 或加重感染性休克，故胃肠道又被称为休克的"motor"，且受损后恢复是最慢的。目前还做不到常规监测胃肠道微循环血流改变，胃黏膜内 pH（pHi）监测是一个替代方法，当皮肤出现温度下降，同时胃 pH<7.35 时，即使血压没有下降，也强烈提示出现了器官灌注不足，胃 pH<7.32 与不良预后相关。

同样需要强调的是，虽然皮肤和胃肠道，此层级器官的血流和功能改变反映了休克类型、程度及预后，但是不能代表其他器官，尤其是重要器官的灌注和功能；但是，如果皮肤、胃肠道这一层级器官灌注不好，重要器官的灌注最终也保证不了，即我们前面谈到的休克的恶性循环。

另外，有些器官的血流除了受到休克时血流动力学的影响外，还受自身特殊调节机制的影响，比如大脑血流会受到 $PaCO_2$、血 H^+ 浓度的影响，肾脏血流会受管球反馈的调节，皮肤血流会受到周围环境温度的影响等等，因此在血流评估时要考虑到这些方面。

总之，休克时由于器官自主调节能力不同，不同器官的血流改变不同。不同休克，器官血流改变不同。作为器官血流灌注的终端，微循环更是呈现了不同的改变。器官血流又不是孤立的，是大循环压力和流量的结果，是器官氧供氧耗

的原因，因此，只有把大循环血流 / 压力、器官血流、器官氧供氧耗、器官功能结合起来，才能让器官血流评估发挥其真正的作用。

（胡振杰　刘丽霞）

主要参考文献

［1］刘大为. 休克复苏：流量指标的龙头效应 [J]. 中华内科杂志, 2017, 56 (5): 321-232.

［2］MENG L Z, WANG Y W, ZHANG L N, et al. Heterogeneity and variability in pressure autoregulation of organ blood flow-lessons learned over 100+ years [J]. Crit Care Med, 2019, 47 (3): 436-448.

［3］CALDAS J R, PASSOS R H, RAMOS J G R, et al. Dynamic autoregulation is impaired in circulatory shock [J]. Shock, 2020, 54 (2): 183-189.

［4］HUTCHINGS S D, NAUMANN D N, HOPKINS P, et al. Microcirculatory impairment is associated with multiple organ dysfunction following traumatic hemorrhagic shock-the MICROSHOCK study [J]. Crit Care Med, 2018, 46 (9): e889-e896.

［5］YEH Y C, LEE C T, WANG C H, et al. NTUH Center of Microcirculation Medical Research (NCMMR). Investigation of microcirculation in patients with venoarterial extracorporeal membrane oxygenation life support [J]. Crit Care, 2018, 22 (1): 200.

［6］AKIN S, DOS REIS MIRANDA D, CALISKAN K, et al. Functional evaluation of sublingual microcirculation indicates successful weaning from VA-ECMO in cardiogenic shock [J]. Crit Care, 2017, 21 (1): 265.

［7］KLIJN E, DEN UIL C A, BAKKER J, et al. The heterogeneity of the microcirculation in critical illness [J]. Clin Chest Med, 2008, 29 (4): 643-654.

［8］DE BACKER D, DONADELLO K, SAKR Y, et al. Microcirculatory alterations in patients with severe sepsis: impact of time of assessment and relationship with outcome [J]. Crit Care Med, 2013, 41 (3): 791-799.

［9］DEN UIL C A, LAGRAND W K, VAN DER ENT M, et al. Impaired microcirculation predicts poor outcome of patients with acute myocardial infarction complicated by cardiogenic shock [J]. Eur Heart J, 2010, 31 (24): 3032-3039.

［10］GUVEN G, HILTY M P, INCE C. Microcirculation: physiology, pathophysiology, and clinical application [J]. Blood Purif, 2020, 49 (1-2): 143-150.

［11］ HAMLIN S K, STRAUSS P Z, CHEN H M, et al. Microvascular fluid resuscitation in circulatory shock [J]. Nurs Clin North Am, 2017, 52 (2): 291-300.

［12］ RUSSELL J A. Vasopressor therapy in critically ill patients with shock [J]. Intensive Care Med, 2019, 45 (11): 1503-1517.

第三章

休克时不同器官的血流改变与治疗

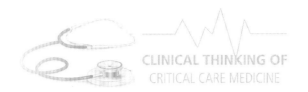
第四章　急性呼吸窘迫综合征的血流改变对治疗的影响

急性呼吸窘迫综合征(acute respiratory distress syndrome，ARDS)是重症患者高致死致残的主要疾病之一，机械通气是 ARDS 及非 ARDS 等各种原因导致呼吸衰竭的重要治疗手段，不合理的机械通气设置在呼吸机相关性肺损伤(ventilator-induced lung injury，VILI)的发生发展过程中起到重要作用，VILI 是机械因素和生物因素共同参与的过程，主要包括气压伤、容积伤、萎陷伤和生物伤。另外，肺血管损伤和肺血管功能不全作为 VILI 重要的一部分，越来越受到人们的重视。越来越多的临床证据表明，机械通气重症患者往往死于循环衰竭而非低氧。在 2015 年《重症血流动力治疗——北京共识》中已提出，所有的 ARDS 患者均存在血流动力学紊乱，纠正血流动力学紊乱是治疗 ARDS 的重要组成部分。研究发现，超过 60% 的 ARDS 患者出现血流动力紊乱，65% 的 ARDS 患者需要接受儿茶酚胺类药物维持血压。ARDS 血流改变已成为研究的热点，是 ARDS 血流动力学管理和机械通气的重要干预位点。ARDS 血流改变主要包括：① ARDS 右心和肺血管功能损害；② ARDS 血管调节功能紊乱和肺血流分布异常(肺内分流和无效腔通气)。

第一节　ARDS 右心功能 / 肺血管损害

机械通气主要通过改变胸腔内压和跨肺压影响血流动力学，其中胸腔内压的变化起关键作用。胸腔内压周期变化所产生的血流动力学效应从右心传导到左心，需要经过肺循环的时间——心肺传输时间(4 秒)。例如，正压通气吸气时，胸腔内压增加，静脉回流受阻，右心前负荷下降，右心每搏量减少，但此效应不会瞬时传导到左心，在吸气开始，不会即刻出现左心每搏量下降、血压下降的表现。胸腔内压变化的主要血流动力学效应，主要作用在右心室的血液流入，以及左心室的血液流出：①右心室的血液流入，即静脉回流(右心前负荷)，胸腔内压增加，静脉回流受阻；胸腔内压减少，静脉回流增加；②左心室的血液流出，即左心的后负荷，胸腔内压增加，左心跨壁压减少，左心室收缩过程中的后负荷下降，有利于心脏射血；胸腔内压减少，左心跨壁压增加，左心室收缩过程中的后负荷增加，不利于心脏射血。反复出现显著的负的(相对大气压)胸腔内压可增加左心后负荷及右心静脉回流血量，进而增加肺血容量；在左心功能不全及肺通透性增加时，负的(相对大气压)胸腔内压还可诱导肺水肿。

正常肺循环存在顺应性高、阻力小等特点，容易受机械通气影响，其主要集中在增加肺循环阻力，导致肺动脉高压，进而出现"右心 - 肺动脉"失耦联。ARDS 出现右心受累时，右心扩张时还可导致室间隔偏移,从而导致循环进一步恶化。临床上一般可通过超声评估三尖瓣反流估测肺动脉压,通过右心导管测量肺动脉等方法评估肺血管功能状态。肺血管功能评估的常用指标包括:跨肺血管压[(transpulmonary gradient,TPG),TPG= 平均肺动脉压 – 肺动脉楔压]和肺血管阻力指数(pulmonary vascular resistance index,PVRI)。TPG > 12mmHg 和 PVRI > 285dyn·s/$(cm^5·m^2)$ 示存在肺血管功能不全(pulmonary vascular dysfunction,PVD)。研究表明,PVD 与 ARDS 预后相关,是 ARDS 的独立危险因素。

在临床实践中,保护肺血管功能和右心功能应从血流动力学、机械通气两方面着手。

一、血流动力治疗

1. 优化右室前负荷 需要判断是否存在容量不足或右心容量过负荷,一般需要考虑到是否存在因积极执行负平衡容量管理策略所致的容量不足,一般在 ACP 时,容量不足的发生率相对较低,建议可以通过容量负荷试验快速判断是否存在容量反应性。此时,应用功能血流动力学动态指标脉压变异度(PPV),需要鉴别过高的 PPV 是右心前负荷依赖还是右心后负荷依赖,PPV 异常升高可以作为反映血流异常的指标,无论是低容量还是急性肺心病。

2. 降低右室(right ventricle,RV)后负荷 可以应用扩张肺血管药物降低 RV 后负荷,或者使用降低呼吸通气压力的方法。

3. 优化 RV 收缩功能 通过应用血管活性药物(去甲肾上腺素、小剂量特立加压素等)、通过恢复平均动脉压和 RV 血供改善 RV 功能,特别是当高右室室壁应力受损时,维持一定的灌注压具有重要意义。强心药物,包括钙增敏剂(如左西孟旦),可能有助于恢复 RV(肌力作用)和肺循环(血管舒张作用)间的耦联。需要指出的是,右心在容量过负荷和 / 或压力过负荷时,收缩功能会进一步恶化,优化右心前负荷和后负荷有助恢复 RV 功能。

二、机械通气策略

如何通过机械通气改善 ARDS 血流实现循环保护仍是一大临床挑战。有学者提出,以避免肺泡和气道过度膨胀为原则的 RV 保护策略,其建议以保持平台压力低于 27cmH_2O,正常 $PaCO_2$ 和"低"PEEP 为目标,常规使用俯卧位(prone position,PP)通气等,但盲目追求低 PEEP 可能会增加肺不张区域的毛细血管塌陷,也可导致肺循环阻力增加。反之,还有学者提出使用足够高的 PEEP 水平来促进肺泡复张,以防止肺泡塌陷,其强调高 PEEP 可减少肺不张和肺内分流,虽然可能引起一些潜在的肺泡过度膨胀。关于 PEEP 的应用,因为 ARDS 肺部病变的不均一性,不同个体和不同肺部区域对 PEEP 的反应均不一样,PEEP 的目标设置应从整体呼吸力学参数延伸到个体化的局部呼吸力学参数。

此外,通过机械通气纠正低氧血症、避免 CO_2 潴留和酸中毒,有助降低肺动脉压,改善右心功能,但如果需要过高的呼吸机条件才能维持基本的氧合和 $PaCO_2$,也可导致肺动脉高压和右心功能不全,此时应考虑 ECMO 治疗。

第二节 ARDS 肺内血流分布异常——分流和无效腔

肺内分流和无效腔增加是 ARDS 肺内血流分布异常的特征性改变,在 ARDS 发生和发展中有重要意义。肺内分流是指由于不同的原因使肺内血流未经氧合便直接与已氧合的、动脉化的血相混合,使血氧下降,也称为静脉血掺杂现象。此时通气量少于血流量,通气血流比例(V/Q)降低,可引起不同程度的静脉血掺杂(肺内分流样改变),若肺内某一区域的通气完全停止,而血流灌注仍保留,则形成病理性肺内分流,此时 V/Q 接近无穷小。正常生理状态下,也存在一定解剖和生理分流,部分小静脉和支气管静脉不经过肺泡氧合交换直接进入左心,一般占心排血量的 3%~7%。ARDS 肺部实变严重时,分流可达 30%~50%,往往出现顽固性的低氧血症。应用 PEEP 主要通过增加塌陷区域的肺泡通气,减少肺内分流,当然,同时也可导致局部肺泡过度膨胀，存在导致无效腔增加的可能。目前肺内分流主要通过动脉血气等公式计算，可能受到吸入氧浓度的影响。

无效腔，和分流相对应，指相应肺区域血流量减少或无灌注，但通气是正常的，引起进入该区域肺泡的气体不能进行气体交换，无效腔增加，V/Q 比增加，通气效率下降。一般认为 ARDS 的无效腔增加往往在 ARDS 后期才出现，表现为需要高分钟通气量才能满足机体 CO_2 的清除需求。有学者报道 ARDS 早期无效腔即增加并且和预后相关。一项队列研究纳入 179例早期 ARDS 患者，通过测定呼出气二氧化碳（CO_2）水平测量无效腔与潮气量的比值（即无效腔分数或 Vd/Vt），其发现无效腔样通气程度与死亡率呈线性相关，无效腔分数每增加 0.05，死亡率就会增加 45%。还有学者提出 ARDS 应用无效腔百分数来指导最佳 PEEP 的滴定，其认为最佳 PEEP 应该设定在无效腔最低的水平。Gustavo 等在早期 ARDS 患者中发现无效腔通气和舌下黏膜微循环血流分布的异质性相关，推测无效腔样通气作为肺内微循环血流分布异常的特征，也可以被舌下黏膜微循环灌注分布所反映。

无效腔和分流均可导致 ARDS V/Q 失调的关键因素，V/Q 过低、分流增加可出现严重低氧血症。V/Q 过高，通气效率低下，呼吸功增加，带来潜在肺损害。ARDS 如何深入监测局部的 V/Q 成为研究的热点，可能有助于将 ARDS 的治疗推进到肺部局部血流分布的层面。同样，俯卧位通气，不仅通过改善通气也通过改善血流的分布来优化 V/Q。在最新的新型冠状病毒所致 ARDS中，有学者提出肺微血管血流调节和肺血管缺氧适应性能力下降，导致局部 V/Q 失调，是其缺氧的原因之一。Mauri 等通过肺电阻抗技术研究新型冠状病毒感染所致的 ARDS 患者中局部通气和血流的分布，发现局部 V/Q 个体差异性明显，基于个体化的局部 V/Q 来设置机械通气参数是潜在的研究方向。

总之，ARDS 所致血流改变，大循环方面主要表现为右心功能不全和肺动脉高压，在治疗上需要建立防治的理念，预防上强调早期监测和每日评估右心和肺循环的状态，机械通气策略上须避免过高的气道压和给予个体化的 PEEP 设置，

治疗上一旦出现右心受累和肺动脉高压的征象，应积极优化血流动力学和通气参数，评估是否存在可以优化的空间，必要时给予 ECMO 治疗。在肺内血流改变方面，主要表现为血流分布异常和微循环调整功能异常，肺内分流和无效腔的增加。基于建立局部 V/Q 导向的治疗目标，是未来 ARDS 肺血流的治疗干预位点。

（何怀武）

主要参考文献

[1] VILLAR J, BLANCO J, KACMAREK R M. Current incidence and outcome of the acute respiratory distress syndrome [J]. Curr Opin Crit Care, 2016, 22 (1): 1-6.

[2] SAHETYA S K, MANCEBO J, BROWER R G. Fifty years of research in ARDS. VT selection in the acute respiratory distress syndrome [J]. Am J Respir Crit Care Med, 2017, 196 (12): 1519-1525.

[3] LOPEZ-AGUILAR J, PIACENTINI E, VILLAGRA A, et al. Contributions of vascular flow and pulmonary capillary pressure to ventilator-induced lung injury [J]. Crit Care Med, 2006, 34 (4): 1106-1112.

[4] MARINI J J, DE BACKER D, INCE C, et al. Seven unconfirmed ideas to improve future ICU practice [J]. Crit Care, 2017, 21 (Suppl 3): 315.

[5] WEST J B. Invited review: pulmonary capillary stress failure [J]. J Appl Physiol (1985), 2000, 89 (6): 2483-2489; discussion 2497.

[6] FU Z, COSTELLO M L, TSUKIMOTO K, et al. High lung volume increases stress failure in pulmonary capillaries [J]. J Appl Physiol (1985), 1992, 73 (1): 123-133.

[7] 刘大为, 王小亭, 张宏民, 等. 重症血流动力学治疗——北京共识 [J]. 中华内科杂志, 2015, 54 (3): 248-271.

[8] VIEILLARD-BARON A, MATTHAY M, TEBOUL J L, et al. Experts'opinion on management of hemodynamics in ARDS patients: focus on the effects of mechanical ventilation [J]. Intensive Care Med, 2016, 42 (5): 739-749.

[9] 隆云, 刘大为. 循环保护性通气策略的提出与内涵 [J]. 中华内科杂志, 2016, 55 (3): 172-174.

[10] LIU K, MAO Y F, ZHENG J, et al. SC5b-9-induced pulmonary microvascular endothelial hyperpermeability participates in ventilator-induced lung injury [J]. Cell Biochem Biophys, 2013, 67 (3): 1421-1431.

［11］ RYAN D, FROHLICH S, MCLOUGHLIN P. Pulmonary vascular dysfunction in ARDS [J]. Ann Intensive Care, 2014, 4: 28.

［12］ MAISCH S, REISSMANN H, FUELLEKRUG B, et al. Compliance and dead space fraction indicate an optimal level of positive end-expiratory pressure after recruitment in anesthetized patients [J]. Anaesth Analg, 2008, 106 (1): 175-181.

［13］ GATTINONI L, COPPOLA S, CRESSONI M, et al. COVID19 does not lead to a "typical" acute respiratory distress syndrome [J]. Am J Respir Crit Care Med, 2020, 201 (10): 1299-1300.

［14］ OSPINA-TASCÓN G A, BAUTISTA D F, Madriñán H J et al. Microcirculatory dysfunction and dead-space ventilation in early ARDS: a hypothesis-generating observational study [J]. Ann Intensive Care, 2020, 10 (1): 35.

第四章

急性呼吸窘迫综合征的血流改变对治疗的影响

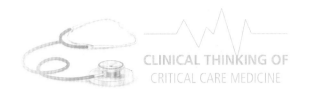
第五章　器官的营养性血流与功能性血流

所有的生物都源自海洋,因为组成生物的最基本结构——细胞,需要不断从周围的环境中摄取营养来存活,而人类像其他离开水的动物一样,"把大海带在了身上"。机体中的细胞周围充满了相对缓慢的组织间液,从而可以安全稳定地交换物质,但是,动物细胞活跃的代谢,需要大量的物质交换,还需要快速传递信息,只有更快速地流动才能保证基本需求,血流由此应运而生。

血流是体内液体流动的一种快速形式,流动其中的血液承载着氧、营养物质、信息物质等,由此又可以理解为氧流、营养流等。人体不同器官有着不同解剖特点和功能,游走其中的血流在不同器官的不同部位,承担着不同的角色。由于血流的这种特性,使其在重症临床治疗过程中占有非常重要的位置。重症临床中绝大多数监测与干预措施,都是直接或间接地与血流有关,而同时,在血流的另外一端直接联系着器官功能。由此,血流导向的重症治疗有了明确的临床有效性和可操作性,同时也为血流导向的重症医学临床思维方式奠定了基础。

第一节　流量指标

在提示血液、氧等流量状态的众多指标中,按照不同指标所统计的方面,流量指标分为血流量、氧流量、营养流量等。

一、血流量指标

最为经典的流量指标,也是最重要的血流量指标就是心排血量。心排血量是全身组织和细胞获得血液供应的总源头。低血容量性休克、心源性休克、梗阻性休克都可以引起心排血量的下降。心排血量不足,可以导致流经组织和细胞的血液流量下降,所能供应的氧不足,进而引起细胞缺氧,导致器官的损伤,而这也是休克的病理生理本质。

临床上,评价心排血量的指标有很多,肺动脉导管和PICCO监测都可以直接准确地测量心排血量。超声测量的左室流出道的血流速度时间积分(velocity-time integral, VTI)是推导心排血量的临床常用的无创手段之一。心脏的每搏量 = 主动脉截面积 × VTI,而知道了每搏量后乘心率就可以获得一个大致的心排血量的定量。

静动脉二氧化碳分压差($Pv\text{-}aCO_2$),是目前在ICU中广泛使用的一个流量指标。静动脉二氧化碳分压差的增加表明,组织中的血液流动不足以清除组织每单位时间产生的所有二氧化碳。通常,静动脉二氧化碳分压差 ≥ 6mmHg 被认为提示组织获得的血流量不足,若存在组织缺氧,需要提高血流的流量来纠正。

微循环处在动脉压力调节流量的远端,目前对微循环的研究,达成共识的仍然是维持微循环流量。即使是由于分布异常导致的组织灌注不足,微循环的改变最终还是归结于局部流量的改变。对于微循环的流量评估,目前可以通过旁流暗场成像（sidestream dark-field，SDF）技术实现。通过监测舌下微循环的总血管密度（total vessel density，TVD）、灌注血管密度（perfused vessel density，PVD）、灌注血管比例（proportion of perfused vessels，PPV）、微血管流动指数（microvascular flow index，MFI）等参数，来评估局部微循环的血液流动特点，这些指标本质上也都是反映血流量的指标。

二、氧流量（氧输送）

休克的病理生理本质是组织和细胞层面的缺氧，因此恢复缺氧组织的氧输送，进行氧的复苏，是休克复苏的根本目的。上述提到的流量指标的监测和治疗目的，就是通过恢复足够的血液供应来达到足够的氧输送的目的。但血液的流量和氧的流量还不是完全画等号的，我们可以从氧输送的公式中看出端倪：$DO_2= CO \times$ 氧含量（CaO_2）$\times 10 = CO \times (1.34 \times Hb \times SaO_2 + 0.003 \times PaO_2) \times 10$，因 PaO_2 的系数较小，对最终结果影响不大，因此简化的公式为 $DO_2 = CO \times 1.34 \times Hgb \times SaO_2 \times 10$，从简化公式我们可以看出氧流量的影响因素除了心排血量（CO），还有流动的血液中的血红蛋白（Hb）水平和氧合（血氧饱和度 SaO_2）水平，也就是单位体积的血液中携带氧气的多少，所以对存在低氧血症和贫血的休克患者进行复苏时，除了增加心排血量外，我们还可以通过改善氧合，提高血红蛋白来增加氧输送，达到氧复苏的目的。尤其是心脏基础差的危重患者，血红蛋白维持的水平要高，因为更高的血红蛋白水平意味着单位血液携带更多的氧，而在相对稳定的氧需求时，可以降低心排血量需求，从而减少心脏的做功、减少心肌的耗氧，达到保护心脏的效果。

中心静脉血氧饱和度（$ScvO_2$）和混合静脉血氧饱和度（SvO_2），是反映全身氧输送和氧耗之间关系的指标。从全身的角度来判断氧输送是否满足了全身氧消耗，当指标偏低时，通常说明此时组织存在氧输送不足，不能满足耗氧量（VO_2）的需要。

血流量指标和氧流量指标是密切相关的，对于氧输送而言，心排血量是决定性因素，临床中调整心脏的前负荷、后负荷、收缩力等行为，都是针对心排血量，借助心排血量来达到调整氧流量的目的，流量指标的调整在休克患者的治疗中处于核心位置。

第二节　流量指标在休克复苏中具有最高优先级

休克是指有效循环血量的急剧减少，组织灌注不能满足代谢的需要。由此我们看出休克完全是一个流量概念，休克的本质是流量的减少。随着氧输送的概念用于临床，休克被描述为氧输送不能满足组织代谢的需要。由于氧输送理论在原有休克概念的基础上强调了循环、呼吸系统和血液构成的联合作用，使休克从理论基础走向多器官系统功能的相互作用。同时，氧输送具有直接对临床行为的定量指导性，使休克的临床治疗上升了一个新台阶。将氧作为流量指标正是对流量的进一步认识。

从流量角度去理解休克时，"血压正常的休克"成为临床上新的治疗发现，进一步推动了危重患者的早期识别和治疗，改善了患者的预后。血压起着分配心排血量的作用，我们要理解心排血量是血压形成的基础。当心排血量下降导致休克时，通过增加动脉血管阻力提升血压起到的效果，往往是增加了左心室的后负荷而进一步恶化心排血量，临床上无论是通过调整心率，还是应用正性肌力药物，均是以增加心排血量为首要目标。

从流量的角度指导休克的治疗，是从休克的本质来引领我们的思维。休克治疗的核心就是流量的复苏，提高组织的氧流量就是治疗休克的核心目的。流量的复苏不仅是休克的理论核心部分，而且是临床治疗行为的基本准则。

重症监测指标错综复杂，而流量指标也是这些指标的重要链接。随着对休克理解的逐渐深入，指标的增加，在帮助我们更准确地理解病情的同时，也带来了相应的问题。常见的情况，是在同一时间出现对治疗导向不同、甚至相反的指标，由此带来了临床医师决策时的困扰。仅就休克复苏的目标来说,应该将恢复流量作为首要原则,流量指标放在第一顺位,确定治疗的目的。如进行液体复苏,中心静脉压、心室容积、血管外肺水等指标经常出现矛盾,若回归到流量首要原则,心排血量可以随输液而增加,才有液体复苏的必要,其他指标的作用则是从属位置。若补液试验不能增加心排血量,其他指标无论是否正常,均不应该进行液体复苏。若仍存在灌注不足,提示需要进行复苏,则应选择容量之外的方法。刘大为教授在休克治疗方面也提出了高度凝练的原则:若一定要为休克复苏的指导目标排一个顺序,那么第一条是整体流量;第二条是局部流量;第三条是若仍有疑问,请回到第一条。

不同器官有不同的解剖结构和功能,其中血流承担的角色也是有区分的,从流量角度去区分有很强的临床指导意义。

第三节　营养性血流与功能性血流

功能性血流是指作为器官作用结果的血流,体现了某个具体器官的全部或部分功能;营养性血流是指为器官提供代谢物质的血流。心脏、肺,人体重要的两大器官,它们的血流有着不同的特点。

一、心脏

心脏是全身血流的源头,是血液流动的动力源泉,但在心脏四腔内流动的血液,并没有为心脏的心肌细胞提供营养,心脏房室内流动的血液,大部分进入主动脉并输送到全身其他器官,实现心脏的泵血功能。事实上,当血液流出左心室后,部分血液进入主动脉根部的冠脉,成为心肌的营养血流,为心肌细胞提供氧和营养等必需物质。所以心脏的功能性血流和营养性血流是两条通路,是隔离开的。

但心脏的营养性血流和功能性血流之间有着密切的影响关系。心房和心室的肌肉,遵循着Starling定律,左室腔舒张末的容积越多,左室的每搏量就越高,左室的功能性血流也就越多。随着功能性血流的增加,左室心肌的做功和耗氧实际是增加的,但随着左室腔舒张末容积的增加,舒张末的压力也会增加。心肌组织的灌注压是由主动脉根部的舒张压和左室舒张末压的差值决定的。所以左室舒张末压的增加,会降低心室壁内膜层的冠脉血液供应。因此,实际上左室心肌的营养性血流是受到左室舒张末压力升高的负面影响的,从而可能引起心肌内膜层的缺血,降低心肌收缩,进而影响心脏的功能性血流。

心脏的血流调整是以功能性血流调节为核心的,营养性血流的调整是为功能性血流服务的,临床上绝大多数用于改善心脏功能的治疗均是以恢复心脏的功能性血流作为导向。假如功能性血流可以满足全身的需求,营养性血流的调整就是非必需的。反之,会影响心脏功能性血流的营养性血流的不足,是临床必须去调整的。比如,当冠状动脉血管部分狭窄但不影响心肌细胞整体收缩和舒张功能时,干预狭窄冠脉就是临床非急需的,可以先搁置。然而,一旦冠状动脉狭窄,导致心脏的营养血流不足以支持心肌的氧耗,进而出现心肌缺血、心脏泵血功能下降,那么尽快进行血管干预、恢复营养性血流就是首要的,不改善营养性血流而一味地强心治疗,就是舍本逐末,甚至会进一步加重心脏缺血、恶化心脏的功能性血流。

临床上常用的保护心肌的治疗方法,也是以改善心肌局部血流为首选。例如感染性休克时β受体阻滞剂的应用,就可以通过降低交感神经兴奋、降低心率等途径来减少心脏必需的氧耗、延长心脏舒张期时间,从而达到改善心肌营养性血流的目的,保护心肌。

二、脑

脑作为耗氧量非常大的器官,血流量也是非常大的。脑的血流特点与心脏完全相反,其营养性血流和功能性血流为一体,且以营养性血流为绝对主导。供应垂体和下丘脑的血流有一定的功能性血流作用,将内分泌信号带到靶器官。由于脑细胞耗氧量大且对缺氧极其不耐受,因此脑的营养性血流对于脑组织来说是非常重要的,脑血流的减少直接就会引起脑组织的缺氧,影响功能,并导致不可逆的损伤。脑的功能主要由神经系统体现,临床上使用的 GCS 评分、脑电双频指数(BIS)、脑电图等都是对脑组织功能的监测。神经系统功能的改变,可以直接用于评估脑的营养性血流是否足够、是否存在脑组织的缺氧。也是基于这个特点,目前对于重度颅脑损伤和神经外科手术后患者的中枢神经系统保护,本质都是以评估或者调整脑血流量为主要目的,例如调整动脉血二氧化碳水平、调整颅内灌注压、脱水降低颅内压等措施都是为了调整脑血流量。使用 GCS 评分、BIS 等评估脑功能,以及治疗的调整,也是要从调节脑血流量的角度来推进。

脑血流的特点总结起来就是:营养性血流和功能性血流为一体,营养的不足直接体现在功能变化上,从功能的变化来评估营养性血流的状态。

三、肺

肺是人体的氧供器官,回到左心房的、富含氧的肺静脉血都是肺功能的体现。同时在肺的支架组织中,还有另一套血流系统——支气管动脉。功能支气管及其以上的肺支架组织的营养性血流就是来自支气管动脉的血。肺是唯一完整地接受心排血量的器官,因此肺动静脉系统内的功能性血流是肺血流的绝对主导。

肺的功能性血流受到肺本身呼吸功能的影响。在肺不张和肺实变的组织中,氧合功能严重下降,但肺的血流仍然会通过,但这部分没有充分氧合的血流是无法作为功能性血流为组织供氧的,所以,肺部的通气血流匹配会直接影响肺的功能性血流。在 ARDS 及其他严重肺部疾病的治疗中,最大限度地恢复功能性血流是治疗的核心位点。

例如,ARDS 患者给予机械通气时,由于肺顺应性下降、重力效应等原因,普遍存在双下肺的不张或者实变,引起氧合进一步恶化,此时患者俯卧位可以有效增加肺部功能性血流,改善氧合。针对 ARDS 患者,我们给予合适的镇静及肌松,降低强烈的自主吸气引起的胸腔负压和过大的潮气量,减少跨肺压,从而降低右心的后负荷,增加右心的心排血量,增加肺部功能性血流的供

应。对于肺栓塞患者,由于部分肺部血管闭塞,肺血管阻力上升,若失去代偿,则会引起右心的排血量下降,肺的功能性血流下降,从而引起氧合下降。在治疗时,如何恢复功能性血流成为治疗的首要原则,抗凝、取栓等就是手段。

以肺的功能性血流为主导,容易受到肺组织通气和换气功能的影响,同时也直接受到心脏血流的影响。心肺的交互关系是改善肺部功能性血流时需要考虑的因素。

四、肾脏

肾脏的血流特点是,功能性血流和营养性血流合为一体,肾脏本身仅需要较少的营养性血流即可,因此肾脏较大的血流量以功能性血流为主,这点从肾静脉血较高的氧饱和度也可以得到佐证。肾动脉血经过分支到达皮质,进入肾小球,完成肾脏的滤过功能,产生原尿,离开肾小球后包绕肾小管,完成重吸收的功能,同时也完成了对肾脏提供氧和养分的营养作用。当出现肾动脉栓塞或者主动脉夹层等肾前性的血流完全阻断时,肾脏的功能和营养都无法保证,肾脏组织很快缺血坏死,这些损伤可能是不可逆的。

当患者处于循环容量不足或者应激等状态时,肾脏的血流也会下降以保证重要器官的血流,但是肾脏仍然会保留较少的基本营养血流,只是从功能性角度会有尿量明显减少,甚至无尿,在触发因素解除后一段时间,肾脏能够恢复大部分功能,这也是较少的基本营养血流就能够保证肾脏组织代谢的原因。所以,在临床治疗中,AKI 的出现往往是继发的后果,对于 AKI 的治疗不应该成为主要矛盾,首要的是尽快解决上游引起肾脏血流下降的原因,AKI 时给予暂时的支持治疗甚至 CRRT 治疗都是可以的,只要肾脏的功能性血流可以恢复,即可恢复大部分肾脏功能。

利用肾脏功能性血流为主的特点,也会对临床上少尿原因的诊断有所帮助,对肾脏血流的监测可以帮助确定是否存在肾前性因素。危重患者的高 CVP 状态,会减少肾静脉的回流,引起肾脏组织的淤血,进而影响功能性血流量,影响肾脏的功能,因此相对降低的 CVP 是改善肾脏功能性血流的必要条件。

五、胃肠道和肝脏

腹腔干一部分和肠系膜上动脉、肠系膜下动脉构成了胃肠道的主要血供，这些血流为胃肠道组织提供了必要的氧，同时也将胃肠道吸收的养分经过门静脉带到肝脏，而门静脉又为肝组织提供了 70% 的氧供应。所以，胃肠道的功能性血流和营养性血流是一致的，以功能性血流为主；肝脏的功能性血流则和营养性血流也是一致的，但营养性血流的比例要高于胃肠道。当出现严重的应激反应时，肠系膜上动脉血管的阻力指数明显升高，伴有血流明显下降，进而胃肠道黏膜血流下降。当胃肠道的功能性血流量下降，营养性血流比例上升，门静脉系统收集的静脉血量下降且氧饱和度下降，导致门静脉血给予肝脏的氧流量明显下降，依赖门静脉血流供应大部分氧的肝脏，会不可避免地产生缺氧损伤。Whipple 手术中门静脉受到严重损伤的患者，往往由于门静脉血流的明显下降，进而出现急性肝衰竭表现，部分患者可在肝动脉等其他血管代偿后获得部分恢复，但代偿不佳的患者往往因进行性肝脏衰竭最终死亡。因此临床需要重视胃肠道血流回流构成的门静脉血流对于肝脏的营养性血流的作用，尤其是出现肝脏功能损伤时。

应激状态下患者由于交感神经兴奋，可能并没有出现血压下降，但是事实上已经处于肠道和肝脏低灌注的休克的状态。胃肠道以功能性血流为主，在休克的前期，由于机体的代偿机制，休克早期内脏血管选择性收缩，以保证重要器官的灌注，胃肠道黏膜的缺血、缺氧直接引起上皮细胞坏死、脱落，肠道黏膜屏障功能受损，通透性增高，造成急性胃肠道损伤。及时纠正血流动力学紊乱，不仅有利于改善胃肠道的灌注，也有利于肠黏膜屏障的维护，同时也是避免肠道菌群移位造成全身感染的重要措施。因此，急性胃肠道损伤可以是休克的早期表现，纠正血流动力学紊乱有助于改善胃肠道功能。

对于重症患者，给予积极的镇静镇痛、避免严重应激状态，不仅可以保护心脏和肺，对于胃肠道和肝脏也具有保护作用。可以减少后期的胃肠道功能衰竭和肝脏缺氧性损伤。同时，在大剂量使用缩血管药物时，监测其对胃肠道血流的影响，也是监测药物副作用的重要方面。对于不同个体，从器官角度来调整血管活性药物的剂量，是个体化和器官化治疗的体现。

第四节　血流导向的重症治疗策略

以流量的角度去看休克治疗，就不单单要看大循环的流量，因为大循环指标的正常化并不代表休克状态真正的缓解，早期目标导向治疗（early goal directed therapy，EGDT）的复苏目标达成后，休克患者仍然有较高的死亡率，而死亡的这部分患者，应该仍然存在局部的组织灌注不足引起的器官损伤继续加重的情况。所以，我们还需要关注局部循环血流、单个器官的血流，而这点也符合目前治疗从群体化、个体化向器官化转变的重症发展趋势。

在血流动力学的器官化治疗时，需要理解的是，在不同的器官中，功能性血流和营养性血流所占的比例不同，血流的形式或特点也不同，甚至客观上有不同程度上的重叠。同时，功能性血流与营养性血流在理论上有明确的不同，在临床干预中也有着不同的管理原则，本章内容对于各个器官的两种血流管理的思维方法略有涉及。有了明确的治疗目的后，利用目标与目的、连续与动态等治疗原则的指导，就可以通过各种手段来干预不同器官的血流，达到从群体化复苏到器官化复苏的跨越。

（周元凯）

主要参考文献

［1］刘大为. 休克复苏: 流量指标的龙头效应 [J]. 中华内科杂志, 2017, 56 (5): 321-323.

［2］刘大为, 张宏民, 王小亭, 等. 重症血流动力学治疗——北京共识 [J]. 中华内科杂志, 2015, 54 (3): 248-271.

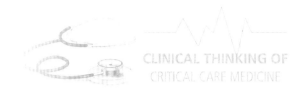
第六章　液体复苏对血流的影响

液体复苏已经成为重症临床治疗最为常见的组成部分。从基础理论、监测指标,到临床具体实施,液体复苏中的知识点已经被大多数重症医学专业人员所熟悉。但是,在重症治疗的具体临床实践中,液体复苏的实际执行仍然是千差万别,有时不仅没有起到治疗作用,反而会带来损害,甚至成为压垮生命架构的最后一根稻草。其中的关键是,共同的知识点仍然需要统一的理念所连接。重症液体复苏需要根据重症医学的思维方式,同时,合理的液体复苏也是重症医学思维方式的临床重要体现。

第一节　流量优先的休克复苏理念

休克复苏以恢复组织及脏器灌注为首要治疗目标,最终达成细胞氧供需的目的。当讨论"恢复组织灌注"话题的时候,本质上就说到了流量的问题。可以看出,休克的本质就是微循环和细胞周围流量的障碍。围绕微循环流量所展开的一系列治疗都是休克的复苏措施。这是流量优先的首要内涵。如果其他措施历经"千山万水"都是为了保证能够有足够的流量到达微循环,那么微循环的流量分布则可以称为"最后一公里"。然而,这最后一公里才是休克复苏成败的决定性因素。当谈到"恢复组织灌注"的目的是细胞氧供的时候,实际上表达了两方面含义:首先,氧输送也是流量,可以称为"氧流",它提升了血流的维度,整合了呼吸、循环、血液构成等要素,同时让细胞周围环境、血流瘀滞等平常被忽视的重要因素浮出水面,得到充分重视;其次,"氧流"是以血流为基础,所以本质还是流量问题,因此组织灌注成了休克复苏的关键目标之一。

为达成"最后一公里"所做的努力,包含了"容量血管"中的静脉血流进入右心,并传递到肺循环获取充分的氧,流入左心再被泵出心脏形成心脏输出的过程。心脏的输出不能直接变成微循环的流量,而是以富有弹性的动脉血管来完成,因此血压得以出场并具有了重要价值。血压的目的是将心脏的输出以大循环流量的形式分配到脏器组织,可见血压是以血流为基础,又服务于流量的。这是流量优先的另一例证。而动脉血流的来源在于心脏的输出,可见心脏输出是动脉血流的关键,代表了中心流量。对于所谓的"大循环"而言,心脏输出是休克治疗措施的核心目标,而血压调节既受心脏输出的影响,也是为了将心脏输出的效果落实成为"组织灌注",将中心流量转化为局部流量。这也是流量优先理念的重要体现。另一方面的例证在于,在没有恢复足够中心流量的情况下,提升血压增加脏器灌注的方式就存在"天花板"效应。原因在于单纯提升压力的主要方式在于收缩阻力血管和微循环,此时虽然增加了血流进入脏器的驱动压,但是以减少"入口血管"的口径为代价。当血管收缩过度时,驱动压的提升流量效应就被抵消,由此导致灌注进一步减少。加之不同血管间的差异性,往往脏器流量不足更为明显。此外,血压作为左心室后负荷,其增加到一定程度也会导致心脏输出的降低,进而减少中心流量。而以恢复中心流量为首要目标时,除了由此增加了血管张力、提升血压外,也让血压的分配效应更为显著,并减少了差异性分配的情况,使组织灌注增加的效应更为显著。所以,"流量优先"是休克治疗的首要原则。毕竟,脏器灌注的主体是血流。

中心流量是大循环治疗的首要关注目标,如何增加心脏输出则是休克复苏的核心话题之一。

先要解决心脏输出路径,流出道和主动脉瓣、主动脉都是重要关注因素。心脏输出的直接动力来源于左心收缩,根据 Starling 原理,左心容量是心脏输出的基础。左心容量来源路径的任何因素都会影响中心流量的充足性。

因此,休克复苏的 2 个首要核心话题在于,如何恢复或增加中心流量,如何将中心流量转化为充足的局部流量。对于重症患者而言,由于广泛存在容量丢失因素,往往存在不同区域或者整体性流量不足,在此情况下,对患者进行液体快速扩充,恢复和提升心脏输出就成了治疗的基石之一。因此,液体复苏作为重症血流动力学治疗的重要手段被临床广泛使用。

第二节　液体复苏的价值与困境

围绕中心流量的话题,在后负荷无大变化的情况下,心排血量受左心容量、左心动力、心率的直接影响。提升心率是增加心排血量的最有效手段,但是以氧耗和应激的加重为代价,不作为首选。增加左心动力的方式同样面临这个问题,何况临床上经常因应激等因素表现为高动力。这也呼应了流量优先的理念,因此,以增加心脏输出为直接目的的重要手段——液体复苏,总是被津津乐道。特别是以有效容量缺乏作为主要和重要特点的低血容量性休克和分布性休克,液体复苏常是基础治疗。然而,经历过"狂热"的"液体复苏",却渐渐走入困境,被质疑甚至被错误地否定。如果我们回到休克复苏的本质,着眼于"最后一公里",答案就出现在眼前。

如前所述,"氧流"的提出提升了流量的维度和内涵。在"最后一公里"的微循环,流量的充足是基础。然而从"氧流"的角度,流量的"流"和"质"、氧弥散环境都是核心要素。瘀滞的微循环不能称为"流量充足",那是因为在此环境下氧流很快耗尽而缺乏补充,流动的流量才是好流量。纵使有充足的流动流量,在携氧载体——红细胞被稀释的情况下,氧流量仍然是不充足的。组织水肿、细胞周围环境紊乱也会影响

氧弥散,加剧细胞缺氧。因此,"氧流"加深了我们对流量的认识,扩展了既往的血流管理措施,也解答了液体复苏的困惑。

以快速液体扩充为手段的液体复苏,着眼于快速增加张力性容量,以促进回心流量,刺激心脏发挥潜能来增加中心流量,并借助心室动脉耦联及压力调控措施来恢复组织流量。然而,静脉血管张力性容量的急剧增加,带来的也是微循环的流出障碍,造成氧流受损。同时,在应激、炎症作用下,内皮、多糖包被受损,从而发生渗漏;也有研究表明,随着快速补液的推进,量的累积也会对多糖包被产生破坏,进一步加剧渗漏的发生。这些都损害了细胞外环境,出现氧弥散障碍;加之可能造成的微循环非携氧液体的增加,这都成为液体复苏挥之不去的阴影。

可以看出,问题主要不在液体复苏本身,而是在于重症状态下循环系统的结构功能变化,和液体复苏对血流造成的影响。如果能够监测血流及血流相关参数,以及液体复苏造成的影响,就能找到问题的关键点、把控液体复苏的方式、方法、时机、速度和程度,真正用好液体复苏,提升休克治疗的效果。

第三节　指标的价值与流量指标的龙头效应

指标是临床的客观存在,常常通过视、触、叩、听或者设备监测等手段获取,是临床观察的延伸,反映了问题的属性和程度。对于血流动力学这个以流体力学为基础的课题,指标十分重要。它能够反映特定对象的存在属性及现状程度,并且可以动态观察变化趋势,也能找到干预位点,由此引导治疗走向、评价治疗效果及风险、副作用,从而校正治疗方案。

血流动力学指标按照属性分为不同的类别,包括流量指标、容积指标、压力指标、氧代谢指标等。流量指标在中心循环包括,直接的心排血量(CO)测定及每搏量(SV)测定(使用 Swan-Ganz 导管及 PICCO 系统测定的 CO/SV、床旁超声测定的 SV/VTI/ 主动脉根部峰流速等),也包括氧流量指标(如 $ScvO_2/SvO_2$),在外周循环也包括静动脉二氧化碳分压差等。压力指标包括,动脉血压测量的收缩压、舒张压、脉压等的变化。根据流量优先原则,流量指标是休克治疗的"龙头",以提升中心流量为第一步目标,改善局部流量为第二步目标。容积指标和压力指标的应用是为满足流量提供解决方案,以及为了增加流量治疗的效果和控制风险。既往容易混淆指标属性,把压力指标等同于流量指标,给临床带来困扰。区分指标的属性,既可避免进退失据,也可为不同类别的指标找到各自位点,充分发挥它们的作用。

总体而言,液体复苏的正面效果主要通过中心循环的流量指标和外周循环的流量指标来直接反映。毕竟,恢复组织和脏器的血流灌注才是最核心的任务。压力指标、其他一些指标用于指导协同治疗、完成流量复苏。同时,还需要更加准确地反映液体复苏的效果和风险,例如心排血量监测与左心房压力监测。

重症超声的兴起为流量指标的监测提供了绝佳的视野,扩大了流量指标的范围和维度。下腔静脉变异、左室流出道速度时间积分等,以及它们的衍生指标,不但让医师直接"看见了"流量,也能模块化地分段看到不同区域的流量。特别是重症超声的微循环监测,极大地扩大了局部流量监测的范围。同时,阻力指数指标的应用,同步解答了"流量如何""如何调节流量"等核心关键问题,极大地提升了休克治疗的内涵,也为"决胜最后一公里"提供了重要保障。

重症超声作为指标的获取手段时,极大地变革了指标的内涵和维度。心脏结构、功能、形态、血流状态等都成了指标的一部分,既能直接观察中心流量、局部流量,又能直接看到流量不足的直接原因立即产生解决方案,推动了高效而精准的休克治疗。

第四节　流量导向的液体治疗策略

液体复苏的原理是,利用短促的液体负荷造成容量血管的张力性,使容量快速增加,以增加回心血量;在此情况下,其转换为心肌张力的增加,从而增加前负荷、增加心肌做功效能,故而心排血量增加,以此增加大动脉内弹性势能,进一步增加血管内前向血流量。所以液体复苏的直接目的是增加心排血量,但是整体效应却是增加组织和脏器的血流量。液体复苏是否获益?

在临床上,主要是利用一些手法来造成短促的液体负荷的效果,以此来评判心脏输出流量是否明显增加,即容量反应性评估。因此,心脏输出流量的监测指标是评判液体复苏能否获益的"金标准"。这些指标包括了心排血量的直接测量指标,如经肺热稀释法或脉搏轮廓法测量的每搏量(SV),也包括了利用其他手段测量的替代直接测量的心排血量的流量指标,如重症超声监测的左

液体复苏对血流的影响

室流出道速度时间积分（VTI）。另一方面，微循环流量指标反映的微血流改善，是直接反映液体复苏最终目的达成的良好指标，包括暗视野侧流成像、超声造影等手段所获取的指标。

液体复苏原理成立的前提是，血流路径的通畅，包括瓣膜、大血管等。紧接着，首要的问题在于张力性容量是否还有增加的空间？须进行容量评估。另外，右心传递能力如何？肺循环是否阻碍右心血流？这就需要右心动力及肺循环压力评估。肺血流回左心是否受阻？左心动力是否足够？因此，需要进行左心舒张及收缩能力评估。复苏的同时存在快速增加血容量的效应，会带来一系列血流动力学风险，最显著的就是因为左心房压力增加导致的肺水肿。特别是在心脏舒张功能障碍、肺血管通透性增加时，肺水肿的风险和程度会明显放大。因此左心房压力和肺水肿程度监测在液体复苏的过程中也尤为重要。将上述问题进行整合，产生了流量导向的液体治疗策略。这一策略是以血流路径监测为基础，以中心血流和局部血流监测为目标，以脏器调节能力监测为重要补充。这一策略看上去非常清晰，却又无比复杂，似乎增加了临床实践的难度。因此，需要合适的载体进行推进。

近年来，重症超声的迅猛发展。超声血流动力学就是为探索血流动力学的本质和解决临床问题而生。基于重症超声的血流导向的血流动力学监测，思路在于顺血流流向进行模块化的路径监测。先以形态结构为基础，可视化地监测血流情况，结合压力、容积反应作用后果，解释血流受阻原因。这就扩展了液体复苏的内涵。

首先，下腔静脉塌陷反映的容量不足、下腔静脉变异度大反映的右心传递能力良好，是容量具备反应性的直接指标，此时进行传统的快速液体扩张是可行的。肺动脉高压是血流动力的阻碍，因此降低肺动脉压力也成为液体复苏的协同手段。左心舒张受限既增加了肺回流阻力，也减弱了心脏做功效能，是液体复苏必备的协同调节位点。液体复苏的最核心效应需要足够的心脏动力来支撑，所以心脏泵功能是液体复苏的核心基础。在液体复苏之前，心脏泵功能接近正常，往往预示着液体复苏能够明显增加心脏的输出，即存在液体复苏的空间。而 SV/VTI 的测量则直接评价液体复苏的效果。在风险评估层面，心脏超声发现的左室壁增厚、左房增大等反映舒张能力降低、左心房压力增高的征象，是预示液体复苏风险明显增大的重要信号；肺部 B 线监测反映的则是直接的肺水肿程度加重，往往预示需要中断液体复苏。

由于中心血流和脏器血流并非完全一致变化，故而中心血流的改善并非一定伴随脏器血流的改善，此种情况称为"大循环微循环失耦联"。失耦联显像的存在提示我们要加强组织和脏器血流的监测，以组织和脏器血流为目标来调定中心流量目标和压力，导向液体复苏需求。由此完善了血流导向的治疗策略，即首先监测组织灌注确定血流不足，然后测定中心流量明确流量提升的需求，以流量指标导向液体复苏并评价其效果与后果，最后通过压力的调整协同灌注改善及风险控制。

总之，液体复苏看似单一手段，反映的却是休克治疗的整体观，是连接起液体复苏相关知识点的临床思维方式。在此过程中，贯彻"流量优先"的基本原则，以氧流指标为提升，流量指标为导向，压力和其他指标协同补充来形成治疗方案，推动整体重症医学理论和临床治疗的高度发展。

（尹万红）

主要参考文献

[1] 刘大为, 王小亭, 张宏民, 等. 重症血流动力学治疗——北京共识 [J]. 中华内科杂志, 2015, 54 (3): 248-271.

[2] 刘大为. 休克复苏: 流量指标的龙头效应 [J]. 中华内科杂志, 2017, 56 (5): 321-323.

[3] 王小亭, 刘大为, 于凯江, 等. 中国重症超声专家共识 [J]. 中华内科杂志, 2016, 55 (11): 900-912.

[4] 尹万红, 王小亭, 刘大为, 等. 重症超声临床应用技术规范 [J]. 中华内科杂志, 2018, 57 (6): 397-417.

[5] VINCENT J L, RHODES A, PEREL A, et al. Clinical review: update on hemodynamic monitoring-a consensus of 16 [J]. Crit Care, 2011, 15 (4): 229.

[6] VINCENT J L, DE BACKER D. Circulatory shock [J]. N Engl J Med, 2013, 369 (18): 1726-1734.

[7] PAN P, SU L, LIU D, et al. Microcirculation-guided protection strategy in hemodynamic therapy [J]. Clin Hemorheol Microcirc, 2020, 75 (2): 243-253.

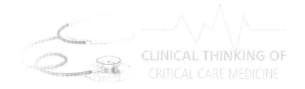

第七章　微循环保护性休克治疗策略

休克是重症临床治疗经常遇到的问题,具有明确的重症发生发展的代表性。休克的本质是血流的改变,血流量不足以满足组织细胞代谢的需要。所以,休克复苏的核心是提高血流量,包括了整体血流量和局部组织器官的血流量,也包括了全血量和血液组成成分的流量。单位组织中的血流量就是通常所说的组织灌注。血流作为机体组成部分,一方面,血流将机体器官、组织连接在一起。无论器官之间的位置距离有多么远隔,血流使他们紧密相连,由此才构成机体的

生命。另一方面,血流赋予了每个器官不同的使命功能,因此器官才有活力。血流的任何改变都会对器官产生影响,任何器官的功能改变都会在血流中有所反映。

微循环位于大循环与组织细胞之间,病理生理功能、临床治疗调节有着明确的自身特点。但是,血流将他们连接在一起,形成一个完整的通路,不但连接起了病情、指标和治疗,更作为一种临床思维方式贯穿于重症临床治疗过程的始终。

第一节　从休克的微循环病理生理改变论证复苏的临床位点

休克的复苏是通过使用液体和血管活性药物逆转休克血流动力学状态改变,以提高氧输送和改善组织灌注为目的。

一、微循环的生理基础

微循环是体循环的终末血管网络,由直径<20μm的微血管组成。这些微血管包括小动脉、毛细血管后小静脉、毛细血管及其细胞成分。微循环的主要功能包括调节血管内和组织间隙之间的溶质交换,负责将所有血液中的氧、激素和营养物质输送到组织细胞,满足组织的氧灌注,还包括调节免疫系统的功能和凝血系统功能。微循环可以说是循环系统中最重要的部分,因为其直接与实质细胞接触,而各个器官的实质细胞都依赖微循环来维持器官功能正常运转。所以微循环复苏是休克复苏的关键环节。

红细胞在微循环中向组织输送氧气有两个主要的机制。其一是携带氧气的红细胞的对流,可以用红细胞通量或流量来描述;其二是氧气从红细胞向组织细胞的呼吸线粒体的弥散,可用微循环的功能性毛细血管密度(functional capillary density,FCD)来定量。所以富含氧的血流复苏是休克复苏的关键手段。微循环的血管几乎完全被内皮细胞(endothelial cell,EC)所覆盖。这些细胞含有孔和孔洞,并由各种分子连接在一起,包括钙黏蛋白和细胞间隙,允许EC之间的信号传导。在不同的器官和血管之间,这些内皮结构的密度和形态可能不同。EC与平滑肌细胞共生,主要通过调节小动脉的血管舒张来调节微血管的血流。

多糖包被(EG)是由膜结合的蛋白多糖和糖蛋白组成的网状结构,分布在内皮细胞内。它

的厚度范围从0.5mm(肌肉毛细血管)到4.5mm(颈动脉)不等。蛋白多糖和糖蛋白是最重要的结构分子,负责与底层内皮细胞的黏附。除了结构成分外,可溶性分子(包括白蛋白)也整合在多糖包被的网格中发挥其功能。EG是一种再生结构,它是根据血管内皮、血液成分等生化因素与剪切应力等物理因素之间的动态平衡不断变化的。在人类中,有约1L的非循环血浆保留在EG内,EG在血流动力学和维持血管稳态中起着重要作用,有助于止血、调节白细胞黏附、调节血管通透性和张力。所以恢复血管内皮的功能及重建血管内多糖包被是休克复苏的关键位点。

二、休克时微循环的病理改变

血流动力学一致性受累,主要有4种类型的血流动力学微循环改变,所有这些改变都与组织摄氧能力的丧失有关。Ⅰ型改变的特征是毛细血管密度和血流的异质性,以及微血管血流的分流,其以脓毒症为典型表现。Ⅱ型改变与稀释性贫血(如血液稀释)引起的微循环供氧不足有关。Ⅲ型改变被认为是微循环血流的停滞。例如,使用过多的血管升压药或因心脏压塞引起的静脉压增高。Ⅳ型改变主要见于FCD较低的水肿状态。如图6-7-1-1所示,彩图见文末彩插。

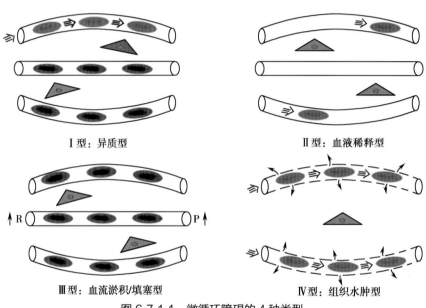

Ⅰ型:异质型

Ⅱ型:血液稀释型

Ⅲ型:血流淤积/填塞型

Ⅳ型:组织水肿型

图6-7-1-1 微循环障碍的4种类型

这4种不同类型的微循环障碍分型恰好对应临床的几个病理情况和休克类型,逐个分析如下:①Ⅰ型对应感染性休克的微循环不均一性,复苏治疗以改善休克微循环的均一性为主。脓毒症与微循环的内在变化有关,其机制包括内皮功能障碍、糖原降解、血细胞流变学改变(红细胞变形能力降低)、血管舒张和血管收缩物质失衡等。②Ⅱ型对应贫血的休克改变,复苏治疗以提高血红蛋白浓度为主。③Ⅲ型对应梗阻性休克,复苏治疗以解除梗阻病因,恢复微循环流出顺畅为主。④Ⅳ型为组织水肿,以改善组织氧摄取为主。

第二节 血流至上与氧流至优

微循环的复苏以复苏微循环血管内的血流为主,但这不是治疗的目的,只是目标。复苏的目的是给休克的组织带来足够的氧,给组织带来重生,所以休克的微循环复苏的目的是将足够的氧流带给组织细胞。以脓毒症微循环复苏为例,脓毒症微循环功能障碍的特征是血流异质性,有些毛细血管灌注不足,有些则正常或异常高的血流量。比如,脓毒症时的肾脏改变,组织病理学

第六篇 血流与器官

研究表明,感染性休克可导致肾小管细胞局部缺血,因为缺氧和活性氧、细胞因子的过量产生,肾皮质微循环病变重于髓质。尽管液体复苏可以使肾动脉血流恢复正常,但是仍然不能使肾皮质微循环恢复正常,导致在正常供血供氧区附近出现缺血缺氧区。所以说恢复器官的血流量并不代表能解决器官功能的所有问题,还需要解决血流里的含氧量。缺氧会导致肾脏氧摄取功能障碍和活性氧的产生,从而导致肾损伤。

此外,Legrand 等发现,ICU 中半数少尿患者大循环指标提示有容量反应性,但是液体复苏对肾脏微循环却没有改善,甚至液体复苏会加剧脓毒症引起的内皮功能障碍,如微血管血栓形成、内皮损伤和内皮糖原的脱落,进一步促进乏氧

区域微循环异常,增加毛细血管渗漏,加重Ⅳ型微循环障碍的病变程度,进一步降低液体治疗的微薄益处。此外,输液本身可能增加炎症反应,促进内皮细胞降解,促进白细胞黏附及血小板黏附。然而,血液稀释可能是与液体复苏有关的,最明显有害的影响,它加重Ⅱ型微循环障碍的程度。事实上,除了液体的氧溶解度差之外,血液稀释还降低了血液黏度,促进了肾内分流和毛细血管密度降低的异质性,增强了皮质和髓质微循环缺氧。血液稀释导致氧提取减少,钠再吸收障碍,肾小管极性丧失。所以休克复苏不能仅仅关注血流量有无改善,而是应该关注复苏的血流中有无充分的氧,氧流能否顺利到达缺氧的组织。

第三节　血流导向的微循环保护治疗策略的形成

输液对微循环血流动力学的益处包括,增加微循环的对流流量和扩大微血管体积以补充微循环。在此过程中,必须注意避免输液对微循环血流动力学的不利影响。其中包括血液稀释引起的微循环扩散障碍和高毛细管压力导致的毛细血管渗漏引起的组织水肿,两者均可降低微循环的功能性毛细血管密度(functional capillary density,FCD)。

一、液体复苏

在脓毒症患者休克复苏的过程中,及时进行液体复苏的必要性已得到充分证实。尽管很多研究表明,大多数重症患者根据容量负荷试验的标准负荷量给液体,心排血量不一定增加,但在 ICU,医师对低血压的一个常见反应仍然是补液,只是液体复苏的确切剂量和速度精确程度还没有确定。Pranskunas 等观察器官功能障碍患者在输液前后舌下微循环的变化,发现对于基线状态就有微循环血流受损的患者,液体复苏能够改善微循环血流量,但是无论患者基线状态有无微循环障碍,输液对毛细血管密度都没有明显影响,似乎扩容能部分改善微循环氧对流,但是改善不了微循环的弥散部分。

(一) 胶体与晶体

胶体液体是含有高分子量物质的溶液,由

于胶体渗透压的作用,该溶液在血管腔内得以保留。晶体可自由通过血管屏障,可能破坏各器官微循环中血管的细胞间连接。与晶体液相比,胶体具有更强的血管内体积扩张效应,且在液体复苏时,甚至在血管屏障受损的脓毒症状态下,胶体在血管内的持久性更强。不同类型的胶体溶液,由于物理化学性质不同,可能具有不同的生理特性。通常,临床应用的胶体溶液包括明胶、葡聚糖、羟乙基淀粉(hydroxyethyl starch/hetastarch,HES)和人白蛋白。

实验研究表明,高渗 / 高胶体渗透压溶液(高渗盐水 +HES 或人白蛋白)复苏可迅速恢复微循环参数,减少失血性休克时的肺组织损伤和肺水肿。此外,Vajda 等发现高渗 / 高胶体渗透压溶液(7.2% 氯化钠溶液 +10%HES)可显著改善小肠微循环血流的异质性。Makiko 等的研究表明,在急性重度出血模型中,静脉滴注 HES 比林格液更能有效维持兔耳微循环、血流动力学和胶体渗透压。然而,Wu 等发现,在失血性休克的啮齿类动物模型中,与 0.9% 氯化钠溶液相比,只有胶体溶液(4% 琥珀酸明胶和 6%HES)才能恢复肠道微循环。

血液黏度的校正在失血性休克微循环的恢复中起着重要的作用。研究表明,血液黏度

是一种独立的微血管血流调节器。严重的血液稀释引起的低血黏度可导致微血管血流不均匀和组织氧输送受损。此外，临床研究还发现，使用血液或胶体可复苏未充盈毛细血管和有效增加FCD。在非血液稀释条件下，过高的黏度也会增加血液流动的阻力，损害微循环流动。Zimmerman等发现，当血细胞比容＞60%且血液黏度过高时，输血并不会增加氧的输送。一项研究发现，急性血液稀释（血细胞比容从57%稀释到30%）并不能改善慢性红细胞增多症患者舌下微循环流量的损伤，同时，其降低氧输送。临床应根据患者的病理生理情况，综合考虑血液黏度对大循环和微循环的正、负作用。这里，我们强调高黏度的液体溶液对血液稀释过程中微循环的补充有潜在好处。

然而，胶体溶液用于脓毒症的液体复苏仍存在争议。Wafa等发现，与晶体相比，不同的HES溶液在肠道微循环中并没有更好的表现。最近的一项系统综述发现，很少有动物模型的研究探讨不同类型的液体复苏对脓毒症和感染性休克的微循环作用。有时，可能由于微循环的自我调节机制受损，液体复苏并不能有效地补充脆弱的微循环床，这可能与失血性休克不同，因为在失血性休克中可能有一个相对完整的微循环的自我调节功能。此外，脓毒症大循环和微循环之间存在血流动力学一致性的丧失，单一的医疗干预（如液体复苏/使用血管活性药物）可能不足以复苏微循环。

（二）人工胶体与白蛋白

近年来，白蛋白对炎症和内皮屏障功能的潜在益处，引起了流体治疗学者们的关注。白蛋白在复苏过程中作为胶体有生理上的优势，包括抗氧化和抗炎的特性、对血管壁完整性的积极影响，以及配体的合成能力。Jacob等发现在离体心脏模型中，白蛋白比晶体或人工胶体更能有效地防止液体外渗，而且这种作用在一定程度上与胶体渗透压无关，可能是白蛋白与内皮糖原酶的相互作用造成的。还有研究表明，HES在组织间质内的渗漏量大于白蛋白的渗漏量，而淀粉类物质对内皮和上皮屏障的损伤更大。最近，Job等证明了白蛋白和HES对糖原酶的作用有显著不同，并且它们在透明质酸酶对糖原酶的降解作用上有显著不同。多项研究表明，在感染性休克伴

高毛细血管渗漏时，HES可减弱微血管屏障功能，导致组织水肿。基于上述内容，我们可以清楚地看到多糖包被的功能与血管屏障的完整性之间的关系，而对于多糖包被而言，白蛋白的重要性不言而喻。

（三）输液与输血

补液是失血性休克（又称低血容量休克）的主要治疗选择，许多研究已经针对微循环对液体管理的反应的各个方面进行了调查。对脓毒症的研究表明，只有在这种微循环流动很慢时，液体复苏才能有效促进微循环流动。在腹部外科术后患者中，Bouattour等发现以PPV来确定前负荷依赖的患者，舌下微循环可以通过液体复苏而成功改善。另一个特别的发现是，在心脏手术患者中，液体管理导致Ⅱ型血流动力学紊乱，FCD的下降代表红细胞稀释，表明微循环的吸氧能力下降，而使用利尿剂的脱水治疗，则导致FCD的增加。由于过度使用液体治疗会导致稀释性贫血，输血已被证明是改善微循环的有效选择，特别是输血通过增加FCD来改善微循环氧输送的弥散成分。

血液制品对微循环的保护作用可能与非红细胞成分有关。失血性休克时血浆蛋白的缺乏会损害微循环和凝血功能。最近有证据表明，失血性休克患者早期使用新鲜冰冻血浆（FFP）与改善临床结果相关。Peng等，在研究中假设失血性休克对肺内皮细胞有不利影响，其有利于炎症反应和内皮细胞高渗，并假设FFP具有保护作用。他们证明，无论是在体外还是在体内，输入FFP比乳酸林格液（RL），更能抑制炎症反应和内皮细胞高渗。

二、微循环保护性应用血管活性药

血管活性药物可用于增加全身灌注压力，从而增加组织的供氧。然而，血管活性药可在微循环水平引起严重的血管收缩。因此，血管活性药物的作用取决于微循环和大循环的一致性，Jhanji等研究去甲肾上腺素对不同平均动脉压脓毒症休克患者的大循环、微循环作用，MAP为60~90mmHg。这些学者发现去甲肾上腺素增加了全身氧输送和皮肤灌注，而没有改变舌下微循环。这些作者没有观察到微血管密度或血流参数的任何变化，他们得出结论——高MAP改

善了整体血流动力学和组织氧合,而没有恶化微循环。另外,心脏手术中也可能发生高血压。Elbers 等研究了酮色林的作用,它是一种 a1 肾上腺素受体拮抗剂,用于体外循环术后高血压的治疗。这些学者的研究表明,服用酮色林治疗高血压后,宏观和微循环之间存在明显的不一致性。酮色林能有效降低动脉血压,但毛细血管灌注维持在正常水平。这些发现可能是由于大血管和微血管系统之间的分流增加导致的。Atasever 和他的同事研究了硝酸甘油治疗心脏手术期间高血压的效果,也证实了心脏手术期间高血压的存在。在硝酸甘油治疗期间,通过将手持显微镜置于同一位置,他们能够证明最初硝酸甘油引起小静脉血管扩张,导致微循环流量增加。但是当硝酸甘油降低血压时,这种变化就变成了微循环流量的降低。

综上所述,血流动力学大循环参数的改善对微循环灌注的影响并不唯一,可以是灌注恢复、减少甚至无改变。此外,应该考虑的是,液体与药物并无不同,是有副作用的,如激活细胞因子、使血管内皮多糖包被脱落,对器官功能产生不利影响。仅仅以血压水平滴定微循环也是不够的,应该尽快恢复微循环血流量及恢复微循环内的氧流量。同时,每一步都有目的和目标,以滴定指导微循环复苏,并充分保护微循环。

(杜 微)

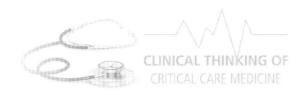

第八章　器官血流自身调节的治疗意义

从稳态角度去理解所谓"重症",是指由于各种内部、外部因素影响的反馈超过自身承受范围的过程,而表现出的不稳状态。这些过程包含各种常见的病理生理学改变,继而机体出现自我储备能力不足以应付异常波动状态的现象。具体到机体的每一个器官,这种自身调节功能根据器官本身的需求,调节流经器官的血流量,甚至调节器官某些局部组织中的血流量,从而保证组织细胞的功能。这个环节上的血流管理,是重症临床监测与治疗的重要部分。

人体的各个器官血流通道的内壁存在各种类型的压力感受器和化学效应器等。通常在经历循环、呼吸波动过程中,出现血压波动、同时伴随氧输送、氧利用障碍的情况时,则可以通过上述机制进行血流的调整。在对直接刺激进行反馈的同时,使得血流达到每个器官、组织,血流所携带的氧、包括糖的营养物质等输送给细胞,使其完成功能。因此,自身调节的过程,可以理解为机体维持合理灌注的过程,是连接器官血流和组织灌注的唯一桥梁,具有极为重大的意义。

第一节　器官自身调节功能的意义

在生理学和重症临床过程中,一般意义的直接测量难以直接获取自调节功能的影响参数,自调节功能虽然不是器官灌注核心的唯一影响因素,但在重症患者管理过程中的作用愈发明显。自调节功能存在于各个重要器官中,包括大脑、心脏、肾脏、骨骼肌和脊髓等。但不同器官具有不同的自身调节能力,我们可以简单地理解为"自调节功能的异质性"。

有效的灌注,需要每一个器官在生理和疾病状态下,仍可以维持满足最核心的组织、细胞氧供和消耗平衡的血液供应。当然,每个器官的自身调节功能,不同的变异性受到诸如年龄、性别、慢性基础病(高血压、2 型糖尿病)、代谢率、血液稀释程度(血细胞比容)、药物(血管活性药物、镇静镇痛药物)、居住地海拔和交感神经等状态的影响。自调节功能的异质性、变异性与临床具有相关性,当出现血压波动或心排血量波动时,弱化的自调节功能的脏器和组织就会出现灌注相关损伤。

第二节　自身调节功能测量的方法

要给器官血流的自身调节功能下一个定义,从静态角度上看,即血压和流量的静态变化之间的线性关系。而从血流动态的角度上讲,则是血压瞬时改变带来血流的时域率和潜伏期变化,以及压力和流量瞬态变化之间的频域传递函数分析。自调节功能的组成部分，以静态自调节为例，作为识别的模式范畴，"静态"自身调节评估以下2个方面：①平原的坡度和长度；②可识别的自调节上限、下限。

任何脏器/组织里血流自调节功能的病理生理学基础在于以下两点。

一、血管自身弹性（elastance）和应变张力（tone）

弹性受年龄、性别（可能的原因包括激素水平、应激状态）、基础疾病［高血压、糖尿病、慢性脑血管疾病（缺血、出血性）］、颅内结构异常的影响；张力受到各种血管活性药物（收缩、舒张、正性肌力药物的"心室-动脉耦联效应"）和镇静镇痛药物（直接作用于血管壁和交感-副交感系统）的影响。

二、利用感受器调整小血管内径

以调整输送到远端血流的流量，形成合适的灌注压力（对应颅内压力的变化）。内径通常也受到各种血管活性药物、镇静镇痛药物影响。同时，内环境尤其是二氧化碳水平（高、低）、氧含量（氧分压、血红蛋白）和血液黏稠度（如红细胞比容等）影响。

第三节　各重要脏器的血流自身调节

根据人体器官的重要性，尤其是重症患者的肺、冠脉和脑的特殊重要性，将器官按自身调节的功能强弱进行分类。

一、颅脑血流

颅脑血管（除部分后循环和颅外血管）通常归于强自身调节的器官血管。颅脑血管张力和血管应变，可以应对不同状态（脓毒症、高回流压力、代谢性酸中毒、高二氧化碳血症和低氧血症等状况），而产生自身调节功能的血管定位在软脑膜小动脉。

生理条件下，颅内血管，尤其是主要供血动脉的自我调节能力很强，因为需要保证在颅外情况不稳定的情况下，仍可维持流量相对稳定，即使在流速发生变化的情况下，也可以通过张力效应器对小动脉的内径进行调整而使流量维持在较为平稳的水平。当然这时的氧供和氧耗仍在动态平衡当中。而在不同的病理生理条件下，分为3种情况：①增强；②减弱；③时域改变或潜伏期延长（动态）。

通常情况下，颅脑血流自身调节范围，在稳定状态时可耐受正常人体活动的外周心排血量和灌注压力的波动；脓毒症早期，由于血管调节功能受到全身炎症反应和激素状态影响，血管张力异常可能表现为应激过度，表现为上限稳定或右移、下限的左移，而平台期延长，但通常潜伏期会轻度延长。

二、心脏冠脉系统

左心和右心的冠脉系统调节能力不一致、匹配受限。即使是同一冠脉供血的不同节段，其自调节功能的阈值也不同。在猪模型中，虽然右心室、部分室间隔、右心房都由右冠状动脉供血，但自调节压力的下限分别是20~30mmHg、40mmHg和无法鉴别。患有慢性高血压的左心室肥厚的狗模型，心内膜下层自身调节的压力范围（40~75mmHg）较低。肾性高血压导致肥厚左室的冠状动脉自身调节的上限和下限在曲线上向右移动。基于临床研究数据，高血压并发左心室肥大导致自身调节平台的上移和冠状动脉自身调节下限的右移。多巴酚丁胺和普萘洛尔对冠状动脉的影响则是相反的，前者使得下限右移、上限左移，平台上抬并缩短，而后者的作用则反之。另外，全身基础代谢增加和动态变化，会导致自身调节功能范围的下限右移、平台上移；动物实验中，全身代谢对心内膜下血管影响大于心外膜下血管。

三、肾脏

Waugh和Shanks于1960年正式报道了犬肾强有力的肾脏血流自身调节的作用，此后，又得到大量证据支持和严格的论证。各种急慢性疾病都会影响肾脏血流的自身调节功能,而且未出现肾脏功能损伤或者血流损伤之前,其自调节功能可能就已经受到影响。

高血压导致大鼠自身调节功能下限向右移动。糖尿病控制不佳会影响大鼠肾脏的自身调节,将下限向左移动。长期存在胰岛素依赖型糖尿病,且并发糖尿病肾病的患者的肾脏自身调节功能存在缺陷。而在血压正常的、新诊断的非胰岛素依赖型糖尿病患者中,肾脏自身调节功能保持正常。常规的药物中,硝苯地平会损害动物的肾脏自身调节功能;伊拉地平会损害2型糖尿病合并高血压患者的肾小球滤过功能的自身调节。在犬中,罂粟碱而不是缓激肽,导致肾脏自身调节下限的急剧右移,尽管这两种药物都能使平台期上移。动物实验表明,只有深度(而非轻度)镇静状态才有可能损害肾脏的自身调节功能。

四、腹部消化系统

空肠、回肠、结肠等空腔脏器的供血和实质腹腔脏器,如肝脏、胰腺、脾脏等的供血的自我调节功能,曲线平台期明显倾斜,无法显著识别上限和下限,由于代谢需求的变异性和时效延迟,每一次测量的曲线可能都不尽相同。有意思的是,与禁食的犬相比,进食后的犬肠道的自我调节作用更强,这表明肠道代谢率和自我调节能力之间存在密切的联系。

五、自身调节功能按强弱进行分类

总的来说,可以将上述的自身调节功能按照强、中、弱分类,见表6-8-3-1。所谓强弱之分,就是指是否形成较为明显、坡度较为平坦的平台期,这个时期的前后分别是自身调节范围的下限和上限,这一时期内的血流变化随着压力变化可以大致维持在稳态,如图6-8-3-1所示,彩图见文末彩插。

表 6-8-3-1　不同分类下的器官血流自身调节功能

分类	定义	器官
强	平坦的平台(零到最小倾斜),突出的上下限,可重复	颅脑、肾脏
中	中等倾斜的平台,可识别的上下限,可重复	冠状动脉、骨骼肌、脊髓
弱	平台明显倾斜,上下限难以识别,再现性不一致	肠道

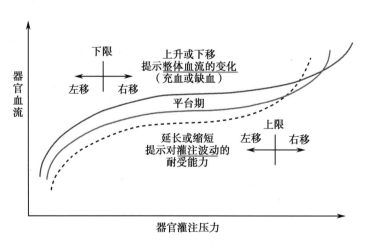

图 6-8-3-1　器官灌注压力与血流量的关系曲线

注:本图以颅脑血流的自身调节曲线为例,一般情况下存在一个较为合理宽度的、较为平坦的平台期,即此范围内灌注压力产生血流量的变化微乎其微。平台期的上、下限(即自身调节临界值)位置较为清晰,可重复性强。当自身调节水平下限右移,或上限左移,平台期缩短,提示该器官对于灌注压力波动的耐受力下降,血压的轻微波动均可能导致灌注不足或灌注过度,而导致严重后果;而当血流自身调节下限左移或上限右移时,平台期可能延长,提示此时该器官对灌注压力的波动耐受力增强。当平台期上抬,则提示在同样灌注压力情况下,血流量增加,存在充血的可能(蓝色实线);而平台下移则表示在相同灌注压力的情况下血流量减少,存在缺血的表现(棕色虚线)。

第四节 重症治疗情况下的应用

重症患者的治疗,需要深入了解其血流动力学的病理生理学变化,而如何维持较为稳定的氧,目前仍缺乏在人类疾病模型中自我调节功能,尤其是动态自我调节功能的研究。

一、全身情况

(一)脓毒症或感染性休克

器官表现出的血流自身调节能力可能是减弱的,包括下限右移,同时平台期缩短。脓毒症早期的表现更多可能是平台期下限左移,而上限右移不明显。中后期通常表现为整体平台缩短,上限左移或下限右移。处理原则:治疗原发病,因此,有必要维持更高的组织灌注压力的同时发现目前重新定位的自我调节范围。

(二)所有伴随低心排血量的休克

低流量必然导致血管调节能力变化,自我调节功能弱的脏器更易受损,因此恢复流量成为必然。同时,密切监测受流量影响最为明显的器官的功能,是否存在缺血和过度灌注(水肿的来源),自身调节平台期是否受到较明显的影响,包括下限的右移,而且,由于一般情况下,上限移动不明显,所以主要表现为平台期的缩短。因此,进行血流动力学治疗过程中,尽可能不让患者出现心排血量的较大波动(由容量状态和心肌收缩力导致)成为一种需要,进而才可能维持血压的稳定。

(三)急性呼吸窘迫综合征

急性呼吸窘迫综合征(ARDS)通常伴随严重低氧血症,部分患者还存在高二氧化碳血症。由于呼吸机条件较高,或合并急性肺源性心脏病(acute cor pulmonale,ACP)症候群,因此,无论是全身血流动力学还是局部脏器,都会受二氧化碳水平、氧合水平和酸碱平衡的影响。同时,在较高呼吸支持条件下,胸腔内压等变化导致中心静脉压升高,进而影响颅脑静脉回流。

(四)腹腔重症(胰腺炎等)

由于腹腔内炎症、分流及整体压力的变化,导致各部分的肠道血流及其分支血流自身调节功能较弱。

二、局部情况

创伤性脑损伤:根据不同病理生理学损伤模式,可以把创伤性脑损伤分为挫裂伤、对冲伤、弥漫轴索损伤。处理原则类似。

急性脑血管疾病(缺血性):主要是根据其缺血的病因,包括心排血量不足、局部狭窄(来自血栓形成、栓子脱落,甚至是短时间血管收缩如药物、局部刺激或代谢增强),机体通过调整进行代偿(通过动静脉分流、窃血等机制)。产生占位效应时,尽快去除效应产生的颅内压力和内环境的改变;继发出血时,可能引起局部血管痉挛而导致缺血损伤进一步加重,通常伴随自身调节能力显著下降。

急性出血性脑血管疾病的特性,与出血量/时间比值相关。形成相应的占位效应(各种位置的疝),而导致颅内压的变化;需要注意是否继续出血[高血压相关(包括动脉瘤)及凝血性疾病];还可能继发脑缺血,如蛛网膜下腔出血相关的脑血管痉挛,可能存在平台期缩短,其中包括上限左移或下限右移,甚至是平台期的下移。

另外,当多种病理生理状态并行存在时,如创伤性脑损伤(TBI)合并ARDS,或蛛网膜下腔出血(SAH)合并应激性心肌病等的情况,均可能导致自身调节功能尤其是平台期的动态演变,需要在实时滴定合适灌注压力的同时,维持血流量在稳定水平。

三、阶梯性的应用

器官化治疗的核心在于充分理解每一个重要器官在重症患者血流动力学治疗的位点。用每一个器官的自调节功能范围,甚至是通过其他方法,如近红外光谱技术(NIRS)获得的颅脑氧合及衍生信息,或者通过不同的脑电信号波动、活动模式来滴定合适的颅脑灌注压力。深刻理解疾病变化本身对血流动力学的影响,以及如何进行干预,成为未来重症治疗最重要的一环。

总之,掌握了器官血流的自身调节功能,对于不同脏器在重症治疗过程中的不同表现,就有了更为深入的理解。人类机体是足够"聪明"的,而其中越重要的脏器,在这些波动过程中,越强烈地需要血流维持在较为稳定的水平。一旦平衡打破后,过度波动的血压,往往与重症患者预后不佳有关(包括但不仅限于机械通气时间、ICU 住院时间等指标,甚至是死亡的可能)。因此,维持一个足够的稳态,或者让灌注压力维持在合理的平台期或稳定期,对于这些重要脏器就显得格外重要。

(陈　焕)

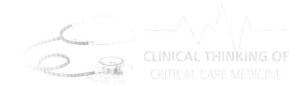

第九章 肠系膜器官对血流的影响和治疗意义

肠系膜器官的血流灌注有着非常重要的调节功能。这种调节功能对胃肠系统本身的血流灌注和全身整体血流管理方法有着重要的作用。血流管理在重症临床治疗中有着重要的意义。一方面，血流将机体的器官、组织连接在一起。无论器官之间的位置距离有多么远，血流使他们紧密相连，由此才构成机体的生命。另一方面，血流的参与才使器官表现出不同的使命功能。因此，器官才有了活力，机体才有了生命。血流的任何改变都会对器官产生影响。任何器官的功能改变都会在血流中有所反映。

血流在机体内形成了一张大网，将所有的器官、组织连接在一起。沿着血流与器官的走向形成的临床治疗思路，不仅可以使临床医生从器官看到整体，也可以从整体观察器官。肠系膜器官正是血流通路上的重要一环。血流形成一条条完整的通路，不但连接起了病情、指标和治疗，更作为一种临床思维方式贯穿于重症临床治疗过程始终。

第一节 肠系膜器官的定义

"肠系膜（mesentery）"一词来源于 2 个希腊词，一个是"mesos"，意思是"middle"，另一个是"enteron"，意思是"intestine"，非常形象地描述了肠系膜的解剖位置。肠系膜在达·芬奇描绘得最早的人体解剖作品中就有展示。壁腹膜层结合形成腹膜皱褶，称为肠系膜。这些扇形腹膜皱褶的起源位于腹腔中央。肠系膜可分为小肠系膜、阑尾系膜、横结肠系膜和乙状结肠系膜。肠系膜将盘绕的胃和肠连接到后腹壁。肠系膜为胃和肠提供了稳定性，也允许小肠的独立运动。肠系膜在整个发育过程中是连续的，腹部消化器官（如肝、脾、肠和胰腺）在肠系膜上或在肠系膜内发育，并在成年后维持这些器官的系统连续性。同时，肠系膜本身由于存在自身的连续性结构，被认为是独立的器官。肠系膜及在其中发育的肝、脾、小肠、结肠、胰腺这些消化器官，被称为肠系膜器官。

第二节 肠系膜器官的血流动力学特点

一、肠系膜器官是全身非张力性容量的血库

肠系膜器官的循环是一个重要而复杂的系统。人体重要的器官肝、脾、胰腺、胃肠道都在其中，以腹腔消化器官为主要结构的内脏系统通过 3 条大动脉接收了近 25% 的心排血量。这些消化器官占体重的 10%，却含有 25% 的血液总量，

其中近 2/3 的内脏血液可以在调节后几秒钟内进入全身循环。因此,腹腔消化器官是整体心血管系统的主要流向及重要的血液储存器,对全身的血流动力学有着举足轻重的作用。

众所周知,血管内容量分成 2 个部分,一部分是血管内的基础容量,这些容量充盈血管但并不对血管壁产生张力,也称为非张力性容量。即血管内压力与血管外周压力没有压力差。在基础容量之上的另一部分容量即张力性容量,当血管床容量充盈到一定程度后产生跨血管壁压差。这部分对血管壁产生压差的容量称之为张力性容量,可以理解为血管内压力大于血管外压力。生理情况下,70% 的全身血容量为非张力性容量,其生理意义是血流动力学的应激储备容量,其余 30% 扮演着张力性容量的角色。在这些非张力性容量中,数量最多、最迅速可以被动员的就是肠系膜器官中的内脏血液,因此可以说,肠系膜器官是全身非张力性容量的血库。

张力性容量和非张力性容量在一定条件下可相互转化。比如,当应激时交感神经兴奋,内脏小静脉和微静脉的血管壁平滑肌收缩,促使肠系膜器官中的非张力性容量转变成张力性容量,产生更多的静脉回流血量。

二、肠系膜器官的大部分血流通过门静脉系统回到肝脏,而不是直接到心脏

胃、肠、脾、胰腺这些肠系膜器官的静脉回流,最终都汇入门静脉并进入肝脏。肝脏的供血大部分来自门静脉系统,而门静脉系统的压力在 7~9mmHg,低压的门静脉系统相比动脉系统更容易受到外界压力变化的影响,从而影响到肝脏的灌注(图 6-9-2-1,彩图见文末彩插)。肝脏内病变引起的回流阻力增加,也会影响到门静脉前器官的静脉回流,如肝硬化患者出现胃肠道淤血及脾大等表现。由于肝静脉距离右心较近,且回流的血流量较大,因此右心功能及 CVP 的变化会非常灵敏地影响肝脏的血流,从而引起肝脏血流的淤滞,继发肝功能异常。当右心衰竭或者循环容量负荷过重时,右心房的搏动甚至可以通过肝脏传播到门静脉,使门静脉出现搏动性多普勒波形。

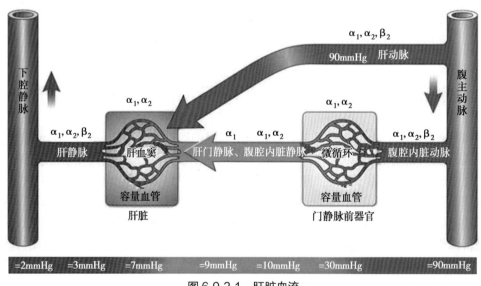

图 6-9-2-1 肝脏血流
注:α,β 为肾上腺素能受体类型。

三、肠系膜器官的血流具有高度多变性

肠系膜器官的血流量通常为 30ml/(min·100g),在低心排血量状态可以下降至 <10ml/(min·100g),或在餐后达到 250ml/(min·100g) 的峰值。因此,肠系膜循环具有大血流量和高度适应性。

肠系膜器官血流的影响因素繁多,除了消化系统本身,循环系统、神经系统、内分泌系统、呼吸系统的状态都可以影响其血流改变。同时,肠系膜中的动脉血管缺乏类似颅内动脉、肾脏动脉系统的自我调节功能,因此,肠系膜器官对各种病理生理状态和血流动力学因素的改变,都会有直接的反馈。

第三节　重症状态下肠系膜器官的血流改变

收入 ICU 的所有患者中,约 60% 在 ICU 期间至少会出现 1 个胃肠道功能的问题。胃肠道功能障碍的症状包括,恶心和呕吐、疼痛和腹胀、喂养不耐受、便秘和腹泻等,这些症状的出现,与休克、器官功能衰竭、心律失常等急性致死性症状相比,容易被临床医护人员的忽视,并最终累积成为影响患者预后的重要因素。内脏消化器官缺血,在多器官衰竭的发病机制中起到了促进的作用,因此,肝脏的血流、肠黏膜的氧合、内脏的缺血和肠道缺氧已经成为与休克、败血症和多器官衰竭相关的热点研究内容。

以下将讨论不同重症状态的血流特点。

一、低血容量性休克

低血容量导致交感神经系统激活和循环儿茶酚胺含量增加,内脏小静脉和微静脉收缩,促使非张力性容量转变成张力性容量,产生更多的静脉回流,也就是血液从内脏的非张力性容量血库转移到有效的体循环中,这部分补偿了循环血液量的减少。最近一项在犬中的动物实验研究发现,使平均主动脉压降低 50% 的大出血,伴随的是心排血量减少 50%,而肠道的血容量减少近 90%;同时,早期诱导高血容量或低血容量,并未显著影响心排血量,但明显改变肠道血容量。当肠道血容量介于基线值的 95%~135% 时,心排血量保持不变。超出这个范围,肠道血管的收缩或扩张导致静脉压和心排血量的大幅增加或减少。这些观察结果证实了内脏静脉血管在急性液体负荷和出血期间,缓和心排血量变化的作用。从而证实,在一定的循环容量波动下,肠系膜器官的非张力性血库可以及时补充张力性容量,保持心排血量相对恒定。

在血容量过多时,给予儿茶酚胺的效果取决于内脏血管中的血液量。但当严重血容量不足时,涉及血压和心排血量调节的稳态机制,已经清空肠系膜器官中的非张力性容量储备。也就是说,外源性儿茶酚胺,通过调节内脏循环改善全身血流动力学的能力会逐渐减少。在非张力

性容量血库损失后,大剂量的儿茶酚胺,仍可通过进一步提高内脏和其他血管床的动脉阻力来增加血压。这种影响可能对维持心脏和大脑的灌注压力和血流至关重要。然而,强烈的血管收缩可能产生严重的缺血,损伤胃肠道器官,这可能随后导致多器官衰竭。因此,在治疗血容量不足引起的低血压时,止血和恢复有效血容量,且进一步恢复非张力性血库,是主要治疗思路;外源性血管活性药物的使用应该仅限于应急,不应被视为积极复苏的替代品。

二、腹腔内高压

腹腔内高压(intra-abdominal hypertension, IAH)是指腹腔内压(简称腹内压)病理性持续或反复增高,腹内压 >12mmHg。持续的腹内压 >20mmHg,同时伴有 IAH 相关的新发器官功能障碍 / 衰竭,为腹腔间室综合征(abdominal compartment syndrome, ACS)。

2008 年,一项 ICU 的前瞻性调查表明,31% 患者入 ICU 时就存在 IAH,33% 患者在入 ICU 后发展为 IAH,IAH 是影响 ICU 患者病死率的独立影响因素,并且与器官功能衰竭和 ICU 住院时间长短息息相关,而 IAH 时对肠系膜内脏器官血流动力学的影响是其中关键的环节之一。

IAH 和 ACS 会对心肺循环产生影响。由于腹内压(intra-abdominal pressure, IAP)增高导致膈肌抬高,可使胸腔内压显著升高,导致 CVP 升高,减少全身回心血量,减少心脏的前负荷。还会升高肺循环血管阻力,引起右心后负荷显著增加,引起右心收缩功能下降,严重时会出现急性肺心病。同样,IAH 和 ACS 也会直接对腹腔内的肠系膜器官血流循环产生影响。

生理情况下,腹腔是一个封闭的内腔,正常的腹腔压力在 0.665kPa。腹腔内器官的灌注压,即腹腔灌注压(abdominal perfusion pressure, APP)等于平均动脉压减去腹内压,即:APP=MAP−IAP,正常值在 7.98kPa 以上,临床上获得 APP 最常用的办法是通过测量腹腔内压来

间接计算。腹腔灌注压考虑到了平均动脉压和静脉阻力，比单独的腹腔压力能更准确地反映腹腔内脏器灌注的情况。有研究表明，与 IAP 比较，APP 是更好的预后指标。腹腔器官的血流供应依赖着 APP，充足的 APP 是腹腔器官功能的保障。

IAH 会明显减少肝脏的灌注。一方面，IAH 时由于心排血量下降，肝动脉血流减少；另一方面，APP 不足可导致肝动脉、门静脉，以及肝微循环的血流量显著减少，血管阻力也可以显著增加，对肝功能产生不同程度的损害，当肝脏存在原发性病变时，腹内压升高引起的血流灌注不足对肝脏的影响尤为突出。Malbrain 等以吲哚菁绿的血浆清除率作为肝血流灌注和功能的指标，发其与 APP 显著正相关，随着 APP 的降低而降低，一旦恢复正常的 APP，吲哚菁绿血浆清除率也随之恢复正常。肝脏血流减少导致肝脏功能障碍，可引起肝酶及胆红素的升高。

胃、肠道是对 IAH 最敏感且受 IAH、ACS 影响最早的器官。在动物模型中进行连续性观察发现，当 IAP 达 10mmHg 时，小肠黏膜血流灌注即减少 17%；IAP 达 20mmHg 时，血流灌注减少 36%；IAP 达 40mmHg 时，血流灌注减少 67%，而此时肠系膜上动脉血流减少 69%，胃组织血流减少 45%。在维持平均动脉压正常的情况下，IAP 升高至 25mmHg 并持续 60 分钟，可导致肠黏膜血流量减少 63%，还可引起细菌易位至肠系膜淋巴结。当 IAP>20mmHg 时，肠道通透性显著增加，门静脉血内毒素含量可显著升高，肠道细菌可易位至肠系膜淋巴结及肝脏。而且，除了降低动脉血流之外，IAP 升高还直接压迫肠系膜静脉及门静脉系统，从而造成门静脉高压，引起组织间隙水肿和肠壁毛细血管压力增加，使内脏水肿进一步加剧，从而进一步重 IAP 升高，导致恶性循环，以致胃肠血流灌注减少，组织缺血，肠黏膜屏障受损。

三、脓毒症

脓毒症是 ICU 的医师最常遇到的病理生理状态。在美国，脓毒症是重症患者死亡的主要原因。

关于脓毒症的病理生理机制已经有了很多的研究。在心血管循环层面，发生脓毒症时外周血管阻力降低，引起器官灌注压力下降而减少器官灌注。同时容量血管的张力下降伴随血管通透性改变，增加有效循环容量到组织的渗透，造成有效循环容量的不足，导致心排血量的下降，进一步减少器官的灌注流量。在微循环层面，微循环改变包括微血管的受损及对局部刺激的反应下降，微血栓和白色栓塞阻塞微血管腔，广泛的组织因子表达、纤维蛋白沉积和抗凝血系统受损可以造成弥散性血管内凝血（disseminated intravascular coagulation，DIC）。在分子层面上，脓毒症时内皮细胞发生深刻的变化，还包括白细胞增多、粘连，促凝血状态，血管扩张，并且血管内皮丧失了屏障功能。这一切都导致了广泛的器官、组织缺氧、水肿，包括腹腔消化器官，随着细胞凋亡和黏膜通透性增加，肠道完整性在重症疾病中受损。腹腔器官的缺氧、水肿会降低胃肠道的黏膜屏障功能，引起细菌的移位、入血，造成肠源性的脓毒症，进一步加重脓毒症的表现。因此脓毒症状态下，腹腔内消化器官的血流动力学状态会发生明显改变，同时在其进展过程中发挥重要作用。

脓毒症时，患者的胃肠道功能下降，胃肠蠕动下降，内容物或者气体潴留，增加了肠道内容物，增加了腹腔内压。腹腔器官的血管渗透性增加，器官水肿，以及腹水的产生进一步加重腹腔内高压。脓毒症进展会引起右心功能不全，使得 CVP 升高，血流回流压力梯度下降，全身组织静水压升高，进一步增加了腹水的产生，加重腹腔内高压。不仅脓毒症及感染性休克的病理生理过程会改变腹腔消化器官的血流动力学，临床治疗也会对其产生重要的影响。目前，脓毒症患者治疗的基本策略仍然是容量复苏，然而短时间内大量的容量复苏，尤其是晶体液的复苏，会加速循环内容量向腹腔渗出，并加重腹腔器官的水肿及功能障碍。目前，对于脓毒症的液体复苏对患者腹腔消化器官所产生的负面影响的关注还十分不足。

在脓毒症早期或晚期，由于肠道特异性炎症反应、容量状态的改变，以及在晚期感染性休克的全身性低血压，由于肠道微血管变化，如内皮肿胀和微血管血栓形成，肠道的微循环血流可减少 50%。并且证明了肠道毛细血管血流量的减少和功能性毛细血管密度的降低。即使有正常的黏膜血流流动,但逆流导致的分流和毒素对黏膜细胞的直接细胞毒作用,都可能导致黏膜酸中毒。局部微循环灌注压力的变化及毒素对毛细血管膜的直接影响,引起了肠道毛细血管渗漏,带来细菌移位的风险。

肠道黏膜上皮为人体隔离肠腔内的病原体及其毒素提供了重要屏障。上皮可以直接响应肠道内的脂多糖(lipopolysaccharide,LPS)而表达 Toll 样受体。因此,上皮屏障的破坏本身也可能导致败血症。肠道缺血和休克时肠道黏膜上皮缺血,以及再灌注时的恶化,引起中性粒细胞活化和反应性释放氧代谢物,这些会导致上皮细胞的丢失,进而出现上皮屏障的破坏,从而加重脓毒症,继续加重肠道血运障碍,形成恶性循环。

四、急性呼吸窘迫综合征

ARDS 是 ICU 内常见的临床综合征,发病率较高,其中相当一部分需要机械通气的支持,而机械通气对于肠道微循环的改变也是需要我们关注的。

在大鼠动物实验中,ARDS 时的机械通气会引起大鼠体内的炎性因子增加并且影响血管的功能。机械通气后,大鼠肺泡灌洗液中的白细胞介素 -6、血管内皮生长因子、巨噬细胞炎性因子 -2 较血浆中明显升高,在 24 小时达最高;取大鼠的大血管,使用去甲肾上腺素(NE)刺激血管收缩和乙酰胆碱刺激血管舒张,来测试血管功能,同样血管的反应性在 24 小时最差,与炎性因子水平在时间上具有相关性。这说明机械通气(MV)本身通过炎症因子影响了血管功能。

在动物实验中,对猪进行机械通气后,观察内脏的血流及灌注发现,肝组织氧分压和肠黏膜 pH 均明显下降,且和 PEEP 数值有相关性,肝动脉、门静脉、肠系膜动脉血流均出现减少,提示 ARDS 时的机械通气本身对于肠道血流的影响是非常明显的。

ARDS 患者呼吸困难引起的儿茶酚胺释放会收缩胃肠的血管,同时,窘迫的呼吸状态会通过增加腹腔压力,影响到腹腔内器官的灌注压,减少灌注血流。正压的机械通气也会通过增加胸腔内压影响到心排血量和腹内压,从而影响胃肠道的灌注。ARDS 患者呼吸机辅助呼吸状态

下的镇静镇痛,也会影响到胃肠的排空功能,增加胃肠道内的压力,减少胃肠道灌注压、影响血流。因此,需要监测 ARDS 患者的胃肠道血流改变。

五、创伤性脑损伤

创伤性脑损伤(traumatic brain injury,TBI)可导致多种生理并发症,包括胃肠道功能障碍,而消化道的应激性溃疡也是 TBI 的常见并发症。引起胃肠道功能障碍及应激性溃疡的发病机制有多种,其中影响胃肠道血流的机制如下:① TBI 早期的交感神经兴奋性增强,应激反应下促使胃肠道黏膜的血管收缩,内脏器官的血流明显下降,胃肠道黏膜缺血,进而促使应激性溃疡的产生,严重者可发生上消化道大出血;②颅脑损伤后的常见并发症是凝血机制异常,部分患者会出现 DIC,弥散的血管内血栓会减少内脏血流灌注;③重型颅脑损伤后出现高血糖现象,血糖增高促进体内无氧代谢加快,产生大量的氢离子和乳酸,加重了胃黏膜损害,④ TBI 可以诱导肠道通透性的增加,这可能导致细菌移位和脓毒症,从而影响胃肠道的血流供应。TBI 后肠道通透性增加的确切机制尚不清楚,有研究显示,迷走神经刺激可防止 TBI 后肠道通透性增加。

六、右心功能不全

随着重症血流动力学治疗的理论与实践的发展,我们认识到重症疾病中右心功能容易受累,由于右心特殊的解剖和生理功能,重症相关的各种疾病状态,如肺部病变、不同原因所致肺血管收缩、急性呼吸窘迫综合征或不合理的机械通气等,均可致右心收缩、舒张和前后负荷的改变,出现右心功能不全。

在正常生理情况下,右心的主要功能是维持较低的 CVP。而当存在右心功能不全时,右心舒张功能明显降低,少量的液体可能导致 CVP 明显升高。高 CVP 会引起静脉回流受阻,器官的静脉回流压力升高,进而引起器官水肿,直接导致器官灌注减少,出现器官功能损害。

同理,右心功能不全导致的高 CVP 会引起肝淤血,从而增加门静脉系统回流阻力,导致门静脉系统回流受阻,引起胃肠等肠系膜器官的

组织水肿，进而影响器官功能，比如胃肠道水肿、功能下降等。腹腔内器官对CVP的变化非常敏感。有研究证实，心脏外科手术后右心功能不全患者，出现肾功能受损先于心排血量降低，这也提示右心功能不全对于腹腔内器官的影响是巨大的，而且是不同的。

过高的CVP是微循环血流灌注损害和器官功能损害的独立危险因素，以及刘大为教授提出的"CVP越低越好"的理论，已得到越来越多的循证证据支持。

第四节　肠系膜器官血流干预治疗的思路

腹腔内的肠系膜器官，"看不到也摸不着"，不像心和肺这样的氧供器官，对全身有着显而易见的直观影响，所以，其往往在治疗中被忽视。

肠系膜器官功能障碍在ICU中极为常见，50%以上的ICU患者存在胃肠道功能的问题。由于消化器官存在于腹腔中，评估手段受限，目前国内外针对内脏器官血流变化监测的研究，大多是在动物实验中使用侵入性的检测手段，如门静脉导管、激光多普勒、SDF技术等，没有应用于临床，因此关于重症患者肠系膜器官血流动力学、病生理学状态的定量信息十分缺乏，大部分的常规测量都非常困难。

在临床实际中，我们对于胃、肠、胰腺、肝等器官的血流是什么状态其实并不太关注，而是更在意这些器官的功能。从营养性血流、功能性血流的角度，胃肠道的血流大部分为功能性，而胃肠道血流的高度多变性，又使得各种原因引起的胃肠道血流的改变直接影响胃肠道的功能，因此胃肠道功能不全在ICU中非常普遍。在发现胃肠道功能障碍时，除了对症给予患者药物治疗和一些辅助措施外，更应该去思考这些肠系膜器官功能障碍背后的血流状态如何。血流的改善或许是解开功能障碍的钥匙。

重症状态引起应激性黏膜病变（stress related mucosal disease，SRMD）的主要病理生理机制是内脏血流灌注不足（或胃肠道黏膜缺血），主要原因包括：①交感神经系统兴奋；②儿茶酚胺释放和胃肠道血管收缩；③血容量不足；④心排血量减少；⑤促炎细胞因子释放；⑥一氧化氮生成机制受损。此外，内脏血流灌注不足将降低胃肠道排空能力，延长胃肠黏膜在酸性环境中的暴露时间，进而增加溃疡发生的风险。由此，可以理解，SRMD的病理生理基础就是胃肠道灌注血流的

改变。因此，ICU重症患者胃肠道血流的监测和治疗就应该成为整体方案的重要一环。但面对腹腔这个"黑匣子"，我们还需要获得感性认识的工具。目前，重症超声在全世界ICU中应用得越来越普遍，这为我们打开了一扇窥探腹腔内器官的窗口，也让我们拥有了简单、直观、连续的手段，可以感受这些器官在重症状态下的牺牲与挣扎。

理解了肠道血流的重要性，也有了监测的手段，下一个问题就是如何去确定胃肠血流是否足够。

超声科教材中胃肠道血流多普勒的正常值是一张表格，表格中区分了性别、年龄阶段，进食前后的差异更是巨大。目前重症疾病肠道供血血管的研究，大部分处于动物实验阶段，主要描述了病理生理改变，使用的技术也是侵入性的方法（如激光多普勒、旁流暗视野等）。针对重症患者肠道供血血管的研究非常匮乏，因此，尚无法去给出各种重症状态下的明确正常阈值。但是，重症患者的血流动力学治疗目标，并不是根据专科提供的器官功能正常值来设定，而是根据患者本身来设定。目标与目的、连续与动态的思维方法，已经可以给重症临床治疗确定方向和定量的方法学管理。

1例心外科瓣膜病患者，因二尖瓣、三尖瓣严重关闭不全行二尖瓣及三尖瓣置换手术，术后入ICU时心排血量3.5L/min，但因患者有长期高血压病病史，同时，术前评估冠脉有狭窄，因此初始血压设定在MAP 85mmHg，去甲肾上腺素需要逐渐加量至1.1μg/（kg·min），并需要加用垂体后叶素0.03IU/min维持目标MAP，但患者乳酸清除不佳，术后12小时出现了急性胃肠道损伤表现，胃肠道扩张明显同时蠕动较差。此时，使用多普勒超声观察患者肠系膜上动脉发现，阻力

指数达到0.91,舒张末血流速度10.1cm/s,时间平均速度(Vmean)13.7cm/s,仅为健康者餐前水平的1/2左右。结合患者流量指标不满意,考虑心源性休克,在血压设定目标下,外周血管阻力过大,心室动脉耦联不匹配,于是下调MAP目标至70~75mmHg,血管活性药物剂量明显减量,垂体后叶素可减量至停用,去甲肾上腺素减量至0.7μg/(kg·min),给予毛花苷C(西地兰)强心后心排血量提高到4.1L/min。用连续的思维方法去复测肠系膜上动脉血流的动态改变:阻力指数为0.83,舒张末血流速度13.5cm/s,时间平均速度(Vmean)17.9cm/s。结合胃肠道减压手段,此时患者肠鸣音有明显改善,超声下胃肠道蠕动明显增加,患者可排便。胃肠道血流改善的原因,一方面是血管活性药物减量,尤其是垂体后叶素对于胃肠道血流的影响较大;另一方面,心排血量的提高也是肠道血流量增加的基础,体现着器官与器官之间的联系。此时,患者的肠系膜上动脉血流参数虽然较健康人还有差距,但是已能够使胃肠道功能恢复,我们已经达到了治疗目的,此刻的血流就是我们的目标血流,是器官化的治疗目标。

脑出血患者要给予充分的镇静镇痛,防应激、防躁动、防高热、防寒战、防癫痫等措施的背后目的都是器官的保护,不仅仅是保护脑,也是保护胃肠道等其他脏器。只有控制好交感风暴,才能避免胃肠道在大量内源性儿茶酚胺释放下血流明显减少,导致其功能障碍和黏膜缺血坏死。使用抑酸药物,仅仅是减少胃酸对缺血黏膜腐蚀的对症治疗,而关注胃肠道的灌注则是针对应激性溃疡产生的病因来治疗的。可以用监测脑血流、BIS、心率和血压,来综合判断患者的交感神经兴奋是否被控制在合适的范围内。随着治疗推进,肠内营养应当尽早开始应用,因为肠内营养可以滋养胃肠道黏膜、提供营养等,同时还可以通过营养物质对胃肠道的刺激来提高胃肠道的整体血流,达到改善胃肠道整体灌注、纠正胃肠道功能障碍的目的。

重症胰腺炎会引起持续的全身炎性反应,使患者处于长期的应激状态,减少胃肠道的血流,增加胃肠道缺血和功能障碍。同时,胰腺炎患者普遍存在的胃肠道功能排空障碍和腹水等,会引起腹腔高压,而腹腔高压状态会进一步降低肠系膜器官的灌注压,使胃肠道的血流障碍进入恶性循环,胃肠道黏膜的缺血坏死破坏了屏障功能,随着胃肠道屏障的逐步丧失,胃肠道内的细菌会进入门静脉系统或者腹腔,继发血行性感染或腹腔感染,影响患者的预后。因此,重症胰腺炎的治疗,核心目的之一就是维持胃肠道的功能,而能够维持胃肠道功能的基本条件之一就是保障胃肠道的血流,从而保障胃肠道黏膜的血供、保护胃肠道黏膜屏障。所以在胰腺炎的治疗中,需要关注胃肠等肠系膜器官的血流,从心排血量、平均动脉压、腹内压、胃肠道内压等方面去调整胃肠道血流。

以胃肠等消化器官为主体的肠系膜器官,是血流动力学监测不可或缺的组成部分,是血流动力学治疗的重要靶器官,是重症患者治疗中不可忽视的重要组成部分。血流保护胃肠,胃肠保护全身。

(周元凯)

主要参考文献

[1] COFFEY J C, O'LEARY D P. The mesentery: structure, function, and role in disease [J]. Lancet Gastroenterol Hepatol, 2016, 1 (3): 238-247.

[2] ARGIKAR A A, AND U A. ARGIKAR. The mesentery: an ADME perspective on a 'new' organ [J]. Drug Metab Rev, 2018, 50 (3): 398-405.

[3] 刘娇, 陈德昌. 张力性容量和非张力性容量临床应用 [J]. 中国实用内科杂志, 2015, 35 (11): 894-896.

[4] MALBRAIN M L, VIAENE D, KORTGEN A, et al. KORTGEN. Relationship between intra-abdominal pressure and indocyanine green plasma disappearance rate: hepatic perfusion may be impaired in critically ill patients with intra-abdominal hypertension [J]. Ann Intens Care, 2012, 2 Suppl 1 (Suppl 1): S19.

[5] PATEL S. Understanding intestinal circulation-many barriers, many unknowns [J]. Trends in Anaesthesia & Critical Care, 2013, 3 (6): 302-309.

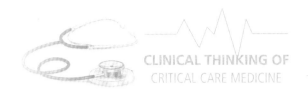

第十章 心脏机械循环支持对血流的影响

第一节 心源性休克的临床特点

心源性休克(cardiogenic shock,CS)是由于左心室(LV)、右心室(RV)或双心室功能受损引起的持续性低血压和全身低灌注状态。CS可由心肌、瓣膜、电、肺动脉、心包功能障碍或其组合引起。CS触发一系列代偿机制,导致心率、肺和全身血管阻力、组织微循环、肾功能、容积状态和心肌收缩力的改变,试图恢复组织灌注。

CS患者的治疗选择包括:使用药物治疗,如肌醇和血管升压药(旨在增强收缩力和调节血管张力),以及使用一系列机械循环支持(MCS)设备将血液从一个血管室泵送到另一个血管室,以改善全身血流动力学。药物和MCS的选择和管理,优化血流动力学曲线,对临床医师提出了挑战;肺动脉漂浮导管(PAC)可以给临床更多的信息,以辅助医师作出许多重要的临床决定。对CS患者的治疗方法,在不同临床医生之间,有很大的不同,特别是在关于MCS设备的适应证、时机和选择方面。

经典情况下,CS的定义是收缩压<90mmHg,或需要正性肌力药物、血管活性药物、机械支持来维持收缩压>90mmHg,同时伴有终末器官低灌注。这种情况的必要条件是心脏指数异常低,心内充盈压即中心静脉压(CVP)和肺动脉楔压(pulmonary artery wedge pressure,PAWP)正常或升高。CS可进一步被描述为左心室受累为主型、右心室受累为主型或双心室均受累型,每种休克都可通过不同的治疗策略得到最佳治疗。

在左心室功能降低的情况下,左心室受累为主型CS具有PAWP高、CVP正常或降低的特点。

右心室受累为主型CS的特征是CVP升高,肺动脉压正常或低,PAWP正常或低,左心室功能相对保持。右心室受累为主型CS的一个重要变异是,长期肺动脉高压患者,他们的肺动脉压和心血管压显著升高,PAWP低或正常,但与其他形式的右心室受累为主型一样,心脏指数和血压低。在CVP显著升高和右心室扩张显著的右心室受累为主型CS中,心包容量可能达到极限,心包压力(通常接近0mmHg)可能达到极限上升,导致心腔压力增加,同时阻碍左心室充盈。虽然在临床环境中无法测量心包压力,但室间隔的左移位提供了一种生理学上可能有效的线索。

双心室均受累型CS的特点是低血压、CVP升高、PAWP正常或升高,左心室功能降低。最近的文献表明,仅根据临床评估,就有40%的患者被怀疑有左心室受累为主型CS,他们其实存在双心室休克。

在满足休克的经典标准之前,患者可以出现休克前状态。在适当的临床环境下,休克前的特征是血压相对正常,早期有器官低灌注的迹象(如乳酸积聚),其中收缩压通过异常升高的体循环阻力(SVR)而勉强维持,或有相对低血压。全身炎症反应综合征介导的不适当的血管舒张,在CS中也有报道,导致血流动力学参数混杂,提示低心脏指数和低SVR。

第二节　机械循环支持的血流动力学特征

越来越多的机械循环支持（MCS）设备被开发用于 CS，从而增强疗效或替代药物治疗，以及避免潜在的有害影响。具体地说，数据显示使用的正性肌力药物和血管活性药物越多，CS 的预后越差。使用 0、1、2、3 或 ≥4 种药物的患者的预期生存率分别为 68%、46%、35%、35% 和 26%。这些结果也说明了在严重 CS 中单独药物治疗的无效性，特别是当超过 1 种血管活性药物时。

MCS 装置可根据其作用机制、从体内抽取血液的部位、血液回流的部位，以及是否提供氧气和二氧化碳气体交换等进行分类。体外膜氧合（ECMO）装置包括主动脉反搏泵、经皮 LV 辅助装置（PLVAD）、经皮左心房减压装置和体外氧合装置。值得注意的是，尽管对血压和心排血量有相似的影响，但不同形式的 MCS 对心脏和肺的影响可能有显著不同，特别是在 PAWP［与左室舒张末压（LVEDP）相关］和心肌耗氧量（MVO_2）等方面。

CS 患者的随机对照试验表明，使用主动脉内球囊反搏对改善死亡率无益处。主动脉内气囊泵的无效性，以及经皮左心房减压设备的植入使得 PLVAD 和 ECMO 成为 CS 中使用最广泛的 MCS 设备。在严重左心室功能不全的情况下使用 ECMO，可使 LV 后负荷增加而导致 LVEDP 和 PAWP 升高，在某些情况下，可能会诱发或加重肺水肿。LV 后负荷增加还可能导致主动脉瓣关闭并易于在主动脉根部或心室中形成血栓。相比之下，PLVAD 可直接卸载左心室压力，同时降低 PAWP 和 LVEDP。V-A ECMO 是 RV 与 LV 之间的体外循环。这会增加压力 - 容积（P-V）曲线中总压力容积面积，意味着 MVO_2 相应增加。因此，通常在 ECMO 中会同时应用 PLVAD，以抵消其左室和肺负荷效应，如图 6-10-2-1 所示，彩图见文末彩插。

MCS 的血流动力学用压力 - 容积（P-V）曲线分析最为科学准确。使用一些参数，以及 LV 和 RV 大小的基本度量，可以追踪到 LV 和 RV 压力 - 容积环的关键特征。将这些测量值与心室收缩末期和舒张末期压力 - 容积关系的所谓"单搏"估计值联系起来，可提供对 CS 和 MCS 的心室力学和血流动力学的实用见解，见图 6-10-2-2。

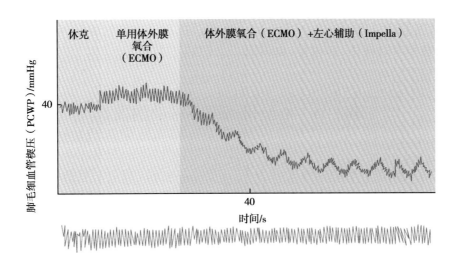

图 6-10-2-1　ECMO 单用以及与 Impella 联合使用对 PCWP 的影响
注：ECMO，体外膜氧合；Impella，心脏辅助装置。

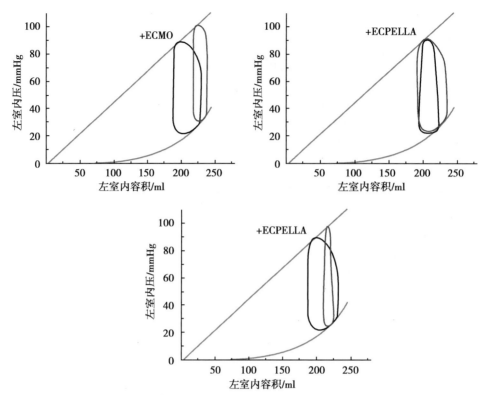

图 6-10-2-2　ECMO 单用以及 ECMO 联合 Impella 左心室压力 - 容积环特征

注：ECMO，体外膜氧合；ECPELLA，一种心脏辅助装置。

由于每种形式的 MCS 的血流动力学效应在患者之间可能有显著差异，因此在 MCS 患者的治疗中，使用肺动脉漂浮导管（pulmonary artery catheterization，PAC）变得至关重要。由于基础条件、药物剂量和容积状态的变化，以及对 MCS 的反应不同，CS 患者的 CVP 和 PAWP 可以频繁而迅速地改变。PAC 果使用得当，可实现这些参数的准确和连续测量。

尽管实验室和床边评估，如尿量、血清肌酐水平和乳酸水平，在心源性休克的分期和预测中起着至关重要的作用，但这些评估往往落后于以可变速率进行的血流动力学变化。根据血流动力学监测指标进行连续动态的评估，不仅可以迅速了解器官损害的程度，而且有助于对器官血流的调节，以及发现潜在的慢性器官疾病。乳酸的逐渐升高与其他终末器官低灌注的临床症状相结合，可以提供有用的系统评估。

第三节　心脏机械循环辅助的模式

左心室（LV）机械循环辅助的模式分为 3 种：①从右心房（RA）或中央静脉泵入全身动脉；②从左心房（LA）泵入全身动脉；③从左心室泵入全身动脉（通常是主动脉）。不同系统可达到的峰值流速范围为 2.5~7.0L/min。流速和机械循环辅助结构对心脏和全身都有重要影响。许多因素也影响患者机体对 MCS 的反应，包括：①心血管基础状况（是否有扩张、重塑左心室和 / 或右心室的慢性心力衰竭病史，或是否是心脏结构正常的第一次导致 CS 的心脏事件）；② MCS 开始后左心室恢复的程度（例如在某些急性冠脉综合征中可能恢复，但在特发性心肌病中不太可能恢复）；③右心的影响，如右心室收缩和舒张功能，以及肺血管阻力；④压力反射的完整程度及其调节血管和心室的特性；⑤联合用药；⑥代谢因素，如严重异

第六篇

血流与器官

常的动脉血 pH 和显著降低的动脉氧分压如果被纠正,可使心室和血管功能改善。此外,心脏泵的特性(如脉动流、轴流或离心流)也会对 MCS 的血流动力学反应的几个方面产生影响。图 6-10-3-1,彩图见文末彩插,是四种不同类型的循环辅助装置。

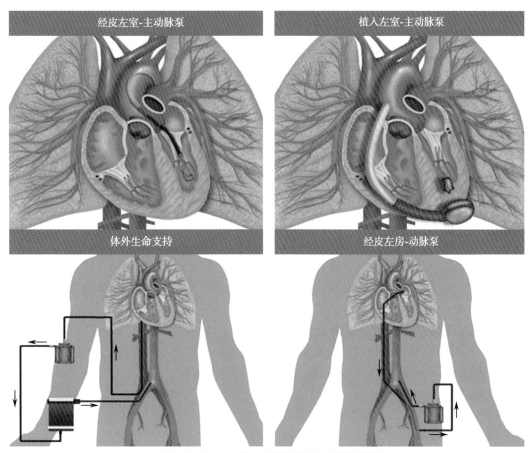

图 6-10-3-1　四种不同类型的循环辅助装置

MCS 的原发血流动力学效应,就是指在基础心脏情况或血管特性没有任何变化的情况下,对压力和流量的预期效应。这对 MCS 启动后,调节因素产生影响后观察到的继发的净血流动力学效应是很重要的。

一、右房 - 动脉机械循环支持

ECMO 利用一个泵承担整个心排血量的责任,并使用一个气体交换装置使动脉血二氧化碳分压($PaCO_2$)、动脉血氧分压(PaO_2)和 pH 正常化。然而,严格地基于血流动力学,这种结构的使用会导致左室前负荷显著增加,在某些情况下,还会导致肺水肿。随着 ECMO 启动,当流量从 1.5L/min 逐步增加到 3.0L/min,再到 4.5L/min,主要的血流动力学效应是增加左室后负荷压力和有效的动脉弹性(elasticity of artery,Ea)。如果 SVR 和左室收缩力不变,左室克服后负荷增加的唯一途径是通过 Starling 机制,血液在左心室积聚,因而左室舒张压、左房舒张压和 PAWP 升高。超声心动图显示在 ECMO 期间主动脉瓣持续关闭也意味着左室负荷最大和 PAWP 高。增加的左心室前负荷和 PAWP,加重肺水肿,并明显增加心肌耗氧量,从而恶化左室功能。在急性心肌缺血或心肌梗死的情况下,这种影响对左心室灌注及功能尤为不利。

对 ECMO 的反应可以通过调节 SVR 或 LV 收缩性来实现。SVR 可通过压力感受器、药理学(如硝普钠)或机械装置(如主动脉内球囊反搏)而降低。在 ECMO 期间 SVR 降低 50% 可明显减缓左心室 EDP 的升高。

左心室功能的短期改善也可以在一定程度上缓解 PAWP 的升高。在 ECMO 治疗过程中,由于中心主动脉压升高、冠状动脉灌注改善、血氧含量正常化(心肌供氧改善)、酸碱失衡和其他代谢异常的正常化,左室功能可以得到改善。正性肌力药物虽然也可以增强心肌收缩力(例如,通过 β- 激动剂或磷酸二酯酶抑制剂),但在心源性休克中可能没有益处,因为它们会增加 MVO2,使心率增快和导致心律失常。ECMO 治疗期间左室弹性增加 50% 也会减缓左室舒张末压的上升。

当这些因素不足以缓解左室舒张压末升高时,可以采用其他策略来降低后负荷压力的可能增加,并允许左心室减压,包括房间隔造口术(允许从左到右分流)、手术放置的左心室通气孔、主动脉内球囊泵或经皮左心室 - 主动脉辅助装置的使用。与其他形式的 MCS 相比,ECMO 的一个关键特征是合并一个能使血气正常化的气体交换单元。需要注意的是,在血液回流点附近测得的血气并不一定反映全身的血气。例如,如果血液回流到股动脉或髂动脉,肺水肿损害了原有的肺功能,那么向下肢输送氧气可能是正常的,尽管向头部和上肢输送氧气可能会严重受损。

总之,由于多种临床因素的影响,患者对 ECMO 的血流动力学反应是复杂多变的。在一些患者中,当胸部 X 线片提示肺水肿或出现 PAWP 升高时,医生很容易发现需要减轻后负荷或机械性 LV 卸载。ECMO 对 SVR 和左心室收缩力的效应可以解释患者反应的变异性。然而,即使存在相对较大的效应,ECMO 本身也可能不会导致显著的左室舒张末压的下降。

二、左房 - 动脉机械循环辅助

通过体外装置,如 TandemHeart,可以实现从左房(LA)到动脉的 MCS 模式快速转换,其流量可达 5L/min。经皮穿刺的血液回流部位一般为股动脉 1 支或股动脉 2 支,右锁骨下动脉或腋动脉。考虑到血液是直接从 LA 抽取的,用这种方法,PAWP 和左室舒张末压(LVEDP)是降低的。如果患者有肺水肿,可以通过减少 PAWP 来改善血液氧合。

而当 SVR 降低和左室收缩末弹性(left ventricular end-systolic elastance,Ees)增加时,收缩末期和舒张末期容积都会减少,同时压力 - 容积曲线下面积(area of pressure volume curve,PVA)和 MVO2 也会减少。而这样的反应在不同的患者之间有很大的不同。

三、左室 - 主动脉机械循环辅助

一些装置将血液从左室泵入动脉系统,包括临时使用的经皮导管的跨瓣装置和完全植入式、耐用的左室辅助装置(LVADs),用于长期或永久性支持。经皮经瓣膜装置包括市售的 Impella 2.5、Impella CP、Impella 5.0 和 Impella LD 系列装置和经皮心脏泵。原则上,这些设备可以达到 5L/min 的平均流量。耐用设备包括 HeartMate Ⅱ 和 HVAD,以及一些目前正在进行临床评估的其他设备(例如 HeartMate Ⅲ 和 MVAD)。这些装置的平均流量可超过 7L/min。尽管这些装置采用不同的泵血机制(如轴流泵、离心泵和混流泵技术),植入了不同的技术,具有不同的流量,但控制它们的血流动力学效应的原理相同。

这种模式直接从左心室连续泵血,与心动周期的阶段无关,导致正常等容期的丧失。这将心脏的压力 - 容积曲线从其正常的梯形形状转换为三角形形状。与其他形式的支持不同,从左心室取出血液并不依赖于通过主动脉瓣的射血。随着泵流量的增加,左心室负荷逐渐增加,左心室压力峰值降低,PVA 和 MVO2 明显降低。同时,动脉压升高,导致左心室峰值压力和动脉压逐渐分离。这种直接地从左心室引血的措施也导致 LA 压力和 PAWP 降低。如前所述,血氧饱和度、血压,组织灌注的改善可能改善代谢环境,从而引起对左心室收缩力和 SVR 有益的继发性改变。要注意的是,对于这种特殊的左室弹性增加和 SVR 降低的情况,左心室压力足以克服主动脉压力,并且发生左心室射血。

治疗急性和慢性 CS 患者的 MCS 选择越来越多。这些装置的特性差异很大,其主要血流动力学效应和次要反应也存在显著差异。目前尚缺乏指导最佳器械选择和使用的临床数据。利用标准血流动力学测量方法,有助于我们更深刻地理解这些新的 MCS 方式可能产生的血流动力学效应。从心脏力学、心室 - 血管耦联和心室 - 血管 - 装置耦联的基本原理来阐明不同 CS 模式的血流动力学特点,为提出可检验的假说提供了更广泛的基础。虽然这些应用还处于初级阶段,但已经取得了令人鼓舞的成果。

(周 翔)

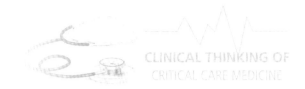

第十一章　临床实践

第一节　病　例　1

一、病例简述

50岁男性，因"意识障碍4小时"收入急诊，患者4小时前于北京站附近草丛被路人发现昏迷不醒，呼之不应，全身无明显外伤，被警察及"120"送至急诊。入急诊抢救室时患者呈深昏迷状态，自主呼吸弱，立即给予气管插管接呼吸机辅助呼吸。急诊CT示左侧基底节区大量出血并破入脑室，有急诊手术指征。既往：家属到场后说明患者有高血压病史10年，血压最高200/120mmHg，未规律服药，血压控制不佳；糖尿病史3年，未规律服药，未监测血糖；否认重大手术、外伤及输血史，长期大量吸烟、饮酒史。

查体（急诊）：体温36.5℃，脉搏135次/min，呼吸12次/min，血压102/52mmHg，SpO_2 99%（气管插管呼吸机辅助呼吸，A/C模式，潮气量450ml，FiO_2 35%，PEEP 5cmH_2O），GCS评分3分；神经系统查体：双瞳孔不等大，右：左=5：3，直接间接对光反射弱，肌张力高，双侧巴宾斯基征（Babinski sign）阳性。

急诊手术过程：根据患者CT提示左侧基底节脑出血，破入脑室，量约50ml，中线偏移，神经外科急会诊认为存在急诊手术指征。完善术前检查，除外手术禁忌，全麻下行"去骨瓣减压+左侧颅内血肿清除+左侧侧脑室穿刺置管引流术"，术后返回ICU病房。

术后ICU治疗方面：①呼吸方面：充分镇静镇痛，呼吸机控制通气，降低患者呼吸做功，监测PaO_2、$PaCO_2$等指标，维持患者氧合稳定及合适的二氧化碳水平。②循环方面：积极调节容量，寻找患者最佳容量状态。此外，精准调整血压，密切监测颅内压的变化情况，动脉持续监测并维持脑灌注压60~70mmHg，进而动态调节血压，保证脑血流灌注的同时降低再出血风险。③原发病方面：患者脑水肿高峰期，密切监测颅内压变化情况，维持合理镇静镇痛水平，避免躁动及痉挛，降低氧耗，给予亚低温脑保护，甘露醇脱水降颅内压，尼莫地平舒张血管，丙戊酸钠抗癫痫治疗，保持引流管通畅，注意适时调整引流瓶高度，双侧脑室引流24小时小于300ml，及时复查头颅CT评估患者脑水肿及脑出血变化情况，第1~2小时监测瞳孔变化。

转归：治疗过程中每日评估患者瞳孔及意识状态，监测颅内压，动态调节血压以保证脑血流灌注。经上述积极治疗后术后第4天，患者意识情况逐渐恢复，GSC评分9分，全身血流动力学情况稳定，逐渐可恢复自主呼吸。术后第6天进行脱机训练并开始行SBT实验。

二、临床思维过程

患者为脑出血患者，如何在术后治疗过程中，既保证患者脑血流灌注充分，又保证全身血流动力学稳定，这就需要兼顾脑血流灌注压及全身其他器官灌注情况，从而实现脑保护及稳定全身血流动力学的目的。此时，精确设置器官的压力范围，进而保证血流灌注至关重要。若从临床手段入手，必要的甚至有创的、以各器官为核心又顾及大循环的血流动力学监测与治疗必不可少。本案例重点在于分析脑保护，即精准器官血流灌注及全身大循环血流动力学稳定的过程。具体治疗过程及临床思维如下：

患者入室时，心率 120 次/min，血压 100/55mmHg；血气分析：乳酸 5.0mmol/L，$Pv-aCO_2$ 8mmHg，$ScvO_2$ 64%。入 ICU 第一时间的问题：血乳酸高，血压低于平时水平，灌注压力不足。可能的原因：①容量不足，导致心排血量下降；②入院前患者昏迷状态，不除外误吸导致肺炎，全身感染进一步引起血管张力下降；③患者脑出血导致应激性心肌病，心排血量下降，组织灌注受损；④患者既往高血压病史，导致心功能不全，心排血量下降。床旁测得 CVP 3mmHg。考虑患者存在容量不足，立即予以快速补液。

30 分钟后：晶体液 500ml 快速输入，CVP 上升到 6mmHg，复查血气，乳酸 3.2mmol/L，$Pv-aCO_2$ 3mmHg，$ScvO_2$ 70%。但患者的 MAP 在 70mmHg 左右。患者血乳酸下降，中心静脉血氧饱和度改善，但血压仍偏低（既往高血压病史，目前仍低于平时水平），且患者颅内压在 20mmHg，目前血压不能达到满意的颅内灌注压力。

处理方法：考虑患者 CVP 6mmHg，再次输注晶体液 250ml。

45 分钟后：CVP 9mmHg，血压无明显变化，MAP 70~75mmHg。床旁完善重超声检查，提示：下腔静脉宽度 1.2→1.8cm，射血分数（EF）60%，左室流出道速度时间积分（VTI）14→17cm，室壁厚，但未见室壁节段运动异常，考虑患者目前无明显心源性因素，血压偏低为分布性因素所致。因患者被发现时昏迷倒地状态，不能除外误吸导致的感染。予以去甲肾上腺素泵入，维持 MAP 80mmHg。同时留取呼吸道标本，应用抗生素。着手进行脑氧和脑血流监测。

1 小时后：CVP 9mmHg，MAP 80mmHg［去甲肾上腺素 0.1μg/(kg·min)］，颅内压 16mmHg，脑氧饱和度 55%。考虑患者脑灌注仍有改善的余地，予以调整并滴定最适的颅内灌注压力。

持续稳定的血流灌注是维持大脑功能的重要保障，也是脑损伤及术后患者临床救治的重要

目标之一。通常以脑灌注压（CPP）反映大脑血流灌注的情况，CPP 为平均动脉压（MAP）与颅内压（ICP）的差值。针对该病例，设置合适的目标血压，既能保证患者的脑血流灌注，又可以避免再次过高的压力引起的二次脑出血。

该患者术后携脑室颅内压监测置管入室，可实时、动态、连续监测患者 ICP 情况。ICP 作为监测的"金标准"，可精确指导血压调节。因患者术后前两天颅内压偏高，监测设备提示 ICP 浮动在 25~30mmHg，因而治疗上积极给予高渗脱水降颅压，维持脑灌注压稳定，同时严格体位，动态评估引流管引流及通畅情况，充分镇静、镇痛，防止躁动、痉挛，预防及控制癫痫等。

有关于脑出血患者的血压设定，对于收缩压为 150~220mmHg 的急性脑出血患者，建议立即将收缩压降至 140mmHg，这种程度的血压降低是安全的，也许能改善患者的功能结局；对于收缩压>220mmHg 的急性脑出血患者，建议通过持续静脉输注降压药来积极降低血压，并频繁（每 5 分钟 1 次）监测血压，最佳目标血压还不确定，但将收缩压维持在 140~160mmHg 是合理的。

目前，对于脑出血患者的最佳目标血压尚无定论，设定目标血压应该避免群体化治疗策略，而选择个体化治疗。对于该例患者，首先在充分引流的情况下，通过有创监测颅内压，在兼顾全身血流灌注的基础上，精准滴定 MAP，保证 CPP。根据隆德概念，患者脑容量增多，颅内压增高，为保证脑灌注压最佳应在 60~70mmHg，因此我们需要知道 ICP 来指导 MAP，以保证脑灌注。当然，为了进一步精准明确脑灌注压是否满足需要，还应该评估脑血流与脑氧情况，更好地全方位实施脑保护。有研究指出，当无创收缩压为 140~160mmHg 时，对应有创收缩压 150~170mmHg，MAP 80~100mmHg；而分别在 MAP 为 80、90 和 100mmHg 进行颅内压、脑血流及脑氧监测，以获得最佳的脑灌注压时，发现 MAP 80mmHg，大脑中动脉及大脑前动脉血流阻力指数较高，血流速较差，而 MAP 为 90 或 100mmHg 时，脑血流较好，且二者无显著差异（表 6-11-1-1）。因此，根据这个规律，临床中可以选取满足脑血流和脑氧的最小灌注压。

表 6-11-1-1　不同血压水平下脑血流、脑氧及颅内压监测

颅内灌注压力 [(MAP- 颅内压)/mmHg]	颅内压/mmHg	有创 MAP 水平 /mmHg	大脑前动脉 [阻力指数 RI, 血流速度 / (cm·s⁻¹)]	大脑中动脉 [阻力指数 RI, 血流速度 / (cm·s⁻¹)]	大脑后动脉 [阻力指数 RI,血流 速度 /(cm·s⁻¹)]	脑氧饱和度 (左 / 右)
64	16	80	0.63，32	0.66，34	0.58，45	52%/55%
74	16	90	0.51，45	0.45，51	0.3，48	60%/62%
84	16	100	0.50，47	0.43，53	0.32，47	62%/62%

6 小时后：CVP 10mmHg，MAP 90mmHg，颅内压 16mmHg，脑氧饱和度 62%。但患者出现了血氧下降，SpO_2 92%，两肺底可闻及湿啰音。

该患者在治疗过程中，因甘露醇脱水，进行大量排尿，极易再次出现血流动力学不稳定的情况。因此，治疗过程中我们密切监测患者流量指标的变化情况。在治疗初期，发现 CVP 为 6mmHg 以上时，全身流量灌注指标满意，但是 CVP 降至 5mmHg 时，流量指标提示 $Pv\text{-}aCO_2$ 上升至 7mmHg，而 $ScvO_2$ 也降至 68%。在快速输液的过程中，患者 CVP 升至 9~10mmHg。分析认为患者的氧合下降与肺水增加有关。首先患者以室壁肥厚、舒张功能障碍为基础，在治疗过程中，提高血压，增加前负荷都会导致患者的左室舒张末期压快速上升，导致肺淤血，氧合下降。因此对于此类患者需严格控制容量，我们将 CVP 的目标定为 6~8mmHg，患者的肺淤血情况改善。

24 小时后：CVP 7mmHg，MAP 85~90mmHg [去甲肾上腺素 0.1μg/(kg·min)]，颅内压 15~16mmHg，脑氧饱和度 62%。

3 天后：患者的感染控制，去甲肾上腺素停用。颅内压 15~16mmHg，MAP 85~90mmHg。

4 天后：GCS 9 分，颅内压 15mmHg，MAP 85~90mmHg。

三、要点分析

本例患者的特点是患者的全身灌注指标与脑灌注指标并不能完全一致，器官层面的灌注是血流动力学精细治疗的重要方面，而且在治疗的过程中，需兼顾器官与器官之间的相互作用。在明确治疗目的后，目标设置的过程就是临床思维的过程，在同一时间点最重要的调整只有一个，应选定合适的目标，动态调整，以期掌控病情的发展。

脑出血患者的治疗过程中，结合器官及全身循环为导向，共同滴定脑血流灌注的最小压力尤为重要，既要保证灌注，又要同时减少再出血风险。根据隆德理论，需要以降低脑的能量代谢为基础来找到合适的脑血流灌注压，具体应包括：降低毛细血管静水压、降低机体的应激水平及脑能量代谢。过高的颅内灌注压将增加脑水肿和脑出血风险，过低的灌注压则可能引起颅内血流灌注不足。设定目标血压时，可以保证颅内灌注压力为目的，结合超声和脑氧饱和度为手段设立目标，进而评估不同血压下脑灌注压、颅内压、脑血流和脑氧饱和度情况，以作出个体化治疗方案。此外，血流是为全身服务的，血压的设置不仅决定了脑血流，也决定了全身各组织器官的血流。因此，以器官及全身均兼顾而导向的个体化设定更重要。其实，不仅是脑出血患者，对于所有重症患者的治疗，都应在保证大循环灌注充足前提下，密切评估各器官血流情况，保证器官血流灌注充分，促进器官功能恢复。

（张宏民　苏龙翔）

主要参考文献

HEMPHILL J C 3rd, GREENBERG S M, ANDERSON C S, et al. Guidelines for the management of spontaneous intracerebral hemorrhage: a guideline for healthcare professionals from the American Heart Association/American Stroke Association [J]. Stroke, 2015, 46 (7): 2032-2060.

第二节　病　例　2

一、病例简述

女性,44岁,孕2产1,因"月经增多伴痛经半年"入院,入院完善检查,病理提示子宫内膜癌。PET/CT提示:宫腔内恶性病变,盆腔淋巴结转移,肝包膜下及升结肠、乙状结肠多发可疑转移灶。诊断为中分化子宫内膜样癌Ⅳ期。完善术前检查后行肿瘤细胞减灭术,术中切除全子宫、双附件+大网膜+盆腹腔淋巴结+右半结肠+乙状结肠肿物+肝区腹膜后肿物,手术时间长、创面大,周围血管、组织粘连严重,出血3 800ml,术后转入ICU病房。术后第1天顺利脱机拔管转回普通病房。

术后第3天出现活动后呼吸困难,鼻导管吸氧2L/min,SpO₂ 94%。术后第4天呼吸困难加重,SpO₂ 88%,鼻导管吸氧5L/min,维持SpO₂ 95%,呼吸30次/min,化验检查提示:D-dimer 37mg/L,双下肢深静脉彩超未见血栓形成,CTPA(−)。术后第1天正平衡1 000ml,术后第2天正平衡1 100ml,术后第3天正平衡860ml。予利尿脱水治疗,患者呼吸困难进行性加重,储氧面罩吸氧大于10L/min下SpO₂ 91%,呼吸35次/min,PaO₂ 57mmHg,并出现循环恶化,心率138次/min,无创血压(NBP)90/65mmHg,血气分析:pH 7.31,乳酸5.6mmol/L,碱剩余(BE)−9.3mmol/L。再次气管插管转入ICU。

二、治疗过程

第1天14:00入ICU。入室情况:体温36.7℃,心率144次/min,去甲肾上腺素0.73μg/(kg·min),维持有创动脉血压(ABP)96/57mmHg。予建立中心静脉,测CVP 15mmHg,复查血气:pH 7.29,乳酸8.1mmol/L,Pv-aCO₂ 11mmHg,ScvO₂ 59%。呼吸机参数PEEP 10cmH₂O,FiO₂ 55%,驱动压14cmH₂O,PaO₂ 78mmHg;心肺超声:上蓝点、膈肌点和PLAPS点A线,后蓝点实变;下腔静脉0.7cm,呼吸变异度大于50%,LVEF 76%,可见乳头肌亲吻征。

CT如图6-11-2-1所示。

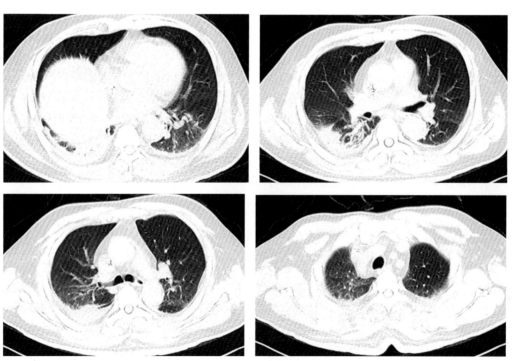

图6-11-2-1　双肺CT
注:CT示双下肺实变。

立即予复方氯化钠 1 500ml 静脉滴注，患者 CVP 18mmHg，去甲肾上腺素减量至 0.36μg/(kg·min)，心率下降至 122 次 /min，ABP 117/65mmHg，Pv-aCO$_2$ 6mmHg，ScvO$_2$ 69%，乳酸降至 6.3mmol/L；呼吸机参数不变，PaO$_2$ 143mmHg。

15 :00 患者入 ICU 腹胀明显，全腹无明显压痛、反跳痛，入室测腹内压（膀胱内压）16cmH$_2$O。容量复苏后复测腹内压 19cmH$_2$O。腹部超声：肠管胀气明显，盆腔积液 5cm，肠系膜动脉血流通畅，静脉显示欠佳。腹部立位平片，提示肠道广泛积气（图 6-11-2-2）。腹部 CTA 提示肠系膜上静脉、脾静脉血栓形成（图 6-11-2-3）。请妇产科、血管外科、基本外科等科室会诊协商后予普通肝素抗凝：普通肝素 2 000U 静脉推注，8~16U/(kg·min) 持续静脉泵入，维持 APTT 50~70 秒；同时充分镇静镇痛，RASS-4 分；穿刺引流腹腔积液；灌肠通便；持续胃肠减压，通便灌肠。

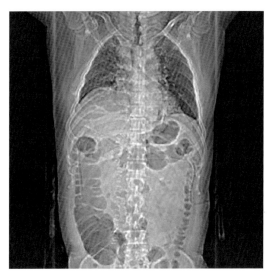

图 6-11-2-2　腹部立位平片

注：肠道广泛积气。

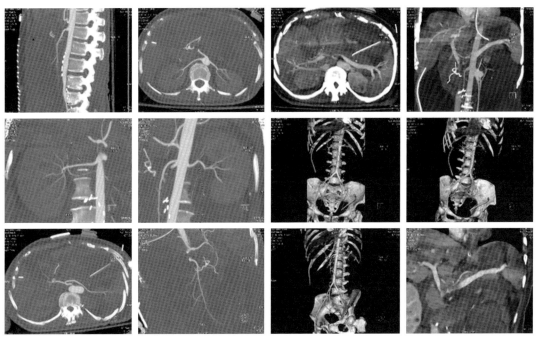

图 6-11-2-3　腹部 CTA

注：肠系膜上静脉、脾静脉血栓形成。

23 :00 复测腹内压 15cmH$_2$O，CVP 12mmHg，去甲肾上腺素 0.23μg/(kg·min)，心率 113 次 /min，ABP 126/67mmHg，Pv-aCO$_2$ 3mmHg，ScvO$_2$ 78%，乳酸 2.3mmol/L，调整肝素用量维持 APTT 目标；间断肺复张，保证循环情况下缓慢脱水负平衡。

第 2 天 14 :00，患者体温 38.9℃，心率 133 次 /min，CVP 12mmHg，去甲肾上腺素 0.63μg/(kg·min)，ABP 104/71mmHg，乳酸 5.4mmol/L，腹腔引流颜色变为红色洗肉水样，腹肌紧张，压痛明显，测腹内压 20cmH$_2$O。血常规示，白细胞 19×10^9/L，中性粒细胞 91%；血生化示，血肌酸激酶（CK）324~9 170U/L，肌红蛋白（Myo）290~14 235g/L。考虑存在肠系膜血栓导致肠缺血坏死，遂急诊行剖腹探查术，术中切除 1.5m 坏死小肠,行脾静脉再通、肠系膜上静脉血栓抽吸术,术后继续抗凝治疗。

第3天6:00患者CVP 11mmHg,去甲肾上腺素 0.13μg/(kg·min),心率 97 次 /min,ABP 133/57mmHg,Pv-aCO$_2$ 4mmHg,ScvO$_2$ 73%,乳酸 1.8mmol/L,腹内压 15cmH$_2$O,予减停镇静拟恢复自主呼吸,脱水负平衡下探 CVP。具体复苏过程见表 6-11-2-1。

表 6-11-2-1　复苏过程生理参数及血气指标变化

	入室	容量复苏	抗凝后	病情恶化	血栓术后
体温 /℃	36.7	36.3	36.9	38.9	37.7
HR/(次·min^{-1})	144	121	113	133	97
ABP/mmHg	96/57	117/65	126/67	104/71	133/57
CVP/mmHg	15	18	12	12	11
pH	7.29	7.33	7.37	7.33	7.37
Lac/(mmol·L^{-1})	8.1	6.9	2.3	5.4	1.8
Pv-aCO$_2$/mmHg	11	6	3	5	4
ScvO$_2$/%	59	69	78	81	73
NE/(μg·kg^{-1}·min^{-1})	0.73	0.36	0.23	0.63	0.12
IAP/cmH$_2$O	16	19	15	20	15

注:HR,心率;ABP,有创动脉血压;CVP,中心静脉压;Lac,乳酸;Pv-aCO$_2$,静脉 - 动脉二氧化碳分压差;ScvO$_2$,中心静脉血氧饱和度;NE,去甲肾上腺素;IAP,腹内压。

12:00患者尿量减少,30~40ml/h,呋塞米效果欠佳,测 CVP 11mmHg,乳酸 1.5mmol/L,心率 96 次 /min,去甲肾上腺素 0.11μg/(kg·min),ABP 128/61mmHg,查体提示腹胀较前明显,肠鸣音未闻及,测腹内压 21cmH$_2$O,肾血流:Ⅲ级,RI 左 0.65,右 0.67。加用促胃肠动力药物:甲氧氯普胺促进胃肠蠕动;西甲硅油、乳果糖、甘油、聚乙二醇辅助通便;地衣芽孢杆菌活菌、双歧杆菌三联活菌调节肠道菌群;鼻饲少量糖水,甘油灌肠剂 110ml,每 6 小时一次灌肠通便;增加去甲肾上腺素用量,维持 ABP145/70mmHg(平均压 90mmHg)。

18:00患者尿量进行性减少,10~30ml/h,肌酐升高至 216μmol/L,复测腹内压 25cmH$_2$O;肾脏血流Ⅱ级,RI 左 0.69,右 0.71;腹部 X 线片提示麻痹性肠梗阻可能,结肠明显;腹部复查 CT 结果见图 6-11-2-4,予介入下放置肠梗阻导管,经导管排出大量气体及肠液,即刻复测腹内压下降至 19cmH$_2$O,经肠梗阻导管灌肠,加强引流,患者腹胀明显缓解,尿量逐渐恢复,继续脱水负平衡。

第4天6:00,患者 CVP 8mmHg,心率 89 次 /min,去甲肾上腺素 0.07μg/(kg·min),ABP 137/64mmHg,乳酸 0.9mmol/L;镇静药物已停用,神志清楚,自主呼吸,FiO$_2$ 30%,SpO$_2$ 99%,查体:腹软,稍胀,肠鸣音 2~3 次 /min,腹内压 9cmH$_2$O,拟加用肠内营养支持,拟脱机拔管。

三、临床思维过程

本病例主要围绕血流与器官展开,阐述了全身血流与器官血流的关系,针对全身或者器官血流的复苏,目的不同,设定的目标也不尽相同,治疗方案也不同。

1. 患者入 ICU 时心率快,血压低,乳酸高,同时 Pv-aCO$_2$、ScvO$_2$ 等血流指标非常差,首先需要处理的是恢复全身的血流。流量作为灌注的龙头指标是我们需要优先考虑的。该患者乳酸、Pv-aCO$_2$、ScvO$_2$ 等指标均指向流量不足,虽然中心静脉压非常高,但应结合该患者为腹腔内高压,CVP 作为替代容量的指标会受到很大影响。腹内压升高可直接压迫下腔静脉和门静脉,也导致膈肌抬高,胸腔内压升高,可造成静脉回流及心排血量减少。此时虽然回心血量减少,但由于胸腔内压的升高可导致 CVP 的升高,除了 CVP 之外还应结合下腔静脉超声或者心脏超声判断容量状态,乳头肌亲吻征及下腔静脉直接宽度和

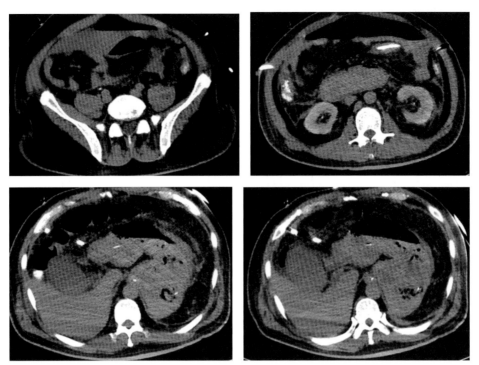

图 6-11-2-4　腹部 CT

注：麻痹性肠梗阻表现。

变异度证实了循环容量的不足。该患者入 ICU 后，结合超声检查迅速明确容量状态、进行容量复苏，大循环得以迅速纠正。

2. 当全身血流恢复后，需寻找导致患者危重的病因。患者低氧，呼吸困难为首发表现，但肺部 CT 未见严重病变，超声提示肺血少，导致通气血流比例不匹配，进而影响氧合。大循环复苏后，全身血流增加，肺部血流改善，通气血流比例改善，患者氧合改善。患者乳酸清除不满意，容量复苏后腹腔内压进行性升高，虽然大循环得以稳定，但存在大循环与腹腔微循环的失耦联，下一步需要解决的是肠道局部血流不足的问题。腹腔内高压的原因为静脉血栓形成，肠道静脉回流障碍导致淤血，治疗方面迅速予肝素抗凝，同时辅助降低腹内压的措施，经过处理后，部分血流实现再通，表现为腹内压下降，血管活性药物减量，灌注改善。但病情再次恶化，考虑出现肠坏死，这在肠系膜血管性疾病中非常常见，也是非常隐匿、难以早期发现的并发症。结合该患者查体、腹腔引流液性状改变及血液肌酸激酶（CK），肌红蛋白（Myo）等指标，得以早期发现、早期手术处理。

3. 患者手术后，全身及肠道局部的血流均维持在满意的水平，但腹腔器官功能恶化，突出表现为肾功能恶化、少尿同时血肌酐升高。进一步寻找原因，发现麻痹性肠梗阻导致腹内压再次升高。在改善肾脏血流方面，一方面提高灌注压升高前向肾脏灌注压力，脱水负平衡，降低 CVP，改善静脉回流压力；另一方面主要是降低腹内压以减轻肾脏实质受到的外在压力，从最初的启动肠内营养、促进胃肠蠕动、通便灌肠、调节肠道菌群到有创的介入操作，所有的治疗均是围绕改善肾脏（腹腔器官）血流展开的，针对的器官不同，制订的动脉血压目标、CVP 目标也是不同的。最终达到了在保证全身血流的同时改善了器官血流。

四、要点分析

腹腔内高压是 ICU 常见的临床问题，本例患者妇科肿瘤术后肠系膜静脉血栓形成导致腹腔内高压，继发呼吸、循环、肾脏、肝脏、胃肠道血流灌注不足，器官功能障碍。在整个治疗我们可以发现，从全身到器官，从最初的全身血流复苏到胃肠道血流恢复、再到肾脏血流恢复，我们一直围绕着"血流是否足够"的问题，进行诊断及治疗的调整。发病早期，主要表现为呼吸、循环衰竭，需大剂量血管活性药物维持血压，此时通过积极液体复苏，循环指标改善，器官血流改善，但在达到这一目的的同时，腹腔内高压进行性加重，此时肠道血流逐渐减少。治疗的下一步就是寻找如何改善肠道血流的方法，经肝素抗凝、充分镇静镇痛、腹水穿刺引流、灌肠通便、持续胃肠减压等非手术降低腹内压的措施后，器官灌注一过性改善，之后病情再次恶化，通过循环改变及早发现了肠坏死，积极手术切除坏死小肠、行肠系膜上静脉、脾静脉血栓抽吸术恢复了肠道的血流。治疗的后期，由于麻痹性肠梗阻的出现导致腹内压再次升高，腹腔内其他器官出现血流不足的表现，此时针对不同的器官，治疗目的发生改变，因此相应的临床目标也随之改变。但无论如何，所行的无创或者有创治疗手段都是围绕器官血流这个目标所展开的。根据不同器官的血流动力学目标，采取不同方案，最终实现各个器官功能的复苏。所以，当临床治疗有冲突时，流量是治疗的最高位点，而每个器官需要的血流是不同的，目的不同，目标不同。

（程　卫　刘旺林）

第三节　病例 3

一、病例简述

患者女性，55 岁，因"头晕、乏力 10 年，加重 2 个月"入院，胸部 CT 提示心包钙化，诊断：缩窄性心包炎。既往：10 年前因少尿、肌酐高，于当地医院行肾脏活检，诊断"硬化性肾小球肾炎，尿毒症"，此后规律透析 3 次 / 周。余无特殊。完善入院检查，明确手术适应证，排除相关禁忌证后，患者于 2018 年 12 月 6 日行"心包剥脱术"，术后返回 ICU。入室后气管插管接呼吸机辅助呼吸（容量控制模式，潮气量 400ml，呼吸 15 次 /min，PEEP 8cmH$_2$O，FiO$_2$ 60%，SpO$_2$ 94%），心律绝对不齐，心率 110~130 次 /min，ABP 105/50mmHg（平均压 64mmHg），去甲肾上腺素 0.30μg/（kg·min），肾上腺素 0.1μg/（kg·min）。胸部 CT 结果见图 6-11-3-1。

二、具体诊疗过程

（一）第一步，血流动力学初始监测

20 :00 入室后立即行中心静脉监测，完善动静脉血气和床旁超声检查。结果提示：CVP 15mmHg，Pv-aCO$_2$ 7.4mmHg，ScvO$_2$ 58%，乳酸 9.6mmol/L。床旁心脏超声检查提示：未见心包积液，IVC 呼气末直径 2.21cm，扩张固定，呼吸变异度 <50%，三尖瓣环位移（TAPSE）0.92cm，二尖瓣环位移（MAPSE）0.89cm，LVEF 27%，VTI 测量平

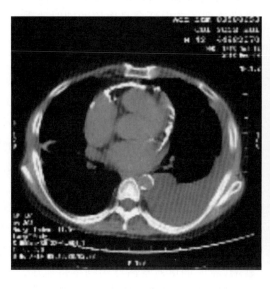
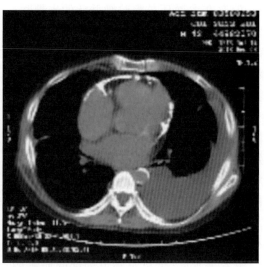

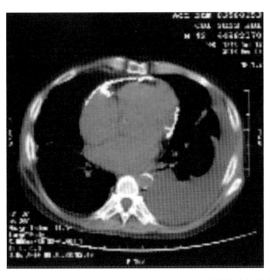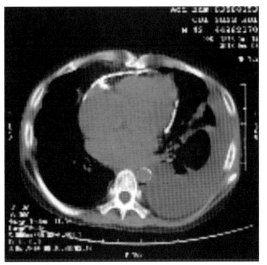

图 6-11-3-1　胸部 CT

注：左肺胸腔积液伴下肺实变。

均值为 9.8cm，未见明确瓣膜毁损等表现。

（二）第二步，血流动力学进阶监测与治疗调整

1. 考虑患者心排血量不足，原因为心脏收缩功能下降，予以毛花苷 C（西地兰）0.4mg 强心。考虑患者对心排血量调整要求高，需进行持续心排血量监测，于 21：30 进行 PICCO 监测，结果见表 6-11-3-1。

表 6-11-3-1　患者 21：30 的 PICCO 结果

HR /(次·min⁻¹)	MAP/ mmHg	CVP /mmHg	CO /(L·min⁻¹)	SV /ml	GEDI /(ml·m⁻²)	SVRI /(dyn·s·m²·cm⁻⁵)	Pv-aCO₂/ mmHg	ScvO₂ /%	Lac /(mmol·L⁻¹)
122	68	14	2.8	23	486	2 400	8	61	10.7

注：HR，心率；MAP，平均动脉压；CVP，中心静脉压；CO，心排血量；SV，每搏量；GEDI，全心舒张末容积指数；SVRI，外周血管阻力指数；Pv-aCO₂，静脉 - 动脉二氧化碳分压差；ScvO₂，中心静脉血氧饱和度；Lac，乳酸。

治疗调整如下：

（1）予以床旁行被动抬腿试验，监测动态心排血量（CCO）下降至 2.6L/min。

（2）加用米力农 0.2μg/（kg·min）泵入强心，监测 CCO 3.0~3.1L/min。12 月 6 日 23：00 复查，结果见表 6-11-3-2。

表 6-11-3-2　患者 23：00 的 PICCO 结果

HR /(次·min⁻¹)	MAP/ mmHg	CVP /mmHg	CO /(L·min⁻¹)	SV /ml	GEDI /(ml·m⁻²)	SVRI /(dyn·s·m²·cm⁻⁵)	Pv-aCO₂/ mmHg	ScVO₂ /%	Lac /(mmol·L⁻¹)
119	74	12	3.4	28.5	532	1 920	5.8	64	9.8

注：HR，心率；MAP，平均动脉压；CVP，中心静脉压；CO，心排血量；SV，每搏量；GEDI，全心舒张末容积指数；SVRI，外周血管阻力指数；Pv-aCO₂，静脉 - 动脉二氧化碳分压差；ScvO₂，中心静脉血氧饱和度；Lac，乳酸。

2. 予以维持目前的血流动力学治疗目标，监测 CCO 维持在 3.4~3.6L/min。12 月 7 日 3：00 复查，结果见表 6-11-3-3。

表 6-11-3-3　患者 3：00 的 PICCO 结果

HR /(次·min⁻¹)	MAP/ mmHg	CVP /mmHg	CO /(L·min⁻¹)	SV /ml	GEDI /(ml·m⁻²)	SVRI /(dyn·s·m²·cm⁻⁵)	Pv-aCO₂ /mmHg	ScvO₂ /%	Lac /(mmol·L⁻¹)
104	75	13	3.8	36.5	604	1 647	4.6	69	5.4

注：HR，心率；MAP，平均动脉压；CVP，中心静脉压；CO，心排血量；SV，每搏量；GEDI，全心舒张末容积指数；SVRI，外周血管阻力指数；Pv-aCO₂，静动脉二氧化碳分压差；ScvO₂，中心静脉血氧饱和度；Lac，乳酸。

3. 患者乳酸呈持续下降趋势,CVP 仍维持在 12~14mmHg;监测氧合指数<200,腹内压为 22cmH_2O。12 月 7 日 5:00 予以再次行重症超声评估。

(1)心肺超声提示,IVC 呼气末直径 2.2cm,右心增大 RV/LV>0.6,右室运动下降(TAPSE 1.1cm),左室舒张末内径 28mm,LVEF 50%,VTI 11.4cm;双肺布满 B 线和双下肺实变、胸腔积液。

(2)腹部超声提示,肠管扩张,肠壁增厚,监测肠系膜上动脉血流速度基本正常,阻力指数增加(峰值流速 140cm/s,阻力指数 0.95)。门静脉波动指数>50%。

4. 腹部 CT+CTA 示肠腔内积气;肠系膜上动脉近中段充盈可,远端纤细;少量腹腔积液。

5. 12 月 7 日 7:00 治疗调整,予以 CRRT 脱水,负平衡 500ml 后复测 CVP 9mmHg,但出现 CCO 下降至 3.0L/min,去甲肾上腺素加量至 0.45μg/(kg·min)。12 月 7 日 9:00 复查 PICCO,详见表 6-11-3-4。

表 6-11-3-4 患者 9:00 的 PICCO 结果

HR /(次·min⁻¹)	MAP/ mmHg	CVP /mmHg	CO /(L·min⁻¹)	SV /ml	GEDI /(ml·m⁻²)	SVRI /(dyn·s·m²·cm⁻⁵)	Pv-aCO₂ mmHg	ScvO₂ /%	Lac /(mmol·L⁻¹)
106	70	9	3.0	28.3	521	2 200	7.4	59	5.5

注:HR,心率;MAP,平均动脉压;CVP,中心静脉压;CO,心排血量;SV,每搏量;GEDI,全心舒张末容积指数;SVRI,外周血管阻力指数;Pv-aCO₂,静动脉二氧化碳分压差;ScvO₂,中心静脉血氧饱和度;Lac,乳酸。

6. 12 月 7 日 10:00 予以加用左西孟旦强心治疗,动态心排血量(CCO)可逐渐恢复至 3.8~4.0L/min,继续 CRRT 持续脱水,48 小时负平衡 4 500ml,CVP 可降至 6~8mmHg,监测心排血量,结果见表 6-11-3-5。

表 6-11-3-5 患者 10:00 的 PICCO 结果

HR /(次·min⁻¹)	MAP/ mmHg	CVP /mmHg	CO /(L·min⁻¹)	SV /ml	GEDI /(ml·m⁻²)	SVRI /(dyn·s·m²·cm⁻⁵)	Pv-aCO₂ /mmHg	ScvO₂ /%	Lac /(mmol·L⁻¹)
98	78	7	4.0	40.8	563	1 598	4	71	1.4

注:HR,心率;MAP,平均动脉压;CVP,中心静脉压;CO,心排血量;SV,每搏量;GEDI,全心舒张末容积指数;SVRI,外周血管阻力指数;Pv-aCO₂,静动脉二氧化碳分压差;ScvO₂,中心静脉血氧饱和度;Lac,乳酸。

7. 12 月 9 日 10:00 测腹内压降低至 15~16cmH_2O。治疗调整如下。

(1)积极胃肠减压(胃管、空肠营养管持续接负压吸引)、甘油灌肠、乳果糖+西甲硅油通便、甲氧氯普胺和红霉素促胃肠动力等治疗,同时联合应用针灸、中药导泻,患者肛管引流稀便 750ml。腹部张力较前缓解,腹内压明显下降至 12~13cmH_2O,可闻及肠鸣音 1~2 次/min。

(2)12 月 10 日开始经胃管给予少量胃肠营养,并逐渐加量。每日大便 300~400ml,复查测膀胱压 7~9cmH_2O。

(3)12 月 11 日复查腹部超声提示肠管宽度基本正常,肠系膜上下动脉近段及中段管腔未见明显狭窄及扩张,血流通畅,充盈满意,频谱形态未见明显异常,门静脉血流频谱基本正常。

8. 其他治疗调整

(1)12 月 11 日予以减停镇静,脱机试验通过,氧合指数>300。意识清楚,咳痰有力,漏气试验通过,予拔除气管插管。

(2)12 月 12 日血管活性药物逐渐减停,拔除中心静脉。

(3)12 月 14 日转回心外科病房。

三、临床思维过程

本例患者的主要困难点在全身血流动力学和肠道血流动力学的调整。临床治疗中经历了 2 个阶段,分别是大循环复苏和器官(肠道)血流复苏。通过肠道前向血流调整、后向压力调整、肠腔减压和胃肠道滋养等,逐步改善肠道血流,恢复器官功能。

(一)临床思维第一步

患者首先通过基础血流动力学基础监测明确主要矛盾点为心排血量不足,大循环无法满足全身组织灌注,同时伴有腹部张力高,肠功能衰竭表现。临床相应的指标提示 CVP 增高,流量不足,治疗上应首先保证大循环的血流,恢复组织灌注。临床上常见心排血量不足的原因:①循环容量不足;②心脏动力不足;③存在梗阻性因素。床旁超声检查提示,下腔静脉扩张固定,心脏长轴收缩减弱,右心增大,左室射血分数下降。因此,考虑心脏动力不足导致心排血量不够的可能性大。治疗调整:①结合患者当时心率 110~13 次 /min(房颤心律),选择强心药物毛花苷 C(西地兰);②进行持续心排血量监测后,被动抬腿试验(-),考虑不存在容量反应性,加用米力农强心,患者心排血量增加,大循环血流恢复,组织灌注指标满意;③仍存在问题,表现为 CVP 较高、肠道血流灌注不佳,尝试脱水负平衡过程中出现心排血量下降,大循环和器官灌注之间的需求出现矛盾。

(二) 临床思维第二步

患者恢复大循环血流后面临的问题是腹腔内压力增高,肠道功能仍未恢复,并逐渐恶化。患者腹部 CTA 和超声结果提示,患者肠管扩张、肠壁增厚,肠系膜上动脉血流速下降,阻力指数明显增高。因此,考虑该患者肠道功能衰竭的原因包括:①肠道缺血(前向血流不足):虽然患者肠道血管无明显解剖狭窄,CTA 排除动脉栓塞。但肠系膜上动脉血流速度下降,阻力指数增高,考虑该患者当前心排血量不足以供应肠道的前向血流。②肠道淤血(后向压力过高):该患者肠壁增厚,提示肠壁水肿,存在肠道静脉回流障碍的可能。虽然无门脉高压病史,但当前 CVP 高,意味着静脉回流阻力高,肠道血流回流障碍。

患者主要矛盾转移至"大河有水小河干",在治疗上主要根据肠道血流灌注情况,进行全身血流动力学调整。①首先通过增加心排血量和维持合适的灌注压力来保证肠道的前向血流,胃肠道是血流自我调节能力较差的器官,对于低心排血量和低血压的调节能力较差,常常在休克的早期就会出现血流的明显下降,一般正常情况下,肠系膜上动脉的收缩期峰流速维持在 80~220cm/s,阻力指数一般维持在 0.80~0.89,一般在血管狭窄或局部血流不足时会出现相应的变化,阻力指数的改变比峰流速更敏感。②本患者在维持心排血量 3.8L/min,MAP 70~75mmHg 时,超声结果提示肠系膜上动脉血流速度基本正

常,阻力指数仍偏高,肠道症状改善不明显,考虑患者后向压力过高。胃肠道静脉首先回流至门静脉,如存在门静脉高压会导致明显的胃肠道淤血表现,临床测量肠道静脉血流较为复杂,门静脉血流频谱和测量肠壁厚度,可以较为便捷地提示肠道静脉回流情况。本例患者肠壁明显水肿,门静脉血流频谱表现为后向压力过高。因此,考虑存在静脉回流障碍,然而并无明显结构因素,考虑和中心静脉压力过高、容量过负荷相关。治疗上应选择积极脱水,降低 CVP,改善肠道静脉回流。

(三) 临床思维第三步

患者在尝试积极负平衡,降低 CVP 的过程中出现心排血量下降,不能维持全身血流灌注。结合重症超声评估,考虑与 CVP 增高和右心增大,右心运动减弱相关。予以加用左西孟旦强心治疗后,能够降低 CVP 的同时维持合适的前向血流,经积极负平衡后,CVP 降至 6~7mmHg,肠壁水肿明显改善,门静脉血流频谱恢复,腹腔压力下降。

(四) 临床思维第四步

患者通过调整肠道的前向和后向血流后,超声评估肠系膜上动脉血流灌注明显改善,腹腔压力下降。但患者肠鸣音仍未恢复,肠管扩张仍持续存在。结合肠道运动的特殊性,考虑存在肠腔内张力高,影响肠壁的局部微循环灌注的可能。临床有相关研究提示,在失血性休克患者中积极进行液体复苏后,肠道微循环灌注并不能完全恢复,还需要进一步改善肠壁的微循环血流。考虑肠道受自主神经支配,肠腔内压力和肠道运动相关,予以积极胃肠减压,并通过药物调整、通便,促进肠道运动,降低肠腔压力、改善肠壁的血流。患者肠鸣音恢复,肠道恢复运动,腹腔压力明显下降。

(五) 临床思维第五步

肠内营养开展时机的把握。该患者在进行相应的器官血流动力学调整后,何时开展肠内营养一直都是临床面临的困难。对于急性胃肠损伤的患者,过早开始肠内营养可能会进一步加重肠道扩张和肠功能障碍。延迟给予肠内营养可能会导致小肠黏膜萎缩,使小肠免疫功能及上皮屏障功能受损,菌群紊乱,导致有害物质吸收,感染进一步增加。近期越来越多的研究也发现,不

同的进食方式会引起肠系膜上动脉血流的不同变化。这提示内脏血流可由进食途径调节,但其临床意义需要进一步研究,因为它们对于重症患者的治疗可能很重要,尤其是对于那些心血管功能不稳定或易发生肠道缺血的患者。近年来,早期肠道滋养逐渐成为急性胃肠道损伤(AGI)患者营养的主流,其作用可能不仅是恢复了肠道内营养,也同时可以改善肠道的血流状态,恢复器官功能。这也是今后需要进一步研究的方向。

四、要点分析

本例患者在治疗过程中,主要面临的问题是大循环与局部器官循环的不匹配,结合胃肠道器官的特殊性,胃肠道功能不全和腹腔内高压常同时存在,又相互促进。要及时调整避免进入相应的恶性循环。正常成人危重症患者的腹内压约为5~7mmHg,腹腔内高压(IAH)定义为持续或反复的腹内压≥12mmHg。根据腹压升高的程度,可分为4个级别,该患者属于Ⅱ级。

肠道功能衰竭可导致腹腔内高压,腹腔压力增高又可引起如下病理生理改变:下腔静脉受压,回心血量减少,且体循环阻力增大,心脏整体前负荷减少、后负荷增加,导致心排血量减少;肠系膜血管受压,血流减少,门静脉回流减少,导致肠道和肝脏缺血;肾静脉受压,同时心排血量减少,导致肾血流量减少,肾小球滤过率降低,出现少尿或无尿;腹腔压力向胸腔传递,胸壁顺应性降低,呼吸道阻力增加,易引起下肺不张,进而导致低氧血症。

由此可见,腹腔内高压可导致胃肠道前向血供和氧供不足、静脉回流障碍、器官水肿加重。而肠道血供不足引起的功能障碍,包括肠壁水肿、肠管扩张等,又可使腹内压增高,甚至引起肠道黏膜屏障功能异常、细菌移位诱发感染,从而雪上加霜。

改善肠道血流的策略包括提高氧供、促进静脉回流和维持合适的腹腔灌注压。目前尚无特异性作用于肠道血管的血管活性药物,故提高肠道血供的主要方式即提高心排血量。此外,由于腹腔内高压可直接影响呼吸系统,易造成肺不张或肺实变,故需要及时调整机械通气策略,保证氧供。促进静脉回流的关键在于减轻后向阻力,该患者可干预的位点在于尽量降低CVP,只要循环灌注指标满意,尽可能脱水负平衡。维持合适的腹腔灌注压包括维持平均动脉压和降低腹内压。其中,通过胃肠减压、灌肠通便、促胃肠动力药物等治疗,可尽量降低腹内压。

治疗过程中应动态监测腹内压变化和肠道超声关于肠道的宽度、肠壁厚度、运动度、肠系膜上动脉血流和门静脉血流的评估,若经以上积极治疗后,腹内压不降或持续升高,需要继续筛查并治疗潜在病因。若出现多器官功能衰竭,则需要进一步考虑介入穿刺或外科开腹减压措施。

(赵 华 池 熠)

第七篇

器官与器官

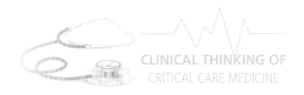
第一章　器官与器官的定义与内涵

一个器官是一个功能单位,由多个器官组成的机体,也是一个功能单位。

有人说,重症医学关注的是多器官功能,是整体治疗。乍听起来,很是合理,理解起来却各有不同。这里的整体,通常被认为指的是机体。因为机体是由多个器官组成,所以相对于器官,机体才被认为是功能整体。器官是由一群功能相同或相关的细胞组成,相对于细胞,器官也是一个功能整体。与此相对应,对于器官,细胞就是个体;而对于整个机体,器官也是个体。可见,管理整体功能必须从个体出发,掌握整体就必须立足于个体。器官恰恰位于细胞的个体功能与机体的整体功能之间,处于机体功能的关键位置。

可见,要实现整体治疗,就必须面对构成整体的每一个个体,否则就没有整体可言。实际上,在作为医学基础的生理学中,已经有这方面的描述。机体内部功能的平衡理论一直都是生理学的关键重点。为了维持内环境的平衡状态,机体有着众多的代偿和缓冲功能。某个器官或某项功能发生障碍时,另一个器官或另一部分功能增强,起到功能代偿作用。甚至生理学将那些代偿功能强的器官称为"非重要器官",而那些代偿能力差的器官则为"重要器官"。从思维方式上理解,不免让人感到有一种"欺软怕硬"的成分存在。但为了维持整体的平衡稳定,生理学似乎只能这么做。应该这样认为,从理论上讲,机体的每一个器官都是重要器官,缺失任何一个器官,都会影响整体的功能。而所谓"代偿",只是一种不得已而为之的解决办法。

临床医学的专业学科,多是按照器官或系统进行分类,重点针对于某个具体器官进行研究和治疗。每一个专业学科,都是建立在共同的医学基础理论和知识的基础上,而且立足于个体器官,涉及整个机体。那么,在临床医学的共同框架之内,与其他专业依赖相同的生理学基础,重症医学面对同样的器官、同样的机体,如何体现出自身的特点? 也就是说,如何做到即使是在依赖的知识点相同的情况下,也可以产生不同的临床行为。不同的临床思维方式,在从理论到临床实践的过程中起到了非常关键的作用。

重症,是指任何可以危及生命的疾病或综合征。重症医学虽然涉及所有的疾病和机体损伤,但立足于重症。那些没有发展成为重症的疾病或损伤只作为重症的诱因或病因。生理学认为,机体从受到损伤发展到危及生命,需要经过一条共同通路,而这条通路的特征之一就是机体内环境的平衡不能够维持稳定。其主要原因就在于需要代偿的功能项目过多,或者某项功能受损程度过重,超出了机体能够代偿的能力范围。由此,从研究和治疗重症的位点出发,机体出现所谓"代偿",就已经是重症的先兆,是重症的诱因或病因的表现形式。所以,重症医学的思维方式应包括:首先,应该不接受代偿;其次,要对代偿进行控制,而且是定量控制,以避免由于出现过度代偿,导致损伤,而引起更多的代偿。要做到如此,重症医学的临床治疗中,器官本身的功能、器官之间的相互功能关系,就成为解决问题关键的出发点。

由此可见,重症医学既要从整体出发认识重症,又要针对每一器官进行干预治疗,这并不是一句空话。正是这种具有特点的临床思维体系,赋予了重症医学从整体出发管理重症,以个体器官为核心,协调机体功能统一的能力。器官与器官的思维方式,就是重症医学思维体系的重要组成部分。

第一节　一个器官,一个功能单位

每个器官都具有一个核心功能。这个核心功能也是重症临床治疗作用于这个器官的关键位点。

人体的每一个器官,无论其解剖位置或功能位置如何,都具有明确的自身特点。器官的结构复杂,每个不同的组织结构可以有不同的细节功能。但这些细节功能的存在都是共同围绕着一个核心功能,即一个可以直接表达这个器官存在的功能。也就是说,器官正是因为有了这个核心功能的存在,才被称为器官,才赋予了这个器官在机体内的功能位置,才真正具有了与其他器官进行联系、交流的基础。

器官的这个核心功能,也是重症治疗的作用位点。由于不同器官完成核心功能的构成不同,组成器官的不同组织结构的细节功能有机地联系在一起,作为发生机制成就了器官核心功能的完整体现。对于每一个器官来讲,这些细节功能,对重症治疗的干预和效果管理可产生更深层面的影响。

心脏的核心功能是,将被赋予能量的血流送入动脉系统。为了实现这个功能,心脏的结构功能分为两个部分:血流管理和能量赋予。在血流管理方面,由于心脏前、后血流的不同特点,心脏分出心房接受非搏动性低压力血流,心室输出搏动性高压力血流,并通过瓣膜控制血流运动的方向;在赋予能量方面,心肌的收缩舒张作用使血流的压力升高,并进入动脉系统。从血流的运动行程上看,肺位于左右心之间,将心脏分割为左右两个部分,每个部分都具有完整的核心功能。由于接受来自全身静脉的血流,右心房直接与腔静脉相连。心房位于恒流与搏动的血流之间,对血流特性的转换起到了重要的协调作用。经过三尖瓣进入右心室的血流,被心肌的收缩作用赋予了能量,经过肺动脉瓣进入肺动脉系统。由于肺动脉系统阻力较低,所以右心室只需少量的心肌即可赋予血

流足够的能量进入肺循环系统。左心接受肺静脉回流的血液。与右心室不同的是,由于动脉系统的阻力较高,所以左心室有着更为强大的心肌,收缩时可以产生更大的能量。虽然说左右心室可以独立地完成核心功能,但由于左右心室共用房间隔和室间隔,而且同在一个心包内,所以左右心功能的相互协调非常重要,尤其是一侧心脏发生问题时,另一侧的功能可以受到严重影响。不只是左右心功能之间的相互影响,每一侧心房、心室、瓣膜等结构都有着严格的协调规律,从而形成完整的心脏核心功能。

肺的核心功能是完成气体与血流之间的交换功能。肺主要是通过对血流的管理和对气流的管理完成核心功能。肺通过气道与体外大气相通,逐级深入的气道直到末端的肺泡。肺泡被众多毛细血管包绕,肺泡与血管之间仅有薄层的气体/血流屏障。在这个屏障的两侧,来自肺动脉的全身的静脉血流与肺泡内的气体进行物质交换。完成交换的血流经过肺静脉回到左心房。气体/血流屏障主要由肺泡上皮细胞和血管内皮细胞及少量的间质组织形成。经过气体/血流屏障的物质交换过程则以被动弥散作用为主。肺对核心功能的主动调节和控制作用主要体现在调节气流和血流两大方面。由此,对肺气流和血流的干预也是重症相关临床治疗的主要方法。当然,气体/血流屏障也是导致重症的常见直接病因所在,任何来自肺泡和血管的损伤,如感染、肺泡过度牵张、血管通透性改变等因素都可影响气体/血流屏障的结构,增加物质弥散的距离,影响弥散的功能。另外,肺间质本身的病变也会导致气体/血流屏障弥散能力的下降。

肾脏的核心功能是排出机体代谢废物和血流中过多存在的物质。肾脏通过这种核心功能,完成对血流的净化作用,有助于实现机体内环境的稳定。肾脏对血流的净化效果,直接依赖于流经肾脏的血流量,因此,肾脏本身即可以对血流

产生强大的调节作用。直接由主动脉发出的肾动脉,带着大量的血流,在肾小球内进行滤过,清除血流中的部分物质。过滤后的血流继续进入肾小管,参与对原尿中有用物质的重吸收。肾小管的重吸收作用,可以被认为是肾脏核心功能中的精细调节作用,通过对原尿的分析,根据机体内环境状态,决定最终排出体外的物质种类和数量。对于肾脏核心功能的作用效果,血流量是关键的影响因素。除了流量本身对肾脏的直接影响外,血流还可以通过带来对肾脏有影响的活性物质而导致肾脏结构和细胞功能的改变,进而影响核心功能。肾脏核心功能的改变是引起肾脏相关重症的常见原因,也是临床治疗的主要作用位点。

不仅心脏、肺和肾脏,机体的所有器官,都具有自身的核心功能。无论一个器官结构多么复杂,具有多少不同的细节功能,都是服务于一个核心功能,从而使器官真正成为一个功能单位。抓住每个器官的核心功能,有助于更好地理解和掌握重症的发生和发展规律,有助于完善临床治疗思路,有效地确定干预方法的作用位点,控制临床干预方法的具体实施。

第二节　多个器官,一个功能整体

每个器官有自己的核心功能。正是因为这个核心功能,一个器官与另一个器官可以直接以功能递进的方式连接在一起。同样地,为了完成这个核心功能,器官不但可以对自己的功能进行调节,而且也对其他器官进行控制。从而形成器官与器官之间的功能紧密连接,最终使机体成为一个完整的功能整体。

器官与器官之间的这种相对独立又统一的关系,是重症医学整体治疗观念的实际出发点。为了维护整体的功能,临床思维就要从单个器官出发。关注每个器官的核心功能,才有可能联系到整体。因为单一器官功能的独立性是多器官整体功能形成的必要条件,没有器官功能的独立性,也就没有整个机体功能的完整性。一个器官功能发生变化,机体其他的器官或系统功能都会发生相应的不同改变,以实现整体功能的稳定。当机体受到外界损伤或所处环境改变时,各个器官也会出现相应的不同程度的反应,以期形成机体的适应性。不同器官的反应方式、程度和时间可以不同,虽然目前反映器官某些功能的指标尚不够敏感或尚不能被测定,但理论上器官的这种变化一定存在,而且与重症的发生发展相关。所以,重症的临床监测与治疗,应该是将每个器官的核心功能作为治疗的位点,而以机体多个器官的整体功能作为评判的标准,或作为治疗的终点。这是对重症医学整体治疗观的完整诠释。

器官与器官的思维方式,就是从机体到器官,从单一器官核心功能到多个器官整体功能的思维方式,以期重症医学从业人员的临床行为真正实现整体化治疗。

一、多器官功能障碍综合征的启示

多器官功能障碍综合征(multiple organ dysfunction syndrome,MODS)是典型的临床重症,累及多个器官的核心功能,是导致重症患者死亡的常见原因。

MODS可以由多种疾病或损伤引起。无论损伤首先作用于哪一个器官或系统,一旦出现MODS,说明这个首先被损伤的器官功能已经不能靠代偿来保证,而且不仅自己的核心功能失常,也导致其他器官核心功能发生严重改变。这是一个典型的器官与器官之间相互关系的问题,但同时,也是一个器官与器官思维方式的问题。如果只看到单一器官的损伤,或者几个器官的单独损伤,则临床判断将会产生严重的局限性。在多个器官发生问题,机体内环境无法稳定,生命受到威胁的情况下,多种临床干预行为,似乎都有立即实施的理由。但是,作为重症医学专业人员一定要牢记:重症治疗不是治疗方法的简单叠加。重症临床治疗行为,应该是首先抓住主要问题,而且是主要问题的主要方面,作为重点干预的位点。而对其他问题,可以采用适当程度的干预或暂缓干预,甚至可以采取搁置观察的态度。治疗MODS时,建立良好的临床思路,比掌握某项具体的治疗方法更为重要。

感染是临床上常见导致 MODS 的诱因。感染可以直接损伤某个器官的结构或功能，更可以通过引起机体的炎症反应，导致远隔器官功能损害。这种由某个器官受损，通过血流、炎症反应等导致其他器官受损是 MODS 的主要发生机制，也是临床治疗的主要位点所在。感染是这样，创伤等其他因素也是这样。这些损伤因素的去除固然重要，因为如果损伤因素存在，就有可能使导致 MODS 的机制一直存在。但更为重要的是，并不是只要去掉损伤因素，MODS 的一切问题就迎刃而解。就像是对于感染性 MODS 的治疗，重症医学的相关临床指南都会强调尽早应用抗生素，但由全身炎症反应导致的器官损伤的发展与感染源的控制并不完全平行。所以，在有效控制诱发因素之后，MODS 的治疗还会遇到更多、更为严重的问题。

导致 MODS 的核心机制是机体的全身炎症反应综合征（systematic inflammatory response syndrome，SIRS），这种反应可以由感染或非感染因素引起。如重症急性胰腺炎时，局部的炎症和坏死的组织可迅速引起严重的 SIRS。无论这种组织坏死是由于化学性还是感染性因素，及时清除坏死物质，控制可能出现的感染，曾经一直是临床治疗的第一要务。所以，即使不能进一步降低病死率，手术清创也曾经是急性重症胰腺炎临床早期治疗的常用方法。当 SIRS 的概念逐渐在临床普及之后，临床上对 MODS 的成因有了更进一步的了解。急性重症胰腺炎的早期死亡原因，主要是感染性休克和急性呼吸窘迫综合征（acute respiratory distress syndrome，ARDS），这是典型 MODS 的临床表现。治疗 MODS 就应该从其发生机制出发，那就是 SIRS。也就是说，若要降低重症急性胰腺炎早期病死率，就应该主要针对由 SIRS 引起的休克和 ARDS。在这样的思路引导下，不难看出手术创伤是引起和加重 SIRS 的重要因素，尽可能避免早期手术创伤就成为重症急性胰腺炎的重要治疗原则。即使是胰腺炎的直接病因必须手术治疗（如胰胆管机械性梗阻），也应首先选择创伤最小的操作治疗方法，以减少对 SIRS 的加重。同理，胰腺周围的坏死组织及渗出物也没必要进行常规引流。从而，重症急性胰腺炎的治疗形成了以治疗分布性休

克和 ARDS 为导向的治疗策略，是指向 MODS 形成机制关键位点的治疗。

MODS 的治疗策略，体现了重症临床治疗的整体观念。具体实施的临床治疗方法虽然也是针对每个器官，但这些方法的实施原则是"有所为，有所不为"。即使某种干预方法明确对某个器官有效，甚至有着明确指征，也会按照 MODS 的治疗原则而"有所不为"。按照器官与器官的思维方式，这个原则就不再是一句空话，而是一个可以一步一步具体实施的临床过程。

二、休克分类应有的临床位置

20 世纪 70 年代初，Weil 医师提出休克的分类，将休克分为低容量性休克、心源性休克、分布性休克和梗阻性休克。在此之前，临床上对休克的分类多是出于直接病因的不同，代表当时休克治疗的主要方法是去除病因。随着认识的加深，临床开始发现在病因被去除或完全控制之后，休克的临床过程仍然在继续进展，并可持续导致患者死亡。当时的这种将休克分为 4 类的方法，实际上是强调了休克血流动力学的特点，将临床治疗的重点转移到对休克本身的病因治疗，而将原来认为导致休克的原因，看成休克病因出现的诱发因素。这种对休克分类的方法是人类对疾病认识进展过程中的里程碑。

休克的分类方法，带来了休克临床治疗的新思路，修改了临床治疗的策略。这种以血流动力学表现特点对休克进行分类的方法，将休克的原来针对诱发因素的治疗，从主要治疗变为基础治疗，使临床治疗的核心作用点更加接近休克组织灌注改变的本质。由此产生的休克临床治疗策略一直被应用至今。

那么，几十年过去了，今天的重症医学如何治疗休克？或者说，在还没有出现更为先进的休克分类的今天，应该如何应用已有的休克分类？甚至说，休克的分类在过去很重要，现在还重要吗？回答这些问题，我们不妨按照器官与器官的临床思维方式，把休克的临床治疗梳理一下。

器官与器官的思维方式，强调了两个方面的内容：一方面是单一器官的特点；另一方面是器官之间的整体性。再看休克分类，每一类休克归结到一种具体的血流动力学特点，主要表现在一个器官，或是一项具体功能。低容量性休克是循

环容量问题,类别名称的表述直接引导出干预方法的作用位点和方向;心源性休克直接指向具体器官,作为动力源,强调了心脏在血流动力学中所代表的一个方面;分布性休克是血管收缩和舒张调节问题,明确指出了休克形成机制的关键位点;而梗阻性休克更为直接地指出血流运动通路受阻,治疗方法也就应运而生。

器官与器官思维方式中,器官的特点是基础,多个器官的整体性才是关键。单一器官如果没有自己的特点,就无法与其他器官相连,也就失去了在整体中存在的价值;如果多个器官无法形成整体性,则内环境稳定就无从谈起,整个机体功能就分崩离析,生命也不复存在,重症临床治疗也失去了目标。如果从字面上将器官与器官的思维方式分解成为两个独立的"器官",则不再是这种思维方式的整体内涵。临床上或许经常能够看到这样的情况:虽然是按照血流动力学的特点进行治疗,但在治疗前首先判断休克的类型,确定类型之后,才开始治疗,若是一种类别无法概括所有临床表现,那就认为几类休克合并发生,治疗方法选择上通常是先治疗一类,再治疗另一类;还有,先不进行休克分类,而是将所有已知的治疗方法全部应用,之后作为成功经验或死亡讨论时再分析休克的类型。前一种现象,最多只是关注了"器官",而没有整体性可言。而后一种现象,实际上是没有临床思路的方法学堆积,是重症医学应该摒弃的治疗方法。

在休克的治疗中,重症医学的整体性表现在哪里?这是每一个重症医学专业人员都应该考虑的问题,也是建立符合临床需要的重症医学思维方式的关键认知位点。如果回答休克的血流动力学分类重要与否的答案是"重要",那只是作为基础的重要;而回答若是"不重要",则强调了休克临床治疗不再是对单一"器官"的个体,而是面对多个器官的整体性管理过程。

重症医学治疗每一例休克患者时,不是试图将患者归入到某一个具体的休克类型,而是将4种分类都考虑到治疗思路中,根据临床信息、干预方法的可行性和时间性对4种休克分类进行排列,分步执行。液体复苏通常会排在休克治疗的起始阶段,针对的是低容量性休克或是其他类型休克的低容量状态。在心排血量、下腔静脉宽度与变异度等指标的限定下,液体复苏的实施可

以有效地避免对心脏功能的不良影响。从而,单纯低容量性休克可以被彻底纠正,治疗过程可以结束。若液体复苏达到容量反应性标准后,心排血量仍在较低水平,则治疗转向心源性休克方向。经过针对心源性治疗后,心排血量明显增加,但动脉压力仍然较低,治疗的重点继续转到对血管张力的干预性调节。尤其是在氧输送已经增加,静脉氧饱和度正常或升高,但组织缺氧仍然存在的情况下,治疗的重点应集中在分布性休克。梗阻性休克原因的发现可以出现在这个过程中的任何一个位点,如心脏压塞、腔静脉梗阻、肺栓塞等病因可以被这种连续的治疗过程及时地推到显著的位置,引起临床重视,实现针对性治疗。

上述治疗过程,首先是休克治疗临床思路的行程,是思维方式的临床体现过程。即使休克治疗不是从液体复苏开始,临床医师可以按照自己在第一时间点发现的、自己认为最致命的临床表现进行针对性干预,比如选用血管收缩药物治疗低血压。治疗方法应用之后,无论效果如何,必须回到这个思路上来。这样,既可以有效地避免由血管收缩作用所致的不良效果,还可以将血管收缩药物的应用作为整个治疗过程中的一个组成部分,用整体指标对血管收缩药物的效果进行评价,保证治疗过程的完整性和整体性。

可见,重症医学临床思维方式不是"排列方法"的菜谱,而是临床医务人员主动进行自我行为管理的流程。由于重症的时间性、临床信息的局限性等特点,临床工作人员必须在第一时间点作出判断和治疗反应。这时的判断和治疗是否及时和有效,需要尽快得到患者临床表现的证实。这种可以作为证据的表现,不仅是局部的,而且应该是整体性的,不能是医务人员的自我满足。例如,应用血管收缩药物之后的血压回升到教科书描述的正常值之后,休克可以仍然存在,甚至更为严重。所以,无论休克的哪一种表现被首先关注,临床干预的哪一种方法被首先应用,或者说,休克的哪一种分类被首先认定,休克的临床治疗都必须尽快回到这个整体治疗过程当中来,才能体现出多个器官对单一器官的管理,整体对个体的管理。休克治疗的多种方法,已经在那里,但休克治疗流程,一定需要器官与器官的整体性思维方式所支撑。

今天,对休克的治疗流程已经是重症医学对休克临床治疗的常见推荐策略和方法,真正实现了重症患者治疗的整体性,将休克的 4 种类型有机结合,通过目标导向的定量管理,序列地应用到具体治疗中。同时也将治疗重点落在某一类休克的血流动力学特点上,突显出了具体器官的固有功能特点。这个过程所采用的监测与治疗方法,大都是临床常规方法,对于今天的重症医学专业人员很少有新的知识点。那么,为什么还会在临床上经常出现单一器官导向、治疗方法叠加、过程无法延续? 这个问题,实际上是临床治疗整体性的问题,涉及重症医学临床治疗的必要性问题。适合的思维方式,可以起到对治疗方法的连接作用,将治疗过程中的关键细节从复杂的临床信息中推举到医务人员的眼前,将针对单一器官的干预方法放在整体过程中应有的位置,从而形成治疗的整体思路,真正实现休克的整体治疗。

重症临床治疗的整体性,不能只是在口头上,而是要直接落实在行动上。应该注意的是,建立适合的临床治疗思路,是从个体器官出发,实现整体化治疗的前提。

三、ARDS 不是肺所独有

顾名思义,ARDS 似乎应该是呼吸系统的功能损伤,或直接说成是肺的损伤。但是,可以更为明确的是,ARDS 是一种典型的临床重症,是一种全身性的临床综合征。ARDS 的临床管理必须关注单一器官与多个器官的相互作用,器官与器官的思维方式是治疗 ARDS 不可缺少的管理模式。

首先,从发生机制上看,ARDS 是 SIRS 的一种表现形式。无论肺内源性还是肺外源性、感染性或非感染性,任何损伤因素如果程度达到一定强度或者触发了机体反应的某个通路,都有可能引发 SIRS。SIRS 导致了器官损伤,肺出现的损伤则主要表现为 ARDS。ARDS 的肺部损伤主要表现为,毛细血管广泛微血栓形成、肺泡塌陷、肺泡上皮细胞和血管内皮细胞损伤、肺泡内外的出血或水肿,同时伴有透明膜形成,出现弥漫性肺泡损伤。肺泡损伤以气体 / 血流交换屏障的结构、功能改变为主要表现。虽然,有人将这种气体 / 血流屏障受损发生的顺序作为

肺内源性和肺外源性 ARDS 的主要区别,但是,越来越多的研究发现,即使是肺内源性的损伤因素(如肺部感染),血管内皮细胞的改变可以发生在 ARDS 的早期。ARDS 发生时,肺的血流改变从病程的一开始就显著存在,而且一直贯穿于病程的始终。肺间质水肿、肺泡水肿、广泛微血栓形成等等,都是全身性血流动力学改变的肺部表现。

另外,在不同的发展阶段,ARDS 的肺部损伤可以呈现不同的特点。从 ARDS 的发病机制到临床表现,再到治疗策略和方法,无不表现出 ARDS 是一种全身性的重症,是 MODS 的重要组成部分。

其次,出现 ARDS 时的肺功能改变还可以通过器官之间的相互作用,直接导致其他器官损伤。ARDS 时的肺血管损伤、肺顺应性改变,也包括临床常用的治疗措施,如正压机械通气等,都可导致肺循环阻力升高,肺动脉压升高,胸腔内压改变,这些因素都会直接对心脏功能产生影响。正常情况下,右心室射血面对一个低压的肺循环系统,阻力的升高使肌肉较薄的右心室无法像左心室那样实施代偿。压力的升高导致右心室急性扩大,甚至导致室间隔左移,引起左心室舒张功能受限,进而导致心排血量下降,加重或引起休克。如果左心室压力相继升高,左心房压力增加,肺静脉回流受阻,则对于 ARDS 患者更是雪上加霜。临床上可出现由 ARDS 诱导的、与左心衰竭机制相似的肺水肿,这种情况被称为急性肺源性心脏病(acute cor pulmonale,ACP)。有研究发现,在中重度的 ARDS 患者中,ACP 的发生率可高达 60%。这种对右心功能的影响,导致流经肺血流的改变,更加严重地导致肺功能的恶化。

ARDS 的右心室功能受损,不仅可以导致 ACP,而且可以通过对静脉回流的影响,导致多个器官受损。中心静脉作为全身血液回流的最末端,其内部的压力,即中心静脉压(central venous pressure,CVP)应该保持在尽可能低的水平,通过最大程度维持与体循环平均灌注压之差来保证足够的静脉血液回流。右心功能受损,CVP 升高,引起静脉回流受阻,上游器官淤血,组织水肿。已经有大量研究发现急性肾损伤(acute kidney injury,AKI)的发生发展与 CVP 升高的相

关性。

ARDS 导致全身多个器官或系统的损伤远不仅限于这些器官。这种损伤作用与临床上通常的并发症概念有所不同。这些器官功能损伤，甚至衰竭，与 ARDS 可以是由于共同的病因，或者是同步出现，共同发展，更是需要统一的理解、统一的治疗策略。这个治疗策略正是在器官与器官思维方式指导下，立足于肺，面对多个器官的整体，对治疗方法统一协调、管理的临床过程。

四、肾脏替代治疗不只是治疗肾脏

肾脏替代治疗(renal replacement therapy，RRT)是重症临床治疗中常用的方法。从名称上看，这种方法一定是作用于肾脏，同时表明了是"替代"。在不同思维方式的框架内，对 RRT 可以产生不同的理解及不同的临床应用原则。

重症医学对重症临床治疗的理念是基于治疗，而不是替代。重症医学专业人员所做出的临床努力是要保护任何一个器官，稳定整体功能。这是器官与器官思维方式的基础。临床上不乏一些器官功能替代的方法，如肾脏、心脏、肺等器官都有相应的替代方法，而且其中的一些已经临床应用多年。当重症医学按照自己的临床思维方式应用这些方法后，虽然方法学构成仍然一样，但由于临床应用指征不同，治疗目标不同，实施管理方法不同等原因，出现了不同的临床应用和作用效果。也就是说，尽管知识点相同，但由于思维方式的不同，形成了不同的治疗策略。重症医学的临床管理，强调的是治疗，而不是替代。

重症医学所进行的重症治疗一定是面对多个器官整体化的治疗，可以从单一器官开始，但一定是以整体功能为治疗目标。而替代，有着明确的器官指向性和明确的单一器官的代表性。"替代"与"治疗"的混淆，会导致严重的临床问题，产生不同的临床行为。重症的临床治疗过程中经常会出现这样的问题：这个尿闭的患者，现在要做 RRT 吗？患者尿量正常，还要进行 RRT 吗？甚至患者的肾功能正常，要做 RRT 吗？仔细想一想，从"替代"或"治疗"2 种不同的思路出发，这些问题的答案可以是完全相反，实际产生的临床行为也可以相反。"替代"是要用一个新的代替另一个旧的，治疗是要修复原有器官的功能。若是基于重症医学的临床治疗思路，应用

RRT 是出于治疗的目的，那么进一步追问：RRT 可以治疗 AKI 吗？这个问题的答案一定是否定的。因为不仅没有 RRT 可以治疗 AKI 的直接证据，而且，即使理论上 RRT 清除血液中代谢废物的作用有利于肾脏的功能恢复，这种作用也不具有肾脏特异性。所以更为严重的问题是：重症患者的治疗为什么要应用 RRT 呢？这不是知识点的问题，而是临床思维问题，是概念问题。

血液净化与肾脏替代是两个不同概念，代表着两种不同的临床思维方式。血液净化的治疗位点是血液，应用指征和效果评价都可以出于这个位点。而 RRT 的作用位点是肾脏，虽然临床上也采用血液成分指标作为指征，但却是出于对肾脏功能的评估。临床血液净化治疗的实施，虽然仍然是采用 RRT 中的相同模式或方法，但临床应用却明显不同。重症治疗中可以常常遇到这些情况，由于疾病的作用，循环容量严重过负荷或出现电解质异常，而直接反映肾脏功能的指标却在正常范围之内。这时就有了明确的进行 RRT 的指征，甚至需要紧急进行。重症患者出现严重 SIRS 时，以清除血液中炎症因子为指征，并据此选择 RRT 的模式和剂量，是近年来重症医学临床研究和临床应用的重要趋势之一，从指征和方法上似乎脱离了肾脏本身。重症治疗的临床过程中还会出现诸如，在严重肾衰竭、尿闭情况下，血中肌酐、尿素氮含量有所升高，也不一定必须马上进行 RRT。而是根据患者整体的情况，选择应该立即实施的治疗措施，RRT 的实施或许可以排在以后的某个时间点上。这时的尿闭，已经不是进行 RRT 的指征，而仅仅是引起指征出现的诱因。

当然，血液净化的概念不能除外与肾脏功能的相关联系。血液净化实际上不仅与肾脏有关，甚至与机体所有的器官都有相关性。这个思路，恰恰体现了器官与器官的思维方式。即便是站在肾脏的立场上，血液净化强调了肾脏与其他器官之间的相关性，以整体的标准实施对肾脏的治疗，更有利于在重症情况下肾功能的恢复。

不仅是 RRT，机械通气、体外膜氧合(ECMO)等治疗方法的临床管理也有同样的临床应用变化过程。当重症临床思维方式用于对 ECMO 的管理之后，ECMO 不再仅仅是对心脏、肺功能的替代，而更多的是保护，是对重症的整

体治疗的组成部分。方法学相同,但临床指征不同,管理方法不同,临床思维方式不同。

　　器官与器官的思维方式,"器官"是个体,是特性;"与器官"是整体,是整个机体。重症医学的整体化治疗,体现在这里。同样的方法,不同的思路,带来不同的临床行为。

(刘大为)

主要参考文献

[1] RHODES A, EVANS L E, ALHAZZANI W, et al. Surviving sepsis campaign: international guidelines for management of sepsis and septic shock: 2016 [J]. Crit Care Med, 2017, 45 (3): 486-552.

[2] BONE R C, BALK R A, CERRA F B, et al. Definitions for sepsis and organ failure and guidelines for the use of innovative therapies in sepsis. The ACCP/SCCM Consensus Conference Committee. American College of Chest Physicians/Society of Critical Care Medicine [J]. Chest, 1992, 101 (6): 1644-1655.

[3] WEIL M H, SHUBIN H, CARLSON R. Treatment of circulatory shock [J]. JAMA, 1975, 231 (12): 1280-1286.

[4] THOMPSON T T, CHAMBERS R C, LIU K D. Acute respiratory distress syndrome [J]. New Engl J Med, 2017, 377 (6): 562-572.

[5] 刘大为. 肺血流: "气来血来, 气走血走"[J]. 中华内科杂志, 2018, 57 (6): 1-4.

[6] 王小亭, 刘大为, 张宏民, 等. 重症右心功能管理专家共识 [J]. 中华内科杂志, 2017, 56 (12): 962-973.

[7] 刘大为, 王小亭, 张宏民, 等. 重症血流动力学治疗-北京共识 [J]. 中华内科杂志, 2015, 54 (3): 248-271.

第一章　器官与器官的定义与内涵

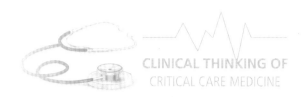
第二章 肺外器官功能改变影响机械通气治疗

机械通气是重症患者常用的支持治疗之一，主要目标是为改善患者氧合，减少全身和心肌氧耗。重症患者常合并多种器官功能不全，不同器官功能的改变都可能影响机械通气治疗的策略。

第一节 颅内压升高对机械通气治疗的影响

一、颅内压升高的患者常合并呼吸衰竭需要机械通气治疗

颅内压增高是常见临床病理综合征，是颅脑损伤、脑肿瘤、脑出血、脑积水和颅内炎症等所共有的征象，由于上述疾病使颅腔内容物体积增加，导致颅内压持续在 2.0kPa（200mmH$_2$O）以上，从而引起的相应的综合征。颅内压升高对呼吸功能的影响主要包括呼吸中枢抑制和肺功能障碍。颅内压升高可能直接损伤呼吸中枢，导致中枢性呼吸衰竭。颅内压升高也可间接影响呼吸道，除了意识障碍导致患者自主排出呼吸道分泌物障碍，咳嗽、吞咽功能降低外，还可能引起支气管黏膜水肿，易出现呼吸道梗阻。此外，颅脑损伤的患者还可能增加肺对机械及缺血再灌注损伤的易感性，出现肺部充血、淤血、神经源性肺水肿等直接影响患者的肺功能。研究显示，约 20% 单纯颅脑损伤患者可继发急性呼吸窘迫综合征（acue respirory disress sydrome，ARDS）。因此，颅内压升高的患者常因呼吸衰竭、手术治疗或需要气道保护而进行机械通气治疗。

二、颅内压升高影响机械通气策略的生理机制

生理情况下，颅内压主要通过脑脊液及脑血容量的调节机制而维持相对稳定。机械通气可导致胸腔内压增加，特别是在需要高水平的呼气末正压（positive end-expiratory pressure，PEEP）以维持患者的氧合和肺泡开放的情况下，胸腔内正压可能减低脑血流回流进而导致颅内压升高，并降低脑灌注压。目前，对于增加 PEEP 对颅内压的影响仍有争议，有学者认为机械通气期间生理性的 PEEP 对颅内压的影响不明显；患者肺顺应性降低的情况下，往往需要高 PEEP 维持氧合，研究显示，肺顺应性降低的患者 PEEP 水平的增加对颅内压的影响不明显。在急性呼吸窘迫综合征患者中，常用的肺复张手法及俯卧位通气过程中，也可能导致颅内压的进一步升高和脑灌注的下降。因此，对于颅内压升高的患者，应用高 PEEP，肺复张手法及俯卧位通气时应权衡利弊，考虑到对颅内压的影响。

通过机械通气维持恰当的动脉血二氧化碳分压（PaCO$_2$），对于颅内压的影响至关重要。低碳酸血症可通过收缩颅内动脉降低颅内血流量，减少脑血管容量，从而降低颅内压。以颅脑外伤为例，PaCO$_2$ 在 60~20mmHg（1mmHg=0.133kPa）时，每降低 1mmHg 可使脑血流量降低约 3%。但是，低碳酸血症并非直接通过减少脑血管容量而降低颅内压，而是间接通过降低脑血流量而

减少脑血管容量,这时可能导致脑灌注不足的风险。此外,脑血流量与脑血管内容量并非呈线性关系,当脑血流量降低32%时,脑血管容量降低9%;当$PaCO_2$进一步降低时,可进一步降低脑血流量,但并不能减少脑血管容量及颅内压。因此,即使在颅内压急剧升高时,通过过度通气降低$PaCO_2$可能在短时间内具有降低颅内压的作用,为手术减压等进一步治疗赢得时间,但长期脑血流的减低可导致脑灌注不足的风险,机械通气时仍应将二氧化碳分压维持在正常水平。

三、颅内压升高患者机械通气时需要关注的问题

颅内压升高患者如果有机械通气应用指征,则应尽早行机械通气治疗。如预计颅内压短期内可能明显升高,如重型颅脑损伤早期患者,即使尚未出现明显呼吸衰竭,也应该考虑适当放宽机械通气的适应证。重型颅脑损伤患者,临床判断患者的自主呼吸不能维持全身氧供,且有呼吸衰竭的风险,且短时间不能恢复者,应该早期行气管插管给予有创机械通气治疗并保护气道。

颅内压升高患者需根据患者的具体病情进行机械通气模式的选择。如患者已出现明显呼吸中枢抑制,自主呼吸过慢或强度不足时,建议选择控制通气模式,以避免自主触发不足或自主

呼吸停止导致的通气不足。但对于恢复期自主呼吸节律逐步恢复的患者,可尝试转为辅助通气模式,有利于患者自主呼吸功能的恢复。

生理性PEEP,一般可满足大部分颅内压升高患者的需求,大于生理性PEEP的设置可能会导致肺功能的迅速恶化。研究显示,脑外伤患者在零PEEP机械通气5天后,肺顺应性明显降低。对于合并神经源性肺水肿的患者应给予适当提高PEEP水平,可促进萎陷肺泡的复张,利于纠正低氧血症,但在实施高PEEP、肺复张手法及俯卧位通气时,应权衡利弊,考虑到氧合的改善及可能对颅内压产生的影响。如能通过持续监测颅内压,指导此类患者PEEP的选择及肺复张操作的实施,则更为安全。

颅内压在短期内急剧升高的患者,可以在机械通气过程中使用过度通气降低颅内压,但需谨慎应用。即在基础通气的基础上,增加潮气量和呼吸频率,延长患者呼气时间,使患者的血二氧化碳分压($PaCO_2$)<30mmHg,持续1~2小时。过度通气可以通过收缩脑血管和减少脑血流量,来迅速降低颅内压,但是,同时有造成脑灌注不足、继发性脑损伤的风险。$PaCO_2$降低1mmHg可使脑血流量减少2%~3%,且损伤脑组织周围的血管对过度通气敏感性很高,易造成脑缺血。因此,过度通气仅作为脑疝紧急情况下,被视为抢救疗法。

第二节　左心功能不全对机械通气治疗的影响

一、左心功能不全患者常合并呼吸衰竭需要机械通气治疗

急性左心衰竭时由于肺静脉向左心房回血受阻,出现肺静脉淤血,肺毛细血管静水压升高,肺间质和肺泡出现急性肺水肿,导致呼吸衰竭。患者可能出现呼吸性酸碱失衡、氧合障碍、呼吸肌做功增加、呼吸力学明显改变等。严重的左心功能不全患者常需机械通气治疗,一方面可以改善患者氧合,降低心肌氧耗,另一方面机械通气产生的胸腔内正压,可以降低左心的前负荷和后负荷。

急性左心衰竭患者行机械通气时进行正压通气,可以使由于肺水肿导致的塌陷肺泡得到复张,减少肺内分流,改善肺顺应性,从而减少呼吸做功,达到改善患者氧合的目的。患者呼吸做功减少会降低患者的呼吸肌血液供应,增加其他重要器官的供血,改善全身组织的缺血缺氧。在行机械通气治疗过程中,患者的胸腔负压转变为正压,胸腔内压增加时,可以降低左心室的跨壁压减少左心室的后负荷,增加心排出量,改善心力衰竭症状,同时可以减少静脉回流,降低心房的充盈压,减少左心的前负荷。

二、急性左心衰竭患者行机械通气治疗时需要关注的问题

急性左心衰竭患者应尽早考虑机械通气治疗。如果急性左心衰竭的 Killip 分级达二级以上,患者出现持续不能缓解的呼吸肌疲劳、呼吸窘迫、顽固低氧血症、高碳酸血症和严重的酸中毒,就需要考虑机械通气治疗。

(一) 急性左心衰竭患者的无创机械通气治疗

在急性左心衰竭患者需要进行机械通气治疗时,首选尝试无创机械通气治疗。在进行无创机械通气时,可以选择持续气道正压通气(continuous positive airway pressure,CPAP)或无创正压通气(NIPPV)模式,但当患者存在高碳酸血症和低氧血症时,选择 NIPPV 可以明显减少患者的呼吸肌做功,保证足够的通气清除二氧化碳。此外,吸入氧浓度对患者的心功能也存在影响。高氧血症会导致冠状动脉血流减少、心排血量降低、血压上升、全身血管阻力增加等。经皮血氧饱和度维持在 95%~98%,动脉血氧分压在 60mmHg 以上时,可以保证冠状动脉血流量。因此需根据治疗目标选择合适的吸入氧浓度。

急性左心衰竭患者行无创机械通气治疗后,需评估通气效果。无创机械通气治疗 1 小时后,是评估通气效果的黄金时机,此时需观察患者的病情变化,复查血气结果,及时发现不能从无创通气治疗中获益的患者。如果患者病情不能缓解,则应尽早调整通气设置或更换机械通气治疗方式。如果在无创机械通气治疗更长时间后进行评估,可能会延误患者行有创机械通气治疗的时机,增加患者死亡风险。

(二) 急性左心衰竭患者的有创机械通气治疗

根据欧洲心脏病学会指南,当急性左心衰竭诱发呼吸肌疲劳导致高碳酸血症、意识模糊和/或呼吸频率减慢时,需行有创机械通气治疗。对于容量不足的患者,应特别关注胸腔内正压导致回心血量(左心前负荷)的减少,可能导致心排血量的降低和冠脉供血减少而带来的心血管风险,需在根据患者情况适当补充液体并增加心肌收缩力,必要时应用血管活性药物。因此 PEEP 的设置考虑生理性 PEEP,在设置高 PEEP 时应考虑到其对血流动力学的可能影响,谨慎设置。

若急性左心衰竭患者机械通气过程中出现烦躁不配合,一方面会降低通气效能,另一方面烦躁会增加患者的心脏负荷,需辅以一定的镇痛镇静治疗。但对于可能存在低血容量的患者,应避免在使用镇痛镇静时出现低血容量而导致前负荷降低及灌注不足。

机械通气治疗过程中可能会增加右心的后负荷,特别是在采用了较高的 PEEP 及气道压力的情况下,可能会导致肺循环阻力进一步增加,出现急性右心功能不全,最终影响左心前负荷导致心排血量明显降低。因此,在行有创机械通气治疗时,除密切关注患者氧合情况外,同时要关注患者血流动力学的变化,可采用床旁超声等手段实时监测机械通气设置对心功能及血流动力学的影响。

急性左心衰竭患者需要特别关注正压通气撤离过程可能带来的心血管风险。机械通气撤离过程胸腔内压由正压骤然转变成负压,明显增加左心的前负荷和后负荷。因此,对于心功能不全的患者,在撤机前需谨慎评估患者的容量状态并调整心功能,可考虑采用有创通气和无创通气序贯撤机的方式,减缓胸腔内压变化对心功能的影响。

第三节　腹腔高压对机械通气的影响

一、腹腔高压对呼吸力学及血流动力学的影响

腹腔高压时由于腹胀及膈肌上抬,导致胸壁顺应性下降,从而使呼吸系统顺应性明显下降。同时腹腔压力升高时,胸腔内压也会随之升高,导致跨肺压下降。通过抬高膈肌,腹腔内的压力也会部分传导到胸腔,从而增加正压通气时的胸膜腔压力。胸腔内正压增加,直接压迫腔静脉,导致中心静脉压力增高。腔静脉受压导致静脉

回流减少,同时膈肌抬高致腔静脉孔变窄,进一步减少静脉回流。中心静脉压升高,心脏前负荷降低可能导致心排血量降低。因此,在对腹腔高压患者进行机械通气时,需要特别关注呼吸力学及血流动力学改变可能带来的机械通气策略的改变。

二、腹腔高压患者机械通气时需要关注的问题

腹内压增高的患者肺胸顺应性下降,易导致下肺局部肺组织不张,机械通气时可能需要更高的 PEEP 水平,以维持塌陷的肺泡充气扩张,但是高 PEEP 也是腹腔压力升高的独立危险因素。因此,腹内压增高的患者 PEEP 的设置需要权衡其维持肺泡开放和改善氧合的作用,以及可能导致的肺泡过度膨胀和对腹内压或血流动力学的不利影响。通过跨肺压的监测,保证呼气末跨肺压>0,是此类患者 PEEP 滴定的可行方法之一。

同时,应考虑肺复张及俯卧位等促进塌陷肺泡的方法,但同样要注意其对腹内压及血流动力学的影响。

腹内压增高的患者呼吸系统顺应性下降,主要是由于胸壁顺应性降低引起,会导致容量辅助/控制通气时在相同潮气量下气道平台压明显升高。在平台压不超过 $30cmH_2O$ 的肺保护性通气理念下,部分患者氧合可能难以维持,此时可尝试提高 PEEP 水平观察氧合变化,暂时突破平台压的限制。此时即使平台压超过 $30cmH_2O$,由于腹内压增高导致的胸腔内压升高,跨肺压可能并未超出安全范围,但仍有加重肺损伤的风险,条件允许时应考虑通过食道内压监测跨肺压。既往研究显示,在腹内压升高氧合难以维持且平台压已经达到 $30cmH_2O$ 上限的患者中,通过跨肺压的监测滴定 PEEP(超过平台压上限),使约 50% 的患者避免了进一步接受体外膜氧合治疗。

第四节 膈肌功能对机械通气治疗的影响

一、膈肌功能与机械通气的相互影响

重症患者常出现膈肌功能障碍,但不易被临床医生发现和重视,常导致患者呼吸机依赖,与重症患者的不良预后相关。而机械通气本身可引起膈肌的肌纤维结构改变和收缩力的降低,称为呼吸机相关膈肌功能障碍。机械通气引起膈肌功能障碍,最重要的生理机制是由于辅助过度导致的膈肌废用性萎缩。研究显示,脑死亡器官供体给予控制通气 18~69 小时,膈肌即出现明显萎缩,后续的体内、体外实验也证实,膈肌无主动收缩时可激活蛋白水解途径,导致肌原纤维萎缩和线粒体功能障碍,从而导致膈肌收缩功能障碍。机械通气辅助不足、呼吸负荷过重是导致膈肌损伤的另一重要原因。健康受试者和慢性阻塞性肺疾病(chronic obstructive pulmonary disease,COPD)患者的肌肉活检均证实了慢性和急性负荷所致膈肌损伤的影响。基础研究则发现,过度负荷下的收缩(等张/同心负荷)会导致

急性膈肌损伤和炎症反应,导致膈肌功能障碍。

此外,机械通气过程中,膈肌在收缩过程中,偏心负荷比同心负荷对其更具有危害性。研究证明,膈肌收缩过程中存在偏心负荷可导致膈肌损伤,而这种形式的收缩常见于下列 2 种情况:①在急性肺损伤和肺不张患者中,为防止呼气末肺容积的减少,膈肌在呼气时仍保持收缩状态,这种现象被称为"呼气制动",而膈肌在肌纤维伸长的状态下持续收缩可导致肌纤维损伤;②某些形式的人机不同步,表现为患者在呼气阶段触发呼吸机,在这种情况下,膈肌收缩会导致肺容积减少、膈肌表现为偏心收缩,从而导致膈肌损伤。近期研究发现,膈肌纤维缩短是导致急性膈肌损伤的一种新机制。机械通气时呼气末正压可增加呼气末肺容积,但这一压力作用于膈肌,可导致膈肌纤维长度的急性缩短,以维持每个肌节的最佳长度。当呼气末正压急剧下降时(例如在脱机试验期间),可能导致膈肌纤维的"过度拉伸",超过其最佳长度,从而导致膈肌功能障碍。

二、膈肌保护性机械通气策略

呼吸机引起的膈肌功能障碍在理论上是可以减缓的，这为我们进行膈肌保护性机械通气、避免膈肌损伤、加速膈肌功能恢复提供了新的机会，而对膈肌损伤的各种机制的不断了解，为探讨膈肌保护性机械通气提供了合理的基础。由于膈肌功能障碍在机械通气仅数小时内就开始发生，因此需要早期干预以保护膈肌。

（一）调整合适的呼吸负荷

机械通气时辅助过度或辅助不足均可导致膈肌功能损伤，维持合适的呼吸负荷至关重要。目前，预防膈肌功能障碍所需的最佳呼吸负荷水平尚不完全明确，但近期较多研究试图探讨这一问题。研究发现，与健康志愿者在休息时呼吸类似，保持相对较低的努力程度，可能是最有效地避免膈肌功能障碍的方法。且在动物实验中也发现，较低呼吸负荷的适应性支持通气可有效避免膈肌萎缩。对目前临床研究进行梳理，可发现维持以下水平的呼吸负荷，可降低机械通气时间、改善预后：①吸气食道压变化（ΔPes）在 3~15cmH$_2$O；②吸气膈肌电活动变化（ΔEAdi）5~20μV；③膈肌厚度变异率 15%~30%。

（二）进行有效的膈肌功能监测

目前临床可采用多种工具和方法对膈肌功能进行监测与评估，主要包括有创和无创的方法。在过去的十年中，超声被证明是评估 ICU 患者膈肌功能的重要工具。通过床旁超声，我们可以对患者的膈肌活动度、膈肌厚度及膈肌厚度变异率进行有效的测量与评估，而测量的这些参数也是调整机械通气设置、实现膈肌保护性机械通气的重要参考。第 2 种可以用来评估吸气努力程度的技术是食管测压术，这一方法通过测量食道的压力来反映胸腔内压力，从而反映患者吸气努力程度。该技术提供了一种机械通气下，吸气努力程度连续测量的方法，但需要具备相关技能的人员进行操作。肌电图（EMG）或膈肌电信号也是临床常用的监测膈肌活动的指标，肌电图信号需要专门技术人员采集，而膈肌电信号可通过放置膈肌电信号导管获得，在 ICU 有较好的应用价值。

（三）平衡肺保护与膈肌保护之间的关系

在设计一种新的膈肌保护性机械通气方式时，我们不能忽视的是机械通气对肺的影响。以 ARDS 患者为例，即便机械通气可能导致膈肌功能障碍，肺保护仍然是第一位的。针对 ARDS 患者的研究表明，过强的自主呼吸可显著增加肺实质的应力，加重肺损伤。如果肺损伤严重、导致肺的时间常数明显缩短，即可出现"气体摆动"现象（即早期吸气时，可发生气体从非重力依赖性区域向重力依赖性区域的再分配），从而导致局部区域肺组织过度拉伸，肺实质损伤。因此，在机械通气过程中，需同时平衡患者膈肌保护和肺保护，首先考虑选用能同时实现膈肌保护和肺保护的通气策略。当两者出现冲突时，须权衡利弊，有的放矢。

综上，肺外器官功能的改变，可能对机械通气治疗策略产生不同的影响，应根据患者具体的器官功能状态实施个体化的机械通气策略，且在行机械通气过程中，不仅应密切关注患者的氧合状态，同时也应密切关注患者其他器官功能状态，避免机械通气带来的继发损伤。

（刘　玲）

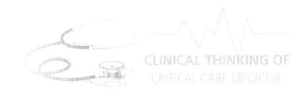

第三章　重症心脏功能改变：影响与被影响

重症医学是研究任何损伤或疾病导致机体向死亡方向发展过程的特点和规律性并进行治疗的学科。重症心脏疾病是很多重症患者病情发生发展到最后的共同通路，涵盖了重症患者出现的严重循环问题，既包括原发于心脏本身的心脏重症疾病，也包括继发于严重创伤、感染、休克等危重状态打击后出现的心脏结构或功能受损，临床表现可包括：严重心律失常、泵衰竭、右心功能不全、血流动力学不稳定，甚至心源性休克，严重时能进一步引起肺、肾脏等主要脏器发生功能障碍或衰竭等。对重症心脏疾病的治疗是关系重症患者预后的关键，也是重症疾病治疗中的焦点和难点。

重症心脏功能的改变与多个心外器官功能的改变密切相关、互为影响。重症患者病情复杂、变化迅速，常由严重损伤或单个器官的疾病开始，通过血流动力学变化、神经内分泌改变、炎症反应等因素的影响，继而导致多个器官相继或同时发生不同程度的功能障碍。心脏作为脊椎动物的中心器官，是血液运输的动力器官，对维持全身各个脏器的正常工作起到重要的支持作用：心脏通过推动血液流动，向器官、组织提供充足的血流量，以供应氧和各种营养物质，并带走代谢的终产物，使细胞维持正常的代谢和功能；体内各种内分泌的激素和体液因子，经血液循环运送到靶细胞，实现机体的体液调节，维持机体内环境的相对稳定；血液防卫机能的实现，以及体温相对恒定的调节，也都依赖血液在血管内的循环流动而实现。心脏功能一旦受损，常会导致

一个或多个器官(如肺、肾、脑、胃肠道等)功能的障碍。而心外器官如肺、肾、脑、胃肠道等发生功能障碍时，也可引起心功能障碍。因此，在重症患者的治疗过程中，制定治疗策略，不但要针对目标器官有效安全，而且要考虑到对其他器官的作用。及时监测、发现和分析器官之间的相互影响，准确调整治疗策略，使器官与器官功能获得再匹配，并最终达到治疗目的。

以感染性休克为例，高热及毛细血管渗漏等导致的容量改变、异常血管分布的加重及炎症因子风暴等因素的共同作用下，患者常出现脓毒性心肌损伤，表现为左心室收缩或舒张功能障碍，伴或不伴右心功能障碍，导致休克难以纠正。因此在治疗中，应考虑到脓毒性心肌病时，心脏是从应激因素到组织灌注不良交集的中心，一方面要针对目标器官——心脏进行处理，去除应激因素、调整心脏前后负荷、把握正性肌力药物指征和用法用量，并注重减少心肌做功；另一方面要针对器官间的相关性，提高心排血量以改善其他器官灌注，治疗 ARDS 同时要减少机械通气对循环功能的影响、减少肝肾静脉回流阻力。治疗策略上，对其他器官治疗的同时又改善了心脏做功状态，降低甚至纠正了应激因素的作用程度，形成良性循环。

接下来，我们分别就心与肺、心与肾、心与脑，以及心与胃肠道的相互影响，来探讨重症心脏功能改变与心外器官功能改变之间的相互影响机制，并探讨合理的治疗策略。

第一节　心肺交互关系

心、肺和大血管之间相互影响产生了"心肺交互"作用，了解心肺交互关系对治疗重症患者尤为关键，特别是对需要机械通气或有潜在心肺疾病的患者。心肺相互作用产生的基础是，呼吸时胸腔压力及肺容积的变化，对静脉回流及心脏射血功能的影响。当胸腔内压改变时，作为胸腔结构的心、肺、腔静脉和其他大血管等随之变化。

机械通气不仅改善肺脏氧合作用、提高氧输送，同时由于其对血流动力学的影响，也是血流动力学治疗的重要组成部分。在机械通气治疗的患者中，正压通气使吸气相静脉回流减少，且右心负荷增加，导致右心室排血量减少，最终血液从肺回到左心的充盈延迟，导致左心室排血量在吸气末达到最大值，呼气末达到最小值。但这种相对现象，其具体数值与不同的通气方式及呼吸机参数设置有关。低水平的辅助通气，以及同步性好的通气模式如压力支持通气、同步间歇指令通气，对呼吸及心脏功能的影响较小。而当使用完全控制的通气或高水平的呼气末正压通气（PEEP）时，产生的影响差异有统计学意义。在肺容积过小或过大的情况下，作为右室后负荷的肺循环阻力（PVR）均会增加。对 ARDS 患者实施保护性机械通气策略，可以维持肺泡开放且避免肺泡过度扩张，从而降低 PVR，有助于循环功能的改善。同时，机械通气可通过降低左心室后负荷而改善心功能。而复苏的目的是改善组织灌注，即纠正机体氧输送与氧耗量间的不匹配。保护性机械通气策略，除了上述对血流动力学的改善外，还可提高氧输送，有效缓解呼吸困难，降低呼吸功，进而降低机体氧耗量，改善组织灌注。

容量管理是重症心脏疾病治疗的关键环节。对多数重症患者而言，不仅循环容量不足会影响预后，循环容量过多同样也会导致病死率上升，因此准确判断容量反应性对决定液体治疗方向、最大限度减少液体治疗的损伤至关重要。基于心肺交互作用的原理，一些功能性血流动力学指标已经广泛应用于临床，包括下腔静脉内径变异度、每搏量变异度（stroke volume variation，SVV）等指标，均可预测机械通气时患者的容量反应性。应该注意的是，无论是下腔静脉内径变异度还是 SVV，在预测容量反应性时，都有严格的条件限制，会受到很多因素的影响，如下腔静脉内径变异度预测容量反应性时，要求完全镇静肌松，控制通气，无自主呼吸，潮气量大于 8ml/kg 等；而 SVV 受呼吸状态的影响，也受心律失常等因素的影响，不同的机械通气设定或自主呼吸会影响 SVV 的阈值，右心衰竭或肺动脉高压等情况也会导致 SVV 的改变。此时，应启动进一步的血流动力学评估，如心脏超声检查、全身灌注指标动态监测、容量负荷试验等，明确患者的心脏和容量状态，指导选择恰当的治疗策略。

总之，心肺交互作用是循环系统与呼吸系统之间的相互适应过程，任何呼吸生理或循环生理的改变，均会引起不同的病理生理学机制的变化，并进一步影响临床决策，尤其对于心肺功能受损的重症患者。治疗中应注重个体化，优化呼吸机模式及参数，通过选择恰当的心肺交互作用参数，更加精准地指导血流动力学治疗的策略，包括容量管理策略、血管活性药物及强心剂的应用的时机、剂量等。

第二节　心　与　肾

心脏和肾脏是人体相互依存的 2 个重要器官，心脏依赖肾脏对水钠及容量的调节，肾脏依赖心脏产生血流和压力维持循环及液体的平衡。重症患者常伴有或发生心肾综合征（cardio-renal syndrome，CRS）。CRS 是指心脏和肾脏任意一个器官急性或慢性功能不全导致的另一器官急性或慢性损伤而引起的临床综合征，血流动力学及神经内分泌信号或介质的双向性，导致心和肾之间互为因果的恶性循环是其主要的病理生理特征。主要发病机制包括，交感神经系统过度兴奋、肾素 - 血管紧张素 - 醛固酮系统（RAAS）过度激活、血流动力学障碍、炎性反应、氧化应激、贫血及分子信号通路异常等。对于心肾功能均不同程度受损的重症患者，其治疗原则是改善心脏功能，改善心力衰竭的症状与保护肾功能并重。

正性肌力药物是治疗急性心力衰竭和心源性休克常用药物，包括磷酸二酯酶抑制剂、洋地黄类制剂、钙离子增敏剂和多巴胺受体激动剂等，急性心力衰竭患者采用正性肌力药物进行治疗时，应根据肾功能调整剂量。研究发现，短时间内应用正性肌力药物，能通过增强心肌收缩力而改善心力衰竭患者临床症状和生活质量，但长期应用并不能降低患者病死率。研究表明，小剂量多巴胺受体激动剂能扩张肾血管、增加肾脏血流，可有效改善失代偿性心力衰竭合并肾功能不全患者的临床症状，但是小剂量多巴胺对于治疗或预防急性肾功能损伤无益。

容量管理是这些患者治疗中的关键环节。一方面，容量不足会导致脏器灌注减少，心肾损害加重；另一方面，容量过负荷可引起急性肾损伤（acute kidney injury，AKI）发生率明显增加。容量负荷过重会导致肾静脉压力升高，肾间质水肿，肾血流灌注降低，并可激活肾素 - 血管紧张素系统，加重 AKI；容量过负荷经常伴随中心静脉压升高导致肾静脉压力升高，从而导致肾静脉回流受阻，肾脏灌注减少；严重的容量过负荷可导致腹内压升高，腹腔内高压导致肾静脉压力增加，肾血流量减少，肾小球球囊腔内压力增高，导致 AKI 加重。因此，目标导向的液体复苏策略可降低 AKI 的风险，即以充分液体复苏尽快增加心排血量，以增加肾灌注和尿量为前提，同时尽可能减少液体复苏所致的体液潴留，以避免 AKI 加重。

RAAS 过度激活在 CRS 发生发展过程中起到重要作用，因此阻断 RAAS 是治疗 CRS 的重要靶点。研究发现，ACEI 和 ARB 可有效抑制心肌重构，降低尿蛋白含量，在急性心力衰竭、慢性心力衰竭（chronic heart failure，CHF）、肾衰竭的治疗中发挥着重要作用，但对于伴有高钾血症或肾功能恶化风险的慢性肾脏病（chronic kidney disease，CKD）患者，应用 RAAS 拮抗剂期间应注意监测电解质和肾功能。β- 受体阻滞剂具有减慢心率、降低心肌氧耗和降压等作用。有研究发现，β- 受体阻滞剂可有效降低 CHF、CKD 患者全因死亡率和心因性死亡率，但其主要被推荐用于治疗 CHF，急性心力衰竭患者应避免使用。

利尿剂通过排出体内潴留液体、减轻心脏负荷而改善心力衰竭患者心功能，是 CRS 伴容量超负荷患者的主要治疗药物。研究表明，尽管 CRS 患者存在肾功能恶化风险，但积极采用利尿剂治疗者生存率（约为 80%）明显高于未积极采用利尿剂治疗者（约为 70%）；袢利尿剂联合多巴胺持续微量泵注射治疗 CRS 的临床疗效较好，但长期大剂量应用噻嗪类利尿剂或袢利尿剂可产生利尿剂抵抗，且过度利尿会减少循环血量，导致组织灌注不足并加重肾功能损伤。

超滤治疗在失代偿性心力衰竭和肾功能不全治疗中均能发挥重要作用。研究发现，在常规治疗基础上加用肾脏替代疗法可有效排出体内多余水分、增加肾脏血流灌注、清除氧自由基等内毒素，有利于 CRS 患者心肾功能的改善。研究发现，间断性血液透析、床旁间断性静脉 - 静脉血液滤过能有效改善 CRS 患者心肾功能，但后者临床疗效更好、安全性更高；与常规血液透析相比，杂合式肾脏替代治疗（即延长、持续、缓慢、低效和低流量日间血液净化）对于难治 CRS 的疗效更佳。

第三节　心　与　脑

心脏和脑也是人体相互依存、相互影响的2个重要器官。心功能异常导致组织灌注不足，最敏感、受累最严重器官就是脑。而发生缺血性卒中、脑出血、蛛网膜下腔出血及急性颅脑外伤等颅脑损伤时，下丘脑或脑干损伤又会引起的继发性心脏损害，包括急性心肌梗死、心律失常或心力衰竭等，称为脑心综合征。神经-体液调节和炎症机制均可引发脑心综合征。

治疗上，一方面，心功能障碍导致的继发性脑损伤和脑功能紊乱不容忽视；另一方面，如何对卒中后心脏并发症进行有效预防及靶向治疗是脑科学领域热点问题。对重症患者，应高度重视保护心脏，密切心电监护，检查心电图及心肌酶等，注意水、电解质平衡，控制补液速度及补液量，减轻心脏负担，保护心脏功能。采取各种措施缓解脑心综合征的发展，降低死亡率。同时，对脑心综合征的早期识别、合理和及时干预也有着重要的临床意义。

第四节　心与胃肠道

重症患者常出现急性心力衰竭，而急性心力衰竭是多器官受累的临床综合征，其中胃肠道系统功能的改变已引起人们广泛关注。当心力衰竭发生时，胃肠道低灌注，胃肠黏膜缺血缺氧，肠道屏障功能障碍，出现肠道细菌移位和肠源性内毒素血症。内毒素激活体内细胞因子和炎性介质的释放，可进一步引起肠道屏障功能障碍并加重心肌细胞损害，从而形成恶性循环，引起心力衰竭进一步恶化。

对心力衰竭并发胃肠道功能紊乱进行早期干预与治疗，对改善心力衰竭症状，延缓心力衰竭进一步恶化具有良好效果。

综上所述，重症疾病的诊治过程中，应着重关注器官间的相互影响，尤其是心与心外器官之间的影响，在治疗过程中，持续关注并协调器官之间的相互影响，从机制上尽量减少治疗中可能出现的矛盾，将有利于各个器官功能的及早恢复，从而改善重症患者的预后。

（严　静　颜默磊）

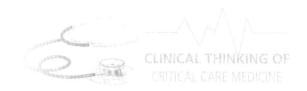

第四章　ECMO 与自主心肺功能

体外膜氧合（extracorporeal membrane oxygenation，ECMO）依靠插管将患者血液引流至体外，经人工膜肺进行气体交换后再回输患者体内，能够短期（几天或几周）替代病变的心脏和／或肺功能，为机体提供呼吸辅助和循环辅助。全球 ECMO 应用逐渐增多，其在心肺辅助的应用指征已被详细阐述。ECMO 是强大但需要谨慎使用的武器，如何能获得 ECMO 辅助的最佳临床效果，是我们关注的重点。除了要有严格的规章制度、熟练优秀的团队和对 ECMO 候选患者的全面评估，还要理解到 ECMO 不是单独的心肺支持装置，在 ECMO 辅助期间，独立切割式分析 ECMO 或者心肺功能变化，不利于对患者疾病治疗状态的整体把握。

在 ECMO 临床实践中，我们可能会遇见各种问题需要解决。临床思维中，我们可以将 ECMO 作为一个身体器官，与自身的心脏和肺脏共同为机体提供氧合和循环动力。不同 ECMO 模式及病程的阶段，ECMO 与自身心肺的关系是不同的，它们之间有统一也有冲突。ECMO 与自主心肺功能的冲突和统一贯彻临床治疗始终，除了规范化的培训、操作和管理外，充分理解并梳理它们的关系并将其上升为临床思维至关重要。

以下内容首先以 ECMO 相关基础及生理知识作为铺垫，逐渐引入针对 ECMO 与自主心肺功能关系的临床思维讨论。

第一节　ECMO 简介

一、ECMO 环路组成

一个基本的 ECMO 环路由血泵、连接管路、氧合器和插管组成，血泵提供循环动力，氧合器供氧并祛除二氧化碳，插管用于连接体内血管。ECMO 可提供多种模式来支持或替代心肺功能。ECMO 的血泵常用离心泵，与滚轴泵相比，离心泵驱动一定量的血液所需的能量较少。另外，离心泵通常不会产生过大负压，也不会产生过大正压，增强了它的安全性。任何泵后流出阻力增加和泵前引流负压增加的情况，都会减少 ECMO 的灌注流量。患者体循环血管阻力或血压上升、动脉插管扭折和动脉插管血栓造成的泵后阻力增加，导致离心泵输出量降低，而低血容量、静脉回流管路扭折、静脉插管血栓、气胸和心脏压塞造成的泵前负压增加，也会导致离心泵输出量降低。目前 ECMO 常用渗透膜型中空纤维氧合器，它易于预充，纤维表面易于涂层，可减少血液接触异物而活化，并且它有更小的表面积用于气体交换，跨膜压差低，血液破坏少，耐久性好。ECMO 的管路由 PVC 管组成，管道的尺寸，从新生儿用的内径 1/4 英寸（1 英寸 =2.54cm）到儿童和成人用的 3/8 英寸和 1/2 英寸，监测探头和三通接头可连接于环路管道上。管路中的阻力与长度成正比;ECMO 管路越长,越会增加血液与异物表面接触面积,增加预充液体总量,管路长度应能保证患者安全搬动和运送。ECMO 环路上接头应尽量减少,因为每一个接头都会增加湍流的可能,这些湍流的部位容易形成血栓。环路表面涂层,可以增加材料的生物相容性,减少血液接触异物活化。

二、ECMO 的模式

ECMO 的辅助模式主要分为 V-V(veno-venous)和 V-A(veno-arterial)模式,V-V ECMO 提供呼吸辅助,V-A ECMO 提供循环和呼吸辅助。在排除 ECMO 禁忌证(颅内出血、不可控制的出血、抗凝禁忌、中度以上主动脉瓣反流、无法插管的严重血管疾病或畸形)后可以根据不同的疾病状态和需求,选择不同的 ECMO 辅助模式。每种模式都与自身心肺系统产生独特的相互作用关系。需要对每种模式技术特点具备良好的认知,才能深入理解 ECMO 与自身心肺功能的联系,学会处理各种临床治疗问题。

(一) V-V ECMO

V-V ECMO 通过引出静脉血氧合后回流到右心(图 7-4-1-1,彩图见文末彩插),使流经肺动脉的血液饱和度提高。V-V ECMO 插管包括,在下腔静脉和上腔静脉插入大口径引流管和灌注管,通常通过股静脉和颈内静脉,V-V ECMO 与自身心肺呈串联状态(图 7-4-1-2,彩图见文末彩插)。双腔插管有引流和灌注通道,只需要 1 个插入部位。它的设计使得引流口位于上腔静脉和下腔静脉中(插管贯穿右心房),而灌注口位于右心房内,并指向三尖瓣。这些环路结构中,血液都是通过引流管从静脉引出然后通过泵、膜肺和其他环路部分回到静脉或右心房。因为在

V-V 模式下血液从静脉引流氧合后再重新返回静脉,部分充分氧合血液流入静脉后直接被重新引流至 ECMO 环路称为再循环。再循环产生部分闭合循环回路,降低了氧合效率(图 7-4-1-3,彩图见文末彩插)。再循环不可消除,再循环流量很大程度上取决于插管的位置,但也受到血管内容量状态、心排血量和患者位置影响。单部位双腔插管有一些理论上的优点,与双部位插管相比,再循环少,缺点包括成本增加,插管直径大,植入手术操作风险高,插管过程需要连续超声引导,且双腔插管更加昂贵。

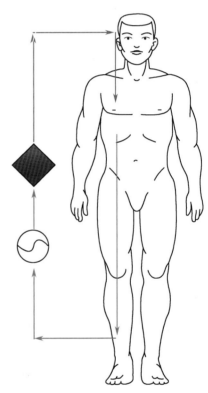

图 7-4-1-1 V-V ECMO 示意

注:静脉血液由股静脉插管引出,由 ECMO 充分氧合后由颈内静脉插管进入右心系统。

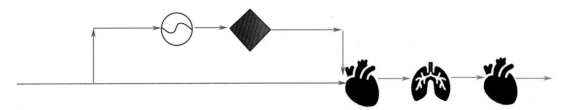

图 7-4-1-2 V-V ECMO 与自身心肺的串联示意

注:静脉血液由 ECMO 充分氧合后,进入右心房与自身静脉血混合后进入心脏,再由心脏射血进入肺循环和体循环,从而供应全身。V-V ECMO 与自身心肺是串联。

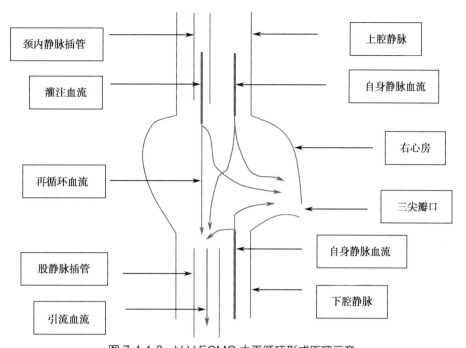

图 7-4-1-3　V-V ECMO 中再循环形成原理示意

注：由 ECMO 氧合后的灌注血流，一部分被静脉引流管重新引流回 ECMO 环路而造成无效氧合，降低了 ECMO 的氧供效率。

V-V ECMO 临床适应证包括：①严重 ARDS 患者，在充分常规传统呼吸治疗，如肺复张、使用肌肉-神经节阻滞剂、俯卧位通气、吸入一氧化氮，或高频震荡通气条件下，$PaO_2 : FiO_2 < 50mmHg$，$FiO_2 > 80\%$，持续 3 小时；$PaO_2 : FiO_2 < 80mmHg$，FiO_2 80%，持续 6 小时；pH<7.25，持续 6 小时；②肺移植围手术期应用；③高危气道手术操作。

（二）V-A ECMO

V-A ECMO 模式中，体外血泵将静脉血液引出、氧合后，绕过自身心肺，直接泵入动脉循环系统（图 7-4-1-4，彩图见文末彩插），增加了动脉灌注，ECMO 与自身心肺呈并联方式（图 7-4-1-5，彩图见文末彩插）。新生儿和婴儿不宜应用细小的股动静脉血管入路，而应选择颈动静脉血管入路，因为它们有足够的侧支血管，维持颈动脉结扎后脑血管的循环，或者选择中心动脉插管。灌注插管置入颈动脉并送入近端无名动脉，引流插管置入颈内静脉并送至右心房。成人常常经股动、静脉插管建立 V-A ECMO。

V-A ECMO 临床适应证包括：①难治性心搏骤停。②难治性心源性休克。③可恢复的心肌病变：如心肌炎、心肌病；④肺栓塞术后呼吸衰竭、右心衰竭。⑤心脏术后低心排。⑥感染性休克。⑦ Bridge：为准备心脏手术、心室辅助装置或心脏移植进行短期心脏辅助。⑧辅助高危操作，如高危 PCI、高危冠状动脉搭桥等。

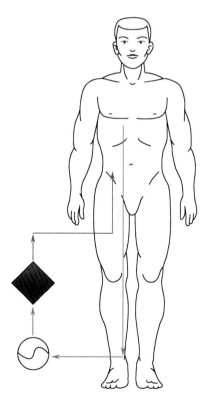

图 7-4-1-4　V-A ECMO 示意

注：静脉血液由股静脉插管引出，由 ECMO 充分氧合后，由股动脉插管进入动脉系统。

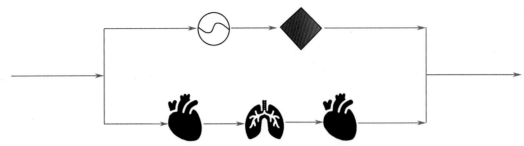

图 7-4-1-5　V-A ECMO 与自身心肺的并联示意

注：部分静脉血液经 ECMO 充分氧合，绕过心脏和肺循环，直接泵入动脉，灌注全身。

第二节　ECMO 与自主心肺功能的冲突和统一

一、V-V ECMO 与自主心肺功能的关系

（一）V-V ECMO 与自身肺的关系

在 V-V ECMO 中，ECMO 与自身心肺呈串联状态，上下腔静脉回流血液中的部分先经过 ECMO 氧合，继而进入肺循环经过肺脏再次氧合后供应全身。来自 V-V ECMO 灌注端的氧合血与静脉回流的自身静脉血在右心系统混合后，形成混合静脉血，混合静脉血进入肺循环进行进一步气体交换后进入左心室，为机体提供氧合血。生理状态下，机体的氧供（DO_2）取决于自身心排血量（CO）与动脉血液中的氧含量（CaO_2）。其中，心排血量与前负荷（容量）、后负荷（血压）及心肌收缩力（心脏功能）相关，而动脉血氧含量与血红蛋白水平及动脉血氧饱和度相关。

$$氧含量（CaO_2）=Hb \times SaO_2 \times 1.39+0.003\,1 \times PaO_2$$
$$氧供（DO_2）=CO \times CaO_2 \times 10$$
$$氧耗（VO_2）=CO \times (SaO_2-SvO_2) \times DO_2$$

正常情况下 DO_2 与 VO_2 的比例为 5:1，当 DO_2 与 VO_2 的比例低于 2:1 时机体将处于严重缺氧、无氧酵解的状态，乳酸水平明显升高，机体不能耐受。在 ECMO 辅助中，需要将 DO_2 与 VO_2 的比例大于 3:1 作为治疗目标进行调整。

疾病状态下，V-V ECMO 提供呼吸支持，当肺功能完全丧失时，ECMO 射出的氧合血与自身静脉血形成的混合静脉血流经肺循环时，没有得到肺的进一步氧合，就进入左心室被射到主动脉内，供应全身。需要注意的是，此时

的动脉血氧饱和度就是混合静脉血的血氧饱和度，由于 ECMO 射出的氧合血的血氧饱和度一般为 100%，混合静脉血的血氧饱和度取决于 ECMO 流量和自身心排血量与静脉血氧饱和度（图 7-4-2-1）。因此，混合静脉血的血氧饱和度不能达到 100%，在肺功能完全丧失时，外周血氧饱和度常常不能达到 100%，甚至小于 90% 或者更低。因此在严重肺损伤时应用 V-V ECMO 辅助，常常要接受一定程度的低氧血症。但需要注意的是，低氧血症并不等于缺氧，正如前面已经提到的，只要维持 DO_2/VO_2 3:1，机体就不会缺氧。

举例：假设患者无肺功能进行 V-V ECMO 辅助，假设没有再循环，患者的心排血量是 6L/min，ECMO 流量是 4L/min，血红蛋白 100g/L，SvO_2 为 61%，SpO_2 为 88%（图 7-4-2-2，彩图见文末彩插），计算此时的 DO_2/VO_2 为 3.72，足以满足全身的氧供。

1. V-V ECMO 使患者肺得到充分休息　对于重症 ARDS 患者，治疗目标是解决低氧和降低呼吸机相关肺损伤（保护性肺通气策略）。在严重肺功能受损时，为提供足够氧供，呼吸机条件往往较高，从而导致了呼吸机相关肺损伤。应用 V-V ECMO 后，机体能够从 ECMO 系统获得额外的氧供，从而降低了对于机械通气的依赖程度，能够执行保护性肺通气策略（潮气量低于 6ml/kg 理想体重，平台压限制在 25cmH₂O 以下，吸入氧浓度设置为 30%~60%，应用 10cmH₂O 的呼气末正压（PEEP）以维持肺泡开放，呼吸频率设置 12 次/min 以下），由于呼吸机条件的调整，

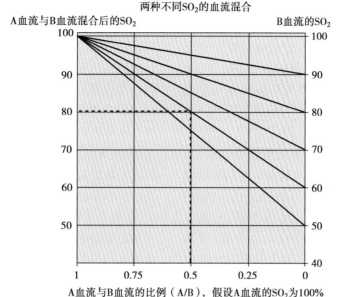

两种不同SO₂的血流混合

A血流与B血流混合后的SO₂ ... B血流的SO₂

A血流与B血流的比例（A/B），假设A血流的SO₂为100%

图 7-4-2-1　V-A ECMO 时混合静脉血的血氧饱和度取决于
ECMO 流量和自身心排血量与静脉血氧饱和度

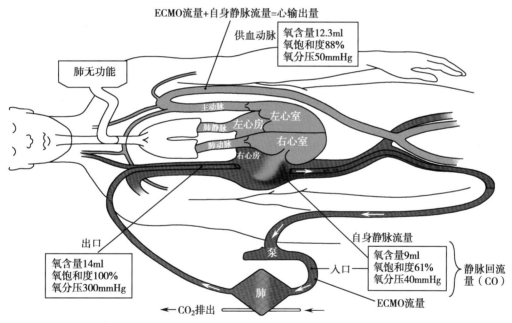

图 7-4-2-2　V-V ECMO 混合静脉血的血氧饱和度计算示意

此时动脉血氧饱和度甚至有可能低于 ECMO 启动前,但在保证足够氧供的前提下,肺保护的目标已经达到。对于 ECMO 期间呼吸机的最低肺保护通气设置还没有达成共识,对于 PEEP 设置也是如此。原则上 PEEP 水平的调整需要持续评估确定,应避免在 ECMO 开启后迅速降低 PEEP 而造成的短时间内肺水增多,同时我们应该考虑到 PEEP 过高会增加右心后负荷,但给予一定程度 PEEP 会使塌陷的肺泡复张,从而改善肺血管血流,降低肺血管阻力。俯卧位通气也是临床中较常用的治疗方式,它旨在优化肺泡复张,使通气 - 血流比更加匹配,从而降低呼吸机相关肺损伤的风险,但俯卧位通气对氧合的改善情况无法预测,患者之间的个体差异性较大。既往临床研究显示,俯卧位在 ECMO 患者中是安全可行的,但是由于存在潜在灾难性并发症风险,同时俯卧位通气往往需要增加镇静镇痛药物剂量,建议执行俯卧位通气治疗策略时应保持谨慎,应该在经验丰富的中心实施。

2. V-V ECMO 患者的低氧血症 疾病状态下,V-V ECMO 辅助呼吸,假定自身肺脏完全无功能状态,不计算再循环流量的理想条件下,设定 ECMO 流量为 4L/min,膜肺后血氧饱和度为 100%,心排血量为 6L/min,自身静脉氧饱和度为 65%,可计算出动脉血氧饱和度为[4×100%+(6−4)×65%]÷6=88%。当氧耗继续增加时,自身静脉氧饱和度继续降低,动脉血氧饱和度也会随之降低。我们需要确定可以接受的低血氧饱和度的程度。目前已知研究结论中提到,在一项对珠峰登山者血气分析的研究中发现,在海拔 8 400 米的高度,登山者动脉血氧饱和度平均只有 54.0%(34.4%~69.7%),这些人均未表现出严重缺氧。另外,有 ICU 住院时间 ≥72 小时的危重病患者中,与常规氧疗(允许 PaO_2 不超过 150mmHg 或 SpO_2 为 97%~100%)相比,保守氧疗方案(维持 PaO_2 在 70mmH~100mmHg 或 SpO_2 为 94%~98%)能够降低 ICU 病死率。因此,应充分认识 V-V ECMO 的允许性低氧血症的存在,高水平吸氧反而可引起潜在的危险性高氧风险。在临床工作中,最低可接受的动脉血氧饱和度目前仍具有争议。但在临床实践中低氧是否需要处理的要点是,分析氧供是否充足、氧供和氧耗比例、混合静脉血氧饱和度、是否贫血、患者神经意识状态、代谢状态、微循环灌注和乳酸变化趋势等众多因素。

(二) V-V ECMO 与心脏的关系

1. V-V ECMO 可以间接改善心脏功能 在 V-V ECMO 模式下,ECMO 的引流端及灌注端均安置在相通的静脉血管内,因此 ECMO 的流量大小并不能影响回心血量,并不直接提供循环辅助,V-V ECMO 的根本作用是提高了回心静脉血的血氧含量,继而使全身组织脏器灌注得到改善,改善了心肌氧供,相当于间接改善了心脏功能。呼吸机参数降低胸腔内压有利于血液回流,同时肺循环血氧含量的提高,也使得肺血管床的氧合改善减轻了缺氧性血管收缩,进一步降低肺血管阻力,增强了右心功能。高碳酸血症和酸中毒的纠正也会促进改善心肌功能。随着心脏功能改善,血管活性药物剂量减少,心肌负担也会有所减轻。

2. V-V ECMO 辅助过程中需密切监测心脏功能变化 V-V ECMO 无法直接改善循环,V-V ECMO 只提高了回心血液的血氧含量,有赖于自身心脏向全身输送血液,完成心脏泵功能,因此密切监测患者的心功能尤为重要。急性呼吸窘迫综合征(acute respiratory distress syndrome,ARDS)与肺泡上皮和微血管内皮损伤相关,导致严重低氧血症、肺顺应性降低和肺血管阻力增加,由此 ARDS 患者通常表现为右心室后负荷增加甚至导致右心室功能障碍,造成不同的临床结局。右心室功能障碍时,右心室向肺循环射血减少,而右心室扩张和室间隔反常运动会进一步造成左心室舒张功能障碍,导致心排血量减少而无法满足全身氧供的情况出现。在 V-V ECMO 伴随严重心力衰竭时,可以考虑将 V-V 模式转变为 V-A 模式,给予循环和呼吸双重辅助,既能达到循环辅助的目的,也能维持足够呼吸辅助,达到 ECMO 与自身心肺功能关系的平衡点。

二、V-A ECMO 与自主心肺功能的关系

(一) V-A ECMO 与自身心脏的关系

1. V-A ECMO 提供了循环辅助 在 V-A ECMO 模式下,ECMO 与自身心肺系统呈并联关系。ECMO 将部分体循环回流至右心房的静脉血引出,经过 ECMO 离心泵头及氧合器氧合后回输至动脉系统,如股动脉。这种辅助方式减少了右心室前、后负荷及经过肺循环的血流量,起到替代部分或全部心脏泵功能和肺功能的作用。V-A ECMO 辅助状态下,体循环的灌注流量同时来自心脏泵血和 ECMO 的灌注,血管内阻力不变的情况下,灌注压力增加,特别是舒张压提高,使得全身组织脏器灌注改善,对于心脏,冠状动脉血流量的增加有助于改善缺血原因引起的心功能受损。

2. V-A ECMO 对左心室的影响 V-A ECMO 循环辅助在临床应用时,需要严格评估 ECMO 灌注血流对左心室功能的影响,其可以直接影响 ECMO 辅助治疗的结局。

既往研究证实,在应用 V-A ECMO 循环辅助初期可出现心肌顿抑的情况,表现为辅助早期自身心功能反而显著下降,心肌顿抑与组织代谢、细胞因子风暴、左心室后负荷骤增等因素相关。进一步的超声检查后我们发现,ECMO 循

环辅助状态下的左心室功能与 ECMO 流量的变化是正相关的，即 ECMO 流量越高，左心室本身功能越差。尤其在急性左心功能不全的情况下，大流量的 ECMO 辅助会提高左心室后负荷，使左心室射血功能继续下降，舒张末期左心室容积增加。目前已知左心室的血液来自肺静脉、支气管静脉、Thebesian 静脉的血液回流，由于 V-A ECMO 无法直接引流左心，这些血液汇入左侧心腔，而严重收缩功能障碍使得左心室无法克服体循环阻力将这部分血液排出，导致了左心室血液瘀滞胀满。左心室血液瘀滞可能造成左心室过度扩张、左房压升高、肺水肿，同时瘀滞在左心室和肺循环的血液由于流动性变差，排出时间显著延长，甚至不能排出，存在着血栓形成风险。V-A ECMO 辅助尤其是辅助早期，应充分意识到此时的潜在矛盾冲突焦点在于 ECMO 辅助期间高后负荷状态下左侧心腔血液有效排空受到限制。在此临床思维的指导下，随时评估左心功能显得尤为重要，必要时，选用适当的左心减压方式，避免出现进一步的并发症，影响心脏功能的恢复。左心减压的概念主要包括内科药物治疗与外科干预方式。药物治疗方式，主要通过调整体循环阻力、强心药物的应用改善心脏射血状态，同时进行容量管理，避免过度正平衡加重心室扩张。外科减压方式主要包括，经心尖、经右肺上静脉或肺动脉插管的方式，直接引流部分汇入左心的血液，达到左心减压目的；另外，还可以应用经皮减压方式，主要包括经肺动脉引流、跨主动脉瓣引流、主动脉内球囊反搏（IABP）、房间隔造瘘、Impella 和 TandemHeart 等经皮心室辅助装置的应用。其中 IABP 是一种相对最为简单易行的左心减压心室辅助装置，在床旁即可以安置。IABP 的应用原理是，通过主动脉内的球囊在心脏舒张期的充放气作用，有效降低左室后负荷，同时，增加上半身动脉舒张期血压，达到增加冠状动脉血流量的作用。但是，目前 IABP 对心源性休克患者的疗效还存在部分争议，目前较经典的 SHOCK Ⅱ 试验得出结论，IABP 未能显著提高心源性休克患者生存率。临床中常见 ECMO 与 IABP 联合应用，意图减低 ECMO 带来的后负荷增高的问题，但是联合应用的适用情况仍缺乏有力证据。理论上，ECMO 联合 IABP 应用可以增强左心功能，降低左房压及肺动脉压，有部

分研究证实，这种方式能够改善临床预后，但另外一些研究发现，ECMO 联合 IABP 并未改善患者的生存率，而且 ECMO 联合 IABP 可能使脊髓梗死风险增加，在发生心肌顿抑时，ECMO 联合 IABP 可能会引起脑血流减少，增加神经系统并发症风险。关于 ECMO 联合 IABP 的疑问，后续需要进一步大型前瞻性研究证实，但目前在临床应用中，IABP 仍是最常见的外科左心减压方式，被广泛采用。

需要注意的是，V-A ECMO 循环辅助时对左心的不良影响虽然普遍存在，但大多数为亚临床表现并不会表现出临床症状，多数患者在 V-A ECMO 辅助治疗时没有出现明显的左心室功能下降，考虑到左心减压措施实施后效果不确定、且存在潜在的经济和操作风险，在 V-A ECMO 患者治疗过程中，应严格评估心功能的变化趋势，应用左心减压时需要慎重考虑。

（二）V-A ECMO 与自身肺的关系

外周 V-A ECMO 股动静脉插管导致差异性低氧，在股动静脉插管的 V-A ECMO 模式中，ECMO 的灌注端血流主要流动方向由动脉远端（股动脉）向主动脉近端灌注。假如此时心脏处于完全无收缩功能状态下，主动脉瓣处于关闭状态，心脏无搏出血流，全部体循环系统动脉灌注将完全由 ECMO 提供。当心脏功能开始逐渐改善，主动脉瓣能够打开，自身心脏射血也参与到体循环的灌注中，此种情况下，心脏泵血将会与来自股动脉 V-A ECMO 的逆行灌注血流形成对冲状态。在主动脉瓣与股动脉之间会形成一个类似"分水岭"的对冲区域，在对冲区域靠近主动脉瓣一端组织供血主要来自心脏供应，相对的对冲区域远端组织供血主要由 ECMO 提供。因为由心脏供应的血液经过自身肺脏氧合，而 ECMO 供应血液由体外模式经氧合器完成氧合，体外氧合效果正常情况下氧含量较高（氧分压>300mmHg），而自身肺脏氧合效果因基础疾病及当时的通气、供氧方式不同而有所差异，在这种情况下，就造成了对冲区域不同位置的供血含氧量的差异。当心脏功能逐渐改善，自身肺脏还不能完成正常氧合时，心脏泵出的血液为氧合不良的乏氧血，这种状态下心脏供血区域表现为缺氧状态，而此时由于 V-A ECMO 供血区域的血液供氧正常，因此命名为上下半身差

异性低氧。根据心功能状态及当时 ECMO 设定流量的关系，决定对冲区域位置，心脏供血区域主要包括主动脉近端分支、冠状动脉和主动脉弓部血管分支，分别提供心脏和大脑供血，当出现差异性低氧导致氧供不足时，心脏和大脑可能因低氧而造成不良预后甚至不可逆损伤。此时 V-A ECMO 辅助与自身心肺功能的恢复情况不统一，成为问题的主要矛盾，需要严密监测自身心肺动能的变化，及时发现氧合不良，并给予对应的处理。由于不易获得从主动脉瓣口搏出血的样本，通常监测距主动脉瓣相对较近的右侧肢体动脉的血氧分压及血氧饱和度作为参考标准，当出现氧合不良时，可以先提高呼吸机条件来提高心脏射血的血氧含量，如仍不能改善，可以考虑改变插管策略，打破差异性低氧情况，包括将股动脉灌注插管转移至右侧腋动脉，使脑部灌注血流氧含量提高；将股静脉引流插管顶端送入上腔静脉开口处或增加上腔静脉引流插管，以引出更多上腔静脉低氧合血从而改善上半身氧供；也可以通过调整 ECMO 模式为 V-A-V ECMO，增加颈内静脉灌注插管提供呼吸辅助作用。

第三节　总　结

我们应该正确认识 ECMO 在治疗疾病中发挥的作用。在探讨 ECMO 与自身心肺的关系问题时，应明确 ECMO 主要发挥了支持替代的作用而非一种治疗手段。在危重症患者的救治工作中，ECMO 发挥的首要作用是保证重要组织脏器的血供及氧供并维持生命，为治疗处理原发病提供机会，ECMO 对原发病多数情况下无直接治疗作用，所以，严格意义上讲 ECMO 并非一种治疗手段，而是一座架在心源性休克、心搏骤停、顽固性恶性心律失常等症状，与心脏功能恢复或下一步治疗与决策之间的"桥梁"，为后续治疗和心肺恢复争取时间。

其次 ECMO 是有创操作，无论早期建立时，还是机器运行过程中都存在出现并发症的风险，ECMO 并发症发生率较常规 ICU 操作风险要高很多，并且，处理不及时往往存在致命威胁。因此，在日常维护与管理患者时，要保持警惕，及时发现并处理并发症是 ECMO 治疗成功的保证，尤其在进行其他有创操作，如气管切开、胸腹腔穿刺引流、支气管镜检查时，诸如血管损伤、神经系统损伤、凝血功能异常、溶血、感染等问题，造成的后果往往比非 ECMO 患者严重得多。

最后，在自身心肺功能逐步恢复，直至撤机的过程中，对 ECMO 患者的有效管理要基于理解正常和异常状态下的心肺生理特点，并对 ECMO 相关生理特点有深入把握。在此基础上，在临床实践中将 ECMO 系统与自身心肺功能有机结合，深刻理解它们之间矛盾与统一的关系，将 ECMO 与患者看作一个整体并形成在整体之上的临床思维，为 ECMO 治疗的顺利进行提供了保障，让 ECMO 成为重症领域内不可替代的一张王牌。

（侯晓彤）

主要参考文献

[1] BRODIE D, SLUTSKY A S, COMBES A. Extracorporeal life support for adults with respiratory failure and related indications: a review [J]. JAMA, 2019, 322 (6): 557-568.

[2] FAN E, BRODIE D, SLUTSKY A S. Acute respiratory distress syndrome: advances in diagnosis and treatment [J]. JAMA, 2018, 319 (7): 698-710.

[3] Combes A, Hajage D, Capellier G, et al. Extracorporeal membrane oxygenation for severe acute respiratory distress syndrome [J]. New Engl J Med, 2018, 378 (21): 1965-1975.

[4] BARTLETT R H. Physiology of gas exchange during ECMO for respiratory failure [J]. J Intensive Care Med, 2016, 32 (4): 243-248.

[5] THOMPSON B T, CHAMBERS R C, LIU K D. Acute respiratory distress syndrome [J]. New Engl J Med, 2017, 377 (6): 562-572.

[6] ZOCHIOS V, PARHAR K, TUNNICLIFFE W, et al.

The right ventricle in ARDS [J]. Chest, 2017, 152 (1): 181-193.

[7] BURKHOFF D, SAYER G, DOSHI D, et al. Hemodynamics of mechanical circulatory support [J]. J AM Coll Cardiol, 2015, 66 (23): 2663-2674.

[8] WEBER C, DEPPE A, SABASHNIKOV A, et al. Left ventricular thrombus formation in patients under-going femoral veno-arterial extracorporeal membrane oxygenation [J]. Perfusion, 2018, 33 (4): 283-288.

[9] SAMADI B, NGUYEN D, RUDHAM S, et al. Spinal cord infarct during concomitant circulatory support with intra-aortic balloon pump and veno-arterial extra-corporeal membrane oxygenation [J]. Crit Care Med, 2016, 44 (2): 101-105.

第四章

ECMO 与自主心肺功能

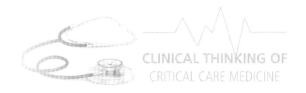

第五章 肺水肿时液体复苏的正常进行

器官与器官之间的相互关系是重症医学理论，乃至重症临床治疗中的重要问题。从理论上讲，每一个器官功能的改变，一定会对其他器官产生影响。由此产生器官与器官的相互作用关系，才使得多个器官共同完成机体的整体功能。从临床治疗上讲，每一项治疗措施，即使治疗目标是针对某一个器官，但一定会通过直接或间接的途径对其他器官也施加干预作用。重症医学强调器官与器官之间的相互关系，就是要不断发现病情更深层次的发生发展机制，为临床治疗确定更清晰的作用位点。从而，形成了更加明确的重症临床治疗思路，成为重症临床治疗器官与器官思维方式，贯穿于临床过程的始终。

肺水肿是临床常见的重症病情，同时，液体复苏也是重症临床治疗中经常用到的治疗方法，而且两者经常会出现在临床过程的同一时间点上。看似矛盾，但当深入掌握循环流量和肺水肿之间的相互关系后，就不难发现其中蕴藏着决定性的、重大的临床治疗契机。

第一节 肺水肿何时需要液体复苏

肺水肿仍旧需要积极的液体复苏，是因为患者是非静水压升高的肺水肿，是由于严重毛细血管渗漏而导致的肺水肿。所有引起毛细血管渗漏综合征的疾病都具有相同的病理生理异常过程，即毛细血管对蛋白质的通透性增加，大量富含蛋白质的液体从血管内渗漏到组织间隙，使得循环内处于相对低血容量状态。目前，高细胞因子血症被认为是毛细血管渗漏的根本原因，据估计，渗漏至第三间隙的大分子物质分子量上限从200 000~900 000不等，临床实际中，白蛋白的分子量为66 500，是完全能渗到组织间的。有研究曾测量在毛细血管渗漏阶段的前12小时内，血管内白蛋白损失30%~50%。

内皮细胞作为血管内和细胞间隙屏障，其屏障能力取决于相邻内皮细胞之间结合的完整性。内皮细胞通过2种类型的细胞连接与邻近细胞结合：黏附连接和紧密连接。除了大脑，黏附连接似乎是细胞结合的最重要的组成部分，因此，最可能是通透性受累的可能位点。血管内皮钙黏蛋白是黏附连接的主要成分，在小鼠体内使用血管内皮钙黏蛋白阻断抗体可增加肺血管的通透性；轻度炎症刺激引起血管内皮钙黏蛋白内化，削弱黏附连接会增加通透性，但尚能维持内皮结构的完整性。更大的炎症刺激导致内皮细胞分离，导致内皮细胞之间的间隙和通透性显著增加。脓毒症已被证明通过损伤黏附连接可以大大增加血管通透性。

第二节　肺水肿时液体复苏需要考虑的器官与器官

从血管内流失的富含蛋白质的液体导致血管内容量减少,导致肾素、血管紧张素和醛固酮系统的二次激活,交感神经系统及抗利尿激素的释放。由此产生的钠和水潴留导致全身水肿和渗出性浆液腔积液。血液浓缩可作为毛细血管渗漏的指标,起病较慢或涉及原发血液病的疾病可能不表现出血液浓缩。极端情况下,所有引起毛细血管渗漏综合征的原因均可导致低血容量性休克,然后继发其他类型休克及器官功能改变。

如图 7-5-2-1 所示,毛细血管渗漏综合征的临床表现:①在静息状态下,毛细血管通透性正常,液体和蛋白不能大量从血管内渗入到组织间隙;②在细胞因子的作用下,血管通透性增加。毛细血管通透性的增加使富含蛋白质的液体从

血管内进入组织间隙。随后的血管内容积减少可引起不同程度的低血压。低血压会导致肾脏的灌注减少,严重时可导致肾前急性损伤或急性肾小管坏死(acute tubular necrosis, ATN)。间质内富含蛋白质的液体积聚,可引起系统性的凹陷性水肿,胸腔和腹腔积液,急性呼吸窘迫综合征(acute respiratory distress syndrome, ARDS),肺、胃、肠内水肿和肌肉水肿,但很少导致横纹肌溶解。液体复苏可以增加血管内容积,从而改善血压和肾功能。但液体复苏也会进一步增加间质水肿,从而可能加重全身水肿,增加积液,加重肺、肠和肌肉水肿,使呼吸功增加等。所以在毛细血管渗漏时,各个器官组织水肿时,如何能够在维持相对满意循环内容量下,尽可能减少渗漏量是主要的目的。

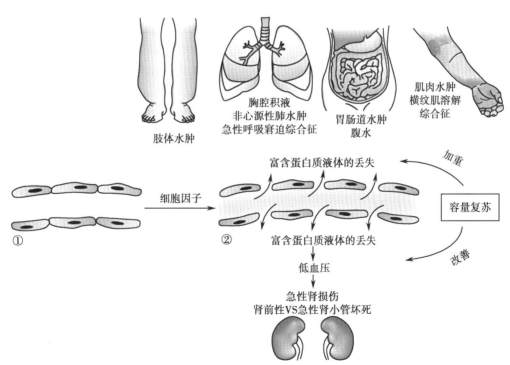

图 7-5-2-1　毛细血管渗漏综合征的临床表现示意

第三节　肺水肿时液体复苏如何监测

肺水肿时进行液体复苏的最主要的监测是，监测循环内容量有无过负荷，组织间液有无动态增加。

一、静水压指标

CVP 可以作为简便的循环内容量的压力指标，如果行 Swan-Ganz 导管监测，PAWP 是评价肺循环内容量的静水压力金指标。如果采用超声的跨二尖瓣血流的 E/e' 可以间接代表 PAWP。

二、病史与物诊

尽管敏感性和特异性不佳，但是这部分还是必要的。包括病史、症状和体征及常规诊断方法 [胸片、心电图和血清 B 型利钠肽（BNP）]。许多特征增加了循环内容量过负荷的可能性，既往有心力衰竭史的存在，有颈静脉怒张等体征，胸部 X 线片显示肺静脉充血，心电图显示房颤，等等。胸部 X 线片一直是 ICU 常用的检查之一，可能有容量过负荷的放射学表现包括：上肺叶血管扩张、心脏增大、肺动脉增大、胸腔积液、Kerley 线等。低 BNP 水平对排除容量过负荷有很高的预测价值。

三、腔静脉直径超声

测量下腔静脉（inferior vena cave, IVC）直径也可用于评估体积状态。正常内径 1.5~2.5cm（距右心房 3.0cm）；IVC 直径<1.5cm 时考虑容量尚有空间，IVC 直径>2.5cm 时考虑可能已存在容量过负荷。

四、生物阻抗矢量分析

生物阻抗分析是一种常用的身体成分估计方法，生物电阻抗矢量分析测量全身体液量，特别是检测软组织水化的测量误差为 23%。它是一种无创、廉价、多功能的检测方法，可以将组织的电特性转化为临床信息。

五、肺部超声

超声伪影称为 B 线，提示增厚的间质或充满液体的肺泡可以用胸部超声检测到，但是肺部超声本身无评估循环内液体负荷量。

第四节　肺水肿时液体复苏的治疗策略的形成

一、液体管理是治疗毛细血管渗漏综合征最关键的因素

毛细血管渗漏患者的血流动力学特征可有正常容量状态、液体过负荷、极低血容量各种变化。高分子量淀粉的人工胶体液如羟乙基淀粉，理论上对毛细血管渗漏患者是合适的复苏液，因为它们的大小可能超过内皮间隙，这样会降低输液的需求量，并防止液体过负荷的并发症。但是羟乙基淀粉复苏与重症患者的死亡率和 AKI 发生率增加有关。血管升压药，可用于那些尽管有足够的容积复苏但仍有低血压的患者，但是，考虑到这些患者休克的基础是毛细血管渗漏导致血管内容积不足，为了减少输液而过度加用血管活性药物，对患者是有害的。但基于毛细血管渗漏，在容量复苏时应提倡液体限制策略，追求最低的循环内静水压以实现满意流量复苏。最好的方法是滴定给液，每次输液前重新评估血管内容量和肺部状态。一旦循环内容量稳定一段时间后，应立即开始利尿治疗，以期进一步减低循环内静水压增加淋巴回流，以利于肺水肿的改善。对于出现稳定血压和液体超负荷症状的患

者,祥利尿剂是首选的治疗方法,对于循环内容量状态基本合适但是肺水肿较重的患者,白蛋白和利尿剂的联合使用有可能会清除更多的液体。

在严重的毛细血管渗漏的情况下,内皮细胞与细胞的结合明显中断,导致大量富含蛋白质的液体进入组织间隙(图7-5-4-1A)。低血压、休克和AKI常是最初的临床表现。在这些患者中,首要的是提高血压以优化器官灌注。最初的策略是给晶体液,目标是提供最小有效循环内容量,优化血压。建议采用限制输液策略来限制间质液体积的增加。治疗持续性低血压的下一步是使用血管升压药。尽管白蛋白的效果在那些严重的毛细血管渗漏的患者中是有限的,但仍是一个重要的选择,对于在低充盈压下仍有难治性休克的患者,应积极考虑使用。重症患者可能需要有创和无创通气,以及肾脏替代的支持治疗。如有可能,应尽快开始疾病特异性原发病的治疗,以促进毛细血管内皮恢复。

在轻度毛细血管渗漏或严重毛细血管渗漏恢复期,内皮细胞损伤较少,血压稳定(图7-5-4-1B)。在这种情况下,第三间隙液体集聚症状明显时(例如肺水肿、胸膜积液、全身性水肿、腹水等),在这些患者中,尝试脱水治疗是首选的方法。对于那些循环内静水压处在低边缘状态和组织间液

增多的患者,祥利尿剂和白蛋白静脉注射的组合可能有助于多余的水肿液清除。对利尿剂反应不好的AKI患者需要肾脏替代治疗。

二、扩容的有效性评估

(一)什么是扩容的有效性

在急性循环衰竭时,补充液体的最终目的是增加组织氧合,如果之前有损伤,则是改善器官功能。然而,在扩容和解决器官衰竭之间,需要跨越多个步骤。

如果输液增加了心排血量,这是容量反应性的金指标,也是输液的目标。但事实上,由于Frank-Starling曲线的形状是有平台的,所以在给予液体时,心脏输出的显著增加并不是总有。这不仅证明了在进行扩容前预测液体反应性的合理性。基本上,输液是为了增加平均体循环压力(Pmsf),也就是静脉回流的正向压力。然而,毛细血管渗漏或血管扩张可能会阻碍输液增加Pmsf。如果发生这种情况,如果2个心室都前负荷依赖,则Pmsf-CVP的增加会导致心排血量的增加。心排血量的增加会导致氧输送的增加,还可能会增加平均动脉压。然而,这不是恒定的,因为当心排血量改变时,交感系统在生理上倾向于保持平均动脉压恒定。流量和/或血压的增

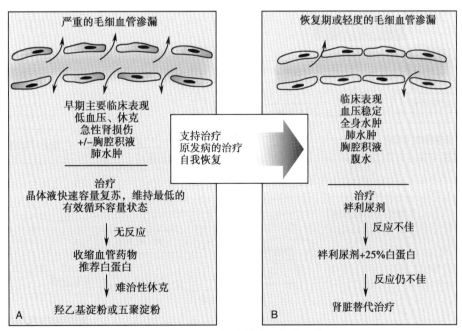

图7-5-4-1 毛细血管渗漏相关示意

注:A.严重的毛细血管渗漏的情况下内皮细胞与细胞的结合示意;B.恢复阶段毛细血管渗漏的内皮细胞与细胞的结合示意。

加,增加了微循环的血液血流,通常这伴随着灌注血管比例的显著增加。在微循环完好的情况下,微循环流量的增加会导致组织的供氧量增加,但组织水肿可能会减弱这一作用。

(二)组织氧合是否改善

输液不应该只用于增加心排血量。在液体反应性阳性试验的基础上亦然,尤其应该注意的是输液的目的是否改善组织灌注。如今,过度输液的不良后果已众所周知,以最大氧输送和心排血量为目标的策略已被证明是有害的。

休克引起的器官功能障碍的解除(如急性肾损伤),明显提示组织低灌注的发生。一般来说,寻找组织氧合的改善可能需要更复杂的指标。在一项针对重症患者的研究中,在心排血量增加的亚组中,只有 56% 的患者的耗氧量明显改善超过 15%,这一标准一直被定义为组织反应性。在一些临床试验中,出现心排血量的增加并没有对耗氧量产生任何有益影响的研究结果,也很常见。事实上,这些结果与氧输送和氧耗之间的生理学关系是一致的,只有氧输送增加使患者远离氧供氧耗依赖区才是有意义的,但以达到心排血量超常值或混合静脉血氧饱和度正常值为目标,并不能降低危重患者死亡率。这些结果提示,应监测输液对组织氧合的影响(图 7-5-4-2)。

厌氧代谢的生化标记物中乳酸是最常用的一种,在液体的作用下,如果氧的输送增加,乳酸盐就会减少,它的主要缺点是变化速度较慢。静动脉二氧化碳分压差($Pv\text{-}aCO_2$)的降低表明心排血量的增加足以将更多的 CO_2 带入肺部。然而,这并不是厌氧代谢的标志。相比之下,作为对呼吸商的估计,动静脉氧含量差与静动脉二氧化碳分压差比值(ratio)更直接地反映了厌氧代谢。它与乳酸一样可靠,表明复苏的组织反应性,但其潜在的优点是反应更灵敏。

三、扩容的副作用评估

(一)肺水肿加重了吗?

全身炎症和低蛋白血症是毛细血管渗漏综合征的主要表现。除了累积液体平衡外,还必须寻找更具体的液体过负荷迹象。中心静脉压或肺动脉楔压如果明显升高则肺水肿加重的风险极高。然而,如果肺毛细血管通透性增加较多,即使 PAWP 和 CVP 值增加不多,也可能出现明显肺水肿加重。

(二)右心功能是否恶化

在肺水肿时,与急性呼吸窘迫综合征(ARDS)期间一样,常常需要机械通气,呼吸功也是增加的,肺血管阻力也会增加,肺高压发生风险增加。

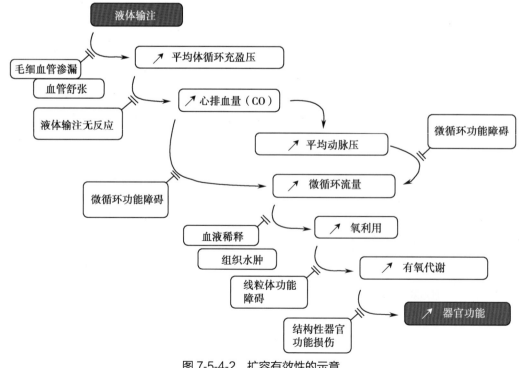

图 7-5-4-2 扩容有效性的示意

肺高压时输液的一个具体风险是右心室扩张。右心室对其后负荷的变化非常敏感,再当右心室前负荷不恰当增加时,可能进一步增加右心室负荷,最终导致右心室扩张。它使室间隔左移,减少左心室充盈,越输液心排血量越减少。

(三) 扩容是否增加腹腔内压力

先前的腹腔内高压(intra-abdominal hypertension,IAH)恶化可能是液体复苏的不良后果之一,是毛细血管渗漏的腹腔内组织水肿的后果,但在实践中往往被忽视。IAH 可通过 2 种主要途径诱发器官功能障碍:一是通过降低腹腔内器官的灌注压力阶差;二是损害全身血流动力学。通常,器官功能障碍出现在腹内压高于 20~25mmHg。

四、如果液体复苏导致肺水肿加重怎么办

(一) 利尿剂

特别是袢利尿剂,仍然是缓解容量过负荷症状和改善充血性心力衰竭的有效治疗选择。

使用利尿剂处理液体过量时,排尿量的目标是什么?一些临床经验观察性研究表明,3~4ml/(kg·h)的排尿量很少导致血管内容量缺乏,因为绝大多数患者的毛细血管都能达到这样的速度。利尿剂可以用单剂量液体治疗或连续输注。关于哪种策略更好,一直存在争议。一些学者认为利尿剂连续输注优于单剂量液体治疗,因为尿量容易维持。在一项研究中,利尿剂连续输注用较小的剂量实现了较多的排尿量,不良事件发生率也较低,比如 AKI 恶化、低钾血症和耳毒性等。然而,急性心力衰竭患者可能受益于快速反应并起效的单剂量液体治疗。

由于在利尿剂治疗过程中会遇到常见的电解质紊乱,因此监测电解质水平和评估酸性状态非常重要。为了避免低钾血症,口服钾是很容易的。测量尿钾浓度和计算钾的每日流失,是一种可以用来估计每日钾需求量的策略。另一种方法是使用保钾利尿剂,如螺内酯。在利尿剂治疗过程中经常发现低镁血症,可以通过静脉或口服来补充镁,一般每天 20~30mmol。此外,在一些患者中,氯离子的损失超过钠离子的损失,出现低氯代谢性碱中毒,可以补充氯化钾、氯化镁、精氨酸等。

有研究表明,对于心功能不全患者,药代动力学角度,托拉塞米和布美他尼比呋塞米更有利。在 AKI 患者中,与托拉塞米相比,呋塞米的使用与尿量的显著改善相关性更好。AKI 患者对呋塞米的反应可能由于多种机制而降低,常常需要使用更高剂量的呋塞米,但这可能增加耳毒性的风险。

(二) 连续性肾脏替代治疗(CRRT)

由于危重患者常表现出血流动力学不稳定和 / 或多器官功能障碍,对药物治疗难以耐受的液体超负荷需要使用体外治疗,如连续性肾脏替代治疗。准确的液体平衡管理,是提高肺气体交换和器官灌注的最终目标,同时保持稳定的血流动力学参数。AKI 和液体超负荷患者的最佳肾脏替代治疗方法尚未确定,目前仍存在争议。最初方式的选择必须以资源的可得性、当地的专门知识为基础;患者的个体需要,最终取决于患者的血流动力学状态。

对于液体超负荷的患者,缓慢连续超滤(slow continuous ultrafiltration,SCUF)是一种连续性肾脏替代治疗,通常是在低血流量 50~100ml/min 设置下,根据液体平衡需要在 100~300ml/h 之间进行超滤。由于需要较低的超滤和血液流速,因此,可以在减少肝素剂量的情况下,使用相对较小的表面积的过滤器。连续性静脉 - 静脉血液滤过(continuous veno-venous hemofiltration,CVVH)是另一种 CRRT 技术,它通过提供连续的液体、电解质和毒素清除来细致、精确地控制液体平衡。

综上所述,肺水肿时液体管理,是一种涉及重症临床容量管理各个细节的管理,应该精准化进行。实际上,肺水肿与液体复苏的关系的治疗意义,只是重症治疗中的一个代表。器官与器官的重症临床思维方式,会为重症医学专业的医生提供有效的解决方法。

(杜 微)

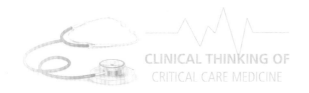

第六章　联合指标对器官的治疗保护作用

重症医学中的监测指标,是重症患者临床表现的组成部分,是医务人员临床观察的延伸。指标代表了病情,代表了器官,甚至反映了病情更深层面的机制特点。同时,指标为临床治疗带来了作用位点,带来了治疗方向、治疗程度,以及治疗效果和病程发展。内涵相关的监测指标联合应用,是重症临床治疗思路建立的重要环节,是器官与器官临床思维方式在重症治疗中的实践体现。

第一节　联合指标的临床位置

指标作为重症医学中的重要符号,既可作为治疗的目标,也可作为治疗的目的在重症治疗干预中起到重要作用。人们一直热衷于比较指标之间的差异和优劣,试图筛选出完美的单一指标或方法指导治疗,例如寻找容量反应治疗,从静态指标 CVP 等到功能血流动力学指标脉压变异度(PPV),从容量负荷试验到被动抬腿试验。不同的医师对同一位患者的指标参数可以有不同的判断方式,特别是在不同指标的指向不一致、表面出现矛盾时,临床医师的判断可能得出完全相反的临床判断和处理结果。任何单一指标都不能反映病理生理的全貌,如何梳理指标间存在的错综复杂关系,已成为临床面临的挑战。另一方面,每个重症指标都具有某个特定方面的病理生理意义,联合指标可以实现指标之间互补,临床强调对多个指标参数或相关的一组指标参数联合分析,可更好地揭示重症状态。联合指标的概念可以精准评估干预的治疗和再损害效应,可进一步实现器官治疗保护的作用。

当然,联合指标不能成为一句空话,联合指标不能简单地理解为指标的叠加。例如,容量评估指标方法众多(CVP、PPV、IVC 随呼吸变异度等),并不是把所用相关指标都叠加起来,联合治疗强调进行综合整体判读,如何实施联合指标,更多强调的是指标间内涵关系的梳理,特别是在不同维度和不同层级来联合指标。联合指标对器官的治疗保护作用的重症思维,主要强调如下内容。

一、不同层级指标联合耦联的思维

重症作为一个整体,监测指标涵盖方方面面,从整体到局部,从器官到组织,从宏观到微观,从血流到功能等,在思考如何联合指标时,需判断指标反映的是何层级的内容,例如血压这个指标涉及多方面,乳酸多反映的是细胞能量代谢。在临床实践中,不同的组合均可出现,例如血压高 + 乳酸高(应激,低心排?),血压高 + 乳酸低(高血压),血压低 + 乳酸高(低灌注压、休克?),血压低 + 乳酸低(既往低血压、其他器官对低血压的反应?),血压作为体循环(又称大循环)指标,乳酸作为细胞代谢指标,临床需要思考如何把血压和乳酸联合起来,解释从大循环到细胞代谢,正如我们提出的大循环和微循环耦联的理念,强调不同层级指标的耦联,通过不同层级的指标联合可对重症状态进行判断,有助快速明确病因,确定治疗方面。

二、联合指标动态和静态的思维

在治疗的初期,得到的临床信息往往是单一时间点的,这时联合指标可以快速明确治疗位点和对关键病因快速判断,例如心脏骤停,一个时间点的数值就提供极为重要的信息。作为一个极端的例子,心脏停搏提示临床的治疗干预是心肺复苏(CPR)。在治疗的过程中,指标伴随治疗干预而改变,联合指标能更好地判断治疗的反应,有助现实治疗的精准性,例如CPR后自主循环恢复,但进一步优化治疗需要动态的联合指标,判断干预后不同指标的变化,避免治疗过度或复苏不到位的损伤,实现保护治疗。

三、联合指标看指标间"矛盾/不一致"现象的思维

当所有指标都指向一个方向时,临床医师能相对容易和自信地作出判断,例如1例腹腔出血的失血性休克患者,出现心率快、CVP低、血压低、PPV高等,此时所有相关指标均指向容量不足,临床医师判断往往比较容易,治疗也相对明确。但如病情进一步发展,出现腹腔内高压,此时CVP增高,PPV也增高,但仍存在组织灌注不足,此时如何应用指标来判断容量,成了不少临床医师的难题,一方面CVP高可以提示静脉回流受限,腹腔内高压,也可能提示容量过负荷;PPV高可以提示容量不足,也可能是腹腔内高压所致。此时,如果根据单一指标作出治疗选择,信心就下降了,如果联合更多的指标,则可以更好地揭示状态,揭示容量治疗的利弊和优先级。

四、治疗效应和再损害联合指标的思维

重症患者的治疗和再损伤常伴随存在,再损伤已成临床治疗的组成部分,联合指标有助于实现控制治疗的再损伤。在实施治疗干预时,联合指标一方面可以评价治疗效果,另一方面可以反映治疗的再损伤作用,可以综合评估治疗的利弊,进而实现治疗保护。

第二节　容量复苏的联合指标

容量过多引起静水压升高,器官水肿,影响器官功能的恢复,而容量不足则引起循环不稳定,组织低灌注,导致器官功能衰竭。在休克复苏早期强调的是充足的容量复苏,避免组织低灌注,但到了休克恢复期,则强调反向容量复苏,需要主动进行脱水治疗,减轻组织水肿,促进器官功能恢复。临床工作中,需要强调的是多个指标、多种方法综合进行容量状态评估,需警惕单一指标对容量状态评估的局限性。例如,不能简单认为急性肺水肿就绝对不能进行扩容治疗,此时对于肺而言,血容量越低,渗漏的可能就越少,但对全身组织灌注而言,可能存在容量不足,增加容量有助改善循环,临床治疗需要联合指标综合评估,实现个体化治疗。对于显著的严重容量不足(例如失血性休克)或容量过负荷(例如心肌梗死所致的心源性肺水肿),结合临床病史及临床表现即可作出较为准确的判断,而此时更应注重在治疗过程中血流动力学的评估,动态并相互联系地监测心脏前负荷变化,有助于判断不同病理生理状态下的容量状态,确定治疗的目标。

一、联合指标解释指标间"矛盾/不一致"现象

判断容量状态指标和方法众多,例如静态前负荷指标[CVP、PCWP、全心舒张末容积指数(GEDVI)等]、基于心肺交互作用的动态指标[脉压变异度(PPV)、每搏量变异度(SVV)等]、容量负荷试验、被动抬腿试验,临床面临挑战时,特别是指标间存在不一致时,应相信哪个指标呢?例如急性肺源性心脏病/肺动脉高压,PPV及SVV往往很高,此时PPV一般多大于20%,而CVP可能也是高的,此时相信哪个指标?在回答这个问题前,强调对指标病理生理的掌握和应用,部分所谓的指标间"矛盾/不一致"现象

是由于我们对疾病的状态没有了解清楚或者对指标理解不够深刻所致。如果我们的知识构架中，知道急性肺心病/肺动脉高压时，PPV/SVV过高主要是受到右心功能的影响，呈现右心后负荷依赖而非右心前负荷依赖，急性肺心病/肺动脉高压 CVP 和 PPV 的所谓"矛盾/不一致"其实并不存在。此外，临床工作中应该重视指标间"矛盾/不一致"现象，这种现象往往是推进治疗的关键或者打开治疗困境的钥匙。静态指标和动态前负荷指标不一致，常可见于腹腔内高压、心脏压塞、肺动脉高压等。

二、联合指标的容量治疗效应和再损伤效应

在此主要回答 2 个主要问题：①机体对扩容治疗有反应吗？或者扩容治疗有效吗？②机体对扩容治疗安全吗？即容量反应性评估可提供机体对容量治疗的安全性和有效性的信息，为后续容量治疗提供方向。实际临床工作中，绝大部分患者心肺功能相对正常，液体耐受性好，一般扩容治疗不会引起容量过负荷的危险。但对于重症患者，特别是合并呼吸功能受累时，液体耐受性差，盲目地扩容治疗，可能增加肺水肿的风险，影响预后。Michard 等回顾并荟萃分析了多个扩容治疗的临床监测研究，对于存在急性循环衰竭或组织灌注不足（CI<2.5~3.5L/（min·m²），SBP<90mmHg，心率>100~130 次/min，尿量<20~30ml/h 等）时，临床医师怀疑可能存在容量的问题而给予扩容治疗，其中容量反应性良好的仅为 40%~72%，提示临床工作中可能存在着盲目的扩容治疗。近来，ARDS 液体管理策略的研究也显示，与非限制性液体管理相比，限制性液体管理氧合指数明显改善，肺损伤评分明显降低，且 ICU 住院时间明显缩短。联合指标策略，一方面结合基于全身流量的容量不足的状态，另一方面基于器官水肿的容量过负荷的风险。

第三节　大循环-微循环指标联合耦联

在休克复苏过程中，人们已经认识到大循环被纠正后，并不能完全保证微循环的恢复。近来，有学者提出"微循环休克""微循环衰竭""微循环复苏"等理念，休克复苏已深入到微循环层面。在临床实践工作，关于如何实现休克复苏从大循环到微循环尚未达成共识，如何解读"大循环-微循环"的相互关系仍是临床医师的一大挑战。一方面，大循环是微循环复苏的基石，临床的许多干预手段（例如扩容、缩血管活性药物、强心等）均需要通过作用于大循环来影响微循环，此时应避免脱离大循环而空谈微循环复苏，过分强调临床干预措施对微循环直接作用。另一方面，休克复苏终点是恢复细胞氧代谢和器官功能，而微循环作为联系大循环和细胞间的桥梁，是机体把氧运输到细胞的最后一站，如果未能正确认识到大循环和微循环之间耦联关系，仅以大循环目标作为导引，忽视微循环的反应，可导致临床治疗偏差。有时虽然表面看起来是维持了超正常的大循环指标，但对微循环未必是有益的，甚至是有害的。例如，休克复苏扩容是为了增加心排血量，但最进一步的目标是为了改善微循环灌注，但如果微循环丧失了对大循环的调节反应，即使增加了心排血量，也不能相应增加微循环灌注，反而带来容量过负荷潜在损伤。

因此，我们总结和提出"大循环-微循环"指标联合的概念，强调在休克复苏中需要将大循环指标和微循环的指标有机地结合起来，正确判断和识别"大循环-微循环-细胞"耦联状态，这有助于判断某一治疗干预措施的效果，也可有助于选择治疗干预的手段，并为休克的治疗指明方向。此外，"大循环-微循环-细胞"指标的联合，需要强调静态和动态的理念。

一、"大循环-微循环"耦联评分

有学者将"大循环-微循环"的相互关系，定义为"血流动力学的一致性"或"协调性"，但尚缺乏具体的诊断标准。"一致或不一致"和"协调或不协调"多属于二元化的判断，但在休克复苏中，临床情况往往非常复杂，应用二元化的结果来判断"大循环-微循环"耦联关系是不

充分的。需要指出的是,"大循环 - 微循环"的耦联关系,并非指"存在耦联"提示好,而"失耦联"提示不好,耦联关系判断的目的是复苏微循环,是明确下一步的治疗方向。例如,失血性休克时,大循环和微循环同步恶化,此时"大循环 - 微循环"的改变存在耦联性,也是一致的或协调的,提示复苏微循环的关键在于快速纠正大循环衰竭。"大循环 - 微循环"耦联(macrocirculation-Micocirculation couple,MMC)指在休克复苏过程中,在某一时段内,针对某一临床干预措施或疾病本身进展所致的大循环的变化和相应的微循环的变化,两者之间的相互耦联关系。"大循环 - 微循环"耦联的判断,有时可以通过单一时间点的参数就可作出初步判断,例如大循环显著衰竭时,很容易推导出此时的微循环衰竭是由于大循环衰竭所致,但更多情况下需要依据"大循环 - 微循环"连续的变化关系来准确识别两者间的耦联关系。在此,我们进一步提出"大循环 - 微循环"耦联(macrocirculation-micocirculation couple,MMC)评分的理念框架,用于指导临床治疗(表 7-6-3-1),在 MMC 评分中大循环指标被定义为自变量,而微循环指标被定义为因变量。"大循环 - 微循环"耦联评分较好地将微循环和大循环有机地结合起来,为休克复苏治疗提供方向。正确解读"大循环 - 微循环"耦联的状态,一方面有助于快速识别因为大循环复苏未到位而导致的微循环灌注不足,另一方面也可认识到微循环和大循环失耦联现象,而避免过度复苏。需要指出的是,针对微循环和大循环的不同具体指标,如何确定"大循环 - 微循环"耦联评分的具体临床判断标准,需要进一步的临床研究证实。

二、"流量为核心"的复苏策略

在"大循环 - 微循环"耦联的内涵中,我们强调"流量为核心"的复苏策略。在此,流量既包括血流量和氧流量,也包括全身流量和局部流量。微循环复苏的目的,就是为恢复细胞周围血流量和氧流量。流量作为循环休克复苏最高优先等级的指标,同时也是休克复苏的目的指标。"流量为核心"的复苏策略一般遵循先复苏全身流量,再到局部流量的原则。全身流量的复苏,主要集中在以下 5 个方面:容量、心功能、后负荷、循环梗阻因素(心脏瓣膜病变、心脏压塞、肺栓塞等)及动脉氧含量(血红蛋白和动脉血氧饱和度等)。一般情况下,如果全身流量不足,局部流量也是难以保证的。此外,在临床工作中,还面临经过早期复苏后,全身流量被恢复正常,但局部流量仍不足的困境。此时,我们强调在保证全身流量的基础上,以局部流量为目的,通过大循环 - 微循环耦联评估来实施临床治疗。"流量为核心"的复苏流程示意如图 7-6-3-1 所示。

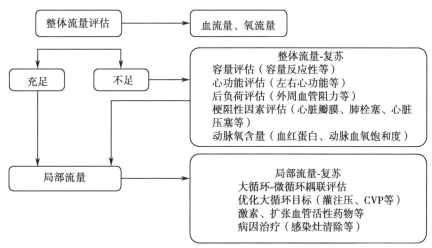

图 7-6-3-1 "流量为核心"的复苏流程示意

表 7-6-3-1 "大循环 - 微循环"耦联评分(MMC score)

	初始时点	早期治疗后时点	MMC 评分
大循环	异常	正常	MMC- Ⅲa,耦联高度一致,早期复苏成功,可考虑进入反向复
微循环	异常	正常	苏阶段
大循环	异常	异常	MMC- Ⅲb,耦联高度一致,但早期复苏失败,继续大循环复苏
微循环	异常	异常	
大循环	异常	正常	MMC- Ⅱ,耦联中度一致,继续维持目前治疗,密切监测微循环
微循环	异常	较初始时点显著改善 但未恢复正常	变化
大循环	异常	正常	MMC- Ⅰ,耦联轻度一致,优化大循环目标(灌注压、血流量的个
微循环	异常	较初始时点轻度改善	体化设置等),去除微循环的潜在损害因素优化微循环(控制感 染、扩张血管活性药物等)
大循环	异常	正常	MMC-0,耦联性丧失,调整治疗方向和策略
微循环	异常	未改善继续恶化	

三、休克复苏——大循环的三大目标

氧输送 - 流量 - 灌注压力

在休克复苏中识别大循环和微循环耦联的关系,离不开对大循环的病理生理状态的判断。在此,我们提出休克复苏——大循环的三大目标:氧输送 - 流量 - 灌注压(oxygen delivery-flow-perfusion pressure targets,O-F-P)。O-F-P 三大目标主要从大循环层面来判断复苏是否到位,相关指标在临床上也比较容易获得。

1. 氧输送(oxygen delivery targets,O 目标) 主要判断休克复苏过程中全身氧输送是否满足机体的代谢需求,目前,临床常用的指标包括中心静脉血氧饱和度($ScvO_2$)和静动脉二氧化碳分压差 / 静动脉氧含量差($Pv-aCO_2/Ca-vO_2$)。当全身氧输送不能满足全身氧需求时,$ScvO_2$ 降低,提示机体无氧代谢可能增加,因此低 $ScvO_2$ 提示存在氧供 - 氧耗(DO_2-VO_2)的不匹配,存在增加氧输送的必要性。自 Rivers 等在感染性休克的早期目标导向治疗中提出以正常化 $ScvO_2$(>70%)作为休克复苏的终点指标后,$ScvO_2$ 在休克复苏的临床应用受到人们的广泛重视。虽然,近来多个临床随机对照试验发现,以 $ScvO_2$ 正常化作为感染性休克复苏的目标,较常规治疗组并不能进一步改善预后,但 $ScvO_2$ 仍是反映全身氧输送和氧消耗的供求关系的简单指标。例如,$ScvO_2$>70% 可简单判断全身氧输送方面是充足的,而 $ScvO_2$<50% 提示氧输送严重不足,此时机体的氧摄取增加代偿已达到极限。此外,还需要指出的是 $ScvO_2$ 过高或过低都是不正常的。一般来讲,$ScvO_2$ 降低的常见原因包括,心排血量减少、低氧血症、血红蛋白含量下降(贫血)和组织氧耗(高热、寒战、烦躁等)的增加等。$ScvO_2$ 升高的常见原因包括,高心排血量、镇静肌松、低温、微循环分流或细胞氧利用障碍、颅脑损伤(脑摄氧能力下降)、过高的动脉氧分压等。在临床实践中,需要联合指标综合解读其意义。

$Pv-aCO_2/Ca-vO_2$ 通过计算氧的消耗量和二氧化碳的生成量的比率获得,其本质是反映机体呼吸商。在无氧代谢时只有 CO_2 的产生,却无 O_2 的消耗,此时呼吸商趋向无限大。当 $Pv-aCO_2/Ca-vO_2$ 异常升高(>1.6)提示存在无氧代谢,即存在细胞缺氧,此时进一步增加氧输送可能对机体是获益的;反之,如果 $Pv-aCO_2/Ca-vO_2$ 是正常或偏低时,提示不存在无氧代谢,此时增加氧输送对机体无益,还可能带来治疗相关的再损害。近来,应用 $Pv-aCO_2/Ca-vO_2$ 作为识别机体是否无氧代谢的指标,在休克复苏中受到广泛关注,临床研究已发现 $Pv-aCO_2/Ca-vO_2$ 与高乳酸血症、乳酸清除、预后等相关。但需要指出的是,理论上 $Pv-aCO_2/Ca-vO_2$ 也可以反映局部微循环衰竭 / 细胞病性缺氧的情况,但其不能预测微循环层面对提高氧输送的有效性。

2. 流量(flow targets,F 目标) 主要判断复苏过程中全身血流量是否满足机体的代谢需要,主要指的是心排血量,体现的是血流量是否充足。常用指标包括中心静脉 - 动脉二氧化碳分压差（Pcv-aCO₂）和心排血量等。Pcv-aCO₂作为反应全身血液流量的综合指标，反映机体清除 CO_2 的能力，与心排血量呈负相关。休克复苏时，$Pcv-aCO_2<6mmHg$ 提示全身流量基本充足，而 $Pcv-aCO_2>10mmHg$ 提示全身流量严重不足。此外，$Pcv-aCO_2$ 还可受到机体代谢率和 pH 等影响。在全身流量判断方面，必要时进行心排血量的监测，实施滴定大循环的流量目标。

3. 灌注压（perfusion pressure targets，P 目标）　主要判断复苏过程中灌注压是否满足机体的需要，灌注压主要用来克服器官组织的微血管阻力，通过微循环将流量运输到器官组织中。目前，灌注压指标主要指平均动脉压（MAP），在休克早期复苏要求 MAP>65mmHg。当 MAP<40mmHg 时，一般提示严重灌注压不足，可能出现循环崩溃，需要紧急复苏。近来，休克复苏指南强调需要结合患者基础血压的情况及当前的病理生理状态来设置 MAP 个体化的血压目标。需要强调的是，灌注压的目标设定需要以整体和 / 或局部流量为目的。由于流量指标在临床治疗中的长期缺失，在临床休克复苏的具体实施过程中，临床医生容易压力指标等简单同于流量指标，导致临床的误判。此时，需要建立正确思维去理解流量和血压的关系。从整体而言，全身流量是形成血压的基础，有时两者变化趋势是一致的，如活动性失血时；但有时流量和血压也会是不一致的现象，如感染性休克，即使心排血量很高，血压还是低的。血压是服务于流量复苏的治疗的目的，调整血压的目的是为得到更好的流量（全身或局部的流量）。

四、联合指标判断"大循环 - 微循环"耦联

临床上反映微循环灌注的指标主要包括：毛细血管再充盈时间、花斑评分、外周灌注指数（peripheral perfusion index，PI）、组织血氧饱和度、皮肤氧分压、皮肤二氧化碳分压等。由于不同器官微循环的异质性，以及在不同病理条件下也可出现同一器官不同区域的微循环灌注异质性增加，目前如何将微循环的相关具体临床指标整合到大循环中去尚存争议，相关研究方兴未艾。

笔者前瞻性观察 202 例放置了中心静脉导管指导复苏的重症患者，分析研究复苏后 8 小时 PI 及 ScvO₂ 与 30 天住院死亡率的关系，进一步提出了基于 ScvO₂ 和 PI 的组织灌注分型，发现复苏后 8 小时 PI 是重症患者死亡的独立危险因素，复苏 8 小时后如 PI<0.6 提示预后差；联合 PI（反映微循环指标，正常人群>1.4）和 ScvO₂（反映大循环指标，>70% 为氧输送复苏达标）将组织灌注分为以下 4 型：① Ⅰ 型，ScvO₂<70%、PI<1.4，提示大循环和微循环复苏均未达标，可通过提高大循环来改善微循环；② Ⅱ 型，ScvO₂>70%、PI<1.4，提示存在"大循环 - 微循环"失耦联，此时大循环虽达标，但微循环灌注未恢复正常，需警惕原发病本身对微循环功能的损害，例如感染控制不满意；③ Ⅲ 型，ScvO₂<70%、PI>1.4，虽大循环未完全正常，但外周微循环灌注已恢复，可联合其他灌注指标动态评估，应避免过度复苏；④ Ⅳ 型，ScvO₂>70%、PI>1.4，"大循环 - 微循环"复苏均基本达标，提示可以考虑启动反向容量复苏，优化容量状态，进一步促进器官功能恢复。需要指出的是，在上述的组织灌注分型中仅结合 2 个临床指标对"大循环 - 微循环"耦联进行了初步的探讨。在此，我们还要强调"大循环 - 微循环"耦联需要多个指标联合进行整体的判断。此外，关于某些微循环具体指标的相关阈值，尚需要研究进一步确定。

五、微循环衰竭的血流动力学分型

近来，伴随光学技术的进步，床旁舌下旁流暗视野微循环评估已成为临床微循环评估研究的主要方法，可以更直接地提供微循环形态和微循环动力学的指标，可以进一步具体分析微循环的血流动力学状态。2015 年，Ince 进一步总结了血流动力学失调时微循环功能障碍的特点，将微循环功能障碍分为如下 4 个类型。

1. Ⅰ 型　异质型。微循环血流表现为高速毛细血管血流与血流淤滞同时存在，常见于脓毒症。研究发现，微循环血流灌注异质性程度与预后相关。异质性指数被推荐用于定量评估微循环血流异质性。此外，微循环血流灌注分布异常还见于缺血再灌注损伤。当微循环血流灌注呈异质型表现时，可以解读为临床常说的"分布因素"持续存在，目前，针对微循环血流灌注的异质型的治疗，在纠正宏观循环的基础上以抗感

染、抗炎、扩张血管为主，但值得注意的是，具体哪种治疗措施改善微循环血流分布，也存在个体的差异性。扩张血管活性药物，在微循环衰竭时改善微循环血流分布方面的证据尚不足，临床应用时，应强调连续动态地评估治疗干预的效果及个体化的治疗策略。

2. **Ⅱ型** 血液稀释型。微循环血流灌注表现为毛细血管内红细胞减少，常见于心脏外科手术后，特别是在体外循环时。血液稀释还可导致血流剪切力的改变，进而影响微血管自我血流调整功能，并影响血流动力学的协调性。针对血液稀释，治疗上以输血为主，一般建议维持 HCT 在 30% 以上。

3. **Ⅲ型** 血流淤积/填塞型。微循环血流灌注表现为血流淤滞、缓慢，血管阻力升高、静脉压升高，去甲肾上腺素（norepinephrine，NE）应用过量、收缩血管、血压过高、吸入高浓度氧均是其潜在原因。数项关于微循环的临床研究发现，在感染性休克时应用去甲肾上腺素提高血压的同时，并不能改善微循环血流，甚至有可能降低了微循环红细胞的血流速。

4. **Ⅳ型** 组织水肿型。微循环血流灌注表现微循环灌注血流减少，常见于严重的毛细血管渗漏、内皮损害、多糖包被损害，组织水肿时增加氧的弥散距离加重局部组织缺氧。

上述 4 型微循环功能障碍的微循环的综合表现都是功能毛细血管密度（functional capillary density，FCD）的减少，但 FCD 减少的背后原因是不一样的，就像重症患者出现低血压时需要鉴别容量、血管张力、低心排等因素一样，不同类型的微循环功能障碍的表现，提示患者微循环的不同病理生理状态，应采取针对性的临床治疗。例如，如复苏后持续存在微循环血流异质分布，则需寻找潜在的导致异质分布的病因并治疗，比如，是否感染灶未被清除、抗生素是否需要调整，而不是仅把治疗局限在宏观循环的调整。此外，微循环功能障碍的评估还可能有助于进一步修正宏观血流动力学的治疗策略，例如出现组织低灌注的临床表现时，发现微循环障碍为组织水肿型，即使此时宏观循环存在容量反应性（扩容可以增加心排血量），从微循环角度而言，扩容可能不改善微循环灌注反而加重微循环水肿，微循环提示组织低灌注可能是由组织水肿导致 FCD 下降所致，对容量治疗的方向需要重新评估。

为了提高关于微循环指标的临床实用价值，关于微循环衰竭，在"大循环-微循环"耦联中，我们强调以下 2 个原则：①早期快速识别微循环衰竭，床旁外周灌注的简便评估，就可以明确微循环衰竭的诊断，必要时可增加相关监测，有助于早期启动休克复苏；②复苏进程中判断"微循环-大循环"耦联关系，即判断微循环衰竭是否由大循环衰竭所致，需要对大循环的目标进行评价，如微循环衰竭与大循环存在耦联关系，需要强调早期积极复苏，恢复大循环为首要目标；如微循环衰竭与大循环耦联关系丧失，则需要进一步明确及治疗微循环损害的独立病因，例如感染未控制、缺血再灌注损害等，必要时可根据机体反应，尝试应用改善微循环的药物治疗（扩张血管活性药物、激素等）。

休克复苏中"大循环-微循环"耦联已受到广泛的关注和重视，连续动态评估"大循环-微循环"耦联关系，可为休克诊治提供新的治疗策略并指明下一步的治疗方向。应用"大循环-微循环"耦联去指导休克复苏对患者预后的影响，需要进一步的研究去证实和探讨。

（何怀武）

主要参考文献

［1］INCE C. Hemodynamic coherence and the rationale for monitoring the microcirculation [J]. Crit Care., 2015, 19 Suppl 3 (Suppl 3): S8.

［2］HE H, Long Y, Zhou X, et al. Oxygen-Flow-Pressure targets for resuscitation in critical hemodynamic therapy [J]. Shock, 2018, 49 (1): 15-23.

［3］RIVERS E, NGUYEN B, HAVSTAD S, et al. Early goal-directed therapy in the treatment of severe sepsis and septic shock [J]. New Engl J Med, 2001, 345 (19): 1368-1377.

［4］JAEHNE A K, SALEM D, DOMECQ GARCES J. Early goal-directed therapy in the treatment of sepsis: the times have changed but not the therapy and benefit to patients [J]. Intensive Care Med, 2015, 41 (9): 1727-1728.

［5］HE H W, LIU D W, LONG Y, et al. High central venous-to-arterial CO_2 difference/arterial-central venous O_2 difference ratio is associated with poor lactate clearance in septic patients after resuscitation [J]. J Crit Care, 2016, 31 (1): 76-81.

［6］HE H, LONG Y, LIU D, et al. Clinical classification of tissue perfusion based on the central venous oxygen saturation and the peripheral perfusion index [J]. Crit Care, 2015, 19 (1): 330.

［7］何怀武, 刘大为, 隆云, 等. 休克复苏 "大循环- 微循环" 偶联的提出和内涵 [J]. 中华医学杂志, 2018, 98 (35): 2781-2784.

第六章

联合指标对器官的治疗保护作用

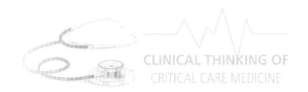
第七章　重症超声如何实现治疗精细化管理

重症超声是在重症医学理论指导下,运用超声技术针对重症患者,问题导向的多目标整合动态评估过程,是确定重症治疗,尤其是血流动力学治疗方向,以及指导精细调整的重要手段。重症的某一器官功能异常的同时会对其他器官造成影响。在血流动力学治疗中,应快速选定目标器官,然后针对器官间的相关性,积极调节器官间的相互影响,以利于各器官功能的及早恢复。重症超声具有的多器官评估的能力,使其成为重症患者,尤其是多器官功能不全患者的评价和指导治疗的利器,在重症临床思维的框架中,承担着越来越重要的作用。

重症超声最大的特点,就是它并不局限于某一个脏器,不是单纯做某一方面的诊断,而是为了解决临床问题,指导临床治疗,并把患者看成一个整体进行管理。因此,各器官系统的超声的界限变得不再重要。为解决一个临床问题,可能需要同时用到心脏超声、肺部超声、腹部超声等,把这些信息整合后,决定下一步的临床行为。因此,重症超声能够促进重症患者的精细管理。

第一节　重症超声对治疗的深化

随着重症患者老龄化趋势,合并基础心功能不全的患者愈发常见。虽然,其他有创监测手段可以较准确地判断。但是超声可以提供更准确的信息,甚至可能带来治疗方向的改变。例如,1例严重腹腔感染患者,考虑肠梗阻伴有肠坏死,并且考虑感染性休克不除外,予以行肠切除术后收入重症医学科。患者需要较大剂量的去甲肾上腺素维持血压。患者的血乳酸呈上升趋势,仍需要进行休克复苏,以改善组织灌注,这时治疗的目的已经明确。患者的前负荷指标,中心静脉压(CVP)较高,中心静脉氧饱和度低于70%,考虑心排血量不足,按照常规的思路,可以考虑予以正性肌力药物,以提高心排血量,进而改善组织灌注。这时,如果行超声检查可以有不同的发现:如患者有节段室壁运动功能障碍,则需要考虑是否有新发的心肌梗死,即使是陈旧心肌梗死,也要警惕过快的心率或较低的舒张压对冠脉灌注的影响;如果超声发现患者是应激性心肌病的表现,则对强心药物的使用要谨慎,以防应激损害的加重或是出现左室流出道梗阻导致的心排血量进一步降低;如果发现患者是严重的舒张功能障碍,收缩功能尚可,则正性肌力药物获益的可能性降低,甚至需要考虑适当控制过快的心率,以增加心脏的舒张时间,但是需要注意,对于心腔很小的舒张功能障碍患者,过低的心率会导致心排血量的明显下降,需要在调整后,结合心排血量的变化,选择目标心率。可以看出,超声使得心功能的管理更加细化。但是无论如何,超声的应用一定是在重症临床思维的指导下,才能发挥其应有的作用。

重症超声尤其是重症心脏超声,在重症患者管理中的作用日益突出,并逐渐变得不可或缺。

虽然其他有创血流动力学监测的方法能够提供实时的心排血量数据，但是，重症心脏超声具有发现其他方法无法找到的血流动力学异常环节的能力。例如，对于容量调整后仍然存在心排血量低的休克患者，超声能提供如下信息：瓣膜功能不全（重度狭窄或关闭不全）导致的心排血量下降；基础心肌疾病导致的心脏收缩功能异常，如扩张型心肌病导致的心肌收缩力下降，梗阻性肥厚型心肌病导致的左室流出道梗阻；先天性疾病或心肌缺血导致的心房或心室水平的分流；心包疾病（心包积液、心脏压塞）导致的心排血量下降等。另外对于严重感染患者感染灶的筛查，重症超声也是重要一环，对于感染性心内膜炎的鉴别诊断需要超声提供信息。另外，对于肺动脉高压患者，心脏超声，可以辅助判断肺动脉高压形成的机制，估测肺动脉压的水平，判断右心功能受累的程度。对于怀疑发生栓塞事件的重症患者，重症超声可以除外心房血栓。

重症心脏超声的作用，不仅体现在有基础心脏疾病的重症患者当中，即使对于基础心脏功能正常的重症患者，在重症疾病的打击下，也可以出现严重的心功能抑制，甚至成为重症患者循环崩溃的主要原因。但是，在各种重症场景中，心脏受累的机制和表现形式是如此的不同，以至于处理方法也大为不同。因此，及时准确的判断显得尤为重要，而要达到对患者循环的精细管理，超声的价值是不可替代的。感染性休克是重症医学科较为常见的疾病，出现脓毒症心肌病的发病率很高，有部分患者会出现严重的心排血量下降。但不是所有的感染性休克患者出现的心肌抑制都是典型脓毒症心肌病的表现，有的患者可能是应激性心肌病的表现；有的患者虽然基础心功能正常，但可能存在潜在的冠状动脉问题，在严重休克的情况下，由于血压下降或心率过快等原因，可以出现节段性室壁运动功能障碍；脓毒

症心肌病不仅仅影响左心室，右室受累也并不少见，尤其是合并严重肺部问题，呼吸机条件高时，右心受累很常见。从心脏角度看，即使没有出现明显的右室后负荷改变，也可能会由于左心功能不全，或容量问题导致左房压增高，引起肺水增多，进一步加重呼吸衰竭。这时的超声检查也会有相应的发现。在治疗过程中，往往一种治疗手段作用于目标位点的同时，也会对其他位点产生影响，这时，需要兼顾目标位点的治疗作用和其他位点可能的再损伤。肺复张是重要的呼吸治疗手段，对部分患者能改善氧合，而且由于降低了肺血管阻力，通过心肺之间的相互影响，能够改善右心功能。但是，也要注意在肺复张的过程中，有可能造成胸腔内压明显升高，使右心室前负荷下降。同时，右心室的后负荷会有短暂的明显升高，导致心排血量急剧下降，出现明显的血流动力学不稳定。还要注意肺损伤导致的气胸会引起明显的呼吸、循环障碍。在此过程中，超声可以起到很好的诊断和指导治疗的作用。而这个治疗思路其实也是治疗与再损伤理念的体现。

重症超声对患者的精细管理，还体现在对于特殊血流动力学问题的发现方面。在临床工作中，应用正确的重症临床思维，可以更大效力地发挥重症超声的作用。例如，ICU收治的严重低氧患者，经过常规的治疗，未发现严重的肺实质和肺血管问题，也能除外气胸、大量胸腔积液等胸腔病变所导致的低氧，同时患者的血流动力学稳定。这时，需要除外是否存在"右向左分流"导致的严重低氧。超声造影可以在床旁提供很好的证据。可以在超声检查过程中，经外周静脉注入0.9%氯化钠溶液，可以判断是否存在房间隔水平或室间隔水平的分流或是肺内分流等问题。超声是此类低氧患者精细管理的重要手段。

第二节　重症超声管理器官与器官的相互作用

器官间的相互影响，是指某个器官功能变化或同时多个器官受累导致的器官与器官间功能匹配发生变化的关系。器官与器官的相互作

用，贯穿于血流动力学治疗的始终，需要及时分析并加以准确调整，使器官与器官功能获得再匹配，才能最终达到治疗目的。例如应激性心肌病

患者，心脏本身受到应激因素的影响，收缩功能明显下降，且出现致死性心脏事件的风险明显上升，同时由于心排血量下降导致其他器官灌注不足的情况也同时显现。这时的治疗，一方面，针对心脏情况进行评价和处理，去除应激因素，减少心肌做功，严格把握正性肌力药物指征；另一方面，需要兼顾其他器官的灌注，如评价有无急性肾损伤、急性呼吸窘迫综合征等合并症，根据综合评价，调整容量状态和呼吸机条件等。因此，及早确定血流动力学治疗的目标器官，积极调节器官间的相互影响，从机制上缓解了治疗中可能出现的矛盾，有利于器官功能的及早恢复。

虽然，重症患者经常存在多器官受累的情况，按照我们的临床思维理论，在某一确定的时间点，一定是有一个最重要的问题需要解决，可以把它作为治疗目的。超声作为一个特点突出的检查手段，也同样在临床思维框架内才能发挥它的最大效能，减少其自身的局限性带来的问题。例如，1例突发低氧的患者，治疗目的是尽快改善低氧。在给患者吸氧的同时，应该有一个基本的判断。如果根据病史及现有其他临床信息怀疑肺栓塞，下一步行动就是可以很快实现的床旁超声的检查，迅速除外有无急性肺心病表现。然后完善患者监测信息，如果没有肺心病表现，则无明显的溶栓指征；根据其他指征及有无临床禁忌，决定是否给予抗凝治疗。如果患者低氧改善不明显，进一步呼吸窘迫，则开始新的判断，比如新的倾向是心源性肺水肿。这时，下一步的行动就变成了超声评价容量和左心功能，同时，明确肺部超声是否为肺水增多的表现。如果发现患者下腔静脉内径增宽，左心功能差，肺部弥漫B线，则支持肺水肿的判断，应该予以脱水、强心治疗。应该监测患者的容量和肺水的变化，找到合适的前负荷、心功能及流量指标。

其实，当存在多器官功能不全且器官之间有相互影响时，连续与动态的理念愈发显得重要。例如，患者存在右心功能不全合并急性肾损伤，如果治疗目的是解决肾功能不全，那么第一时间就应该判断是流量问题，还是由于肾脏静脉回流受阻导致的，然后可以借助超声判断心排血量、下腔静脉变异度等情况。可以通过超声监测患者的肾血流及阻力指数对治疗的反应，观察下腔静脉及左室流出道速度-时间积分的动态变化，

并根据监测到的参数，做出相应的治疗改变。但是，当选择了治疗方向时，应该进行连续的监测，对治疗方向的正确性及治疗的准确性进行调整和干预，这就体现了连续与动态的想法。即使是发现了原因，超声的指标也有利于肾脏功能管理的细化。例如，休克患者复苏后血压稳定，但是尿量未达到0.5mg/kg。这时，可以通过超声评估指导下一步治疗。如果患者没有下腔静脉淤血的表现，没有肾脏明显变小等慢性疾病表现，可以通过超声观察肾脏的血流评分。如果患者肾脏血流评分为2分，肾脏阻力指数>0.7，且如果患者有容量反应性，那么，可通过适当扩容增加心排血量，按照连续与动态的理念，观察心排血量增加后肾脏血流评分和阻力指数的相应变化。如果肾脏血流对调整有反应，则将原有指标的目标值重新标定并维持。

重症超声的特点体现最为突出的场景，就是心肺功能不全的时候，它既能很好地评价心脏的结构、功能及相应的血流动力学变化，同时，又能很好地判断肺部病变的性质和范围，为心肺相互影响的解读打开了一扇窗口。除了肺动脉导管，其他有创的方法很难判断左室舒张末压，但是，心脏超声可以提供左心房压力信息，且从机制的角度为进一步的处理提供方向。比如，通过有关舒张功能的超声指标判断患者的舒张功能，利用E/e'对左心房压力的估测等，都会非常有助于重症患者的容量调整和呼吸机的撤离。例如，重症肺炎患者出现严重的呼吸衰竭，需要较高的呼吸机条件支持才能维持基本的氧合。这时，一方面氧合指数下降，另一方面，低氧、高二氧化碳、应用正压通气等还可引起肺血管阻力增加，进而造成右心后负荷改变，出现右心功能不全。在这种情形下，肺部超声可以发现，肺部病变是肺水增多为主，肺实变为主，还是充气良好的状态，这时，就可以为下一步的治疗指明方向。同时，进行的心脏超声筛查，还可以观察右心受累情况，指导呼吸机的调整。

重症超声对神经系统的管理也非常关键。重症超声在目标与目的，连续与动态的重症思维方式的整合下，可以使重症神经系统疾病患者的管理更加准确和精细。重症超声的优势在于床旁可操作、无创，且可较为连续地观察。例如通过视神经鞘宽度的数值判断患者脑水肿的程度，

及时观察患者对治疗的反馈。脑血流也是重症神经系统疾病患者的重要指标，目前床旁超声仪器可以进行经颅多普勒检查，观察脑血流的流速及搏动指数等，可以指导目标平均动脉压的设定，以及脱水的频率。但是脑血流、脑氧等重要指标的监测与滴定，必须与全身的血流动力学指标及心脏的监测密切结合，才能有效制定合理的治疗目标。

综上所述，重症超声是血流动力学管理的重要工具，可以提供很多其他监测手段无法提供的信息。尤其是，重症超声可以提供多器官的监测，并能对器官与器官之间的相互作用进行解读，是血流动力学治疗深入发展的重要载体。

（张宏民）

主要参考文献

［1］ PRICE S, NICOL E, GIBSON D G, et al. Echocardiography in the critically ill: current and potential roles [J]. Intensive Care Med, 2006, 32 (1): 48-59.

［2］ BEIGEL R, CERCEK B, ARSANJANI R, et al. Echocardiography in the use of noninvasive hemodynamic monitoring [J]. Crit Care, 2014, 29 (1): 184. e1-184. e8.

［3］ VIEILLARD-BARON A. Septic cardiomyopathy [J]. Ann Intensive Care, 2011, 1 (1): 6.

［4］ HARMANKAYA A, AKILLI H, GUL M, et al. Assessment of right ventricular functions in patients with sepsis, severe sepsis and septic shock and its prognostic importance: a tissue Doppler study [J]. J Crit Care, 2013, 28 (6): 1111. e7-1111. e11.

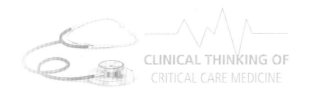

CLINICAL THINKING OF
CRITICAL CARE MEDICINE

第八章　循环保护机械通气策略

呼吸与循环功能相关的研究与临床治疗方法是重症医学的重要内容。机械通气已经成为重症医学科必备的治疗方法。重症发生发展过程中,任何器官的功能变化,都会引起其他器官不同程度的功能改变。任何治疗方法不但作用于目标器官,也同时直接或间接作用于其他器官或系统。作为一种常用的临床治疗方法,机械通气在重症治疗中表现了明确的干预性,不仅对呼吸系统产生影响,同时,对机体其他器官或系统也产生影响。循环保护机械通气策略就是按照重症医学器官与器官的思维方式,将对重症医学理论更为深刻的认识,应用于临床实践,使机械

通气的临床应用更为精准。

机械通气的应用对于急性呼吸衰竭患者的救治起到了至关重要的作用,肺保护通气策略已成为目前治疗严重低氧和急性呼吸窘迫综合征的基本原则,其主要目的是,避免压力或容积对肺组织的过度牵拉而造成肺损伤,进而避免远隔器官损害。然而,近年来,越来越多的研究发现,ARDS 患者并非死于严重肺损伤和顽固性低氧血症,60% 以上的患者死于休克和突发的心搏骤停。因此,在当前的机械通气策略中,仅强调肺保护可能远远不足,循环保护机械通气策略的概念应运而生。

第一节　机械通气时的血流动力学变化

呼吸衰竭患者存在严重的血流动力学紊乱,机械通气策略又有可能加重和恶化血流动力学紊乱。采用循环保护机械通气策略之前,需先从机械通气对血流动力学的影响说起。

正常情况下,由于肺动脉系统的阻力低、顺应性高,右心室的收缩力很小。因此,右心室对肺血管阻力的升高非常敏感,很容易超过其代偿能力,导致收缩功能障碍。然而,由于其舒张弹性也很低,右心室能够通过舒张进行一定程度的调节。自主呼吸时,右心室处于最佳的工作状态。由于胸腔负压的存在,静脉回流处于最佳状态,并且由于跨肺压较低,右心室的后负荷也较小。呼吸衰竭患者存在严重缺氧、二氧化碳潴留等异常,可导致心肌等器官缺氧,引起循环衰竭,

高二氧化碳血症导致血管张力降低,血压下降,加重心血管系统的负荷,实施机械通气有助于恢复生理稳态,减轻全身各个器官的缺氧,然而机械通气可对血流动力学产生巨大影响。不论是缺氧、二氧化碳潴留对肺血管阻力、冠脉血流造成的影响,还是胸膜压、跨肺压及肺容积的变化,都会对包括心脏前负荷、后负荷、心率及心肌收缩力在内的血流动力学产生重要影响。

一、机械通气对右室前负荷的影响

正压通气时,胸腔内压变为正值,同时上腔静脉的胸腔段部分甚或完全塌陷,导致体循环的静脉回流减少。呼吸机压力支持越大,尤其是 PEEP 越大,其对静脉回流的影响越明显,静

脉回流及右心室（RV）前负荷减少越多，心排血量下降越大。每搏量的这种变化，在吸气相引起的心排血量下降，会在呼气相得到相应逆转。只要呼气时间足够长，胸腔内压力下降，RV则几乎可以完全得到充盈。为了使呼气相的心搏次数与吸气相的相当，甚至超过吸气相，应该将呼气时间设置为大于等于吸气时间，然而，由于呼吸衰竭患者低氧血症的严重性需要使用较高水平的PEEP，这会妨碍呼气末压力降至大气压，有时不得不增加呼吸频率继而缩短呼气时间，甚至不得不采用反比通气，这进一步加重了右室前负荷的减少。机械通气对前负荷造成的影响，迫使临床医生不得不进行大量的液体复苏，这进一步加重了肺部渗出，加剧了低氧血症及二氧化碳潴留的程度，继而呼吸支持力度相应增加，造成恶性循环。

二、机械通气对右室后负荷的影响

肺血管阻力（pulmonary vascular resistance，PVR）是右心室后负荷的决定因素，直接受肺容积变化的影响。一方面，当肺充气使肺容积从残气量增加到肺总量（TLC）时，肺泡毛细血管受压，导致血管阻力增加；另一方面，在肺充气时肺泡外血管由于受到牵拉而扩张，引起血管阻力下降。在这两种变化的作用下，总PVR与肺容积的变化呈"U型"，健康人所有的肺泡单元都是可通气状态，那么会在功能残气量（functional residual capacity，FRC）时达到平衡，此时PVR最低。然而呼吸衰竭患者由于炎症、肺实变、肺泡血管受压，以及微血栓形成等原因，急性肺损伤时的肺容积会明显减少，在ARDS患者中，因为肺泡塌陷和肺泡过度膨胀共存，呼吸过程中肺容积变化非常大。因此，机械通气时，气道内正压会增加PVR及胸腔内压，并且会直接对平均气道压（mPAW）产生影响，mPAW升高，不仅增加肺容积，还会通过增加胸腔内压来向外推胸廓，导致静脉回流受阻。同时，较高水平的mPAW会使已经开放的肺单位继续膨胀，加剧肺泡毛细血管的微循环陷闭。当肺部病变极重、肺泡压超过肺静脉压时，微循环塌陷造成2区（west zone 2）的形成；同样，当局部胸膜和肺间质压力超过肺动脉压时，肺血流将明显受阻导致1区（west zone 1）的形成。在这两种情况中，肺泡压形成了右室流出道阻力，可以显著增加右室后负荷。

三、机械通气对右心功能的影响

正常情况下，由于胸腔负压的存在，静脉回流处于最佳状态，同时由于肺动脉系统的阻力低、顺应性高，右室后负荷较低，右室的收缩力也很小。急性呼吸衰竭时，由于肺部本身疾病或机械通气（MV）时因增高的胸膜压或跨肺压引起右室后负荷增加，在潮气量较大、肺顺应性降低时情况尤为明显，同时，由于胸腔内压的增加，静脉回流减少，增加的后负荷及降低的前负荷导致右心功能障碍。在ARDS的患者中，右心室的功能障碍会引起急性肺心病，其发病率可高达20%~25%，严重影响患者预后。

四、机械通气对左心的影响

静脉回流的增加、右心功能障碍，以及肺循环阻力的增加均会降低左室的前负荷；左右心室共享着交织的心肌纤维、室间隔和心包空间，存在相互依赖性，即在一个心室中发生的胸腔内压和肺容积变化会同时影响另一个心室的功能，ACP患者常合并右心室扩张及右心室收缩功能降低，右心室充盈增加会导致室间隔向左移位，从而阻碍左心室（LV）舒张期的充盈，严重者可出现收缩末期的室间隔矛盾运动，进一步影响左心室收缩功能，如果心排血量保持不变，左心室顺应性下降会导致左心房和肺静脉压力升高，使肺水肿进一步加重；胸腔内正压使左心室后负荷降低，然而当存在自主吸气时，胸腔内压与主动脉血管内压力都降低，但胸腔内压的降低幅度要大于主动脉压力的幅度。结果在心脏收缩期时跨壁压（血管内压与胸腔内压的差值）明显升高，导致左心室后负荷增加，这种后负荷增加带来的负性作用，在健康人群中可以通过增加射血分数来代偿。然而，在ARDS患者，或机械通气患者出现强烈的自主吸气时，右心室可能会挤压左室，限制左心室舒张期充盈，并增加后负荷。

缺氧和二氧化碳潴留导致冠脉缺血、外周血管张力降低，会进一步加剧呼吸衰竭和机械通气对血流动力学的影响。呼吸衰竭患者机械通气过程中出现的严重血流动力学紊乱，严重影响患者预后,很多患者在严重缺氧前会死于严重的循环衰竭。因此在维持氧合、通气的同时,应优化机械通气参数,降低其对血流动力学的影响,做好此时的血流动力学管理对预后至关重要。

第二节　循环保护机械通气策略的意义

呼吸衰竭,尤其是 ARDS 导致的呼吸衰竭患者本身即存在血流动力学紊乱,而机械通气有可能恶化血流动力学紊乱。研究表明,即使严格按照小潮气量和限制平台压的肺保护通气策略,仍有 22% 的患者发生急性肺源性心脏病,这一比例在常规通气中能达到 70%。急性肺源性心脏病患者极易出现心率快、血压低、心排血量下降等血流动力学紊乱,预后极差。机械通气的目的不应是单纯追求过高的氧合,应以保证氧输送为目标。机械通气与循环间的相互关系已日益被人们重视,调整好心肺相互关系称为重症医师的巨大挑战。循环保护机械通气策略的提出,旨在强调实施机械通气时保护循环功能和维持血流动力学稳定,以进一步改善患者预后。

第三节　循环保护机械通气策略的具体实施方法

在机械通气过程中,任何机械通气条件的改变均可能对血流动力学造成影响。为避免通气设置对血流动力学的不利影响,应在进行机械通气及实施各种通气策略前进行血流动力学评估,并以血流动力学治疗为导向调整治疗,以保证充足的氧输送,避免机械通气造成的循环紊乱,加重组织低灌注与器官功能损害。

缺氧和 CO_2 潴留均可引起肺动脉小血管收缩而增加肺循环阻力,导致肺动脉高压、增加右心负荷。研究发现,氧合指数小于 100mmHg,ACP 的发生率可达 22%~50%,是 ACP 发生的独立高危因素,因此循环保护通气氧合目标为 SpO_2 达 88%~92%,氧合指数>100 ;CO_2 分压>60mmHg 也是 ACP 发生的独立危险因素,而且 CO_2 水平在 40~49mmHg 之间时 ICU 死亡率最低,因此 CO_2 目标设置为 40~50mmHg。吸气后屏气时测得的压力称为平台压,它可以反映吸气时的肺泡内压力。有研究将 ARDS 患者平台压分为 18~26cmH$_2$O、27~35cmH$_2$O、>35cmH$_2$O 三组,发现随着平台压的升高,患者 ACP 发生率逐渐增加,并且死亡率逐渐增加,因此循环保护机械通气时平台压设置应该 <27cmH$_2$O。

平台压与 PEEP 之间的差值称为驱动压,它与潮气量相关,是扩张肺的压力,但单纯潮气量的变化与死亡率不相关,只有这种改变导致驱动压变化之后才会增加死亡率。研究发现,驱动压控制在 17cmH$_2$O 之下,可以达到循环保护目的,降低死亡率。PEEP 的设置目前尚无定论,因为肺血管阻力随着肺容积变化呈"U 型"变化,因此,PEEP 应该设置得足够高,以保证在呼气末避免肺泡塌陷,而又足够低以保证吸气末避免过度膨胀。建议应用食管内压力监测来调整呼吸机参数,机械通气时胸腔内压增加,上下腔静脉跨血管壁压下降,胸腔内压(Pms)与右房压差下降,右心的前负荷降低,心排血量降低,应用食管内压力监测设置 PEEP 在保证肺泡不塌陷的情况下胸腔内压降到最低,对静脉回流的影响最小;吸气时肺泡压的升高超过胸膜腔内压的升高,导致跨肺压增加,右心室后负荷增加,阻碍右心室射血,严重时可致 ACP;右心后负荷与肺血管阻力相关。

肺血管包括肺泡周围血管及肺泡间质血管,肺容积对肺泡周围血管及肺泡间质血管阻力的影响不同。肺容积增加时,肺泡周围血管由于肺泡扩张的挤压导致直径逐渐减小,阻力逐渐增大;而肺泡间质血管由于肺泡的牵拉导致血管直径变大,阻力逐渐降低。肺血管阻力的变化取决于这 2 种血管阻力的综合变化,当肺容积为功能残气量时,肺血管阻力最小,而肺的过度膨胀或塌陷均可导致肺血管阻力增加。以食管内压为基础,监测驱动压、跨肺压,避免肺泡塌陷和过度膨胀,从而降低肺血管阻力,达到循环保护机械通气的目的。同时,食管压力监测可以发现呼吸机界面尚无法发现的自主呼吸,阻止胸腔内压的负向波动,从而避免左心室后负荷的增加。

俯卧位通气是循环保护机械通气策略的重要组成部分,可以改善通气的均匀性,减少和重新分配与呼吸机相关性肺损伤相关的压力,从而降低 RV 负荷。这可能是俯卧位改善 ARDS 患者预后的主要机制。但俯卧位操作对人力要求、医疗护理要求较高,且存在气管插管、中心静脉导管等管路移位、脱出的风险,建议在人力充足、有经验的 ICU 进行。呼吸机的模式目前未被证实与循环损伤相关。

可见,循环保护机械通气应保证:①平台压不超过 27cmH$_2$O;②驱动压不超过 18cmH$_2$O;③利用食管内压监测等手段设定合适的 PEEP,保证吸气跨肺压不超过 25cmH$_2$O,呼气跨肺压>0;④通气目标为氧合指数>150mmHg,CO$_2$水平维持在 40~48mmHg;⑤俯卧位通气不仅改善氧合,对于循环保护也至关重要,当呼吸机参数不能满足上述标准时,可尽早选择俯卧位通气,必要时体外膜氧合支持。

肺作为气血交换的器官,循环调整也是循环保护机械通气策略的一部分。首先,应当维持恰当的循环容量,在休克复苏早期应积极进行充分液体复苏,保证组织灌注,采用中心静脉压越低越好的原则指导液体管理;进行肺复张操作前应避免因胸腔内压过大,静脉回心血量不足导致的血流动力学不稳定。临床研究表明,肺复张前维持脉压变异度<13% 或 CVP>10mmHg,可减少血流动力学波动。而对脱机患者,在脱机前调整容量状态、血管外肺水、心脏收缩和舒张功能等,警惕和预防脱机导致的心功能不全发生。其次,机械通气过程中要注意进行右心功能的保护,建议应用重症超声技术早期发现机械通气时的右心功能障碍,并强调连续右心功能评估指导 ARDS 机械通气治疗强度及策略,同时进行右心保护通气策略。而对已经合并急性肺源性心脏病的患者,则应尽可能避免导致气道平台压升高的通气措施,如肺复张及高频通气,为了维持氧合,建议选择俯卧位通气等不增加气道平台压的方式进行右心保护,如呼吸循环仍难以维持,则应考虑体外膜氧合进行治疗。最后,要确保充足的心排血量,心排血量应以维持全身及冠脉灌注的需求为目标,一般选择去甲肾上腺素等升压药物维持平均动脉压及舒张压,从组织灌注的角度,维持适当 CVP,避免高 PEEP 导致的高 CVP,当心脏功能不佳时,可选用肾上腺素、多巴酚丁胺、米力农等强心药物。

综上所述,循环保护机械通气策略在肺保护的同时,更加强调的是对循环的保护,实施循环保护机械通气策略才能改善血流动力学及通气血流比例,提高氧输送,最终达到改善器官灌注和患者预后的目的。

(隆 云)

主要参考文献

[1] 隆云,刘大为. 循环保护性通气策略的提出与内涵 [J]. 中华内科杂志, 2016, 55 (3): 172-174.

[2] Vieillard-Baron A, Matthay M, Teboul J L, et al. Experts' opinion on management of hemodynamics in ARDS patients: focus on the effects of mechanical ventilation [J]. Intensive Care Med, 2016, 42 (5): 739-749.

[3] Bunge J J H, Caliskan K, Gommers D, et al. Right ventricular dysfunction during acute respiratory distress syndrome and veno-venous extracorporeal membrane oxygenation [J]. J Thorac Dis, 2018, 10 (Suppl 5): S674-S682.

[4] Menon N, Perez-Velez C M, Wheeler J A, et al. Extra-corporeal membrane oxygenation in acute respiratory distress syndrome due to influenza A (H1N1) pdm09 pneumonia. A single-center experience during the 2013-2014 season [J]. Rev Bras Ter Intensiv, 2017, 29 (3): 271-278.

[5] PEEK G J, MUGFORD M, TIRUVOIPATI R, et al. Efficacy and economic assessment of conventional ventilatory support versus extracorporeal membrane oxygenation for severe adult respiratory failure (CESAR): a multicentre randomised controlled trial [J]. Lancet, 2009, 374 (9698): 1351-1363.

[6] COMBES A, HAJAGE D, CAPELLIER G, et al. Extracorporeal membrane oxygenation for severe acute respiratory distress syndrome [J]. New Engl J

Med, 2018, 378 (21): 1965-1975.

[7] OBATA R, AZUMA K, NAKAMURA I, et al. Severe acute respiratory distress syndrome in a patient with AIDS successfully treated with veno-venous extracorporeal membrane oxygenation: a case report and literature review [J]. Acute Med Surg, 2018, 5 (4): 384-389.

[8] VAQUER S, dE HARO C, PERUGA P, et al. Systematic review and meta-analysis of complications and mortality of veno-venous extracorporeal membrane oxygenation for refractory acute respiratory distress syndrome [J]. Ann Intensive Care, 2017, 7 (1): 51.

[9] HILDER M, HERBSTREIT F, ADAMZIK M, et al. Comparison of mortality prediction models in acute respiratory distress syndrome undergoing extracorporeal membrane oxygenation and development of a novel prediction score: the prediction of survival on ECMO therapy-score (PRESET-Score)[J]. Crit Care, 2017, 21 (1): 301.

[10] SKLAR M C, SY E, LEQUIER L, et al. Anticoagulation practices during Veno-venous extracorporeal membrane oxygenation for respiratory failure. A systematic review [J]. Ann Am Thorac Soc, 2016, 13 (12): 2242-2250.

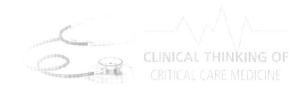

第九章 临床实践

第一节 病 例 1

一、病例简述

患者女性,61 岁,主诉"气促伴运动后加重 2 年",诊断"重症二尖瓣关闭不全;中度三尖瓣关闭不全;中重度肺动脉高压"入心外科手术治疗。术前心脏超声 EF 64%,估测肺动脉压 78mmHg,全心增大。术前冠状动脉造影(CAG)提示冠状动脉正常。患者全麻低温体外循环下行"二尖瓣成形 + 三尖瓣成形术",术后入 ICU 进一步治疗。

既往史:高血压 2 年,平素未规律服药控制。

ICU 治疗过程:患者入 ICU 时带心包纵隔及胸腔闭式引流各 1 根,药物镇痛镇静,气管插管接呼吸机辅助呼吸,SpO_2 100%(A/C 模式,FiO_2 35%,PEEP 5cmH_2O, 潮气量 400ml),MAP 80mmHg 左右[去甲肾上腺素 0.314μg/(kg·min)+ 肾上腺素 0.157μg/(kg·min)+ 多巴酚丁胺 4.717μg/(kg·min)]。CVP 9mmHg,Pcv-aCO_2 4.7mmHg,$ScvO_2$ 73.8%,乳酸 7.7mmol/L。

(一)入科时

治疗目的:乳酸<2mmol/L;治疗目标:Pcv-aCO_2<6mmHg;治疗方法:患者目前在血管活性药物作用下流量指标 Pcv-aCO_2 正常,乳酸 7.7mmol/L,故暂不对治疗进行调整,动态监测相关指标。

(二)2 小时后,Pcv-aCO_2>6mmHg,乳酸进一步升高

1. 此时 MAP 83mmHg,CVP 9mmHg,Pcv-aCO_2 7.4mmHg,$ScvO_2$ 71.8%, 乳酸 8.9mmol/L, 立即查看引流管情况(心包纵隔引流管入科 2 小时共引流 50ml 暗红色液体)、心脏超声评估心脏情况(因心脏术后影响超声质量,无心包积液、目测 EF 40% 左右)。治疗方法:加用米力农调节心肌收缩力,进一步 PICCO 监测获取心排血量(CO);治疗目标:Pcv-aCO_2<6mmHg。

2. 20 分钟后 PICCO 测得心排血量 3.5L/min,全心舒张末容积指数(GEDI)592ml/m^2,当时 CVP 8mmHg,予容量负荷试验。给予 500ml 0.9% 氯化钠溶液后:CVP 8mmHg → 10mmHg,复测 PICCO:心排血量 4.88L/min,GEDI 715ml/m^2,有容量反应性,同步复查血气:Pcv-aCO_2 5.1mmHg,$ScvO_2$ 73.7%,乳酸 5.6mmol/L。继续当前治疗(米力农 + 去甲肾上腺素 + 肾上腺素 + 多巴酚丁胺),治疗目标:心排血量 4.0~5.0L/min,2 小时后复查血气,乳酸 1.8mmol/L。

(三)心功能逐步恢复,血管活性药物撤退

1. 乳酸降至正常后,第一、二阶段的治疗目的达成,现阶段治疗目的为维持乳酸<2mmol/L,治疗目标为心排血量 4.0~5.0L/min,逐步下调强心药剂量。

2. 治疗目标为 MAP 80~85mmHg,逐步下调去甲肾上腺素剂量。

(四)出现低氧血症

入科第 3 天 9:00,SpO_2 100% → 94%,氧合指数 380 → 160,肺部超声评估:下蓝点、膈肌点、PLAPs 点、后蓝点可见 B 线(表 7-9-1-1)。PICCO

提示心排血量 6.1L/min，GEDI 775ml/m²，血管外肺水指数（EVLWI）12ml/kg，CVP 12mmHg，Pcv-aCO₂ 5mmHg，ScvO₂ 81.9%，乳酸 0.9mmol/L，立即予利尿脱水。治疗目标：$Pcv\text{-}aCO_2 < 6mmHg$

前提下尽量脱水。脱水过程中寻找最佳 CVP 为 6mmHg，更换治疗目标为 CVP 6~7mmHg，经处理后复查患者肺部超声，B 线减少，SpO₂ 100%。

		上蓝点	下蓝点	膈肌点	PLAPs 点	后蓝点
治疗前	左	A	B7	B7	B7	B3
	右	A	B7	B7	B7	B3
治疗后	左	A	A	A	A	B7
	右	A	A	A	A	B7

治疗结果：入科第 4 天，顺利减停血管活性药物、拔除 PICCO，脱呼吸机并拔除气管插管。入科第 5 天转心脏外科继续治疗。

二、临床思维过程

（一）临床思维第一步

Q：第一阶段治疗时患者主要矛盾是什么？

A：患者入科后 2 小时出现 Pcv-aCO₂ 增加、乳酸升高，提示流量不足，各器官灌注不足。此时需尽快确定流量不足原因，迅速提高流量、保证机体基本灌注。即刻查看引流管情况，首先排除出血，心脏超声心包探查情况及 CVP 不支持心脏压塞，根据 EF 考虑心肌收缩力不足可能性大，但因图像质量不佳，无法获得准确心排血量，因此启动进一步 PICCO 监测。由于 PICCO 留置需要一定时间，故先予米力农增加心肌收缩力。PICCO 留置成功后，GEDI 提示前负荷偏低，首先考虑容量欠缺，予容量负荷试验结果阳性，补液后 Pcv-aCO₂＜6mmHg，达治疗目标，流量足够，暂停补液。另外，强心后出现容量反应性，可能与强心相关，强心后心功能从 Starling 曲线平台支移至上升支。患者的第一阶段体现在治疗的（一）~（三）步，此时的思维理念是识别主要目标器官，把控机体的主要病理生理效应机制，采取针对性治疗。该阶段心脏为主要目标器官，该患者心脏术后心脏经历了一段心肌抑制期，其功能的维持恢复决定主要的病情进展。此阶段的针对性治疗为：保护心脏为第一位，在维持能保证机体灌注的最低心排血量下，调整强心药物，尽量减少心脏做功与负荷，而不应该盲目追求过高的血压来维持其他器官（如肾脏）的灌注，进而导致心功能恶化，影响整体病情。

（二）临床思维第二步

Q：患者第二阶段治疗的主要矛盾是什么？

A：患者经历了一段心脏抑制期，在心功能逐步恢复、强心药物剂量下调过程中，出现低氧血症。即刻评估肺部超声可见较多 B 线、EVLWI 12ml/kg、CVP 12mmHg，提示患者肺水增多，原因可能有：①体外循环后数日毛细血管渗漏改善、组织间液回流增加；②心功能逐步恢复时可能强心药物下调不够及时，导致心排血量偏高（此时心排血量为 6.1L/min），引起肺部过灌注，故予脱水利尿、根据心排血量减停血管活性药物。该阶段的思维理念是：权衡治疗干预措施在器官和器官的利弊效应，必要时通过增加新的干预措施来积极协调器官之间的交互作用。在临床干预措施对目标器官产生影响的同时，对其他器官的作用效果也已成为重症治疗的重要组成部分。同一治疗干预措施，对不同器官的作用效应可能是相反的。对该患者来说，强心带来的肺部效应是治疗与再损伤的典型例子。在这一阶段，我们理应在第一阶段时就关注肺部情况，留意心脏与肺功能的匹配情况，低氧血症或可避免。

三、要点分析

器官间的相互作用，是指由于某个器官功能变化或同时多个器官受累而导致的器官与器官间功能匹配发生变化的关系。这种器官和器官之间的相关作用所致的改变，需要及时发现、分析、准确调整，使器官与器官功能获得再匹配，并最终达到治疗目的。该患者的治疗过程看似分为前后 2 个阶段,实则为同一过程,即维持合适心排血量,实现器官之间的匹配(此病例主要表现在心脏与肺脏的匹配):在心排血量无法满足机体需求的前期,器官与器官之间都处于流量欠缺状态,此阶段治疗要点在于,提高心排血量保证机体各器官的基本灌注所需;而在病情后期,因为心功能的恢复,心排血量升高,肺接收的血流量增加且超过其所需,导致过灌注,氧合下降,该阶段治疗未能随着病情及时调整,对肺脏的关注未能及时跟上,导致再损伤的发生,实该警惕及吸取教训。

(黄薇 丁欣)

第二节 病 例 2

一、病例简述

男性,53 岁,因"反复胸闷 1 个月余"于当地医院就诊,心肌酶谱、心电图(ECG)、超声心动图(ECHO)符合非 ST 段抬高型心肌梗死(左室侧壁),同时合并瓣膜病变。予两种药物联合抗血小板负荷剂量治疗后,转诊心外科,完善术前检查后,在全麻低温体外循环下行冠状动脉旁路移植术 + 主动脉瓣置换,体外循环 B:144 分钟,阻断:114 分钟,术中放置心包引流管 2 根,右侧胸腔引流管 1 根,停辅助循环后患者出现心室颤动(室颤)、血压下降,重新转机,除颤,经右股动脉置入 IABP 1∶1 辅助,术后入 ICU。

既往史:高血压 20 余年,收缩压(SBP)最高 160mmHg,不规律服用钙通道阻滞剂(CCB)类药物降压,未规律监测;糖尿病 2 年余,不规律口服药物降糖,未监测;睡眠呼吸暂停综合征;长期吸烟史。

术前检查。血管超声:右侧锁骨下动脉、双侧颈动脉、双下肢动脉粥样硬化伴斑块形成,右侧椎动脉阻力增高;双侧锁骨下动脉、双下肢深静脉未见明显异常;经颅多普勒超声(TCD):左侧大脑中动脉狭窄,左侧大脑中动脉流速(L-MCA Vm)38.4cm/s,灌注指数(PI)1.5。

术后当日出现心肌抑制,CVP 13mmHg,$ScvO_2$ 59%,乳酸 5.1mmol/L,去甲肾上腺素 0.2μg/(kg·min),米力农 0.3μg/(kg·min),肾上腺素 0.1μg/(kg·min),维持有创动脉血压(ABP)125/65mmHg。床旁超声提示:下腔静脉呼气末直径 19mm(呼吸变异率不大),三尖瓣环位移(TAPSE)1.8cm,LVEF 45%,左室流出道速度时间积分(VTI)12.5cm;予以判断容量反应性为阴性后,给予强心治疗,CVP 13 → 10mmHg,心率 80~90 次 /min;充分呼吸支持,保证组织灌注满意[$Pv-aCO_2$ 0.8mmHg,$ScvO_2$ 77.2%,乳酸 1.1mmol/L],术后次日晨 05∶00 心肌酶达峰(23.414ng/ml),血管活性药物逐渐减量,$ScvO_2$ 68%,$Pv-aCO_2$ 6.1mmHg,乳酸清除至 1.8mmol/L。当日下午启动抗凝治疗。

(一)如何匹配全身和局灶血流,匹配器官与器官之间的关系

术后 1~2 天,在维持住 MAP 在 75mmHg 基础血压的情况下,乳酸可以逐渐清除至正常水平,但对于颅脑血流又是如何呢? 尤其是当术前已知左侧大脑中动脉狭窄的情况下。入室行经颅彩色多普勒超声(TCCD)提示,L-MCA Vm 31.1cm/s,PI 1.6;右侧大脑中动脉流速(R-MCA Vm)41.5cm/s,PI 1.2;视神经鞘宽度(ONSD):右侧 5.8mm,左侧 5.7mm;无创脑氧指数:左侧 /右侧(L/R),55%/56%。从颅脑血流角度,流速比基础状态低,而颅内压估测略高。在提高心排血量过程中,VTI 从 12.5cm 上升至 14.2cm,估测心排血量从 3.5L/min 上升至 4.0L/min;复查 TCCD 提 示 L-MCA Vm 33.5cm/s,PI 1.7;R-MCA Vm 45.5cm/s,PI 1.2;无创脑氧指数:L/R,57%/58%。脑血流仍不到基础水平,此时大循环血流和压力指标有明显好转,但颅脑血流仍不足,双侧大脑中动脉流速不同,术后流速偏慢,可能和术后低灌注有关。3 小时后调整去甲肾上腺素,去甲肾上腺素增加使 MAP 提升到 80mmHg,之后复查 TCCD 提示 L-MCA Vm 39.5cm/s,PI 1.5;R-MCA Vm 52.5cm/s,PI 1.1;无创脑氧指数:L/R,60%/62%。ECHO 提示 VTI 14.3cm 保持稳定。较理想地匹配了全身血流和器官血流。复查视神经鞘宽度：左侧 5.6、右侧 5.8mm。

同时该患者呼吸功能受累，肺 CT 提示双下肺渗出（图 7-9-2-1），按照循环保护机械通气策略予以机械通气支持条件：容量控制（VC）模式，潮气量 395ml，PEEP 7cmH$_2$O，呼吸频率 18 次/min，FiO$_2$ 50%，SpO$_2$ 97%。动脉血气：PaCO$_2$ 46mmHg，PaO$_2$ 84mmHg。呼吸机监测平台压（Pplat）25cmH$_2$O，跨肺压 17cmH$_2$O。呼吸功能调整使得胸腔内压、二氧化碳变化对脑血流的影响减少到最低，PaCO$_2$ 和 PaO$_2$ 在正常水平。

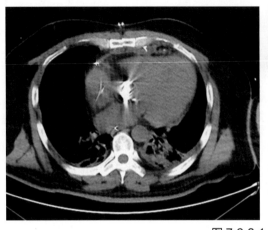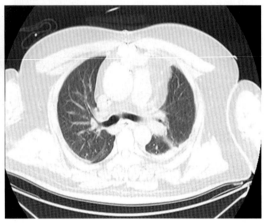

图 7-9-2-1　双肺 CT

注：双肺渗出表现。

（二）高危局灶血管意外事件的预警和治疗

术后第 3 天减停镇静药物，明确出现躁动，无法遵嘱活动，故恢复镇静镇痛治疗，维持 RASS 评分 -3~-2 分，继续予以甘露醇脱水治疗，充分维持循环呼吸稳定。患者可有遵嘱点头摇头动作，右侧肢体活动良好，但左侧肢体活动少。复查 TCCD 提示 L-MCA Vm 35.5cm/s，PI 1.7；R-MCA Vm 62.5cm/s，PI 1.1；视神经鞘宽度：左侧 5.8mm，右侧 5.5mm；无创脑氧指数：L/R，56%/61%。可见左侧脑血流在躁动过程中再次下降，左侧脑氧也骤降，而右侧大脑中动脉流速增加，同时左侧颅脑水肿加重。查头颅 CT 示左侧基底节低密度改变，其间患者躁动，不能配合，血压、心率上升，重新持续镇静镇痛，维持 RASS 评分 -3~-2 分。

查体：双肺呼吸音粗，双肺可闻及少量湿啰音，腹软，肠鸣音未闻及，四肢无水肿，右侧肢体活动可，右侧活动减少，双侧病理征未引出。结合神经内科及心外科意见，予阿司匹林 0.1g（每日一次）、肝素钠持续泵入维持 APTT 30 秒左右，甘露醇脱水降颅压治疗。

术后第 5 天起，患者无血管活性药物支持，MAP 90mmHg 以上，术后第 6 日起持续脱机，氧合满意。予小剂量右美托咪啶镇静，每日早期下地活动。监测神经系统体征：左下肢肌力 Ⅰ→Ⅲ 级，左上肢肌力 Ⅰ→Ⅱ 级，瞳孔等大等圆，对光反射灵敏；右侧肢体肌力 Ⅳ 级左右。

术后第 7 天可持续脱机（FiO$_2$ 28%），氧合满意。继续抗凝、抗血小板治疗，给予他汀类药物降脂，予肢体康复训练，早期活动。患者神志清楚，遵嘱活动，循环灌注稳定，呼吸方面可持续脱机。监测左侧肢体肌力逐渐较前好转。于术后 15 天成功拔除气管插管。

二、临床思维过程

（一）临床思维第一步——风险预判

Q：该患者出现原发疾病（心脏）之外的脏器损伤高危因素有哪些？最容易损伤的器官是什么？

A：①原发病及合并症：冠状动脉粥样硬化性心脏病、糖尿病、高血压病史，吸烟嗜好，术前检查提示全身多发血管粥样硬化斑块，且包括锁骨下、颈内动脉、颅内动脉；②手术相关：主动脉阻断，体外循环辅助；术中出现循环波动，室颤，需除颤复跳；存在多种围手术期脑血管事件高危因素。

Q: 术后的患者管理应注意哪些问题, 以尽量减少其他器官受损?

A: ①恰当使用血管活性药物, 避免血压过低、过高或者过大波动, 同时维持内环境的稳定, 尤其是二氧化碳分压在合理水平, 避免低氧或高氧; ②在稳定全身血流动力学的前提下, 药物维持合理镇静镇痛水平, 减少应激状态对颅脑血流动力学波动的恶劣影响, 避免继发性脑损伤, 包括灌注不足或充血状态; ③床旁神经系统功能不仅依赖临床查体, 结合连续监测每个时间点的无创脑血流动力学检测, 包括经颅多普勒超声监测颅脑血流静态速度和自我调节功能、视神经鞘宽度估测颅内压, 以及脑氧饱和度监测等。有条件可以连续监测定量脑电图。

(二) 临床思维第二步——及时评估神经系统功能

患者在术中和术后 1 天出现初步的大循环、呼吸稳定的状态下, 密切监测此时颅脑血流动力学及其相关指标, 滴定最佳的全身流量和灌注压力, 在维持住功能的同时, 避免出现低灌注、过灌注和血压波动; 合理镇静镇痛和体温管理过程也是非常重要的一环。后期尝试减量、停用镇静药后, 患者出现谵妄躁动, 无法遵嘱, 双侧肢体活动肌力不对称, 床旁无创脑功能监测提示左侧颅内压升高, 及时完善头颅影像学检查 (图 7-9-2-2), 力争早期发现脑梗死灶并予以相应处理。

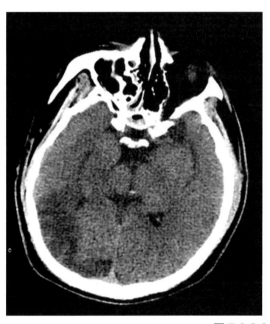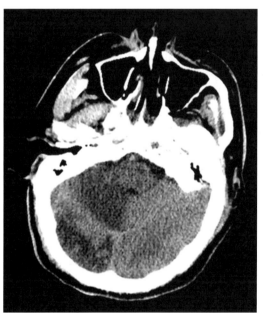

图 7-9-2-2 头颅 CT
注: 右侧小脑、枕叶低密度灶。

三、要点分析

心外科手术通常耗时长、术中循环波动风险高, 尤其涉及主动脉换瓣者, 需打开心脏结构、阻断主动脉、体外循环辅助等, 可对全身各个脏器造成重大影响, 因此, 对于心外科术后的患者, 需要密切关注原发疾病可能引起的其他重要器官的功能损伤, 尤其是脑损伤 (包括意识障碍、脑病、谵妄、新发脑血管事件等)、肺损伤、急性肾损伤等, 与心脏外科术后患者预后密切相关。本案例中, 虽然已在入室时即针对脑血管高危因素做出相应预防措施, 术中术后均根据器官需要进行全身和器官血流动力学管理, 同时, 在机械通气过程中采用避免过大波动的胸腔内压对颅内压造成影响, 以及维持合理内环境 (二氧化碳和氧) 水平的通气方式, 使其自调节功能不出现异常表现。但结果仍在术后早期出现了急性脑梗死, 表现为肢体肌力不对称减弱、喉部功能异常, 可能是由于在基础脑血管病的基础上, 出现术后低心排血量和血压波动, 导致颅脑低灌注所致。本案例也充分展示, 更加密切监测重症患者的重要器官功能, 尤其是包括循环、呼吸和颅脑在内的各器官血流动力学的必要性, 真正做到个体化、器官化和精准化。心脏外科术后患者是围手术期谵妄的高发人群,但即使停镇静后出现躁动无法控制的情况,也应尽可能充分评估神经功能,尤其对于术前合并动脉粥样硬化的高危患者,以便于及时察觉异常。此外,床旁连续脑氧监测也可以为 ICU 医师提供线索。

明确出现神经系统并发症之后,在后续的患者管理中,则需要考虑到脑损伤对于其他器官的潜在影响。脑损伤本身可导致多个器官的异常,如呼吸功能异常(包括呼吸驱动中枢、喉部、呼吸肌损伤、ARDS 等)、心脏病变、急性肾损伤、消化道应急溃疡等。本例患者因心脏损伤行手术治疗,由于术中及围手术期可能的循环波动及患者本身的高危因素,出现新发脑血管事件,继而进一步导致后续的呼吸系统异常。综上,在临床诊疗中需要放宽思路,不能仅关注单一器官,更要在重症治疗中关注器官与器官功能的影响。

(陈 焕 刘 洋)

第八篇

重症治疗策略的形成与内涵

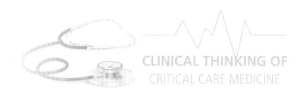
第一章　重症治疗策略形成与实施的定义与内涵

重症治疗不是方法学的叠加。重症治疗策略的形成与方法的实施,应该在统一的思路上进行。策略通常是指为了实现一个最终目的,对相关联的行为或方法进行的排列组合。策略的形成通常是一个思考过程,一个按照某种思维方式或思维体系,对问题进行分析并设定解决方法的过程。策略的实施是指将策略思考、分析的结果通过一系列的行为或方法进行实践的过程。根据预期效果和可操作程度,策略的实施可包括不同的执行方案,方案又可包括多种实施方法。

重症的临床治疗是以重症医学理论为基础,根据病情的实时变化和机体对治疗的反应,目标导向的个体化治疗。重症治疗的定义,明确地为临床治疗策略的形成和实施奠定了应有基础。重症医学的理论包括了众多与重症相关的知识点,这些相关知识点共同组成了重症医学的知识体系。但应该注意的是,随着知识点的不断增多,人脑中可能出现知识点随意堆积、混乱排列,不仅影响了这些知识点的应用,而且阻碍了对新知识点的理解和获取。人脑中的知识点需要在适当的思维方式作用下才能进入临床实践。策略的形成,首先是一个思维的过程,是思维方式对知识点的管理过程。重症相关的思维方式共同构成了重症医学的思维体系。思维体系对知识点的储存、排列方式和临床实际应用进行管理。思维体系与知识体系共同构成了学科。可以这样认为,思维体系赋予知识体系生命,知识体系为思维体系提供了作用位点。重症医学之所以成为专业学科,正是因为同时具有知识体系和思维体系,缺一不可。

重症医学是研究任何损伤或疾病导致机体向死亡发展的过程的特点和规律性,并根据这些特点和规律性对重症患者进行治疗的学科。随着研究的不断深入,对重症发生深层机制和临床发展特点的理解和掌握更为明朗、全面,使得临床对重症治疗的整体观念可以得到更为具体的实施。在重症医学统一的理论体系的新平台上,重症临床治疗策略也得到了相应的调整和提升。新策略带来新的治疗方法,或原有方法的新治疗性应用,由此出现新的治疗效果。这些效果又带来对重症理解的进展,促进了治疗策略的进一步改善,从而形成学科发展的良性循环。

重症治疗的策略、方案和方法的实施,共同构成了临床治疗的整体过程,这个过程是重症医学思维方式的具体临床体现过程。临床治疗策略的发展也是学科发展的重要表现形式。在重症医学形成和发展的过程中,不同的思维方式会带来不同的治疗策略,导致不同的临床治疗行为。

第一节　重症医学的整体化治疗策略

重症的临床治疗策略,首先是基于重症医学的整体治疗观念。这里的整体是指患者的整体,机体的整体。所谓观念,是指客观事物在人脑中的反映,经过思考而留下相对一致的认识或概括的形象。所以，整体治疗观念更多的是表现为一种临床思维方式，主要通过对治疗策略的影响而对临床治疗发挥作用。

重症的个体化治疗应该立足于整体治疗观念的基础。也就是说，当临床面对重症患者时，首先应该有整体化的思考，制定整体化的治疗策略，之后才有具体的治疗方法。临床上常用的治疗方法，通常只是针对一个作用位点。即使一个方法可以包括多个作用位点，但从重症病情需要的角度，应该只有其中一种作用被认为是在目前时间点上最应该起作用的治疗位点，而其他的作用会被认为是副作用。重症临床治疗时，常常需要不同的治疗方法同时起作用，如何协调这些方法的作用位点，是重症临床管理的重要问题。所以，如果没有整体化观念的基础，缺乏完整的治疗策略，则无法完成重症的个体化治疗。医务人员虽然每天面对一个又一个的具体患者，但实施的治疗不一定就是个体化治疗。

重症医学的整体化观念，包括了对理论的整体化了解，对治疗方法的整体化掌握，对机体整体状态的认识程度，以及在治疗方法实施中的整体化体现。重症医学的专业医务人员，也应该对自我有一个整体化的认识，包括了自己已有的知识点、对重症认识和理解的能力和自己可以采用的治疗方法。重症医学的整体化的思维方式，可以在治疗策略的形成和治疗方法的具体实施中起到重要的指导作用，可以让每个医务人员在自己的水平最大限度地发挥自己知识点的最佳组合优势，制定出个体化的治疗策略，实施个体化的治疗方法。

一、整体观念从群体走向个体

重症的个体化治疗真的需要按照整体化思维方式制定临床治疗策略吗？不妨先从临床医师对患者机体整体状态和所进行的临床治疗行为说起。

当临床医师面对 1 位患者时，首先需要获得病情的相关信息，然后在自己的知识储备中找到相应的知识点，通过判断形成诊断。诊断一经成立，治疗的策略或方案就似乎是有章可循。因为这时至少可以联想到教科书的相关章节，甚至还有新近颁布的相应治疗指南可以作为依据。在临床应用方法的具体执行、程度剂量、所希望达

到的正常值范围都有了明确的标准时，实际的治疗过程就可以开始进行了，虽然中途可能遇到病情变化，但仍是按照同样的思考调整方案。从这个临床判断的思考和具体治疗方法的实施过程中，不难看出，最多可以认为只有诊断是"个体的"，其他的都是"书本的"。

应当这样认为，教科书或指南提供了重要知识点，建立了一个整体的理论基础。这些基础理论是来源于对人群的普遍观察的结果。正常的生理机制和指标的正常值范围来源于正常人群体，疾病的发生发展机制和异常指标的数值出自某种给定的患者群体。将不同的群体作为整体，是以循证医学证据为基础的临床治疗指南的通用方法。临床随机对照试验的结果是形成这些指南推荐意见的主要证据。这类研究方法，实际上是在预先设定一个指定的病情群体中比较 A 计划和 B 计划，确定其中哪一个治疗计划能有更高改善预后的概率。被比较的主体可以是不同的治疗策略、方案，也可以是一个具体方法。不难看出，临床治疗指南，实际上是依据对同一病情群体的平均治疗结果而产生的推荐意见。如此，临床治疗指南实际上推荐的首先是一种群体化的治疗。

病情的复杂性、多变性是重症的特点，每位患者的病情有着自己的特点和发展轨迹，临床治疗也会有相应的、与众不同的要求。医师根据临床指南的推荐意见去治疗面前这位具体患者时，实际上假设的是患者的情况与指南中患者群体的分类标准完全吻合，而且发展过程中任何时间点的病情变化与指南中推荐的具体治疗方法的反应也完全相同。但是，真实的情况是，临床指南所涉及的患者群体分类标准越宽泛，就越有可能包括这位患者的病情，但越难对治疗形成具体的指导意见。而分类越严格，包括这位患者的可能性就越小，指南中的推荐意见越具体，也就越不一定适合面前的这位具体患者。同时，从患者的角度上看，个体患者的预后没有概率可言，因为他自己就是 100%。

循证医学的方法为重症治疗提供了必要的基础理论和依据，由此，重症医学推出了许多治疗指南和临床治疗共识，也包括一些具体的临床治疗应用规范，在不同的层面上对重症治疗的临床行为进行了规范。这些指南和规范的依据

绝大多数来自群体化治疗的结果。临床医师在临床具体应用时，就会时常感到这样或那样的问题，或者推荐意见的原则性太强，不能直接操作，或者可以直接操作，又觉得不适合正在治疗的这位患者。实际上，这种现象恰恰反映了循证医学在重症临床治疗策略形成中的特殊地位，是重症的个体化治疗建立的必要基础。循证医学所处的位点，也是重症临床治疗思维方式形成过程中不可缺少的一个关键点，先有策略、原则，之后才出现方法。临床治疗指南中的推荐意见太过原则性，是因为目前得到的证据仅能停留在某个层面上，尚缺少更为直接的证据。而那些可以直接操作的推荐意见所依赖的证据来源的患者群体，与某个具体患者的病情又不尽相同。这种现象，就是在群体化层面上的整体与个体的纠结，是策略与方法之间的思考，是引起临床医师产生困惑的关键所在。

虽然，以循证医学为依据的临床治疗指南只是提供了群体化治疗，但是，这种群体化治疗是用公认的方法对病情的普遍特点和临床治疗经验的广泛总结，以及对治疗方法的集中理解。应该认为，临床治疗指南为具体患者的治疗提供了治疗的原则，为治疗策略形成提供了关键的基础。医务人员的理论基础和临床经验可以参差不齐，对病情的认识可以千差万别，面对个体患者的病情变化，治疗机会或许稍纵即逝，所以，重症临床治疗必须要建立一个共同的平台，一个符合重症医学整体治疗观念的基础平台，以便形成统一的治疗策略，综合医务人员的分散经验和教训。对于具体的临床治疗，这个平台实际上只是一个治疗底线，一个基本的策略要求。

另外，目前的重症治疗早已不是每位医务人员的"单打独斗"，而是团队的整体努力。整体化的治疗策略，为团队提供了基本的共同语言。如果缺少共同语言，团队则不复存在，治疗也会陷入混乱。只有按照一致的标准进行工作的团队，才能够真正使重症医学的整体治疗观念在具体的临床实践中得以体现。

二、整体策略中的个体化治疗

重症个体化治疗：是以重症医学理论为基础，根据有效的治疗原则，以个体病情指标为导向的定量治疗。这里的个体是指患者整个机体，

所以，个体化治疗是在治疗策略上将机体作为一个整体的治疗。可见，个体化治疗一定是患者的个体，而不是医务人员的个体。

首先，重症个体化治疗必须有整体治疗策略。这个整体治疗策略形成的基础就是重症医学的基本理论和方法。每位重症患者的个体虽然有着这样或那样的不同特点，但都有着病情发生发展的整体规律。虽然说任何的疾病都可能导致重症，但并不是所有的疾病都是重症。重症的发生有自己的病因，应该认为，这些前驱疾病或损伤触发了重症病因的形成。这些疾病或损伤在发展到一定程度时，触发重症的直接病因，导致重症的出现。重症医学立足于临床重症，根据那些前驱疾病或损伤与重症病因的关联特点，进行对重症的预防；从导致重症的直接病因开始对重症进行治疗；再到依据重症远期预后的结果进行急性期治疗的管理。从而，形成了对重症的发生发展明确的规律性，也就是对临床医学一直强调的疾病共同通路的整体管理策略，为重症临床治疗建立了基础。

对于以循证医学为基础的临床治疗指南，是否适合于具体患者的个体化治疗，国际上有着广泛的争论。实际上，这个问题更多的是一种思维方式的问题。改变一下自己看问题的角度，就不难发现重症临床治疗指南对个体化治疗的重要策略性支撑作用。许多临床医师认为，指南不能用于个体患者是因为其没有理解策略对方法的影响，没有发现重症病情机制的具体位点，或者根本没有读懂指南的推荐意见。拯救脓毒症运动（SSC）指南中的推荐意见指出，液体复苏最初3小时的输液剂量应为30ml/kg，被许多人指责为"一招放之天下而皆准（one size fit all）"。听起来，这条推荐意见十分荒谬！但是，当仔细阅读指南后发现，这个剂量只适用于之前未经治疗的感染性休克患者的液体复苏。同时指南中提示，在进行了这个剂量液体扩容之后，下一步液体复苏的剂量，应该在新的血流动力学指标的指导下进行。而且，这个推荐意见是出自强大的循证医学证据的支持结果，符合感染性休克治疗的一般规律。可见，这个可以具体到治疗剂量的推荐意见，首先是明确了感染性休克初期的治疗策略，强调了早期尽快进行液体复苏的原则，同时，又给出了有证据支持的定量操作标准，以及操作

时的注意事项。

其次，重症的临床监测指标使个体化治疗具有可行性。医务人员了解病情是从临床信息开始。所以临床工作中才有了询问病史、进行体检、实验室检查等获得信息的方式。这些临床信息共同构成了医师对疾病的掌握，也决定了治疗基础。每一个临床信息有着自己的特点，形成了这个指标在重症临床管理中的不同作用。一些指标，具有更强的整体普遍性，而缺少疾病的特异性，如发热、乏力等；另一些指标，可以具有强大的特异性而缺少整体性。重症的病情复杂多变，治疗方法干预性强，通常需要更为深入地掌握病情，以及定量的管理。因此，重症的治疗就

对监测指标有了必要的临床需求。在重症临床治疗中所获得的这些信息，从普遍性到特异性，较为全面地展示了病情的当时状态，即包括整体化的信息，也有具体的提示治疗的可操作性位点。当然，更为重要的问题是医务人员对这些指标的理解，如何将病情、指标和临床治疗行为有机地联系在一起。监测指标本身不是治疗，不影响病情的发展，甚至在临床获取过程中还会导致对机体的损害。但是，指标可以改变医务人员对病情的判断，决定治疗方法的实施。可见，重症医学的专业人员不仅需要有一定数量的知识点积累，而且必须建立适合重症临床治疗的思维方式，习惯于对复杂临床情况的思考、判断。

第二节　重症医学临床治疗策略的具体实施

重症治疗策略形成之后，需要确定治疗的方法。如果说治疗策略更加接近临床医师的思考过程，是临床治疗思维方式的体现，那么治疗方法就是治疗策略所包括的临床干预行为，是策略的具体临床体现。

重症治疗的所有方法，都必须在治疗策略的框架之内，不允许有例外。由于临床常用的重症治疗方法通常具有极强的干预性，所以任何治疗策略之外的方法都可以导致严重的不良后果。这里强调的策略框架，首先是主管医师所能够控制的策略，至少是患者治疗责任团队所能够掌握的策略。外来会诊意见的执行也必须纳入这个被掌控的范围。具体方法的实施应该根据治疗策略的要求而序贯进行。策略中对治疗方法执行的排序，体现了医务人员对治疗整体流程的掌握程度和控制能力。由于病情的不同，重症的临床治疗方法，有时可以根据不同的问题导向而排列出多个序列。实际上每个序列形成了一个治疗方案。从而，形成了在一个治疗策略基础上的多个不同治疗方案，每个治疗方案中又有一系列经过有机排列的治疗方法。

一、重症治疗方法的周期性实施

重症病情危及生命的特点和治疗方法较强的干预性，使临床治疗方法的应用有着明确的自

身特点。重症治疗方法的具体临床实施，需要经过4个连续的步骤，即判断、行动、监测和调整。在治疗方法实施的过程中，这4个步骤紧密相连，共同组成一个治疗周期。一个治疗周期完成后，下一个治疗周期马上开始，紧密相连。一个治疗方法经过几个治疗周期达到治疗目标之后，按照治疗策略立即实施下一个方法，进入新方法治疗周期。若是治疗策略允许多个治疗方案同时进行，则会有不同的治疗方法，按照各自所属方案的要求，同时序贯进行。

（一）判断

是治疗周期的第一个步骤，是指根据已有的临床信息对病情进行判断。对于治疗方法的实施而言，判断是为了确定干预方法的作用位点。可见，对重症的临床判断与对一般疾病的诊断有所不同，不仅涉及病情，而且要通过对具体干预方法作用位点的确定，使治疗方法的选择有明确的指向性。重症的判断会受到临床信息的数量和质量的影响，从而使临床判断停留在病情的某个层面。这时，可根据病情的严重程度和可采用的干预方法的可行性，做出相应的决策，即判断是继续获得信息以发现更深层面的治疗位点，还是首先在这个层面进行干预性治疗。获得临床信息，即需要通过进一步的监测方法，获得新的指标，以确定病情更深层面的治疗作用位点。而

干预性治疗是针对目前已知的作用位点实施治疗方法。

（二）行动

是治疗周期的第二步，是指根据第一步判断的结果而出现的相应临床行为。行为可以是监测行动或是治疗行动。无论是采用有创或无创的行动，都需要占用临床资源和时间，都会对治疗过程的进展产生不同程度的影响。重症治疗过程中的临床行为，一定具有明确的目的性，监测需要有明确的治疗方法相关性，实施治疗方法要有明确的作用位点并可被监测。这是对重症治疗方法实施的基本要求。如果进行的临床行为是获取新的监测指标，那么，要在新指标获得后，对治疗方法的作用位点进行重新判断，继而进行相应的干预方法的行动。

（三）监测

是治疗周期的第三步，是指针对治疗行动和其所导致的病情反应的相关信息的获得，以及对由这些信息引起新思考的进一步验证。监测，是一个主动获取临床信息的过程，通过相应的监测指标，定性和定量地确定临床干预方法实施的作用效果，并用于反馈性指导临床方法的继续实施。重症临床治疗过程中，任何方法的实施，一定要有监测指标的连续跟踪，确定治疗方法实施的准确性和有效性，以便及时做出必要的调整。每次测量相关指标的时间间隔，应该首先根据相应治疗方法的起效时间和作用持续时间，在方法起效的最短时间点上进行下一次测量。所以，无论临床上采用的是持续还是间断的测量方法，临床监测一定是连续进行的。否则，就形成了对病情治疗的延误。监测指标，可以提示治疗措施实施的正向作用或反向作用效果，甚至提示病情未发生任何改变，这些都是治疗方法实施后的机体反应，都应该作为有效的信息被认真分析，用于对方法实施的反馈性调整。

（四）调整

是治疗周期的第四步，是指根据刚获得的监测指标及分析的结果，对临床治疗方法的实施进行修改的过程。重症的临床监测指标，通常不仅可以对治疗方法进行定性的管理，而且可以对方法的实施进行定量的控制。周期第三步中通过监测获得的临床信息，已经远多于第一步判断时所掌握的信息，而且已经包括了在干预方法初步实施后的机体反应。根据这些信息对所实施的治疗方法进行重新调整，或选择作用方向不同的其他方法，或调整所用治疗方法的作用强度，这是一个临床治疗方法逐渐走向精准的过程。

治疗周期的 4 个组成部分是连续存在的，是按照治疗策略的目标导向逐步进行的。一种治疗方法的实施，可能要经历多个治疗周期。治疗周期可以不断连续重复进行，直到实现最佳治疗目标。如果增加其他治疗方法，应根据这样的治疗周期对新方法的实施进行管理、控制。重症治疗方法实施的周期性进行，不仅需要对重症医学相关知识点掌握的要求，更重要的是要有一个连续思考的过程，体现了重症医学的思维方式指导下的完整治疗思路。

二、重症临床治疗方法的器官化实施

在重症医学思维方式的指导下，重症的临床治疗策略根据病情的发生发展机制，确定相应干预的作用位点，并将治疗方法进行排列。从而，使临床治疗方法得以有序地实施。重症临床治疗策略以整体化观念为指导，将整个机体作为整体，是个体化治疗的基础。但是，在重症临床治疗方法具体实施中，似乎并没有哪种具体的方法能够直接面对整个机体，解决整个机体呈重症发展的所有问题。临床常用治疗方法，多是针对某个具体器官或系统，甚至针对某个器官的一项功能。由此，重症的整体化治疗策略似乎与治疗方法的具体实施存在着理论上的矛盾。对于这种看似矛盾的现象如何认识，正在导致医务人员对重症个体化治疗的误解，严重地影响着临床治疗方法的实施。

实际上，重症患者个体化治疗的整体化观念，在临床具体治疗方法实施的过程中仍然存在着巨大的挑战，甚至是针锋相对的矛盾。如果缺少应有的临床思维方式，即使临床医师已经有了整体化治疗策略，方法的具体实施也难以完成。例如，休克患者需要进行液体复苏，但同时存在的肺水肿似乎作为禁忌证限制了液体复苏的进行；机械通气改善了动脉血气指标，但呼吸机相关性肺损伤持续加剧；应用血管收缩药物使血压继续上升，但组织灌注指标反而相应恶化，而且正性肌力药物还导致应激性心肌病，等等。这些临床常见的现象，严重地阻挡了治疗方法的实施。临床上常可听到"顽固性休克",似乎已经成为叫停治疗策略继续进行的一个冠冕堂皇的理由。

解决这些临床矛盾,真正使重症治疗策略得到充分的临床落实,就必须在重症医学临床思维方式的指导下,重新看待并解决这些临床问题。

(一)重症的器官化治疗

重症临床治疗的整体化观念,将机体看作一个整体。根据这个思路,机体应该是一个功能整体。机体由多个器官组成,每个器官又是一个完整的功能个体。机体的整体功能,是由这些器官的个体功能共同组成,共同完成。任何一个器官功能发生改变,都会引起机体的整体功能发生变化。机体是多个器官的合体,是所有器官综合功能的整体存在。从整体的角度上看,离开了这些器官,机体并不存在;而从器官角度出发,单个器官离开了机体的整体,也失去了存在的价值。机体控制着所有器官的功能协调、平衡。每个器官的功能正常,就会有机体整体功能的正常。若一个或几个器官发生功能变化,机体对变化进行相应的调整。如果调整后实现了器官之间的功能平衡,则机体的整体功能仍然可以完整存在,也就是生命的存在。但是,如果无法实现功能平衡,则生命将迅速消失。

按照这种整体化观念的思维方式认识重症临床治疗方法的实施,就不难利用单个器官功能与机体整体功能的相互关系,来管理治疗方法的具体实施。重症治疗临床常用的方法,多是直接通过影响某个器官或系统的功能产生治疗作用。所以,实施治疗方法之前必须确定这个器官的功能,确定这个治疗方法的器官针对性,如正性肌力药物针对心脏功能,血管活性药物针对血管的收缩舒张功能。即使是液体复苏也必须在之前确定心脏功能对前负荷增加的可能性。同时,用整体化观念对治疗方法实施的强度进行控制,使目标器官的功能回到机体的功能整体的平衡点,如用血乳酸作为指标协调不同器官的功能恢复的标准。治疗方法开始实施后,要将这个目标器官放入机体整体功能的系统当中进行评价,进行整体化管理。重症的器官化治疗,是在个体化治疗的基础上,以改善目标器官功能为目的,针对导致目标器官功能损伤原因的治疗。

重症的器官化治疗,立足于治疗方法的作用器官。从整体治疗策略出发,多种治疗方法的排列,不仅只是针对一个器官,而是将整个机体看成是多个器官的功能组合。休克的复苏治疗通常以血乳酸<2mmol/L作为治疗成功的判断标准,但并不是整体复苏达到这个标准后,机体的每个器官的灌注血流都能得到复苏,所以,必须针对每一个器官的血流灌注继续进行监测和治疗。重症器官化治疗,是针对导致器官功能改变的病因进行的针对性治疗,而不是器官替代治疗。器官化治疗也不是单纯的器官功能支持,而是对器官受损原因的针对性治疗,以期望器官本身的功能得到恢复。在这个策略中,每个器官的功能特点是具体治疗方法的作用位点,按照器官功能特点的变化,将治疗方法的作用位点有机地联系在一起,就实现了整体治疗策略的具体实施。

每个器官都有自己的功能标准,器官化治疗是帮助某个器官恢复自己在整个机体的功能标准,找到其在整个机体中应有的功能位置,而不是使功能直接恢复到书本上所讲述的样子或是医务人员自己认为的正常值。这是重症治疗整体化观念在器官化治疗中,理论与实践相互转变的关键结合点。例如,在休克的治疗中,静-动脉血二氧化碳分压差值若正常,上腔静脉血氧饱和度也没有下降,即使心排血量明显低于教科书上的正常值,也不一定需要进行增加心排血量相关的治疗。因为每一项治疗方法通过干预起作用,过度地增加心排血量可能造成再损伤。器官化治疗的目的,是要每个器官的功能都得到恢复,只有组成机体的每个器官功能恢复,机体内环境才可以保持平衡,才有整个机体的功能正常。同样,也只有整个机体功能的正常表现,每个器官的功能才可能真正得到最终恢复。

器官化治疗承载了重症临床整体化的思维方式,使策略的实施更具有可行性。用这种思维方式管理治疗方法的执行,可以引导临床医师关注以前被忽略的知识点,使模糊的临床经验得以具体指标的量化,治疗水平得到提升。器官化治疗可以解决临床治疗方法实施过程中的矛盾或冲突。休克合并肺水肿时的液体复苏,似乎是一个临床常见问题。理论上有必要性,但实际操作有着明显的困难,因为液体复苏提高心脏前负荷而使心排血量增加,但肺可以因为水肿的加重受到损伤。

同一治疗方法,面对2个器官时,器官化治疗从整体的角度为2个器官同时着想,必须要2个器官都应该受益。调整循环容量状态,是休克治疗策略中不可逾越的一步。液体复苏,是治疗休克治疗策略中的必要选择方法,在每一次休克的治疗决策时,都必须进行针对性判断。如果不进行液体复苏,就一定要有明确证据,证明休克的治疗不需要液体复苏,而不是因为存在肺水肿。治疗休克的必要性的存在,也就是组织灌注不足存在,这时的肺也处于血流灌注不足的状态,也有提升血流量的必要性,恢复血流对肺功能同样有益。可见,恢复组织灌注,增加血流量是可使两者共同受益的基础。

再看肺水肿形成的机制,血流量增加肺水肿的危险主要来自肺血管内的静水压,并不是血流量本身。临床监测指标方面,压力与流量是2个不同的指标,代表了不同的治疗内容。控制压力指标的升高,同时增加流量指标,则成为这时液体复苏实施的关键要点,也是策略的理论与实际临床操作的结合点。具体的实施是以心排血量为治疗目的指标,根据液体反应性相关指标开始进行液体复苏,同时,根据相应的压力指标控制液体输入的剂量,限制血管内静水压的升高。这样,矛盾则迎刃而解。

器官化带来的思维方式,还推动了对原有监测指标临床意义的重新认识,如,中心静脉压越低越好。

(二)指标对方法的管理作用

临床治疗策略确定之后,治疗方法需要具体实施才能体现策略的实际价值。重症临床治疗不仅需要对治疗方法的作用位点进行定性管理,而且必须对方法的作用程度进行定量控制。重症医学的临床治疗思维方法对病情理解的一个重要基础是:临床监测指标是临床表现的组成部分,是临床观察的延伸。临床监测指标不仅将病情的掌握引向更深层面,而且可用于对临床治疗方法的严格管理。

医务人员通过患者临床表现,包括病史、查体、实验室检查等信息掌握病情。临床监测指标同样是反映病情的临床信息。随着临床可监测指标的增多,对重症病情的掌握深度和广度相应增加。重症临床监测指标,尤其是直接测量的

指标,都反映了病情具体的客观存在,都有可应用的价值。重症患者的病情虽然复杂、多变,临床需要的监测指标也有所不同,但是在个体治疗过程中,绝不是监测指标越多越好。医务人员应该根据自己对指标的理解,按照每一个指标的特点,将不同指标有机地联系起来。从而实现对重症的病情进行整体掌握。这种指标间的相互连接,不仅实现了对病情清晰的解读,而且通过病情机制的递进发展关系,发现相互连接的治疗作用位点,实现对治疗方法实施的严格管控。

1. **治疗方法实施的定性管理** 重症临床治疗的定性管理,主要是基于确定治疗方法起作用的病情机制位点。临床实际工作中一个司空见惯的现象是根据诊断进行治疗,但是,对于重症的临床治疗,只有疾病诊断是远远不足以对治疗方法的实施进行具体管理的。临床诊断通常只提供了治疗的原则,而不是治疗的方法。例如,心功能不全或衰竭是常见的临床诊断,提供了治疗的原则,但并未包含对方法实施的更多信息。心力衰竭的治疗可以包括许多治疗方法,只有这个诊断并不能提示应该首先实施的治疗方法,更谈不上方法的作用强度。重症的临床治疗策略,对治疗方法的实施提出了非常苛刻的要求。心力衰竭的治疗,不仅需要治疗原则,而且需要明确的前负荷、后负荷、心肌收缩力的相关指标,并继续通过对这3个方面病情的监测,发现可以反映更深层次病情的指标,更加接近治疗方法的作用位点。

按照重症医学的临床思维方式,心力衰竭治疗时应首先关注前负荷方面的问题,立即对反映静脉回流的指标进行监测,如中心静脉压、液体反应性等,直接定位心脏前负荷与治疗的相关性。根据这些指标对前负荷进行调整,所实施的方法,可以是液体复苏或迅速脱水治疗。这些监测指标可以明确指出治疗方法实施的方向性。临床上经常见到所谓的心源性休克患者,由于心排血量不足导致休克,心脏前负荷明显不足,心率加快,心肌收缩力增强,而左心室射血分数增大的现象。即使早期的临床诊断不易明确区分是心源性休克还是低容量性休克,按照重症医学的思维方式对休克进行血流动力学指导的治疗,就不会出现治疗实施的方向性错误。重症病情通常会更为复杂,感染性休克出现肺水肿,但心

排血量可以完全正常；低容量休克可以同时合并心源性问题，等等。无论病情多么复杂，对液体复苏的管理具有明确的一致性。液体复苏达到标准后，继续进入下一个治疗周期，再次进行判断、行动、监测和调整，根据出现的下一个治疗位点，继续推进下一个新的治疗方法的实施。这个过程首先是根据了血流动力学的"ABC 理论"基础，一直是在按照重症医学的临床思维方法，通过实施的监测指标，确定治疗的作用方向，控制了治疗方法的整体实施。

2. 治疗方法实施的定量管理 重症临床治疗方法的定量实施，是重症治疗的典型特征。由于重症危及生命的特点和治疗方法极强的干预性，对治疗方法的定量管理也是重症治疗的基本要求。重症医学的一系列思维方式，如连续与动态思维方式、目标与目的思维方式和治疗与再损伤的思维方式等，都可以有效地对重症治疗相关的知识点进行管理，形成目标导向的临床治疗流程。用定量的指标对干预方法的实施进行严格控制，充分地利用了所用方法干预性强的特点，同时避免由治疗导致的再损伤。从而，实现了重症临床治疗方法定量实施的可行性。

对于治疗方法的实施，确定病情的关键位点首先是一个定性问题，但同样是一个关系到选择什么标准作为定量管理指标的问题。在实施治疗措施之前，必须回答的问题是：治疗方法的作用位点与病情的位点一致吗？看似简单的问题，但也是临床治疗中经常出现思维混乱而误诊误治的地方。例如，临床上对乳酸的监测，通常是作为反映组织灌注状态的指标，乳酸的升高提示有组织灌注不良的存在。乳酸升高并没有明确与某项具体治疗方法直接相关联。液体复苏是休克治疗的常用首选方法。但是，如果将乳酸升高的具体数值用于对液体复苏的定量管理，就大错特错了。因为乳酸所表示的组织灌注不良不是液体复苏的直接作用位点。液体复苏的干预作用位点是增加静脉回心血量，增加心排血量是治疗起作用的位点。心排血量或与静脉回流相关的指标，可用于对液体复苏的具体实施进行定量管理，而乳酸却没有对液体复苏直接管理的意义。

乳酸升高作为目的指标的改变，提示了进行复苏的必要性。而容量反应性提供了进行液体复苏的可行性。如果乳酸在正常范围，仅就这个目的指标而言，即使有液体反应性的存在，也不必进行液体复苏。同样，如果没有容量反应性，乳酸升高得再严重，也不可以进行液体复苏。这种监测指标对治疗方法的影响和其中的相互关系，直接决定了不同治疗方法应该选用的相应管理指标。

重症临床治疗的目标与目的思维方式，对治疗方法的具体实施的定量管理有着非常关键性的作用。作为目标和目的的指标都应该是可定量获得的指标，而且对量化改变有着较强的敏感性。目的指标决定治疗的方向，需要有明确的正常值；目标指标的量变与治疗方法的作用程度直接相关，可用于根据目的指标的正常值确定治疗方法的最佳实施程度。仍然以休克复苏为例，可将作为目的指标的乳酸>2mmol/L 设定为复苏必要性的定量指标，以液体反应性为先决条件，将心排血量作为目标指标对液体复苏进行定量管理。因为心排血量增加，组织灌注改善，乳酸水平降低，这时作为治疗基础的知识点。在液体复苏过程中，将乳酸随心排血量增加而降低至<2mmol/L，或者乳酸虽然高于正常值但达到相应下降的最低值，作为心排血量的最佳值，维持液体的负荷状态。如果液体输入后心排血量不增加，液体复苏与乳酸降低之间的相互递进关系就不复存在，也就没有进行液体复苏的必要。

目标与目的的思维方式，建立了对重症临床治疗方法实施定量管理的基础，可以用于对重症治疗的所有方法实施的管理，包括应用血管活性药物也是如此：动脉压低的患者乳酸升高，应用血管活性药物作为治疗方法可以改善组织灌注，这是必要性基础。治疗实施后，随着血压升高、乳酸逐渐下降。当乳酸下降并可以维持<2mmol/L 时的血压，就是应用血管活性药物维持血压的目标值。从而，通过目标与目的指标的联合，完成对提升血压治疗的定量管理。当然，乳酸作为临床指标，与血压相比有反应时间滞后的问题，我们可以选择其他指标作为目的的指标。重要的是目标指标不应预设正常值，如果将维持血压120/80mmHg 时的剂量作为治疗方法实施的标准，整个治疗就不再是个体化治疗，而是群体化治疗了。

当然，重症临床治疗的实际情况会更为复

杂。通过心排血量和乳酸的管理,只是对液体复苏临床实施管理的多种方法之一,目标与目的管理方法的临床实际应用,可能涉及多条管理途径和方法。例如,作为目标指标的,可能同时还有压力指标,目的指标也可能包括中心静脉氧饱和度、静动脉二氧化碳分压差等指标,同时从多个角度、多条途径对液体复苏进行管理,使液体复苏的实施更加定量化,更为精准。无论有多种复杂情况存在,每一条管理途径的目标与目的的临床思路是一致的。对每一项指标都有清晰的认识,指标再多,临床思路也会非常清晰地呈现在面前。

由此可见,重症临床治疗策略的形成,有着明确的整体化观念,是针对患者的个体进行的治疗。重症临床的器官化治疗,明确地增强了个体化治疗临床具体实施的可行性。在重症个体化治疗的完整临床过程中,临床医生随时可以掌握病情的变化与治疗方法的相互关系,控制病情的发展走向。即使病情不能好转,临床医生也能知道病情的哪一个位点处于失控状态,选择其他有效的干预措施。

(刘大为)

主要参考文献

[1] 刘大为. 重症治疗: 群体化、个体化、器官化 [J]. 中华内科杂志, 2019, 58: 337-341.

[2] 刘大为, 王小亭, 张宏民, 等. 重症血流动力学治疗——北京共识 [J]. 中华内科杂志, 2015, 54 (3): 248-271.

[3] 刘大为. 重症治疗: "目标"与"目的"[J]. 中华危重病急救医学杂志, 2015, 27: 1.

[4] RHODES A, EVANS L E, ALHAZZANI W, et al. Surviving sepsis campaign: international guidelines for management of sepsis and septic shock: 2016 [J]. Crit Care Med, 2017, 45 (3): 486-552.

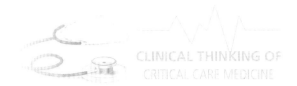

第二章　没有病情的突然变化,只有突然被发现

重症的临床治疗中,应该首先坚持这样的一种思维方式,那就是:没有病情的突然变化,只有病情变化被突然发现。这种思维方式成就了一种信念、一种信心,也奠定了重症临床治疗策略和具体的临床行为的重要基础。

初次接触到"没有病情的突然变化,只有病情变化被突然发现"这句话时,有些人可能会觉得只是一句口号,甚至被认为有些冠冕堂皇。但是,当你从医学专业的角度用科学的目标审视,静下心来认真地想一想,就不难发现,任何的疾病发生和病情变化,都会起始于一定的原因,而且几乎都经历了一定的发展过程。这个过程时间的长短,不仅取决于病理生理机制、病情发展的速度,而且依赖于对病情的理解和发现的能力。所以,医学专业人员应该将这句话作为一种信念,并且应该建立不断向这个方向努力的信心。公众口中诸如突然倒地、突然发病等表述,虽然是病情信息的组成部分,但仅仅是对外在现象的直接描述,而且是非专业性表述。

那么,医务人员从专业的角度对病情进行的描述就不应该仅停留在非专业的层面,尤其是对于重症医学专业人员。重症具有更为复杂的病情发生发展机制和更为迅速的病情变化的特点。对于重症医学的专业人员而言,更应该把"没有病情的突然变化,只有病情变化被突然发现"具体应用到临床治疗的实际工作当中。不难发现,这句话至少从2个层面对重症治疗的临床行为起到关键作用:一方面是要求临床必须发现更深层次的病情变化,以实施针对性干预治疗,及时控制病情的发展方向;另一方面是,如果尚不具备针对性治疗的能力,那么这个病情的位点就是临床水平提高的方向,或是临床科研工作应该重点解决的问题。

可见,这句话正是针对重症临床治疗的核心问题,不仅建立了一种信念,提供了一种临床思维方式,更为重要的是,这种思维方式直接对重症临床的具体治疗行为产生重要的影响。这些影响,可以通过对监测指标的管理、对病情的认定、对治疗方法的针对性调控等方法,体现在重症临床治疗的日常工作当中。

第一节　重症病情的认定

杜绝病情的突然变化,应该被认为是重症医学科病房(ICU)工作的基础,是重症医学专业人员思考临床治疗问题的底线。若要做到这一点,首先应该回答的问题是:重症的病情在哪里?

一、病情重要方面的认定

病情的认定,对于医务人员来讲似乎已经是常规的工作,是每一项治疗措施开始之前都必须要完成的工作。但是,如果缺少重症医学的思维方式,重症病情的特点可能会被淹没在这种"常规"工作当中,对临床治疗产生误导。例如,感染患者以急性呼吸窘迫综合征(acute respiratory distress syndrome,ARDS)收入 ICU 时,首先要面对的病情是缺氧的程度,而不是感染。虽然感染可能是病情发生的基础,但此时只有首先认定了缺氧的程度,才能决定治疗方法的选择和实施的顺序。如果此时不了解缺氧程度,而用很长时间讨论抗生素的应用,显然不是重症临床治疗应有的临床行为。

虽然感染也是病情的组成部分,但 ARDS 却是重症病情的主要方面,是重症治疗必须要首先面对的问题。根据缺氧的程度,临床可能采取气管插管,或者仅仅是基础的吸氧方法,之后才会出现对外围的病情进行判断。当然,临床上也可能出现缺氧与感染的病情位点相同,如气道内大量分泌物阻塞。迅速清理气道,保持气流通畅和进行充分的肺泡分泌物引流,不仅可以纠正缺氧,而且有利于感染的治疗。这个过程也应该发生在对缺氧的程度认定之后。感染与 ARDS 虽然都是病情,但是在病情中的位点却不同。临床上并不是所有感染的患者都会发生 ARDS。一定是感染作为损伤因素,累及 ARDS 的病因之后,才会出现 ARDS。可见,面对同样的临床情况,不同的思维方式,会导致不同的临床治疗行为。

二、病情在临床表现里

回答病情在哪里,按照重症医学的思维方式,病情应该是在临床表现里。若要杜绝病情的突然变化,重症医学的专业人员就应该有能力从临床表现中找出更深层次的病情位点,而绝不能停留在浅表的层面上,更不能任由自己的主观意向对病情进行认定。例如,患者出现心率快、肺部湿啰音、血压下降,就将病情定位于"心力衰竭",甚至不顾同时存在的不支持"心力衰竭"诊断的其他指标的存在,就开始了所谓"强心"治疗。实际上,这 3 种临床表现的叠加,几乎可能发生在任何达到一定程度的重症过程中。盲目地选择强心治疗甚至可以导致病情的迅速恶化。

病情在临床表现里,就是要建立以患者信息为主导的病情认定。临床表现不仅包括了支持医务人员主观感觉的证据,也可能包括了相反的临床表现。这些临床表现共同指出了病情所在。这种思维方式恰恰表述了重症医学将患者看作是一个整体的特点。绝不能到了临床应用时却将不同的器官或系统功能分割开来,甚至只是任凭自己的主观意向,仅将自己喜爱的临床表现作为证据。应该看到,不同的临床表现,从不同的角度反映了病情,都有自身所特有的对病情表述的意义。重症医学的专业人员,应该具备正确对待重症临床表现和读懂患者临床信息的能力,真正地能够听懂患者一直在通过这些临床表现向你诉说着什么。

三、病情深层位点的认定

重症病情的认定有着自身明确的特点。任何疾病和损伤都可以引起重症,但是并不是所有的疾病和损伤都一定会导致重症。由此不难看出,重症病情的认定,决不能停留在一般的疾病和损伤诊断的层面。

重症临床治疗行为中,经常需要依赖监测指标。这些指标,是临床表现的组成部分,是医务人员进行临床观察的延伸。这种对临床表现和监测指标意义的描述,实际上是为临床医务人员提供了一种对重症临床判断的思维方式。对重症的临床观察需要延伸,认定病情深层次的位点,已经是重症临床治疗的基本要求,是每一位重症医学的专业人员必须熟练掌握的临床技能。

例如,心力衰竭作为一种经典的临床诊断,存在于临床已经多年。随着医学的发展,尤其是监测能力的提高,临床上对心力衰竭临床的病情认定,已经可以深深地进入到对心脏功能变化的不同层次、多种角度的评估。目前,即使在 ICU 中常规应用的监测指标,也能够将心力衰竭分成多种不同的病情位点。仅就心排血量的评估而言,常用的压力、容积、流量和功能性指标可以从不同的角度诠释心排血量变化的重症病因,不但提示了这些影响因素的作用性质,而且定量地表述了影响程度。若再继续跟进一步,这些指标之间的相互作用关系,还有助于指出导致心排血量降低的不同因素的主次关系。可见,这些信息内容已经远远不是一个心排血量降低就可以表述的,更不是仅用心力衰竭的诊断可以说清楚的。

这些深层次的重症病因定位的相关指标,可以直接引导出对应的治疗方法。由这些指标引导出的治疗方法,可以直接针对病因机制,与由诊断概念引出的治疗方法可以明显不同,甚至看似针锋相对。例如,临床上应用正性肌力药物和脱水,是治疗心力衰竭的重要策略,而血流动力学治疗可以发现一部分心力衰竭患者需要快速液体复苏;当监测指标提示,心排血量下降是由于应激性心肌病时,则不提倡应用正性肌力药物,尤其是儿茶酚胺类有正性肌力的药物。可见,今天对心力衰竭的临床治疗,仅停留在血压、心率和肺部湿啰音的层面已经远不足以满足重症临床治疗的基本要求。其实,不仅是心力衰竭,常用的大多数临床诊断对病情的定位,往往都不能满足今天重症临床治疗的要求。

重症医学的专业人员,在执行重症临床治疗的过程中,要首先确立不断发现更深层次病情机制位点的思维意识。对每一位重症患者的每一项病情认定,都做到最大化地充分利用自己已经掌握的知识积累,努力找出自己或团队力所能及的最深层次的病情位点。这样,不仅有利于重症患者的治疗,而且有利于自己专业知识点的不断扩充和临床能力的不断提高。

第二节　监测与诊断的同与不同

重症临床治疗中,采用不同的监测方法,获得相应的监测指标,对重症病情进行监测,已经成为重症临床治疗的重要组成部分。选择恰当的监测指标,熟练掌握正确的监测方法,是杜绝重症病情突然发生变化的重要措施步骤。

对病情进行诊断是非常典型的临床行为。诊断是重症临床治疗过程中必不可少的项目,诊断之后才能够开始治疗。实际上,诊断的临床意义还不止如此。临床诊断不仅包括了诊断出来的疾病名称,而且包括了诊断作为临床行为的过程。从医学生学习的诊断学,到临床上为每位具体患者做出诊断,经过长时间的凝练,临床医师对诊断的理解已经形成一种思维定式,一种思维方法,或者说已经成为一种不言而喻的临床工作行为准则。这个行为准则强烈地影响着临床治疗的实施。

仅就由此而产生的对疾病的理解或概念而言,重症医学的临床治疗更依赖于监测,而不是诊断。这种诊断与监测之间的差别,可以导致临床行为的明显不同。甚至如果仅按照传统意义上的诊断,可能对重症临床治疗产生严重的误导。当然,监测与诊断都可以被理解为行为动作,或病情名称。严格地讲,监测也应该被认为是一种诊断,但需要在严格的限定条件范围之内。正是这些限定条件,从各自的角度上体现了重症临床治疗的特点,也引导出重症医学应有的临床思维方式。

从性质上讲,诊断对病情具有定性的意义,而监测不仅可用于病情的定性,而且有着对病情的定量价值。诊断多以定性名称为表述,而监测以定量指标作为结果。如"心力衰竭""呼吸功能衰竭"等,可以作为诊断,但并不能被用于监测。相应的监测则会更进一步,直接涉及更具体的细节,如心排血量、射血分数、压力、血气指标、呼吸力学指标等等。这些指标是以明确的定量数字作为结果。监测强调的是指标定量的程度,如血压 110/80mmHg、心排血量 3.5L/min 等。这些结果只是反映了监测指标当时的具体定量数值,并不需要任何疾病定义的标准,也没有提供任何疾病或综合征的名称。虽然诊断过程中也会采用某些定量指标作为依据,但这些定量指标只是为了推出符合诊断定义的相关疾病的名称。临床医师做出一个诊断需要根据既定的标准(通常是需要多个诊断指标到达相应的定义标准),而监测指标只是一个指标独立地存在,已经具有临床应用的价值。

从特点上讲,诊断提供了病情范围,而监测则是指出病情的可干预位点。实际上,诊断与监测都与病情的定位有关,但相比之下,诊断多是表述病情的范围,而监测更多的是聚焦在病情的一个具体位点。例如,作为诊断,心力衰竭明确地表述了心脏在病情中的定位,而射血分数作为一个更加直接的病情位点,甚至可以不被包括在心力衰竭定义通常所采信的标准之内。或许,这种差别与医学的发展和人们的认知程度有关,但也正是这种差异改变着临床思维的方式,改变了人们对病情的认知和对治疗的决断。以前,临床上能够识别出心力衰竭就已经进入了疾病的全部,从而使得当时的临床治疗行为也只能在这个层面展开。而今天,人们已经有能力理解到心力衰竭的更多细节,可以把心力衰竭的诊断再继续区分出更多的病情位点。这些病情的位点进一步厘清了病情的机制,也激发了新治疗方法的出现。随着对这些新位点的认知逐渐成熟,甚至从不同的角度改变了对原有诊断的思维方式。如射血分数的降低多与心肌收缩力减弱有关,但并不一定与心力衰竭的诊断标准呈正相关。甚至,射血分数的下降还被证明可以导致某一部分患者的预后改善。可见,监测对病情的认识带来了与诊断不同的信息,也引导出不同的临床思维方式。

从作用上讲,诊断为治疗提供策略,而监测指标则关联治疗方法,并可直接用于控制治疗的强度管理。虽然诊断与监测都对病情进行表述,但由于所表述的定位不同,诊断对治疗的影响多是在策略方面,提供治疗的原则;而监测指标则提供了发病机制更具体的位点,不仅可以直接用于治疗方法的选择,而且还可以根据监测指标的定量作用,用于对治疗作用强度的调整。临床上,诸如心力衰竭、感染性休克等诊断,为临床医师确定了治疗的原则,明确了治疗的方向。在这个原则的基础上形成的治疗策略通常会包括一组治疗方法。诊断的结果并没有对这些治疗方法实施的先后次序、强度,以及不同方法之间作用的相互影响提供标准。而监测则不然,监测指标所确定的病情位点,为临床医师在选择治疗方法时提供了直接的特异性和敏感性要求,为治疗方法的确定提供了明确的目标。治疗方法实施过程中监测指标的相应变化反映了病情对治疗的反映程度。临床医师可据此决定相应治疗方法的实施强度。同时,如果有多种治疗方法在同时实施,则可以根据作为目标的监测指标的变化程度,对相应的治疗方法进行定量协调。

从时间上讲,诊断对时间的要求仅为相对限制性,而监测对时间的要求则是严格捆绑性。这里说的时间,包括诊断或监测过程所需的时间,以及从诊断的建立或监测指标获得之后,到开始

实施治疗具体方法的时间。诊断对时间的要求通常较为宽松,不同的疾病对时间的要求也有明显的不同。有时,即使针对急性疾病,由于诊断所依赖的方法需要较长的时间,所以诊断过程的时间就不得不延长。而监测则不同,监测指标的获得必须在短时间内迅速完成,而且可以重复进行。监测的这种对时间的要求,对临床医务人员提出了几近苛刻的要求。无论采用有创或无创的监测方法,医务人员都必须采用一切措施,不断提高自己的能力,在最短时间内获得监测指标。那些虽然常用,甚至重要的指标,由于不能够迅速获得,并且不能被及时重复,则不能用于监测。通常这些指标只被用于诊断,而不是临床监测。

监测指标与治疗的捆绑关系是重症治疗的一大特点。首先,监测行为的开始,就是因为决定治疗方法需要。重症医学专业的医务人员在决定治疗方法之前,必须明确病情需要治疗的位点。这个位点的选择必须是在自己的理解水平和操作能力所及范围内,并且是治疗方法的作用机制最为直接相关位点,这样才能选择出与病情最具有特异性的治疗方法。其次,监测指标的出现,为治疗方法提供了具体的目标。根据这个目标,临床医师必须马上对治疗方法进行落实。再者,在治疗方法的实施过程中,对监测指标进行持续或定时连续的测量,以确定机体对治疗的反映程度,实现对治疗方法实施的反馈性调整。定时重复测量监测指标的时间长度,应以相应治疗方法的起效时间为标准。从这几个方面不难看出,临床监测的整个过程都具有明确的时间性要求。

重症临床监测方法和监测指标的实际应用,有着明确的重症临床特性。这些特征,为重症临床思维过程提供了重要的基点。从重症监测的临床行为一开始,到对治疗方法的反馈性控制,是一个发生在医务人员脑海中的过程。这个由监测指标转化为治疗干预的过程,正是医务人员的思维过程。只有思维才能把监测和治疗方法捆绑在一起。而绝对不能简单化地把监测指标与某种治疗方法并列在一起。重症的临床治疗,不是方法学的简单叠加。只有通过重症医学的临床思维方法,将病情的位点、与监测指标、再与治疗方法严格地捆绑在一起,才有可能真正完成体现专业水平的重症临床治疗。

第三节　指标与治疗位点的距离

掌握了监测指标是重症病情的直接临床表现之后，杜绝病情的突然变化就具有了临床的实际可操作性。在这个方面，重症医学的专业人员，应该首先具备这样的能力，那就是监测有效的指标，确定针对性的治疗。

有效的指标是指可以反映重症深层机制，并且具有直接可干预性的病情位点。重症临床治疗中的监测指标是病情表现的组成部分，是临床观察的延伸。每一个指标，只是从自己的角度，代表了病情的某一个具体的方面，通常只是作为病情多个特点中的一个。体温常被临床上作为与感染相关的指标，也常被用于重症监测。如果针对退烧药物或物理降温治疗，体温的监测可以明确指出治疗的可干预位点，并对治疗方法的调控有着指导作用。但是，由于面对的是感染患者，感染的控制才是治疗策略的主线。而体温只是反映了感染病情的一般情况，位于特异性的浅层。从而，体温作为病情机制的位点与抗感染治疗的作用位点之间就有很大的距离。应当注意的是，这里并不是对体温作为监测指标全盘否定。由于知识点的不足或条件的限制，临床上也会发生仅根据体温的变化就开始应用抗生素治疗。如果能将体温作为监测指标，连续测量，并据此对抗感染治疗进行调整，也不失为在自己力所能及的条件下进行了最佳治疗。但是，由于体温与抗感染治疗的干预位点之间的巨大差距，严重限制了治疗的水平和可能的治疗效果。

可见，有效监测指标，应该同时满足病情深层机制和治疗可干预位点2个方面的要求。但是，重症治疗过程中，临床医师可以应用多个监测指标，以期更加完整地了解病情，对治疗方法进行整体调控。这时，在采用某个监测指标用于治疗时，重症临床医师必须要考虑的一个问题——监测指标与治疗干预位点的距离。或者说，这个距离的本身也是另外的一个监测指标。

从上述感染的举例中，已经可以清楚地看到体温指标与抗生素治疗位点之间的距离。抗生素的作用位点不是直接降低体温，而体温的变化也不是与致病微生物直接相关。这个距离越大，根据体温选择抗感染治疗的针对性越差，对治疗方法的实施也就越不容易控制，甚至难以形成对治疗的定量管理。重症的发病机制更为复杂，临床表现有一定的隐匿性。监测指标与治疗干预位点之间距离对治疗的影响，可以存在于重症治疗的每一个细节当中，而且容易被临床医师忽略。例如，扩容治疗仅根据患者之前液体平衡的状态或液体出入量；肺水肿治疗时监测血管外肺水或肺部啰音，而采用的血液净化治疗或应用呋塞米，等等。诸如此类的现象导致了临床治疗的偏差。更为严重的是，这种偏差往往不被临床医师所察觉，甚至还可以表现出对治疗导致病情恶化的发生不知所措。可见，重症临床治疗中，如何应用好监测方法和监测指标，直接影响着重症治疗的效果。

关注监测指标与治疗干预位点之间的距离，首先应该是一种临床思维方式。选择有效监测指标，强调监测指标与重症治疗的捆绑性特点，是为重症医学应有的临床思维方式提供一种思考的基点，并不是在说哪些指标能用而哪些指标不能用。任何监测指标，只要测量准确，都反映了客观存在，都有可应用的价值。以这个基点进行的临床思维，恰恰促使临床医师能够主动回答怎样才能用好每一个指标。寻找有效的监测指标，病情关注指标与治疗干预位点的捆绑性特点，如果可以成为主动的思维方式，将为医务人员带来至少2个方面的临床能力的提升。一方面，监测指标直接反映治疗干预位点，可用于对治疗方法的定量调控。根据监测指标的动态变化，临床医师可以实施直接具有针对性且对治疗强度精准控制的定量治疗方法。另一方面，由于知识积累的不同，并不是每个人或每一次治疗都可以马上找到有效指标进行监测。但是，如果坚持这种思维方式，临床医师会主动发现所用指标与治疗干预位点之间的距离，进而努力寻找这个距离之中的某个指标是否可以进行监测,从而缩短了这个距离,减少了治疗可能出现的偏差。即使目前所用于监测的指标已经是自己能力所及的最有效的监测指标,如果关注了指标与治疗干预位点的距离,进行治疗的具体方法就会得到相应的调整,避免这个治疗方法的再损伤作用,就会占据更为重要的位置。

当然,由于医学发展,目前还有一些指标或治疗方法的定位尚难以集中到某个具体的作用点,如临床治疗中对某些炎症因子的监测、感染性休克时的激素应用,等等。这些指标和方法并不是不可以应用于重症的临床治疗,而是与重症临床治疗的实际需要有明显的距离,相应的治疗方法也难以明确体现重症临床治疗的特点。所以,在具体应用的过程中一定要根据监测指标与治疗捆绑性的特点进行调整。监测指标与治疗干预位点之间的距离,也反映了相应治疗方法对重症治疗的必要性和可行性程度,提醒临床医师这种治疗方法的具体执行缺少预期的精准度,实际的效果可发生大幅度波动。同时,由这个基点引出的思维方式开启了另外一个大门,这些指标与治疗干预位点之间的距离和其本身的不确定性,恰恰提示了重症医学临床研究的学术位点。

第四节　不正常的指标不能被搁置

掌握了诊断与监测的区别,具备了选择并获得有效监测指标的能力,这时,重症深层次的病情位点就已经浮出水面,展现在临床医务人员的眼前。那么,如何对待这些指标,也就成为杜绝病情突然变化的关键问题。

一、识别不正常的指标

看一个临床指标是否正常,对于有经验的临床医师已经是一个常识性的问题,因为他们已经牢牢地记住了这些指标的正常值标准。这些标准通常是来自教科书、医学指南或本单位的执行规范。不容否认的是,这些正常值标准首先应该被认为是判断监测指标是否正常的基础。但同时也应该看到,这些标准通常是来自对群体患者的测量结果。重症由于其本身的特殊性,重症临床治疗不仅要基于监测指标的这些标准,而且更需要在临床过程中体现出治疗的针对性、干预性,就需要对不正常的指标进行更深入的挖掘。

重症的临床治疗更为依赖的是指标的最佳值。从诊断与监测的区别中不难发现,诊断需要根据某个或某些指标的正常值范围或阈值作为标准。这个标准通常来自群体患者情况的资料。而监测指标则表示具体患者在某个时间点上的病情位点和变化,针对这个位点的监测指标,也就只有在这个条件下的最佳值标准。由于最佳值只属于个体患者,又处于当时特定的条件下,所以,无论从定义上还是绝对数值上,都会与正常值有所不同。同一监测指标在不同的患者可以有不同的最佳值;同一患者在不同病情状态的同一指标的最佳值,也会有所不同。重症医学的专业人员,要逐渐培养自己寻找监测指标最佳值的理论基础和临床技能,将那些尚未达到最佳值的指标,作为不正常的指标进行关注和干预。

当然,这里虽然强调监测指标的最佳值,并不是说重症医学的临床治疗不需要指标的正常值。值得注意的是,强调了监测指标的最佳值后,临床治疗的思路,会引导医务人员改变对诊断指标正常值原有的态度和应用的方法。由于正常值来源于群体患者,最佳值只是这个指标的个体化表示。那么,如果这个指标的最佳值偏离了正常值范围,则说明这个病情位点与通常所理解的正常状态有所不同,或者正在受到其他因素的影响,强烈地提示临床医师还有尚未确定的病情位点需要治疗干预。

例如,休克治疗时将血乳酸<2mmol/L作为正常值,提升血压可以使增高的血乳酸水平降低。某位患者的血压必须升高到明显超过书本上的血压正常值范围,乳酸才能保持在正常值。这时的血压数值就是这个患者在这种条件下的血压最佳值,应该作为这时提升血压治疗方法的实际目标。这时血压最佳值与正常值之间的区别,恰恰提示了其他影响因素的存在,临床医师

应该据此寻找新的病情位点。同理,如果在治疗提升血压的过程中,当血压达到一定数值后,血乳酸水平不再继续降低。那么,这个血压的数值也是血压的最佳值。治疗应该在维持血压在这个数值水平的前提下,增加新的治疗方法。如加用正性肌力药物通过增加心排血量,增加灌注流量。仍然可以按照血乳酸水平的变化确定心排血量的最佳值,以维持正性肌力药物应用的最佳剂量。重症病情虽然复杂,临床上也不只是用血乳酸水平作为对血压最佳值的衡量标准,但只要按照这种思维方式,将复杂的病情拆分出不同的具体问题,就会使治疗过程更为协调有序。

可见,识别不正常指标,不仅包括了对监测指标正常值的了解,更包括了对最佳值的理解和掌握,也只有具备了及时发现不正常指标的临床能力之后,才能知道哪些指标不应该被搁置。

二、理解指标的搁置

搁置的本意是指把一件事情无限期地放在一旁,不予理睬。严格地讲,重症临床治疗过程中所有的监测指标,都不应该被搁置。因为一旦指标不再具有与治疗方法的捆绑特征,临床医师实施治疗时也不需要顾及指标的变化,对这个指标的监测就应该停止。所以,正确的说法应该是:所有的监测指标不应该被搁置。对重症病情监测指标正常与否的判断受到临床医务人员知识积累和个体能力的影响。强调对监测指标的判断,首先指出不正常的指标,以期提升医务人员自我警醒的力度,更好地让临床医师每时每刻都在提醒自己——患者还有哪些不正常的生理变化还没有被顾及。

若要杜绝病情的突然变化,就必须认真对待每一项病情的变化,也就是对每一个监测指标做出反应。同时,不断发现可以反映患者更深层机制的监测指标。由此,重症医学的专业医师要具有不断发现不正常指标的能力。从临床治疗思维的根基上,就应该去除满足于目前重症的临床状态的意识。仍然以上述休克治疗为例,随着血压的提升,血乳酸水平已经降低到 2mmol/L 以下,血压也已经被维持在这个最佳的数值。这个调整血压的治疗过程似乎已经完成。真的是这样吗? 这时的血压数值应该被认为是最佳血压,但却是以血乳酸水平为治疗目的指标的血压最

佳值。如果改变治疗目的指标,血压的最佳值就有可能发生变化。如果这时应用重症超声发现,肾脏灌注血流量仍不足,或者脑氧合指数监测仍然出现随血压的变化而波动,那么,就有必要对血压继续进行调整。调整后的血压最佳值也会发生改变。这个过程是重症治疗继续深化的过程,也是医疗干预更为适应机体实际需求的过程。而临床治疗策略的形成,则是基于目标与目的思维方式,不断推进了重症治疗的继续前行。这时临床医师心里一定是坚信: 将那些原本可干预的指标搁置,是病情变化被突然发现的根本原因。

发现潜在的不正常指标,是杜绝病情突然变化的重要因素,已知的不正常指标被搁置更是导致病情恶化的严重问题。当然,掌握一个监测指标需要一定的知识积累,临床医师必须首先具备这个知识点。但是,合适的思维方式可以告诉临床医师哪个知识点最为重要,这个知识点应该如何掌握,以及临床上应该如何应用。从这个角度出发,临床思维方式是管理知识点的有效工具。掌握知识点固然重要,但对于重症医学专业人员来讲,掌握可以管理知识点和应用知识点的临床思维更为重要。

不正常的指标被搁置的内涵,还包括针对性治疗的不到位。明知指标不正常,却不予处理,这种情况在临床上会发生吗? 或许,按照这个思路,环视一下自己的周围,应该不难发现有这类现象存在。如果说,明知道指标不正常,就是不进行处理属于责任心不强,不在学术管理范围。那么,发现不正常指标,进行处理后并不关注指标的变化,则明确地体现出专业学术思维的问题,没有真正地理解监测与诊断的区别,没有掌握重症临床治疗的特点。

针对血压低的治疗,选用了去甲肾上腺素后不去观察血压的变化,应该已不常见。但少尿时应用了利尿药物后不去观察尿量变化的情况就多了一些。进一步讲,进行脱水治疗时利尿药物已经明显增加了尿量,但患者实际上一直保持在液体正平衡状态的情况就更为常见。这些类似的病情和治疗方法,重症医学的临床医师几乎每天都会面对,或者是每天都有可能做的工作。这些现象的存在,并不是主要因为临床医师缺少新的知识点,而是没有坚持适当的临床治疗思路,

没有主动追究不正常的指标是否被纠正，同时也使自己失去了深入发现新指标、掌握新知识点的机会。再进一步，心脏前负荷过高需要脱水治疗，利尿治疗不但增加了尿量而且实现了液体负平衡，但心脏的前负荷并未降低，甚至有所升高的现象也常见于重症的临床治疗过程中。与前面的几种情况相比，对这种现象的解释或许需要一些新的知识点，但只要坚持了不让不正常的指标被搁置的思想，临床针对性治疗方法的选择和实施并不困难。

继续观察，也是临床常有的一种对待不正常指标的工作方式。重症的临床表现中会出现一些指标，虽然数值不正常，但暂时无法定位病情的位点，或者是无法确定针对性的治疗方法。如果这时监测指标的方法正确，数值准确，不正常的指标明确提示了病情的存在，仍然必须坚持不正常的指标不能被搁置的基本原则，决不能将继续观察当成放任不正常指标存在的借口。临床观察作为重症治疗的一种方式，必须包括需要监测的指标、进行测量的时间点、判断指标的方法和阈值，以及相应的治疗预案。一定要在落实了这几个方面的具体内容之后，才能开始对不正常指标的继续观察。

不正常指标被搁置的现象还可以表现得非常隐匿。重症的临床治疗，通常是多条对单一病情机制进行干预治疗通路的组合，从而表现出病情和临床治疗的复杂性。如治疗休克时，液体复苏、正性肌力药物、血管活性药物都可以用于改善组织灌注。这3条治疗通路共同指向血乳酸水平，都将乳酸作为治疗的目的指标。根据血乳酸水平的变化，这3种治疗方法可以分别找到自己的最佳值，确定治疗干预的最佳剂量。如果掌握了监测指标的最佳值的特点，按照个体化的思路，就会不难想到应该继续调整每一种治疗方法的最佳值剂量。因为，当时的最佳值不是在3条治疗通路共同发挥作用的情况下确定的。对于其中的一条治疗通路来讲，增加了另外一种治疗方法，相当于病情发生了变化，自身的方法也必须进行相应调整。这种变化也不能被搁置。由此，可以得到多种治疗方法的最佳组合。

另外，治疗方法本身也可以被认为是病情的存在，也不能被搁置。重症治疗时经常需要同时应用多种治疗方法，包括了机械性、药物性方法等。当这些治疗方法的组合实现了治疗目的，达到了目的指标的正常化，那么，同时这些方法之间的组合也实现了合理搭配。这时，治疗方法本身就成了重症病情的组成部分，是临床治疗中必须关注的病情。换句话说，这时的机体必须依靠机器、药物才能表现出正常功能，那么这些机器和这些药物就是病情所在。只有停止这些外来的干预，才能真正表现出机体自我的正常功能。这时，如果停留在患者监测指标正常、机器药物作用正常、医务人员自我感觉良好的状态，也是一种搁置不正常指标的临床现象。即使按照治疗与再损伤的临床思维方式，这些治疗方法也应该开始降低干预程度。调整干预程度后，又会出现新的、预料之中的病情改变，按照之前的临床思路，继续推进重症临床治疗的过程。

由此可见，没有病情的突然变化，只有病情变化被突然发现，作为一种理念，一种思维方式，不仅是可以实现的，具有明确的临床可操作性，而且应该是重症临床治疗的基础。重症治疗，通过挖掘病情机制深层次的作用位点，掌握每一个监测指标的本质意义，正确地理解临床监测与诊断的不同特点，熟练掌握重症治疗所必需的方法，同时，不断提高自己发现潜在不正常指标的能力，坚持绝不让不正常的指标被搁置，从而，杜绝重症患者在治疗过程中的病情恶化被突然地发现。

（刘大为）

主要参考文献

[1] 刘大为, 王小亭, 张宏民, 等. 重症血流动力学治疗——北京共识 [J]. 中华内科杂志, 2015, 54 (3): 248-27.

[2] RHOLDES A, EVANS L E, ALHAZZANI W, et al. Surviving sepsis campaign: international guidelines for management of sepsis and septic shock: 2016 [J]. Crit Care Med, 45 (3): 486-552.

[3] 刘大为. 重症治疗与再损伤 [J]. 中华危重病急救医学, 2014, 26 (1): 1-2.

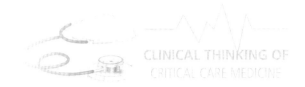

第三章　重症治疗缺一不可的四个关键位点

重症临床治疗由策略和方法组成。策略是在指向一个最终目的方向上，对相关联方法进行的排列组合。从中不难看出策略与方法的相互关联和相互依存关系。策略的形成，更多地是一个思考过程，是一个按照某种思维方式对问题进行分析并设定解决方法的过程。方法是实施策略的具体内容，是将策略思考、分析的结果通过一系列的行为进行实践的过程。

重症临床治疗策略的形成与实施，是重症医学思维体系与知识体系的结合。重症临床监测和治疗方法众多，临床应用这些方法之前，必须形成针对性的，有明确目标导向的治疗策略。一个完整的临床治疗策略的形成，通常需要知识点的关键支撑。在重症临床治疗中，通常把"病情、我们、目的、目标"四个重要结点，作为治疗策略形成和实施的关键位点。

第一节　病情、我们、目的、目标

在纷繁变化的病情中，我们期待完整且完美的治疗策略，可以带着我们拨开迷雾，走出重症患者治疗的困局。而重症医学发展至今天，监测方法的逐渐增多，干预治疗的手段越来越复杂，我们该如何选择，如何取舍？另外，重症患者病情复杂多变，各种不同临床问题和需要的治疗方法在同一时间点集中出现，表面显露问题所需要的治疗方案甚至是矛盾的。由此，建立一个完整的重症临床治疗策略，摆在我们面前的问题包括了"病情、我们、目的、目标"四个维度。

关键位点

（一）关键位点——病情

病情，问的是病情在哪里。重症经常是多种症状体征、多种异常指标交织在一起，凸显了重症临床的复杂性。这里说的病情，是指找出病情当前的主要矛盾，继而，必须在主要矛盾中确定矛盾的主要方面。抓住矛盾的主要方面，就抓住

了病情的关键位点，矛盾也就迎刃而解。

重症有自身明确的特点和规律性，而且由于危及生命，又同时具有苛刻的时间性要求。重症病情虽然复杂，但是按照重症医学思维方式对病情进行梳理，不难发现病情的脉络。首先，强调病情位点的严重性。在多项指标异常所表示的病情中，发现最直接威胁生命的位点。或者说是机体对这个位点的异常改变耐受性最差，甚至已经达到或超过机体耐受的极限。其次，强调病情位点的唯一性。重症医学认为，在一个时间点上，只有一个病情位点最为重要。这个病情位点之所以唯一，是因为处于所有其他病情发展的最上游。或者被认为是只有先抓住这个位点，其他的问题才可以发生相应的转变。再者，强调病情位点的可干预性。病情分析到这里，仍然可能有多个因素同时存在，但组成治疗策略的方法一定要在临床可以被执行。从而，临床可操作性就成为更进一步细化病情位点的落脚之处。同时，也

引出对下一个策略形成关键位点的判断。

临床上经常会遇到这样或者类似的情况。一位创伤患者,大量失血,手术后转入重症医学科(ICU),麻醉未醒状态。查血乳酸明显升高,上腔静脉血氧饱和度下降,心率快,血压、动脉氧分压在教科书正常范围之内,需要小剂量去甲肾上腺素和机械通气;无尿,血红蛋白 18g/L,中心静脉压 16mmHg。这时需要仅根据这些指标进行判断,病情的主要问题是组织灌注不足,但是以氧的供给流量不足为主,组织缺氧。而导致缺氧的原因中,低血红蛋白应该放在首位。如此严重的急性血红蛋白下降,已经超过了医学知识可以接受的底线。继续在这个位点上引入与干预相关的思考,就出现了与输血相关的病情判断。中心静脉压 16mmHg 提示心脏静脉淤滞,容量过负荷,限制了输血的可行性。由此,确定目前病情关键位点是容量过负荷,而核心问题是由低血红蛋白导致组织缺氧。

当然,这个过程也可以根据自己的理解进行调整,如不确定中心静脉升高与容量过负荷的相关性。那么,紧接下来要执行的临床行为就是对这个位点进行验证,如测量下腔静脉宽度和变异度等。

(二)关键位点二——我们

我们,问的是我们的行为在哪里。病情关键位点确定之后,沿着重症医学思维方式走到这里,就出现了我们对这个位点可能做出的反应。我们在这个位点的定位,主要依赖于我们的知识水平、临床执行能力和所处的环境条件。

知识水平的基础是对医学知识掌握的广度和深度。但是,对于重症医学的专业人员,仅有这些是远远不够的。因为重症临床策略的形成,需要按照重症医学的思维方式,将自己的知识积累划分为重症临床治疗需要的知识点。这个过程看似简单,却严重影响着成长为重症医学专业医师的进程。不同专业的医师有着适合自己专业的临床思维方式。医疗工作中很容易见到面对同样的血乳酸水平升高或中心静脉压升高,不同专业的医师会做出明显不同的反应。在完全相同的临床情况中,会做出不同的,甚至作用方向相反的临床行为,这通常并不是因为他们缺少相关的知识积累。这种情况的发生,就是由于知识积累被划分为不同的知识点。按照重症医学临床思维方式划分的知识点,有利于重症医学专业知识的积累,更有利于在重症治疗中的临床应用。

一旦关键的病情位点确定之后,我们就必须马上做出临床行为。通常,针对同一个病情位点,临床会有多种治疗方法。每一种方法有其自身的特点,如作用强度、起效时间等。对治疗方法的理解和掌握,应该已经作为知识点在脑子中储存。这个位点的关键之处是我们已经有了什么、我们已经知道有哪些干预方法可供选择、我们已经掌握哪些方法、我们已经具备了哪些可执行的条件,等等。根据这些我们自己的条件,决定应该执行的临床干预行为。有人说,"选择自己最熟悉的治疗方法",其中的道理就在这里。虽然自己熟悉的方法不一定是理论上效果最好的方法,但是,对于"我们"的这个位点来讲,这个方法是最有可能起到最佳效果的方法。这种思维方式,引导临床医师一直在把自己知识储备能够维持的最高水平,应用于临床治疗。

继续病情关键点一列举的病例描述。病情的关键位点是:容量负荷过高,无法进行输血。那么,这个位点上的核心干预方法是输血,但是为了输血,我们放在第一位进行的临床干预行为是,减少循环容量,为输血创造空间,提供输血的可行性。我们自己能够理解和熟悉掌握,并且有条件执行的干预方法选择包括,限制入量、应用利尿药和血液净化治疗。作为治疗策略,在这 3 种方法之间也必须确定放在第一位的方法选择。选择的标准则是,最大化满足输血的紧急时间程度和剂量程度。即使 3 种方法可以同时进行,但是作为治疗策略一定要有顺序和流程。这位患者输血要求紧急,而且预计需要大量输血。所以必须将减少循环容量这一最为切实有效的方法作为主要干预手段。血液净化可以作为第一选择,其他治疗方法在不影响血液净化进行的前提下,才可要求被尽快执行。如果我们进行血液净化的经验不足,需要很长时间才能安装设置,那么,就应该将其他方法作为第一选择。

可见,按照重症医学的思维方式,无论我们知识积累得多与少,临床能力的强与弱,总会在最大的可能上让我们的最佳状态呈现于临床治疗,选择并执行在我们这个位点最有效的治疗方法。

(三)关键位点三——目的

目的,问的是整体治疗的最终结果是什么。经过前2个关键位点,已经明确了病情和放在第一位的干预方法。在实施具体方法之前,一定要明确治疗是为了什么、执行干预方法的目的是什么。如果目的不同,同一种干预方法的具体执行可以有明显的差别。目的相同的不同治疗方法,排列在一起,才形成治疗策略。

治疗目的是治疗策略的最终结果,决定了治疗方法的方向性及必要性。通常,目的的确定是决定重症治疗过程时首先需要解决的问题,在关键位点一、二的确定过程中,已经有治疗目的影响因素的存在。但是,在病情和干预方法确定之后,作为关键位点三,强调治疗策略的整体目的,是为了确定每一项干预方法的作用方向,在治疗策略的方向上,明确干预方法的必要性。临床干预方法常会包含多个方面的作用效果。一种药物可以有几种不同的作用,治疗方向上的作用被称为治疗作用,而其他方向上的作用被称为副作用。如果改变了治疗目的,正、副作用就会发生相应的变化。再如,体外膜氧合(extra corporeal membrane oxygenation,ECMO)在临床中已经应用很多年,以前主要用于心、肺功能的替代,为等待供体移植提供足够的时间窗,所以在这种临床治疗逻辑下,顺利实施器官移植是治疗的目的,而原有的心肺功能的恢复就不是ECMO的治疗方向。现今ECMO在重症临床治疗中广泛应用,无论是静脉-静脉ECMO(V-V ECMO),还是静脉-动脉ECMO(V-A ECMO),在重症临床治疗中的目的都是为了患者原有器官功能的恢复,在满足机体的氧供需平衡的基础上,给予心脏和肺重生的机会。在这种目的方向上,应用ECMO时的条件设置与调整,与之前就会发生明显的区别。

继续上述病例的治疗思路进展,现在"我们"要进行的干预方法是血液净化。从治疗策略的整体目的——改善组织血流灌注,到必须马上进行输血,再具体到血液净化作为干预方法,在这个治疗策略中,血液净化的唯一方向是为输血尽快提供足够的容量空间。从知识积累中可以得知,血液净化包括了多个方面的作用机制,学术上一直对这些机制和应用方法进行着多方面的讨论和争议。但在这个位点上,只有一个作用位点需要关注和讨论,那就是减少循环容量,其他方面的作用都可以看成是副作用。当然,有些副作用可以对病情恢复有利,但在这个治疗策略中,仍然属于副作用,只是实际操作中可以不用尽力避免而已。同时,减少循环容量作为治疗目的,使血液净化在整个治疗策略中的位置明确,在众多的学术争议中找出一条合理的通路,临床具体操作的管理也变得清晰、明了。

目的的确定,为具体干预方法在整体治疗策略过程中进行了明确的定位,在作用机制上确定了明确的方向。由此,针对个体病情,确定了干预方法的必要性。

(四)关键点四——目标

目标,问的是方法在目的方向上的干预程度。重症治疗方法本质上是对机体的干预。经过前3个关键位点,明确了干预方法和目的。目的指出了治疗策略的一条线,沿着这个方向的干预才能起到治疗作用;目标是这条线上的一个点,定量了干预作用起到的最佳治疗效果。低于这个点的干预是治疗不到位,高于这个点的干预是医源性再损伤。

目标是对具体临床行为进行直接的定量管理,对临床干预行为的效果进行判定,直接涉及每一项干预方法的执行在整体治疗策略的完成过程中的优劣状态。以休克复苏为例,乳酸和乳酸清除率是目的指标,反映了组织灌注的情况,提出了一个终点指标。但是,这个复苏目的指标并没有指出有效的治疗方法,而是指出了休克复苏的治疗方向。所有可采用的方法都应该在这个方向上进行。休克的复苏,就是按照重症医学的理论,将一系列的治疗方法串联在一起。例如,容量治疗,可以用容量反应性作为目标;强心治疗,心排血量(CO)就是治疗目标;血管活性药物的应用,可以将心脏后负荷相关指标作为目标,将微循环灌注压作为目标;改善氧供需平衡的治疗,$ScvO_2$ 就可以是目标;再具体到氧耗治疗,体温可以是目标间接指标,等等。这样一系列的方法组成治疗流程。

目标指标通常与具体的干预方法直接相关。目标指标的选取,应该本着最大程度上反映相应干预作用的直接效果的原则。通常采用定量指标作为目标指标,以控制治疗方法的干预强度,在治疗方法的可操作位点上进行定量调控,使整体治疗过程一直以病情变化为导向趋于最佳化。重症临床治疗中的每一种干预方法都应该有自己的目标指标,而且,在临床实施的过程中严格进行管理。否则,治疗的随意性和实施者的个人主观性,很可能将治疗过程陷于失控状态。每一个目标规定了相应的干预方法,系列目标指标的连续构成了整体治疗策略。

继续前述病例,血液净化可将中心静脉压作为治疗目标。当然,根据知识积累的不同,可以选择其他指标作为血液净化的目标,但必须根据前面3个关键位点的要求,按照与干预作用机制直接相关的原则进行目标选择。在这个位点上,血液净化只是为了降低中心静脉压,继而为输血创造空间。临床医师可以根据自己的知识积累不同,确定中心静脉压不同的程度作为血液净化的具体目标数值。至此,干预作用方向、程度明确,可以立即开始血液净化的临床实施。

沿着4个关键位点,明确病情位点,找到我们自己相应的位置,确定治疗的方向,设定治疗的目标,形成了一个完整的临床治疗过程。不但临床治疗策略针对个体化病情应运而生,而且策略组成中的每一个目标指标限定了每一项干预方法应该起到的最佳作用剂量,真正形成了对目标导向重症临床治疗的定量控制。

第二节　治疗策略的一致性和完整性

按照4个关键位点的依次落实、确定,一条思路的治疗策略已经形成。重症治疗策略的形成实际就是由目的为导向,以一个个前后有序的治疗方法串联而成,而这每一个治疗方法都有明确的目标导向,有着自己在这条策略思路上的具体定位。这些指标直接来自患者个体,反映了个体在指定时间点的实际病情状态,由此,形成了真正的个体化治疗。同时,这些指标的内在逻辑顺序决定了治疗过程的科学性,治疗策略在这样的基础上形成,才有可能是最为适合的个体化治疗策略。

一、治疗策略向病情深层的延伸

治疗策略、方法直接贴近于患者,是重症临床治疗的一个重要特点。在病情与治疗方法之间,监测指标起了重要的连接作用。监测指标是临床表现的组成部分,是临床观察的延伸。可以这样认为,重症治疗更依赖于临床观察,依赖于通过临床观察现象、发现疾病的本质,以及对治疗的反应。重症治疗过程中应用了大量的监测指标,这些指标只要测量准确都是有意义的,都是临床表现的组成部分。重症的病情变化通过临床表现让医务人员知晓。临床表现由很多组成部分构成,比如皮肤湿冷、呼吸急促、端坐呼吸等,这些临床表现都是重症医学专业人员需要参考的重要因素。这些临床表现本身就有监测指标的性质。这些指标,都可以根据自身不同的特点而作为病情的直接或间接位点,出现在重症治疗策略中。在休克复苏中,以反映恢复组织灌注为目的,皮肤湿冷则可以是目的指标的选择之一;端坐呼吸作为目的指标,可用于提示通过液体扩容治疗提高心排血量的可能性较小。

当然,定性指标失去了定量指标对治疗精准程度的把控;监测指标与干预方法作用机制之间的距离,也会严重影响对方法实施的精准调控;指标的临床反馈效应,也影响了作为目标与目的指标的实用价值。这也是为什么重症医学一直在发现新的、更有可操作性的定量指标的原因所在。这种不断探索,将重症临床治疗一步步引入病情机制的更深层面。比如,去甲肾上腺素应用的目标不应该是静脉泵入速度或剂量,血压也只是反映了去甲肾上腺素作用机制的一个方面。如果继续沿着去甲肾上腺素的作用机制发掘,可以拆分出心脏后负荷及心室动脉耦联 Ea/Ees 等指标;还有微循环灌注应用微血流监测的指标,甚至还需要应用到平均体循环充盈压等静脉回流参数,这些指标,逐步形成了对去甲肾上腺素越来越完整的机制管理。无论个体病情位点需要哪个方向上的干预措施,都可以找到相应的监测指标。监测指标发现与应用的过程,是对重症机制深刻理解的过程,同时也是将临床可行性干预方法引入重症机制核心的过程。

治疗策略的延伸，首先是建立在合理的思维方式的基础之上，导致了临床行为范围和能力的延伸。重症医学临床思维方式，一直管理着我们在治疗策略的方向上、治疗方法的定量上，对这4个关键位点再认识、再发展。

二、治疗策略在目的方向上的延伸

重症临床治疗策略的形成是重症医学思维体系的临床体现，涉及临床思维不同方式的具体应用。其中，目标与目的思维方式从点和线的关系上，构成了治疗策略的核心轴，不仅直接关系到治疗方法的实施能否适应病情改变的实际需要，而且保证了所有不同干预方法执行的一致性。即使在同一个病情治疗过程中，更换了新的目的指标，仍然应该保持整体治疗的一致性。当然，更换治疗目的，也可以认为是新的治疗策略或方案，但治疗策略在新的层面上仍然形成了新的统一。

延续上述病例的治疗，血液净化的目标是降低中心静脉压。借助于已有的知识积累不难发现，降低中心静脉压可以导致一系列的生理变化。这个过程本身就是由一组血流动力学治疗方法组成的治疗策略，是一个以降低中心静脉压为目的的治疗策略。这个策略同样包括一系列依次排列的监测指标，以及由这些指标逐一管理的干预方法。这个治疗策略丰富了原有的治疗策略，仍然首先服务于紧急输血的核心治疗方法。中心静脉压降低的程度，也可以分为不同的层面。首先的目标是为输血创造空间。在脱水的同时快速输血，至少维持中心静脉压在原来基础上不再升高，可以作为一种定量的目标选择。其次的目标是调整心脏最佳前负荷状态。当输血达到自己的目标最佳值之后，输血治疗停止，中心静脉压调整需要新的目的。当以心脏做功为目的，调整中心静脉压至最佳值范围后，这个治疗策略的最终作用效果达成，可以停止血液净化的应用。如果继续临床进行血液净化治疗，则需要新的目标与目的治疗，制定新的治疗方案。

重症临床治疗策略的延伸，还可以表现在不同层面的治疗水平上。休克复苏通常由前负荷指标、心排血量、血压等指标引导出的一系列干预方法组成，血乳酸水平是最为常用的目的指标。乳酸在这个层面反映了整体的组织灌注流量，乳酸指标回落到正常值代表了整体组织灌注恢复。但是，策略构成中的心排血量、血压等指标，并没有正常值。而是以乳酸降至正常的相应数值作为最佳值。从而，定量地体现出重症治疗的个体化。在个体化休克复苏达到降低乳酸目的之后，这个阶段、在这个层面的治疗方案结束。但是，在这个位点上，血乳酸水平正常，并不一定机体任何组织器官的灌注血流都恢复到正常的生理状态。尤其是，重症时的不同器官灌注，可以与整体血流有明显的不同。这时，应该选用目标器官或组织局部的灌注指标，作为治疗目的指标，比如用肾脏血流指标对血压、心排血量进行继续调整。这是新的治疗策略，在不同的治疗水平上的重症治疗，仍然是原来治疗策略的延伸。由此发展，重症临床治疗策略从群体化，到过个体化，再到器官化，在重症临床治疗中得以完整体现和实施。

综上所述，在重症医学临床思维的引导下，按照治疗策略形成的四个关键位点逐项落实，重症临床治疗策略就会出现在那里，为重症治疗取得更好的效果奠定了基础。

（杜 微）

主要参考文献

［1］刘大为. 重症治疗："目标"与"目的"［J］. 中华危重病急救医学杂志, 2015, 27 (1): 1-2.

［2］RHODES A, EVANS L E, ALHAZZANI W, et al. Surviving sepsis campaign: international guidelines for management of sepsis and septic shock: 2016 [J]. Crit Care Med, 2017, 45 (3): 486-552.

［3］刘大为. 重症治疗: 群体化、个体化、器官化 [J]. 中华内科杂志, 2019, 58 (5): 337-341.

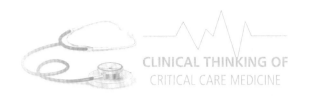

第四章　治疗策略的定量实施与实施中调整

重症医学的发展,推动了重症治疗的理论发展和临床技术的进步,使治疗方法的数量增多,干预性不断增强。重症治疗通常表现为不同的临床问题和众多的治疗方法,在同一时间点集中出现,体现出重症的复杂性。在这种复杂中理出治疗思路的头绪,排列出治疗方法的实施顺序,已经成为对临床工作的基本要求。要达到这种基本要求,不但要对病情进行实时的判断,而且要做到切实掌握治疗方法。只有对治疗方法的干预性真正理解并且把控,才有可能使治疗方案更接近病情的实际需求。可以看出,其中包含了2个层面的内容:首先是确定治疗策略,进而是在策略的框架内规定治疗的方法。策略决定了治疗的方向,决定了治疗的必要性;方法则决定了某个具体的临床行为,需要接受具体指标对其实施的限定和对结果的判断。

第一节　治疗策略的形成

在重症治疗开始前,医师必须明确这几个关键的问题:①干预的理由——患者是否需要干预?②干预的起点——干预的起点或环节在哪里?③干预的目的——应当向什么方向干预?干预到何种程度?④干预的方法——应当选择何种方法进行干预?何种情况下应当选择其他干预方法或切换干预的环节?回答了这几个问题,重症患者的治疗思路也就得以厘清。刘大为等提出和倡导的血流动力学治疗中的目的与目标的结合,不仅是重症患者血流动力学治疗最核心的基本原则,也是重症患者治疗领域的精髓。

重症患者的治疗目的,是某个治疗策略的方向或者一组治疗方法的最终结果,它决定了治疗方法的必要性。这个结果应该由临床上可连续测量的指标来表示,使得临床治疗的过程具有可调节性。比如,休克的治疗中,治疗的目的是改善组织灌注。如果以血压作为治疗策略的"目的"指标,则应该提高血压至其所谓的正常水平;如果以血乳酸或者乳酸清除率作为"目的"指标,则对血压的干预就成为整体策略中的一部分,这时候甚至不一定要提高血压,而是和其他治疗方法一起,按照治疗目的的要求,达到最佳组合即可。治疗的"目的"着眼于方向,影响到治疗方法的应用指征与调整。比如,体外膜氧合(ECMO)技术在临床上已经应用多年,曾主要用于器官功能的"替代",为等待供体提供足够的时间,在此方面,其他学科已经积累了丰富的经验。而对于重症治疗而言,ECMO的应用,主要是因为进行器官功能的治疗,让器官存活下来,这种治疗的方向的改变,不仅给ECMO带来了新的生命力,也给临床上如何应用ECMO带来了新的挑战。又如血液净化中的一种常见的治疗方式——连续性肾脏替代治疗(CRRT),这个名词本身带有明确的目的性,但是在重症治疗中,CRRT经常起到了替代以外的治疗作用。如果用于心脏前负荷的调整,则应将CRRT对于血流动力学的影响尽可能扩大化,而不是避免影响血压等所谓副作用。而对于 CRRT 治疗急性肾损伤方面,虽然临床上已经是常用的替代方法,但是,CRRT 对于急性肾损伤的治疗作用仍处于研究阶段,不足以形成临床规范。

重症患者的治疗目标着眼于细节,是某一具体干预措施或临床行为的直接结果。重症患者的治疗是由干预措施实现的,目标实际上是对干预措施的具体把控,是完成治疗的基础,每一项干预措施是否达到治疗目标均会影响治疗目的的最终实现。仍以休克治疗为例,乳酸或乳酸清除率作为"目的"指标仅仅反映了组织代谢的可能状态,并没有提示任何应该采用的治疗方法。而血压、心率、心排血量、动脉血氧含量等指标,不仅直接反映了机体某个部位发生的改变,更重要的是直接与某项具体治疗方法密切相关。按照重症医学的理论将这些指标排列起来,实际上就是将不同方法组成治疗流程,向着"目的"已经确定的方向进行治疗工作。"目标"应该选用与治疗方法直接相关的指标,而不能与"目的"相混淆;否则,不仅影响治疗的准确性,而且可能产生误导。纠正低血压时采用的容量复苏,是基于增加回心血量可以增加心排血量,继而升高血压。所以,将心排血量作为容量复苏的"目标"比血压更接近容量增加的直接效果,对扩容治疗的剂量与速度更具有可控性。当心排血量随容量的增加而增加,并实现了血压的稳定时,治疗完成;若心排血量不再随容量的增加而增加,低血压仍然存在时,容量复苏依然完成,继续纠正低血压应该采用其他方法。当然,若采用比心排血量更加接近容量调整的指标作为"目标",容量复苏被执行得将会更加精准、更加符合病情的实际需求。相反,若将乳酸作为容量复苏的"目标",不仅可能导致对治疗过程的失控,而且可能增加容量过负荷的危险。

重症治疗作为重症医学的重要组成部分,有着迫切的临床需求和自身明确的特殊性。治疗的"目标"与"目的"直接关系到治疗策略的建立及方法的执行,事实上,重症治疗策略的形成过程也就是明确治疗的"目的"与"目标"的过程。

第二节 治疗策略的定量实施与调整

与所有的医疗过程一样,重症治疗依赖于临床观察,依赖于通过临床观察发现疾病的本质和治疗的反应。重症治疗中应用了大量的监测指标,这些指标只要测量准确,都是临床表现的组成部分。

重症时机体变化的复杂性对治疗提出了更为苛刻的要求,精确的治疗依赖于在传统临床观察的基础上,更进一步对病情实际状态的跟踪和把握。机械通气在取得治疗效果的同时,要防止肺损伤,需要依赖呼吸力学指标。血液净化治疗,在迅速达到效果的同时又要防止机体内环境波动,需要依赖具有快速反馈作用的指标。心源性休克,在治疗过程中有近一半的患者可转变为分布性休克,两种休克的治疗原则,有着本质上的不同,而血流动力学指标可以明确提示这种转变,并对整个治疗过程进行具体调控。传统的临床表现,也是由指标组成,如急性面容、皮肤湿冷、尿量改变及实验室检查和影像学检查,都是对重症的监测指标,而这些指标分为定性指标与定量指标,而这些指标构成了重症治疗策略中的"目标"。几乎所有的临床治疗都是目标导向的实施过程,都应该具备明确的目标,即使是经验性治疗,也至少应该是根据治疗实施者的经验目标,区别只是目标的选取和流程的顺序安排。根据对疾病和治疗的理解,将指标按照先后顺序排列起来,就限定了临床的干预过程,保证了治疗策略实施过程中的方向性。

重症治疗的目标,通常由血流动力学指标表示,而血流动力学指标也分为定性和定量指标。如对循环容量的判断,可分为定性评估与定量评估。临床上常用的定性评估的方法包括观察肢体水肿、肺部湿啰音、颈静脉充盈、快速补液试验、被动抬腿试验等,这些指标虽然可以在一定程度上与循环容量状态直接或间接相关,甚至提示容量反应性,但是其中的影响和可能引起的对治疗的误导,是显而易见的,即使是容量负荷试验也无法提供与干预相关的参照指标。对循环容量状态的定量评估，是以某个与循环容量直接相关的参数为主要目标进行连续定量的测量，在这个指标变化的过程中，同时对其他相关指标的变化进行分析，并将分析结果用于对这个指标评估的过程。血流动力学治疗中常用于对循环容量进行定量评估的指标包括中心静脉压、肺动脉压、心室舒张末容积等。

用于目标的指标通常不会孤立存在。其定量和定性特征依然与其他相关因素连接在一起，而指标的定性还是定量的特性，往往会对临床的治疗及与其他因素的关联产生巨大的影响。还是以容量复苏为例，若使用定性指标，如颈静脉充盈，其对于补液的量的指导意义极为有限，既无法实现引导临床治疗的目的，更无法与其他的相关指标进行动态的调整与关联。而采用定量指标比如中心静脉压时，可以经验性地选择8~12mmHg作为初始目标，达到这个目标后，再根据下游指标（如心排血量）的相应改变对其进行调整，直至找出中心静脉压定量值。这个寻找最佳中心静脉压的过程即是一个量化调整的过程。每个治疗阶段的目标可以由有固定数值的血流动力学指标表示。当治疗达到这个指标的数值后，应根据机体的反应确定这个指标的新数值。若根据血流动力学评估，此时已经达到了这个指标的最佳水平，则开始按下一个目标采用新的治疗方法。对治疗目标进行量化调整才能保证治疗方法的准确性，才能快速、有效、安全地实现治疗目的。如果早期确立了液体治疗的目标是中心静脉压10mmHg，之后在维持这个水平的过程中，逐渐出现机体不再保持原有的稳定状态。应视为机体对同样的治疗产生不同的反应。此时，或许感染加重，心功能受累，分布因素增强，故需调整中心静脉压的目标值，调整输液速度。或者在液体治疗之外还需增加其他治疗方法。

需要注意的是，确立了中心静脉压的治疗目标并实现后，并不代表组织灌注的改善，但已经明确地体现了治疗已经向改善组织灌注迈出了第一步：在第一时间点，根据大多数人正常值的标准，充分利用容量复苏潜力的治疗过程。之后，在新的基础上，血流动力学治疗根据进一步

的参数，仍然按照改善组织灌注的方向继续进行。如果反应组织灌注的参数已经改善，治疗的方向应该是将心脏负荷调整到个体化最佳值，如降低中心静脉压；如果组织灌注仍未改善，进行容量反应性试验会提示是否需要继续容量复苏，或选择血管活性药物治疗。也许，血流动力学参数会提示调整呼吸机条件，降低胸腔内压是第二阶段的最佳治疗。从这个治疗过程中可以看出，改善组织灌注是整个治疗的终点，是方向。向这个终点努力的过程是有许多不同的治疗阶段组成，每个阶段有自己的目标，这些目标与终点可以完全不一样，但是由于处在不同的时间阶段，又有着严格的对干预程度的控制，使得这些治疗目标的总体方向与终点一致。

由此可见，指标的定量、实时获得不但直接限定了治疗方法的实施，而且同步掌握机体对治疗的即时反应。不同的指标可以作为引导整个方案的治疗目的，或成为管理某个具体措施的治疗目标，将这些指标联合应用，形成完整的治疗流程。而采用定量的指标作为目标，以控制治疗方法的干预强度，在治疗方法的可操作位点上进行定量调控，使得整个治疗过程一直以病情变化为导向，趋于最佳化。

总之，血流动力学通过确定治疗目标、选择治疗方法，调节治疗程度，严格、定量地控制着治疗的整体过程。重症治疗已经不仅仅是检测，而是对治疗策略的确定及方法实施的抉择，这使得重症患者的目标导向、个体化治疗上升到了一个新的平台。

（丁　欣）

主要参考文献

[1] 刘大为. 重症治疗："目标"与"目的"[J]. 中华危重病急救医学杂志, 2015, 27 (1): 1-2.

[2] RHODES A, EVANS L E, ALHAZZANI W, et al. Surviving sepsis campaign: international guidelines for management of sepsis and septic shock: 2016 [J]. Crit Care Med, 2017, 45 (3): 486-552.

[3] 刘大为, 王小亭, 张宏民, 等. 重症血流动力学治疗——北京共识 [J]. 中华内科杂志, 2015, 54 (3): 248-271.

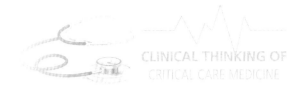

第五章　治疗导向的病程与疾病导向的病程

重症医学,在世界范围内走过了从无到有的历程,已发展成为有完整理论体系、系统实践准则的临床医学专业学科。重症医学的发展推动了重症治疗的理论发展和临床技术的进步,使治疗方法的数量增多,干预性不断增强。重症治疗通常表现为,不同临床问题和众多的治疗方法在同一时间点集中出现,充分体现了重症治疗的复杂性。如何在这种复杂中理出合理的治疗思路头绪,排列出准确的治疗方法实施顺序,已经是影响患者治疗效果的关键因素。

重症医学专业医生首先应该具备识别已经或将要危及生命的重症的能力,并掌握重症的特点和发生发展规律。同时,临床操作技能也严重影响着临床治疗思路的形成,监测技能不仅包括指标的获取,也包括指标的判读。前者影响指标的准确性,而后者决定了应该获取哪个指标。正确分析重症患者的临床信息,很大程度上依赖于监测指标在一定时间轴上的系统呈现。在掌握了知识和临床操作技能的基础上,针对患者病程走向的把握,到底应该根据患者的疾病变化进行实时调整干预,还是应该确定好相应的目标,通过临床干预手段一步步实施,最终达到治疗的目的? 这是两种不同的临床治疗思路,一种是根据病情变化被动改变,另一种是建立策略主动干预。不同的思路会导致不同的干预方法,在临床工作中,重症医学专业医师进行任何治疗干预时,应首先建立相应的临床治疗思路,这将影响患者整个病程的走向和结局。

第一节　疾病导向的病程

重症诊疗的思维程序常包括:如何识别和判断高危患者、如何评估重症疾病的严重程度。另外,要有明确的、特定时间内完成治疗的重点工作的能力。重症患者通常是以生命体征已经不稳定或潜在不稳定,一个或多个器官或系统功能受累,已经或潜在危及生命为主要特征。重症患者的临床治疗,常始于及时的复苏抢救,维持基本的生命体征和内环境稳定。但这并不意味着病因的发现和治疗处在次要位置,甚至可以下一步再说。重症的病因治疗一直都与稳定生命的治疗相互影响补充,而融为一体。诸如此类的特点贯穿于重症医学的方方面面,从理论上真正理解重症治疗的这些特点,并且能够融会贯通、付诸实践,是重症医学医务人员培养临床思路的基础。

重症医学临床思路的培养有明确的专业特殊性,同时,也是一个理论与实践相互发展、相得益彰的过程。不同疾病具有不同特点,同一疾病在病情不同阶段具有不同的病理生理改变,一概而论地予以群体化治疗,势必违背患者的病理生理改变,带来不利影响。传统的治疗理念,是根据“疾病导向”进行治疗,这是人人都在讲的一个诊疗思路。应根据每位患者的疾病情况来制定相应的治疗方案,这种诊疗思路看似符合患者的病理生理改变,但却是被动地对于病情变化的接受和处理,失去了主动干预而改变患者病程的理念。整个疾病的进程由疾病本身的进展来决定,重症医学专业医师丧失了主动权,永远让病情跑在医生前面,由病情牵着治疗走,则无法规划下一步的进程。比如,临床上经常遇到的脓毒症急性肾功能不全患者,重症医学专业医师理所当然地应用连续性肾脏替代治疗(CRRT)来进行替代和支持,关于器官功能是否能够恢复,多取决于患者病情的严重程度,而不是临床实施的治疗。我们有时甚至戏称其为"高级的呋塞米",这也导致了目前关于 CRRT 是否能影响病情进程的研究都是不确定的。不是 CRRT 本身无效,而是这种临床的思维方式决定了这样的结果。

第二节　治疗导向的病程

治疗对病程的导向,即预先确定好相应的目标,通过临床干预手段一步步实施,最终达到治疗的目的。每一个治疗的目标就像是高速公路上的指示牌,一步步地将病程导向最终的目的地。治疗就像是导航,规范着病程的进展,引导着病情的走向,避免走入不必要的岔路。如何保证每个治疗的目标都是合适的,都是走向目的的最合适的指示牌,两个理念非常重要,一个是"目标与目的",另一个是"连续与动态",这两个理念虽然是在血流动力学治疗中提出的,但也是指导临床实践非常行之有效的重要原则。

重症患者的临床干预措施,常有较强的目标导向性和针对临床问题所触发的治疗目的驱动性。对于某一个疾病,首先要设立治疗的目的(通常源自所需要解决的临床问题),是某个治疗策略的方向或一组治疗方法的最终期待结果。理想的病程的进程,由一个个途中的治疗目标定量引导,按照既定的目的方向进行。治疗由干预措施实现,目标实际上是对干预措施的具体把控,是完成的基础。每一项干预措施是否达到治疗目标,均会影响治疗目的的最终实现。同时,治疗目的的存在决定了实现干预措施的必要性,从而也决定了目标存在的必要性与方向性。实现治疗目的,通常需要多个治疗方法连续或同时进行,因此也会相应出现一系列的治疗目标。根据制定的目标进行临床干预,并根据干预的结果及时调整或确定下一个治疗目标,并制定新的干预措施,形成动态的滴定式治疗,从而达成最终的治疗目的。比如,针对脓毒症急性肾功能不全的血流动力学治疗,首先应制定好治疗的目的是恢复肾脏血流,为了达到这个目的,要制定相应的器官灌注导向的血流动力学治疗策略,一步步制定不同的治疗目标,包括合适的心排血量→合适的灌注压力→降低肾脏间质压力→减轻肾间质水肿→保证肾脏的微循环灌注等等,通过相应的干预措施一步步达成目标,最终达到恢复合理的肾脏血流,以促进肾功能的恢复。

由于重症患者自身病情瞬息万变,在不同阶段对同一治疗干预措施的反应也是不同的。在治疗过程中,按照既定的目的制定好一步步的目标后,需要对临床获得的信息进行连续的判断。连续性是时间的概念,指按照时间顺序以一定频率或规则间断出现或持续发生的现象。重症治疗,在达到一个个目标时需要不同的指标来判断,如确定合适的心排血量时可获得流量相关的血流动力学指标、氧供/氧耗的代谢指标、直接的心排血量监测指标等,但这些指标在治疗过程中并不是一成不变的,需要连续的监测来判断目标是否达成。动态性是干预的概念,指在不同目标引导下,主动调整治疗方法,不断接近最终目的的过程。在这一过程中要强调正确认识并应用不断变化的目标,通过调整局部,实现服务整体的治疗目的。正确分析重症患者的临床信息很大程度上依赖于监测指标在一定时间轴上的系统呈现。每一次的判断反馈过程,都是对临床思路形成的促进。发现具体的治疗目标,继而对治疗方法进行选择,并通过相应的目标值变化对治疗方法进行限定和定量调整。比如,在治疗过程中连续通过超声监测肾脏血流发现肾间质压力明显增高,就需要通过相应的血流动力学调整,如降低腹内压、脱水负平衡,减轻肾间质水肿,甚至通过降低胸腔内压、降低肾静脉回流压力等方法进行干预,以达到相应的治疗目标。从整体上以最终目的为导向,并在干预措施的可操作位点上进行定量调控,使整个治疗过程趋于最佳化。

同时以"治疗导向的病程"(表 8-5-2-1),又引入了一个新的理念——保护与预警。古语道:"上医治未病",在重症患者的治疗中这也非常关键。如何让患者按照医师制定的治疗方案一步步实施,不走入岔道,不出现其他继发的损伤,才能让重症治疗更纯粹,同时避免重症医学专业医师每天面对的都是一些继发的损伤,治疗的都是相应的并发症,而这些都是影响患者预后及花费的重要因素。比如对于重度颅脑损伤的患者,除了原发病以外,低灌注、缺氧、缺血再灌注等导致的继发损伤也是影响患者神经功能恢复的重要影响因素,对于此类患者的治疗理念应实施保护为先,避免继发损伤的原则。比如,早期的镇静镇痛如何实施,才能降低患者的应激反应,控制疼痛、焦虑和躁动;积极控制抽搐和体温管理,避免颅内压的升高。这些都是避免继发损伤的重要治疗手段。同时,结合目前的各项监测技术,将脑电、脑血流和脑代谢的相关指标结合,对治疗的目标进行定量的规划,既可以实施脑保护计划,又不会影响对神志影响的判断。

表 8-5-2-1　疾病导向的病程与治疗导向的病程特点

项目	疾病导向的病程	治疗导向的病程
特点	被动改变	主动干预
实施过程	根据病情变化调整治疗方案,由病情引导着治疗的走向	确定治疗目的,设置好相应的治疗目标,通过连续监测指标,动态调整治疗干预引导着病情的走向

毋庸置疑,要做到这一切,重症医学专业医师,首先需要具备扎实的医学基础教育,切实掌握生理学、解剖学、病理生理学等基础知识,了解给予临床证据的指南、基于专家和证据的临床共识。理论基础的掌握一定要与常见的重症发展过程密切相连,逐渐形成从临床实践中总结的习惯,不断丰富自己的理论水平。作为临床医师,理论提高的方式方法与医学生应该有明显不同。从医学院校毕业进入临床工作之后,很难再有系统的课堂学习机会。即使参加短期课堂培训,内容也多以专业特点突出为主,系统性为辅。如何把在日常工作中貌似孤立、点滴的发现连接起来,融入重症的知识体系中,是形成临床思路的基本要求。重症的发生通常是由不同原因引起的,例如,需要从感染、失血及各种原因引起的急性肺水肿、急性神经肌肉疾病、心搏骤停、心律失常、心脏压塞、肺栓塞、主动脉夹层等的治疗中,形成并发展自己的临床思路。重症医学专业医师的临床技能提升,还有赖于对重症相关技能的掌握,如临床操作技能、与重症患者及其家属沟通的技能、与团队其他人员协调的技能、与其他专业科室工作协调并达成一致的技能、各种有创和无创监测治疗的操作技能、各种仪器设备的管理与应用技能,等等。

一名优秀临床医师的培养,一定是建立在足够的临床工作实践基础之上的,而对于重症医学专业医师来说,临床实践尤为重要。临床思路的培养需要在足够的指导与训练中才能逐渐形成,特别是对有志于重症医学专业的医师而言,可能会发现在工作初期将实际临床工作与所学理论结合而做出正确的临床决定并非易事。不同的思维方式,拥有共同的知识点,临床行为却不相同;同样的思维方式,可形成至少相同的知识积累,促进重症医学专业医师完善自己的知识积累,达到相同的临床行为。

"治疗导向的病程"和"病情导向的病程"2种不同的思维方式,决定了不同的临床行为,导致了不同的结果。认识到两者的不同,应用"目标与目的"和"连续与动态"的理念,让治疗引导病情的发展,让主动权掌握在重症医学专业医师的手中,是共同的发展方向。

(赵　华)

主要参考文献

[1] 王小亭, 刘大为, 张宏明, 等. 重症右心功能管理专家共识 [J]. 中华内科杂志, 2017, 56 (12): 962-973.

[2] 张宏民, 刘大为. 重症医学临床思路的培养 [J/CD]. 中华重症医学电子杂志, 2015, 1 (1): 26-27.

[3] 刘大为, 王小亭, 张宏民, 等. 重症血流动力学治疗——北京共识 [J]. 中华内科杂志, 2015, 54 (3): 248-271.

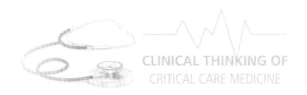

第六章　下一步治疗如何进行：问问患者

重症医学，是研究任何损伤或疾病导致机体走向死亡的发生、发展特点和规律性，并且进行临床治疗的医学专业学科，通常面对的是重症患者或者是有成为重症的潜在危险的患者。这些患者的病情复杂且危及生命，所以临床治疗策略，就需要有极为苛刻的时间性，所实施的治疗方法也需要有明确的干预性，不同的治疗方法之间也必须有着明确的相关性。由此，从治疗策略的形成到治疗方法的实施，重症治疗过程中的每一步都有着至关重要的作用，都必须认真对待，精准执行。下一步治疗如何进行，应该是时常萦绕在重症医学专业人员脑海中的重要问题。同时，重症患者由于疾病本身的原因或是治疗的原因而无法与医务人员主动交流，即使可以交流也会因重症而词不达意。那么，怎样才能做到问问患者？怎样才能听懂患者的表述？患者的回答就这么重要吗？

这个问题，首先是重症临床思维方式的问题，是一种思维方式的表达。问题的实质是，面对同一位患者，同样的临床信息，重症医学的专业医务人员如何做出具有专业特点、更为准确的判断，并且有能力控制病程的走向？

第一节　让病情决定下一步治疗

如果说"根据病情进行治疗"，是所有临床医师的通常认识。但在日常临床工作中，这种临床思维方式很容易受到不同原因的干扰。临床上对真正病情的认定可以出现巨大的偏颇，或者仅仅停留在病情的表面，而忽略对病情深层次可干预位点的发掘。临床上经常会听到有人在说"我觉得……"，随后就按照"我觉得"采取治疗方法。当然，医务人员个人的经验是临床治疗的重要基础。但是，应该看到，今天的目标导向性重症治疗，更是站在昨天经验性治疗的肩膀之上。重症患者的病情有着一定程度的特殊性和复杂性，临床思路起点上稍有偏离，就会导致严重的后果。以前，临床医师曾经广泛批评过"没尿就用呋塞米"的做法，"没尿"的本身似乎也是病情。而今天在临床上，并不少见的"无尿就用肾脏替代治疗"，则并没有显示出任何的改进。由此可见，临床思维方式对重症治疗有着决定性的影响。

会诊，是由多专业医务人员共同诊治同一位患者的常见临床医疗行为，重症医学也是如此。试问，会诊最终的治疗决定应该是听谁的？年资最长的、经验最多的，还是行政级别最高的？现实中，这些人通常作为会诊的总结者。但这些人的决定又是听谁的呢？不妨换一个角度思考这个问题。在会诊的这个时间点上，无论参加会诊的人的认识如何，患者的病情都是确实存在的事实，只是与人们的认识有一定的距离。针对已经明确存在的病情，就一定会有与之相关的治疗方法，也就是说患者需要的治疗方法就在那里。那会诊是为了什么呢？会诊可以被认为是不同的专家在比较谁的诊断更接近患者的真实病情,谁的建议更接近病情最需要的治疗。可见,是病情决定了治疗,而不是专家决定治疗。

不仅是在会诊中,重症临床医疗的每一个环节中,病情的确认总是决定治疗的关键要素。每天的查房工作,由住院医师报告病情相关信息,上级医师根据自己不同的经验和思维方式,可能要求补充查体或实验室检查,或者直接做出自己的判断,布置当天的治疗工作。这个过程,看上去是上级医师在决定着下一步的治疗。实际上,从对整个过程的观察不难看出,住院医师在这个治疗决策形成中的重要位置,或者说是获取临床信息的决定作用。

为什么上级医师查房时经常会走到床旁,再次重复住院医师已经完成的查体或进行其他检查,当然这里面不除外对年轻医师不完全信任的成分存在,但更重要的是上级医师已经形成自己的临床思维方式。由于思维方式的不同,对不同临床信息重要程度的理解也不同,从而就使得即使在获得同样检查结果的情况下,对同一个指标要求的精细程度不同,查体的方式也会有相应的不同。而且,获得指标后引起新的思考,引出对下一个检查指标的需求也会不同,甚至同样进行的查体,但对查体的侧重点有着明确的不同要求,获得的有用信息也会不同。

这种差别常被理解为经验的不同,那不妨看一下经验是什么。经验实际上是人们从以前发生过的事情中获得信息的积累;经验有着明显的个性化特征,因为缺少广泛验证和重复,通常不具有普遍性意义。临床上常可听到的"经验性治疗",更像是根据医务人员自我感觉的个性化治疗,而与患者的个体化治疗有着本质上的区别。经验是认识过程的一个最初阶段,甚至没有发展到知识的层面。如果从经验的出发点看知识,那么知识应该是经验经过反复的积累,并且得到广泛的认证之后的固化形式。知识具有普遍性,可以被重复或广泛应用。临床治疗重症感染时的抗生素应用原则,常从经验性应用到目标性应用抗生素,就具有从依赖经验向根据知识

转换过渡的特征。在经验性应用抗生素的条件中,必须加入"应以当地细菌的流行病学数据为依据",就是要强制应用一些已经几近成型的知识点,以防止经验的偏差导致抗生素的个性化乱用。

医学经过多年的发展,已经有大量的临床经验得到广泛验证,被固化为知识点。大量与重症相关的知识点,已经形成重症医学的知识体系。当然,今天的临床经验的继续积累仍然非常重要,但对已经形成的知识体系视而不见,仅凭"我觉得……"的个性化经验,来治疗今天的重症患者,只能说明"自己"与重症医学专业的基本要求还有很远的距离。若要缩短这个距离,不但要掌握重症医学相关的知识点,而且更为重要的是掌握重症医学的思维方式。因为,思维方式不仅可以影响以知识点为基础的临床治疗行为,而且也可以改变对不同知识点重要性的理解,激励对新知识点更深层次的发掘。也就是说,不同的思维方式,即使掌握相同的知识点,也可导致临床行为的不同;而相同的思维方式,至少也可以形成相同的知识点积累。

回到重症临床治疗中的每日查房,正是因为上级医师通常都已经建立了自己相对成熟的临床思维方式,所以才出现了与其他医师不一样的临床行为。如果回到思维的本质,即感觉与意识的相互作用,也就是说,当来自临床信息的感觉尚不足以形成可支配临床行为的意识时,医师就会通过获取更多的指标丰富自己的感觉。按照自己所熟悉的思维方式,形成意识,管理自己的临床行为。按照重症医学临床思维方式,就会充分利用已有的知识点,理性地去面对临床信息,发现更深层次的病情位点。这个位点,也正是治疗应该针对的位点。这个位点发现得越深刻,对相应治疗方法的要求也就越具体、越明确。

重症的临床治疗,应该根据病情深层次位点进行针对性治疗。如果自己没有能力发现这个位点,也应该将自己已知的重症相关知识点用完之后,再开始个性化的经验治疗。

若要发现重症临床治疗应该针对的病情具体位点，就必须让患者说话。

若问疾病是什么，回答时的思路一定会迅速指向医学教科书中对疾病的定义——答案就在那里。若问临床医师，面前的这位患者生了什么病，正确的答案一定就在患者的体内——因为疾病就在那里。即使正确的答案已经存在，如何才能接近这个答案，做出正确的回答。当医学生完成了本科的学业，应该被认为已经掌握了足以进入医学临床知识点。但转身为临床医师之初，通常都会显得手忙脚乱。甚至不少人会认为自己所学的知识点几乎在临床上用不上，而临床医师似乎都是按照自己的所谓"经验"在进行临床工作。当然，这种现象的产生受到多方的影响。但最为主要的是，医学生与临床医师获得疾病答案的思维方式和由此产生的行为轨迹有着明显的不同，以致医学生已经掌握的知识点难以有效地成为临床行为的依据。

演绎的思维方式，是医学院校中教授知识、解释疾病，以及形成临床治疗的主要思维方式。教科书通常会从某一种疾病的名称开始，讲解发病机制，再从机制推导出临床表现、实验室检查等，之后才有诊断和治疗。老师在讲授这些知识点的同时，也把这种思维方式传递给了学生。临床医师的工作方式则不同，首先接触到的是临床表现和实验室检查结果，而不是疾病的名称和机制。患者的症状、体征、实验室检查结果等等临床信息，共同构成的疾病的轮廓，临床医师只有在这个轮廓当中才能找到疾病。与演绎思维方式不同，临床医师更习惯于归纳思维的方式，也就是从临床表现中归纳出疾病的名称和机制。因为临床上首先接触到的是疾病的临床表现，而不是疾病的定义。这种归纳思维方式与演绎思维方式有着各自的特点，但行程方向几乎是完全相反的两种思维方式。临床医师遇到的这些临床表现中，有些代表的是疾病的枝端末节，有些是核心主干，但无论如何，这些临床表现都反映

了机体内正在发生的情况，正在共同回答着"什么是疾病"。

重症，虽然在狭义的"症"和"病"的概念上仍然有继续讨论的空间，但是仍然属于疾病的统一范畴。随着重症医学多年的研究和发展，使导致临床"综合征"的原因越来越明朗，在临床众多的情况下拉近了"症"和"病"的距离。例如，急性呼吸窘迫综合征（acute respiratory distress syndrome，ARDS）是一种典型的重症，早年的临床治疗主要是针对呼吸窘迫和低氧血症，也就是临床上所看到的"症"。当发现治疗这些"症"所应用的机械通气也可以成为导致 ARDS 的原因后，人们很快就确定，无论原发疾病是胰腺炎，还是肺部感染，或者是呼吸机相关性肺损伤，都是因为损伤到肺内的气血屏障之后，才出现 ARDS。由此，肺泡与周围血管之间的气血屏障，就成为 ARDS 病情的深层次位点，也定位了治疗应该发挥作用的部位。虽然气血屏障的损伤机制仍然有进一步的研究发掘空间，但是今天的 ARDS 治疗，如果还是仅根据当初的症候进行治疗，就已经远远地背离了时代的要求。可见。重症临床治疗，只有疾病或是综合征的轮廓是不够的，必须发现更深层面的病因机制所在。

这样，回到临床医师必须回答的"疾病是什么"的问题，重症临床治疗则需要比其他疾病更精准的答案。无论是出于病情危及生命的程度，还是治疗方法的干预性效果，重症临床治疗方法，都需要针对更深层次的病情机制位点，更精准的治疗强度调控。由此，仅有粗犷的疾病轮廓就已经远远不够，重症临床治疗更依赖更为具体，有特异性的指标，用于对治疗策略和治疗方法定性和定量管理。重症医学的专业人员应该清醒地认识到：监测指标是临床表现的组成部分，是临床观察的延伸。

监测，是重症临床治疗不可分割的组成部分。诊断与监测虽然都基于临床信息，但在实际应用过程中却有着明显的不同。监测中的指标，

不仅可用于对病情的定性,而且可以用于对病情变化的定量。同时,监测方法的床旁可操作性和监测指标的可及时获得性,明确地反映了病情的实时变化和病情所处的治疗位点,从而实现对治疗方法的反馈性定量管理。重症临床治疗的实施一定总是与监测指标捆绑在一起,不可分离。一旦监测指标与治疗方法发生任何原因的分离,两者不存在相关性,或者是没有被观察到相关性,只能说明两者其中之一,已经没有了继续存在的必要性。如果病情仍在继续,那么应该更换新的治疗指标,或者改变其他治疗方法。

目前,多种监测方法和监测指标已经被普遍用于重症临床医疗,其中的一些甚至已经成为重症治疗的常规,时而也会出现以患者预后为标准去评价监测指标有效性的讨论或研究。细想一下不难看出,这种现象明显地分离了监测指标和治疗方法之间的相关性,很容易引起思维方向的误导。监测指标用于对治疗方法有效实施的精准管理,而重症病情的改善是由于治疗方法的直接干预作用。讨论监测指标的有效性,一定应先给予指标与治疗方法的不可分割性。监测指标就像是患者说的话、患者传递出的与疾病相关的信息,这些信息本身并不具有直接的治疗干预作用,而必须与治疗措施紧密地结合,才能起到应有的作用,实现预期的效果。

强调监测指标与治疗方法的不可分割性,不免使人想到医务人员在重症临床治疗中的位置。正是医务人员一直站在监测指标与治疗方法之间,临床医务人员必须具备足够的知识点和重症医学的思维方式,才能够有效地将监测指标与治疗方法结合在一起。否则,即使客观上存在着明确的相关性,但是由于医务人员的原因,也不能将监测指标与治疗方法结合。可以这样认为,监测指标与治疗的连接,只应该发生在医务人员的大脑中,只有医务人员的思维才能将患者的信息转化为临床治疗行为。监测指标与治疗方法是由医务人员的思维方式捆绑在一起,而不是指标自己决定了治疗方法。无论别人说这是多么重要、先进的指标,无论需要多么贵重的设备或方法才能够获得的指标,如果医务人员不会用,就没有临床应用的必要。

用这样的思维方式,可以促进医务人员选择自己熟悉的监测指标和相应的治疗方法,在重症临床治疗中发挥自己力所能及的最高水平。同时,让医务人员自己感到知识积累和思维方式提升的迫切性,提醒医务人员应该时常自问:"患者说的话,我听懂了吗?"

第三节　让自己听懂患者的说话

重症患者通过监测指标传递出病情的信息,如何将这些信息与治疗方法的实施有机地紧密结合,真正使监测指标与治疗方法成为不可分割的整体,首先取决于站在监测指标和治疗方法之间,医务人员是否可以真正听懂患者的说话。

一、指标测量的准确性

要让自己听懂患者的说话,首先应该保证患者说的是真话,也就是说必须确定监测指标的准确性。指标的准确性,是指通过监测方法获得的指标数值确实等于机体自身的相应数值,或至少与机体自身的相应变化呈动态相关性。如,测量读到血压的数值确实与相应动脉内血流作用于单位面积血管壁的侧压力相等;心排血量的读数等于单位时间内血流经过主动脉瓣口的实际流量;肺部超声发现的 A 线或 B 线,已经被广泛地证实与肺实变有明确的定量相关性,等等。

随着科技水平的发展,新的监测方法不断增多,临床可选择监测指标的数量也逐渐增多。重症监测指标的临床获得,是一项专业性极强的工作,虽然一些监测方法的操作步骤并不多,但也应该认真对待。测量时严格按照标准要求操作,看似简单,却对测量指标的准确性起着至关重要的影响。血压的测量已经成为临床的常规工作,每一位医务人员都会进行测量。但是,细节管理程度的不同会明显影响测量的结果。例如,对测量压力的零点位置的管理,通常会因为血压数值的幅度很大,而忽略零点调整的影响。但是,如果测量静脉压,同样是反映血管壁所承受的侧压力,由于中心静脉压数值幅度较小,零点位置的移动幅度甚至可以超过静脉压本身,加之重症患者的床头移动、经常翻身等众多影响因素的存在,实际测得的压力数值与机体真正中心静脉压数值,不仅会发生量的变化,而且还可对治疗产生质的影响。由此,应该遵循的是:不准确的指标,比没有指标更有害!

以重症临床思维方式,监测指标的准确性仅涉及指标测量是否准确,而不包括指标被人为赋予的任何主观要求。

二、监测指标的适合性

若要想听懂患者说的话,就要先知道自己想问什么,想要患者回答哪个位点的生理改变。监测指标的适合性,是指临床医师在某个具体的时间点,需要了解哪个方面的问题,需要获得什么指标。随着重症临床监测方法的进步,临床可获得指标不断增多,为重症临床治疗带来正反两个方面的发展。正向的方面是,临床监测指标增多,也就是患者可以表述的生理改变的位点增多,患者可以说清楚的语句增多。由此,临床医师可以问患者的问题范围增多,可以根据自己的临床治疗的需要,选择出最为重要的问题先进行提问。也就是说可以根据临床的实际需求,首先选择最关键的指标进行测量。反向的方面是,随着临床可监测指标的增多,临床必须掌握的知识点增多,尤其对不习惯以提问方式选择指标的临床医师提出了新的挑战。如果认为反正这些指标似乎都与病情有关,以"大撒网"的方式进行临床监测,其结果就像是面对一个唠唠叨叨,没完没了讲话的人,说到最后,听的人也难以搞清楚到底发生了什么事情。

重症医学专业人员必须明白,临床监测指标是直接为医务人员服务,而不是为患者。这是重症临床治疗思维体系中的一个关键位点。从思维方式上讲,甚至不要试图用病情的复杂性和严重程度去解释需要对其进行监测,因为病情的复杂和严重都是与我们自己的理解能力和控制能力相对应。假设医务人员不用任何监测方法,就可以明确定位病情的本质所在,定量控制临床干预性治疗的剂量强度,那么就没有进行任何监测的必要。医务人员对病情的理解能力越强,他所依赖的监测方法或指标也就越少,尤其是对那些已经熟悉的指标。当然,重症临床治疗离不开监测方法和监测指标,因为重症临床治疗的精准化发展需要监测指标将治疗引向病情更深层次的本质和对治疗方法更加精细的调控。所以,临床医师对新指标的依赖程度的增加,也反映了临床水平的不断提高。只有临床医务人员对病情可以深入理解,对治疗方法可以精细管控,监测指标才能够真正为患者服务。

作为提问的前提,临床医师必须先知道自己面对的问题所在,才能知道让患者做什么样的回答。这就是为什么重症治疗临床思维要求以提问的方式选择监测指标。问题的提出,就成为指标选择的目标,就成为目标导向的监测指标选择。面对同样的病情,不同的医师可以提出不同的问题,从而选择了不同的指标对病情进行监测。临床遇到心率增快、呼吸急促的患者,医师可以首先选择测量血氧饱和度,或者测量血压,不同的选择反映了医师对临床表现的不同理解,以及希望通过指标揭示什么病情,或者可以认为这2项指标可以同时监测,也只是因为这时的问题仍然处于病情的浅层,且监测方法易于操作,但是,并不能因此就简化临床医师的思考过程。因为,随着指标对病情反映的不断深入,指标选择的难度也不断增加。如果监测获得的血氧饱和度下降,血压降低,而且提高吸入氧浓度之后血氧饱和度仍然不升,下一步的指标选择就更加突显医师对病情的掌握程度。即使明确了病情的关键位点,也需要对指标意义有充分的理解,例如休克时需要了解心脏的前负荷,应该选择什么指标进行监测,对许多临床医师都构成了不小的挑战。

问题导向的指标选择,无论选择的指标是否真正合理,都体现了临床医师主动思考的过程,与"大撒网"式的指标选择方式截然不同,是两种不同的思维方式。问题导向的指标选择,会促使医务人员主动地思考,主动地验证,增强对新知识点学习的渴求。这个过程是专业知识提高的过程,也是自己的思维方式不断完善的过程。

三、监测指标的关联性

问题导向的监测指标选择,已经让患者根据临床医师的要求进行了病情相关的表述,但对于重症临床治疗方法的落实,仍然显得不够。因为,临床监测的初衷是对治疗方法进行选择和管理,所以,在病情相关问题导向性基础上,监测指标选择还应该强调指标与治疗方法的关联性。

重症病情监测是治疗不可分割的组成部分,所以,监测指标不但要能够反映病情的关键位点,而且也必须与治疗方法的作用点相关联。如果所监测的指标与临床干预行为不相关,则没有必要进行这个指标的监测,已经开始的监测也应该立即停止。

每一种治疗方法都有自己的作用点,临床医务人员必须首先明确定位这个作用点之后,才能够对患者进行监测,才可以进行重症的治疗。如果说诊断主要是为病情定性,确定治疗作用点的位置,那么,监测则主要是对病情的程度定量,并由此对治疗的强度进行管理。掌握治疗方法的作用点,只是实施重症治疗的第一步,如果要进行目标导向的重症治疗,还必须掌握治疗方法的作用点与监测指标的相关性。例如,液体复苏的作用点是增加心脏前负荷,反映心脏前负荷的指标可以包括压力指标、容积指标、流量指标和功能性指标等等。这些指标都从不同的角度反映了心脏前负荷的某些具体特征。快速液体输入可以导致这些特征不同程度的改变,监测指标也会发生相应的变化。如可能出现中心静脉压明显升高,而流量只有小幅度提升;或者心排血量明显增加,而中心静脉压变化不明显。监测指标与治疗方法的这种相互关联的特性,一方面展示了治疗方法所产生的具体效果,另一方面提示了对治疗应有的控制方法,以及下一步治疗的措施选择。

监测指标与治疗方法的关联性,实际上是与病情位点适合性的进一步精准化的过程。选择

指标精准化的过程,主要表现在 2 个方面。一方面是将病情的关键位点一直推进到治疗方法可直接干预的更深层面。例如,休克时若仅仅知道血压下降,严格地讲,其实并不能明确应该采取何种治疗方法。临床医师应该根据已经掌握的理论,进一步了解心排血量和外周血管阻力的变化。如果是心排血量降低,也应该区分其原因是前负荷、后负荷,还是心肌收缩力的变化,等等。这样可以一直推进病情划分的深度,与治疗方法的关联性也逐渐增加,从而使重症治疗更加精准。另一方面,监测指标与治疗方法的相关性越直接,对治疗方法的可控性也就越强,越有利于对治疗方法作用强度的定量调整。从而,使得治疗干预方法的效果可以得到充分体现,再损伤作用得到最大程度的减少。治疗方法不断精准化是重症治疗过程不可缺少的组成部分。医务人员的临床思维方式,管理着每个人对新监测方法渴求和对病情探索的不断努力。由此可见,不同的思维方式严重地影响着人们的知识结构和知识积累,更影响着临床能力的提升。

要让自己能听懂患者说的话,就必须有能力获得必要的临床信息。重症临床治疗中,监测指标是临床表现的组成部分,是临床观察的延伸。对监测指标的选择,应该从指标的准确性开始,逐步考虑指标与病情关键位点的适合性、指标与治疗方法的关联性,为重症的临床精准治疗提供必要的基础。同时,让这种对指标选择的方法,逐渐成为临床医师的主动行为,成为自己可以熟练掌握的临床思维方式,真正做到从思维深处将监测作为治疗的组成部分,可以主动地、灵活地应用治疗和监测与治疗方法。这样,在加速临床医师自身临床能力提高的基础上,也使临床医师所管理的重症患者得到更高水平、更为精准的治疗。

第四节　让病程进展跟随治疗导向

"根据病情进行治疗"是临床上常见的一种思维方法,甚至已经成为临床工作的一种信条。这句话可以被理解为:治疗应跟随病情导向。重症的治疗是基于普通临床治疗,但更为重要的

是,重症治疗要体现重症的病情特点和治疗的临床反应,要有着重症医学的思维方法。重症的临床治疗,不仅要根据病情施治,而且还要控制病情发展的趋势,引导病程的走向。

一、治疗方法的针对性

在临床很多情况下，"根据病情进行治疗"可以被理解为根据临床上所能够获得的病情信息采取治疗方法，并将病情相关的指标纠正到正常值范围。如，对发热的患者进行降温治疗，把体温降至 37℃；低血压时应用升压药物，将血压升至 120/80mmHg；对心率快的患者应用减慢心率的药物，将心率控制在 70~90 次 /min。之后，临床医师就可以安心等待病情的好转，或者是更积极一些，随时监测病情相关的所有能够获得的指标，一旦哪个指标出现波动，立即应用手中已经准备好的治疗方法，针锋相对地进行治疗。

读完上述段落，应该会有一些和以往不一样的感受。当看到"根据病情进行治疗"时，通常会认为是理所当然，但读到临床操作的实例，就不难发现其中的困惑、问题。即使自己心里所设定的正常值与上述有所区别，治疗的程度有所不同，但同样的困惑仍然存在，问题仍然没有解决。这种现象，可以被认为是将"根据病情进行治疗"作为临床信条所带来的误导。或者说，面对同样的病情，不同的思维方式可以导致不同的临床医疗行为。

从重症医学临床思维上讲，之所以要强调"下一步治疗如何进行要问问患者"，就是要坚持病情在临床表现里的思维基点。这个思维基点所带给临床的，一方面是要体现个体化治疗，另一方面是通过作为临床表现的监测指标，发掘出更深层次的病情位点。在这种思维方式引导下的治疗，一定是正常值出于这位患者自身的病情，对病情关键位点发掘的深度，一定是医务人员自身知识积累能理解并且可操作的最远端。例如，体温升高治疗时，会首先想到感染，感染会涉及病灶的确定和抗生素的应用，抗生素的选择是采取经验性还是目标性，等等。按照这个思路继续下去，病情的关键位点一直在变化，治疗的方法也在相应改变。而且，每一步的发展都可能是对前一步治疗方法选择的调整，甚至否定。就像对发热的治疗思路进行到这里，已经远离了最初可能采取的直接降温治疗。

同样的病情带来相反的治疗方法的现象，在重症的临床治疗中也不难发现。纠正休克患者的血压下降，正确的做法是必须首先在增加流量或提高外周阻力两者之间进行判断，选择出其中一个方法，或者至少以其中一个方法为主，而不是盲目的采用一个被自己称之为"升压药"的东西。虽然当时缺少关键指标，临床行为也是首先选择了某种药物，但判断的过程不能或缺，因为主要是流量和外周阻力决定了血压的程度，而且增强了其中一方，对另外一方有着明确的影响，或许起到相反的临床效果。正确的临床思维会提高判断的主动性和积极性，增加治疗方法的准确性。所以，即使自己习惯的口语将某种药物称为"升压药"，也必须明白这个药物的作用位点，明白自己所采取的治疗方法的作用机制。只有这样，才能够对病情进行连续和动态的判断。应该看到，这种对休克的治疗思路，已经是今天重症医学对进行休克临床治疗的基本要求。

按照连续与动态思维方式指导的治疗流程，接下来可能发现导致休克的原因是流量的来源不够，那么增加流量的治疗方法就摆在了面前，又出现了新的判断。判断之后才能够开始实施治疗的方法。增加心排血量的作用，可以分为不同的方法，判断的结果应该直接与具体方法相关，进而才能确定治疗方法的实施并控制实施的程度。如果临床指标提示流量减少是因为心肌收缩力下降，则应该主动对心肌收缩力下降的类型进行判断，并尽可能接近导致心肌收缩力下降的原因。因为，应激性心肌病也是重症患者发生心肌收缩力下降的常见原因，而临床常用的儿茶酚胺类正性肌力药物，恰恰被认为是导致心肌收缩力下降的主要原因，是临床治疗应激性心肌病应该避免应用的药物。甚至，临床上常用的其他有正性肌力作用的强心药物，也有不同程度的心肌损伤作用。可见，此时对于心脏功能的治疗原则和具体方法，甚至与其他原因的心源性休克的治疗完全相反。

临床重症治疗中，治疗方法的针对性，不仅是针对表面的病情，更应该是针对病情变化的趋势，病程发展的走向。要做到这一点，必须首先坚持重症医学正确的思维方式，主动确定关键的病情位点，才能真正用好自己已有的知识积累，通过临床干预性治疗，引导整个病程向既定的目标发展。

二、正常值的延展性

多年来,临床指标的正常值一直都是诊断和治疗中的重要内容,是判断正常与非正常、有效与无效、正确与错误的标准。在今天的重症临床治疗中,经常可以听到有人在讲:"某个指标没有正常值"。这些被提及的指标又是临床常用,而且被认为是不可忽略的重要指标。那么,没有所谓正常值的指标如何在临床应用呢?

重症的治疗应该能够引导病情的变化,对病程起到导向作用。若实现由治疗导向的病程发展,重症治疗在明确治疗方法与深层次病因的针对性基础之上,还应该注意不同治疗方法之间的连续性和动态导向作用。治疗方法的实施不仅依赖于起到向导作用指标的选择,而且依赖指标的变化,以决定干预性治疗的强度。作为重症医学思维体系中的一种重要思维方式,目标与目的的思维方式,充分地诠释了监测指标正常值的延展性,以及根据这种延展性对治疗方法进行管理,进而起到的病程发展的导向作用。

目标与目的,是从不同的作用位点对监测指标的描述,在重症治疗过程中不可分割,必须前后呼应。目标,是指一个具体临床行为要达到的直接效果,或要实现的指标。作为目标的指标,应该是与临床方法的作用效果直接相关、可连续测量、定量的指标。目标指标,不需要事先设定正常值范围,而是根据目的指标的最佳变化程度确定自己的正常值,从而控制相应的干预性治疗方法的强度。目的,是指整体治疗策略或一组治疗方法的最终结果,决定治疗的必要性,指出治疗的方向。可以作为目的的指标的,通常是临床上可连续测量的指标,并具有定量性的正常值范围。目的指标所代表的生理改变必须与目标指标从形成机制上相互呼应。也就是说,目标指标的改变可以通过生理机制直接或间接导致目的指标的改变。由于目标指标所反映的生理变化与临床治疗所采用的干预性治疗方法的作用效果直接相关,所以,治疗方法导致了目标指标的变化。如果治疗方法的作用强度与指标的变化程度相关,提示治疗方法发挥作用;如果同时目的指标向正常值方向移动,提示治疗方法所起的作用效果符合整体治疗策略,直到目的指标回到正常值范围,或者是目的指标以最大速率向正常

值移动,这时的目标指标的数值,就是在这个指标在该患者、这个时间点上的正常值,相应治疗方法的作用强度,也就是这时个体化治疗应有的强度。

例如,临床治疗休克时,可以将血乳酸作为治疗目的指标,因为乳酸浓度的急性升高通常与血流的组织灌注不足有关。如果选择了液体复苏作为治疗方法,可以采用心排血量作为目标指标,对液体输入的剂量进行管理。随着液体复苏的进行,心排血量持续增加,证明液体复苏产生了效应。根据重症医学知识积累的基础可知,心排血量增加与组织灌注的改善具有一定的相互关联性。所以,在监测心排血量增加的同时,监测血乳酸浓度的下降,直至乳酸浓度降至 2mmol/L 以下。这时的心排血量的具体数值,就是在这种情况下、这位患者此时应有的心排血量的正常值。如果在液体复苏的过程中,心排血量不再增加,或者是心排血量增加而乳酸不再相应降低,或者是其他与治疗方法相关的指标发生较大范围的变化,则液体复苏应该停止,并根据再损伤原则调整液体输注的程度,而选择别的治疗方法继续改善组织灌注,降低血乳酸浓度。若此时应用血管收缩药物,可采用血压作为目标指标,仍然根据乳酸作为目标寻找血压的个体化正常值。随着血压的上升,血乳酸浓度下降,直至回到正常值范围。这时的血压,就是当时条件下的血压正常值,当时血管收缩药物的应用剂量,就是此时的个体化治疗剂量。

实际上,作为目标的指标,本身通常具有自身的正常值,但这个正常值并不是直接来自某位患者的具体情况。由于目标指标与治疗方法直接相关,决定了治疗方法实施的程度,所以,按照统一的、预先设定的正常指标设定治疗的强度,使治疗的实施不具有个体化治疗的特性。重症治疗中出现的目标指标正常值范围的延展性,体现了寻找治疗方法最佳个体化剂量的调节过程,不断控制着某项具体治疗方法的实施强度,以及在必要的时间点上及时改变为其他治疗方法,引导病情向目的指标所提示的方向转变,促使病程按照整体治疗方案的方向发展。

当然,对于反映治疗目标的指标,正常值仍然具有临床意义。当个体化指标的正常值远离通用的正常值范围时,应该认为这个指标的延展

性过大，提示这时患者的某项相应的生理功能的改变，与大多数人的正常功能有着明显的区别。临床上，应该以此为线索，将对病情位点的确认，发掘到更深层面。如果治疗方法不能引起目标指标的改变，或者目的指标不向正常值发生变化，则病程的发展不受治疗的引导和控制，提示当时所采用的治疗方法无效，甚至有害。应该立即对治疗方法进行调整，或改用其他治疗方法。

可见，重症治疗中所采用的目标指标，并没有预先设定的正常值。正是目标指标正常值的延展性及导致目的指标移动的方向性，进一步增强了重症临床治疗方法个体化管理的可操作性，引导了病程的实际发展方向。

三、多重目标的一致性

重症的临床治疗，首先要控制住病情的发展，而且自始至终管控病程发展的走向，生命才有希望。否则，如果病情发展失控，治疗方法的选择和实施只能被动跟随病情的引导，病程将走向不可逆，生命即将终结。重症具有自身的特殊性和复杂性，通常会有多种形式的损伤因素存在，也需要同时应用多种治疗方法。但是，无论多么复杂的重症，都具有一定的规律性，病理生理发展过程都具有明确的连续性和一致性，所以，无论采用多少治疗方法，都应该遵循这个规律，按照重症治疗的统一思路进行，才能真正做到治疗导向的病程发展。

随着对重症发生发展机制理解的不断深入，临床上对重症的病情位点也呈现出越来越精准的掌握。这些病情位点不仅是重症发生的关键节点，而且同时也是治疗的作用位点。每个病情位点，都具有针对性的损伤因素作为导致重症的病因，为重症治疗的实施提供了必要性和可能性。一方面，虽然这些损伤因素可以不断发生变化和进行性发展，但这些损伤因素恰恰为不同时间点上的重症治疗方法提供了连续的靶点。另一方面，某一种深层次的损伤作用机制，可以引起多个病情浅层位点的改变，导致多个临床监测指标的改变，从而形成了多个同时存在的治疗目标。在这里，治疗目标与指标有所不同，目标是治疗病情的位点，而指标是可以反映这个位点变化的监测指标。如同肺部感染导致肺水肿，同时合并的休克，又存在循环容量不足。感染、肺水

肿和循环容量不足都是病情位点，应该采取针对性的临床治疗，而指标则是可以分别反映这3个病情位点的相应监测指标，可以根据当时的实际情况做出不同选择。

重症治疗多重目标的一致性主要表现在，病情机制的一致性、指标意义的一致性，以及由此作为目标导向的治疗方法的一致性。

（一）病情机制的一致性

病情机制的一致性，是指重症在不同的损伤因素的作用下，表现出的病理生理改变的一致性。临床医师对病情机制的一致性较为熟悉，因为目前医学本科教育方法多是先给出疾病的定义，再根据病情机制的病理生理演变，过渡到临床表现，然后进行治疗。从思维方式上讲，这种方式被称为演绎型思维方式。医学生在学习这些知识的同时，也掌握了这种思维方式。这种推理、演绎的过程，恰恰体现了病情位点与临床表现的一致性。机体受到损伤的位点，通过病情机制，直接或间接地反映在临床。临床监测指标，作为临床表现的组成部分，在特定的程度上反映了损伤的作用机制。如果按照损伤的机制，将不同层面的指标有机地联系起来，则会发现更深层次的病情位点，也就是损伤因素作用于机体的关键作用位点。从而不难看出，病情发生发展机制，与机体受损伤的关键位点和相应的监测指标有着明确的一致性。

重症的临床过程有着一定的复杂性，时常会表现出多种损伤因素的存在。但是，从病情发生发展的机制上看，无论损伤因素多么复杂，重症形成的机制仍然有着明确的一致性。仍然以肺部感染为例，大多数感染的患者不一定发展为重症。只有当感染发生到一定程度，才会进入重症的发展过程。如果将肺的气/血交换屏障作为关键损伤位点，其功能的损伤程度直接与感染有关，也与呼吸衰竭有关。若是经过机械通气治疗，受到呼吸机相关性肺损伤，导致重症继续加重。这种由呼吸机导致的损伤仍然主要作用于气/血交换屏障，对于重症的形成机制有着明显的一致性。如果感染进一步加剧，肺功能恶化，出现组织缺氧，甚至休克等情况，仍然不难发现同样的损伤因素保持着在病情机制上的一致性。即使再增加机体受到外界损伤的因素，重症发生发展的机制仍然可以回到一条共同的通路，保持

着一致性。

因为有着病情机制的一致性存在,就一定能够沿着临床表现,追踪到病情的根本位点所在。临床监测指标,就像患者说的话,一直在传递着统一的、指向病情本质位点的信息。

(二) 指标意义的一致性

指标意义的一致性包括两个方面的内容:一方面,同一监测指标的变化程度与相应的病情位点具有一致性;另一方面,由于重症病情机制本身就具有一致性,所以,在同一患者的监测中获得的不同指标也具有一致性。临床监测是为了掌握病情更深层次的位点,所以临床选择监测指标时,一定会首先考虑指标与病情的相关性。实际上,临床应用的每一个监测指标都会拥有自己的内涵,都从不同的角度反映着病情的特点,是一个病情位点的某项特征。例如,病情是肺水肿,临床上可以用于监测的指标,包括了液体平衡相关指标、心脏功能相关指标、肺损伤相关指标,等等。这每一部分的病情又包括了相应的具体监测指标。通常,每个监测指标只表述了相应病情位点的某个或某些特点,并不是全部。只有将这些指标放在一起,才能共同反映病情位点的完整特征。可见,临床上可用于监测的指标越丰富,就更有可能反映病情更为完整的特征。

指标意义的一致性是理解指标的基础,指标的选择和应用都是基于这个基础。也就是说,同一位患者的不同监测指标之间并不存在矛盾,而是反映出病情某些特性的客观存在,从不同的角度反映了病情的特征。重症医学对待临床监测指标应该基于:任何指标,只要测量准确,都反映了机体某些特点的客观存在,是临床表现的组成部分,是临床观察的延伸。如果把监测指标当作患者述说的语言,那么,临床医师应该首先要有能力听懂患者说的话,才有可能用好患者提供的这些信息。

(三) 治疗方法的一致性

治疗方法的一致性,强调了重症治疗的目标导向性特征。重症治疗中所实施的每一项治疗措施,都应该是按照具体的目标和目的进行,目的决定治疗的方向,目标决定治疗方法实施的程度。目的和目标由各自的指标展示于临床,使反映病情关键位点的特征具有临床可操作性。这种思维方式,就是重症临床治疗的目标与目的思维方式。由于作为目标与目的指标,它们都指向病情的关键位点,所以相应的治疗也具有了明确的针对性。当治疗达到了一个目标,再继续沿着目的指出的方向,选择下一个目标,并确定相应的监测指标,实施新的治疗方法,使不同的治疗方法具有连续性。从而,可以根据重症的发生发展机制,真正实现由治疗导向的病程发展。

时间性是重症临床治疗的重要特点。在不同的时间点上,重症治疗的目标不同,从而导致采用的方法也不同。但重要的是治疗目的相同,所有治疗方法的作用都是指向治疗目的,方法的实施由目的指标导向,按照统一的治疗策略进行。如严重创伤、大量失血的患者,经急诊复苏,手术止血后转入 ICU。入科时仍然处于休克状态,血乳酸明显升高,血红蛋白只有 22g/L,中心静脉压明显增高,且无尿。这时,改善组织灌注是治疗目的,以血乳酸下降为指标。治疗的目标主要包括两个,一个是血红蛋白,另一个是心脏前负荷。若以每个治疗目标决定一种治疗方法,那么,输血和进行血液净化就成为与目标直接相对应的治疗方法。从已有的知识积累中可以得知,在急性失血的前提下,如此过低的血红蛋白,应该无法为组织细胞提供足够的氧,所以,增加血红蛋白含量是此时纠正组织缺氧的核心方法。因此,可以认为输血是这时最为重要的治疗方法。但应该强调的是,一旦决定进行输血,就应该先询问患者是否可以接受输血。患者这时已经通过中心静脉压的升高表明对输血的反对,那么,如何让患者同意,就成为输血之前必须解决的问题。可见,此时的输血虽然是核心治疗方法,但进行血液净化、降低心脏前负荷是第一时间要进行的治疗方法。这时的血液净化治疗就只有一个目标——脱水,为输血创造容量空间。由于临床情况紧急,必须要求治疗团队在短时间内完成脱水,血液净化与输血的时间顺序不能被颠倒。

重症的临床治疗,无论面对多么复杂的情况,需要坚持的一种思维方式是:在一个时间点上,只有一种治疗方法最为重要,必须首先被执行。下一个时间点的治疗方法,与这个时间点所采取的治疗方法的作用机制或作用结果密切相连。从而形成所有的治疗方法都在一个时间轴上按顺序地进行,统一地指向治疗目的指标。这里,虽然可以有多种的治疗方法参与,但所有的方法都是按照同一个治疗策略,一个一个地被有机地连接在一起、统一在一起。

重症临床治疗的连续与动态思维方式,可以更加完整地体现重症治疗的时间性特点。连续,是一个时间概念,每个时间点上只有一个治疗方法必须进行;而动态,则是一个干预的概念,每一项治疗方法对病情的发展走势形成干预,引导病情按照治疗目标,一步步走向治疗目的。在这个时间轴上的病情变化,形成了病程发展,而每个时间点上的干预性治疗方法,引导着病情的进程。应该看到,只有病程跟随治疗导向发展,患者的生命才有可能得到救治,否则,病情将持续恶化,至少是治疗进入了弯路。

面对复杂的重症病情,不是将自己已有的知识积累摆在患者与自己之间。而是应该让自己直接面对患者,通过临床表现、监测指标等信息,认真听听病人在说什么。之后,经过自己的思考,再做出相应的行为反应。

下一步治疗如何进行,问问患者!

(刘大为)

主要参考文献

[1] THOMPSON B T, CHAMBERS R C, LIU K D. Acute respiratory distress syndrome [J]. New Engl J Med, 2017, 377 (6): 562-572.

[2] 刘大为. 重症治疗与再损伤 [J]. 中华危重病急救医学, 2014, 26 (1): 1-2.

[3] 刘大为, 王小亭, 张宏民, 等. 重症血流动力学治疗——北京共识 [J]. 中华内科杂志, 2015, 54 (3): 248-227.

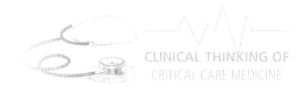

第七章　不正常的指标不能被搁置

重症的临床治疗不仅需要系统地掌握重症医学的知识，而且必须学会用重症医学的思维方式思考临床问题，发现并落实解决问题的方法。临床上有许多看似熟悉、已被广泛应用的知识点，但如果不按照合适的思维方式进行管理，也难以被正确地应用在重症临床治疗当中。不正常的指标不能被搁置，就是重症临床治疗中应该坚持的一个重要理念。

重症患者病情复杂、进展迅速，如果处置不当将后果严重，要求重症医学医师能在短时间内通过梳理监测指标了解患者疾病本质，推测已经和即将发生的病理生理改变，并在提出切实可行治疗方案的基础上，根据指标变化随时调整治疗策略，最终挽救患者生命。事实上，由于绝大多数重症患者无法像普通患者一样用语言来描述自己的不适，指标往往成为重症临床治疗过程中，患者机体对治疗反应的最忠实的语言。因此，对重症医学医师而言，如何通过现有手段和方法，准确获取并真正理解患者生命体征、体格检查、临床检验、检查等各项临床指标，最大限度从中捕捉患者病情变化，在治疗共识的基础上面对个体患者形成正确临床判断，制定和调整临床治疗策略，是最终实现成功救治的核心和基础，在诸多专科中具有显著的标志性。

第一节　指标的本质

指标，是重症患者对临床治疗的直接反馈，是重症医学医师临床观察的延伸。随着医疗技术和手段的不断进步，各种指标日益增多，在不同治疗理念指引下，构成对重症患者器官功能和整体病情不同维度、不同层次的评价体系。这些指标，无论是直接测量的定量指标，还是分级评价的定性指标，都是疾病本身发展变化的客观反映，具有特定的临床意义，相互之间不可替代。然而，指标绝不是多多益善，面对个体重症患者，临床情况因人而异，需要的指标必然有所不同。只有基于每一个指标的病理生理内涵、从不同指标相互连接的作用位点出发，才能将每一个指标有机联系起来，根据指标间的相互补充和印证，对重症患者的疾病本质有更加清晰的解读，从而构建临床治疗反馈的正确评价体系。

随着对指标认知的逐渐深入，我们对重症患者病情变化本质的理解能力不断提高。虽然指标具有不可替代性，但重症临床诊疗体系的特点决定了我们更倾向于以量化指标为导向，对临床行为进行有效管理。因此，客观定量指标的应用，在重症临床诊疗过程中比主观定性指标具有更强的管理优势。例如，肢体湿冷是一项定性体征指标，被认为与休克发生息息相关；血压作为一项定量指标，同样被认为与休克有明确相关性。虽然进一步的病理生理学研究结果认为，不是每一位休克患者都会出现肢体湿冷，低血压也不一定就能代表休克的发生，但毋庸置疑，有创或无创血压监测是目前重症临床诊疗过程中每位休克患者不可或缺的重要指标之一。由此可见，指标作为一种特定的临床语言，没有高低和对错之分，基于重症患者病情的多样性和复杂性，在每一个具体临床场景中对不同指标的诊断价值和可干预性进行优先顺序排列，选择最恰当的指标，对重症患者病情做出正确判断并确立治疗方向，具有重要指导意义。当然，如何将主观定性指标和客观定量指标有机结合，从不同维度对同一疾病的病理生理进程和临床治疗反应进行评估，是重症医疗未来需要关注的重要研究方向。

第二节　指标的特性

理想中，一个完美的指标，最好既能体现病情干预位点，又能评价治疗效果、预测患者预后。事实上，这样既体现"治疗目标"又体现"治疗目的"的指标在现实世界中是不存在的。而正是由于我们对指标特性不够了解，经常会导致临床实践工作中发生错误。例如，乳酸是反映组织灌注的重要指标，乳酸升高提示患者存在组织灌注不良，医师应立即展开临床治疗以改善组织灌注。液体复苏是大多数指南推荐的改善休克患者组织灌注的首选方法，但组织灌注不良并不是液体复苏的直接作用位点，如果根据乳酸是否升高来判断是否应该进行液体复苏，就大错特错了。乳酸升高作为监测指标反映病情的干预位点和目的是组织灌注，而液体复苏作为治疗措施的具体作用位点是增加静脉回心血量，即增加心排血量，那么只有选择与静脉回流、心排血量直接相关的具有针对性的指标，例如容量反应性，才能对液体复苏的具体实施和效能进行定量管理和评估。存在容量反应性，说明液体复苏有助于增加静脉回流、提高心排血量，可以尝试通过这样的途径改善休克患者组织灌注。反之，不存在容量反应性，则说明液体复苏不能有效增加静脉回流、提高心排血量，应立即尝试通过其他途径改善休克患者组织灌注。当然，不仅仅是休克时的液体复苏，如何针对每一项临床治疗措施正确选择具有"目标"特异性的指标来进行管理和评估，是所有治疗措施实施之前必须明确的重要事项。

值得注意的是，"目标"性指标的选取，不仅要求指标对于治疗手段具有明确针对性和特异性，而且一定要注重指标的病理生理内涵，否则，不仅影响治疗的准确性，还有可能因此产生误导。仍以休克时液体复苏为例，低血压时施行液体复苏治疗的病理生理机制，是基于增加回心血量可以增加心排血量、继而升高血压，因此将心排血量作为液体复苏的"目标"比血压更接近容量增加的直接效果，对扩容治疗的剂量与速度更具有可控性。液体复苏过程中，如果心排血量随容量的增加而增加，并实现了血压的稳定，则治疗完成；如果心排血量不再随容量的增加而增加，同时，低血压仍然存在时，液体复苏依然完成，这时应立即停止液体复苏、尝试采用其他方法继续纠正低血压。当然，如果能采用比心排血量更加接近容量调整的指标作为"目标"，液体复苏可能被执行得更加精准、更加符合病情的实际需求。相反，如果将血压、乳酸等指标作为液体复苏的"目标"性指标，不仅可能导致对治疗过程的失控，而且可能因此增加容量过负荷的风险。由此可见，重症治疗过程中，每一个环节都尽可能从病理生理角度采用更为直接的定量指标作为"目标"，以滴定式调节的方法控制治疗干预强度，才能使整个治疗一直以病情变化为导向趋于最佳化。简而言之，重症治疗过程中的任何具体方法都应有相应指标作为治疗"目标"，这种类似的管理思想，不仅仅适用于血流动力学治疗，还适用于针对病因的治疗、机械通气策略调整、抗菌药物的应用等方面。

第八篇　重症治疗策略的形成与内涵

第三节　指标的判读

重症患者病情纷繁复杂、瞬息万变,重症医师要根据每位患者临床指标的变化,迅速分析病情并制定针对性干预措施,这不仅包括指标的获取,还包括指标的判读,前者影响指标测量的准确性,后者则决定了指标对临床诊疗的应用价值。临床实践告诉我们,正确分析重症患者的临床信息很大程度上依赖于指标在一定时间轴上的系统呈现,每一次判读的反馈过程都是推动临床思路形成和治疗策略修正的始动因素。在明确具体治疗目标的基础上,建立治疗思路,继而选择治疗方法、制定具体治疗策略,通过捕捉监测指标变化,识别临床病情变化,从而对治疗方向和措施进行调整,最终从整体上实现以治疗目的为导向、又在可干预的治疗位点上进行定量调控的精准治疗。

由此可见,重症治疗牵一发而动全身,每一个微小变化都可能是患者重症状态的重要体现,时刻提醒我们寻找导致患者重症的根本原因,没有病情的突然变化,只有病情变化突然被发现。这要求我们重视每一个不正常指标的病理生理内涵,不能盲目自信,同时,还应该对每一个指标变化的可能性,进行锲而不舍的追踪与分析,才有可能发现与患者病情变化密切相关的重要信息,从而及时调整治疗方案。例如,血压下降是临床常见问题,如果临床医师仅仅停留在看到患者血压下降就直接给予血管活性药或调整血管活性药的剂量的层面上,则可能延误患者病情,甚至造成严重后果。心排血量和外周循环阻力是决定血压的两个直接因素,直接给予血管活性药或调整血管活性药的剂量,仅仅作用于"外周循环阻力"的位点,这时的临床治疗还应该从心排血量的角度出发进行思考,尝试监测与心排血量直接相关的指标,进一步明确治疗方向的准确性。如果心排血量降低,则应该对心脏负荷和心脏功能进行进一步观察与评估;如果进一步检查发现中心静脉压增加、心脏容积负荷下降,则提示心肌顺应性下降;如果超声测量下腔静脉变异度增加,则应该考虑是否需要评估容量治疗有效

性;而如果发现心包积液,则提示可能存在需要解除的梗阻性因素。毋庸置疑,重症患者病情变化的复杂性对重症治疗提出了更为苛刻的要求,只有在传统临床观察的基础上,对病情实际状态的跟踪和把握进一步细化和全面化,才有可能实现治疗的最佳化,这些都需要依赖具有快速反馈作用的临床监测指标的获取和准确判读,才能使医师面对重症病情变化更多从容和应对。

除此之外,重症治疗过程中,指标不仅有助于提示治疗方向,还常常引导医生进一步梳理导致重症状态的病因,从而形成以重症为导向的病因治疗。例如一个急性呼吸衰竭的患者,医生通过呼吸功能监测指标诊断为弥散功能障碍的 I 型呼吸衰竭,进一步分析其他指标,提示弥散功能障碍由急性心力衰竭引起,进而筛查急性心力衰竭的原因,发现为急性心肌梗死。于是,不同指标的组合判读导向的急性心肌梗死,使得冠状动脉的血运重建成了这个急性呼吸衰竭患者重症治疗的核心。再如,1 位因血压下降被诊断为休克的患者,其血流动力学指标表现为外周循环阻力降低,提示为分布性休克,由于感染是导致分布性休克的最常见病因,进一步追查相关指标发现,导致分布性休克的原因为消化道穿孔。那么,这个休克患者重症治疗的核心不仅仅是提升血压,更重要的是如何组织多学科共同有效控制感染灶。由此可见,重症患者治疗过程中,出现的异常指标本身就是重症诊疗的重要组成部分,不要将异常指标搁置,围绕所有异常指标进行分析、排查与控制,重症治疗才能获得最终成功。

重症临床治疗是一个有序的、严谨的、具有高度挑战性的过程,临床指标的选择、监测、判读和分析直接关系到治疗策略的建立及方法的执行,绝不可轻视。用心去获取和理解重症患者所传递的信息,并在此基础上建立科学严谨的治疗策略,是重症治疗最终获得成功的关键。

（崔　娜）

主要参考文献

［1］刘大为. 重症治疗: "目标" 与 "目的"[J]. 中华危重病急救医学, 2015, 27 (1): 1-2.

［2］周翔, 刘大为. 重症患者的治疗: 科学与艺术 [J]. 中国医刊, 2016, 51 (7): 1-4.

［3］刘大为. 重症管理: 指标的本质与治疗的突破 [J]. 中华危重病急救医学, 2016, 28 (1): 1-2.

［4］刘大为, 王小亭, 张宏民, 等. 重症血流动力学治疗-北京共识 [J]. 中华内科杂志, 2015, 54 (3): 248-271.

第八篇

重症治疗策略的形成与内涵

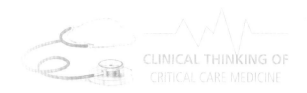

第八章　基础研究对临床治疗策略和行为的调整作用

基础研究,指为了获得关于现象和可观察事实的基本原理的新知识(揭示客观事物的本质、运动规律,获得新发现、新学说),而进行的实验性或理论性研究,它不以任何专门或特定的应用或使用为目的。其成果以科学论文和科学著作为主要形式,用来反映知识的原始创新能力。

在医学上,基础研究的进行为发现正常生理机制、探索疾病发生、发展、转归,提供基因、分子、信号传导、细胞的迭代更新,乃至为器官功能的变化提供理论依据。加强基础研究成果向临床应用转化,是实现临床治疗跨越式发展、改善疾病治疗效果及患者转归的重要途径。需要注意的是,根据基础研究的基本定义,医学基础研究,不但包括针对基因、分子、信号通路等的以细胞、动物为代表的实体研究,也应该包括临床上

针对疾病发生发展机制的理论研究,重症医学上比较有代表性的临床理论研究是血流动力学研究,例如“CVP越低越好”的理论即是在对病理生理学进行深入理论研究上提出来的,是对指导临床治疗具有重大意义的基础研究成果。

基础研究能够为临床治疗策略的制定、实施、评价提供重要的理论依据,临床治疗效果,是基础研究成果在临床实际应用的最高评价标准。重要的基础研究成果,能够改变甚至颠覆现有临床治疗策略的实施。因此,我们必须注重基础研究,以临床发现的问题为线索,以目标为导向,设置合理的科研假设,以严谨的基础研究方法为手段,探索真正能够指导临床治疗决策的基础研究方案。我们需要重视基础研究成果对临床治疗策略和行为的调整作用。

第一节　基础研究对临床治疗策略制定、改善患者预后的重要性

人们对事物的认知,总是呈现螺旋式的发展过程,即实践、认识、再实践、再认识。医学首先是一门实践科学,创新是医学发展,尤其是跨越式发展的必要因素。我们对客观事物的认知,需要在机制方面有更深的认识。历史上无数次证明,在探索疾病的病因学、发生发展机制方面的重要基础研究成果,都伴随着临床治疗方法和技术的飞跃,而临床治疗方法的进步使得我们治疗水平得到明显提升,进而极大改善患者的治疗效果和预后。例如,中国第一位获得诺贝尔科学奖的本土科学家屠呦呦发现青蒿素的过程,便

是基础研究在临床治疗应用的杰出代表。1972年,屠呦呦和她的同事在青蒿中提取到了一种分子式为C15H22O5的无色结晶体,一种熔点为156~157℃的活性成分,他们将这种无色的结晶体物质命名为青蒿素。青蒿素为一具有“高效、速效、低毒”优点的新结构类型抗疟药,对各型疟疾特别是抗性疟有特效,有效地降低疟疾患者的死亡率。在美国,人均收入增长高达85%可以归因于技术的进步,而技术进步很重要的原因是基础研究取得的重大成果。

开展基础研究是对现代临床医务工作者的

基本要求,有利于提升临床一线医务工作者的综合素质

临床医务人员的本职工作是救死扶伤,竭尽全力为患者提供优质的医疗服务,尽可能地降低疾病死亡率,改善患者预后,这是对临床医务人员最基本的法律和道德层面的要求。但随着时代的进步和医学的发展,对临床医务人员的要求已经大大提高,仅仅按照现有的知识和指南去制定治疗计划,按部就班开展临床治疗工作,已经不适应现在医学发展对一线临床医务人员的要求。在没有坚实的基础科学背景下,人们对于疾病的治疗不过是基于经验的总结,所以才有神农尝百草。历代医师诊治患者,靠的是病例记载、医案和验方等。而正因为有了基础医学对于疾病机制的解答,才形成了现代医学的疾病防治。人类第一次征服疾病,实现寿命的大幅度提高,来自对感染性疾病的有效防控,这绝不是出于历史的偶然,而恰恰是因为对于感染性疾病的认识提出得最早,发展较为深刻。大量药物的发明和开发更是来自基础医学的进步。基础医学立足于生物学和其他自然科学的方法,但是归根到底要回答和解决的是临床问题。因此,我们临床工作者在进行常规临床诊疗操作的同时,更应该针对目前的疑难病例、尚未解决的复杂问题,提出疑问,并以临床发现的问题为起点,以需要解决的问题为导向,提出合理的科研假设,并针对问题设计研究探索方案,也就是进行基础实验和理论的研究,以期为问题的解决提供理论依据。同

时,基础研究是整个医学的重要分支和组成部分,不能也不应该孤立于临床工作之外。基础医学和临床医学是相辅相成、密不可分的,临床医学研究的发展以基础医学研究为基础,同时又为基础医学研究工作提供了方向,基础医学研究为临床医学研究提供有效的科学技术手段和理论研究基础,其最终目的就是要从本质上认清临床疾病的性质,从根本上找到疑难病症的诊断方法和治疗手段。基础医学研究的这一根本原则,决定了其研究方向必须以临床医学研究中的热点、难点疾病为根本切入点,着眼于解决临床医学研究中的实际问题,认清临床医学研究中疾病的本质,为临床医学研究彻底解决疾病的诊治奠定技术、理论基础。

临床研究的想法和问题,只能是提供一个研究问题设计的思路和来源,大部分临床中遇到的问题,都需要用基础研究的方法探索该问题存在的本质原因,从基础研究的角度提出解决的理论办法,从而指导临床的研究。基础研究也是培养创新能力的重要途径,创新是一个学科、专业、行业,乃至国家的灵魂,临床工作者在做好临床诊疗工作的同时,也更应该进行基础类创新的研究,并根据基础研究成果进一步优化、改善临床诊疗操作,才符合当今时代对医务工作者的要求。引导临床工作者针对临床需求开展基础研究,是取得创新性成果的必经之路,对此我们需要有相当清醒的认识,并为之不懈努力。

第二节　基础理论知识引导制定临床治疗策略

随着时代的进步、科技的更新,人们对于疾病的认识在不断加深,对疾病的病理生理机制的认知不断加深,反映在重症患者的治疗上,则是治疗策略的不断革新。这种新的治疗策略,不仅仅是在原有水平上的深化,更是对既往治疗观念和策略的颠覆性改变。无论临床具体治疗策略如何更改,这些治疗策略的背后,一定有坚实的理论基础作为支撑,这就要求临床医师需要有扎实的理论基础,以及对未知问题不断探索的意愿和努力。在分析临床所面临的复杂疑难问题时,

以基础知识和理论为切入点,抽丝剥茧,方能拨开迷雾,寻找到问题的关键所在。换而言之,临床医师一定是以基础理论为切入点,发现、分析、解决所遇到的临床问题。当应用基础知识和理论去分析解决问题,但与临床实践操作所得出的效果不符时,我们应该重新审视所应用的基础知识和理论是否符合患者的实际病理生理情况,去寻求解决问题的最佳方法,如果还是不能解释目前所遇到的问题,那么,我们可能找到了一个新的理论知识盲点,为下一步的科研立题提供了现

实依据。

以休克患者常见的低血压表现为例,低血压往往代表了组织灌注压力的降低,导致器官、组织、细胞血流分配失衡,意味着局部组织细胞的氧输送出现障碍。提升血压成了临床医师必须面临的问题,血压的降低可能有很多因素引起,提升心排血量可以在一定程度上升高血压,使用血管收缩药物也可以提升血压,临床医师的选择往往是补液、强心、使用血管活性药物。但实际情况真的是如此吗? 有些时候答案是否定的,比如当1位患者右心出现衰竭,而容量负荷过重,导致右心压左心,此时更好的选择是降低右心负荷,减轻左心受压,提升左心排血量。这种情况与我们平时选择的扩容、强心、使用收缩血管药物有极大的反差,但却是我们应用基础知识和理论,结合患者实际临床表现做出的合理选择。如果不能对疾病的病理生理特征有一个深入的认识,错误的决策可能会加速患者的死亡。

第三节 基础研究推动重症治疗由群体化、个体化向器官化的转变

随着重症医学的发展和进步,各种指南和共识层出不穷,诚然,这些针对患者群体,结合循证医学证据,以及专家的临床经验制定的治疗策略,极大地推动了重症患者救治的成功率。但是指南和共识的制定并没有解决全部的问题,尤其是当面对某一个具体的个案时,单纯应用指南或共识所推荐的治疗方案,并不能解决个体所面临的实际问题。所以,其实在绝大多数的情况下,我们需要针对具体的患者,结合患者的实际情况和病理生理学特征,制定符合患者实际需求的治疗方案,也就是个体化治疗。

个体化治疗需要有基础理论的支撑。所谓的个体化治疗,绝不是临床医师仅仅依据自身经验进行临床治疗策略的制定和实施,原因是个体化治疗的主体应该是患者,而非医务人员个体。基于此种原因,任何脱离患者实际情况,想当然地进行诊疗策略的制定都是错误的,甚至是危险的。因此,临床医师需要掌握扎实的理论基础知识,并结合患者的实际情况开展临床治疗策略的制定和实施,追踪和学习最新的基础研究成果,熟练应用到临床实际中去,才能更好地开展临床诊疗。当目前的理论和患者的实际诊疗效果出现偏差时,一方面要反思我们是否运用了合适的理论知识开展诊疗操作;另一方面,我们要针对悬而未决的事情形成新的想法和假设,并以基础研究为证据开展科学研究工作。

基础研究和理论的进步,推动个体化治疗向器官化治疗迈进。每位重症患者的治疗均应是个体化治疗,人体是由具体的器官组成,个体与器官之间,器官与器官之间联系紧密,不能单独割裂开来,对患者进行个体化治疗时,落实到临床实际情况,更需要针对具体的器官或系统进行评估,依据评估结果进行临床诊疗策略的制定。每一个器官的功能恢复、器官间功能协调的改善才是个体化治疗的新位点。即个体化治疗需要走向器官化治疗。器官化治疗不是单纯的器官功能支持,应从导致器官损伤的病因开始。例如脓毒症急性肾损伤时,肾功能的衰退可能是由于器官血流灌注不足,导致灌注不足的原因可能是前向血流减少,也可能是血流回流受阻,还可能是脓毒症本身对细胞线粒体或者细胞周期阻滞产生的后果。明确病因,不但需要临床具体指标的评价,也需要基础研究为疾病的发生发展提供理论依据。因此,基础研究在推动重症治疗由个体化向器官化发展方面发挥着巨大的推动作用。

人体并不只是器官的总和。然而数百年来,医疗和医学研究却割裂了个体的整体性,当前的结构体系会导致器官或疾病间相互孤立。然而在研究中,我们对于机体功能和病因的了解早已超越了表型。基础研究革新指标的临床治疗策略,改变了对临床指标的解读和药物应用选择。我们对重症治疗的认知在不断革新,新的药物、治疗方式层出不穷,同时,对现有的治疗策略和药物应用的理解也在发生着不断变化。正确理解最新的基础研究成果,并应用到临床治疗策略的制定中去,显得尤为重要。例如,在感染性休克治疗中,经过多年的基础研究,人们更多地了解去甲肾上腺素的药理作用,多巴胺的应用逐

渐退出了感染性休克的一线治疗选择。独立于cAMP途径之外的强心药物的临床应用越来越多。基础研究的成果为临床治疗策略的进步提供了理论支撑,更在实际临床应用中使得患者获益良多。

一、指标是更深层次的临床表现,对病情和治疗机制的理解程度确定治疗底线

临床医师在制定临床治疗策略时,需要依靠所获取的准确的指标进行分析判断,这里所说的准确的指标,是我们实施临床治疗最起码的要求,错误的指标非但不能指导临床治疗,反而会延误病情甚至导致严重的后果。但仅仅指标准确就足够了吗? 答案显然是否定的,如何解读、分析、判断所获取的指标的意义尤为重要。

挖掘临床指标所代表的更深层次的意义,是临床医师所必备的技能。不能将指标的意义单一化,更不能将指标所代表的意义庸俗化。而是应该将指标与患者的实际病理生理情况相结合,理解指标背后所蕴藏的含义,才能正确制定符合患者当前情况的临床治疗策略。临床医师对指标变化所代表的病情和治疗机制的理解程度决定了治疗底线。

以重症医学最常应用的压力指标中心静脉压(central venous pressure,CVP)为例来说明,因中心静脉与右心房和舒张末期的右心室间几乎没有阻力,故在心脏舒张末期,右心房压力与右心室舒张末压力相等,这是CVP反映前负荷的先决条件。但由于本质上CVP指的是右心房或者胸腔段腔静脉内的压力,而右心室充盈压却是CVP与心包腔压力的差值,即跨壁压力,故CVP并不完全等同于右室充盈压。即使除去与测量相关的因素(如零点位置、体位、插管深度等)和心脏的解剖异常(如三尖瓣反流或狭窄),任何影响心脏及大血管周围压力变化的因素,如呼气末正压(PEEP)、张力性气胸、心脏压塞、纵隔压迫、缩窄性心包炎、腹腔内高压等,均会影响压力与跨壁压力之间的关系,进而影响CVP反映右心室充盈压的准确性。尽管CVP作为前负荷指标受到上述提及的多种因素影响,但在临床工作中,CVP还是有意义的。无论心脏功能如何,事实上只要患者的容量状态所对应的心功能点在心功能曲线的上升支,压力与容积之间仍然具有

较好的一致性。另外,要动态看待CVP评估前负荷的价值。CVP能否准确反映前负荷,除了受心脏顺应性的影响外,还将随治疗改变而改变。例如随着扩容引起心室容量的增大,心室顺应性将相应下降。如恰好导致心功能点从上升支移动至平台支,将引起心室顺应性的明显改变,其后较小的容量干预就可能引起较大的压力改变。

由上述可知,临床医师在应用指标进行临床策略的制定和疾病变化情况的判断时,需要深入理解指标背后所蕴含的疾病和治疗策略的病理生理机制,只有这样,才能保证治疗策略制定的方向正确、方法得当、方式合理。换而言之,临床医师对指标的理解决定了治疗的底线所在。由此可见,基础理论研究对临床指标的解读和临床策略制定的巨大意义所在。

二、对每个指标的理解决定了多指标判断的准确性

临床医师在对重症患者进行治疗策略的制定时,需要获取并解读众多的指标,依据解析的结果,进行临床诊疗操作策略的制定。单个指标与其他指标之间,不是独立不兼容的,而是密切相关的,存在密切的联系。临床治疗策略的制定,既依赖单个指标的获取,也依赖众多指标的联合解读,其中必须要重视的是,对某个指标的深入理解,很可能关系到对其他指标的解读和判断。

以血流动力学应用最为广泛的反映机体氧输送和氧消耗关系的指标:乳酸(Lac)为例来说明。当我们获取乳酸这个指标升高时,代表机体存在无氧代谢,但是,我们对于乳酸这个指标的理解,肯定不能仅存在于表面的现象,更应理解乳酸升高背后的意义,以及寻求乳酸升高的原因,这时我们需要更多的指标来为判断提供依据。此时我们能够获取的指标可能有比较容易获取的指标,例如中心静脉-动脉二氧化碳分压差($Pcv-aCO_2$)、中心静脉氧饱和度($ScvO_2$)、血压等,应用这些指标可以初步对引起乳酸升高的原因做出基本的判断——引起乳酸升高的原因是流量不足还是压力不够,进而引导我们对临床实际情况做出判断。如果目前我们所获取的指标仍不能对乳酸升高的原因做出准确的判断,或者不能依据目前的指标制定临床治疗策略,此

时,需要进行更高级的血流动力学监测,如通过PICCO监测、Swan-Ganz导管,获取心排血量、SVRI等更精确的指标来指导临床治疗。由上述可见,在对乳酸升高的病理生理学有深刻理解的情况下,联合运用其他指标对乳酸升高的原因进行解释,在这个过程中,也对其他指标在患者疾病的病理生理机制中发挥的作用有了清晰的认知,从而更准确地理解和运用了这些指标。因此,对单一指标的认知理解程度,在很大程度上决定了对多项指标判断的准确性。

乳酸升高,心排血量降低。心排血量降低的原因可能有回流阻力增大,心脏收缩力下降、舒张功能降低,流出道受阻,再联合CVP、PAWP、重症超声指标,探寻心排血量下降的原因,因此,对心排血量这个指标下降有了深入的认识,对疾病的发生和发展的病理生理机制有了清晰的认知,才能够更好地制定符合患者需求的临床治疗策略。

在这个思路进行时,一定是依赖基础实验及理论研究对指标的解读,基础研究不断探寻着新的指标及现有指标所代表的含义,为我们临床判断和治疗策略制定提供了坚实的理论依据。

第四节　治疗思路的延展不仅是新增,而且改变原有治疗策略

重症医学是基础研究与临床治疗策略高度结合的代表性学科专业,对机体的病理生理学、疾病的发生发展机制的认知,会极大地改变现有的临床治疗策略,这种改变,一方面是对现有治疗策略的改进,另一方面,还有可能彻底颠覆我们现有的治疗策略。基础研究水平与临床医疗水平具有高度的统一性及相互的促进性。这导致临床医疗及科研探索发生了方向性的改变,在重症医学中表现得尤为突出,临床医师正在从重视机体炎症反应的结果走向探究对这种反应进行调控的源头。以对损伤后机体反应的重新认识为例,目前医学研究显示,当机体受到诸如大手术、多发性创伤、感染等一定程度的损伤侵袭后,在一定条件下这些损伤因素通过刺激炎性细胞,释放出过多的细胞因子,使机体出现过度反应,导致形成自身损伤性的全身炎症反应综合征(systematic inflammatory response syndrome,SIRS)。这种理论上的发展,明显地更新了原有的创伤及感染等损伤因素对机体影响的理解,致使一些重症疾病的治疗策略发生改变。

例如,急性重症胰腺炎通常是以典型的SIRS开始,并在病程的早期出现多个器官的功能损害。以往的早期手术引流,不仅使炎症发生的局部更易于感染的发展,更为重要的是,手术也给机体带来严重的创伤,加速了SIRS的发展进程,从而加剧了全身多个器官功能的损伤。由此,新的治疗策略是,对非梗阻性急性重症胰腺炎早期不进行手术引流治疗,而将器官功能支持及控制炎性反应作为治疗的基本原则。这是基础研究对临床治疗策略制定的巨大推动作用的具体体现。

应激剂量糖皮质激素的补充性治疗:越来越多的研究发现,过多炎性介质的作用导致了下丘脑-垂体-肾上腺轴功能的改变,并出现靶器官对糖皮质激素的阻抗。"相对性肾上腺皮质功能不全"概念的提出,在很大程度上明确了补充外源性糖皮质激素的理论基础及应用原则。大剂量、短时间应用外源性糖皮质激素并不能改善严重感染或感染性休克患者的预后,反而可能加速病情的恶化;而小剂量、较长时间补充外源性糖皮质激素有助于感染性休克的恢复,并可降低死亡率。炎症反应与凝血机制的再认识:SIRS的发生发展过程与凝血机制都表现为有众多介质或因子参与,即所谓的"瀑布样反应过程"。临床上常能看到严重感染伴有凝血功能的异常改变,而出现弥散性血管内凝血(disseminated intravascular coagulation,DIC)则被认为是感染严重程度的标志。所以,凝血机制的启动被认为是SIRS的组成部分,对不同凝血因子的干预成为针对严重感染的研究的一部分。

第五节　从 endotype 到 phenotype 正在改变临床行为

表型（phenotype）通常指生物体由基因型和环境相互作用后而被观察到的特征，是一种疾病的任何可观察到的特征，如形态学、发育、生化、生理特性或行为，没有任何机制的暗示。内型（endotype）指通过一个特殊的可以识别的生物途径来解释表型中观察到的特性，即从发病机制层面反映疾病的本质，内型是一种条件的子类型，它是由一个独特的功能或病理生物学机制定义的。重症医学疾病不同表型和内型的诊断及个体化治疗，将有助于优化重症患者的管理，改善患者预后。

急性呼吸窘迫综合征（acute respiratory distress syndrome，ARDS）的表型首次被描述是在 50 多年前，从那时起，在理解该综合征的生物学过程方面取得了重大进展。尽管这一认识得到了提高，但尚无针对具体 ARDS 生物学机制的药物治疗被证明有效。随着研究的进展，ARDS 被认为是一种异质性综合征，其特点是亚表型具有不同的临床、影像学和生物学差异、不同的结果，以及对治疗可能存在不同的反应。"柏林定义"对 ARDS 规定了 3 种严重程度的分类：根据 PaO_2 与 FiO_2 的比率分为轻度、中度和重度。ARDS 的放射学表型已被描述为基于胸部影像学的弥漫性和局灶性浸润模式。目前，ARDS 的定义仍然面临巨大挑战，例如胸部 X 线片的评定仍缺乏评定者间信度的一致性，导致临床医师在治疗时不能准确识别 ARDS 患者。另一项研究发现，在对死于 ARDS 患者的尸检研究中，只有 45% 死于 ARDS 的患者被证实了 ARDS、弥漫性肺泡损伤（diffuse alveolar damage，DAD）的组织病理学相关性，另外 55% 的患者有各种各样的其他病理发现。根据独特的生物学特点、临床特征或对治疗的反应来区分亚型，能够更好地描述表型，进而减少相似表型的错误分类，这意味着从 endotype 到 phenotype 正在改变临床行为。

对临床疾病表型认知的不断加深是基于对内型的理解，即由不同的生物学定义的证候的亚型。前期研究较为深入的是哮喘疾病，哮喘最初被描述为一种慢性肺疾病，特征是可变的气流阻塞和潜在的炎症过程，而哮喘表型指通过哮喘患者的病史、临床特征、病理生理学等生物学特征，以及对治疗的反应等鉴定出不同的哮喘亚型，意味着对哮喘的理解已经从一种疾病发展到多种内型，具有不同的临床表现、预后和治疗反应。随着对哮喘生物学认知的进步，基于存在或不存在嗜酸性粒细胞，将其分为了 2 种不同类型的炎症内型哮喘。此外，以生物标志物定义的内型为基础的，针对特定炎症介质的治疗方法——抗免疫球蛋白 E 治疗（奥马珠单抗治疗），目前正在哮喘的治疗中使用。从 endotype 到 phenotype 正在改变临床行为，这在肿瘤学领域也颇具代表性。近代研究在肺部肿瘤治疗靶向内型所定义的具体癌症突变方面取得了巨大的成功，例如，精准治疗肺癌的第一步是化疗方案，这取决于癌症的组织学和分期。随着突变靶向治疗的出现，肺癌治疗现在已经发展到基于肿瘤分子概况的精准医疗。

虽然哮喘及肿瘤的表型及内型研究为 ARDS 的研究提供了经验，但 ARDS 的独特性导致这一任务仍面临很多困难。比如，ARDS 发病的紧迫和危重的特性，要求在发病的早期就要针对疾病进行判断，因此，这就要求用于诊断 ARDS 的生物标志物必须易于快速检测，并具有高重复性和高灵敏度。其次，由于存在风险，通过活检进行病理检查在 ARDS 中并非经常采用，所以这种方法不常规应用于 ARDS 类型的鉴定。尽管存在诸多困难，但近期的研究仍取得了一定的成果，研究人员一直在朝着理解该综合征的生物学的方向定义内型迈进。ARDS 涉及多种生物学途径，包括内皮细胞和上皮细胞功能障碍、先天免疫激活和免疫细胞募集、血管内凝血和肺泡内纤维化，然而，各个致病途径在具体到每一位患者中发挥的作用是不一致的，这取决于患者的临床特征和遗传学，以及受损失的时机。识别ARDS内型的一种方法是，根据遗传变异性或代表靶生物过程的危重症期间测量的生物标志物的浓度对患者进行分类。多种血浆生物标志物已被报道可能预测 ARDS 的预后，包括炎症标志物（IL-6、IL-8）、内皮细胞活化和 / 或损伤标志物（ang2、ICAM-1、vWF）、上皮损伤标记物（RAGE、SP-D）等。

越来越多的生物亚显型或内显型已经通过血浆生物标志物、遗传学和无偏倚的方法（如潜在类分析）被识别出来。此类研究的意义在于，发现针对疾病最有可能的应答亚群的新疗法。我们可以看到，从 endotype 到 phenotype 的研究，已经对原来的临床治疗策略制定产生了巨大的影响，这种变革必将对临床医疗行为产生巨大的推动作用，这提示临床医疗工作者必须对基础研究有新的认识，并在基础研究方面积极探索。

重症医学是研究与治疗重症的临床学科，而重症又有着与一般疾病所无法比拟的复杂性和急迫性。重症医学着眼于一般疾病与重症之间的转变机制，挖掘着重症的直接病因。由此，重症医学的发展一定会面对新概念，建立新方法，开拓医学科学的新领域。重症医学在发病机制和病情发展变化过程方面的基础研究有着广阔的空间。在这个发展过程的另一端，临床医疗需要这些基础研究提供新的治疗位点，摆脱治疗困境。可见，研究需要服从治疗的要求，重症的临床治疗又在时时刻刻地对基础研究提出近乎苛刻的要求。如何更好地实现基础研究向临床治疗的转化，是现阶段重症医学发展所面临的极为严峻的问题，也为重症医学研究人员开拓了广阔的发展空间和前景。

（邢志群）

主要参考文献

[1] WANG X T, YAO B, LIU D W, et al. Central venous pressure dropped early is associated with organ function and prognosis in septic shock patients: a retrospective observational study [J]. Shock (Augusta, Ga), 2015, 44 (5): 426-430.

[2] LI D K, WANG X T, LIU D W. Association between elevated central venous pressure and outcomes in critically ill patients [J]. Ann Intensive Care, 2017, 7 (1): 83.

[3] RHODES A, EVANS L E, ALHAZZANI W, et al. Surviving sepsis campaign: international guidelines for management of sepsis and septic shock: 2016 [J]. Intensive Care Med, 2017, 43 (3): 304-377.

[4] RIVERS E, NGUYEN B, HAVSTAD S, et al. Early goal-directed therapy in the treatment of severe sepsis and septic shock [J]. New Engl J Med, 2001, 345 (19): 1368-1377.

[5] WANG X T, LIU D W, CHAI W Z, et al. The role of central venous pressure to evaluate volume responsiveness in septic shock patients [J]. Zhonghua nei ke za zhi, 2008, 47 (11): 926-930.

[6] 刘大为. 休克复苏：流量指标的龙头效应 [J]. 中华内科杂志, 2017, 56 (5): 321-323.

[7] ASHBAUGH D G, BIGELOW D B, PETTY T L. Acute respiratory distress in adults [J]. Lancet, 1967, 2 (7511): 319-323.

[8] SJODING M W, HOFER T P, CO I, et al. Interobserver reliability of the Berlin ARDS definition and strategies to improve the reliability of ARDS diagnosis [J]. Chest, 2018, 153 (2): 361-367.

[9] JABAUDON M, BLONDONNET R, PEREIRA B, et al. Plasma sRAGE is independently associated with increased mortality in ARDS: a meta-analysis of individual patient data [J]. Intensive Care Med, 2018, 44 (9): 1388-1399.

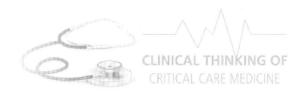

第九章　重症感染治疗的策略和方法的实施

第一节　概　　述

重症感染的定义很长一段时间以来存在着含混不清的问题,特别是缺乏便于临床使用的定义指标。而且,ICD 编码的不断更新,也对规范临床诊断提出了新的要求。目前,在 ICD-10 编码体系中涉及的血流感染相关的诊断只保留了菌血症、脓毒症、脓毒症休克,剔除了败血症的诊断,有关败血症的诊断标准已被脓毒症取代。

Mervyn Singer 等于 2016 年在 *JAMA* 上推荐的"脓毒症 -3"定义已被广泛接受和采用。脓毒症是指宿主对感染的异常反应引起的危及生命的器官功能障碍。脓毒症休克表现为循环系统和细胞 / 代谢功能障碍,死亡率较高。器官功能障碍的临床诊断标准为 SOFA 评分≥2 分。上述定义基于 2001 年以来关于脓毒症的流行病学、病理生理学(包括形态学、细胞生物学、生物化学、免疫、循环和器官功能)、综合治疗等领域发生的巨大变化,无疑具有重要的临床实用价值,更对规范临床研究、制订相应诊疗指南有重要意义。

综上,本文使用的重症感染概念是对脓毒症和脓毒症休克两类可被临床明确诊断的感染类型的统称。需要明确的是,脓毒症不仅包括了既往定义的败血症,还包括了血培养阴性的(全身或局部)感染。

脓毒症全球负担很难确定。据近期的一份科学出版物估计,2017 年全世界有 4 890 万例脓毒症患者和 1 100 万例脓毒症相关死亡患者,占 2017 年全球死亡人数的近 20%;约一半的全球脓毒症病例发生在儿童身上。

为更好地挽救脓毒症和脓毒症休克患者的生命,Andrew Rhodes 等在 2016 年推出了《脓毒症和脓毒症休克管理国际指南》,对脓毒症和脓毒症休克诊治提出了具有可操作性的要求。不难发现,该指南始终围绕着生命支持(包括复苏)和抗感染这 2 个核心展开。其中,抗感染方面包括了诊断、抗微生物治疗、感染源控制、辅助治疗等。本章重点围绕诊断和抗微生物治疗进行陈述。脓毒症和脓毒症休克的其他治疗请详见本书其他章节。

第二节　重症感染治疗策略的形成

与其他疾病一样,重症感染的治疗策略主要包括诊断和治疗 2 个方面。虽然对重症感染患者而言,有效的液体复苏保证循环稳定是前提,但对整体预后而言,感染的诊断和恰当的抗感染治疗是关键。

在感染诊断方面,应依序考虑以下至少 7 个方面:感染严重程度、感染部位、感染发生 / 发展路径、宿主因素和危险因素、致病微生物、社区或医院获得感染、耐药菌感染风险。以上各因素间的交互影响是很可能存在的,应注意综合考虑。在重症感染治疗方面至少包括以下 5 个方面:抗菌药物经验性使用、抗菌药物病原针对性使用、抗菌药物降阶梯使用、感染源控制、辅助治疗。本章将重点介绍,重症感染患者诊治策略中的感染部位、感染发生 / 发展、宿主因素和危险因素、致病微生物、社区或医院获得感染、耐药菌感染风险、抗菌药物经验性使用、抗菌药物病原针对性使用、抗菌药物降阶梯使用。

一、感染部位

对于感染部位(解剖部位)的探究是诊断的关键要素之一,往往决定了重症感染经验性抗感染治疗恰当与否。感染部位的判断应包括对原发灶可能迁徙病灶的甄别,还应包括可能的定性(如是否脑脊髓膜炎、脑炎、脑膜脑炎等)。明确感染部位不仅涉及致病菌的推断,还涉及选择抗菌药物时药代动力学 / 药效动力学(PK/PD)参数的考量,以及有无必要和可能进行感染源控制的判断。

原发感染灶的判断对病原菌推断通常是决定性的。如社区获得性化脓性脑膜炎的致病菌中 80% 以上是肺炎链球菌和脑膜炎奈瑟菌引起的;复杂腹腔感染多数情况下是由脆弱拟杆菌和大肠埃希菌引起;上尿路感染多数是由肠杆菌科细菌(特别是大肠埃希菌)引起;肺炎链球菌和呼吸道病毒是社区获得性肺炎患者中最常检出的病原体;金黄色葡萄球菌是化脓性肌炎的最常见病原菌(高达 90% 的热带病例和 75% 的温带病例是由其引起);蜂窝织炎最常见的病原菌是乙型溶血性链球菌(A 组、B 组、C 组、G 组和 F 组),特别是 A 组链球菌(又称化脓性链球菌);坏死性筋膜炎通常由需氧菌和厌氧菌混合感染引起(最常见拟杆菌、梭菌或消化链球菌,且常合并肠杆菌科细菌如大肠埃希菌、肠杆菌属、克雷伯菌、变形杆菌),以及由 1 种或多种兼性厌氧链球菌感染引起(A 组链球菌以外的链球菌)。

对于重症感染者,一旦明确原发感染灶,即可制订并尽早实施至少覆盖原发感染灶常见致病菌的抗感染方案。

二、感染发生 / 发展

起病方式(急骤、亚急性、慢性)、是否已知感染灶的进展情况或迁徙结果等信息,对感染的病原学推断同样至关重要。

病毒性感染通常起病急骤,一旦形成重症感染则急骤进展,且倾向于多脏器受累。细菌感染的起病方式与菌种和感染(解剖)部位有关,常导致临床判断困难。一些感染如流行性脑脊髓膜炎(暴发型)、中毒性菌痢、链球菌(化脓链球菌、无乳链球菌、猪链球菌等)脓毒症、金黄色葡萄球菌中毒性休克综合征、妊娠期女性李斯特菌感染复杂性上尿路感染、急性梗阻性化脓性胆管炎等,通常呈急性起病且进展迅猛。分枝杆菌感染较少急性发病。除菌血症外,真菌感染多数呈亚急性或慢性起病,进展也相对温和(肺孢子菌肺炎部分患者呈现临床快速进展,但很少形成脓毒症及脓毒症休克)。

获得感染的途径是同样需要关注的,是对病原推断具有重要价值的信息。如溺水者常见气单胞菌属、假单胞菌属、变形杆菌属感染。口咽部感染向下蔓延或食管穿孔导致的颈深间隙感染,最常见微生物为草绿色链球菌、口腔厌氧菌(如消化链球菌属、具核梭杆菌)、放线菌属及色素普氏菌属等。

三、宿主因素和危险因素

感染性疾病的宿主因素与危险因素不是一个概念,临床上常混淆。宿主因素特别指导致机体免疫 / 防御功能低下的因素,可以是先天性或医源性导致。危险因素是指可能增加感染风险的因素。如干细胞移植患者容易发生肺部和中枢曲霉感染,干细胞移植是典型的宿主因素,而环境中漂浮的大量霉菌孢子则是危险因素。

宿主因素包括,是否先天性或医源性免疫功能低下、年龄、特殊病、生理状态等,对病原学推断具有重要价值。医源性免疫功能低下常见情形,比如:在过去 60 天内,长期使用皮质类固醇(治疗剂量 ≥ 0.3mg/kg 皮质类固醇,时间 ≥ 3 周,不包括过敏性支气管肺曲霉菌病患者)。在过去 90 天内,接受公认的 T 细胞免疫抑制剂治疗,如钙调磷酸酶抑制剂、肿瘤坏死因子 -a 阻滞剂、淋巴细胞特异性单克隆抗体、免疫抑制剂核苷类似物治疗。接受公认的 B 细胞免疫抑制剂治疗,如布鲁顿酪氨酸激酶抑制剂(伊布替尼)。遗传性严重免疫缺陷,比如:慢性肉芽肿性疾病、STAT3

缺乏或严重联合免疫缺陷。

普通变异型免疫缺陷病（common variable immunodeficiency disease，CVID）患者特别容易感染有荚膜的细菌，如肺炎链球菌和流感嗜血杆菌，以及支原体等非典型病原体感染。严重联合免疫缺陷病（severe combined immunodeficiency disease，SCID）患者常发生致命性病毒感染，如腺病毒、巨细胞病毒（CMV）、EB 病毒（EBV）、轮状病毒、诺如病毒、呼吸道合胞病毒、水痘 - 带状疱疹病毒、单纯疱疹病毒、麻疹病毒、流感病毒和 3 型副流感病毒等。

免疫抑制剂如糖皮质激素、环孢素、甲氨蝶呤和硫唑嘌呤等会诱导全身免疫抑制作用，常诱发严重病毒、真菌感染等。

解剖和功能性无脾及脾功能低下患者，非常容易发生有荚膜的细菌感染（特别是肺炎链球菌、b 型流感嗜血杆菌、脑膜炎球菌、嗜二氧化碳细胞菌）且常常是致死性的。

生物制剂如抗胸腺细胞球蛋白（ATG）、T 细胞（如 OKT3）和 B 细胞的单克隆抗体（如利妥昔单抗）、抗细胞因子和阻断 T 细胞共刺激信号药物等，常见的不良反应是改变宿主防御能力、增加感染易感性。比如，针对 B 细胞系统的生物制剂，更易导致常见细菌病原体感染，对 T 细胞免疫抑制作用更强的治疗更易导致胞内病原体感染，包括机会性致病菌感染。ATG 会增加疱疹病毒易感性，特别是巨细胞病毒。利妥昔单抗能诱发低丙种球蛋白血症，从而导致曾接种的疫苗失效，b 型流感嗜血杆菌、破伤风和肺炎球菌血清型特异抗体水平均下降，且患者在疫苗接种后未产生抗体应答，多数患者出现反复性支气管炎、鼻 - 鼻窦炎和肺炎，甚至肠道病毒脑膜脑炎、严重 CMV 感染、乙型肝炎病毒（HBV）再激活等。OKT3 和阿仑单抗常导致 CMV 感染、肺孢子菌肺炎（PCP）、结核再活动等。抑制 B 细胞功能的生物制剂（如贝利单抗）常导致严重蜂窝织炎和肺炎。TNF-α 抑制剂，如英夫利西单抗——嵌合型（小鼠 / 人）抗 TNF-α 单克隆抗体，常诱发结核再活动、金黄色葡萄球菌和李斯特菌感染、带状疱疹病毒感染、真菌感染等。鉴于生物制剂的临床应用日趋广泛，临床迫切需要密切关注接受治疗的患者发生感染的诊断，并不断丰富以上已知的疾病谱。

妊娠期女性容易发生诸如 B 组链球菌、李斯特菌感染；流产女性（自然流产、药物流产、吸宫术）容易发生致命性索氏梭菌感染等。

糖尿病患者发生的脓毒症，多数由肠杆菌科细菌特别是肺炎克雷伯菌导致。

与宿主因素不同，危险因素对感染的发生常常不是决定性的，需要重点关注的是侵入性操作及相应解剖部位。如神经外科手术或脑室引流术后患者，常发生甲氧西林耐药的凝固酶阴性葡萄球菌感染；腰骶部入路的脊柱手术后常见肠杆菌感染（特别是大肠埃希菌）等。

四、致病微生物

致病微生物对治疗方案的价值应分为以下两个方面考虑：推断病原和确定病原。

基于推断病原，对脓毒症和脓毒症休克患者实施的经验性抗感染治疗，应注意抗菌谱的宽度和抗菌活性的强度。如对于重症社区化脓性脑膜炎或脑膜脑炎、解剖或功能无脾的患者发生的脓毒症，首选治疗应在头孢曲松（或莫西沙星）基础上联合（去甲）万古霉素或替考拉宁。

对于已明确病原和药敏结果的感染（特别是来自无菌部位标本的检测结果），应避免直接比较不同抗菌药物间的 MIC 值（或抑菌圈直径），而且，还应充分评估敏感药物是否有足够的血药浓度达到治疗需要。另外，虽然单个抗菌药物对不同病原体在体外可能呈现不同的抑菌或杀菌效应，但对于中枢神经系统、重症肺炎、骨髓炎、脓毒症、心血管系统感染的患者，必须选择杀菌剂作为首选治疗药物。

对于更多由复数病原体导致的解剖部位感染（如口腔、颈深间隙感染、坏死性筋膜炎等），以及免疫功能低下患者（如黏膜屏障破坏导致的菌血症等）的感染，即使没有鉴定到全部病原体，也应一并覆盖厌氧菌或革兰氏阴性杆菌和革兰氏阳性球菌。

五、社区或医院获得感染

区别社区或医院获得感染的重要价值在于，推断可能的病原体及其是否耐药。虽然至今仍缺乏 RCT 研究证实（覆盖可能耐药病原体的），降阶梯治疗对于脓毒症和脓毒症休克患者的预后优于其他治疗模式，但考虑到救治脓毒症和脓毒症休克患者的恰当抗菌药物使用窗很窄（诊断明确后的 45~60 分钟内），且没有试错机会，对于重症感染者（即使为社区获得感染）的抗菌药物初始经验性应用，还是应该着眼于医院获得感染，覆盖可能的耐药细菌感染。

六、耐药菌感染风险

虽然针对不同解剖部位耐药菌感染风险评估研究的结论不尽相同，但以下因素是确定的：高龄、缺乏功能独立性和 / 或认知能力下降、存在基础共患病（如糖尿病、肾衰竭、恶性肿瘤、免疫抑制），以及急性疾病的严重程度较高、曾长时间住院、跨机构转院（尤其是来自长期照护机构）、频繁接触医疗保健机构（如血液透析室、非住院的日间门诊）、与同时照护多位患者的医护人员频繁接触、留置侵入性设备（如中心静脉导管、导尿管、气管内导管）、近期手术或其他侵入性操作、近期接受过抗菌药物治疗。

虽然，对重症感染患者的初始抗菌药物治疗不论是否具备上述危险因素，都应覆盖耐药菌，但是，考虑到脓毒症和脓毒症休克患者仍有至少 30%~40% 最终未能明确病原菌，对上述危险因素的评估，对于在患者病情稳定后进行可能的降阶梯治疗，还是有很大的借鉴价值的。

七、抗菌药物经验性使用

由于重症感染的初始治疗多数是在没有微生物证据的情形下进行的，是抗菌药物经验性使用的临床常见模式。恰当的初始经验治疗是救治重症感染患者的关键。

《脓毒症和脓毒症休克管理国际指南（2016）》推荐，在确认脓毒症或脓毒症休克后 1 小时内尽快启动静脉抗菌药物治疗。对于脓毒症或脓毒症休克，恰当的抗菌药物给药每延迟 1 小时都会大大增加死亡率。针对脓毒症或脓毒症休克患者，推荐经验性使用一种或几种抗菌药进行广谱治疗（至少 2 种不同抗微生物种类的抗生素），以期覆盖所有可能的病原体（包括细菌以及潜在的真菌或病毒）。一旦微生物确认，药敏结果明确和 / 或临床症状体征充分改善，推荐缩小经验性抗菌药物的抗菌谱。抗菌药物的使用剂量应基于目前公认的药代动力 / 药效学原则及每种药物的特性进行优化。中性粒细胞缺少性脓毒症 /

菌血症的常规治疗，推荐仍以针对革兰氏阴性菌感染为主，在出现以下合并革兰氏阳性球菌感染的情形时，可联合糖肽类药物进行治疗：①血流动力学不稳定或有其他严重血流感染证据；② X 线影像学确诊的肺炎；③在最终鉴定结果及药敏试验结果报告前，血培养为革兰氏阳性球菌；④临床疑有严重导管相关感染；⑤任一部位的皮肤或软组织感染；⑥耐甲氧西林金黄色葡萄球菌（MRSA）、耐万古霉素肠球菌（VRE）或耐青霉素肺炎链球菌定植；⑦严重黏膜炎且已接受氟喹诺酮类药物预防和头孢他啶经验性治疗。对于初始启动了联合治疗的脓毒症休克，推荐在临床症状体征好转和 / 或感染缓解的数天内停止联合治疗，进行降阶梯治疗。上述治疗原则适用于病原针对性（培养阳性的感染）治疗和经验性（培养阴性的感染）联合治疗。

八、抗菌药物病原针对性使用

病原针对性治疗的主要策略在前述"致病微生物"部分已有涉及。虽然已明确了病原菌和药敏结果，但宜谨记体外敏感与体内有效不总是吻合的。因此，除非在用的经验性治疗已经取得预期效果（病情趋于稳定），否则不宜过早依据药敏结果进行调整。当然，对于未能取得预期疗效的经验性治疗应及时进行调整。需要强调的是，在治疗过程中应依照药物 PK/PD，多数情况下参考患者实际体重、肝肾功能等设计具体用药方案。

九、抗菌药物降阶梯使用

对于重症感染者的抗菌药物治疗取得预期效果后（病情趋于稳定），可以考虑借鉴微生物培养和药敏结果进行可能的降阶梯治疗。但应警惕，对于难治性感染、可能为多重病原体感染、有迁徙病灶形成等临床局面，降阶梯治疗可能存在风险，应加强对患者病情的密切监测，一旦发现降阶梯治疗失败，应及时调整为曾经有效的治疗方案。考虑到临床上多数脓毒症和脓毒症休克的抗菌药物治疗疗程一般不超过 2 周（形成迁徙病灶的除外，念珠菌血症需满足最后 1 次血培养阴性的标本采集日期为第 1 天计算疗程起满 2 周），因此，对于重症感染者的抗菌药物降阶梯使用，应采取审慎的态度并强化对患者病情的关注。

第三节 重症感染治疗策略的实施

重症感染治疗策略的有效实施离不开以下诸多环节:病史采集和体格检查、感染评估方式、感染快速诊断、微生物标本规范送检、感染诊断新技术应用、微生物流调和药敏数据借鉴、权威指南的借鉴、抗菌药物 PK/PD 等知识、感染诊断和治疗的确定与不确定、常见感染诊治基础知识。

救治重症感染患者的临床过程是分秒必争的。如何在有限的时间内把必要的信息进行有效采集并整合,从而形成初始抗感染治疗方案,取决于接诊医生对于常见感染性疾病诊疗基本功掌握和运用的熟练程度,比如以下疾病及相关知识:菌血症、常见导致脓毒症及脓毒症休克的感染性疾病、中枢神经系统感染(包括脑膜炎)、肺炎、真菌感染、病毒感染、HIV/AIDS 相关机会性感染、器官移植及免疫缺陷相关感染、医疗相关感染(特别是中心导管相关血流感染、手术部位感染),以及常用抗菌药物相关知识(特别是抗菌谱、特定感染的一线治疗药物和备选药物、PK/PD、不良反应等)。

一、病史采集和体格检查

毫无疑问,获得准确、详尽的病史是感染性疾病诊断的基石。结合查体发现的异常体征及其与相应感染性疾病关联的敏感性,更进一步增加了初诊的准确性。在临床更多依赖检验 / 检查的趋势下,如何锤炼过硬的病史采集及查体基本功并不断完善是非常关键的。

二、感染评估方式

感染评估方式无外乎检验、检查 2 个方面。对于血常规、炎症指标、感染相关生物标志物如 PCT、IL-6、G 试验、GM 试验等,不能仅凭异常结果做出感染性疾病的诊断和病情判断。因此,在送检前应结合病史和查体结果做好预期。对于检查方式的选择,取决于患者感染部位的评估。临床上应不断加强对重症感染患者床旁检查的

应用和结果解读能力。

三、感染快速诊断

感染诊断包括 2 个方面:感染的解剖部位和病原体。感染的解剖部位往往可以通过病史采集、查体,以及必要的检查(如影像)进行准确判断。病原体的快速诊断涉及临床和检验部门各自的能力和协同效率。

病原体的快速诊断,对重症患者的救治是极其重要的。虽然准确的菌种和药敏结果很关键,但在时效性和阳性率方面仍很难满足临床救治脓毒症和脓毒症休克患者的需要。而做好病原倾向性诊断(革兰氏阴性或革兰氏阳性、球菌或杆菌)在很大程度上弥补了培养法的不足。准确的病原倾向性检验获得病原范围的正确率至少为 75%。因此,对于无菌部位的标本(包括组织液,如脑脊液、流行性脑脊髓膜炎患者皮疹部位组织液等等,血标本除外)、脓液等的涂片及染色,往往可以在很短时间内做出病原倾向性诊断,如粗大阳性杆菌往往提示李斯特菌、粗大阴性杆菌往往提示肠杆菌科细菌、链状排列的革兰氏阳性球菌往往提示链球菌、成对排列的革兰氏阴性球菌提示脑膜炎双球菌等等。对于血或其他无菌部位标本的培养结果,应高度重视初级报告,这也是早于菌种报告的病原倾向性报告,对经验性治疗的患者也具有重要意义。单纯从技术上讲,完成一个革兰氏染色仅仅需要数分钟。因此,对于感染病原体的倾向性快速诊断是可以在临床及检验部门密切配合下完成的。

在病史及查体信息支撑下的病原倾向性诊断,是救治重症感染者的关键。临床上应不断积累并提升相应能力,特别是内部流程的协调。

四、微生物标本规范送检

病原体的鉴定及药敏结果不仅对感染者本身具有极其重要的价值,对于类似感染病例的数据积累并作为下一个感染者初始治疗的借鉴,也

是极其重要的。因此,结果的准确可靠是基础;而微生物标本的规范送检是前提。另一方面,培养阳性率同样受到送检规范程度的影响,比如标本采集时机、采集数量(单次采集量和重复采集次数)、保存要求、送检流程、初步处理等。

标本规范送检的具体要求可参考美国微生物学会发布的《临床微生物标本送检指南》。

五、感染诊断新技术应用

在病原微生物诊断的最新进展方面,高通量测序技术(mNGS)无疑是广受临床关注的新技术。需要明确的是,在重症感染者致病微生物诊断的时效性方面,由于技术本身的时间限制,mNGS还不能满足需要。而且,在可送检标本方面,血标本测序结果的正确解读还有诸多问题需要解决,在临床应用过程中要注意相应风险。

六、微生物流调和药敏数据借鉴

微生物流调和药敏数据借鉴对于感染性疾病的诊治是重要的数据支撑。临床上应在区别不同感染解剖部位、标本类型、社区/医院获得性感染等方面对不同平台发布的大数据进行分层解读。否则,有被误导的风险。

七、权威指南的借鉴

借鉴指南对重症感染者进行诊治,无疑是经验性治疗的范畴,而指南是否足够权威对经验本身又是重要的评估指标。因此,临床医师应在日常工作中对不同的指南进行比对、验证,以期发现实用的权威指南。另一方面,再权威的指南,也不能替代救治患者时基于实际情况做出的符合患者需要的临床判断。

(马小军)

主要参考文献

[1] SINGER M, DEUTSCHMAN C S, SEYMOUR C W, et al. The third international consensus definitions for sepsis and septic shock (sepsis-3)[J]. JAMA, 2016, 315 (8): 801-810.

[2] RHODES A, EVANS L E, ALHAZZANI W, et al. Surviving sepsis campaign: international guidelines for the management of sepsis and septic shock: 2016 [J]. Crit Care Med, 2017, 45 (3): 486552.

[3] RUDD K E, JOHNSON S C, AGESA K M, et al. Global, regional, and national sepsis incidence and mortality, 1990-2017: analysis for the Global Burden of Disease Study [J]. Lancet, 2020, 395 (10219): 200-211.

[4] 马小军. 感染性疾病诊疗的思考 [J]. 协和医学杂志, 2018, 9 (5): 393-398.

[5] CASTELBLANCO R L, LEE M, HASBUN R. Epidemiology of bacterial meningitis in the USA from 1997 to 2010: a population-based observational study [J]. Lancet Infect Dis, 2014, 14 (9): 813.

[6] JAIN S, SELF W H, WUNDERINK R G, et al. Community-acquired pneumonia requiring hospitalization among U. S. adults [J]. New Engl J Med, 2015, 373 (5): 415.

[7] BORGES DA SILVA H, FONSECA R, PEREIRA R M, et al. Splenic macrophage subsets and their function during blood-borne infections [J]. Front Immunol, 2015, 6: 480.

[8] KANHUTU K, JONES P, CHENG A C, et al. Spleen australia guidelines for the prevention of sepsis in patients with asplenia and hyposplenism in Australia and New Zealand [J]. Intern Med J, 2017, 47 (8): 848-855.

[9] DI SABATINO A, CARSETTI R, CORAZZA GR. Post-splenectomy and hyposplenic states [J]. Lancet., 2011, 378 (9785): 86.

[10] THEILACKER C, LUDEWIG K, SERR A, et al. Overwhelming postsplenectomy infection: a prospective multicenter cohort study [J]. Clin Infect Dis, 2016;, 62 (7): 871-878.

[11] MAKATSORI M, KIANI-ALIKHAN S, MANSON A L, et al. Hypogammaglobulinaemia after rituximab treatment-incidence and outcomes [J]. QJM, 2014, 107 (10): 821-828.

[12] GATHMANN B, GOLDACKER S, KLIMA M, et al. The German national registry for primary immunodeficiencies (PID)[J]. Clin Exp Immunol, 2013, 173 (2): 372-380.

[13] SARTELLI M, CATENA F, ABU-ZIDAN F M, et al. Management of intra-abdominal infections: recommendations by the WSES 2016 consensus conference [J]. World J Emerg Surg, 2017, 12: 22.

[14] MAZUSKI J E, TESSIER J M, MAY A K, et al. The surgical infection society revised guidelines on the management of intra-abdominal infection [J]. Surg Infect (Larchmt), 2017, 8 (1): 1-76.

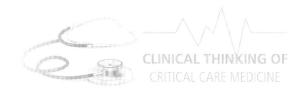

第十章　临床实践

第一节　病　例　1

一、病例简述

现病史：男性，74岁，主诉"咳嗽咳痰、呼吸困难4天"至急诊，急诊因低氧血症予气管插管接呼吸机辅助通气，诊断"支气管扩张伴感染"并收入呼吸科继续治疗。患者入院第10天突发寒战、高热，体温最高39.2℃，降钙素原（PCT）0.41→7.2ng/ml，平均动脉压（MAP）80→60mmHg[需去甲肾上腺素0.862μg/（kg·min）维持血压]，乳酸2.4→4.5mmol/L，同时K^+6.7mmol/L、无尿，考虑"感染性休克：导管相关血流感染（CRBSI）；AKI、高钾血症"转入ICU进一步治疗。

既往史：红皮病（长期口服甲泼尼龙）；慢性支气管炎；2型糖尿病；高血压；深静脉血栓；类风湿性关节炎。

过敏史：别嘌醇、磺胺。

ICU治疗过程：患者02:00入科，心率79次/min，MAP 84mmHg[去甲肾上腺素0.862μg/（kg·min）]，CVP 7mmHg，Pcv-aCO₂ 0.3mmHg，ScvO₂ 65.4%，乳酸2.3mmol/L，K^+ 6.7mmol/L，无尿。评估肾脏超声：肾血流Ⅰ级，舒张期无血流，RI无法测量。

（一）入科时

1. 尽快将血钾降至正常值范围。治疗方法：即刻启动CRRT（入科20分钟实现上机）。实施效果：03:30（入科90分钟）复查K^+4.7mmol/L。

2. 改善机体灌注，使乳酸降至正常。治疗方法：患者目前流量指标Pcv-aCO₂正常，乳酸在呼吸科4.5mmol/L→ICU2.3mmol/L，继续目前血管活性药物，动态监测相关血流动力学指标。实施效果：03:30复查乳酸1.7mmol/L。

3. 尽早控制感染。治疗方法：确定感染、感染灶、可能的病原菌、感染灶的去除和抗生素应用。实施效果：入科1小时内留取痰、血培养（导管血+外周血），更换并拔除深静脉导管、动脉导管、导尿管，予万古霉素抗感染，完善肝胆B超排除胆系感染。血培养15小时回报溶血葡萄球菌，继续万古霉素抗感染。

（二）09:00（入科7小时）

乳酸再次升高1.7→2.1mmol/L，心率79→57次/min，MAP 79mmHg[去甲肾上腺素0.41μg/（kg·min）]，CVP 10mmHg，Pcv-aCO₂ 7.6mmHg，ScvO₂ 51%，乳酸2.1mmol/L；床旁心脏超声：IVC舒张末直径1.77cm（扩张固定）、左室流出道-速度时间积分（VTI）15cm、射血分数（EF）35%。治疗目的：乳酸<2mmol/L。治疗方法：强心增加心肌收缩力，提高心排血量（CO），并在治疗过程逐步滴定适合患者的血流动力学目标。具体实施如下。

1. 初始使用多巴酚丁胺强心并增加心率，目标：心率70~80次/min。2小时后，心率72次/min，CVP 11mmHg，复查血气，Pcv-aCO₂ 6.6mmHg，ScvO₂ 70.5%，乳酸3.3mmol/L。

2. 加用肾上腺素协同强心，目标：Pcv-aCO₂

<6mmHg。2 小时后 CVP 7mmHg，血气：Pcv-aCO$_2$ 0mmHg，ScvO$_2$ 68%，乳酸 2.6mmol/L。

3. 继续当前治疗，目标：CVP 7~8mmHg。2 小时后 CVP 8mmHg，血气：Pcv-aCO$_2$ 5mmHg，ScvO$_2$ 70%，乳酸 1.9mmol/L，予左西孟旦后逐步暂停肾上腺素、多巴酚丁胺。

4. 下调去甲肾上腺素剂量，目标 MAP 75~85mmHg。

(三) 感染逐步控制、血流动力学趋于稳定、血管活性药物撤退阶段

治疗目的：肾脏功能恢复，转出 ICU。

目标：肾脏超声肾血流改善，阻力指数 (RI) 下降。

治疗方法：解除病因（感染），维持合适的灌注压保证肾脏足够的前向灌注，同时降低 CVP 保证肾脏的后向阻力最低，尽量避免肾毒性药物。实施效果：①入科第 3 日。复查肾脏超声，肾血流 Ⅱ 级，RI=0.74，暂停 CRRT 予呋塞米 40mg/h 泵入。出入量调整目标：CVP 7~8mmHg，根据 CVP 调整速尿剂量并决定是否继续 CRRT，尿量 30~50ml/h → 100ml/h。②入科第 4 日。复查肾脏超声，肾血流 Ⅲ 级，RI=0.64，暂停呋塞米，自主尿量 100~150ml/h；肌酐 168 → 59μmol/L。③入科第 5 日。PCT 7.2 → 2.8ng/ml。④入科第 6 天。带气管插管转回呼吸科继续治疗。

二、临床思维过程

(一) 临床思维第一步

Q：入科时该患者临床决策形成与实施？

A：患者因"感染性休克、AKI"入科，入科时面临 3 个问题：高钾血症、感染性休克的血流动力学支持、感染的治疗，我们需要决定第一行为，将三者的治疗方法进行排序形成治疗策略。① K$^+$ 6.7mmol/L，无尿，AKI 诊断明确，高钾血症危及生命，降钾需紧急处理，尽快启动 CRRT 为马上要做的事情。CRRT 的尽快上机需要团队合作、合理分工。由技术熟练的医师进行穿刺置管，相关人员进行 CRRT 的准备工作，置管成功后即可上机，尽早降钾。这一过程体现策略实现的效率，需要团队的高效合作来实现。②感染性休克的血流动力学支持：患者因感染性休克入 ICU，入科时 Pcv-aCO$_2$ 正常，ScvO$_2$ 65.4%，提示流量足够，氧供需平衡，且乳酸较在呼吸科时

下降，说明在当前的血管活性药物支持下，足够维持机体各器官灌注所需，无需对当时血流动力学治疗方案进行更改，但需动态监测评估治疗效果。③感染的尽快控制为对因治疗，可纠正感染性休克，是至关重要的一步。对于感染，我们需要考虑：是否感染，感染灶在哪里，病原菌是什么，感染相关的治疗（包括感染灶的去除和抗生素的应用）。

结合该患者分析如下。

1. **感染的确定**　患者突发高热、PCT 明显升高伴休克，且有长期激素服用史，首先考虑存在感染。

2. **感染灶**

(1) 肺部：患者因支气管扩张伴感染入院，但肺部感染经治疗呈控制好转情况（肺部 CT 好转，呼吸机参数下调），暂不考虑为此次发病主要原因。

(2) 血流：右股深静脉导管为急诊留置，时间较长（10 天），可能性大。

(3) 泌尿系统：因患者入室时无尿，无法获取尿液标本，无法完全排除。

(4) 胆道：胆道超声未提示胆囊增大，暂不考虑；因血培养 15 小时后报阳，故确诊为导管相关血流感染 (CRBSI)。

3. **病原菌**　入室主要考虑 CRBSI，阳性球菌可能性大，后血培养结果证实为溶血葡萄球菌。

4. **治疗**　在不妨碍第一步治疗策略实施的前提下，尽快拔除更换深静脉导管、导尿管，给予万古霉素抗感染。

(二) 临床思维第二步

Q：第二步该患者临床决策形成与实施？

A：患者入科 7 小时出现 Pcv-aCO$_2$ 延长、ScvO$_2$ 下降、乳酸再次升高，提示其流量不足、氧供需失衡，机体各器官灌注不足。根据流量的"龙头"效应，需优先处理流量。此时，治疗目标是提高心排血量，目的是降乳酸。提高心排血量可以通过增加心肌收缩力、增加心脏前负荷、增加心率实现，选择何种治疗方法，需要进行分析选择。

心排血量不足的原因：①循环容量欠缺，患者 CVP=10mmHg，IVC 舒张末直径 =1.77cm（扩张固定），下腔静脉无梗阻征象，认为目前容量状

态充足；②心脏动力不足，查床旁心脏超声，VTI 15cm、三尖瓣环位移（TAPSE）1.08cm、二尖瓣环位移（MAPSE）0.89cm、EF 35%，均提示心功能欠佳，为心脏动力不足导致心排血量不够，结合患者当时心率 57 次 /min（患者平时心率 70~80 次 /min），故首选多巴酚丁胺强心，提高心率同时增加心排血量。随后给予加用肾上腺素并最后代之以左西孟旦强心维持心排血量。该患者的每一步治疗方法都有与之相应的目标，通过一个个目标最终达到乳酸<2mmol/L 的目的。

（三）临床思维第三步

Q：第三步该患者临床决策形成与实施？

A：AKI 为该患者入 ICU 主要原因之一，而 AKI 为感染性休克合并的器官功能障碍之一。该患者 AKI 的治疗主要体现在：解除病因（感染），维持合适的灌注压保证肾脏足够的前向灌注，同时降低 CVP 保证肾脏的后向阻力最低，尽量避免肾毒性药物（应用万古霉素时常规监测万古霉素浓度，后根据药敏更换肾毒性更低的利奈唑胺），这些治疗其实贯穿患者 ICU 治疗的全过程。在评估肾脏功能恢复上，我们应用肾脏超声评估肾血流与 RI，决定 CRRT 与呋塞米撤离时机。而在 CRRT 撤退替换为呋塞米的过程中，我们用 CVP 作为治疗目标，对出入量进行把控，使得每一步决策都有相对应的目标，能够对病情进行把控。该患者入科主要原因为"感染性休克、AKI"，因此解决这些问题后患者即达到入 ICU

治疗的目的，可转回呼吸科继续治疗。

三、要点分析

患者在整个治疗过程每个节点的主要矛盾有且应该只有一个。该患者入科时高钾血症最为危险，因此首先处理；随后，患者入科另一个主要原因为感染性休克，休克的支持、血流动力学的稳定是第二需要处理的问题，当时在治疗上虽没有特殊更改，但需要在思维中体现；然后，尽早控制感染为决定整个病程长短的关键环节，在不影响解决最紧急的高钾血症和稳定休克的前提下，尽快完善相关培养、清除病原灶并给予抗生素治疗；患者在病程中出现脓毒症心肌病，导致流量不足，此时遵循流量优先原则，增加心排血量为重中之重；最后，维持稳定的血流动力学，在感染逐步控制下，器官功能也会逐步恢复。我们在每个治疗步骤都有相对应的治疗目标，并形成相应的治疗方法，几个治疗方法排序形成治疗策略。随着一个个治疗目标的达成，患者病情也在我们的把控下好转。

综上，通过该病例，我们体会到随着病情进展不同节点的主要矛盾的改变，治疗方法的实施顺序跟随着治疗策略方向同步改变。同时，治疗策略的实施效率同样重要，应在尽可能短的时间内达到治疗目的。

（黄 薇 赵 华）

第二节 病 例 2

一、病例简述

患者女性，69 岁，因"房颤射频消融术后，呼吸困难伴发热 15 天"入院。患者阵发性房颤病史 10 余年，2018 年 10 月 31 日于外院行双侧胸腔镜下房颤射频消融术，术后第 2 天予拔除气管插管后，出现痰多、喘憋、呼吸困难，予利尿脱水治疗未见明显改善。11 月 5 日，患者出现发热，肛温最高 42℃，伴有血压下降，予肾上腺素、多巴胺和垂体加压素维持循环血压，外周血和中心静脉导管血培养提示粪肠球菌，予注射用盐酸万

古霉素 + 注射用美罗培南抗感染治疗，检测肌酐最高达 180μmol/L，给予 CRRT 治疗，并紧急气管插管，随后患者病情稳定。11 月 9 日予气管切开，因术后复查 X 线胸片提示患者右侧膈肌抬高，11 月 12 日行膈膨升折叠术。此后患者出现神志淡漠，并伴有发热，腋温最高 39℃，伴白细胞 24.10 × 10⁹/L、PCT 7.93ng/ml，痰培养、中心静脉导管血培养提示鲍曼不动杆菌，予注射用盐酸万古霉素 + 注射用替加环素抗感染治疗，效果不佳。考虑患者感染控制不佳，为求进一步治疗于 11 月 15 日转入 ICU。既往高血压病史 10 余

年,自服缬沙坦,血压控制尚可。

辅助检查:术前超声心动图提示如下,①左心房增大,左心室内径略小,余心腔内径正常范围。②左室近对称性肥厚;CDFI:收缩期左室流出道二尖瓣缘水平可见花色血流;连续多普勒(CW):左室流出道流速 Vmax 216cm/s,跨瓣压差(PG)19mmHg,各室壁运动正常。③收缩期二尖瓣前叶腱索前移,SAM(+),高度7.4mm,持续时间 340ms,余瓣膜形态及运动未见异常;CDFI:收缩期二尖瓣房侧见中量反流信号,反流面积 4.5cm²,收缩期三尖瓣房侧见少量反流信号,三尖瓣反流最大速度(TRVmax)266cm/s,PG28mmHg,估测肺动脉收缩压(SPAP)33mmHg。

感染方面:患者入院后留取外周导管血、尿培养,更换所有导管,查白细胞 23.41×10⁹/L,中性粒细胞百分比 92.8%,PCT 3.20ng/ml,给予经验性注射用头孢哌酮钠舒巴坦钠+注射用替加环素抗感染治疗。左胸壁切口愈合不良,可见脓性分泌物(图 8-10-2-1,彩图见文末彩插),予以清创、银离子藻酸盐间断换药。左胸壁切口分泌物培养:敏感超广谱β-内酰胺酶(ESBL)阴性大肠埃希菌;右胸壁切口分泌物培养:对注射用头孢哌酮钠舒巴坦钠敏感鲍曼不动杆菌;痰培养:敏感铜绿假单胞菌;血培养阴性。11月25日,因感染控制不佳予以持续负压引流(VSD),监测体温、感染指标均较前好转,至12月17日逐渐停用全部抗生素。

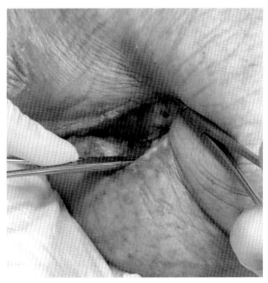

图 8-10-2-1 左胸壁切口愈合不良

神经系统方面:患者入院后逐渐停用镇静药物,发现出现头颈部不自主抖动,同时伴有左右侧嘴角及面部肌肉抽搐,11月16日行头颅CT平扫示双侧可疑梗死灶,同时为排查感染灶于11月17日完善腰椎穿刺,压力不高,脑脊液常规、生化及各种免疫病毒检查均阴性,脑电图未见明显癫痫波,遵神经内科会诊意见给予左乙拉西坦、丙戊酸钠、氯硝西泮治疗,症状较前略有好转,但未能完全控制。

呼吸方面:患者入科时胸部 CT 见图 8-10-2-2,患者入院后予以气切接呼吸机辅助呼吸,振肺膨肺排痰,保证痰液引流,高侧卧位+俯卧位,早期活动锻炼肌力。镇静镇痛药物逐渐减量过程中,出现呼吸频率增快,伴抽搐发作,血气示呼吸性碱中毒、氧分压可,完善神经系统评估考虑颅内病变所致可能性大,调整左乙拉西坦剂量,病情可较前好转,11月19日呼吸机模式逐步过渡为支持模式。11月21日开始执行脱机计划,但患者脱机后立刻出现呼吸频率增快、氧和下降,频繁咳泡沫样痰,查体双肺散在湿啰音,肺部超声示双肺弥漫B线,心脏超声示心肌肥厚、E/e'18,予以脱水负平衡改善肺水肿。但患者11月23日出现血压波动,心脏超声示左室流出道速度 Vmax 513cm/s,伴收缩期二尖瓣前叶腱索前移,SAM(+),考虑合并左室流出道梗阻,完善心内科、心外科会诊,考虑暂无手术干预指征,予以β受体阻滞剂控制心室率,小剂量去甲肾上腺素维持血压,控制脱水速度,至11月28日患者可逐渐执行脱机计划。同时,继续早期活动锻炼肌力,予以肠内营养制剂补充营养。12月10日患者逐渐可持续脱机,氧合满意。

患者气管切开处接T管湿化自主呼吸状态,监测指端脉氧饱和度97%以上,间断吸痰,为少量白色黏痰。有间断颜面部抽搐发作,不自主头部震动。查体:双侧瞳孔等大等圆 2mm,对光反射灵敏。双侧胸部切口愈合不良,有渗出,右侧VSD 治疗中。转入下级医院继续治疗。

二、临床思维过程

(一)临床思维第一步——病情评估

患者老年女性,因房颤行射频消融术,术后合并单侧膈肌麻痹行膈肌折叠术,合并有肺部感染、伤口感染、血流感染入院,患者存在基础肥

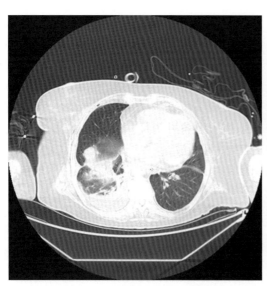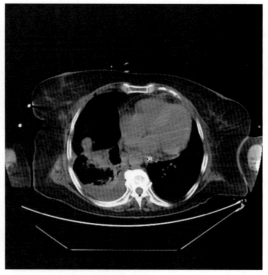

图 8-10-2-2　胸部 CT 示右下肺实变、渗出伴右侧胸腔积液

厚型梗阻性心肌病,病程中出现颅内病变反复抽搐发作。患者治疗的主要矛盾为肺部感染、颅内病变、左心源性肺水肿、膈肌麻痹等多方面因素导致的脱机困难。具体按脱机困难原因分析的"ABCDE"流程分析如下。

1. **气道 / 肺(airway/lung,A)**　患者氧和差,需气切管接呼吸机辅助通气,咳痰无力,痰量多,影像学可见炎性渗出,右下肺可见实变,考虑存在肺部感染,入室后积极留取病原学,根据药敏结果调整抗生素治疗。

2. **脑(brain,B)**　患者入院后出现头颈部不自主抖动,同时伴有左右侧嘴角及面部肌肉抽搐,在镇静镇痛药物逐渐减量过程中出现呼吸频率增快,伴抽搐发作,血气示呼吸性碱中毒、氧分压可,考虑颅内病变所致可能性大。进一步筛查,行头颅 CT 平扫示双侧可疑梗死灶,完善腰椎穿刺压力不高、脑脊液常规、生化及各种免疫病毒检查均阴性,脑电图未见明显癫痫波,给予左乙拉西坦、丙戊酸钠、氯硝西泮对症处理较前略有好转,但未能完全控制至正常。

3. **心(cardiac,C)**　患者存在基础肥厚型心肌病、心脏舒张功能不全、左心室舒张能力下降,引起左房压增高,这是导致心源性肺水肿的病因之一。患者早期脱机过程中可见呼吸频率增快、氧和下降,频繁咳泡沫样痰,查体双肺散在湿啰音,肺部超声示双肺弥漫 B 线,心脏超声示心肌肥厚、E/e'18,考虑存在心源性肺水肿。

4. **膈肌(diaphragm,D)**　继发性膈肌功能

不全常见的原因包括:①心脏手术过程中牵拉和冷却导致的膈神经损伤,是较为常见的病因;②已发现带状疱疹、脊髓灰质炎和其他病毒感染与单侧膈肌麻痹有关;③颈椎病、颈椎压迫性肿瘤、颈部钝挫伤、颈部手术、肺炎和医源性栓塞是单侧膈肌麻痹的少见病因;④少数神经痛性肌萎缩患者有膈神经受累,可造成膈肌无力或麻痹。该患者胸腔镜下房颤射频消融术后,不能除外手术导致膈神经损伤,必要时可完善相关影像学检查如膈肌超声、肺功能检查或肌电图检查,判断是否存在膈肌麻痹。但患者以右侧膈肌功能障碍为主,尚存在左侧膈肌代偿,考虑对患者呼吸影响有限。

5. **内分泌(endocrine,E)**　患者术后病情较为危重,长期卧床状态,入室后已完善甲状腺功能、皮质醇等检查未见明显异常,考虑内分泌系统功能尚可,但仍需积极予以营养支持、逐渐增加早期活动锻炼。

(二)临床思维第二步——初步治疗

通过上述患者脱机困难的原因分析,可发现患者病情较为复杂,肺部感染、颅内病变、左心源性肺水肿、膈肌麻痹等多方面因素共同参与,导致了患者脱机困难。因此,肺部感染方面予以振肺膨肺排痰,保证痰液引流,高侧卧位 + 俯卧位通气辅助肺复张,给予注射用头孢哌酮钠舒巴坦钠 + 注射用替加环素抗感染治疗,患者感染逐渐得到控制,肺部病变较前好转,氧和有所改善。颅内病变方面,患者通过评估已除外颅内感染及

其他代谢性脑病可能,予以对症处理控制抽搐发作。心源性肺水肿方面,因患者存在基础肥厚型梗阻性心脏病,在全身灌注维持满意的前提下,强心获益有限并存在较大风险,予以脱水负平衡降低容量负荷。膈肌功能不全方面,因患者单侧膈肌麻痹,在呼吸机辅助支持模式及脱机训练过程中,对侧膈肌代偿能力已逐渐提高,对患者脱机困难影响较小。此外,在整个治疗过程中已充分保证营养支持及给予患者肌肉功能锻炼,均为患者后续脱机成功创造一定的条件。

在上述治疗过程中,我们通过对病情的充分评估及对主要矛盾的分析,制定了相应的治疗策略及方案,从而有的放矢地调整了下一步的治疗,并在实施过程中根据病情的反馈及时调整。

(三)临床思维第三步——治疗干预过程中的困境分析

患者病情治疗过程中的困境,表现在心源性肺水肿的治疗受到了基础肥厚型梗阻性心肌病的限制。患者因心肌肥厚、心脏舒张功能受限,致使左心房压力升高,脱机后在心肺关系作用下,导致肺动脉楔压瞬间增加,从而出现肺水肿,但在全身灌注维持满意的前提下,强心获益有限并存在较大风险,因此首选脱水负平衡控制容量负荷。但是,在脱水负平衡的过程中,因容量减少致使左室流出道流速较前明显增加,可见二尖瓣前叶 SAM 征,流出道梗阻加重,伴循环不稳定,需控制心室率并通过血管活性药物维持血压。充分体现患者有效容量窗极窄,治疗过程需密切监测患者心脏舒张功能及左室流出道流速等参数,充分评估指导治疗策略的调整及实施。

三、要点分析

机体的组织、器官及功能存在有机的联系,相互依赖、相互调节、互为因果。这一过程的动态演变不但包括了疾病本身导致机体的改变,还包括了治疗措施引起的变化,在这一整体与局部的平衡协调中,治疗策略的形成与实施具有重要意义。以该患者为例,患者脱机困难的致病因素较为复杂并存在治疗过程中的矛盾性,但是,通过以整体目标为导向,针对可治疗干预的操作位点的定量调控,可以使得整个治疗过程趋于最佳化。

(毛佳玉 李冬凯)

主要参考文献

HEUNKS L M, VAN D H J G. Clinical review: The ABC of weaning failure-a structured approach [J]. Crit Care, 2010, 14 (6): 245.

第三节 病 例 3

一、病例简述

中年男性,急性起病。主因"反复腹痛1年,再发4天"入院。患者1年间因进食包子导致急性胰腺炎住院2次,给予保守治疗后好转,此次入院前4天患者再次由于油腻饮食导致急性胰腺炎,当地医院给予抑酸、抑酶等治疗,治疗效果欠佳,并逐渐出现呼吸困难及少尿。

既往:高血压病病史20余年,最高血压160/110mmHg,规律服用降压药物控制血压。

查体:患者神志清,鼻导管吸氧,SpO_2 97%,呼吸急促,血压93/61mmHg,心率134 次/min,心律齐,未闻及明显杂音,腹部膨隆,上腹压痛,无反跳痛及肌紧张,双下肢无明显水肿。

辅助检查:腹部 CT 示胰腺及胰周异常考虑急性胰腺炎;胸部 CT 示双肺多发磨玻璃影,双侧胸腔积液。血常规检查,白细胞 6.48×10^9/L,中性粒细胞百分比 92.7%,血红蛋白 130g/L,血小板 93×10^9/L。同时查生化甘油三酯(TG)3.38mmol/L。

急诊生化:谷丙转氨酶(ALT)129U/L,白蛋白(ALB)29g/L,总胆红素(Tbil)58.0μmol/L,直接胆红素(Dbil)51.0μmol/L,Ca^{2+} 1.54mmol/L,尿素(Urea)29.05mmol/L,肌酐 627μmol/L,葡萄糖(Glu)13.8mmol/L,肌酸激酶(CK)432U/L,淀粉酶(AMY)1 212U/L,脂肪酶(LIP)10 917U/L。

血气分析:pH 7.276,二氧化碳分压(PCO_2) 29.8mmHg,氧分压(PO_2)81.6mmHg,乳酸3.4mmol/L。

入院后,呼吸方面:给予经口气管插管,镇静镇痛,RASS评分 −3分;呼吸机参数:VC模式,PEEP 12cmH$_2$O,FiO$_2$ 50%。给予食管内压监测,保持呼气末跨肺压>0mmHg,吸气末跨肺压>10mmHg。循环方面:中心静脉置管,监测 CVP 14mmHg,Pv-aCO$_2$ 8.3mmHg,ScvO$_2$ 68.7%,乳酸2.8mmol/L。腹内压15cmH$_2$O。肺部超声提示双上肺A线、双下肺B线、膈肌点实变。予500ml复方氯化钠溶液扩容后CVP 17mmHg,MAP 70 → 75mmHg,Pv-aCO$_2$ 5.3mmHg,ScvO$_2$ 75%,乳酸2.5mmol/L,腹内压18cmH$_2$O,肺部超声提示双肺B线。继续观察,2小时后乳酸降至 2.0mmol/L。给予脱水,继续降低CVP,患者无尿,给予CRRT治疗。第1天总液体负平衡 1 500mL,CVP12mmHg,Pv-aCO$_2$ 4.5mmHg,ScvO$_2$ 74%,乳酸1.8mmol/L,腹内压降至13cmH$_2$O。

原发病方面:予禁食,应用奥美拉唑抑酸、生长抑素抑酶,动态监测淀粉酶及脂肪酶变化;予甘油灌肠、肛管排气、促进胃肠动力;行肝胆超声明确胆道情况,无胆管结石。未应用抗生素,拔除外院深静脉导管,留取相关血培养,监测体温及血象变化。

器官功能:超声显示双侧肾脏无血流;监测尿量、肌酐,行CRRT治疗。

积极补钙,胰岛素降血糖,连续监测电解质。经上述治疗后,患者各项生命征好转,器官功能及组织灌注改善,入院4天后予脱机拔管。

二、临床思维过程

(一)临床思维第一步——确定主要诊断并进行分析

结合患者病史及辅助检查:满足诊断为重症急性胰腺炎,此为主要诊断;主要合并症方面,患者腹胀明显,腹内压15cmH$_2$O,明确为腹腔内高压,胰腺炎本身可引起腹腔内高压,初始治疗过程中的过度补液也可使腹内压升高。在腹腔内高压存在时,需评估器官功能不全情况。

1. 急性呼吸衰竭 患者发病3天内出现呼吸困难,CT及超声提示患者膈肌抬高,不排除由此导致的对肺产生外部压迫,引起胸壁顺应性和自发潮气量降低,出现低氧血症;同时,肺部CT

显示双下肺斑片影,氧合指数<100mmHg,合并ARDS的可能性大,同时也不排除液体过负荷导致的呼吸衰竭,需完善肺部超声及连续监测的血流动力学指标明确该病因。

2. 分布性休克 分布性休克以严重的外周血管扩张(血管扩张性休克)为特征。该患者入科后血压93/61mmHg,大量液体复苏后仍需大剂量去甲肾上腺素维持,乳酸>2.0mmol/L,故休克诊断明确。

3. 急性肾衰竭 患者在发病后迅速出现肌酐及尿素的升高,尿量明显减少,考虑急性肾衰竭。

4. 内环境紊乱、低钙血症 患者入科时 Ca^{2+} 1.54mmol/L,故该诊断明确。

(二)临床思维第二步——针对主要病因及其并发症的初步治疗

首先需改善心、肺——氧输送器官的功能。患者呼吸急促,氧分压低,腹腔内压力增高传导至胸腔内压,故选择经口气管插管改善通气,经食管内压监测可反映吸气相和呼气相胸腔内压,当滴定PEEP为12cmH$_2$O,此时呼气末跨肺压>0mmHg,吸气末跨肺压>10mmHg,可保证在吸气相时肺泡不过度扩张、呼气相时肺不塌陷。

对于循环,乳酸高代表组织灌注不足,先评估容量状态:CVP 14mmHg,MAP 60mmHg,Pv-aCO$_2$ 8.3mmHg,ScvO$_2$ 68.7%,给予500ml晶体液尝试容量反应性,动态监测以上指标,CVP增加3mmHg,仍无尿,提示无明确容量反应性,结合肺部B线较前增多,液体渗出明显。结合患者腹腔内高压,选择增加去甲肾上腺素剂量[0.8 → 1.1μg/(kg·min)],维持MAP 75mmHg,提高组织器官灌注压,继续观察2小时,随后动态观察乳酸呈下降趋势。

器官功能:患者无尿、肌酐升高,高CVP影响器官血液回流、加重器官损伤,故行CRRT治疗滴定最合理CVP,在这个过程中连续监测Pv-aCO$_2$、ScvO$_2$、乳酸等指标,均在正常范围内。

原发病方面:暂不应用抗生素,拔除外院深静脉导管,留取相关血培养,监测体温及血象变化。胃肠减压、灌肠通便,降低腹内压。

(三)临床思维第三步——治疗策略的实施过程中的困境

在纠正组织低灌注的过程中,由于高腹内压

的存在,使得 CVP 升高,而过高的 CVP 影响了器官血液的回流。但若不恰当地降低 CVP 也会导致循环内容量相对不足,加重组织灌注不足。因此,在这过程中,需滴定最佳的、最低的 CVP。根据连续监测的 Pv-aCO$_2$、ScvO$_2$ 选择合适的容量状态,利用缩血管药物维持 MAP75mmHg 以上,因患者存在腹腔内高压,需适当提高 MAP,以保证器官的灌注压,以上目标均达到时,利用 CRRT 进行脱水,脱水过程中连续监测以上指标,使得循环内容量既能维持良好的组织灌注,也要处于最低状态,此时的 CVP 即为最佳且最低的 CVP。同时,利用食管内压滴定最佳 PEEP 在 12cmH$_2$O,因为过高的 PEEP 也会导致 CVP 升高。

三、要点分析

在制定临床治疗策略时需先明确主要病因,并利用连续性的指标评估各个器官受累的情况。进一步明确治疗的主要目的为降低腹内压,以此纠正由此导致的组织灌注不足,为了这个目的实现可拆解成具体的目标,比如容量状态、合适的平均动脉压、合适呼吸机条件的 PEEP 滴定等。在治疗的过程中,首先要改善主要脏器例如心、肺(氧输送器官)的功能,目标达到后需评估其他脏器功能有无改善,再进一步具体到各个器官。治疗策略的实施过程中,存在多个矛盾冲突点。例如,最低 CVP 的滴定过程,既要满足组织灌注,又要达到液体回流阻力越低越好的目标,需要连续监测与动态评估,更需要各个器官之间的功能的协调。

(陈 焕 王 翠)

第九篇

团队协作

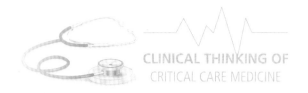

第一章　团队协作的定义与内涵

　　重症治疗是一项具有明确专业特点的临床工作,通常是以团队的工作方式进行。团队是指以共同的目标为基础,由数名具有不同能力特点、作用互补又彼此依赖的个人组成的团体。团队工作模式是指团队中的每一个成员,作为共同体的一个组成部分,以共同的知识体系为基础,按照统一的思维方式,通过协同作用完成同一目标的工作方式。

　　医学的发展,不仅是专业知识的积累和发展,而且是一部医学专业团队的发展史。从几千年前"悬壶济世"的个体民间游医,到今天大型综合医院的林立,医学的行为方式发生了明显的改变。医务人员之所以集中在医院中实施医疗行为,是因为今天的医疗行为已经不再主要是以个体医师单独的经验为基础,而是更依赖于共同的医学理论和临床行为标准。有了这样的理论和标准,就形成了由多个个体共同完成同一工作任务的可行性。随着医学理论的发展,知识点的迅速增多,临床信息量的增加和新干预方法的不断出现,以团队工作模式作为主要医疗行为的必要性不断增强。随着医学体系的形成、医学博大精深的内涵不断地对临床医疗提出新的要求,单一的工作团队开始无法承担整体医学赋予的任务,而逐渐发展出不同的医学专业学科,形成不同的医疗团队。

　　医学专业学科的形成,有赖于不同知识体系的出现及相应思维体系的建立。统一的思维方式对学科相关理论知识,以及从业人员临床行为的管理,是专业团队形成的基础。当然,在医学大家庭中,由于不同专业的发展阶段不同,团队工作模式在不同学科中所起的作用不同,临床医疗行为对团队工作模式的依赖程度也有所不同。

　　团队可以在不同的层面形成,有些学科的团队工作模式可以表现为仅对基础理论和基本方法做统一要求,而对临床治疗策略和具体实施不做明确要求;也有学科将团队工作模式作为从基础到临床的全面要求,并据此建立对团队中每位成员的临床行为规范。

　　重症医学有着自己明确的学科特点。作为临床医学的专业学科,重症医学的知识体系和思维体系不断发展和完善,已经具有了完整的、以学科为框架的学术内涵。在这个基础上,学科已经通过多种形式,形成对重症临床医疗行为的统一要求,为团队工作模式建立了扎实的基础。同时,重症临床治疗过程中出现的大量信息和对众多工作细节的具体要求,也为团队工作模式提供必要性和可行性。应该注意的是,团队与科室是不同的概念定义,内涵也有所不同。科室可以通过行政管理的方法选择不同的工作方式,但是,重症医学的科室管理,应该将重点放在团队的建立和发展,科室领导应该认真掌握团队的概念和执行团队工作模式的方法,把科室的集体打造成重症医学的整体团队,以及根据不同的任务目标建立若干小型的工作团队,有效地按照团队的方式进行日常科室工作。

　　处于不同发展阶段、不同能力层面的团队,可以带来不同的临床效果。团队的领导者要坚持重症医学对团队的基本要求,有能力为团队成员提供共同知识体系的学习导向,建立统一的思维方式。按照团队发展的不同阶段,针对混沌期、成型期、激发期和成熟期的不同特点进行相应的管理,才能使团队成员个人不断发展,团队整体的工作效率不断提高。

第一节　重症医学团队工作模式的形成

有人说，重症医学是医学理论和临床实践发展的产物。可以这样理解，重症医学出现在医学发展的高端位点。在这个位点上，医学已经形成自身庞大的知识体系，大量临床信息的涌入，不仅带来新的治疗方法，也带来对原有理论的挑战。这样的环境背景，为重症医学的形成提供了必要的基础条件。重症医学是研究任何损伤或疾病导致机体向死亡发展过程的特点和规律性，并根据这些特点和规律性对重症患者进行治疗的学科。重症医学面对危及生命的重症，就必须突破原有的常规，确认重症形成的根本机制，实施针对性的干预性治疗方法。重症医学这样的定位和工作要求，在出现之初就明确了，重症的临床医疗仅仅依靠个体医务人员自己的经验是无法完成的工作任务。建立完整的团队工作模式，就成为重症医学的学科关键基础建设之一。

一、知识点的积累，形成共同的知识体系

重症医学是研究和治疗重症的临床学科，就必须具备医学的专业基础理论和基本技能。这些理论和技能，首先来自医学原有的基础，同时，由于对重症管理的特殊要求，这些基本知识点还来自对其他医学专业学科边缘知识的放大和细化，也来自非医学专业的跨学科知识，例如，血流动力学需要掌握流体力学知识，呼吸机应用需要了解机械力学原理等等。不仅如此，更重要的知识积累来自重症的临床治疗过程。同时，由于重症临床治疗中的监测性和反馈性指标的应用，使得这部分知识点被常规地、定量地记录下来，逐渐形成固定的知识储备。临床实践的强烈需求，作为动力促进了重症医学基础理论研究和临床研究的进展，出现了与重症相关的新理论、新认识，作为知识点储备下来。

随着知识积累不断增加，知识点围绕着重症逐渐扩大开来，形成重症医学的知识体系。这个知识体系，不仅因为临床治疗将生命的边缘推向更远的远方，使重症的临床过程更为完整地展现，使新的知识积累迅速增加，而且，新的知识还带来了对原有知识点的重新认识和重新定位，形成更为完整的学科知识体系。

共同的学科知识体系的建立，为团队工作模式的形成创造了必要的条件。而且，这种具有不断发展特点的知识体系，也为团队带来了无限的生命力，容易形成稳定、高效的工作团体。

二、思维方式的磨合，成为统一的思维体系

学科的建立，仅有知识体系是远远不够的。实际上，学科是指由可以掌握和应用这些专业知识的人员组成的团体。人对知识的认识、理解、掌握，再到应用，是一个由思维方法主导的过程。思维是感觉与意识的螺旋作用，是一个只发生在人脑中的过程。人们通过感觉对外界产生认识，经过意识的加工，作为知识点储存起来，形成知识积累。在这个过程中，意识被继续出现的感觉调整、刷新，逐渐形成带有个体自身特点的意识形成方式，并根据意识引导而产生相应的个体行为。对于医学而言，掌握同样知识点的人，不一定表现出相同的临床行为，而具有相同思维方式的人，有可能获得同样的知识积累，并可表现出统一的临床行为。

每个人思维方式的形成取决于自身成长的环境、经历的人物和事件、受教育的程度等，经过对客观外界感觉的不断更新，逐渐形成了一套自己所习惯应用的思维方式，使自己的行为会按照一定的规范要求进行。思维方式是可以通过学习得到提升或改变的，以使其更有效地对知识点和个人行为进行管理。当医学生加入一个医学专业学科后，周围专业人员的思维方式对其会产生巨大的影响。医学生是否可以学习并及时掌握符合这个专业要求的、统一的思维方式，是成为这个专业中真正一员的关键。这就是为什么有些人一直无法适应某些专业，甚至最后不得不

改换其他专业的关键原因所在。

重症医学是在医学发展到一定高度的情况下产生的。这时,其他学科的思维体系已经形成,不仅影响着自己团队的专业人员,也对其周围相关专业人员产生影响。由此,重症医学思维体系的形成,与知识体系一样,面对巨大挑战。重症医学的专业人员,通过不断的学习和临床实践,已经形成适合重症医学发展和重症临床治疗的思维体系。新加入重症医学的从业人员,带着自己的思维方式加入这个学科,只有当重症相关的知识积累达到一定程度,掌握了重症医学的思维方式,才能够真正成为一名重症医学的专业人员。

统一的思维方式是团队的工作模式的重要基础。通常所说的配合默契,就是思维方式高度一致的表现:当突然面对一种情况,团队的所有成员,在不同的位置上,没有任何交流的情况下,做出适合自己岗位功能定位的、一致的行为反应。这就是思维方式的作用。

第二节　高效团队的基本要求

从团队的定义中可以看出,实现共同目标的统一思维方式、各人不同的能力特点、作用互补又彼此依赖的精神,是团队工作模式不可缺少的核心理念。这3个方面共同构筑了团队的框架,也从不同角度诠释了团队工作模式的内涵。

共同的工作目标是团队存在的前提,团队工作模式首选应该具有目标导向性,所有成员为了一个目标而工作。但是,只有目标仍然不足以将大家有机地联系在一起。作为一个团队,每个成员不能只是分散在目标周围,而是要通过统一的思维方式,集中在一起,形成合力。由统一思维方式形成的合力不是每个成员能力的简单相加,而是每个成员按照统一的思维方式,发现自己擅长的工作位点,实现自己能力在这个位点上的最大化,而形成主动接近工作目标的,更为强大的、具有协同作用的合力。统一的思维方式可以增进每个成员在工作中的默契,而不是被动服从。

成员的工作能力是加入这个团队的基本要求,每个成员的工作能力应该具有自己的明显特点。这种能力的特点,形成了每个成员在团队中的不可替代性。作为高效工作团队中的组成部分,每个成员都代表了团队整体功能的一个方面。所以对每个成员的要求是:在自己所负责的范围内具有超强的工作能力。从成员个体角度上讲,由于工作中的不可替代性,自己在这个团队中就具有了发展的空间,而且由于有其他成员工作结果作为支持条件,自己能力的发展就可更加迅速、高效。从整体团队上看,团队的每个组成部分都具有超强的能力,整体团队才能强大。而且,只有每个工作位点的功能都非常强大,在实施具体工作任务时,才有进行整体协调的基础。

作用互补和彼此依赖是要求团队工作模式中必须同时具备的两种工作态度,缺一不可。团队中每个成员的工作能力特点构成了作用互补的基础,在整体管理上也确定了每个人的工作定位,突显了个体的能力。彼此依赖是指作为一个团队,必须首先是一个整体,工作具有一致性、完整性。理想的团队应该是:每个成员必须100%依赖团队;团队应该100%依赖每一位成员。只有成员间的相互依赖,才可以使团队成为一个真正的整体。这两种工作态度,作用互补是突出个体,彼此依赖是强调整体。正是因为每个成员的功能互补,而且相互依赖,才形成了团队功能的完整性、高效性。

这3个方面的要求是团队形成的基础。团队工作模式有着明确的目的性,不同的工作任务,可以形成不同的工作团队。无论需要完成什么任务,对于团队的要求都是一样,必须从这3个方面开始。对团队进行管理,也是基于这三个方面的要求,并根据实际任务衍生出的相应指标,进行定性和定量管理。

第三节　不同层级团队的性质和管理

重症医学作为医学的一个专业学科,学术性必然决定着团队性质的定位。对学术团队的管理也由此形成自身明显的特点。重症医学团队是一个学术导向的工作团体,是根据重症医学的理论和方法对临床重症进行研究和治疗的团队。重症医学团队的建立和工作模式是以共同的知识体系和统一的思维方式为基础。无论任何层级的重症医学团队,都应该符合这样的性质定位,同时立足于这样的基础之上。

根据需要完成的任务目标、人员组成、功能定位和拥有权限等,重症医学的团队可呈现为不同的层级。重症医学的学科级团队,应该是以全国性的学科发展,甚至是全球性的学科发展为目标,任务多为宏观,人员组成较为松散。学会级别的重症医学团队,以全国或省市级的学科发展为目标,宏观管理为主,时常建立和颁布具有量化要求的管理标准;医院内的重症医学科所属的团队,是团队工作模式的典型单位;科室的团队还可分为医疗团队、护理团队;更为细致的划分还包括,根据患者个体或病情程度划分的团队;按照临床诊断和治疗方法的复杂程度而形成的团队;按照工作的班次形成的团队,等等。这些团队,都应该符合重症医学的本质,同时具有团队的典型特征,才有可能有效地完成自己所承担的任务。

一、重症医学科的团队管理

科室,是保持重症医学的学科特征的基本功能单位,团队工作模式是重症医学科临床工作的主要模式。无论是在综合性医院,还是专科医院,医院中会包括许多不同的学科、科室,每个学科应该有自己的任务目标和行为规范。在众多的学科当中,重症医学科要生存和发展,就必须有能力表现出自己的特点,展示出在医院整体工作中不可替代的功能定位。要做到这一点,高效的团队是必备的基础,团队的建立和发展是重症医学科管理工作的重中之重。

重症医学科团队的形成,通常都经历了混沌期、成型期、激发期和成熟期。由于重症医学整体的学科理念和知识的不断进步和发展,重症医学科的团队可以开始于重症医学发展的不同阶段,但无论起点如何,发展的过程是否顺利,团队的建立与发展都需要经历这4个时期。由于人员条件和环境情况的不同,有些团队可能迅速渡过某个时期,也有些团队长期滞留在某个阶段,而难以继续发展。重症医学的知识体系和思维体系是团队建立与发展的基础,尤其是当成员形成一定的知识积累后,统一的思维方式就成为团队成长的决定性因素。否则,成员各自的能力特点,不仅不能形成作用的互补,更难以实现相互依赖,反而形成内耗的来源。科室团队可以长期处于混沌期阶段,无法进入成型期。

若要成为团队的管理者,科室的领导必须具有扎实的专业知识积累和坚定的重症医学理念,有能力与团队所有成员一起,按照统一的思维方式,思考问题、解决问题。只有在这个基础上,才有可能使团队健康发展。具体的工作实施,可重点从任务目标、人员组成、功能定位和责任与权限4个方面抓起。

(一) 任务目标管理

任务目标包括科室整体的任务目标、每个小组的任务目标和每个成员的任务目标。工作任务应该明确到每个功能小组、每个成员。团队的领导者应该首先明确自己的工作任务,不但应有总的目标,还应该在总体目标的指导下确定非常具体的、与实际工作直接相关的目标,例如,年度工作目标、阶段工作目标,甚至今天的工作目标,这次会议要达到的目标,这次病例讨论要得到哪个水平上的共识,等等。只有领导者的思路清晰,行为一致,才能带出有整体性的团队。每个成员的任何工作行为,都应该有明确的目标,以便对工作的落实有明确的导向。这种目标性管理,不仅要体现在医疗、教学和科研方面,而且在每一位患者的管理、每一次查房、每一项临床工作的执行中，都应该有明确的任务目标。

任务目标的缺失会导致严重的后果。或许有人认为，科室工作一定会有目标，不必过分强调。处于不同发展阶段的团队的情况可以不同，但与任务目标相关的问题在实际工作中仍然经常发生。在科室层面组织多学科会诊，是重症临床治疗中经常采用的方法。通常因为病情复杂，重症治疗的进程推进遇到困难，希望其他学科的团队能够加入治疗，或者至少提出建议。但是，会诊可以出现这样的结果：多数学科认为与自己无关，一些学科说，病情虽然与自己有关，但应该将重症控制之后自己再来参与治疗；或者留下的意见只是继续观察。当会诊结束，其他学科专家离开后，重症医学的团队拿着这样的会诊结果，自问一下：与会诊之前，有何区别？

细想一下，不难看出，这样的多科会诊，对重症医学的团队没有起到任何实质内容上的帮助。即便是在一些情况下大于内容的形式也有一定的必要性，但这样的结果甚至连分担责任的目标都没有实现，因为在重症被控制后，其他学科还有治疗办法；若没有具体的观察指标和相应对策，继续观察则应该被认为是最没有价值的会诊意见；若没有对影响预后的原因进行具体分析，相关的学科也没有对分担责任起到本质上的作用。导致这样结果的主要原因是，重症医学的团队在准备会诊时，没有确立明确的会诊目标，参加会诊或主持会诊的重症医学专业人员，并不清楚自己参加的目的，或者没有将挽救重症患者生命作为主要会诊任务。

会诊是一项具体的工作任务，开始进行之前必须确定明确的会诊目标，包括会诊预期的总体结论、需要解决的具体问题、被邀请者的功能定位，等等。这些目标应该非常具体、明确。会诊的过程中，其他学科的意见应该得到必要的尊重，因为学科的不同，看待同一问题的角度不同，治疗的思路不同，可能提出的建议也会不同，从而，才可能对同一个问题提出不同的解决方案。新的治疗建议必须与整体治疗策略相适应，与整体治疗融为一体才能够用于临床。这是组织会诊的初衷。会诊必须达到预期的结果，必须形成统一的整体治疗方案。否则，如果重症医学的团队只是希望听到不同的治疗方法，而在会诊之后自己逐项落实，实际上就失去了自己作为学科团

队存在的必要，或者仅仅是作为兄弟学科的助手而存在。这是团队缺少知识积累和统一思维方式的典型表现。如果能够接受自己把重症控制得更好一些之后，再请其他学科进行治疗，那么，就没有进行此次会诊的必要，或者表明此时重症医学团队的能力明显处于较低水平，甚至达不到其他科室自己对重症治疗的水平。如果会诊的结果是继续观察，应该被认为是最有风险并难以完成的建议，因为会诊通常应该是处在当时的治疗难以为继的状态。这种会诊至少是目标不明确，准备不到位。

多科会诊也是重症医学团队展示自身特点的机会。不仅是在会诊，重症治疗中的每项任务都必须有明确的目标。没有目标的工作是无法完成的，甚至目标不十分清晰也会给工作带来严重后果。

（二）人员组成管理

科室的人员组成，是团队建设的基础问题，更是团队发展中需要持续关注的问题。医学的专业学科应该是由高度知识密集型人员团队组成，所以，首先应该从学术的角度制定人员的组成标准。重症医学科的人员团队包括了有着不同知识结构的人员、不同技能的人员、不同工作层级的人员、负责不同任务项目的人员，如医师、护士、技师、护理员等。科室整体团队可因为这些对人员的不同划分，形成不同层级的团队。主治医师每天常规查房带领着一个团队，当天管理每位患者的医务人员小组也是一个团队。这些人员共同组成了科室的整体团队。可以这样认为，以这些划分标准绘出线段的每个交叉点，都是一个工作岗位，需要有相应的任务要求。

成员能力的不可替代性是团队人员定位管理的根本要求。要做到每个成员都有自己能力施展的空间，就要对每个成员的功能定位进行清晰的描述，并据此确定明确的工作岗位。只有每个成员发挥最大的工作潜能，才有可能形成团队整体工作的冲击力；也只有成员之间的协同作用，才能形成整体的合力。科室中通常会有许多同一层级、能力相当的工作人员，是因为科室在整体工作任务可以包括多项同类的具体工作任务，每项任务需要一个团队去完成。科室的每一位人员都应该被最终定位于一个团队中，并具有不可替代的功能位置。虽然，每个团队的组成人

员数量可以有差别,但对于任务目标的完成,小型的团队也应该具有成建制的人员和功能的完整性。

明确的岗位划分为成员工作能力创造了不可替代性的同时,也在岗位间形成了成员工作结合的界面。应该看到,这个界面是团队管理工作重要的直接作用位点。这个界面是团队工作出现矛盾的常见来源部位。但团队的领导者更应该看到,由于有这个界面的存在,深层次的矛盾可以浮出表面,并且提供了确认问题的分界线,为彻底解决这些深层次的问题提供了策略实施方向和具体解决方法。管理上可以根据这个分界线对岗位功能进行修改,制定更为详细的工作规范,对人员进行针对性的培训,对不能主动融入团队的成员进行调整,等等。作为团队领导者,从这个界面入手,甚至可以进入工作中的每一个细小的环节,由此进行全面、深入的团队管理,这样才能使成员之间的有效结合成为可能。

(三) 功能定位管理

团队的形成,是为了实现团队的整体功能。每个成员在团队中承担着自己的角色功能。这个角色定位必须明确、清晰,不仅成员本身对自己的功能定位明确,而且管理者也应该对所辖团队中每一个岗位的功能定位充分掌握。通常,应该设有公开的指标对每个岗位的功能进行描述。这些指标应该同时具有定性和定量评估作用。重症医学团队的功能定位管理包括团队管理和成员个人管理 2 个方面。

科室的行政管理与团队的管理有着概念和本质上的区别。重症医学科的整体功能,通常是由多个层级相同和 / 或不同的团队共同完成。首先,科室本身就应该成为一个功能完整的团队。作为团队,重症医学科承担着医院制定的工作任务。科室的整体功能也应该与完成这个任务相关联,科室的行政领导者应该有能力使自己成为团队的管理者,也就是学科带头人,从学术角度对这个团队整体功能的执行负有协调、管理责任。团队领导者对科室工作任务的定位一定要有非常深刻的理解,而且了解其他科室团队的学术功能定位。这样才能真正明确自己团队的功能定位,与其他科室之间做好功能协调。科室的行政领导者有义务将自己科室团队工作的完成情况向医院领导定期报告,因为医院也是一个功能团队。在医院这个更大的团队中,科室只是一个成员。科室的领导者不但要明确科室团队在医院中的功能定位,而且也要处理好与其他科室团队之间的关系。

重症医学科与其他科室有效的工作协调是科室行政管理的重要组成部分。团队工作模式为科室间的工作协调创造了开展管理工作的基础。协调一致,是基于学科团队的功能定位不同,然而,对各自功能难以区分人群的协调工作却无从下手。可见,团队明确的功能定位是协作的根本保证。团队的定位不仅是整体功能性质的定位,而且还应该逐步形成在团队功能之间相邻界面上的细节定位。重症医学专业出现在医学发展的过程中,学科的整体定位为科室的团队工作模式在医院中实现了应有的功能定位,为科室整体工作能力确定了明确的要求。在这个定位的基础上,科室团队要通过与其他科室团队之间界面上的协作,建立符合所在医院功能及条件的科室功能定位。

重症医学科由于主要服务于院内的患者群体,在团队成立之初都会遇到在接收患者或转出患者时发生的问题。这些问题的解决包括了对多个关键工作位点进行明确的定量管理,如重症的确认标准、收治或转出标准、濒死且致死原因未去除的患者收治标准、生命体征稳定但设备依赖的患者转出和转入标准,等等。这些定位标准的建立,是团队之间功能磨合的过程,也是不同科室团队之间相互了解的过程,更是一个宣告重症医学“整体学”的学术团队功能定位的过程。每个医院的情况不同,与不同科室之间的相邻界面上的定位标准也可以有不同。但是,界面上的功能定位必须符合学科的整体定位,重症医学的专业特点必须坚持。坚持自己的学科定位,虽然可能使最初的磨合出现困难,但只要自己团队的能力在工作中尽快显示,就会在短时间内使科室间的界面定位变得清晰、明确,学科团队的功能也得以在医院中被认可。否则,如果一味地服从其他科室的要求,磨合过程将遥遥无期,无法体现重症医学的专业特点。

团队成员的功能定位是人员管理的基础。成员功能定位管理的原则与团队定位管理相同,但定位标准更为具体,易于定量管理。这些管理指标除了用于每个成员的核心功能定位和相邻界面定位管理之外,还应该能够体现出对成员的激励作用。

在科室团队整体定位确定的前提下,团队中每个成员的功能定位并不是一成不变的,而是一直处于相对变化的过程中。功能定位决定工作的岗位,决定成员在团队中起作用的重要程度,所以,团队管理者对成员工作岗位的调整,是因为成员工作能力的变化,也反映了团队对成员进步的认可,亦或是对退步的指责。团队领导一定要明确,若要成员依赖团队,成员就应该能看到自己在这个团队中的发展空间。成员个人能力的提升,是团队发展的必要基础。与此相对应,整体团队对成员个人能力的依赖也是通过功能定位而表现在科室的日常工作之中。每个成员所占有的工作岗位,应该与其自身功能定位相符合,团队在这个工作岗位上,完全依赖这位成员。这种团队与成员之间的依赖程度,在极大程度上影响着团队的整体能力,相互依赖的程度越强,团队的功能就越强大,工作效率越高。团队与成员之间的这种依赖程度越差,团队的能力也越弱,团队与这个成员之间相互不适应的程度就越强。

在理想的团队中,重症医学团队与每个成员的相互依赖程度都应该达到100%,或至少可以通过对成员工作岗位的调整,实现向这种完全相互依赖的无限接近。

(四) 责任与权限管理

科室可以作为一个团队的整体,但是从管理的意义上讲,科室和团队是2个不同的管理概念。科室是医院内一个层级的行政单位,承担上一级行政领导赋予的管理权力,对所辖单位进行管理,并向上级汇报权力完成的结果。行政领导可以采用多种自己认为合适的管理方式或工作方式对下属进行管理,完成上一级领导布置的工作任务。在这个意义上,团队工作模式只是其中的一种选择。

科室领导若选择团队工作模式作为科室的主要工作方式,就必须遵守团队工作模式的基本要求和必要条件。团队通常是指以完成共同目标为基础的人员集体,每个成员知识和能力虽有区别,但拥有共同的知识体系和统一的思维方式,在团队中作用互补又彼此依赖,从而协同、高效地完成工作任务。科室领导负有打造和管

理团队的责任,应当根据团队的这些特点,逐条、认真地进行落实。重症医学科的整体工作任务可以被分解为不同的目标,可形成相应的工作团队。一些任务需要采用团队的工作方式,而另一些任务可以通过其他的方式完成。要明确团队每一位成员的工作责任,并赋予相应的权力。

团队的管理与行政的管理有所不同。从严格意义上讲,团队的成员只负有自己所在岗位的责任,完成岗位描述的工作任务,有对岗位工作的决定权和执行权,以及监督和接受监督,并与相关其他岗位进行协作的责任和义务。仅就团队而言,不同的成员对自己的工作定位负责,而不同的工作岗位之间不具有上下级关系,不是领导与被领导的关系。

重症医学科主任负有对科室管理的责任和权力,可以组建或解散团队、确定任务目标、调整团队中的人员组成等,是以行政管理的方法对团队的功能定位进行管理,并且对团队的作用进行监督。重症医学科的日常工作中有不同种类的工作任务,科室主任可以选择不同的工作模式完成工作任务,以实施控制的权利,完成自己行政管理岗位职责。

就团队而言,对于不同发展时期的团队,团队领导者控制权力的大小和范围有着明显的不同。在发展最初的混沌期,团队需要领导强大的控制能力,严格的管理措施,但随着团队的逐渐成熟,这种权力的强度逐渐弱化,范围逐渐缩小。发展到成熟期,理想的团队应该处于一个自身运转并且能力逐渐放大的工作状态,团队领导者对团队工作模式运转过程的控制权力不再重点表现在指令性控制,而是进行学术导向性团队管理,体现在对团队学术发展方向的把握。而这时,医院领导赋予科室行政主任的权力应该没有发生改变。可见,团队管理与行政管理之间的不同。

岗位责任逐步细化,管理控制权力被不断地再分配,是团队发展的标志之一。以科室为一个团队的整体工作任务,可以将科室分为几个团队共同完成,团队又可再分成更加具体的工作任务,形成更小的团队。这样责任的细化,将导致工作任务更加具体,成员的岗位工作更加专业化,同时每个成员仅拥有与自己岗位相关的权力。同时,整体的团队管理,又使这些不同的任

务目标和过程有机结合,形成共同体。只有这样,才能真正成为一个有目标、有计划、有专业岗位、有执行能力的高效团队。

二、重症医疗小组的管理

医疗小组是重症医学科最为常见的团队组成形式,执行的是具有代表性的团队工作模式。随着科室整体收治患者能力的增强,住院人数的增加,科室的团队会建立不同的医疗小组。通常这些小组的任务性质和工作原则完全相同,只是管理的患者不同。医疗小组由医生、护士、技术员、护理员等相关专业成员组成。每个专业还可以根据专业层级,按照责任不同分出个体的岗位。医疗小组的规模可以较小,但需要符合团队的基本条件和有明确特征,发展的过程同样也会经历混沌期、成型期、激化期和成熟期。由于接受科室的行政管理或频繁的成员轮换,医疗小组团队的发展过程通常与科室团队的发展过程相近或同步。医疗小组的管理也重点包括任务目标、人员组成、功能定位、责任与权限4个方面。

(一) 任务目标管理

与科室整体团队相比,医疗小组的工作任务目标应该更加具体,更具有针对性。医疗小组的任务主要是负责一位或一组重症患者的临床管理工作,小组的整体目标与科室的医疗工作目标一致。由于患者病情的变化和发展,不同时间点上的病情可以不同,所以,报告每天查房和病情变化情况,以及通过分析确定和调整岗位任务目标,是小组团队工作的常用方法,并作为工作制度被固定在工作流程当中。

医疗小组例行查房的主要内容,是制定每个成员的工作目标,在确定整体化目标的同时,尤其强调阶段性任务目标。查房从了解病情开始,责任医师或护士首先向小组报告患者的病情,提出初步治疗方案;所有成员对报告内容进行讨论,或对病情资料进行必要的补充;经过充分的讨论后,由主治医师确定任务目标和治疗方法,并将工作任务分配到不同的成员;任务的执行和目标完成时间通常会限定在下一次查房之前。处于发展混沌期的小组,责任医师和护士只需要对病情有基本了解,小组讨论不需要深入进行,但需要主治医师对病情的掌握,对小组治疗方法的严格要求,以及对方法落实的监督执行。而对

于成熟期的小组,病情讨论可以充分展开,将争论后形成的共识作为工作目标。倘若讨论后仍有一些暂时无法共识位点,则由主治医师确定治疗目标和方法,并承担相应责任。

目标一经确定,不能随意变动,而且必须在规定的时间内完成。这是目标的本质作用,也是目标对小组团队功能管理的根本。重症病情可以随时发生变化,也需要对工作目标及时调整。但是,这种调整的方案应该在查房时就已经确定。日常工作中,责任医师或护士可根据查房已经制定的计划,对具体任务目标进行调整。如果遇到需要更改查房的意见或涉及查房范围之外的病情变化,原则上应该回到查房的层面对任务目标进行重新调整。发生特殊情况或情况紧急,也应该按照预先制定的紧急反应要求和报告流程进行。团队越成熟,对这种紧急反应的实际需求也就越少,这是对团队整体性管理的基本要求。

医疗小组是一个具有完整功能的团队,实施的是团队工作模式。若要实现完整性,就必须建立在重症医学共同的知识体系的基础上,每个成员都具有对待问题的统一思维方式。共同的理念、明确的目标和严格的要求,是加速团队成熟的动力。对于重症的病情变化,重症医学团队应该坚持这样的理念:没有病情的突然变化,只有病情变化被突然发现。

(二) 人员组成管理

医疗小组团队的人员构成应该以相对固定的成员为基础,同时根据工作任务的数量和性质进行人员调整。团队的人员组成应该根据任务所需岗位的设计要求而定,岗位的功能定位要有清晰地描述,成员的人选必须有能力实现岗位的全部要求。与科室整体团队的人员组成原则相同,成员对于岗位仍然具有不可替代性,而且不同岗位之间的界面也要求有明确的定位、区分。

医疗小组团队工作模式是科室完成临床医疗任务的主体模式,每个成员的个人能力都影响着医疗小组团队的整体工作效率。成员的个人能力与岗位的要求应该相互适应,不仅定性相同,而且定量也应该尽可能相互适合。针对岗位要求,成员的个体能力较弱,难以完成自己承担的岗位任务;能力过强,岗位限制了成员在团队中能够发挥的作用。对于团队整体功能的实

施,这种现象实际上是形成了内部成员相互掣肘的局面。解决办法应该首先从团队人员组成管理入手,从成员能力发挥中提升团队的整体工作效率。

医院内重症患者的数量常有明显的波动,重症医学科收治患者的数量也会出现时多时少。若医疗小组长期承担超负荷工作任务,或者是工作任务不足,都会对团队的持续发展和成员个体能力的提高产生严重的影响。同样,收治非重症患者,日常工作中不能体现重症医学的专业特点,也会造成团队成员的专业懈怠,降低对团队的融入感。

(三) 功能定位管理

在团队工作模式中,功能定位是排列在通向目标道路上的不同作用位点,是对成员能力的具体衡量标准,是对责任的划分和权力的界定。医疗小组的整体功能被划分成多个不同的功能位点,将这些位点的功能连接在一起,就形成了医疗小组的整体功能。这种将整体功能分开,允许个体成员在相应的功能定位上展示自己最大的工作能力,同时在执行过程和整体效果上,又将每个位点有机地连接在一起,极大地在临床工作中落实了岗位职能的专业化。不同专业的人员,如医生、护士、技术员、护理员等,不仅可以从事与自己专业一致的工作,而且也可以从事与自身的能力水平相适应的岗位工作。从而,真正实现"专业的事情,由专业的人员去做"。

重症治疗的医疗小组是一个集体,整体功能划分得越细致,越能够体现岗位的专业性,越有可能适合候选人的能力水平。根据任务对功能要求的不同,医疗小组还可以继续分成更小型的团队。应该认为,2个及以上人员为完成同一目标的任务而形成的工作小组,就可以成为一个团队,就应该具有团队的所有特点,执行团队工作模式。一个医疗小组通常管理数位重症患者,每一位患者的管理人员就是一个团队。医院中实行的倒班制度,也是一种团队的再划分。同一位患者的管理由白班团队交给夜班团队,不同班次的团队对患者的管理应该按照统一原则,但可以出现具体目标的区别。根据每个单位的实际情况,夜班的治疗目标可以是维持白天的疗效为主,可以不像白班更加强调治疗方法的干预性导向作用。夜班岗位设置的减少,也对岗位功能定位提出不同的要求,因此,对参加夜班工作人员的能力水平也有更进一步的要求。

(四) 责任与权限管理

由于医疗小组的团队工作内容相对具体,根据患者个体病情将团队每个成员的功能定位进一步细化后,成员的岗位责任就会与重症医学基本理论的具体应用和临床干预方法直接相关。根据重症临床管理的实际工作内容划分责任范围,对于有一定基础的重症医学专业人员,容易产生责任的认同感,而且在责任的执行过程中,成员也更有可能直接体会到自己业务水平的发展。

岗位责任的明确划分,并同时赋予团队各级成员相应的决定权力,是团队有效完成工作任务、实现任务目标的基本保证,也是调动成员积极性、促进团队整体发展的重要措施。成员自己岗位责任标准确定,有利于对自己工作能力的自我评估,随时知道自己的进步与差距,也容易体验到完成任务目标后的荣誉感。与责任相对应的权力,有利于成员能力的具体实现,增强成员的责任心和团队的融入感。应该注意的是,由于不同成员的工作能力不同,工作中的相互帮助,不同岗位成员之间的"越界"合作,可以作为一种"以强帮弱"的精神予以提倡,或者作为某项具体任务完成过程中的一种补救手段。但是,这种合作必须限定在岗位责任的明确划分和严格权限的框架之内。成员们应该明确知道,哪些工作是帮忙,哪些任务需要自己负责。团队中不同岗位成员之间的协作,应该体现在岗位的设置和岗位的功能定位上,而不是成员私下的"越界"帮忙。在团队管理上,应该设法让提供帮助和被帮助者都清楚知道被帮助的任务部分和自己的职责所在,绝不允许出现岗位责任的相互替代。如果类似相互替代反复发生,则应该重新分析、考虑岗位的功能定位和成员的人选。只有这样,才能从机制上促进成员个人能力的提高和团队整体的发展。

重症医学的学科团队是专业特点明确的集体,团队的工作模式是目前认为最为有效的工作方式。团队的建设和发展,不仅需要有一定程度的知识积累,而且更为重要的是要有共同的理念,统一的思维方式。团队的整体发展依赖于每个成员的成长；每个成员的进步也依赖于团队整体水平的提升。抓住团队的特点，以学术为导向，建设团队，发展团队。

（刘大为）

主要参考文献

RHODES A, EVANS L E, ALHAZZANI W, et al. Surviving sepsis campaign: international guidelines for management of sepsis and septic shock: 2016 [J]. Crit Care Med, 2017, 45 (3): 486-552.

第一章

团队协作的定义与内涵

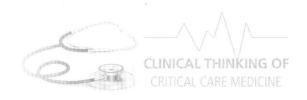

第二章 学术导向的学科团队建设

学科,通常是指一门特定的科学领域,包括思维体系和知识体系两大方面。思维体系由许多不同的思维方式组成,不同的思维方式从不同角度、不同方向,对知识的学习、积累和应用等方面产生影响。知识是人们对客观事物认识结果的总结。这个学科相关的知识共同组成学科的知识体系。就学科的组成而言,思维与知识只发生或储存在人脑内。所以,从本质上讲,学科是人的组合。学科是由有着共同思维体系和知识体系的人组成的团队。

第一节 团队与团队工作模式的基础

团队,作为一种极具特征的人才组合,更或是一种工作模式,已经成为今天医学发展和临床医疗行为管理的重要组成部分。团队是指以共同的目标为基础,由数名具有不同能力特点、作用互补又彼此依赖的个人组成的团体。有了团队的组成,就应该在最大可能上发挥团队的价值,就有了应运而生的团队工作模式。团队工作模式是指团队中的每一位成员,作为共同体的一个组成部分,以共同的知识体系为基础,按照统一的思维方式,通过协同作用完成同一目标的工作方式。

这里所说的团队与行政科室概念不同,内涵也有所不同。虽然医学领域的行政科室通常是以学科人员团队组成,但是不一定按照团队工作模式进行工作。科室可以通过行政管理,选择不同的工作方式,如指令工作模式、流水线工作模式,等等。科室领导可以以这些工作模式为基础,发挥行政领导、统筹管理的作用。团队工作模式,充分强调学科专业的科学内涵,利于学术产生的内在动力,推动工作目标的达成,促进团队的发展、成熟。团队工作模式需要以学术为导向,根据共同的知识体系,并建立统一的思维体系,形成团队成员之间的默契;同时,在不同的学术位点上,激发每个成员的最大的专业潜能,形成人才岗位专业特点的不可替代性。其中的默契,是相互配合的最高级别,是在共同学术基础上的默契;而成员能力特点的不可替代性,是学术位点先进性在实践中的体现。默契与能力不可替代性的高度统一,是团队建立和团队工作模式的核心内涵,也是促进团队建设,乃至学科发展的内在动力。

重症医学作为临床医学的专业学科,是医学科学范畴的一个专业学科领域,有着明确的学科特点和科学发展特征。随着知识体系和思维体系的不断完善,今天已经形成了对重症医学基础理论和临床医疗行为的统一要求,为团队的建立和团队工作模式的形成提供了扎实的基础。进而,无论从学科自身的发展、基础理论研究,还是临床重症治疗,团队的建立和团队工作模式的形成,对学科的发展都有着至关重要的作用。

第二节　团队与团队工作模式的形成

重症医学的团队有着明确的工作任务和所希望达到的目的。总体上,重症医学的团队工作任务是研究和临床管理重症,目的是恢复重症患者机体的各项功能。重症医学的团队可分为不同的层级,相应的工作任务和目的也有宏观和具体的差异。可以认为,重症医学的学科、学系、科室、医疗小组和负责每位患者的人员梯队,都有必要采取团队工作的模式。

团队的形成需要一定的基础条件,而且要经历一定的发展过程才能成为成熟的团队,才有可能高效地完成工作任务。一个成熟团队的形成,通常需要经历:混沌期、成型期、激发期、成熟期,4个阶段的发展过程。

一、混沌期

混沌的称谓似乎有些不雅,却常用于表述宇宙形成的最初阶段,与团队形成之初的状态有着众多的相似之处。这时,团队的成员有着各自的知识背景,思维方式也各有不同,相互之间缺乏了解,虽然可能面对共同的工作任务,但具体团队工作模式并没有形成。

医院要成立重症医学科,通常是先确定负责人,再从医院其他科室调人作为重症医学科的成员。人员虽然在医学的整体框架之内,但由于较长时间从事其他专科工作,以及有了相应专科的知识积累,形成了相应的思维方式。即使在同一个医院内彼此相识,但缺少深层次的了解。而且,这些人可以有着自己不同的加入动机,各人的行为目的可以有着明显的差异,缺少相互信任,工作时常出现矛盾,各人按照自我的理解和行为规范实施临床工作,难以得到其他成员的主动配合,甚至出现相互掣肘的现象。在临床医疗工作中,大家花了更大的力气,但是工作效率不高,甚至低于非团队治疗的水平。这时的团队不稳定,有着极大的医疗风险。

这个时期的管理要点是强化团队的基本理念和要求。团队负责人应该首先具备足够的重症医学的知识积累,并在一定程度上形成符合重症的临床思维方式。根据团队的人员特点,负责人应该采用控制型管理模式,指示明确、易懂,对临床医疗行为要求必须不折不扣地执行。如果不是进行教学工作,临床医疗工作中,除了涉及重大原则问题和触及医疗安全底线问题时,尽量减少不必要的讨论。科室制定的工作行为规范也不要过于繁琐,尽量简单、明了,易于操作执行。每个成员应该主动掌握团队的工作性质,努力熟悉、了解其他成员,在充分表达自己见解的同时,注意与其他成员建立良好的沟通习惯。

这个时期中,领导不应进行放任、松散的管理,成员应该注意沟通。团队总的工作原则,应该以锻炼成员,降低医疗风险,维持基本运行为目的。严格地讲,混沌期时的人员组合并没有形成实质上的团队工作模式,工作的效率甚至可以呈现出 1+1<2 的状态。

二、成型期

经过了混沌期的磨合之后,团队的成员们已经开始对重症医学的核心理念有所了解,虽然尚未形成统一的思维方式,知识点的积累也明显不足,但已经逐步知道了领导者常用的临床管理思路,掌握了工作中常见的具体要求。成员之间已经彼此熟悉,建立了基本的沟通模式。尤其是在那些主动融入感强,并积极投身于团队工作的成员当中,已经开始在某些具体基础理念和临床行为方面形成共识。成员之间在工作中表现出来的相互配合,开始从被动走向主动,协同作用的效果初步得以体现。

这个时期中,团队的日常功能已经可以基本正常运行,医疗安全的危险程度也明显降低。但是,这时的团队工作,对领导者的指示仍然高度依赖。日常工作中如果出现略有难度的问题,都需要领导者的具体指示。就某项具体工作任务而言,领导者的参与程度决定了工作的效率和结果。科室对外的声誉及被其他科室的认可程度,主要取决于某位关键领导人的存在。成员们开始关注自己工作中的漏洞及团队行为规范要求中的不足,形成对更为细致的团队管理制度和临床工作规范的潜在要求。由此,为对成员进行规范化培训提供了内在的动力和必要的条件。

这时的团队管理重点应该是对成员的挑选、定位。经过一段时间的共同相处,每个成员的特点已经有了充分的展现。这些特点包括了对重症医学思维方式的接受程度、自己的知识积累、工作能力和主动的态度、对团队的认可程度和依赖程度、沟通能力,等等。根据这些特点,每个成员在团队中的功能定位应该更加清晰、明确,并逐渐进行更为明确的责任划分。团队可根据整体工作的性质和数量,继续划分出针对具体任务的小型团队,确定不同岗位的负责人,如分成医疗小组团队管理患者。这是团队领导逐渐放权的过程,每个成员的工作能力特点能够更好体现,有助于发挥成员的工作潜能。同时,领导者可以有更多的时间考虑团队的管理,控制放手的程度和速度,保证团队工作模式的完整性。

成型期的团队已经具备了团队工作模式的基本特征,协作的工作效率应该可以保证"1+1=2"的基本要求。

三、激发期

成型的工作团队已经能够按照重症医学的统一思维方式,建立了工作流程,成员之间彼此熟悉,工作中可以实现有效配合,领导布置的任务通常都可以按部就班地完成。但是,这时成员之间的熟悉程度仍然以客客气气为主,尤其是在工作上仍然有明确的距离感。科室的制度规范虽然已经较强详细、具体,但在执行与落实过程中仍然有着较强的被动性。

这时,团队管理应该主要针对成员之间的依赖性有余而互补性不足的问题,通过多种方式激发成员自身的能力特点,充分体现个体的不可替代性,真正实现成员之间的工作能力互补。领导者应该改变原有的控制型管理的模式,逐步建立学术开放性氛围。开始时,领导甚至可以挑起学术冲突,给每位成员创造发表不同意见的机会,激发成员在工作中的爆发力。这是一个激发团队内在动力,提高团队能力的过程,也是每个成员能力的提高,并在团队中重新定位的过程。

激发期对团队领导有着更高的要求。领导要有能力保证激发期一直在团队整体性、成员之间彼此依赖的基础上进行,学术上有能力引导冲突性意见的提出,并短时间内实现最大程度上的共识,而避免学术冲突对临床行为产生影响。领导要保持清楚的底线意识,能够明确区分建设性意见和非建设性意见,并逐步形成团队的共同讨论基础,以严格避免一些非团队建设企图倾向的可能出现。虽然可能一度出现一些混乱,但如果管理得当,团队成员之间的关系将从能够配合走向默契,创造力会得到更完全的体现,将成为一个自主化的、高效的团队。

激发期实际上是成型团队的一次转型。成功的转型,放大了整个团队及每位成员的能力和拓展空间。团队领导者作为团队的成员之一,也需要进步和转型。这种学术开放性争论的过程,也是领导者更加融入团队的过程。对于任何学术争议,领导者要有能力参与讨论、引领争议,并尽快形成共识。应当注意的是,鼓励学术讨论的同时,绝不能留有分歧长期存在,尤其是直接影响临床行为的意见分歧必须及时解决,并形成共识。

四、成熟期

成熟的团队有着共同的特点:即实现共同目标的统一思维方式、各人不同的能力特点、成员作用互补又彼此依赖的工作态度。每位成员都有强烈的团队整体感,以整个团队为一体。整体性不仅表现在重症医学基础知识和思维方式的统一,而且在学术分歧上也可迅速找出统一的位点,实现临床行为的统一。成熟的重症医学团队不但是一个高效的团队,而且应该是一个主动的、保持内在发展动力的团队。

对成熟团队的管理要求并未轻松。领导者管理和学术导向能力,对团队的发展起着至关重要的作用。重症医学是一个不断发展的学科,从而导致了重症医学的团队,永远是一个变化的、发展的团队。随着重症医学知识和方法的更新,团队需要相应的变化。领导者自己必须保持学术的前沿位点,同时也必须明确团队的学术定位。由此,才能真正做到,整个团队在发展过程中分清主次,有序引入新知识、新方法,保持整个团队发展的持续进行。

在团队成员知识老化的同时，还会面对新成员的加入。这2个方面看似是2个不同的学习、培训要求，但对于团队稳定性的破坏，却有着相互放大的作用效果。知识老化可导致团队核心凝聚力下降，即使仍保持凝聚的惯性，但凝聚的作用位点在较低的学术水平。新成员虽然缺少基础培训，但学习和吸收的活力对团队已有的学术位点会形成明显的冲击。团队的核心部分如果能接受这种冲击力，并统一为团队的整体合力，则团队得到必要的发展。若团队的核心能力不堪一击，或许尚可保留成员之间客观的相互依赖性，而团队的本质不复存在，团队工作模式更无法进行。

管理者要保持团队发展的态势，就必须明确团队的发展方向，必须知道自己团队的发展动力是什么，需要什么，而且有能力实际落实在团队具体的建设工作中。只有这样，才有可能一直保持团队整体的工作效果在 1+1>2 的状态。

总之，团队是团队工作模式的基础，团队工作模式是团队存在的实际体现。学术导向的团队建设为团队功能模式提供了强大的内在动力。重症医学专业学科的发展需要这种动力的存在，并且作为核心力量不断推动学科的发展。重症医学团队发展有着明显的自身特点，从4个阶段的发展过程中，可以清楚地发现，除必要的知识积累之外，重症医学统一的思维方式是团队形成的必要基础，也是团队带头人首先应该具备的基本素质和要求。

（刘大为）

主要参考文献

［1］RHODES A, EVANS LE, ALHAZZANI W, et al. Surviving sepsis campaign: international guidelines for management of sepsis and septic shock: 2016 [J]. Crit Care Med, 2017, 45 (3): 486-552.

［2］刘大为. 重症医学的学术导向性团队建立与管理 [J]. 中华急救与危重病杂志, 2021, 33 (1): 1-4.

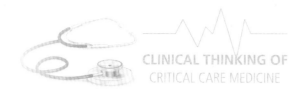

第三章 重症医学的科室管理

重症医学科病房是按照重症医学的理念和方法对重症进行救治的场所,由重症医学专业人员梯队,以及相应的空间、设备、物资、救治对象等要素构成。其中的人员梯队是执行重症临床治疗行为关键部分,反映了以病房为基础的人力、制度、学术研究等一系列硬软件的集成。在业务上科室是救治工作的整体面,由一个个救治小组(医疗组)组成,而医疗组又由一个个能力互补又高度依赖的个体构成;在学科发展上科室又往往是能形成合力推动学科进步的协作团队。然而,以行政力量组合形成的科室,本身也会有与生俱来的缺陷。如何建设起强大的科室,真正提升救治水平和推动学科进步,是科室管理者重点关注的课题。

第一节 重症医学的科室特征与现状

重症医学的科室形成和发展具有鲜明的重症特征。作为一个新兴的临床学科,重症医学的理论体系和架构正在飞速发展和完善中。首先,基于重症救治需求而集成的原有专科知识正在融会贯通,而基于新阶段的重症救治而形成的新知识也源源不断地注入,建立了重症医学的特征性知识体系。这种具有不断发展特点的知识体系,赋予了科室发展无限的生命力,容易形成稳定、高效的工作团体。其次,在重症知识体系基础上进行的临床实践和反复思考催生了重症特有的思维体系,赋予了重症救治的新方向和新内涵,奠定了工作团体的组成基础,即统一的思维体系;也给学科发展带来了巨大的挑战,即形成统一思维体系的现实困境。

作为年轻的重症学科,重症医学的从业人员来自各个不同的专科,他们以原专科知识体系为基础,在重症实践中不断成长,接受新的重症知识,逐步形成重症思维体系。而重症本身尚在成熟过程中,因此各重症同道对重症理解和认知出现巨大的差异。有人已经进入重症之门,掌握了重症医学的思维方式,成为了真正的重症医学专业人员,有人却缺乏必要的积累,停留于原有的思维方式,对重症医学一知半解。另一方面,目前科室主要以行政力量作为主要的管理手段,侧重于外部管理、统筹和优化资源分配、合理配置资源以提供更好的救治平台和救治环境、对单个人员的正面引导等,并没有聚焦于制定统一的工作目标,普及统一的知识体系和思维。正是这样的个体差异现状和科室特点,造成了重症医学科室人员的思维方式极不统一,外在表现为个体行为的明显差别,导致了重症救治效果的天差地别,同时阻碍了学科的高速发展。

重症医学临床科室作为救治的整体面,其救治综合能力由单个的救治人员互补协作形成的医疗组为基础,但是,整体效果却取决于统一的临床思维方式,这直接决定了协作的程度和临床行为的同质化。团队,是具有统一工作目标,统一知识体系和思维方式的能力互补并高度依赖的人才组合体。学术,作为对医学知识和科研进展的归纳和探索手段,具有建立统一的知识体系和思维体系的不可替代作用,能很好地完成团队建设任务,所以,科室管理要由行政导向型工作团体向学术导向型团队建立转型。科室管理不能只寄希望于通过绩效管理与资源配置释放医生的活力、提升单兵救治水平及协作效率,来提升救治质量;而是要以学术为导向,通过行政手段的保障,来提升医务人员队伍对重症的认知水平、思想的统一性、行为的同质性,以及协作效率。所以,良好的科室管理是以学术管理为主线、行政管理为辅助的管理模式。医疗组是团队的基本单元,科室是医疗组组合形成的大团队。所以,医疗组是学术导向型团队建设的首要发力位点。

第二节　学术导向的重症医学科室管理

学术导向型团队的建立,是科室管理首要任务。渐已成型的重症知识体系和统一的思维方式是学术导向型团队的基础。工作中的能力互补和相互依赖是基本前提。这些特征,为学术导向性团队的建立奠定了方向。行政管理手段应该作为倍增器为学术导向性团体的建立而服务,并进一步拓展其内涵。因此,科室管理应以学术优先为原则。

学术管理为优先,具有4个关键的优点:①统一和健全团队的重症知识体系,提升科室成员对重症的理论认知水平、视野和深度;②统一思维方式和提升行为的同质性,同时增强凝聚力;③在前两点的前提下,提升临床实践的协作效率,使各个成员在自己的位点为共同目标而高效努力;④就学科发展而言容易集中优质力量突破临床难题。此外,强调学术管理优先的另一原因在于弱化行政管理的缺陷。不强调学术的行政管理侧重于外部条件建设,强调平台建设、资源优化配置和绩效考核,容易因为个体优势的虹吸效应导致资源差异性分配,加重资源单极集聚;而壮大的单极团队虽然人才济济,具有共同目标,但是却伤害了科室大团队的统一性建设,也削弱了互补性和依赖性。

学术管理优先的具体实践方式,是基于团队目前所处的历史时期和状态而定的。在团队所谓的"混沌期",意即团队成立之初,团队成员有着各自的知识背景和不同的思维方式,彼此缺乏了解,也谈不上互补依赖,虽然面对共同的工作任务,但具体团队工作模式并没有形成。此阶段科室管理的重点在于以控制型管理的模式,强化团队的基本理念和要求,通过一系列手段为每位成员健全共同的重症知识体系,并趋同成员的思维方式,依据成员的背景和特长赋予不同的工作位点,建立互补的工作模式,增加相互依赖度。管理上减少不必要的讨论和分歧,推进统一化进程,以锻炼团队、确保医疗安全为原则。科室管理者特别需要具备足够的重症知识积累,最新的重症理念,和强大的引导、控制力。此外,还应具备化繁为简的能力、强大的沟通协调能力。团队成员应主动掌握团队的工作性质,具备学习的热情和欲望,同化认知水平,并反复思考实践方法和规律;增强彼此沟通,寻找共同品性,趋同医疗行为方式。这样才能推动团队尽快成型。在此阶段,行政管理手段是为上述目的而服务,通过资源和绩效调节,压制分歧、统一行为、贯彻领导意志,确保工作的顺利推进。

在团队进入成型期,经过了前期的磨合,团队成员逐渐了解重症医学的核心理念,虽然知识点的积累尚不健全,也尚未形成统一的思维方式,但已经逐步了解了团队领导者的常规临床思路,掌握了工作中基本路径和要求。成员之间已有基本沟通和融合,部分优秀成员间达成基本共识,具备一定主动性,并有一定程度互相协作。在此阶段团队的特点是仍以领导者为中心。虽然团队能进行日常工作,医疗风险降低,但是具体的诊疗活动的效果,高度依赖于领导者的参与度,科室的声誉和发展与领导者绑定。此阶段仍应该以控制型管理为主要方式,进一步推进知识体系的同质化学习和健全,更注重思维方式的成熟,健全诊疗路径和运作机制,以及医疗保障措施。但是,也要根据成员的主动性和能力侧重对团队成员的挑选培养和角色定位,并逐步考虑组建医疗组,指导锻炼磨合形成团队协同作战能力。

控制型管理的缺点逐渐开始显现,应在团队成型的基础上,逐渐转型推动团队进入激发期。建立学术开放性氛围,真正释放团队活力和思想多态性优势,拓展成员的能力,促进自发角色认知和工作协同,出现内在的思维方式统一。团队具备了更大的发展空间,这个阶段对团队领导者有了更高的要求和新的能力需求。领导者首先要转变思维,由控制式管理、家长式作风进入到引导、激发和管控为主的开放式管理的氛围;领导者还应具有博大的胸怀容纳多态的观点冲突和思考差异,充分释放成员的内在个性特征;同时,领导者又要具备自我进化能力,能精准把控重症理念方向和关键位点,以及正确的思维决策方式和工作协作模式,既释放成员的创造活力和主动性,又把控关键位点和避免偏颇;此外,领导者也应有高超的矛盾解决力,促进团队成员的内生协作。

落实到具体方式上,可以是以科室管理层为发起和主导、以学术先锋为牵引的全科室思想集合,共同梳理在临床诊治过程中的关键位点和科研热点,结合本科室的积淀和医院大背景,确立共同的学术方向,形成学术集群或者亚专业小组,挑起观点冲突进行头脑风暴,然后形成共识和进行临床实践,以便集思广益、分工明确地进行知识梳理与更新,以完成知识体系的学习,并开展科研探索与协作,以期对该亚专业的认识、知识体系的构建和前沿进展的了解达到更深的水平,不断深化知识体系,进而转化为临床理念的进步,提升对重症的认知水平;基于知识体系的完善来建立统一的临床实践方案,科室管理层通过科内学术交流和培训来互相普及和推动每位成员思维方式趋向同步,建立统一的思维决策习惯。在此过程中,也有助于成员找到各自角色,建立内生协作关系。至此,团队开始步入成熟阶段。

成熟团队的特点是具有实现共同目标的统一思维方式、成员能力特点鲜明又高度互补、具备彼此依赖的工作态度。每位成员都有强烈的团队整体感,不仅表现为重症医学基础知识和思维方式统一,而且在学术分歧上也可迅速找出统一的位点,实现临床行为统一。

第三节　注重患者的群体化管理

重症患者病情的个体差异明显,科室管理则是集中在患者群体化管理层面。首先,重症的知识体系适用于不同的重症患者。个体差异是建立在总体共性的基础之上的。比如,引起 ARDS 的基础疾病不同,但是 ARDS 患者都有共通的病理生理过程,以及同样的自我损伤放大机制,整体呼吸支持管理需要的理念和设备也大体相同。把住这个共通的病理生理过程,以及类同的救治理念和措施,能够在重症的关键环节救治上做好质控截住病情恶化的关口。因此,重症救治总有共通的思维方式,体现在救治行为的同质性上,所谓"总有一样的治疗";同时,作为科室的宏观调控,着眼于大方向的资源调度才能合理配置资源。资源配置,远不止按照群体化管理理念的设备、物资配置,更重要的是体现在团队建设上,通过行政辅助手段注重群体化属性的学术导向,健全群体化问题的知识体系,达成整体思维方式。

从领导指令的发出、思维观点的输注、团队流程的制定、规章制度的产生等,都以这种思路进行;这一方式适应了团队混沌期和成型期的控制式管理。

其次,站在群体化视角才能提炼学术关键位点。学术研究的要求是具有代表性,只有具有代表性的话题才能产生学术动力和学术成果。若在学术研究上过度强调个体性,则不利于探索事物的规律,学术研究止步不前;代表性的学术位点抛出,为团队的学术观点碰撞提供了火花,适用于激发期团队的快速成熟,通过学术争议和比对性科学研究进一步完善群体化理论架构,同时统一思维方式,重新组合分工。

再次,群体化管理才能放大学术研究的价值。学术的成果需要形成标化的管理措施,进行群体化管理才能最大程度地降低管理成本,以及抓住救治的主体;这将有利于学术导向性团队的建立。最后，群体化管理有益于磨合团队，促进思想的统一和行为的同质性，同时增加团队互补和依赖度。

科室的另一代表性功能是实现团队诉求与表达团队意志，推进对外合作与形成集体行为。整合学术需求，科室可以组织学术及临床层面的对外合作形成多学科团队，集中攻克学术高地和解决临床难题。例如，建立 ARDS 病症一体和临床研究团队，需要整合上游疾病科室，科内呼吸治疗团队、重症超声团队及 ARDS 科研分队的力量，还需要加入网络支撑平台保障、数据处理及分析人员等，这些工作也只能科室层面能够达成；针对临床难题例如食管术后瘘，其解决需要胸外科团队、重症团队、消化科团队、营养科团队等的共同参与，获取从胸外科转入 ICU 的患者的各种数据梳理关键因素，讨论处理关键节点，展开前瞻科研合作，建立全程处理流程和绿色合作通道，这些工作都是科室管理层应该也是必须完成的任务。

多学科团队的组建，又进入了团队建设管理话题。学术导向型团队建设的理念再次发挥重要价值。介于多学科团队的身份，混沌期的控制式管理应当讲究技巧，通过借助病例救治进行思想交流、灌输知识及理念，并借助医院行政力量等快速磨合成型，促进知识点的扩张和思维方式的认同，并找到各自的角色和分工，完善互补协作。激发期是多学科团队的高光阶段，在统一学术位点上充分展示各科各成员的思想活力，是多学科团队的价值所在。知识体系的扩张和思维方式的进化往往产生巨大效果，甚至变革原有诊疗理念，从而推动学科高速发展。

第四节　医疗组的同质化建设

医疗组是临床诊疗行为实施的功能单位，也是建立学术导向性团队的基本单元；同时，医疗组也是天然的真实世界研究的分层单元，有利于对比验证学术成果的价值，以及最重要的执行力度的量效关系。对于科室而言，医疗组也是科室管理的最佳着手点，一方面将学术导向性团队建立的理念应用于医疗组的建设，同时以行政管理手段将绩效指标、学术研究等下沉到医疗组，推动以医疗组为核心的大科室团队的成型。在学术管理层面，可以将医疗组与学术集群进行整合，使学术研究具有完整和高效的实践基地，同时又为学术研讨和研究提供养分；在此条件下进一步保障统一的思维方式和工作互补协同；在行政管理层面，医疗组又是绩效、考核和资源配置的可靠单元，通过组间比较还能激发良性竞争，有利于激发期团队的进步和成熟期团队保持充分的主观能动性和活力。因此，科室应该重视医疗组的构建和价值，合理地引导医疗组的学术和临床行为。

医疗组的建设与科室团队建设是锚定的。科室团队建设的混沌期是医疗组出现的土壤，医疗组又是混沌期迈向成型的标志之一。挑选人员、分工协作本身就有建立医疗组的内涵。医疗组的建立完成意味着科室团队真正成型。激发期的医疗组和学术亚专业组交叉融合，更有利于利用学术导向对医疗组的知识体系进行同步，也借助学术亚专业组来进一步统一各医疗组的思维方式，进一步同质他们的临床行为。在成熟期，医疗组既是科室领导者管理的抓手，同时也是迸发成果的大树。

总之，鉴于医学的特殊性，科室管理也具有与传统行政管理更独特的地方。学术导向型管理是科室的发展甚至生存之道；行政管理是重要保障和倍增剂；群体化管理作为基本管理方式应当被很好地运用，医疗组的价值应当被更好地发挥。优秀的科室领导要懂得上述原则，还要充分发挥科室平台的价值。科室的优秀和领导的优秀往往互为因果。

（康　焰）

主要参考文献

［1］刘大为. 重症医学的学术导向性团队建立与管理 [J]. 中华危重病急救医学, 2021, 33 (1): 1-4.

［2］刘大为. 重症治疗："目标"与"目的"[J]. 中华危重病急救医学, 2015, 27 (1): 1-2.

［3］中华医学会重症医学分会. 中国重症加强治疗病房 (ICU) 建设与管理指南 (2006)[J]. 中国危重病急救医学, 2006, 18 (7): 387-388.

［4］MURPHY M L. The multidiscipline team in a cancer center [J]. Cancer, 1975, 35 (3 suppl): 876-883.

［5］BASTA Y L, BOLLE S, FOCKENS P, et al. The value of multidisciplinary team meetings for patients with gastrointestinal malignancies: a systematic review [J]. Ann Surg Oncol, 2017, 24 (9): 2669-2678.

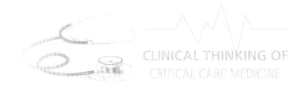

第四章　重症临床医疗小组的管理

重症临床治疗是一项团队工作。作为一个临床医学学科，重症医学专业是一个团队，医院中的重症医学科是一个团队，每位重症患者的临床医疗小组更应该是一个按照重症医学临床思维方式，应用重症医学的系统知识，对重症进行临床治疗的团队。随着重症医学飞速发展，重症临床治疗的标准化不断完善。从基础研究到临床医疗多方面的进步，重症医学临床知识点不断增加，而且已经形成知识体系。基于循证医学证据、结合专家经验建立的专业和亚专业学术指南、共识，不仅持续强化了重症医务工作者对重症发生发展机制的理解，更使得重症治疗统一的临床语言、临床治疗方法的实施更为规范，为重症临床医疗的团队行为的建立提供了重要基础。

然而，只有相关的知识点仍然不足以完成重症临床医疗工作。必须按照重症医学的思维方式，使临床治疗的知识点相互关联，才能形成适合患者需求的治疗行为。由于重症患者病情复杂、进展迅速，加之对治疗要求的紧迫性，使不同患者个体间病情特点的差异性被明显放大，导致临床医师在按照"指南"进行治疗的同时不一定能得到预期的治疗效果，如果这种现象得不到及时解释与阐述，有可能出现一种十分危险的临床悖论——指南不符合我面前这位患者的具体情况，需要采用个体化治疗。我们认为，疾病发生发展的病理生理机制是共通的，重症治疗，即使不同个体临床病情存在一定程度差异，也必须在治疗共识的基础上，来探讨以患者病情为导向进行个体化治疗的可能，坚决摒弃随意化、无目标的治疗，这是重症医学发展到今天必须坚持的核心理念和继续向前发展的重要基础。

第一节　重症治疗中的团队管理

规范化、系统化管理是一个学科发展的基础，重症医学发展前景广阔、发展动力强劲，学科的快速发展对新知识的普及和新方法的正确运用提出了挑战。面对病情危重、生命危在旦夕的重症患者，成功进行重症救治不仅需要坚实的学术基础和先进的治疗手段，更需要精准的团队合作与高效的执行能力，如何将一个治疗理念，24小时不间断地，准确落实到每一位重症患者日常临床治疗过程中，这在很大程度上反映了一个重症医学团队的实战水平和发展潜能。

首先，必须树立正确的医疗理念，这些理念不仅要被团队中的每一位成员所接受，而且还应该做到真正地消化吸收，这样才能使团队成为具有共同语言、合作默契的集体。这些专业学术理念也应该尽量推广并被相关学科的专家所接受，以达到多学科治疗上的协调与合作。其次，如何将这些理念切实落实到患者临床治疗过程中，这要求参与治疗的团队成员具有较强的实际工作能力，具有完善的团队管理体系和严格的执行监督制度。人员组成与构架、工作模式与流程、对重症疾病的认识和理解程度、对治疗设备的掌握和操控能力，以及医院内其他科室的专业水平和兄弟科室间的合作平台，都将对一个重症团队具体临床工作的开展与实施产生重大影响。重症患者管理体系的规范化、系统化不仅有利于降低患者的死亡率，而且应该成为每一个成功重症医学团队具有的基本素质。只有这样，才可能在提高临床治疗水平的同时，不断发现问题、解决问题，从而推动学科理念不断更新、专业素养不断进步、不断发展。

第二节　重症治疗中的群体化与个体化

传统临床医学依赖于经验医学模式，医师的临床行为主要依据其个人工作经验，如来自上级医师的指导或传承其他权威性的个案报告指导进行。这种状态不仅导致一些真正有效的治疗方法无法得到及时的推广应用，而且可能掩盖一些无效、甚至有害的方法使其不能被及时发现，最终引发临床治疗失败。为了弥补这些不足，循证医学提出了以医学证据为基础的理论体系，并对证据的建立制定了一整套方法和标准。以此为基础，临床医学形成了各种诊疗指南和专家共识，在很大程度上规范了医务人员的临床行为，临床医疗水平得到相应提高。应该看到，循证医学对临床医学的整体发展起到了巨大的推进作用，它通过对比的方法，在一个特定的患者群体中寻找一种平均有效的治疗方法，这种方法在某个特定程度上，改善预后的概率高于其他平均治疗方法。这种评价体系将临床医疗推向我们今天所说的"群体化治疗（protocolized therapy）"模式，即应用针对一个群体的平均治疗方法治疗群体中的每一位患者。从重症医学的观点来看，群体化治疗具有明确学术位点，尤其在极端医疗环境下，群体化治疗可以体现出明显优势。例如在灾难、疫情等重大突发事件救治初期，对所有患者采用同样的分类诊断方法，同样的治疗措施，甚至同样种类、剂量的药物，理由是这种方法可以让更多患者有生存的可能性。因为，这种方法针对的是一个群体，是一种平均治疗方法。那么，在治疗过程中，能否识别并挑选出对这种治疗方法无效的部分患者并尝试采用其他方法进行治疗呢？解决这个问题的答案则是个体化治疗。

个体化治疗（personalized therapy）是根据个体患者具体病情所进行的针对性治疗。个体化治疗好像天生就显得比群体化治疗高级，这一概念几乎人人都在谈论，似乎所有人都认为自己每天进行的临床治疗均是个体化治疗，更有甚者，将个体化治疗公然作为采取与指南、共识相悖，甚至违反基本医疗原则的临床行为的借口和说辞。然而，真正的个体化治疗却并非如此。第一，个体化治疗与群体化治疗遵循共同的疾病理论基础，遵守共同的临床治疗原则，具有共同的临床语言。作为医学领域中一个相对年轻的学科，重症医学发展迅速，新的理论不断被证实，治疗原则不断被完善，必须在已有理论基础和治疗原则的基础上发展个体化治疗，是进行重症患者个体化治疗的基本前提。第二，针对性是个体化治疗的一个重要特点，个体化治疗针对的是患者个体、病情个体，强调所采取的治疗措施对病情有直接的相关性和干预性。这是一个在共性的基础上寻找个体特点的过程，是对具体治疗方法的再认识，只有对疾病内在发生机制和治疗共识（整体）真正了解并掌握的基础上，才有可能实施个体化治疗。第三，个体化治疗需要反复识别、确认个体差异性。严格地讲，即使主要诊断一样，每位患者的病情也有不同，重症患者尤为如此。休克、呼吸衰竭、肾衰竭等诊断，仅为重症患者临床治疗提供了基本框架和原则，并没有为重症治疗提供具体方法，也不涉及这些方法如何实施。这要求重症医师通过患者临床指标的判读，从不同角度、不同维度迅速了解疾病状态，精准掌控病情是准确进行个体化治疗的前提。

由此可见，重症患者病情的复杂性和多样性为个体化治疗提供了生存的土壤，重症医学理论的蓬勃发展为个体化治疗提供了成长的养分。在理论基础和治疗共识的前提下，重症患者的个体化治疗存在必要性,具有临床可操作性,实施者应抱有敬畏的态度,认真发掘、精准判断,这也正是重症个体化治疗的精髓所在。

第三节　重症临床思维在团队中的建立

优秀临床医生的培养是建立在足够临床工作实践的基础之上,对于重症专业医生来说,临床实践尤为重要。对有志于从事重症专业的医生而言,工作初期可能会发现,将临床实践与所学理论相结合做出正确临床判断并非易事,也从侧面证明重症临床思路的培养需要在足够的指导与训练中才能逐渐形成。在临床实践培训过程中,一定要注意如何在治疗共识的基础上,以病情为导向形成与每位个体患者息息相关的个体化治疗思路,从而建立有重症医学特点的临床思维,秉承高效执行力和团队协作精神,才可能真正实现一个成功的重症治疗。

重症医学作为集中收治院内重症患者的中心,在医疗实践中起着越来越重要的作用。一个系统化与规范化的重症医学团队,对整个医院,甚至区域医疗的发展都将起到重要的推动作用。学科团队的建设和发展应当建立在专业学术进展的基础之上,以血流动力学为入手点逐步建立的重症临床思维理念就是重症医学专业发展的重要内容。其中,两个在血流动力学治疗中提出的思维模式,"目标与目的"和"连续与动态",是重症临床思维培养过程中重要的特征性标志,已经成为推动重症医学不同亚专业临床治疗向前发展的共同理念。重症治疗经由多个干预措施来实现,每一项干预措施是否达到治疗目标均会影响治疗目的的最终实现。同时,治疗目的的存在决定了实现干预措施的必要性,从而也决定了目标存在的必要性与方向性。实现治疗目的通常需要多个治疗方法连续或同时进行,因此也会相应出现一系列的治疗目标。根据制定目标进行临床干预,并根据干预结果及时调整或确立下一个治疗目标,并确定新的干预措施,形成动态的滴定式治疗,进而达成最终的治疗目的。连续性则是时间的概念,指按照时间顺序以一定频率或规则间断出现或持续发生的现象。重症治疗的很多过程都可以被不同时间点划分为多个时间段,每个时间点上的指标可以自成目标,对相应时间段中的治疗方法进行界定。多个时间段的治疗连续进行,形成整体治疗策略,实现最终治疗目的。动态性是干预的概念,指在不同目标引导下,主动调整治疗方法,不断接近最终目的的过程。我们认为,"目标与目的"和"连续与动态"这两个基本理念应贯穿于重症临床思维建立的整个过程,在这一过程中要强调正确认识并应用不断变化的目标,不断发现个体差异,才有可能通过调整局部,实现服务整体的治疗目的。事实证明,临床思维的培养,需要兼顾理论学习及实践经验两个方面。扎实的重症医学理论是基础,严格规范的临床工作是方法,随着方法学的发展与普及,不断加深对重症临床治疗思维的理解和应用,将点滴的发现不断汇入系统的理论体,才能最终形成缜密、扎实的重症临床思维和工作能力。不断提高自身的专业理论水平,是做好重症临床治疗的重要环节。

重症治疗是重症医学的临床作用位点,是激励重症医学不断发展的原动力。从群体化治疗至个体化治疗是重症临床管理从临床监测、器官功能支持向重症治疗迈出的重要步骤。重症医学从患者的整体出发,在获得常规临床信息的基础上,通过监测指标反映更细致的病情表现,将临床视野带入重症更深的内核,为更加直接的干预方法确立了新的作用位点。而由病情本质导向的定量干预方法,正不断推动重症治疗更加有效、更加精准。这是一条重症治疗发展的必由之路。

(崔　娜)

主要参考文献

[1] 刘大为. 个体化治疗: 重症医学发展的基石 [J]. 中华危重病急救医学, 2019, 31 (1): 1-4.

[2] 刘大为. 重症管理: 指标的本质与治疗的突破 [J]. 中

华危重病急救医学, 2016 (1): 1-2.

［3］刘大为. 重症患者管理体系的形成与发展 [J]. 协和医学杂志, 2010, 1 (1): 40-43.

［4］张宏民, 刘大为. 重症医学临床思路的培养 [J].《中华重症医学电子杂志 (网络版)》, 2015, 1 (1): 26-27.

［5］刘大为, 王小亭, 张宏民, 等. 重症血流动力学治疗——北京共识 [J]. 中华内科杂志, 2015, 54 (3): 248-271.

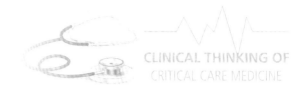

第五章　重症医学人员梯队建设管理

重症医学伴随着现代社会的进步而加速发展、学科规模不断扩大、床位数量与日俱增,临床对重症医学的各级医师需求量迅速增大,重症医学学科的医师团队人员奇缺,这已成为制约各级医院重症医学科发展的瓶颈。由于重症医学的医师团队绝大多数由来源于各临床科室的各级人员组成,临床诊疗思维各具专业特色,如何管理好这些来源于各临床科室的各级人员,改变他们的诊疗思维,让其临床诊疗思维符合重症医学特色,让团队各级人员保持一致的诊疗思维,各尽其责,让重症患者得到同质化的救治,是摆在重症医学科管理者面前的首要任务。重视重症医学人员梯队的团队建设和人员梯队管理,是各级医院学科建设管理的极其重要的内容。

第一节　重症医学人员梯队建设管理的重要性

一、管理的概念

管理是指一定组织中的管理者,通过实施计划、组织、人员配备、指导与领导、控制等职能来协调他人的活动,使别人与自己一起实现既定目标的活动过程。

管理的内涵:是计划、组织、用人、指导及控制组织机构内的人员,以及使用其他资源以达到组织机构的目的。管理工作也可看成是包含决策、协调、资源运用3种主要精神的工作。

管理是一种社会现象或文化现象。只要有人类社会存在,就会有管理存在。管理活动自古就有,无所不在。从科学的定义上讲,管理必须具备2个必要条件,缺一不可:①2人以上的集体活动,包括生产、行政等;②有一致认可的、自觉的目标。

医疗活动是由医患双方构成的2个人以上的集体活动,而且医患双方均有一个共同的目的和愿望,因此管理贯穿在整个医疗活动中。医疗管理,尤其是医疗安全、人员梯队管理有别于其他的管理,比其他管理活动更具特殊性、困难性,管理最终目标能否达到,直接关系到患者的健康能否恢复,甚至生命能否延续,所以做好医疗人员梯队管理工作显得尤为重要。

二、重症医学人员梯队建设管理是医院及学科发展的根本

学科建设是医院发展内涵与综合实力的重要体现,医院发展的关键是学科的发展,学科品牌可提升医院和学科的知名度。学科梯队建设是学科发展建设的灵魂和推动力,人才队伍建设是学科建设的重中之重。现在及未来科技竞争的实质就是人才的竞争,科技竞争的关键在于有创新的人才。人才是各行业创业立业之本,是高科技发展的核心,是形成医院之间、科室之间优劣状况的根本和基础。随着公立医院改革及分

级诊疗进程的推进，三级甲等医院为提升医院的核心竞争力，加大加快进行学科建设。而人才梯队建设是医院学科建设的关键，形成合理的人才梯队，对促进学科建设具有重要意义。只有一流的人才梯队才能展示医院的医疗水平、科研水平、教学质量、管理能力和精神风貌，才能建设一流的医院。

三、加大、加快重症医学人才梯队建设是学科乃至医院未来发展的刚需

随着社会的发展、人类的进步、经济的快速增长、物质生活条件的改善，使得人们对健康长寿越来越重视，人口老龄化现象的问题严重。老年人由于全身各脏器功能退行性变，患病后很快由一个脏器累及多个脏器，进入危重期，此时，在重症医学科实施多脏器功能支持治疗，显得比专科治疗更重要；再者，交通的发展，高速公路的增加，使人们外出活动和生活水平不断提高，同时由交通所致的意外伤害也大大增加。多发伤、复合伤常累及脑、心、肺、肝、脾、胰、肾、空腔脏器及四肢，极易并发休克、ARDS、DIC、多器官功能障碍综合征等，此时，在重症医学科实施多脏器功能支持治疗显得尤为重要。另外，在医疗活动中发生的意外情况的抢救，也需要在重症医学科实施多脏器功能支持治疗。因此，重症医学伴随着现代社会的进步而加速发展、学科规模不断扩大、床位数量与日俱增，临床对重症医学的各级医师需求量也迅速增大。人员不足已成为制约各级医院重症医学科发展的瓶颈。如何解决好重症医学科的医师团队人员扩增期的各种问题，做好人员梯队建设管理工作是值得各级管理者认真思考和统筹安排的重大问题。

人才梯队建设是医院及学科组织发展的需要，任何医院及学科如果没有梯队式的人才保障，组织发展不可能长久，就会导致团队领导或专业学科带头人断层、梯队呈现断阶梯状况，从而影响学科的发展及科学的传承。因此，加大、加快重症医学人才梯队建设，选拔、引进、培养一大批政治合格、技术精湛、作风过硬、结构合理、可持续发展的人才梯队，应是医院及学科高度重视和永不停歇的工作和职责。

四、重症医学人才培养和梯队建设是耗时长、投入大、见效慢的大工程

重症医学人才竞争不是短时间的竞争，而是一种较长时间的竞争。因此，人才竞争在一定程度上转化成了人才储备、人才梯队建设的竞争。人才是最宝贵的资源。当今和未来的国际竞争，说到底是人才的竞争。人才梯队建设是提升医院及学科综合实力的决定性因素，关系到医院及学科发展的兴衰成败。

由于我国重症医学起步较晚，重症医学团队专业人员组成复杂，自20世纪80年代，我国第一代从事重症医学的专业人员来源于麻醉、呼吸等其他专业科室，仅短期进修培训后就从业，常常是一边工作一边学习，同时还要思考学科建设和梯队管理，他们的辛勤付出是在原科室的若干倍，而收入却比原来少很多，但从事重症医学的信念坚定。三十年来，经过几代人的不懈努力，终于有了今天学科的迅速发展。但是，这种现状对重症医学人员梯队管理提出了很高的要求，也造成了很大的困难。如何管理好这些来源于各不同专业的医务人员、制定适合不同专业的个性化的培养方案，已成为重症医学人员梯队建设管理的重要工作。尽快培养和造就一批安心重症医学专业临床工作、具备重症医学诊疗思维、思想敏锐、视野开阔、奋发进取、乐于奉献的专业人才，是重症医学管理者应该高度重视、密切关注和为之奋斗的核心问题及管理目标。要解决好这个问题，从现在开始就要从各个层面，加大加快重症医学人才的培养，重视重症医学人员梯队建设和管理，这是摆在各级医学院校和各级医院面前的重要的首要任务。

第二节 重症医学人员梯队建设

一、重症医学人员梯队建设架构

重症医学医师人员梯队架构由高级职称、中级职称、初级职称结构人员组成,职称结构从高级职称到初级职称最好呈"正金字塔"分布,高级、中级、初级职称人员可以按1:3:7;或1:2:5比例构成,即高级职称人员少、中级职称人员适中、初级职称人员多的职称构成。这样的梯队架构方有利于学科发展、有利于团队团结、有利于调动发挥各自的才能。要保持一个好的梯队架构,就必须有合理的人才结构,就必须控制好同年资人员入科的数量及速率,即使是在学科新成立的起步阶段,进人也一定要把握每个重症医学单元"每届毕业生进科控制为1~2人,年资最好拉开1~2年"的原则,以免后患。学科的梯队建设架构是学科发展建设中的重要问题,值得管理者去高度重视和认真思考。

二、重症医学人才梯队建设

人才梯队建设就是医院及学科有计划地选择不同层次、不同年资的医生,以及对学科管理人员和医务人员进行培养提高,来满足医院及学科未来的发展需要。人才梯队建设,就是当现在的人才正在发挥作用时,未雨绸缪地培养该批人才的接班人,也就是做好人才储备,当这批人才变动后能及时补充上去和顶替上去,而这批接班人的接班人也在进行培训或锻炼,这样就形成了

年资不同、层次不同、水平不同的人才队伍,仿佛人站在不同阶梯的梯子上呈现出来有高有矮一样,形象地称为梯队。目的为的就是避免人才断层。将学科人员按工作性质、业务技能实行阶梯化分类,即由学科带头人往下成金字塔状,并将工作制度化、业务标准化,同时制定科学合理的人员分工,重视学科带头人的选拔和新老更替。在保证正常医疗秩序的前提下,同梯队同岗位应至少保留2人,并至少安排1人可接替上一梯队人员。这样既保持了人才的科学合理配置,又防止人员流失时造成的断层现象。人才梯队建设的本质是建立一套动态的、例行化运作的人才考察、选拔、培养、淘汰、使用的机制。完整的人才梯队建设管理体系包括人才梯队资源池、人才区分机制、人才培养机制、人才选拔机制和人才发展激励机制等5个部分。

人员梯队建设须遵循德才兼备原则,既要注重个人品德、敬业精神,又要注重业务水平和工作业绩;还要遵循结构优化原则,以优化专业结构为核心,兼顾知识和年龄结构的优化,形成合理人员梯队;满足发展需要原则,结合科室发展战略,结合学科发展规划和人才梯队建设方案,制订学科人才培养计划,统筹规划人员梯队建设,搭建人才成长梯队,不断完善临床人才分层分类发展的总体规划,使医院科室发展形成人才辈出、人尽其才、才尽其用的局面,满足医院科室发展对人才的需求。

第三节 重症医学人员梯队的管理

重症医学人员梯队的管理是学科管理工作中最重要的内容。治科之道,唯在用人,人尽其才,科室得以持续发展,获得竞争优势的原动力。让源源不断的后备培养对象有秩序、有效地进入

梯队,对他们进行分层管理。重症医学人员梯队的管理包括了对学科带头人及高级职称人员的管理、学术骨干及中级职称人员的管理、临床住院医师及初级职称人员的管理等。

一、学科带头人及高级职称人员的管理

（一）学科带头人/科主任的管理

学科带头人作为整个学科负责人，肩负着本学科发展建设、科室运营、对各级人员的管理和专业技术指导培训等责任，领导本学科人员完成临床、教学、科研、人才培养等任务。科主任自身管理即是自身的修养，我国重症医学科首任的科主任多半都是该学科的创始人。俗话说得好，"万事开头难"，起步阶段的工作千头万绪，比如需要得到领导的支持、努力学习相关知识、熟练掌握各种仪器的使用和各种技能的实施、指导下级医师工作、协调医护之间及各科室之间的关系、建立健全各种规章制度、为医院评等级准备材料和进行人员培训、吸引年轻医师加盟并使他们看到前途光明、安心重症医学工作、调动每位医护的积极性、让大家主动关心爱护团队等等，这样对学科带头人提出了很高的要求。

1. 具有优秀的道德品质和人格魅力。心地善良，善待各级工作人员，建立人格平等、工作分工不同的和谐工作环境。

2. 德才兼备。德指道德、品行、诚实、正直、公正、光明磊落、表里如一；才指才能、才干，包括有扎实的理论基础、丰富的临床经验、熟练的操作技能，正所谓"打铁还需自身硬"。

3. 严以律己。"己不正难以正人"，事事以身作则，身先士卒，规范行为，在规章制度和纪律面前人人平等，做到"童叟无欺"。

4. 心胸宽阔，作风民主，明辨是非，容人之短。对下属提的意见和建议，做到"有则改之、无则加勉"，合理采纳正确的、适宜的、可行的建议；对下属的缺点和过错，应采取善意的批评指正，严格要求，少用或不用处罚措施，遇到与其切身利益相关的大事竭力相帮。

5. 用人之长，因人制宜，量才使用。学科带头人责任重大，但绝不是所有工作一肩挑。需建设一支知识结构与年龄结构合理的人才梯队。按照马斯洛的"需求论"，人的需求分为5个层面：①生理的基本需求；②安全的需求；③社交的需求；④尊严的需求；⑤自我实现的需求。在平常的工作中细心观察，去发现每个梯队人员的特长和优点，了解他们的需求，激励调动各自的积极

性，发掘自身的潜能，发挥和展现自己的才能。

6. 了解前沿，掌握动态，关注热点。设立研究目标和方向，开展基础和临床科研，去探索前沿未知领域，为指导临床救治提供实验室数据和做铺垫，培养年轻医师科研能力和重视科研的意识，对发表论文者给予一定的经济支持，倡导勤奋好学的学术风气，促进学科发展。

7. 远见卓识，开拓进取，凝聚力强，能把大家紧紧地团结在一起。

8. 掌握沟通技巧，处理好各种关系。

9. 态度和蔼，语气温柔，多用文明礼貌语言"请、谢谢、劳驾、辛苦了"等语言，少用或不用命令口气、生硬态度、冷面孔，"只有尊重别人的人，才能得到别人的尊重"。

10. 调整心态，笑对人生。每天的工作总是要完成的，"笑也一天，哭也一天"，与其去哭一天，还不如笑一天，因为笑有益健康，是沟通的桥梁，让工作进行更顺利，故每天保持良好心态，工作时调整好情绪，不让家里的烦心事影响工作，用好心情去感染周围的人。

（二）高级职称人员的管理

现阶段科室高级职称人员基本上都是高学历人才，是团队的核心成员，是学科三级架构建设的重要成员，是各研究方向的负责人，直接参与科室管理和学科发展建设规划。承担着临床医疗组长、教学组长、科研项目负责人及组长的职责，科室应按照他们关注和锁定的研究方向和领域，恰当地合理地安排临床工作、教学任务及内容，帮助组成科研团队，团结好、使用好人才。充分调动和发挥他们的聪明才智，为学科发展出谋划策，是科主任管理艺术和胸怀的体现。对专业技术强、业务能力强、有潜质的专业技术人员进行重点培养，及时了解掌握他们的心理状态和工作状态，帮助他们做好职业生涯规划，选派他们到发达国家和地区高水平医院学习科室管理和学科建设的经验，建立更广泛、更深入的国际合作与交流，或到国内重点大学、科研基地、重点学科、重点实验室进修学习，并结合实际情况实施医、教、研全方位培养，把他们培养成为情商与智商并重的帅才。

二、学术骨干及中级职称人员的管理

重症医学学术骨干及中级职称人员，是科室

承上启下的中坚力量,是学科可持续发展的重要组成部分,要对他们进行医、教、研全方位培养。让他们深入学习和掌握重症医学的基础理论、基本知识、基本技能、常见危重症的诊断、救治、复苏、处理、各种设备的使用、各种监测技能的实施等,使之能指导下级医师完成临床常见危重症的诊治工作、修改医疗文书、参与科室部分管理工作,能胜任重症医学本科生的部分大课讲授及见习实习课的带教任务,能协助参与上级医师培养硕士研究生的工作,参与科学研究,撰写课题项目申请书,发表科研论文。

三、临床住院医师及初级职称人员的管理

重症医学临床住院医师及初级职称人员是科室的新生力量、是学科发展的未来和希望,刚入科时他们就像"一张白纸,好画最新最美的图画",如何规划好对他们的培训,让他们了解重症医学,了解学科团队,热爱重症医学专业,尽快融入重症医学的大家庭,尽快建立重症医学诊疗思维,是学科带头人的职责和不可推卸必须认真完成的任务。

(一) 培养管理目标

尽快把他们培养成为合格的临床重症医学专业医师是培养管理的初期目标。第一,根据培养对象现有技术水平和培养潜质,全面分析培养对象学历、医学基础理论和原来从事的专业学科、专业知识掌握程度,以及技术操作和实际工作能力,制订与其原专业相互补的培养计划。高学历人才基础素质好,理论功底扎实,有较强的发展潜力和后劲,因此要重视高学历人才的培养。但看资历不唯资历,要重能力、重水平、重实绩,努力营造年轻人脱颖而出的公平氛围。第二,更重要的是培养他们的医德医风和爱岗敬业精神,看他们是否热爱本职工作,喜爱所从事的学科和专业;工作中是否敬业,是否有强烈的求知欲和不甘失败、敢于实践的钻研精神;是否能全心全意地为重症伤病员服务,自觉抵制不正之风;是否具备团结协作精神和上下级协调能力,以及应对重大伤害、灾难事故的处置能力。

(二) 培养管理方式

一是开通院校培养的主渠道,出台优惠政策,舍得花本钱,鼓励培养对象脱离工作岗位,到国内著名医学院校、科研机构攻读硕士、博士学位,对发展潜质强的培养对象,在医院条件允许的情况下,可送到国外医学院校、科研机构培养深造,获得更多的科技前沿新信息、新技术、新思路。二是发挥院内岗位培养的辅助渠道作用,按照国家关于高等医学院校的本、专科毕业生、硕士研究生、博士研究生都要参加相应阶段的规范化培训的规定,按照培训大纲的要求,精密实施,严格要求。要充分利用和发挥好院内有资质培养硕士、博士研究生的知名专家学者的作用,鼓励他们在不降低培养对象参加全国和医学院校、科研机构组织的相应学位考试成绩和录取标准的条件下,优先录取本院培养对象。

(三) 培养管理计划

1. 本科生毕业的年轻医师5年培养计划 对分入的应届毕业本科生实施五年培养计划。第1年在院内相关科室轮转学习:麻醉科半年,学习紧急气管插管术、生命体征的维护、休克的治疗、心肺脑复苏等知识;培养思维敏捷、反应迅速、果断处理、能单兵作战、独当一面、沉着冷静的工作作风。呼吸内科2个月,学习抗生素的临床应用原则、呼吸衰竭及肺部疾患的诊断、治疗等知识。心电图室2个月,学习正常心电图、常见心律失常的心电图改变等知识,掌握心电图机的使用。心内科2个月,学习心力衰竭、常见心脏疾患、心律失常的诊断、治疗、常用抗心律失常药物的临床应用等知识。第2年回科学习重症医学的基础理论、基本知识、基本技能、常见危重症的诊断、救治、复苏、处理、各种设备的使用、各种监测技能的实施,在上级医师的指导下完成部分临床工作。第3年在第2年的基础上继续学习相关的基础理论和基本技能,能胜任ICU住院医师工作。第4年继续学习和工作,鼓励同时准备参加研究生考试。第5年研究生学习或到国内发达地区医院进修学习,能胜任ICU高年资住院医师或低年资主治医师工作。

2. 硕士研究生毕业的年轻医师3年培养计划 第1年在院内相关科室轮转学习:麻醉科半年,学习紧急气管插管术、生命体征的维护、休克的治疗、心肺脑复苏等知识;培养思维敏捷、反应迅速、果断处理、能单兵作战、独当一面、沉着冷静的工作作风。呼吸内科2个月,学习抗生素的临床应用原则、呼吸衰竭及肺部疾患的诊断、治

疗等知识。心电图室 2 个月,学习正常心电图、常见心律失常的心电图改变等知识,掌握心电图机的使用。心内科 2 个月,学习心力衰竭、常见心脏疾患、心律失常的诊断、治疗、常用抗心律失常药物的临床应用等知识。第 2 年回科学习重症医学的基础理论、基本知识、基本技能、常见危重症的诊断、救治、复苏、处理、各种设备的使用、各种监测技能的实施,在上级医师的指导下完成临床工作。第 3 年在第 2 年的基础上继续学习重症医学相关的基础理论、基本知识和基本技能,能胜任 ICU 总住院医师和低年资主治医师

工作,同时鼓励准备参加博士研究生考试。

3. 实施规范化住院医师培训 对住院医师实施规范化培训模式,培训时间为 5 年,第一阶段 3 年,主要在二级学科及相关三级学科范围内进行轮转,为下一阶段成为专科医师做准备;第二阶段 2 年,在二级或三级学科进行培养,成为初级专科医师,最后 1 年安排住院总医师工作。通过全面、正规、严格的住院医师规范化培训,使住院医师将在学校学到的理论知识转化为临床实际工作能力,为晋升主治医师奠定坚实的基础。

第四节　科室文化建设的管理

重症医学学科要逐步形成以博士为核心、硕士为主体、学士为基础的临床重症医学人员梯队,科室文化建设必不可少。毛主席说过"没有文化的军队是愚蠢的军队,而愚蠢的军队是不能战胜敌人的"。可见文化建设管理对一个梯队是多么重要,因此科室文化建设也是重症医学人员梯队管理的重要内容。

一、科室文化

从广义而言,文化既包括物质部分,也包括精神部分。从狭义而言,文化是指精神层面的东西,如哲学、艺术、道德、宗教,以及部分物化的精神,如礼仪、制度及行为方式等。文化体现在我们的日常生活和工作中,无处不在。每个企业,事实上每个组织都有一种文化,科室也不例外,它有力地影响到组织,影响到每一件事,如何创造一种内容丰富、道德高尚而且为大家所接受的文化准则,一种紧密相连的环境结构,使广大医护员工们情绪饱满,互相适应和协调一致,激励大家动脑筋、想办法、树立强烈的参与意识、自觉地为我们共同的事业做出贡献。

二、团队精神

团队精神是科室文化的核心。人类有三宝——想象力、创造力、团队精神。团队精神是大局意识、协作精神和服务精神的集中体现,反映了个体利益和集体利益的统一,保证集体高效

运转的一种精神。团队精神有利于提高团队的工作效益。一个团队要想出色地完成任务,需要团队精神作为协作的核心。团队精神是从生活和教育中不断地培养规范出来的。团队精神在工作中扮演着极其重要的角色,任何一个组织机构或者单位如果缺乏团队精神,就会如同一盘散沙,运作中效率低下。团队精神有利于增强团队人员的责任心,在工作中做好本分工作。团队精神有利于员工之间互相关心,彼此协助,增强团队凝聚力。任何团队想要完成工作任务,必须合理分配好成员的任务。而团队精神较强的员工,自然会有很强的责任心,能尽责地完成自己的任务,不会偷工减料,得过且过。

(一)团队精神建设管理的重要性主要体现在以下几个方面

1. 团队精神能推动团队运作和发展 在团队精神的作用下,团队成员产生了互相关心、互相帮助的交互行为,显示出关心团队的主人翁意识,并努力自觉地维护团队的集体荣誉,自觉地以团队的整体声誉为重来约束自己的行为,从而使团队精神成为科室自由而全面发展的动力。

2. 团队精神培养团队成员之间的亲和力 一个具有团队精神的团队,能使每个团队成员显示高涨的士气,有利于激发成员工作的主动性,由此而形成的集体意识,共同的价值观,高涨的士气、团结友爱,团队成员才会自愿地将自己的聪明才智贡献给团队,同时也使自己得到更全

面的发展。

3. **团队精神有利于提高组织整体效能** 通过发扬团队精神,加强医院科室管理和就医流程各环节建设,能进一步节省内耗。如果总是把时间花在怎样界定责任,应该找谁处理,让患者、员工团团转,这样就会减少医院和科室成员的亲和力,损伤医院和科室的凝聚力。

(二)团队精神建设管理的重要组成因素

1. **团队精神的基础——挥洒个性** 团队业绩从根本上说,首先来自团队成员个人的成果,其次是集体成果。团队所依赖的是个体成员的共同贡献,而得到实实在在的集体成果。这里恰恰不要求团队成员都牺牲自我去完成同一件事情,而要求团队成员都发挥自我去做好这一件事情。就是说,团队效率的培养,团队精神的形成,其基础是尊重个人的兴趣和成就。设置不同的岗位,选拔不同的人才,给予不同的待遇、培养和肯定,让每一个成员都拥有特长,都表现特长。这样的氛围越浓厚越好。

2. **团队精神的核心——协同合作** 社会学实验表明,2个人以团队的方式相互协作、优势互补,其工作绩效明显优于各自单干时绩效的总和。团队精神强调的不仅仅是一般意义上的合作与齐心协力,它要求发挥团队的优势,其核心在于大家在工作中加强沟通,利用个性和能力差异,在团结协作中实现优势互补,发挥积极协同效应,带来"1+1＞2"的绩效。因此,共同完成目标任务的保证,就在于团队成员才能上的互补,在于发挥每个人的特长,并注重流程,使之产生协同效应。

3. **团队精神的最高境界——团结一致** 全体成员的向心力、凝聚力是从松散的个人集合走向团队最重要的标志。在这里,有一个共同的目标并鼓励所有成员为之奋斗固然是重要的,但是,向心力、凝聚力来自团队成员自觉的内心动力,来自共同的价值观,很难想象在没有展示自我机会的团队里能形成真正的向心力。同样也很难想象,在没有明确的协作意愿和协作方式下能形成真正的凝聚力。

4. **团队精神的外在形式——奉献精神** 团队总是有着明确的目标,实现这些目标不可能总是一帆风顺的。因此,具有团队精神的人,总是以一种强烈的责任感,充满活力和热情,为了确保完成团队赋予的使命,和同事一起,努力奋斗、积极进取、创造性地工作。在团队成员对团队事务的态度上,团队精神表现为团队成员在自己的岗位上"尽心尽力","主动"为整体的和谐而甘当配角,"自愿"为团队的利益放弃自己的私利。

总之,重症医学人员梯队管理应立足学科发展需要,构建合理的人员梯队。做好临床各级人员梯队的培养管理工作,抓好科室文化建设,树立牢固的团队精神,努力打造一支德才兼备、结构合理的人员队伍,积蓄学科发展力量。既要有年龄、学历梯队,还要加强团队凝聚力和创造力建设。构建梯队各级人员团结互助、互相尊重、互相信任、互相理解、目标一致、遇事不互相推诿,找出合理解决问题的办法,营造"家"的氛围,组成一个团结、正直向上、有朝气、有干劲、有作为的集体。

(王迪芬)

主要参考文献

[1] 王迪芬, 刘兴敏, 张万松. 精细化管理促发展, 三级学科建设促规范 [J]. 中华危重病急救医学, 2019, 31 (4): 403-406.

[2] 王迪芬, 刘颖, 付江泉, 等. 重症医学科发展建设模式: 贵州医科大学重症医学科发展建设 22 年变迁 [J]. 中华危重病急救医学, 2017, 29 (10): 931.

[3] Halpern N A, Anderson D C, Kesecioglu J. ICU design in 2050: looking into the crystal ball [J]. Intensive Care Med, 2017, 43 (5): 690-692.

[4] 王迪芬, 程玉梅, 刘颖, 等. 贵州省三级医院重症医学科学科建设的现场调查 [J]. 中华危重病急救医学, 2016, 28 (10): 943-944.

[5] 王迪芬, 刘兴敏, 刘颖. ICU 管理—您、我、它、他 [J]. 麻醉与监护论坛, 2009, 16 (2): 71-74.

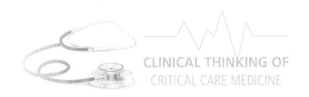

第六章 临床实践

第一节 病 例 1

一、病例简述

25 岁男性,因"发热伴胸腹痛 1 月余,喘憋 1 个月,骶尾部破溃半个月"入院。患者 1 月余前因发热伴胸腹痛就诊于当地医院,行相关检查后诊断为"腹主动脉夹层",因感染未行手术,予以药物保守治疗。1 个月前出现喘憋,伴痰多,随后出现氧合不能维持,行气管插管接呼吸机辅助呼吸,考虑重症肺炎,行 V-V ECMO 治疗 10 天后顺利撤机。因长期卧床,半月前开始出现骶尾部破溃不断加重,间断需去甲肾上腺素静脉泵入维持血压,呼吸机辅助呼吸。因感染性休克、呼吸衰竭为行进一步治疗由外院转入笔者所在医院 ICU。既往高血压病史,血压控制不佳。

入院后患者神志谵妄,体温 38.7℃,白细胞 23.3×10^9/L,PCT 7.9ug/L,呼吸频率 30 次 /min。呼吸机条件:压力支持(PS)模式,PS 16cmH₂O,PEEP 8cmH₂O,FiO₂ 50%。给予充分镇痛镇静治疗后需应用 0.05μg/(kg·min)去甲肾上腺素才能维持血压 130/80mmHg。完善相关检查,主动脉 CTA 报告:主动脉弓撕裂至腹主动脉分叉,右髂动脉、右髂总动脉可见撕裂;右髂动脉起始处狭窄,真腔供血,破口位于左锁骨下动脉开口约 2cm,腹腔干起始处有狭窄,真腔供血;右肾动脉起始处有撕裂,左肾动脉起自真腔,肠系膜上动脉、下动脉假腔供血,以远充盈减淡;左侧髂总动脉起自假腔。细菌学方面:痰培养,鲍曼不动杆菌、肺炎克雷伯菌、嗜麦芽假单胞菌;血培养,鲍曼不动杆菌;压疮处组织培养,阴沟肠杆菌、肺炎克雷伯菌、鲍曼不动杆菌、屎肠球菌、光滑念珠菌。

患者入科后经 ICU 主导下的多科会诊,在多科团队协作基础上形成患者的主要治疗思路。①考虑患者慢性夹层,目前主动脉 CTA 较前无明显进展,暂时无需手术治疗。血管活性药物使用与否均需维持目标心率与血压,既需避免低血压导致器官低灌注,又需避免血压过高导致夹层再次加重。定期复查主动脉 CTA,拟择期待感染控制更理想再行手术治疗。②感染灶筛查结果主要考虑为压疮相关组织感染,是患者感染性休克的主要病因,同时伴随肺部感染。治疗以积极组织清创引流为主及肺部物理治疗为主。

入科后完善相关检查并进行初步病情评估,患者感染性休克诊断明确,诊疗难点在于感染灶筛查及清除。感染灶筛查分析如下。

(1)骶尾部巨大压疮(图 9-6-1-1,彩图见文末彩插):患者压疮时间长达半月且逐渐加重同时合并出血,压疮处组织培养示阴沟肠杆菌、肺炎克雷伯菌、鲍曼不动杆菌、屎肠球菌、光滑念珠菌,压疮合并感染诊断明确。

(2)肺:患者氧合差、痰多且为黄脓痰,需要呼吸机辅助呼吸,肺部 CT 可见双下肺实变,痰培养:鲍曼不动杆菌、肺炎克雷伯菌、嗜麦芽假单胞菌,考虑肺部感染诊断明确。

（3）血源性：患者入室带入锁骨下静脉导管，需警惕导管相关血流感染可能，留取导管血及外周血培养后拔除静脉导管，追查外周血、导管血培养结果，病原学结果相同——鲍曼不动杆菌，但两者报警时间相同，分析血流感染可能是来源于骶尾部压疮或者肺。

（4）其他部位：肠源性感染等其他部位感染不除外，留取相关培养后未回报阳性结果。

结合患者病原结果抗生素给予达托霉素＋美罗培南＋替加环素＋卡泊芬净抗感染；同时强化治疗压疮感染灶清除，最终体温正常。患者最初的血管活性药物迅速停用，后转为需要降压治疗，尝试给予倍他乐克、盐酸尼卡地平注射液控制血压，效果不佳，最终选用倍他乐克、比索洛尔、硝苯地平控释片控制心率 80 次 /min，血压 120/70mmHg 左右。肺部感染方面，加强痰液引流及肺部物理治疗，高侧卧位，振肺排痰；患者逐步脱呼吸机，最终拔除气管切开导管，自主咳痰力量好。

患者治疗难点在于压疮处理，同样经历团队协作得以妥善处理。入院时臀部围绕肛门周围可见 15cm×18cm 巨大压疮，深达骨膜。因压疮深达骨膜，清创风险极高。整形外科第一次床旁清创并给予持续负压吸引，当天夜里出现引流出鲜红色血性液体，同时血红蛋白下降（75g/L → 50g/L），打开负压吸引发现局部小动脉

破裂出血，于手术室行探查止血术。此后 ICU 与整形外科经反复协商，谨慎确定清创方案，固定一位经验丰富的整形外科医师，予以隔日清创换药，持续负压引流，每次清创均留取相关病原培养，根据结果调整抗生素使用。与此同时，压疮的辅助治疗方面，经多科会诊，理疗科每日光照治疗促进创面愈合；营养科制定肠内营养＋肠外营养方案，保证患者足够的营养摄入。压疮方面的另一个治疗难点在于护理方面，由于压疮位于臀部肛门周围，患者排便会污染创面，入科最初几天，因患者排便污染创面需反复消毒换药，给清创效果及护理工作造成极大困难。经科主任、护士长及主管医护人员反复讨论，制定个体化护理方案：①护理保证按时翻身，高侧卧位避免压疮再次受压；②使用卫生棉条置入肛门内，控制排便时间（隔日上午 9 点，整形外科清创前排便），减少粪便污染创面。患者压疮经 2 个月的治疗较前明显愈合，效果良好。患者治疗 2 月余，顺利脱机、拔除气管切开导管，体温、血象正常，压疮范围明显缩小且创面愈合良好，顺利转出至普通病房。

二、临床思维过程

（一）临床思维第一步——多科团队协作进行病情评估与治疗重点锁定

患者青年男性，基础高血压病史，主动脉夹

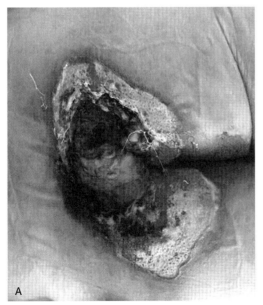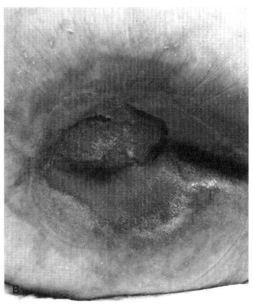

图 9-6-1-1　骶尾部巨大压疮

注：A. 治疗前；B. 治疗后。

层起病,因合并感染未行手术治疗。外院治疗过程中发生肺部感染、血流感染、骶尾部巨大压疮等并发症,最终导致感染性休克而收入ICU治疗。

患者从外院转入ICU后第一个面临的问题是患者原发病主动脉夹层是否需要手术治疗、其与外院住院期间院内获得性感染导致的感染性休克相关关系,以及治疗时机的把控。这不是重症医学科一个科室能独立处理的医疗问题,但是必须由重症医学科主导完成。其间需要评估患者夹层有无继发感染,不处理夹层对感染有加重吗?不处理夹层或者延迟处理夹层会导致致死性大血管损伤吗?在感染性休克时处理夹层会导致血流动力学进一步恶化吗?通过血管外科、感染科、心内科、整形外科等多科会诊后,在ICU牵头主导下形成治疗团队与治疗策略。

患者主动脉夹层方面,血管外科认为已进入慢性阶段,在心率、血压控制理想情况下,夹层损伤有可能暂时不进展;ICU考虑患者目前感染性休克血管活性药物使用剂量不大,如果感染积极控制理想,通过血流动力学监测治疗,可保障患者血压和心率稳定在目标水平;如果感染性休克加重,则更应该优先处理感染灶。而结合肺部影像资料及血培养结果认为患者当下主要感染灶为压疮,而后继发血流感染,肺为次要感染灶。心内科认为患者在脱离血管活性药物后如果出现血压升高,为主动脉夹层原发病因显现,也应积极控制。感染科认为可以根据压疮组织病原学选择抗生素。整形外科愿意积极配合ICU行压疮组织清创引流术。

(二)临床思维第二步——团队协作既包括科室间协作,也包括科内医护协作

病情评估后明确患者感染性休克,感染灶为肺、血及骶尾部巨大压疮,同时合并主动脉夹层,因此治疗也围绕上述几个方面进行。因患者原发病重、感染灶清除困难,涉及血管外科、整形外科、感染科、心内科、物理康复科、营养科等多个科室,整个治疗过程中多次行多科会诊共同制定诊疗方案。

入ICU后治疗难点在于骶尾部巨大压疮的治疗方案。骶尾部压疮时间长,范围大,在肛门周围,因而排便时容易受到粪便污染,且入院时压疮部位组织已合并感染,治疗非常困难。第一

次多科会诊,各科均表示患者病情危重,治疗困难,预后极差。经2次多科会诊,制定如下治疗方案:血管外科表示目前主动脉夹层无明显进展,不是清创手术禁忌,可定期复查主动脉CTA;整形外科隔日清创并更换负压吸引装置,保障持续负压引流治疗;感染科根据外院培养结果给出初步抗生素方案,每次换药均留取压疮组织培养,根据培养结果调整抗生素;因患者入院时感染性休克导致多脏器功能不全,由营养科制定肠内营养+肠外营养方案,保证足够的营养支持;理疗科制定光疗方案,每日光疗促进创面愈合。与此同时,与护理人员密切合作,共同制定护理方案,维持高侧卧位,避免压疮再次受压;同时使用卫生棉条堵塞肛门,每次清创前取出棉条,灌肠排便,从而保证患者定点排便,避免粪便污染创面。患者治疗时间长达2个月,整个治疗过程中,组织多次多科会诊,共同团队协作下反复调整治疗方案,最终患者无其他并发症出现,感染控制,创面愈合良好,顺利转往普通病房。

该患者病情复杂,在整个治疗过程中,核心的思维是需要明确治疗的目标和目的。ICU作为平台科室,需要整合各专科意见,真正实现团队合作。本病例治疗目的是控制感染,感染灶清除上,从早期手术清创、抗生素入手,但清创有继发出血、反复细菌入血的风险,逐渐发现困难节点是排便对创面的污染,此时结合护理,提出控制性排便的理念,有效地解决了困难。虽然表面看起来是一个医疗上的感染清除问题,但核心要点在护理,思维上需要强调团队合作,深入细节。关于治疗和再损害,在本病例中也得到较好的体现,患者压疮需要清创,但清创本身带来出血和细菌一过性入血的再损害,临床上需要团队合作来明确治疗的核心矛盾点,权衡利弊,制定出个体化的、合理的临床治疗策略。

三、要点分析

患者主动脉夹层起病,撕裂范围广、血管病变重,因此其他科室在治疗上存在顾虑,导致外院治疗过程中出现肺部感染、骶尾部巨大压疮等并发症。入ICU后经仔细病情评估,明确患者感染灶为肺、血及骶尾部压疮。骶尾部压疮治疗最为困难,以此为重点进行反复多次多科会诊,首先请血管外科评估夹层处于稳定阶段,不是整

形科进行骶尾部清创的禁忌,同时由血管外科及心内科共同调整相关药物保证心率、血压稳定,避免夹层进展;然后由整形科制定清创方案、营养科指导肠内＋肠外营养方案、理疗科制定光疗方案,同时感染科协助制定抗生素方案;与此同时,积极与护理方面人员沟通,保证以上方案顺利进行,共同解决排便污染创面等实施过程中遇到的困难,最终患者预后良好,顺利转出至普通病房。

该患者治疗过程中的最大困境,是主动脉夹层背景下的骶尾部巨大压疮处理,涉及多个科室及护理方面的资源整合,并需要根据患者具体情况进行随时调整。最终患者预后良好,是各科室及医护共同协作的结果。

多学科协作模式是近年来疾病诊疗的重要发展趋势,推动了规范化诊治策略与合理化医疗资源整合配置,最终不断提高专业水平和进一步推动多学科交叉发展。在科室层面组织多学科会诊,是重症临床治疗中经常采用的方法。通常,因为病情复杂,重症治疗的进程推进困难重重,因此,希望其他学科的团队能够加入治疗,或者至少提出建议。会诊开始进行之前必须确定明确的会诊目标,包括会诊预期的总体结论、需要解决的具体问题、被邀请者的功能定位,等等。这些目标应该非常具体、明确。会诊的过程中,其他学科的意见应该得到充分的尊重,因为学科的不同,看待同一问题的角度不同,治疗的思路不同,可能提出的建议也会不同,从而,才可能对同一个问题提出不同的解决方案。新的治疗建议必须与整体治疗策略相适应,而这个过程需要由ICU来主导整体治疗策略,使整体治疗融为一体才能够用于临床,这是组织会诊的初衷。

(杜 微 张佳慧)

第二节 病 例 2

一、病例简述

女,70岁,因"间断心前区不适10年"入院治疗。患者自2008年起间断于活动后出现心前区不适,2011年起逐渐加重,完善评估考虑诊断冠状动脉粥样硬化性心脏病,于2011年、2014年、2017年分别各植入2枚冠状动脉支架。2018年因垂体瘤复发为行手术治疗,术前评估冠状动脉造影提示3支病变,介入下无法处理,为进一步治疗就诊心外科,拟行手术治疗。

既往慢性咳嗽、咳痰病史30年,糖尿病14年,高血压10年,2002年行垂体瘤切除术,2018年再次出现视力模糊,头CT提示垂体瘤复发,有神经外科手术指征,但为减少围手术期心脏事件发生,拟先行冠脉搭桥手术,予以强的松、左甲状腺素钠片替代治疗。

入院后完善评估,除外手术禁忌,2018年8月14日在全麻体外循环下行冠状动脉搭桥手术,术后返回ICU。术后患者开始出现间断发热,体温超过39℃,痰量多,白细胞12.27×10⁹/L,肺部CT提示双肺渗出(图9-6-2-1)。痰培养见铜绿假单胞菌,考虑为肺部感染,调整抗生素为头孢他啶＋阿米卡星。因患者神志淡漠,咳痰力量差,8月23日行气管切开,继续予以呼吸机辅助呼吸、膨肺、振肺、体位引流,抗生素抗感染治疗,体温逐渐恢复正常,痰液逐渐减少,9月6日停用抗生素,自主呼吸,血氧维持良好。

患者术后停用镇静药物,出现神志淡漠,8月20日发现双侧瞳孔对光反射迟钝,瞳孔不等大,左4mm,右4.5mm,左侧肢体活动差,头CT提示垂体瘤出血(图9-6-2-2)。神经外科会诊考虑心肺功能较差,存在手术禁忌,暂不宜手术,建议停用抗凝、抗血小板药物避免加重垂体卒中及其他颅内出血。继续给予氢化可的松、左甲状腺素钠片替代治疗。此后监测患者仍神志淡漠,复查CT出血量较前未见明显增加。心脏方面因垂体瘤出血停用抗凝、抗血小板药物,8月22日监测患者cTnI较前升高,复查心电图较前变化不明显,心内科会诊考虑非ST段抬高心肌梗死(NSTEMI)不除外,但因存在抗凝、抗血小板禁忌,予充分镇静镇痛、控制心率降低氧耗,cTnI可逐渐下降。保守治疗2周后,考虑患者一般状

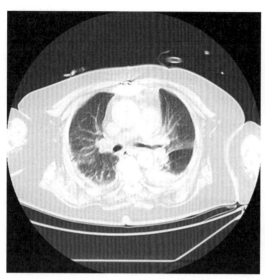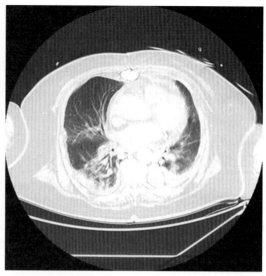

图 9-6-2-1　肺部 CT 示双肺渗出表现

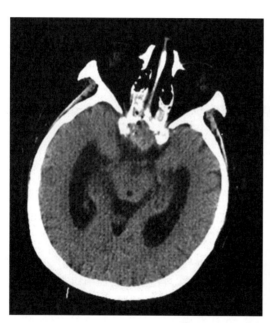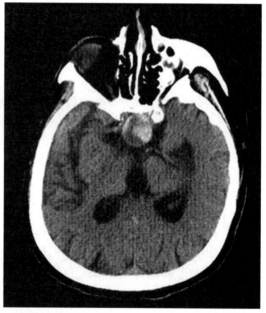

图 9-6-2-2　头颅 CT 示垂体瘤出血

况较前好转,因垂体卒中无法加用冠状动脉粥样硬化性心脏病二级预防治疗,经心内科、心外科、神经外科、麻醉科多科会诊后完善术前准备,于2018年9月7日全麻下行经单鼻蝶窦入路复发性侵袭性垂体无功能巨大腺瘤伴卒中切除＋鞍底重建,术后返回 ICU,逐渐恢复阿司匹林抗血小板治疗。

术后患者出现发热,体温最高超过 39℃,行腰椎穿刺,9月10日测脑脊液压力为260mmH₂O,为黄色浑浊(图 9-6-2-3,彩图见文末彩插)。脑脊液常规、生化:白细胞 3 099×10⁶/L,蛋白 2.61g/L,氯 114mmol/L,糖 3.0mmol/L。脑脊液培养结果

为铜绿假单胞菌,根据药敏结果给予头孢他啶＋环丙沙星抗感染治疗。病程中合并尿崩症,予以去氨加压素 0.05mg(每 12 小时一次)替代治疗。患者体温逐渐恢复正常,9月22日复查腰椎穿刺脑脊液压力为 190mmH₂O,颜色清亮,脑脊液常规、生化:白细胞 8×10⁶/L,蛋白 0.78g/L,氯121mmol/L,糖 5.8mmol/L。

患者能自主眨眼,呼之无反应,持续脱机,气管切开连接 T 型管吸氧湿化,FiO₂ 24%,呼吸频率 12~20 次 /min,SpO₂ 98% 以上,脉搏约 80 次 /min,MAP>80mmHg,双侧瞳孔直径约 4mm,均无对光反射,双肺呼吸音粗,未闻及明显干湿啰

音。9月25日转入下级医院继续康复治疗。

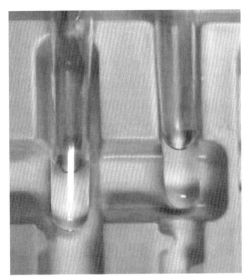

图 9-6-2-3　颅内感染后脑脊液
注：铜绿假单胞菌感染后脑脊液。

二、临床思维过程

（一）临床思维第一步——病情评估

医学专业学科的形成，有赖于不同知识体系的出现，以及相应思维体系的建立。统一的思维方式对学科相关理论知识，以及从业人员临床行为的管理，是专业团队形成的基础。重症医学的知识体系和思维体系不断发展和完善，已经具有了完整的以学科为框架的学术内涵。患者老年女性，因垂体瘤复发拟行手术治疗，术前评估心脏高危，行冠状动脉搭桥术后转入 ICU。术后患者出现肺部感染、垂体瘤出血、颅内感染。病程中的主要矛盾为肺部感染、冠脉情况同垂体瘤处理的矛盾性。

患者术后出现发热、呼吸困难、意识障碍，根据病史、查体及辅助检查，需鉴别发热原因及感染部位，需鉴别意识障碍原因，具体如下。

患者发热伴血常规升高，需血管活性药物支持，首先应考虑感染性发热。感染部位筛查分析如下。

（1）肺：患者氧合差，需呼吸机辅助机械通气，自主呛咳能力弱，痰量多，影像学可见肺部炎性渗出，考虑存在肺部感染可能性大。且患者慢性咳嗽、咳痰病史 30 年，考虑慢性支气管炎病史可能，此类患者反复气道感染，易合并细菌定植。可积极留取痰病原学，根据药敏指导抗生素

治疗。

（2）血源性：患者入室带入颈内静脉置管，需警惕导管感染可能，给予留取静脉导管血及外周血培养，拔除静脉置管，追踪血培养结果。

（3）心包纵隔感染：患者术后留置心包纵隔引流管，但可见引流液形状较为清亮，考虑心包纵隔感染可能性不大。

意识障碍原因：①垂体卒中。垂体卒中是指垂体突然出血，出血常发生于垂体腺瘤。卒中最急剧的表现是极度头痛突然发作、压迫动眼神经引起复视，以及垂体前叶功能减退症。患者冠状动脉搭桥术后抗凝及抗血小板治疗，颅内出血风险增加，术后患者一直意识淡漠，无典型症状主诉，但查体双侧瞳孔不等大、左侧肢体活动差，头颅 CT 提示新发垂体瘤出血，可确诊。垂体卒中还可出现垂体功能障碍，其中垂体前叶功能障碍主要表现为激素缺乏，行相关激素水平检查可明确，已予以患者氢化可的松、左甲状腺素钠片替代治疗；垂体后叶功能障碍可表现为尿崩症，给予监测尿量、电解质情况。②心脏手术后神经系统并发症。神经系统并发症是心脏手术后仅次于心力衰竭的死亡原因。心脏手术后常见并发症包括脑卒中、神经精神异常或脑病。该患者术后出现左侧肢体活动不灵，影像学虽未见明显颅内出血、脑梗死，但仍不能排除脑卒中，必要时复查头颅 CT 明确诊断。患者内环境稳定，氧合尚可，代谢性脑病可能性小。③术后患者肺部感染，呼吸困难，不排除低氧或高二氧化碳血症导致的意识障碍，但此类意识障碍在通气氧合改善后应能逐渐好转，且不伴肢体活动下降，故不考虑这类原因。

（二）临床思维第二步——初步治疗

共同的工作目标是团队存在的前提，每个成员按照统一的思维方式，发现自己擅长的工作位点，实现自己能力在这个位点上的最大化，而形成主动接近工作目标的、更为强大的、具有协同作用的合力。患者术前因垂体瘤复发为行手术治疗完善术前评估，但因基础冠状动脉粥样硬化性心脏病，冠状动脉条件极差导致垂体手术围手术期心脏风险极高，因此首先处理冠状动脉情况，行冠状动脉搭桥术。但冠状动脉搭桥术中、术后的抗凝、抗血小板治疗需求导致垂体出血合并垂体卒中，冠状动脉手术同垂体出血治疗出

现矛盾,且冠状动脉搭桥术后1周尚不具备立即行垂体手术条件,ICU同心内科、心外科、神经外科共同讨论并与患者家属充分沟通后,选择首先停用抗血小板药物,密切监测头颅CT评估出血量情况,动态监测心肌酶、心电图评估冠状动脉情况。

肺部感染方面,患者痰培养示铜绿假单胞菌,医疗人员首先根据病原学和药敏结果制定抗感染方案及疗程,予以头孢他啶+阿米卡星抗感染治疗。但患者因神志淡漠咳痰力量差,导致痰液引流受限,护理人员根据患者查体及影像学情况,制定相应膨肺、振肺、体位引流方案。患者体温逐渐恢复正常,痰液逐渐减少,可逐步行功能锻炼,脱机时间逐渐延长。9月6日停用抗生素,已持续脱机,自主呼吸状态,血氧维持良好,为后续行垂体手术创造条件。

(三)临床思维第三步——治疗干预过程中的困境分析

实现共同目标的统一思维方式、每个人不同的能力特点、作用互补又彼此依赖的精神,是团队工作模式不可缺少的核心理念。这3个方面共同构筑了团队的框架,也从不同角度诠释了团队工作模式的内涵。患者心脏方面在停用抗血小板药物后相对稳定,未见冠状动脉异常提示;肺部感染方面经共同努力得到控制,能够持续脱机。经各科室共同讨论心、肺均较前好转,相对稳定,虽然仍存在手术风险,但具备一定的手术条件及机会,患者家属理解病情后积极支持手术治疗。9月7日完善垂体瘤手术,术后逐渐恢复抗血小板治疗。虽然术后合并颅内感染,但毕竟患者COPD长期细菌定植状态已数十年。垂体手术入路可选择经鼻蝶入路或开颅手术,经鼻蝶入路较为微创,但无法避免鼻腔内定植菌在围手术期致病。

该患者治疗过程中的最大困境是:随着患者的病情变化,每次手术时机的把握及手术条件的创造,需ICU同心内科、心外科、神经外科经验的整合,并根据患者具体情况进行随时调整。最终患者预后尚可,是各科室共同努力的结果。

三、要点分析

任何疾病或个体的治疗均是团队协作共同努力的结果。以该患者为例,其治疗中的难点在于贯穿治疗过程中的感染,以及不同手术顺序和时间的把握。对于肺部感染的控制,重症医学专业医师在第一时间明确感染灶后,后续的治疗需要科室内医疗、护理同仁的共同参与。肺部感染的治疗绝不仅仅是应用抗生素即可,包括物理治疗、呼吸功能锻炼在内的综合治疗策略才是治愈的关键。尤其是,面临患者大手术后免疫功能较差,保留着深静脉导管、引流管等多种管路,因气管切开长期开放气道等诸多不利因素时,如何避免二重感染和血流感染均离不开医疗、护理团队的细心照料和全方位覆盖式管理。

对于短时间内要实施2项较大的手术,且术后治疗还存在一些矛盾和禁忌的情况,由重症医学专业医师主导的多学科协作(multidisciplinary team,MDT)讨论在其中发挥了巨大的作用。尤其是冠状动脉搭桥术后出现垂体瘤出血时,此时距心脏手术完成尚不足1周,停用抗凝、抗血小板药物存在巨大的风险,而对于神经系统方面,已出现神志淡漠,瞳孔不等大的表现。是选择即刻手术还是限期手术,以及再次手术时患者的耐受问题都十分棘手。各个专业都有自己的专业原则和治疗考虑,这时举行MDT讨论,让各专业将其治疗计划和需求展示给兄弟科室,求同存异,权衡利弊,将各科室的经验进行整合,以期在每个个案上取得最大的救治效果,是专业化治疗和个体化治疗结合的典型。

重症医学专业医师在其中不仅要在MDT中主导、把握治疗的方向,对于拟定的治疗策略的执行,以及相关的风险也要了然于胸。因此,在该患者停用抗凝、抗血小板药物后,对于神经系统和心血管系统的监测也从未放松。一旦再出现非预期病情变化,已做好随时再进行治疗调整的准备。当然,每一步医疗决策也离不开患者家属的理解和支持。与家属的充分沟通,获得家属对治疗措施的认可和风险的共担,也是整个治疗团队合作的一部分。个体是局限的,个体的力量也是有限的,而团队协作能够提高整体的效能,从而实现共赢。

(毛佳玉 汤铂)

第三节 病例 3

一、病例简述

患者女性,70岁。5天前滑雪场摔倒出现右踝关节疼痛、肿胀明显,活动受限。确诊为"右踝关节骨折脱位",行石膏外固定保守治疗,未口服抗凝药物。自受伤以来一直卧床休息,右下肢石膏保护下可非负重活动。于全麻喉罩下行右踝关节切开复位内固定术,术中患者突然出现氧合下降至80%伴CO_2潴留($PaCO_2$ 59.8mmHg),由喉罩通气改为气管插管通气,100%吸氧浓度下SpO_2仅能维持88%~90%,为进一步治疗转入ICU病房治疗。入室后气管插管接呼吸机辅助呼吸(容量控制模式,潮气量400ml,呼吸频率15次/min,PEEP 8cmH$_2$O,FiO$_2$ 100%,SpO$_2$ 88%),心律齐,心率110次/min,无创血压(NBP)135/50mmHg。

ICU入室后具体诊疗过程如下。

1. 1月14日17:00,患者入室后主要表现为不明原因的严重低氧,伴有呼吸困难。

(1)首先给予呼吸机支持,药物镇静镇痛,测定呼吸力学参数:潮气量420ml,PEEP 8cmH$_2$O,平台压(Pplat)18cmH$_2$O,静态顺应性(Cst)42ml/cmH$_2$O,内源性PEEP(PEEPi)1cmH$_2$O。行床旁重症超声评估:双肺胸膜滑动正常,未见明确B征象,双侧后背可见碎片征,可基本除外气胸和肺不张;行床旁纤维支气管镜(纤支镜)除外痰栓。

(2)建立基础血流动力学监测,CVP 14mmHg,Pcv-aCO$_2$ 6.2mmHg,ScvO$_2$ 59%,有创动脉血压(ABP)145/60mmHg,去甲肾上腺素0.085μg/(kg·min),乳酸1.4mmol/L。心脏超声:右室舒张末内径(RVEDD)52mm,左室舒张末内径(LVEDD)38mm,右室舒张末内径/左室舒张末内径>1,下腔静脉扩张固定,直径2.2cm,右心室明显扩张,三尖瓣反流速达4.2m/s(右心负荷增加),肺动脉显示不清,未见明确血栓。

(3)心电图提示S I Q Ⅲ T Ⅲ表现,完善血管

超声:右下肢胫后静脉血栓形成,宽度0.9cm,长度4cm,下腔静脉全长未见血栓形成。

(4)予以肝素泵入抗凝治疗,维持APTT 52秒。

2. 1月14日20:00,予以相应治疗后氧合改善不明显,氧和指数<100mmHg,监测cTnI 0.979μg/L(出现心肌损伤)。治疗调整如下。

(1)急诊行CT肺血管造影(CTPA):明确肺动脉主干骑跨性充盈缺损,双侧肺动脉分支多发充盈缺损。

(2)组织多学科会诊(麻醉科、骨科、放射科、超声科、呼吸科、血管外科、心内科),主要解决问题:低氧持续不改善和通气血流比例失调相关问题,如何进一步改善肺血流分布;虽然循环基本稳定,但右心持续高负荷状态,如何缓解避免器官回流障碍和慢性右心功能不全;血栓处于不稳定状态,如何避免进一步大块血栓脱落。

(3)多科会诊:①呼吸内科——为进一步改善患者肺血流和降低右室后负荷,有进一步溶栓治疗的指征,并于溶栓后继续积极予持续肝素静脉泵入足量抗凝,维持APTT 60秒左右。②骨科——手术24小时内,局部处于出血可压迫部位,无明确溶栓禁忌。③血管外科——目前监测血栓直径<1cm,大块脱落风险小,静脉滤网获益不大,暂不予以放置滤网;局部取栓操作经验少,且手术出血部位可控,不建议局部溶栓治疗。溶栓前后心脏超声图像见图9-6-3-1。

3. 1月14日22:00,予以床旁静脉溶栓,并进行相应的血流动力学监测。

1月14日22:00,阿替普酶50mg静脉溶栓,并序贯肝素持续泵入维持APTT 60秒左右。

1月15日3:00,氧合指数恢复至270mmHg。

1月15日8:00,CVP 9mmHg,心率94次/min,Pcv-aCO$_2$ 4mmHg,ScvO$_2$ 68%,MAP 90mmHg,乳酸1.2mmol/L。

1月15日10:00,床旁超声提示:RVEDD 36mm,LVEDD 48mm,RVEDD/LVEDD 0.75,下腔静脉扩张固定,直径1.8cm,三尖瓣反流速达

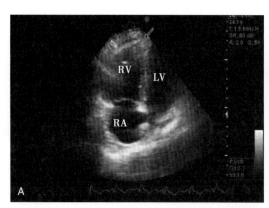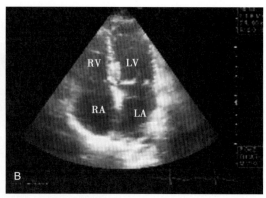

图 9-6-3-1　肺栓塞溶栓前后心脏超声图像

注：A. 溶栓前；B. 溶栓后。

2.8m/s,肺动脉显示不清,未见明确血栓。

4. 1 月 15 日 14:00,患者逐渐出现右踝伤口渗血明显,局部淤血肿胀,足背动脉明显减弱。治疗调整如下。

(1)组织多学科会诊(骨科、超声科、呼吸科、血管外科、心内科)主要解决问题:溶栓明显改善肺部血流及右心后负荷,如何维持效果的同时又避免进一步出血导致的局部压力增高,进而导致缺血。

(2)多科会诊:①呼吸科——按指南应维持 APTT 60 秒保证相应的抗凝效果,出现矛盾应加强局部的止血;②骨科——手术部位在 72 小时内出血风险较大,目前积极抗凝后渗出增多,主要问题在于其导致局部压力增加,足背动脉灌注不好。是否可以加强局部脱水改善压力。

(3)为保证抗凝效果,又避免局部出血肿胀问题。通过连续床旁超声、电阻抗成像(EIT)肺血流监测,动态调整抗凝目标,逐步将 APTT 维持在 45~50 秒,同时在维持全身血流足够的前提下,予以脱水负平衡,改善局部肿胀问题。

(4)1 月 16 日拔除气管插管;1 月 19 日开始床旁活动;1 月 20 日转回普通病房。

二、临床思维过程

本例患者整个诊疗过程主要分为 3 个阶段。第一个阶段是明确诊断,第二个阶段明确诊断后的最佳治疗措施如何选择,第三个阶段是当治疗出现相应副作用时,如何调整,以及参考的依据是什么? 在这 3 个诊疗阶段中,根据治疗导向病情的发展,科室不同级别医护人员和科室间的密切配合是不可或缺的。

(一) 临床思维第一步

明确急性肺栓塞的诊断,肺栓塞是导致患者猝死的重要原因之一,未经治疗或延误治疗的患者死亡率为 30%,而积极治疗的死亡率只有 3%~8%,快速诊断是治疗的关键因素。该患者为老年女性,骨折 5 天,存在下肢制动及未及时进行抗凝治疗等血栓形成高危因素。术中突发低氧合并 CO_2 潴留,采用多种提高氧合的手段(喉罩更换为气管插管,应用机械通气高 PEEP 进行肺复张,纤支镜吸痰)效果不佳。床旁 X 线胸片除外气胸,心电图呈现典型的肺栓塞表现。高危肺栓塞是可迅速致死的危险状态,休克或低血压往往提示病情危重。此类患者首选检查为 CT 肺动脉造影,但大多数患者病情较重,CT 检查风险较高,临床实施较为困难,此时可紧急行床旁超声心动图检查。若急性肺栓塞引起患者血流动力学失代偿改变,超声可发现急性肺动脉高压和右心功能不全的表现,如右心扩大、肺动脉增宽、室间隔矛盾运动,甚至有时能直接发现血栓等。本患者转入 ICU 后,一线住院医师、二线主治医师、三线查房教授分工明确,各司其职,迅速进入角色开展工作。获取的临床重要检验检查结果:床旁 X 线胸片除外气胸及肺不张,行床旁纤支镜除外痰栓;心电图提示 S I Q Ⅲ T Ⅲ 表现,床旁超声提示右心室扩张,右心负荷显著增加;下肢静脉超声提示深静脉血栓形成,以上均为支持急性肺栓塞的诊断依据。而目前有研究表明心肺超声联合下肢深静脉超声对肺栓塞诊断的敏感性可以高达 90%,特异性 86.2%,虽然该患者呼吸机支持条件较高,暂未行 CTPA,但肺栓塞的诊断基本明确,诊断流程如图 9-6-3-2。

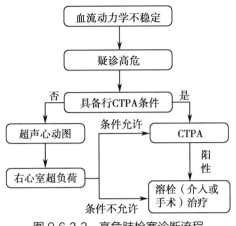

图 9-6-3-2　高危肺栓塞诊断流程

（二）临床思维第二步

确诊后问题出现：①术中出现肺栓塞（PE），目前是否具备抗凝条件？②循环尚稳定，但已经出现右心负荷增加和明显的通气血流比例失调表现，如何改善肺血流，同时降低右室负荷？③如果溶栓，需要采用静脉溶栓还是局部介入治疗？④考虑血栓来源于下肢可能性极大，是否具备下腔静脉滤器置入指征？

1. 考虑患者的手术为骨科手术，手术部位是局部可压迫部位，不存在明确的抗凝禁忌证，按照指南推荐开始应用普通肝素抗凝，为之后的溶栓治疗做好过渡准备。

2. 确诊后溶栓治疗的启动。根据欧洲心脏病协会（ESC）最新制定的肺栓塞诊疗指南，通常将急性肺栓塞分为大面积肺栓塞、次大面积肺栓塞和非大面积肺栓塞三大类。大面积肺栓塞一旦确诊，应尽快除外禁忌证开始抗凝以及溶栓治疗。非大面积肺栓塞则是以预防性抗凝为主进行监测。因此，大面积/非大面积肺栓塞在临床上的治疗位点是十分明确的。然而，由于缺乏大型和有力的研究、指南缺乏共识，以及风险/获益分析方面的潜在平衡，次大面积肺栓塞的治疗位点，一直是临床中存在争议的部分。争议主要在于是否需要溶栓，以及是否需要进行介入或手术取栓治疗。但是，指南明确支持临床表现趋于恶化（右心负荷持续加重，心肌损伤标志物及心力衰竭标志物持续升高）的次大面积肺栓塞患者，具备溶栓的潜质。依据本例患者的一般情况和实验室检查（循环尚稳定，但心肌损伤标志物显著升高）可将其归类为次大面积肺栓塞，高危组。经多学科团队协作会诊，建议急诊行 CTPA

进一步明确患者肺动脉血栓的负荷，从而为是否进行溶栓治疗提供更多的参考依据。CTPA 的结果也证实我们的分类是正确的，进而明确该患者具备溶栓指征。

3. 针对本患者属于特殊人群合并高危的肺栓塞，处于围手术期内。围手术期 1 周内不建议行溶栓治疗，因为相应出血的风险明显增加。是否应局部介入治疗？局部介入治疗应用于出血风险高的高危和中危肺栓塞患者，应在有经验的中心进行，经皮导管介入治疗同时辅以肺动脉内溶栓治疗，降低相应的出血风险。本患者经呼吸科、血管外科、骨科和重症医学科共同商议讨论，考虑本院局部介入治疗经验较少，患者的手术为右踝骨折手术，出血风险较低，处于可压迫部位，建议行阿替普酶（50mg）进行溶栓，并随后桥接抗凝治疗，维持 APTT 60 秒。

4. 置入下腔静脉滤器的判断。根据床旁血管超声的结果，肺动脉血栓极有可能来源于骨折所致的右胫后静脉血栓。因此为避免栓子再次脱落进入，该患者存在一定的置入下腔静脉滤器治疗位点。然而，置入下腔静脉滤器本身也可能导致血栓形成，因此其获益与风险需要仔细斟酌。血管外科指出在进行滤器放置前，应明确血栓直径是否大于 0.6cm 及下腔静脉内是否存在血栓，若血栓直径大于 0.6cm 且下腔静脉内血栓形成，可行下腔静脉滤器置入，若血栓直径小于 0.6cm，置入滤器效果不佳且滤器本身可以引起血栓形成，考虑患者仅单纯下肢胫后静脉血栓形成，下腔静脉未见血栓，置入滤器风险大于收益，暂不考虑放置下腔静脉滤器。

（三）临床思维第三步

患者溶栓后呼吸循环情况迅速改善，并过渡至普通肝素桥接治疗，维持 APTT 60 秒，抗凝过程中出现局部伤口的出血、淤血和局部肿胀，足部的张力明显增高和足背动脉的搏动较对侧减弱表现。结合患者高龄状态，相关科室联合血液科制定出通过下肢深静脉血栓大小变化、右心大小和负荷变化来动态评估患者的血栓负荷，如能持续下降，则下调抗凝目标，将 APTT 维持在 45~50 秒，以降低全身和局部的出血风险。并予抑酸治疗，早期恢复胃肠营养、保护胃黏膜，降低应激性溃疡局部出血风险。患者降低抗凝目标后，动态监测右室负荷和下肢静脉血栓大小发现,右心负荷逐渐下降,右心功能恢复正常;下肢静脉血栓逐渐机化、吸收,未有新发的肺栓塞出现。而且,局部伤口渗出明显减少,张力下降,动脉搏动恢复。

三、要点分析

本案例的诊疗特点在于,整个治疗过程中,通过科室内不同级别医护及科室间的合理的医疗行为安排,成就了团队协作。主管科室在把握治疗主线的基础上横向与各专科合作,充分发挥各专科的优势和特长,拓展知识内容,统筹各专科分别从自己专业的角度制定相应的治疗目标,根据重症血流动力学治疗的特点,连续与动态调整各阶段治疗,顺利完成整个阶段的治疗。

快速诊断、溶栓指征如何把握,以及桥接治疗如何合理进行,这3个诊疗位点,涉及多学科的专业领域,包括骨科、呼吸科、心内科、血液科、血管外科、影像科等,在以治疗为导向的基础上,多学科讨论利用团队协作的力量就显得十分有必要。经过多学科的讨论,一方面明确了患者急性次大面积肺栓塞的诊断,分类为高危组,存在溶栓潜质,由于出现了心肌损伤,溶栓潜质就变成了较强的指征。同时,针对抗凝+溶栓的出血高危风险,为保证抗凝的安全有效,选择持续静脉泵入肝素,同时进行抑酸保护胃黏膜,预防应激性溃疡出血等干预,从而降低消化道出血风险。出现伤口出血的矛盾时,在动态监测血栓负荷的前提下,适当降低抗凝目标,保证了整个治疗过程的顺利进行。

ICU是一个横跨多学科的专业,其整合了众多医学专业的理论知识和实践经验,其需要来自众多医疗专业相关人员的密切合作。因此,以学术理论为基础,进行多学科及医护间的团队协作对于ICU来说,非常重要,本案例通过多学科会诊讨论团队协作,逐一明确治疗位点,设置了治疗目标,为后续进一步执行医疗策略奠定了良好的理论基础。作为重症监护专业人员,必须精于沟通、团队建设、团队管理,以及掌握最新的临床知识。ICU从来不是单打独斗的战场,一名好的ICU医师应该精于沟通交流,将兄弟科室变为自己的左膀右臂——既可以共享成果,又可以分担风险;通过多学科协作获得多角度、多层面的学术理论支持,消除专业短板,实现"1+1>2",事半功倍;同时,通过医护团队协作,一方面保证治疗安全,另一方面保证治疗计划的顺利执行。

(赵　华　白广旭)

主要参考文献

[1] KONSTANTINIDES S V, MEYER G, BECATTINI C, et al. 2019 ESC Guidelines for the diagnosis and management of acute pulmonary embolism developed in collaboration with the European Respiratory Society (ERS)[J]. Eur Heart J, 2020, 41 (4): 543-603.

[2] RALI P M, CRINER G J. Submassive pulmonary embolism [J]. Am J Resp Crit Care, 2018, 198 (5): 588-598.

[3] ZHANG Z, ZHAI Z G, LIANG L R, et al. Lower dosage of recombinant tissue-type plasminogen activator (rt-PA) in the treatment of acute pulmonary embolism: a systematic review and meta-analysis [J]. Thromb Res, 2014, 133 (3): 357-363.

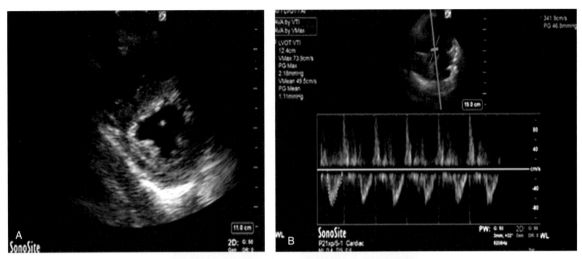

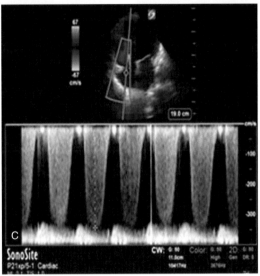

图 3-13-1-1　入室后心脏超声参数

注:A."D"字征;B. VTI,左室流出道速度时间积分;C. 三尖瓣反流。

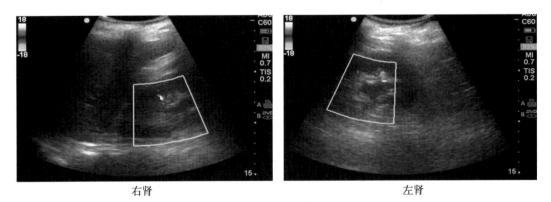

右肾　　　　　　　　　　　　左肾

图 3-13-4-1　肾血流 2~3 级

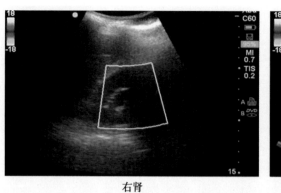
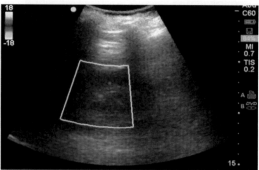

右肾　　　　　　　　　　　　　　　左肾

图 3-13-4-2　肾血流 2 级

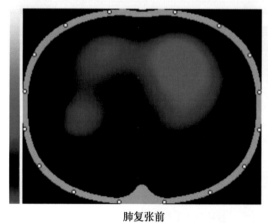
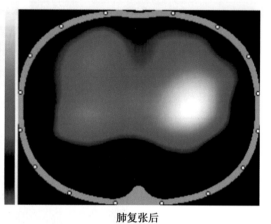

肺复张前　　　　　　　　　　　　　肺复张后

图 4-11-2-2　肺复张前后 EIT 通气变化

注：肺复张后患者双肺含气量（蓝色区域）明显增加。

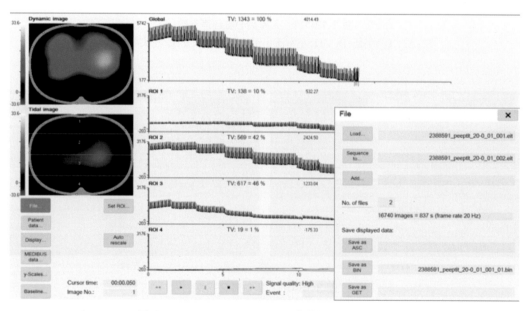

图 4-11-2-3　EIT Eyeballing 法进行 PEEP 滴定

注：PEEP 为 9cmH$_2$O 提示为最佳 PEEP。

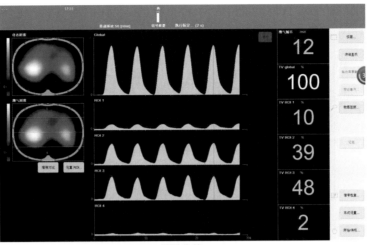

俯卧位前

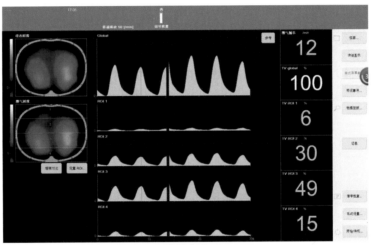

俯卧位后

图 4-11-2-4　俯卧位后重力依赖区通气明显增加

注：俯卧位后重力依赖区（ROI3+ROI4）区域通气从 50% 增加至 64%。

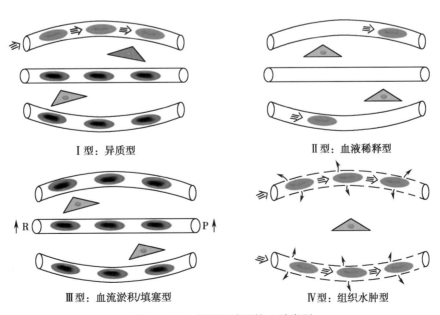

Ⅰ型：异质型　　　　　　　Ⅱ型：血液稀释型

Ⅲ型：血流淤积/填塞型　　　Ⅳ型：组织水肿型

图 6-7-1-1　微循环障碍的 4 种类型

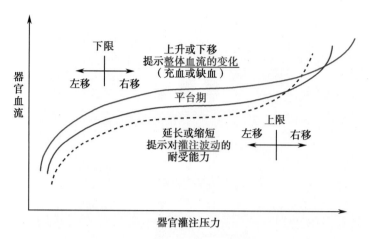

图 6-8-3-1 器官灌注压力与血流量的关系曲线

注：本图以颅脑血流的自身调节曲线为例，一般情况下存在一个较为合理宽度的、较为平坦的平台期，即此范围内灌注压力产生血流量的变化微乎其微。平台期的上、下限（即自身调节临界值）位置较为清晰，可重复性强。当自身调节水平下限右移，或上限左移，平台期缩短，提示该器官对于灌注压力波动的耐受力下降，血压的轻微波动均可能导致灌注不足或灌注过度，而导致严重后果；而当血流自身调节下限左移或上限右移时，平台期可能延长，提示此时该器官对灌注压力的波动耐受力增强。当平台期上抬，则提示在同样灌注压力情况下，血流量增加，存在充血的可能（蓝色实线）；而平台下移则表示在相同灌注压力的情况下血流量减少，存在缺血的表现（棕色虚线）。

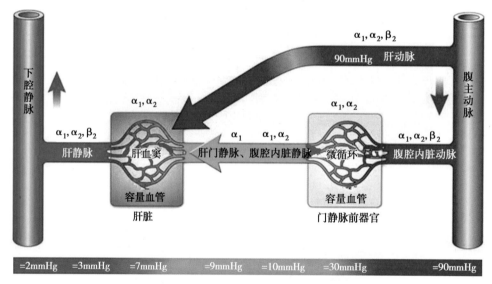

图 6-9-2-1 肝脏血流

注：α,β 为肾上腺素能受体类型。

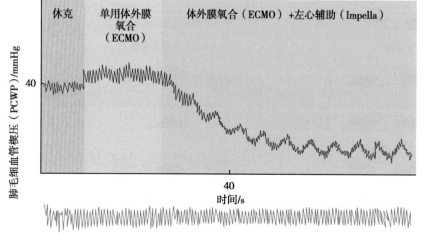

图 6-10-2-1 ECMO 单用以及与 Impella 联合使用对 PCWP 的影响

注：ECMO，体外膜氧合；Impella，心脏辅助装置。

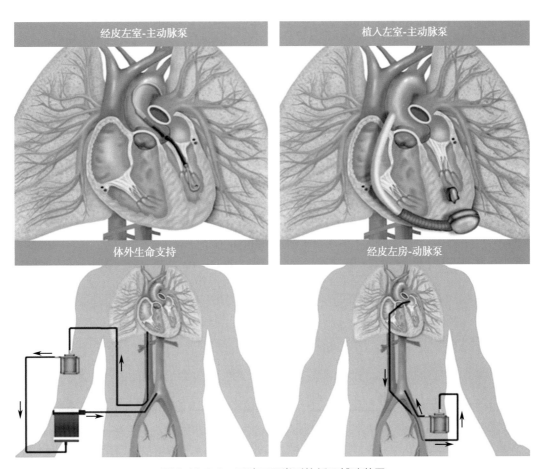

图 6-10-3-1　四种不同类型的循环辅助装置

经皮左室-主动脉泵　　　　　植入左室-主动脉泵

体外生命支持　　　　　经皮左房-动脉泵

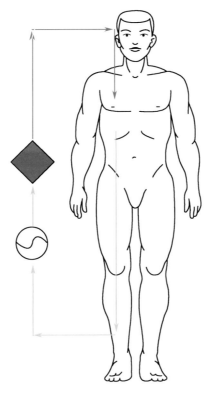

图 7-4-1-1　V-V ECMO 示意

注：静脉血液由股静脉插管引出，由 ECMO 充
分氧合后由颈内静脉插管进入右心系统。

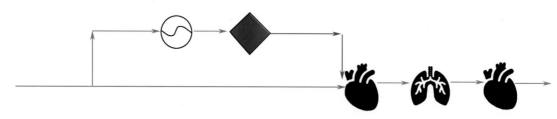

图 7-4-1-2　V-V ECMO 与自身心肺的串联示意

注:静脉血液由 ECMO 充分氧合后,进入右心房与自身静脉血混合后进入心脏,再由心脏射血进入肺循环和
体循环,从而供应全身。V-V ECMO 与自身心肺是串联。

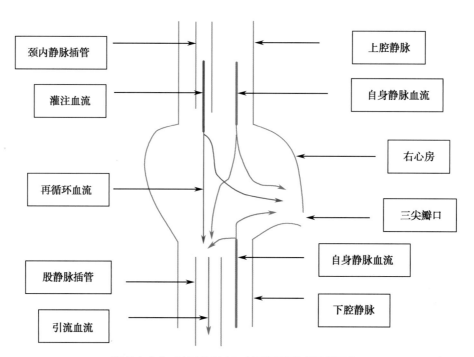

颈内静脉插管

灌注血流

再循环血流

股静脉插管

引流血流

上腔静脉

自身静脉血流

右心房

三尖瓣口

自身静脉血流

下腔静脉

图 7-4-1-3　V-V ECMO 中再循环形成原理示意

注:由 ECMO 氧合后的灌注血流,一部分被静脉引流管重新引流回 ECMO 环路而造成无
效氧合,降低了 ECMO 的氧供效率。

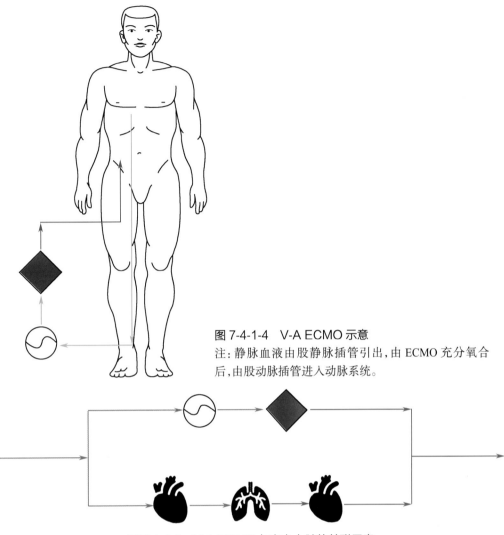

图 7-4-1-4　V-A ECMO 示意

注：静脉血液由股静脉插管引出，由 ECMO 充分氧合后，由股动脉插管进入动脉系统。

图 7-4-1-5　V-A ECMO 与自身心肺的并联示意

注：部分静脉血液经 ECMO 充分氧合，绕过心脏和肺循环，直接泵入动脉，灌注全身。

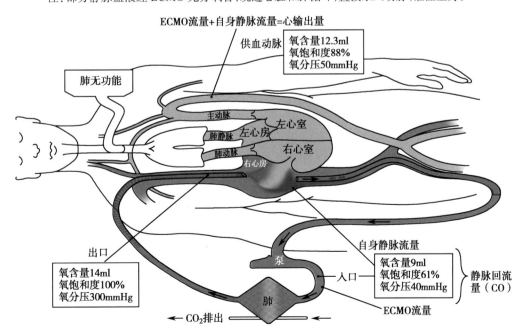

图 7-4-2-2　V-V ECMO 混合静脉血的血氧饱和度计算示意

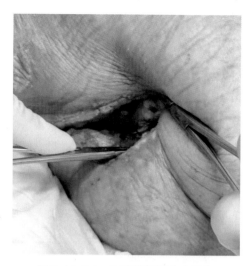

图 8-10-2-1 左胸壁切口愈合不良

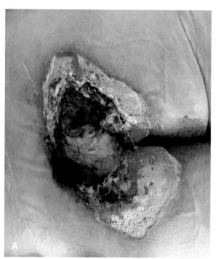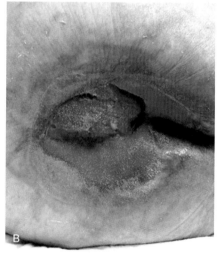

图 9-6-1-1 骶尾部巨大压疮
注：A. 治疗前；B. 治疗后。

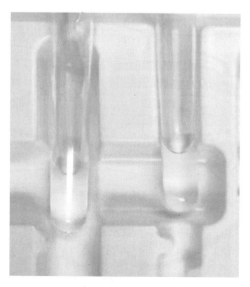

图 9-6-2-3 颅内感染后脑脊液
注：铜绿假单胞菌感染后脑脊液。

69